612360900
Dr. med. Waldemar K. Ertelt
Kinder- und Jugendarzt
Neonatologe
Kinder-Diabetologe u. -Endokrinologe
Bahnhofstraße 149 · 70736 Fellbach
Fon 0711-581260 · Fax 0711-586515

Olaf Hiort

Thomas Danne

Martin Wabitsch

(Hrsg.)

Pädiatrische Endokrinologie und Diabetologie

Olaf Hiort
Thomas Danne
Martin Wabitsch
(Hrsg.)

Pädiatrische Endokrinologie und Diabetologie

Mit 116 Abbildungen, teilweise in Farbe
und 64 Tabellen

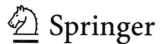

Prof. Dr. med. Olaf Hiort
Klinik für Kinder- und Jugendmedizin
Pädiatrische Endokrinologie und Diabetologie
Universitätsklinikum Schleswig-Holstein
Universität zu Lübeck
Ratzeburger Allee 160
23538 Lübeck
hiort@paedia.ukl.mu-luebeck.de

Prof. Dr. Thomas Danne
Allgemeine Kinderheilkunde III
Abteilung Diabetologie/Endokrinologie
Kinderkrankenhaus auf der Bult
Janus-Korczak-Allee 12
30173 Hannover
danne@hka.de

Prof. Dr. med. Martin Wabitsch
Sektion Pädiatrische Endokrinologie
und Diabetologie
Universitätsklinik für Kinder- und Jugendmedizin
Interdisziplinäre Adipositasambulanz
Universität Ulm
Eythstraße 24
89075 Ulm
Martin.Wabitsch@uniklinik-ulm.de

ISBN 978-3-642-01911-1 Springer-Verlag Berlin Heidelberg New York

Bibliografische Information der Deutschen Nationalbibliothek
Die Deutsche Nationalbibliothek verzeichnet diese Publikation in der Deutschen Nationalbibliografie;
detaillierte bibliografische Daten sind im Internet über http://dnb.d-nb.de abrufbar.

Dieses Werk ist urheberrechtlich geschützt. Die dadurch begründeten Rechte, insbesondere die der Übersetzung, des Nachdrucks, des Vortrags, der Entnahme von Abbildungen und Tabellen, der Funksendung, der Mikroverfilmung oder der Vervielfältigung auf anderen Wegen und der Speicherung in Datenverarbeitungsanlagen, bleiben, auch bei nur auszugsweiser Verwertung, vorbehalten. Eine Vervielfältigung dieses Werkes oder von Teilen dieses Werkes ist auch im Einzelfall nur in den Grenzen der gesetzlichen Bestimmungen des Urheberrechtsgesetzes der Bundesrepublik Deutschland vom 9. September 1965 in der jeweils geltenden Fassung zulässig. Sie ist grundsätzlich vergütungspflichtig. Zuwiderhandlungen unterliegen den Strafbestimmungen des Urheberrechtsgesetzes.

Springer Medizin
Springer-Verlag GmbH
ein Unternehmen von Springer Science+Business Media
springer.de

© Springer-Verlag Berlin Heidelberg 2010

Die Wiedergabe von Gebrauchsnamen, Handelsnamen, Warenbezeichnungen usw. in diesem Werk berechtigt auch ohne besondere Kennzeichnung nicht zu der Annahme, dass solche Namen im Sinne der Warenzeichen- und Markenschutz-Gesetzgebung als frei zu betrachten wären und daher von jedermann benutzt werden dürften.

Produkthaftung: Für Angaben über Dosierungsanweisungen und Applikationsformen kann vom Verlag keine Gewähr übernommen werden. Derartige Angaben müssen vom jeweiligen Anwender im Einzelfall anhand anderer Literaturstellen auf ihre Richtigkeit überprüft werden.

Planung: Renate Scheddin
Projektmanagement: Meike Seeker, Claudia Bauer
Lektorat: Christine Bier, Nußloch; Dr. Astrid Horlacher, Dielheim
Layout und Einbandgestaltung: deblik Berlin
Satz und Digitalisierung der Abbildungen: Fotosatz-Service Köhler GmbH – Reinhold Schöberl, Würzburg

SPIN 12648115

Gedruckt auf säurefreiem Papier   2126 – 5 4 3 2 1 0

Vorwort

Das vorliegende Lehrbuch beschreibt ein »neues« Fach der Kinder- und Jugendmedizin. Die Kinderendokrinologie und -diabetologie ist im Zuge der neuen Weiterbildungsordnung aus der bewährten pädiatrischen Diabetologie und der pädiatrischen Endokrinologie hervorgegangen.

Wir Herausgeber haben diesen Prozess als Sprecher der Arbeitsgemeinschaften für Pädiatrische Endokrinologie und Pädiatrische Diabetologie über Jahre mit begleitet. Es ist ein umfangreiches neues Spezialgebiet entstanden, das neben einer Vielzahl von Krankheitsbildern auch zwei sehr unterschiedliche Denkweisen vereint. Die pädiatrische Endokrinologie beschäftigt sich klassischerweise mit der Physiologie der Hormonsynthese und ihrer Wirkungsweise über Rezeptoren. Sie hat sowohl die Ätiopathogenese hormoneller Erkrankungen aufklären können, als auch Möglichkeiten zur Behandlung durch das physiologische Verständnis entwickelt. Die pädiatrische Diabetologie verkörpert den Ansatz des therapeutischen Umgangs mit chronisch kranken Patienten, die unter der häufigsten Stoffwechselerkrankung des Kindes- und Jugendalters leiden. Dies bezieht sich nicht nur auf die Möglichkeiten zur Steuerung und Handhabung der Insulinapplikation, sondern berücksichtigt immer die strukturierte Betreuung und Schulung der Betroffenen, der Familien und des sozialen Umfelds in besonderer Weise.

In diesem Lehrbuch haben die Autoren und Herausgeber versucht, diese Ansätze zu verknüpfen. Die Kinderendokrinologie und -diabetologie beschäftigt sich oftmals mit chronisch kranken Kindern und Jugendlichen und muss den Bedürfnissen und Besonderheiten der Patienten und ihrer Familien gerecht werden. Dabei orientieren sich die Therapieziele am langfristigen Erfolg, die chronische Erkrankung in den kindlichen Lebensalltag einzubauen und eine möglichst normale somatische mit einer möglichst ungestörten psychosozialen Entwicklung zu verknüpfen. Dies soll sich der Leser immer wieder verinnerlichen. Andererseits ist das Verständnis über die genetischen und physiologischen Grundlagen von endokrinen Prozessen in den letzten Jahren deutlich angestiegen und komplexer geworden. Hier soll der Leser sowohl die Mechanismen als auch die einzelnen Krankheitsbilder unter diesen Blickwinkeln sehen.

Wir möchten allen Autoren danken, die mit uns dieses Lehrbuch ausgearbeitet haben. Besonders möchten wir aber an dieser Stelle auch unseren eigenen Lehrern danken, deren Ausbildung, aber auch Weitsicht es uns ermöglicht hat, die »neue« Kinderendokrinologie und -diabetologie zu entwickeln.

Lübeck, Hannover, Ulm, im Herbst 2009
Olaf Hiort
Thomas Danne
Martin Wabitsch

Inhaltsverzeichnis

I Grundlagen der Endokrinologie

1 Physiologie der Hormonsynthese und -wirkung 3
 Olaf Hiort

2 Embryologie, Wachstum und Entwicklung . . . 11
 Annette Richter-Unruh

3 Molekulare und genetische Zusammenhänge . 19
 Angela Hübner, Barbara Kind, Katrin Köhler

II Spezielle Untersuchungsmethoden

4 Klinische Untersuchung 47
 Norbert Albers

5 Grundlagen der Hormonbestimmung in der pädiatrischen Endokrinologie 69
 Stefan A. Wudy, Sabine Wenderhold-Reeb, Michaela F. Hartmann, Werner F. Blum

6 Testverfahren 81
 Carl-Joachim Partsch, Helmuth-Günther Dörr

III Umgang mit chronisch kranken Kindern und Jugendlichen

7 Psychologische und pädagogische Elemente der Langzeitbehandlung 101
 Karin Lange

IV Insulinsekretion und -wirkung

8 Physiologie 121
 Wieland Kiess

9 Hyperinsulinismus 129
 Thomas Meissner

10 Pathophysiologie und Ätiopathogenese/ Differenzialdiagnostik der Diabetesformen . . . 139
 Olga Kordonouri

11 Akute Komplikationen: Hypoglykämie 149
 Karl Otfried Schwab

12 Akute Komplikationen: Diabetische Ketoazidose 155
 Andreas Neu

13 Diabetestherapie 163
 Thomas Danne

14 Assoziierte Erkrankungen 205
 Beate Karges

V Energiebilanz

15 Zentrale Regulation des Körpergewichtes 215
 Christian L. Roth

16 Endokrine Störungen bei Adipositas 229
 Martin Wabitsch, Thomas Reinehr

17 Das Fettgewebe als endokrines Organ 235
 Pamela Fischer-Posovszky

18 Sinnvolle Diagnostik bei Adipositas 245
 Thomas Reinehr, Martin Wabitsch

VI Wachstum und Pubertät

19 Störungen des Wachstums 261
   Gerhard Binder

20 Störungen der Geschlechtsreife 283
   Berthold P. Hauffa

VII Organbezogene endokrinologische Erkrankungen

21 Hypothalamus und Hypophyse 311
   Sabine Heger

22 Schilddrüse 329
   Annette Grüters

23 Endokrine Störungen des Mineralhaushaltes . . 351
   Olaf Hiort

24 Nebenniere 365
   Felix G. Riepe

25 Störungen der Geschlechtsentwicklung 391
   Paul-Martin Holterhus

26 Niere und Wasserhaushalt 411
   Jörg Dötsch

27 Knochen 423
   Oliver Fricke, Eckhard Schönau

VIII Referenzwerte

1 Anthropometrische Parameter 435

2 Äußeres Genitale 474

3 Inneres Genitale (Sonographie) 476

4 Schilddrüsenvolumen (Sonographie) 478

5 Blutdruck (alters- und körperhöhenabhängig) 479

6 Endokrinologische Parameter 482

Sachverzeichnis 495

Autorenverzeichnis

Albers, Norbert, Prof. Dr. med.
Kinderhospital Osnabrück
Iburger Straße 187
D-49082 Osnabrück
nalbers@kinderhospital.de

Binder, Gerhard, Prof. Dr. med.
Universitätsklinik für Kinder- und Jugendmedizin
Sektion Endokrinologie
Hoppe-Seyler-Straße 1
D-72076 Tübingen
gerhard.binder@med.uni-tuebingen.de

Blum, Werner F., Prof. Dr. Dr.
Sr. Medical Fellow I, Endokrinologie
Lilly Deutschland GmbH
Werner-Reimers-Straße 2–4
D-61352 Bad Homburg
Blum_Werner@Lilly.com

Danne, Thomas, Prof. Dr. med.
Allgemeine Kinderheilkunde III
Abteilung Diabetologie/Endokrinologie
Kinderkrankenhaus auf der Bult
Janusz-Korczak-Allee 12
D-30173 Hannover
danne@hka.de

Dörr, Helmuth-Günther
Kinder- und Jugendklink
Universitätsklinikum Erlangen
Loschgestraße 15
D-91054 Erlangen

Dötsch, Jörg, Prof. Dr. med.
Kinder- und Jugendklink
Universitätsklinikum Erlangen
Loschgestraße 15
D-91054 Erlangen
joerg.doetsch@uk-erlangen.de

Fischer-Posovszky, Pamela, Dr. rer. nat.
Sektion Pädiatrische Endokrinologie und Diabetologie
Endokrinologisches Forschungslabor
Universitätsklinik für Kinder- und Jugendmedizin
Eythstraße 24
D-89075 Ulm
pamela.fischer@uniklinik-ulm.de

Fricke, Oliver, Dr. med.
Klinik und Poliklinik für Allgemeine Kinderheilkunde
Universität zu Köln
Kerpener Straße 62
D-50924 Köln
frickeo@uni-koeln.de

Grüters, Annette, Prof. Dr. med.
Charité – Universitätsmedizin Berlin
Charitéplatz 1
D-10117 Berlin
v-dekan@charite.de

Hartmann, Michaela F., Dr.
Justus-Liebig-Universität Gießen
Zentrum für Kinderheilkunde und Jugendmedizin,
Steroid-Labor
Feulgenstraße 12
D-35392 Gießen
Michaela.Hartmann@paediat.med.uni-giessen.de

Hauffa, Berthold P., Prof. Dr. med.
Abteilung für pädiatrische Endokrinologie und Diabetologie
Klinik für Kinderheilkunde II
Zentrum für Kinderheilkunde und Jugendmedizin
Universität Duisburg-Essen
Hufelandstraße 55
D-45122 Essen
berthold.hauffa@uk-essen.de

Heger, Sabine, Priv.-Doz. Dr. med.
Allgemeine Kinderheilkunde III
Abteilung Diabetologie/Endokrinologie
Kinderkrankenhaus auf der Bult
Janusz-Korczak-Allee 12
D-30173 Hannover
heger@hka.de

Hiort, Olaf, Prof. Dr. med.
Klinik für Kinder- und Jugendmedizin
Pädiatrische Endokrinologie und Diabetologie
Universitätsklinikum Schleswig-Holstein
Universität zu Lübeck
Ratzeburger Allee 160
D-23538 Lübeck
hiort@paedia.ukl.mu-luebeck.de

Holterhus, Paul-Martin, Prof. Dr. med.
Pädiatrische Endokrinologie & Diabetologie
Klinik für Allgemeine Pädiatrie
Universitätsklinikum Schleswig-Holstein
Campus Kiel, Haus 9
Arnold-Heller-Straße 3
D-24105 Kiel
holterhus@pediatrics.uni-kiel.de

Hübner, Angela, Prof. Dr. med.
Klinik für Kinder- und Jugendmedizin
Fachbereich Endokrinologie/Diabetologie
Universitätsklinikum Carl Gustav Carus
Technische Universität Dresden
Fetscherstraße 74
D-01307 Dresden
Angela.Huebner@uniklinikum-dresden.de

Karges, Beate, Prof. Dr. med.
Klinik für Kinder- und Jugendmedizin
Universitätsklinikum der RWTH Aachen
Pauwelstraße 30
D-52074 Aachen
bkarges@ukaachen.de

Kiess, Wieland, Prof. Dr. med.
Universitätsklinik und Poliklinik für Kinder und Jugendliche
Universitätsklinikum Leipzig AöR
Liebigstraße 20a
D-04103 Leipzig
kiw@medizin.uni-leipzig.de

Kind, Barbara, Dipl.-Biol.
Klinik für Kinder- und Jugendmedizin
Fachbereich Endokrinologie/Diabetologie
Universitätsklinikum Carl Gustav Carus
Technische Universität Dresden
Fetscherstraße 74
D-01307 Dresden
Barbara.Kind@uniklinikum-dresden.de

Köhler, Katrin, Dr. rer. nat.
Klinik für Kinder- und Jugendmedizin
Fachbereich Endokrinologie/Diabetologie
Universitätsklinikum Carl Gustav Carus
Technische Universität Dresden
Fetscherstraße 74
D-01307 Dresden
Katrin.Koehler@uniklinikum-dresden.de

Kordonouri, Olga, Prof. Dr. med.
Allgemeine Kinderheilkunde III
Abteilung Diabetologie/Endokrinologie
Kinderkrankenhaus auf der Bult
Janusz-Korczak-Allee 12
D-30173 Hannover
kordonouri@hka.de

Lange, Karin, Prof. Dr. rer. nat.
Medizinische Psychologie OE 5430
Medizinische Hochschule Hannover
Carl-Neuberg-Straße 1
D-30625 Hannover
lange.karin@mh-hannover.de

Meissner, Thomas, Priv.-Doz. Dr.
Klinik für Allgemeine Pädiatrie
Universitätsklinikum Düsseldorf
Moorenstraße 5
D-40225 Düsseldorf
Thomas.Meissner@med.uni-duesseldorf.de

Neu, Andreas, Priv.-Doz. Dr. med.
Universitäts-Kinderklinik
Diabetesambulanz
Hoppe-Seyler-Straße 1
D-72076 Tübingen
andreas.neu@med.uni-tuebingen.de

Partsch, Carl-Joachim, Prof. Dr. med.
Endokrinologikum Hamburg
Zentrum für Hormon- und Stoffwechselerkrankungen
Reproduktionsmedizin und Pränatale Medizin
Lornsenstraße 4–6
D-22767 Hamburg
Carl-Joachim.Partsch@endokrinologikum.com

Reinehr, Thomas, Priv.-Doz. Dr.
Vestische Kinderklinik
Universität Witten-Herdecke
Dr. F. Steiner Straße 5
D-45711 Datteln
T.Reinehr@kinderklinik-datteln.de

Richter-Unruh, Annette, Priv.-Doz. Dr. med.
Endokrinologikum Ruhr
Alter Markt 4
D-44866 Bochum
annette.richterunruh@endokrinologikum.com

Autorenverzeichnis

Riepe, Felix G., Priv.-Doz. Dr. med.
Pädiatrische Endokrinologie & Diabetologie
Klinik für Allgemeine Pädiatrie
Universitätsklinikum Schleswig-Holstein
Campus Kiel, Haus 9
Arnold-Heller-Straße 3
D-24105 Kiel
friepe@pediatrics.uni-kiel.de

Roth, Christian L., Prof. Dr. med.
Seattle Children's Hospital Research Institut
Division of Endocrinology
1900 Ninth Avenue
Seattle, WA 98101, USA
christian.roth@seattlechildrens.org

Schönau, Eckhard, Prof. Dr. med.
Klinik und Poliklinik für Allgemeine Kinderheilkunde
Universität zu Köln
Kerpener Straße 62
D-50924 Köln
eckhard.schoenau@uk-koeln.de

Schwab, Karl Otfried, Prof. Dr. med.
Zentrum für Kinder- und Jugendmedizin
Universitätsklinikum
Mathildenstraße 1
D-79104 Freiburg
karl.otfried.schwab@uniklinik-freiburg.de

Wabitsch, Martin, Prof. Dr. med.
Sektion Pädiatrische Endokrinologie und Diabetologie
Universitätsklinik für Kinder- und Jugendmedizin
Interdisziplinäre Adipositasambulanz
Universität Ulm
Eythstraße 24
D-89075 Ulm
martin.wabitsch@uniklinik-ulm.de

Wenderhold-Reeb, Sabine
Justus-Liebig-Universität Gießen
Zentrum für Kinderheilkunde und Jugendmedizin, IGF-Labor
Feulgenstraße 12
D-35392 Gießen
Sabine.Wenderhold-Reeb@paediat.med.uni-giessen.de

Wudy, Stefan A., Dr. med.
Pädagogische Endokrinologie/Diabetologie
Zentrum für Kinderheilkunde und Jugendmedizin
Feulgenstraße 12
D-35392 Gießen
Stefan.wudy@paediat.med.uni-giessen.de

Grundlagen der Endokrinologie

1 **Physiologie der Hormonsynthese und -wirkung** – 3
  Olaf Hiort

2 **Embryologie, Wachstum und Entwicklung** – 11
  Annette Richter-Unruh

3 **Molekulare und genetische Zusammenhänge** – 19
  Angela Hübner, Barbara Kind, Katrin Köhler

1 Physiologie der Hormonsynthese und -wirkung

Olaf Hiort

1.1 Grundlagen – 4

1.2 Hormonsynthese – 4
1.2.1 Peptidhormone – 4
1.2.2 Steroidhormone – 4

1.3 Signalgebung – 5
1.3.1 Rückkoppelung – 5
1.3.2 Hormonbindung – 6
1.3.3 Regulation der Hormonsensitivität – 6
1.3.4 Hormonrezeptoren – 6

Literatur – 9

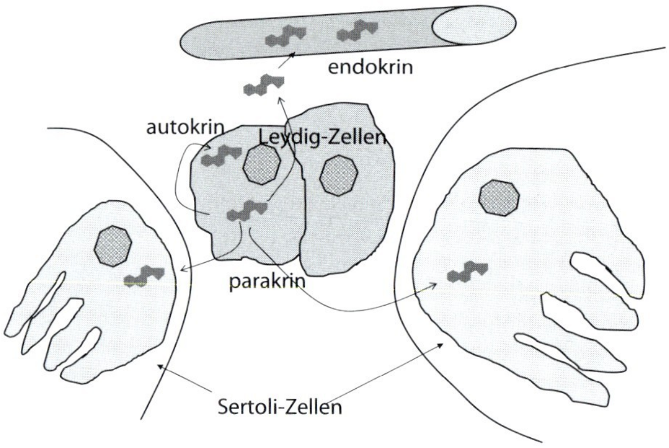

Abb. 1.1. Autokrine, parakrine und endokrine Wirkungsweise von Hormonen am Beispiel des von den Leydig-Zellen synthetisierten Testosterons, das autokrin die Expression des LH-Rezeptors reguliert, parakrin die Spermiogenese in den Sertoli-Zellen beeinflusst und endokrin vielfältige Wirkungen vermittelt

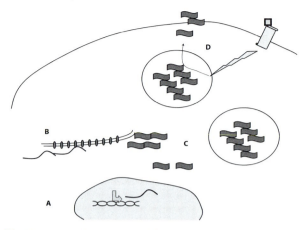

Abb. 1.2. Synthese von Peptidhormonen. *(A)* Transkription des Gens, *(B)* Translation des Propeptids, *(C)* Synthese des Hormons und Speicherung, *(D)* Freisetzung auf Signalgebung

1.1 Grundlagen

Hormone sind Botenstoffe, die der Informationsübertragung dienen. Sie bestimmen dadurch die Kommunikation zwischen verschiedenen Hormondrüsen, regeln Organfunktionen und Stoffwechselvorgänge. Dies kann zu permanenten oder akuten Veränderungen im Organismus führen. Die Aktionsweisen von Hormonen bezeichnet man als autokrin, wenn die Information die gleiche Zelle erreicht, als parakrin, wenn benachbarte Zellsysteme gesteuert werden, und als endokrin, wenn die Zielzellen über den Blutweg erreicht werden. Hormone werden ubiquitär im Körper gebildet und auch enzymatisch verändert, vorzugsweise werden sie jedoch in endokrinen Drüsen synthetisiert. Nach der chemischen Grundstruktur unterscheidet man zwei große Gruppen von Hormonen, die Steroidhormone und die Peptidhormone, wobei beide Gruppen wieder Unterteilungen zulassen. Im Blut werden gerade die schlecht wasserlöslichen Steroidhormone an spezifische und unspezifische Trägerproteine gebunden, die auch die Aufnahme durch die Zielzellen mit beeinflussen. Erst in der Zielzelle erfolgt dann die Erkennung und Auslösung von Wirkungsmechanismen. Peptidhormone hingegen werden durch spezifische Bindungsproteine (Rezeptoren) an der Zelloberfläche gebunden und erkannt und lösen dadurch intrazellulär eine Wirkungskaskade aus.

1.2 Hormonsynthese

1.2.1 Peptidhormone

Peptidhormone oder Proteohormone bestehen aus Aminosäuren und werden daher direkt genetisch kodiert und im endoplasmatischen Retikulum der hormonproduzierenden Zelle synthetisiert. In Zwischenstufen können Pre- oder Prohormone gebildet werden, die der schnelleren, syntheseunabhängigen Bereitstellung des aktiven Hormons dienen können. Sie werden dann meist im Golgi-Apparat in Vesikeln oder Granula gespeichert und auf zelluläre Signale hin an die Zelloberfläche abgegeben und dadurch aktiviert. Eine Regulation der Aktivierung der Peptidhormone kann daher über verschiedene Schritte erfolgen:

1. Es kann zu einer direkten Beeinflussung der Expression des zugrunde liegenden Gens des Hormons kommen, indem Transkription und Translation reguliert werden.
2. Die Bildung und der Abbau von Prä- und Propeptiden kann durch enzymatische Veränderung beeinflusst werden.
3. Eine schnelle Regulation durch die Freisetzung des aktiven Hormons aus den Speicherorten der Granula an die Zelloberfläche ist möglich.

1.2.2 Steroidhormone

Im Gegensatz zu den Peptidhormonen werden Steroidhormone nicht genomisch kodiert. Stattdessen werden sie aus elementaren Grundbausteinen synthetisiert. Zu den Steroidhormonen werden im weiteren Sinne auch die Schilddrüsenhormone gezählt, da sie wie diese über intranukleäre Rezeptoren ihre Wirkung ausüben. Im Gegensatz zu den klassischen Steroidhormonen und auch zu den Peptidhormonen werden sie aus Tyrosinen enzymatisch synthetisiert und in den Schilddrüsenfollikeln in größeren Mengen gespeichert.

> Auch die irrtümlich als Vitamine bezeichneten Vitamine A und D gehören im weiteren Sinne zu den Steroidhormonen. Die Bezeichnung Vitamin ist falsch, da diese Hormone vom Menschen selbst synthetisiert werden können.

Die klassischen Steroidhormone werden aus Cholesterin synthetisiert. Das Cholesterin wird vornehmlich in der Leber und in den Hormondrüsen gebildet oder mit der Nahrung aufgenommen. Die weitere Synthese der Steroidhormone findet dann im Wesentlichen in den Mitochondrien statt, da die meisten Enzyme Teil der Zytochrom-P450-Familie sind. Je nach Syntheseort spielt die Expression der Rezeptoren für übergeordnete Steuerungshormone (adrenokortikotropes Hormon, ACTH; luteinisierendes Hormon, LH; follikelstimulierendes Hormon, FSH) sowie die Expression der Steroidbiosyntheseenzyme die Hauptrolle in der Bildung der jeweiligen Metabolite, so zum Beispiel in den unterschiedlichen Zonen der Nebenniere der Glukokortikoide, der Mineralocorticoide und der adrenalen Androgene, in den Gonaden entweder der Androgene oder weiblicher Sexualsteroide. Allen Steroidhormonen ist die Bildung von Pregnenolon aus Cholesterin als elementarer erster Schritt gemeinsam. Für diesen essenziellen Syntheseschritt spielt die Bereitstellung des Cholesterins an der inneren Mitochondrienmembran für das Enzym »P450 side chain cleavage« (P450scc) eine entscheidende Rolle. Diese Bereitstellung kann durch ein Transportprotein, das »Steroidogenic Acute Regulatory Protein« (StAR) aktiv beeinflusst werden. In der Nebenniere spielt dies eine entscheidende Rolle für die schnelle Synthese von Glukokortikoiden in einer akuten Stressreaktion. Ist StAR beeinträchtigt, wird die Steroidsynthese in StAR-abhängigen Geweben, so in der Nebenniere und im Hoden, massiv beeinträchtigt, in StAR-unabhängigen Geweben, wie dem Ovar, jedoch zunächst nicht beeinflusst. Wie in den Kapiteln über die Nebenniere und über die Gonade ausführlich dargestellt, (▶ Kap. 24 und 25) erfolgt zunächst die weitere Synthese über die 3ß-Hydroxysteroiddehydrogenase und den P450c17-Komplex, bevor die organspezifische Enzymkaskade zu den jeweils dominant vorkommenden Steroiden führt.

Der Abbau der Steroidhormone findet vornehmlich in der Leber statt, ebenfalls durch Zytochrom-P450-Enzymkomplexe. Meist werden die Steroide an Sulfat oder Glukuronsäure gekoppelt oder hydroxyliert und dann mit der Galle oder dem Harn ausgeschieden.

1.3 Signalgebung

1.3.1 Rückkoppelung

Hormone wirken prinzipiell über Rückkoppelungsmechanismen indem die Antwort auf das gegebene Signal den Signalgeber rückläufig beeinflusst. Bei einer positiven Rückkoppelung verstärkt die Antwort der Zelle das ursprüngliche Signal und führt darüber zu einer raschen Steigerung der Hormonsynthese und/oder -freisetzung. Ein Beispiel hierfür ist die Regulation der Freisetzung von LH und Östradiol während der Ovulationsphase des Menstruationszyklus. Um den 12.–13. Tag des Zyklus führt die durch FSH induzierte Sekrektion von Östradiol zu einer vermehrten FSH- und LH-Freisetzung, sodass wiederum vermehrt Östradiol synthetisiert wird. So kommt es rasch zu hohen LH-Spiegeln im Blut, die die Ovaluation auslösen.

Häufiger ist im hormonellen Regelkreis die negative Rückkoppelung. Bei dieser wird das auslösende Signal durch die Antwort des Signalgebers wieder vermindert und so ein Gleichgewicht zwischen den Hormonsignalen erreicht. Hierfür gibt es viele Beispiele: so die Rückkoppelung auf die Hypophysenvorderlappenhormone durch

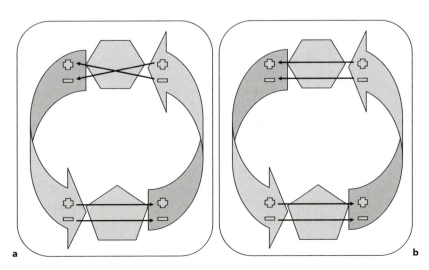

◨ **Abb. 1.3. Negative und positive Rückkoppelung im Hormonsignalweg.** Die negative Rückkoppelung (**a**) sollte zu einem stabilen Gleichgewicht führen. Die positive Rückkoppelung (**b**) stellt eine Ausnahme dar und bedarf weiterer Stellgrößen, um nicht zu einer massiven Überproduktion der Hormone zu führen

die Hormone der Endorgane. Androgene werden, wie in ◘ Abb. 1.1 gezeigt, durch die Leydig-Zellen synthetisiert, indem diese durch LH stimuliert werden. In der Hypophyse kommt es durch die Androgene zu einer negativen Rückkoppelung, sodass die LH-Spiegel sinken, wenn die Androgenspiegel oberhalb des Referenzbereiches liegen. Der Regelkreis kann durch Rezeptorstörungen unterbrochen werden, wie am Beispiel des Androgensensitivitätsindexes bei Androgenresistenz gezeigt (▶ Kap. 25).

1.3.2 Hormonbindung

Die Bindung zwischen Hormon und Rezeptor wird durch die Konzentration des Hormons, die Anzahl der Bindungsstellen der Rezeptoren und die Bindungsaffinität bestimmt. Zudem hat die Hormonbindung oftmals auch eine sehr hohe Spezifität. Dies bedeutet, dass der Rezeptor evtl. eine Vielzahl von Hormonen erkennen kann, jedoch das für ihn bestimmte Hormon mit einer deutlich höheren Affinität bindet als alle anderen Metabolite. Manche Rezeptoren reagieren allerdings mit einer abgestuften Affinität auf ähnliche Metabolite. Dies gilt für Peptidhormone ebenso wie für Steroidhormone. So bindet der Insulinrezeptor die insulinähnlichen Wachstumsfaktoren (IGF) mit einer etwa 100fach niedrigeren Affinität als Insulin; der Androgenrezeptor Testosteron mit einer etwa 10fach niedrigeren Affinität als Dihydrotestosteron. Kommt es zu einer deutlichen Verschiebung in den Hormonkonzentrationen, kann es also über den gleichen Rezeptor zu einer veränderten oder pathologischen Wirkung kommen. Ein Beispiel hierfür wäre die Auslösung einer Hypoglykämie über den Insulinrezeptor nach Infusion von hohen Mengen an IGF-I.

Im Äquilibrium zwischen Hormon (H), Rezeptor (R) und Hormon-Rezeptor Komplex (HRK) kann eine Assoziationskonstante K_d errechnet werden (K_d=HRK:H×R). Ein »Scatchard Plot« bezeichnet die grafische Darstellung einer Linie, bei der die Steigung -K_d darstellt und die horizontale Achse im numerischen Wert von HRK kreuzt, also die Anzahl der Rezeptorbindungsstellen angibt. Der »Scatchard Plot« wird durch Bindungsstudien errechnet, bei denen experimentell der Rezeptor durch ansteigende Hormonkonzentrationen bis zur maximalen Bindung aller Bindungsstellen aufgesättigt wird. Diese Berechnungen und Darstellungen gehen jedoch davon aus, dass immer nur eine Klasse von Rezeptoren für das entsprechende Hormon vorhanden ist und beziehen sich nur auf die Affinität für dieses Hormon. Im zellulären Umfeld sind die Bedingungen viel komplexer, da evtl. mehrere Rezeptoren für das gleiche Hormon vorhanden sind (so z. B. hochaffin, niedrig-exprimiert und niedrig-affin, aber hoch-exprimiert) oder aber mehrere Hormone in unterschiedlicher Konzentration um den gleichen Rezeptor konkurrieren.

1.3.3 Regulation der Hormonsensitivität

Bis vor kurzem galt die Ansicht, dass die Regulation der Hormonsynthese der wichtigste Mechanismus in der Kontrolle der ausgelösten physiologischen Antwort ist. Heutzutage weiß man jedoch, dass neben der Synthese der Endprodukte vor allem bei den Steroidhormonen auch die Vorstufen eine direkte Wirkung auslösen können. Allerdings hat sich gezeigt, dass auch die Zielzellen nicht passiv sind. Sie können durch weitere Syntheseschritte oder den Abbau der Hormone die Sensitivität und die intrazelluläre Konzentration bestimmter Metabolite beeinflussen. Weiterhin kann die Anzahl der Hormonrezeptoren verändert werden. Ein Beispiel hierfür ist die Wirkung von Vitamin D:

Das in der Leber gebildete 25-OH-Vitamin D_3 wird vornehmlich in der Niere in den aktiven Metaboliten 1,25-(OH)$_2$-Vitamin D_3 umgewandelt. Dieses löst über den Vitamin-D-Rezeptor die bekannten Wirkungen des Vitamin-D-Stoffwechsels aus. Heutzutage ist jedoch bekannt, dass Zielzellen zusätzlich in der Lage sind, die Konzentration an 1,25-(OH)$_2$-Vitamin D_3 selbst zu beeinflussen, zum einen durch direkte lokale Synthese aus 25-OH-Vitamin D_3, zum anderen durch forcierten Abbau zu dem unwirksamen 24,25-(OH)$_2$-Vitamin D_3. Zusätzlich können Polymorphismen, also natürlich vorkommende Genvarianten des Vitamin-D-Rezeptors die Sensitivität der Metabolite mit beeinflussen. Diese Kenntnisse sind für den Einsatz von Vitamin-D-Metaboliten zur Immunmodulation in den experimentellen Ansätzen zur Krebstherapie von Bedeutung.

1.3.4 Hormonrezeptoren

Rezeptoren stellen eine entscheidende Größe in der Signalkaskade dar. Ein Hormonrezeptor wird dadurch definiert, dass er
1. ein Hormon binden kann und
2. die Bindung in eine zelluläre Signalgebung umsetzen kann.

Verschiedene Klassen von Rezeptoren werden definiert. Während die Steroidhormone und verwandte Hormone (Schilddrüsenhormone etc.) ihre Wirkung durch intrazelluläre Transkriptionsfaktoren vermitteln, binden Peptidhormone an Rezeptoren an der Zelloberfläche.

Wirkung über Membranrezeptoren

Die Rezeptoren der Zellmembran werden in 6 Klassen unterteilt (◘ Tab. 1.1). Dabei sind die Rezeptoren der Klasse 1–4 bifunktional, weil sie das Hormon binden können und gleichzeitig die intrazelluläre Wirkung auslösen, ent-

Tab. 1.1. Unterteilung der Zellmembranrezeptoren und ihrer Liganden

Rezeptor	Beispiele für Hormone
Ligandenabhängige Ionenkanäle	Acetylcholin, Sulfonylharnstoffe
Rezeptortyrosinkinasen	Insulin, IGF-I
Rezeptorserin-/-threoninkinasen	Aktivine, Inhibine
Rezeptorguanylatzyklase	Natriuretischer Faktor
G-Protein gekoppelter Rezeptor	PTH, LH, FSH, TSH, GHRH, Kalzium etc.
Zytokinrezeptoren	GH, Prolaktin, Leptin

FSH follikelstimuliertes Hormon, *GH* »growth hormone« (Wachstumshormon), *GHRH* »growth hormone releasing hormone«, *IGF-I* »Insulin-like growth factor 1«, *LH* luteinisierendes Hormone, *PTH* Parathormon, *TSH* »Thyroidea-stimulating hormone«

weder durch Veränderung von Ionenkonzentrationen oder als enzymatische Regulatoren. Die Rezeptoren der Klassen 5 und 6 hingegen binden zunächst nur das Hormon und bedürfen eines »second messengers«, also weiterer Signalmoleküle, um die Zellantwort zu steuern.

Als Beispiel für die ligandenabhängigen Ionenkanäle mit besonderer Bedeutung für Hormonstörungen des Kindesalters mag der *KIR6.2/SUR*-Komplex gelten, der die Insulinsekretion in der β-Zelle des Pankreas reguliert. Durch Veränderung der Polarisation und des Kalziumeinstroms in die Zelle wird die Freigabe des Insulins an die Zelloberfläche beeinflusst. Die Blockierung des Rezeptors durch Sulfonylharnstoffe kann dann die Sensitivität der Insulinfreisetzung erhöhen, sodass aktivierende Mutationen im Sulfonylharnstoffrezeptor (*KIR6.2*-Gen) umgangen werden.

Die Rezeptortyrosinkinasen haben verschiedene gemeinsame Strukturelemente. Sie haben eine extrazelluläre Domäne, an die der Ligand bindet, eine einzelne transmembranöse Domäne und einen intrazellulären Anteil, der die Tyrosinkinaseaktivität vermittelt. Einige Rezeptoren benötigen eine Dimerisation, also eine Bindung des Liganden an ein Rezeptorpaar, das eine besondere Konfiguration aufweist. Viele Rezeptoren dieser Klasse sind bekannt; Beispiele dafür sind der Insulinrezeptor und der IGF-I-Rezeptor. Wenn der Ligand den Rezeptor aktiviert, kommt es zu einer Veränderung in der intrazellulären Kinasedomäne des Rezeptors. Dadurch kann Adenosintriphosphat (ATP) gebunden werden und die Phosphorylierung anderer Proteine erfolgen. Dies bedeutet, dass andere intrazelluläre Proteine in der Nähe des Rezeptors sein müssen, beim Insulinrezeptor sind dieses Insulinrezeptorsubstrate. In der weiteren Wirkungskaskade werden dann zusätzliche Proteine gebunden, indem z. B. Phosphokinasen aktiviert werden, letztlich die mitogenaktivierte Proteinkinase (MAP-Kinase). Für die Beendigung der Hormonwirkung ist wahrscheinlich eine rasche Degradierung der Hormon-gebundenen Rezeptorkomplexe verantwortlich.

Phosphorylierung ist auch der Mechanismus, mit dem Rezeptorserin-/-threoninkinasen ihre Wirkung vermitteln. Hier wird allerdings eine andere intrazelluläre Wirkungskaskade in Gang gesetzt: zunächst durch Smad-Proteine, dann durch Aktivierung anderer Proteinkinasen und konsekutiv durch die Beeinflussung der Genexpression der Ziel-DNA. Auch Zytokinrezeptoren folgen im Wesentlichen diesem Wirkmechanismus der intrazellulären Phosphorylierung; diese Klasse von Rezeptoren ist aber aus mehreren Einheiten zusammengesetzt. Zu den Zytokinrezeptoren gehören die Rezeptoren für Wachstumshormon (GH), Prolaktin und Leptin. Sie haben selbst keine Kinaseaktivität, sondern binden die sog. Janusproteine von Tyrosinkinasen (JAK), von denen bisher vier unterschiedliche Formen bekannt sind. Über die Bindung verschiedener JAK wird die Selektivität der Rezeptoren erhöht. Nach Aktivierung der JAK kommt es zu einer Autophosphorylierung an Tyrosinresten und in der Folge wiederum zu einer Aktivierung von verschiedenen Proteinen, darunter den IRS, MAP-Kinasen und anderen Phosphokinasen. Besonders herauszustellen ist die Regulierung über STAT-Proteine (»signal transducers and activators of transcription«, STAT). STAT dissoziieren nach Phosphorylierung vom Rezeptor-JAK-Komplex, wandern in den Zellkern und binden dort an Promotoren von zytokinresponsiven Genen.

G-Protein gekoppelte Rezeptoren (GPCR) sind eine große Familie von membrangängigen Rezeptoren, die die Signaltransduktion verschiedener Hormone, Neurotransmitter, Peptide, Aminosäuren und auch Kationen vermitteln können. Ihnen ist gemein, dass sie die Membran mehrfach durchziehen, deshalb werden sie auch als 7fach membrangängige Rezeptoren bezeichnet. Die verschiedenen GPCR unterscheiden sich jedoch erheblich in ihrer Aminosäuresequenz und insbesondere im extrazellulären und intrazellulären Anteil. Die GPCR wirken als Guaninnukleotidregulatoren. Sie katalysieren intrazellulär den Austausch von Guanosindiphosphat (GDP) durch Guanosintriphosphat an der α-Untereinheit von G-Proteinen (Gs). Dadurch wird die α-Untereinheit von Gs, auch als Gsα bezeichnet, aktiviert und von den β-γ-Untereinheiten dissoziiert. Das Gsα führt dann zur Aktivierung einer Adenylatzyklase, die aus ATP als »second-messenger« zyklisches Adenosinmonophosphat (cAMP) bildet. Dies wiederum führt zu einer schnellen, nichtgenomischen Reaktion in der Zelle, z. B. zu konsekutiver Hormonsyn-

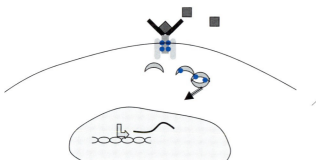

Abb. 1.4. Wirkungsweise des Wachstumshormon-(GH-)Rezeptors. Der dimerisierte Rezeptor fungiert nach Bindung des Hormons als Kinase und kann intrazelluläre Proteine phosphorylieren *(blaue Punkte)*. Diese wiederum steuern die Genexpression und damit die zelluläre Antwort

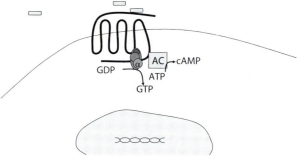

Abb. 1.5. Signaltransduktion durch G-Protein gekoppelte Rezeptoren. *AC* Adenylatzyklase, *ATP* Adenosintriphosphat, *cAMP* zyklisches Adenosinmonophosphat, *GDP* Guanosindiphosphat, *GTP* Guanosintriphosphat

these und -freisetzung oder zur Muskelkontraktion. Es sind verschiedenste Gs bekannt und auch bei den Untereinheiten sind unterschiedliche Translationsprodukte der gleichen Genorte analysiert worden. Neben der durch Gsα aktivierten Adenylatzyklase sind auch andere intrazelluläre »second messengers« bekannt, z. B. die vom Rhodopsin GPCR durch GTL-α induzierte Guanosinmonophosphat-phosphodiesterase in der Retina. Die Gs und ihre intrazelluläre Verteilung stellen wahrscheinlich den komplexesten und facettenreichsten Weg der Signaltransduktion dar, der auch aus pharmakologischer Sicht von großem Interesse ist. Eine Besonderheit ist die Signalvermittlung von Kalzium durch den Kalziumrezeptor, da damit diesem Kation eine hormonelle Wirkung zugeordnet wird. So reguliert Kalzium über seinen GPCR die Freisetzung von Parathormon aus den Nebenschilddrüsen.

Wirkung über nukleäre Rezeptoren

Steroidhormone können die Zellmembran der Zielzellen durch passive Diffusion überwinden, da sie lipophil sind. Diese Hormone binden daher im Zytoplasma der Zielzelle an ihre Rezeptoren. Nachfolgend wird der Hormon-Rezeptor-Komplex in den Zellkern transportiert, um dort direkt die Transkription von Zielgenen zu beeinflussen. Heutzutage sind eine ganze Reihe von Signalmolekülen bekannt, die diesem Reaktionsweg folgen, z. B. Gallensäuren, Umweltfaktoren (Xenobiotics) und Fettsäuren, die über peroxisomproliferatoraktivierte Rezeptoren (PPAR) wirken. Gleichzeitig wurden Rezeptoren isoliert, deren Liganden bislang unbekannt sind (sog. Orphanrezeptoren).

Die nukleären Rezeptoren sind im Wesentlichen aus drei unterschiedlichen Funktionsdomänen aufgebaut:
1. Eine Ligandenbindungsdomäne stellt die Spezifität der Hormonbindung her.
2. Die Desoxyribonukleinsäure-(DNA-)Bindungsdomäne enthält Proteinsequenzen, die die Bindung an Erkennungssequenzen der Ziel-DNA erlaubt.
3. Zusätzlich gibt es eine, für den jeweiligen Rezeptor besondere Transaktivierungsdomäne, die die Bindung anderer Proteine, der Kofaktoren, erlaubt und die Signalgebung im Zellkern damit reguliert.

Im Zytoplasma sind die Rezeptoren häufig von Hitzeschockproteinen (HSP) und anderen Proteinen (Chaperonen) gebunden, die den Rezeptor inaktivieren.

> Nachdem das Hormon die Zellmembran durchdrungen hat, kann es zunächst noch durch zytoplasmatische Enzyme metabolisiert werden. Dies kann zu einer Inaktivierung oder aber zur Konversion in aktivere Formen führen.

Mit Bindung des Hormons an den Rezeptor dissoziieren die HSP, der Rezeptor ändert seine Konformation (dreidimensionale Struktur) und ein in der Rezeptorsequenz enthaltenes Kernlokalisationssignal wird aktiviert, das den Hormon-Rezeptor-Komplex in den Zellkern wandern lässt. Oftmals kommt es zu einer Dimerisation von Hormon-Rezeptor-Komplexen mit der Bindung an die Ziel-DNA. Bekannt sind Homodimere, bei denen zwei gleichsinnige Hormon-Rezeptor-Komplexe dimerisieren und Heterodimere, bei denen es zur Paarbildung von zwei unterschiedlichen Hormon-Rezeptor-Komplexen kommt. Ein Beispiel für die Heterodimerbildung ist die Bindung von Vitamin-D-Rezeptoren mit dem Retinoid-X-Rezeptor (RXR).

Die Bindung an die Ziel-DNA erfolgt in Erkennung spezifischer Zielgensequenzen, meist in einer definierten, sich wiederholenden Sequenzabfolge. Bei Homodimeren sind diese Wiederholungssequenzen spiegelbildlich aufgebaut, bei Heterodimeren in einer gleichsinnigen Abfolge. Diese DNA-Sequenzen werden auch als hormonresponsive Elemente (HRE) bezeichnet. Die Regulation der Gentranskription durch den Hormon-Rezeptor-Komplex wird durch eine Komplexierung verschiedener Faktoren kom-

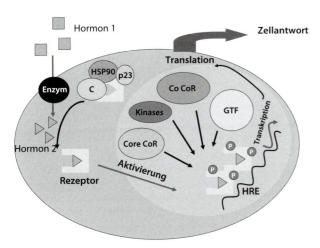

Abb. 1.6. Wirkungsweise von Steroidhormonen. *C/Co/CoR* Koregulatoren, *GTF* generelle Transkriptionsfaktoren, *HRE* hormonresponsives Element, *HSP90* Hitzeschockprotein 90, *P* Protein

plementiert, die letztlich die Bildung von mRNA durch die RNA-Polymerase kontrollieren. Die dazu nötigen Kofaktoren stellen wahrscheinlich einen hohen Anteil für die Spezifität der Zellantwort dar. Sie führen als Koaktivatoren zu einer vermehrten Transkription der Ziel-DNA, als Korepressoren vermindern oder verhindern sie die Transkription.

> Obwohl einige Steroidrezeptoren ubiquitär exprimiert werden und die Liganden durch Diffusion in die Zelle eintreten können, sind sehr spezifische Zellantworten möglich.

Dies geschieht durch
1. die Metabolisierung der Liganden in der Zielzelle,
2. die dadurch veränderte Bindung der verschiedenen Metabolite an den Rezeptor und
3. die zellspezifische Bereitstellung von Koaktivatoren und Korepressoren für die Zellantwort in Form einer besonderen Gentranskription und -translation.

Literatur

O'Malley BW (2005) A life-long search for the molecular pathways of steroid hormone action. Mol Endocrinol 19: 1402–1411

2 Embryologie, Wachstum und Entwicklung

Annette Richter-Unruh

2.1 Grundbegriffe der Embryologie – 12

2.2 Induktion und Steuerung embryonaler Entwicklungsvorgänge – 12

2.3 Molekulare Mechanismen von Induktionsvorgängen – 13
2.3.1 Induktion durch lösliche Faktoren – 13
2.3.2 Induktion über stationäre Faktoren – 14

2.4 Beispiele für die Entwicklung von endokrinen Drüsen – 15
2.4.1 Nebenniere – 15
2.4.2 Hypophyse – 15

2.5 Bedeutung der Plazenta in der Embryologie – 16

Literatur – 17

2.1 Grundbegriffe der Embryologie

Das Ovulationsalter bezeichnet die Dauer der menschlichen Entwicklung von der Befruchtung bis zur Geburt. Dies sind in der Regel 264–268 Tage (38 Wochen). In der Klinik berechnet man die Schwangerschaftsdauer vom 1. Tag der letzten Menstruation bis zur Geburt entsprechend 280 Tage (40 Wochen) und verwendet den Begriff Gestationsalter.

Man unterscheidet
- eine Blastemzeit von der Befruchtung bis zur Ausbildung der drei primären Keimblätter (Ektoderm, Mesoderm, Entoderm) und den ersten axialen Strukturen (1. bis 3. Woche),
- eine Embryonalzeit (4. bis 8. Woche) in der die Anlagen für die großen Organsysteme entstehen, und
- eine Fetalzeit (von der 9. Woche bis zur Geburt) in der die Hauptdifferenzierungs- und Reifungsprozesse der Organe, insbesondere des Nervensystems ablaufen.

> Wichtige Zeitpunkte sind die Implantation in die Uterusschleimhaut, die am 6. Tag nach der Befruchtung beginnt sowie die Ausdifferenzierung der Lungen in der 24. bis 26. Woche, wonach der Fetus im Falle der Frühgeburt eine Überlebenschance hat.

Die Fetalperiode geht fließend in die Perinatalperiode über, die vom Ende der 28. Woche bis zum 7. Lebenstag gerechnet wird. In dieser Phase werden die verschiedenen Organe des Fetus auf die Geburt und auf die funktionellen Erfordernisse des extrauterinen Lebens vorbereitet. In der Postnatalperiode werden in den ersten 2 Lebensjahren vom Menschen eigene Fähigkeit wie der aufrechte Gang und die Sprachfähigkeit erlernt. Der Mensch bleibt auch noch viele Jahre später entwicklungsfähig und zeigt Wachstums- bzw. Reifungsmechanismen, wie z. B. den Wachstumsschub in der Pubertät.

2.2 Induktion und Steuerung embryonaler Entwicklungsvorgänge

Um eine Arterhaltung und identische Reproduktion zu gewährleisten, müssen alle Entwicklungsschritte der menschlichen Embryonalentwicklung sowie der genaue zeitliche Ablauf und die Entwicklung der verschiedenen Organsysteme und Gewebe im Genom verankert sein.

> Die verschiedenen Stufen der Embryonalentwicklung werden durch eine Art Genhierarchie gesteuert, an deren Ende über verschiedene Kaskaden von Genen, Transkriptionsfaktoren oder parakrinen Faktoren die Regulation von organ- und gewebsspezifischen Genen steht.

In der Entwicklung müssen Gewebe und Zellen miteinander kommunizieren, um sowohl eine exakte als auch zeitliche und räumliche Koordination zu gewährleisten. Bisher konnten viele regulatorische Gene, die von ihnen codierten Proteine, ihre Reaktionswege, ihre Rezeptoren sowie die von Ihnen ausgelösten zellulären Signalwege aufgeklärt werden. Neben den stationären Faktoren in Form von extrazellulären Matrixproteinen und Zelloberflächenproteinen, die über direkte Zell-Zell-Kontakte wirken können, spielen die löslichen Faktoren, die über größere Distanzen ihre Zielzellen erreichen können, eine große Rolle (◘ Abb. 2.1). Ein zusätzlicher Einfluss auf die Formveränderungen der Organe kann auch über einen programmierten Zelltod, die Apoptose, erreicht werden.

Unabhängig von dem genetischen Programm ist das gewebliche Umfeld entscheidend. Im frühen Stadium sind Zellen noch pluripontent, z. B. würde ein Gewebe, das normalerweise zum Neuralrohr geworden wäre, bei Einpflanzung in die Bauchregion zur Bauchhaut. Wechselwirkungen zwischen den Beteiligten werden Induktion genannt, wenn sich für einen der weitere Entwicklungsweg ändert. Die Induktionsvorgänge sind davon abhängig, ob das zu aktivierende (»induzierende«) Gewebe die Kompetenz hat bzw. die notwendigen Rezeptoren und intrazellulären Signalproteine besitzt, um entsprechend reagieren zu können. Der Induktor ändert das Indukt. Dies lässt sich an einem gut untersuchten Beispiel für einen Induktionsvor-

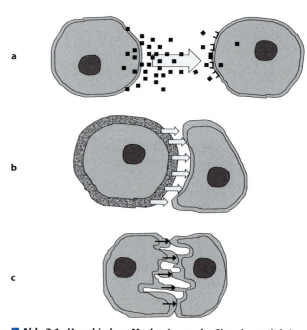

◘ Abb. 2.1. Verschiedene Mechanismen der Signaltransduktion durch Induktionsfaktoren. **a** Parakrine Faktoren diffundieren vom Induktor zum Indukt. **b** Die Induktion erfolgt über die extrazelluäre Matrix, die vom Induktor sezerniert und mit dem reagierenden Gewebe in Kontakt kommen muss. **c** Induktion durch Zellkontakt (jiuxtakrine Induktion). BMP

gang an der Augenentwicklung veranschaulichen: Das Augenbläschen (Induktor) induziert die Entwicklung der Linse aus dem Oberflächenepithel des Kopfes (Indukt). Fehlt das Augenbläschen, so entwickelt sich kein Auge. Das Augenbläschen, das an eine andere Stelle unter das Kopfektoderm implantiert wird, kann auch dort die Bildung einer Linse bewirken, allerdings nicht, wenn es z. B. unter die Bauchhaut gepflanzt wird. Dies ist darauf zurückzuführen, dass die induzierenden Signale (»fibroblast growth factors«, FGF; »bone morphogenetic protein«, BMP; ▶ unten) auf einen nicht kompetenten Epidermisabschnitt treffen würden. Umgekehrt entwickelt sich aber auch im kompetenten Kopfektoderm kein Linsenbläschen, wenn die Induktionssignale fehlen oder nicht im richtigen Zeitfenster eintreffen. Die Festlegung einer bestimmten Differenzierung wird Determination genannt. Die Morphogenese der Organe setzt durch einen zeitgerechten, geordneten Ablauf wechselnder Induktions- und Determinationsprozesse voraus.

2.3 Molekulare Mechanismen von Induktionsvorgängen

Im Laufe der letzten Jahrzehnte hat sich das Verständnis für die embryonalen Entwicklungsprozesse deutlich gewandelt. Durch die Kenntnis über beteiligte Zelltypen, Signalmoleküle und Rezeptoren konnte eine Vorstellung darüber entwickelt werden, was Induktion und Kompetenz eines embryonalen Gewebes bedeutet.

> Kompetenz heißt die Fähigkeit eines Gewebes den richtigen Rezeptor zum richtigen Zeitpunkt zu exprimieren. Induktion sagt aus, dass eine Zelle oder ein Gewebe zum richtigen Zeitpunkt am richtigen Ort stationäre und bewegliche Signale aussendet.

Nur so wird erreicht, dass der genetisch definierte Körperbauplan zeitlich und räumlich koordiniert in einen funktionsfähigen Organismus umgesetzt wird.

2.3.1 Induktion durch lösliche Faktoren

Lösliche Faktoren können ihre Zielzellen über größere Distanzen erreichen. Die vier wichtigsten Gruppen der parakrinen (löslichen) Faktoren, die auch als Wachstumsfaktoren bezeichnet werden, sind die FGF-Familie, TGF-β-Superfamilie (»transforming growth factors«) mit den BMP (»bone morphogenetic proteins«) als Subfamilie, die Hh-Familie (»hedgehog«) und die Wnt-Familie (»wingless«).

Wachstumsfaktoren werden nur von dem spezifischen Rezeptor für den jeweiligen Wachstumsfaktor (Liganden) auf der Oberfläche der Zielzelle erkannt und können auf das Signal reagieren. Dieser Rezeptor erzeugt bei Bindung an seinen Liganden durch Konfirmationsänderung im Inneren der Zelle ein Signal, das über weitere Signaltransduktion zu Aktivierung oder Abschaltung von Genen führt.

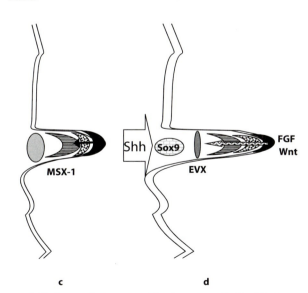

◘ Abb. 2.2. Beispiel einer reziprokenen Epithel-Mesenchym-Wechselwirkung am Beispiel der Entwicklung der Gliedmaßenknopse. a Die apikale ektodermale Randleiste (AER) produziert Wachstumsfaktoren (FGF-4 und FGF-8), die das Wachstum in einer Proliferationszone über die Induktion von BMP-2 und -4 (»bone morphogenetic proteins«) induzieren. b Die BMP wiederum induzieren die Expression von MSX-2 (»muscle segment homobox gene«) unterhalb des Extoderms. c Die AER induziert anschließend die Expression von MSX-1. d Danach induziert das FGF-4 aus der AER den EVX-Faktor (»even-skipped-related homeobox gene«), Wnt scheint in diesem Prozess eine Rolle zu spielen. Nun aktivieren die Hox-d-Gene Sonic Hehgehog (Shh), einen Faktor aus einer Zone polarisierender Aktivität, der für die Richtung bzw. Achse des Wachstums verantwortlich ist

FGF-Familie

Die verschiedenen FGF-Typen regulieren die Proliferation, Migration und Differenzierung von Zellen und Geweben und spielen eine zentrale Rolle bei

— dem Wachstum von Organen durch Epithel-Mesenchym-Wechselwirkungen,
— der Induktion des Mesoderms,
— dem Auswachsen der Extremitäten (◘ Abb. 2.2) und der Axone sowie
— der Gliederung des zentralen Nervensystems.

In adulten Geweben und Organen haben die FGF, allen voran FGF-1, eine ausgesprochen intensive Aktivität hinsichtlich der Induktion der Angiogenese. Insgesamt sind bis heute 23 Mitglieder der FGF-Gruppe (FGF-1 bis FGF-23) bekannt.

TGF-Familie

TGF werden in verschiedene Gruppen eingeteilt, die wichtigste ist die TGF-β-Superfamilie. Die TGF-β-Polypeptide sind multifunktional. Sie sind fähig, die Proliferation, Zelldifferenzierung und andere Funktionen in einem weiten Spektrum verschiedener Zellen zu beeinflussen. Die verschiedenen Liganden binden an den spezifischen Rezeptoren auf der Zelloberfläche und aktivieren eine Kaskade von intrazellulären Vorgängen über die SMAD-Weg, die im Zellkern Einfluss auf die Genexpression nehmen.

Zu der TGF-β-Superfamilie gehören die BMP. Sie kontrollieren fundamentale Ereignisse in der frühen embryonalen Entwicklung und in der Organgenese.

> **Vor allem in frühen Entwicklungsstadien spielen Verwandte von TGF-ß wie Aktivin, Inhibin, Vg-1- und das Anti-Müller-Hormon eine wichtige Rolle.**

Ferner regulieren die BMP und weitere TGF-β-Familienmitglieder die Verzweigung der Nierentubulie und des Bronchialbaums.

Die Mitglieder der engeren TGF-β-Familie (TGF-β1 bis -β3) sind die wichtigsten Regulatoren der Synthese extrazellulären Matrixproteine wie Kollagen 1, Fibronektin, Proteoglykan und deren Integrinrezeptoren. Damit sind TGF-Proteine nicht nur für das Wachstum des Bindegewebes und der extrazellulären Matrix während der Embryogenese verantwortlich sondern auch für den Umbau und die Regeneration der Bindegewebe im adulten Status.

Hedgehog-Familie

Der Hedgehog-Signalweg läuft über die Hedgehog-Proteine »sonic hedgehog«, »indian hedgehog« und »desert hedgehog« und ihren Rezeptor Patched. Sie stellen eine zentrale Rolle in der Festlegung der Entwicklung der Extremitäten, der Wirbel und der Spermatogenese dar. Auch in der Festlegung der Links-Rechts-Asymmetrie und der regionalen Differenzierung des Magen-Darm-Kanals sind Hedgehog-Liganden nicht unwichtig.

Wnt-Familie

An der Signaltransduktion des Wnt-Signalweges sind zahlreiche Proteine beteiligt. Er ist essenziell für die

— normale Embryonalentwicklung,
— Induktion der Dermatomyotome aus den Somiten,
— Bildung des Knorpelblastems in die Gliedmaßenknospe und
— Bildung des Urogenitalsystems wie auch
— Differenzierung von Epithelzellen.

Das Wnt-Signalprotein bindet an den Frizzled-Rezeptor und beeinflusst über den intrazellulären Spiegel von β-Katenin unter anderem die Expression verschiedener Gene.

2.3.2 Induktion über stationäre Faktoren

Viele Induktionsvorgänge erfordern eine synergistische Aktion von löslichen und stationären Faktoren.

> **Während der Embryogenese ist die extrazellulare Matrix als Substrat für alle Zellbewegungen essenziell.**

Hierfür ein paar Beispiele:

Spezifische Zellrezeptoren, die sog. Integrine, erkennen extrazelluläre Matrixproteine und können z. B. die Ausbildung des Zytoskeletts organisieren. Sie regulieren damit Zellform und Zellbewegungen. Weiterhin werden hierüber spezifische Signalwege für Zellproliferation und Genexpression induziert. Alle Epithelien benötigen zur Entwicklung einer polaren Zellform und ihrer epithelspezifischen Gene neben den löslichen Faktoren auch Zell-Zell-Kontakte über Adhäsionsmoleküle, vor allem über Cadherine und ähnliche Zelloberflächenproteine. Ein anderer Mechanismus wird durch Notch-Rezeptoren vermittelt. Interaktionen mit dem Zellmembranprotein Delta ermöglicht z. B. einigen Zellen eine Art Unterhaltung, um sich dann abzusetzen und sich zu differenzieren. Ephrine und Ephrinrezeptoren bilden ein ähnliches System der wechselseitigen zellulären Regulation über membranständige Liganden und Rezeptoren.

2.4 Beispiele für die Entwicklung von endokrinen Drüsen

2.4.1 Nebenniere

Die Nebennierenrinde und das -mark sind verschiedener Herkunft: Die Rinde stammt aus dem Mesoderm, das Mark differenziert sich aus Zellen der Neuralleiste. Die fetale Nebennierenrinde (NNR) entsteht während der 6. Embryonalwoche durch Proliferation des Zölomepithels an der dorsalen Bauchwand zwischen dem Ansatz des Mesenteriums und den Gonaden. Während der 7. Woche wandern Zellen von den angrenzenden sympathischen Ganglien aus und lagern sich medial an die NNR an. Die Zellen dringen allmählich weiter in die Rinde ein und differenzieren sich hier zu den chromaffinen Zellen des Nebennierenmarks. Die Differenzierung der charakteristischen Zonen der NNR beginnt erst in der späten Fetalperiode ◘ Abb. 2.3.

2.4.2 Hypophyse

Die Hypophyse entwickelt sich aus zwei Anlagen:
1. aus dem Epithel der ektodermalen Mundbucht und
2. aus einer divertikelartigen Ausstülpung des Zwischenhirns.

Die Entwicklung aus zwei Anlagen erklärt, warum die Hypophyse aus zwei völlig verschiedenen Gewebsgruppen besteht (◘ Abb. 2.4):
1. aus der Adenohypophyse (Hypophysenvorderlappen oder Drüsenabschnitt), die aus dem Epithel der ektodermalen Mundbucht hervorgeht, und
2. aus der Neurohypophyse (neuraler Anteil oder Hypophysenhinterlappen), die sich aus dem Zwischenhirn bildet.

Adenohypophyse

Mitte der 4. Embryonalwoche stülpt sich aus dem Dach der ektodermalen Mundbucht ein Divertikel aus, die Rathke-Tasche, und wächst nach dorsal, wo sie Kontakt mit dem Boden des Zwischenhirns bekommt. Dieser vertieft sich zu einer schlaufförmigen Tasche (Infundibulum), aus der die Neurohypophyse hervorgeht. In der 6. Woche obliteriert der epitheliale Gang, der die Rathke-Tasche mit dem Mundhöhlenepithel verbindet. Während der weiteren Entwicklung proliferieren die Zellen in der Vorderwand der Rathke-Tasche und bilden die Pars distalis des Hypophysenvorderlappens. Später umwachsen kleine Ausläufer der Adenohypophyse den Infundibulumstiel und werden zur Pars infundibularis oder tuberalis. Durch starke Proliferationsvorgänge in der Vorderwand der Rathke-Tasche reduziert sich deren Lumen zu einem engen Spalt, der beim Erwachsenen meist nicht mehr zu erkennen ist und nur

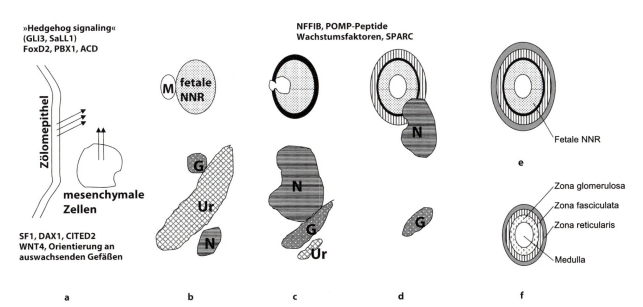

◘ Abb. 2.3 Schematische Darstellung der verschiedenen Entwicklungsstadien der Nebenniere. a In der 4. bis 6. Woche bildet sich die mesodermale Anlage. b 7 Wochen alter Embryo: Anlagerung der aus dem Ektoderm stammenden Markanlage. c und d 8. und 9. Woche: Die fetale Rinde beginnt die Markanlage zu umwachsen, die Urniere bildet sich zurück. e Neugeborenes: Die fetale Rinde und zwei Schichten der bleibenden Rinde (Zona glomerulosa und Zona fasciculata) haben sich differenziert. f 4-jähriges Kind: Die Schichtengliederung der adulten Nebennierenrinde ist voll differenziert, die fetale Rinde hat sich völlig rückgebildet, die Zona reticularis ausgebildet. *G* Gonade, *M* Medulla, *N* Niere, *NNR* Nebennierenrinde, *Ur* Urniere

noch durch eine Zone kleiner Zysten repräsentiert wird. Beim Menschen proliferieren die Zellen der dorsalen Wand der Rathke-Tasche nicht. Diese bleibt daher als dünne, kaum abgrenzbare Pars intermedia erhalten und besteht später nur noch aus kleineren, diskontinuierlichen Zellgruppen.

Neurohypophyse

Aus dem Infundibulum entstehen der Hypophysenstiel und die Pars nervosa. Anfangs ist das Infundibulum wie auch die Bodenplatte des Zwischenhirns relativ dünn; aber durch die Proliferation der neuroepithelialen Zellen, aus denen sich später die Pituizyten, eine Spezialform der Glia, entwickeln, vergrößert sich ihr unteres Ende bald zu einem soliden, zapfenförmigen Organ. Schließlich wachsen von den an den Hypophysenstiel angrenzenden Gebieten des Hypothalamus Nervenfasern in die Pars nervosa der Hypophyse ein und schaffen damit die Grundlagen für die Neurosekretion.

Mit Berücksichtigung der Embryologie lassen sich auch Fehlbildungen der Hypophyse erklären. Bei unvollständiger Rückbildung der Verbindung des Rachendaches zum Hypophysenvorderlappen kann es zum Verbleib von hypophysärem Gewebe im Rachendach kommen, der sog. Rachendachhypophyse. Aus ektopischen Hypophysenzellen können auch Kraniopharygeome im Bereich des Pharynx oder der Basis des Os sphenoidale entstehen.

2.5 Bedeutung der Plazenta in der Embryologie

Mutter, Plazenta und Kind bilden eine übergeordnete Einheit. Die Plazenta übernimmt zunächst alle wichtigen Funktionen wie Ernährung, Gasaustausch, Zirkulation, Entgiftung sowie endokrine Sekretion. In der 2. Hälfte der Schwangerschaft übernimmt der Fetus nach und nach selbst einige dieser Funktionen nach Induktion und Bildung der verschiedenen endokrinen Gewebe.

Aus Vorstufen, die vom Fetus oder von der Mutter stammen können, werden im Synzytiotrophoblast der Plazenta Protein- und Steroidhormone synthetisiert. Plazentär gebildete Proteinhormone sind das humane Choriongonadotropin (HCG), Choriosomatomammotropin, Chorionthyrotropin, Chorionkortikotropin. Das Glykoprotein HCG, das dem LH sehr ähnlich ist, bindet wie auch

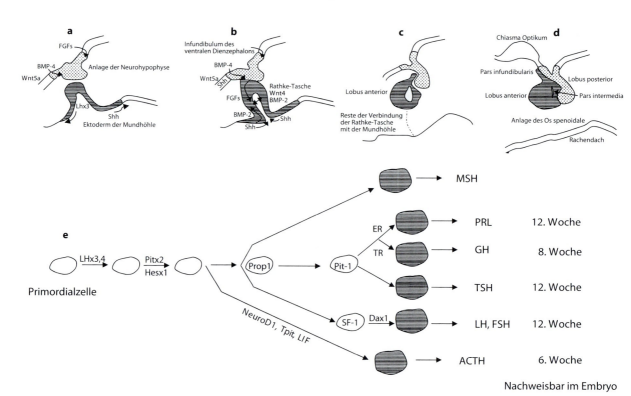

Abb. 2.4 Schematische Darstellung der verschiedenen Entwicklungsstadien der Hypophyse. **a** Sagitalschnitt der Hypophysenregion bei einem etwa 36 Tage alten Embryo. Vermutlich exprimiert das ventrale Dienzephalon *BMP-4*, verschiedene *FGF* und *Wnt-5*, die zur Kontaktaufnahme mit dem *Ektoderm der Mundhöhle* führen und die Bildung der *Rathke-Tasche* initiieren. **a–d** Stadien der Hypophysenentwicklung. **e** Modell für die Entwicklung der hormonproduzierenden Zellen des Hypophysenvorderlappens unter dem Einfluss einer Kaskade von Transkriptionsfaktoren. *ACTH* adrenokortikotropes Hormon, *FSH* follikelstimulierendes Hormon, *GH* »growth hormone«, *LH* luteinisierendes Hormon, *MSH* melanozytenstimulierendes Hormon, *PRL* Prolaktin, *TSH* thyreoideastimulierendes Hormon

LH am LH-Rezeptor. Es wird vom Synzytiotrophoblasten erstmals in der 2. Entwicklungswoche ausgeschüttet und sorgt für die Aufrechterhaltung des Corpus luteum. Im mütterlichen Blut erreicht die HCG-Konzentration in der 8. Woche ihren Höhepunkt und fällt dann wieder ab.

> In der Plazenta gebildete Steroidhormone sind Progesteron und Östrogene. Progesteron kann in allen Abschnitten der Schwangerschaft in der Plazenta in ausreichender Menge produziert werden. Dies untermauert, wie wichtig dieses Hormon für die Aufrechterhaltung der Schwangerschaft ist.

In der Plazenta wird Progesteron aus dem mütterlichen Cholesterin oder Pregnenolon gebildet. Östrogene werden im Synzytiotrophoblast synthetisiert, die die fetale NNR zur Verfügung stellt.

Mit Ausnahme eines langsamen Thyroxin- und Trijodthyronintransfers gelangen Proteinhormone nur in unwesentlichen Mengen zum Embryo oder Fetus. Hingegen passieren Steroidhormone in unkonjugierter Form nahezu ungehindert die Plazentaschranke. So können auch Testosteron und einige synthetische Progesterone zur Virilisierung weiblicher Feten führen.

Nach Untersuchungen an Menschenaffen hat der fetale Hypothalamus über die Produktion von hypophysären Hormonen einen bedeutenden Einfluss auf die Schwangerschaftsdauer und auch den Geburtsvorgang.

Literatur

Capdevila J, Izpisua Belmonte JC (2001) Patterning mechanisms controlling vertebrate limb development. Ann Rev Cell Dev Biol 17: 87–132

Ferraz-de-Souza B, Achermann J (2008) Disorders of adrenal development. Endocr Dev 13: 19–32

Moore KL, Persaud TVN (2007) Embryologie. Deutsche Übersetzung der Orginalausgabe »The developing human«, 7th edn. Elsevier, München

Rohen JW, Lütjen-Drecoll E (2006) Funktionelle Embryologie 3. Aufl. Schattauer, Stuttgart

Ten Berge D, Burgmann SA, Helms JA, Nusse R (2008) Wnt and FGF signals interact to coordinate growth with cell fate specification during limb development. Development 135 (19): 3247–3257

Wnt Homepage der Stanford-Universität, Californien, USA: http://www.stanford.edu/rnusse/wntwindow.html. Cited 2. Juni 2009

Zu X, Gleiberman AS, Rosenfeld MG (2007) Molecular physiology of pituitary development: Signalling and transcriptional networks. Physiol Rev 87: 933–963

3 Molekulare und genetische Zusammenhänge

Angela Hübner, Barbara Kind, Katrin Köhler

3.1 Entwicklung – 20

3.2 Von Genom zu Metabolom – 20

3.3 Bioinformatik – 20

3.4 Das Genom: DNA, Chromosomen und Gene – 22
3.4.1 Struktur der DNA – 22
3.4.2 Chromosomen – 22
3.4.3 Struktur und Funktion von Genen – 23

3.5 Methoden zur Analyse von Chromosomen und DNA – 26
3.5.1 Zytogenetik und FISH-Analysen – 26
3.5.2 Techniken der Nukleinsäurehybridisierung – 26
3.5.3 Polymerase-Kettenreaktion – 27
3.5.4 Genklonierung – 28
3.5.5 Sequenzierung – 28
3.5.6 Untersuchung der Genexpression und -funktion – 29
3.5.7 Tiermodelle für die Untersuchung von Krankheiten des Menschen – 30

3.6 Mutationen und endokrine Erkrankungen – 31
3.6.1 Mutationstypen – 31
3.6.2 Nomenklatur von Mutationen – 33
3.6.3 Funktionelle Konsequenzen von Mutationen – 34
3.6.4 Genotyp und Phänotyp – 34
3.6.5 Herangehensweise bei Patienten mit genetischen Erkrankungen – 35
3.6.6 Genetische Beratung – 36

3.7 Tabellarischer Überblick über genetisch diagnostizierbare Erkrankungen in der pädiatrischen Endokrinologie – 37

Literatur – 43

3.1 Entwicklung

Das Verständnis der molekularen Grundlage endokriner Erkrankungen ist durch die Methoden der Molekularbiologie, Molekulargenetik und Zellbiologie in den letzten 25 Jahren sprunghaft angestiegen. Ist die Pathophysiologie einiger monogener Erkrankungen wie dem adrenogenitalen Syndrom weitgehend aufgeklärt, so sind Krankheitsbilder wie die Adipositas oder der Diabetes mit ihrer möglicherweise polygenen oder multifaktoriellen Genese wenig verstanden. Die Anwendung molekular- und zellbiologischer Methoden in der pädiatrischen Endokrinologie hat nicht nur zu einer Fülle neuer Informationen geführt, sondern auch die Komplexität der wissenschaftlichen Fragestellungen in der klinischen Endokrinologie drastisch erhöht. Das Verständnis der grundlegenden Zusammenhänge, Methoden und Nomenklaturen der Molekularbiologie ist eine wichtige Voraussetzung geworden, die Ätiologie und die neuen Therapieansätze endokriner Erkrankungen zu verstehen (Kopp 2005).

In diesem Kapitel sind grundlegende Informationen zur Molekularbiologie und Molekulargenetik zusammengefasst, die in den folgenden Kapiteln bei der Beschreibung einzelner Erkrankungen Anwendung finden.

3.2 Von Genom zu Metabolom

Die **Genetik** ist die Wissenschaft der Vererbung und der Variationen im genetischen Material. War die medizinische Genetik in den frühen Jahren aufgrund methodischer Grenzen auf chromosomale Störungen und angeborene Stoffwechselstörungen begrenzt, so eröffnete das Verständnis der molekularen Ursachen monogener (z. B. adrenogenitales Syndrom) bzw. komplexer (polygener) (z. B. Diabetes mellitus Typ 2) Erkrankungen ein völlig neues Feld für das Fachgebiet und damit für die Diagnostik, Therapie und die Beratung betroffener Familien. Bei vielen komplexen Volkskrankheiten wie z. B. dem Diabetes Typ 2, der arteriellen Hypertonie und der Adipositas befindet man sich noch im Frühstadium der Aufklärung prädisponierender genetischer Variationen. Auch der Phänotyp monogener Erkrankungen kann durch genetische oder umweltbedingte Modifikatoren beeinflusst werden.

> **Definition**
>
> Der Begriff **Genom** beschreibt die Gesamtheit aller Gene auf allen Chromosomen im Zellkern.

Unter Genomik (engl. »genomics«) versteht man die Methoden der Analyse des Genoms wie Kartierung, Sequenzierung und andere. Nach der vollständigen Entschlüsselung des Genoms durch das »Human Genome Project« im Jahr 2003 treten in der Genomik zunehmend funktionelle Fragestellungen in den Vordergrund. So unterscheidet man die strukturelle von der funktionellen Genomik. Die Analyse der Unterschiede zwischen den Genomen verschiedener Spezies ist der Fokus der vergleichenden Genomik.

> **Definition**
>
> Die Gesamtmenge der »messenger« RNA (mRNA), die vom nukleären Genom abgeschrieben wird, bezeichnet man als **Transkriptom**.

Unter Transkriptomik versteht man die Erstellung von mRNA-Expressionsprofilen.

> **Definition**
>
> Der Begriff **Proteom** bezeichnet die Gesamtheit der vom Genom einer Zelle exprimierten und anschließend modifizierten Proteine.

Somit befasst sich die Proteomik mit den Techniken der Proteinseparation und -identifikation. Der Begriff **Metabolom** wurde in Analogie zu den Begriffen Genom und Proteom geprägt und leitet sich von Metabolismus ab.

> **Definition**
>
> Das Metabolom umfasst alle charakteristischen Stoffwechseleigenschaften einer Zelle, die durch die Wirkung der Metabolite bedingt sind.

Metabolomik ist ein neues und aufstrebendes Fachgebiet, das sich mit der Zusammensetzung und den Veränderungen im Metabolom beschäftigt. Die Bedeutung dieser umfangreichen Studien liegt darin, dass jede physiologische oder pathologische Veränderung im Genom zahlreiche Variationen im Proteom und Metabolom nach sich zieht, die in ihrer Gesamtheit den Phänotyp einer Erkrankung determinieren.

3.3 Bioinformatik

Die Zunahme biologischer Informationen erfordert computergestützte Datenbanken, in denen die Datenmengen gesammelt, kommentiert, geordnet und katalogisiert und über das Internet allen zugänglich gemacht werden. So hat sich in den letzten Jahren die Fachrichtung der **Bioinformatik** etabliert, die die Anwendung der Informatik auf die (Molekular-)Biologie beinhaltet. Computerprogramme sind für Verwaltung von Nukleotid- und Proteinsequenzen, die Prädiktion von Proteinsekundär- und -tertiärstrukturen, die Gen- und Proteinexpressionsanalysen sowie die Modellierung molekularer Signalwege, Interaktionen und Netzwerke notwendig. In ◘ Tab. 3.1. sind einige Datenbanken zusammengefasst, die auch für die pädiatrische Endokrinologie von Bedeutung sind.

◘ **Tab. 3.1.** Ausgewählte Datenbanken für Molekularbiologie, Molekulargenetik, Zellbiologie und klinische Genetik

Webseite	Inhalt	»Uniform Resource Locator« (URL)
Basic Local Alignment Search Tool (BLAST)	Abgleich von Sequenzen verschiedener Spezies	http://blast.ncbi.nlm.nih.gov/Blast.cgi
BioGRID	Datenbank zur Suche nach Protein-Protein-Interaktionen	http://www.thebiogrid.org/
Deklaration von Helsinki	Deklaration des Weltärztebundes von Helsinki zu ethischen Prinzipien der medizinischen Forschung	http://www.wma.net/e/policy/b3.htm
Deutschen Gesellschaft für Humangenetik e.V.	Leitlinien der Deutschen Gesellschaft für Humangenetik	http://www.gfhev.de
EDDNAL	Europäisches Verzeichnis der Laboratorien für DNA-Diagnostik	http://www.eddnal.com/
ENSEMBL	Referenzsequenzen der Genome verschiedener Spezies mit Integration biologischer Daten, »comparative genomics«	http://www.ensembl.org/index.html
ENTREZ	Umfassende Suchmaschine des NCBI für die Molekulargenetik und Molekularbiologie	http://www.ncbi.nlm.nih.gov/sites/gquery
European Bioinformatics Institute (EBI)	Webseite mit Links zu Datenbanken und Programmen für die Analyse von Sequenzen und Strukturen	http://www.ebi.ac.uk
ExPASy	Server und Suchmaschinen für Proteomik	http://au.expasy.org/
Gen-Nomenklatur	Gen-Nomenklatur des »HUGO Gene Nomenclature Committees«	http://www.genenames.org/
HUGO	»Human Genome Organisation«	http://www.hugo-international.org/
»Human Mutation Database«	Mutations-Datenbank des Institutes für Medizinische Genetik der Universität Cardiff mit >85.000 Einträgen	http://archive.uwcm.ac.uk/uwcm/mg/hgmd0.html
HUM-MOLGEN European Bioinformatics Institute (EBI)	Eingangsportal zu Ressourcen der Molekulargenetik und Molekularbiologie	http://hum-molgen.de/
Maus-Datenbank	Datenbank des Jackson-Labors, USA	http://jaxmice.jax.org/index.html
Mutationsnomenklatur	Webseite mit ausführlichen Informationen zur international gültigen Mutationsnomenklatur	http://www.hgvs.org/mutnomen/
National Center for Biotechnology Information (NCBI)	Portal mit multiplen Links zu genomischen Datenbanken, PubMed, OMIM	http://www.ncbi.nlm.nih.gov/
Online Mendelian Inheritance in Man (OMIM)	McKusick-Katalog hereditärer Erkrankungen	http://www.ncbi.nlm.nih.gov/sites/entrez?db=omim
Orphanet	Portal für seltene Krankheiten und »orphan drugs«	http://www.orpha.net/consor/cgi-bin/index.php?lng=DE
PubMed	Publikationsdatenbank	http://www.ncbi.nlm.nih.gov/pubmed/
SNP-Datenbank des NCBI	Datenbank mit Informationen zu »single nucleotide polymorphisms« (SNP)	http://www.ncbi.nlm.nih.gov/projects/SNP/

Tab. 3.1 (Fortsetzung)

Webseite	Inhalt	»Uniform Resource Locator« (URL)
Splice Site Prediction (Berkeley Drosophila Genome Project)	Spleißstellen-Vorhersage zur Prüfung einer möglichen Spleißmutation	http://www.fruitfly.org/seq_tools/splice.html
SwissProt	Datenbank für Proteinsequenzen mit Beschreibung der Proteinfunktion und -struktur, posttranslationellen Modifikationen und Varianten	http://www.ebi.ac.uk/swissprot/index.html
Symatlas	Expressionsmuster einzelner Gene in verschiedenen Geweben	http://symatlas.gnf.org/SymAtlas/
UCSC Genome Bioinformatics	Referenzsequenzen der Genome verschiedener Spezies und Anordnung von Genen, Markern, »sequence tagged sites« (STS) und »expressed sequence tags« (EST)	http://genome.ucsc.edu/
UNIGENE	Server für das Transkriptom (inklusive Gene und Pseudogene, Proteinvergleich, Genexpression verschiedener Spezies)	http://www.ncbi.nlm.nih.gov/sites/entrez?db=unigene

3.4 Das Genom: DNA, Chromosomen und Gene

3.4.1 Struktur der DNA

Auf der Basis der Röntgenstrukturanalysen von Franklin entwickelten Watson und Crick 1953 das Modell der DNA-Doppelhelix.

> Die Struktur der DNA-Doppelhelix ist die Grundlage der beiden wichtigen Funktionen der DNA:
> — Replikation und
> — genetische Informationsübertragung.

Jeder Strang besteht aus einem Rückgrat eines Desoxyribosephosphatpolymers, an dem nach innen die Nukleotidbasen gerichtet sind. Die Nukleotidbasen sind die Purine Adenin (A) und Guanin (G) und die Pyrimidine Zytosin (C) und Thymin (T) bzw. Urazil (U) für die RNA. Die zwei Stränge der Doppelhelix sind komplementär durch Wasserstoffbrücken zwischen Adenin und Thymin (Urazil) sowie Guanin und Zytosin miteinander verbunden. Die Komplementärstruktur der DNA erlaubt eine basengenaue Replikation und bietet gleichzeitig einen Schutz vor Beschädigungen der DNA. So kann der Verlust einer Base auf einem Strang durch den intakten Komplementärstrang ausgeglichen werden. Die Präsenz von nur vier Nukleotidbasen sichert eine erstaunliche genetische Vielfalt. In den proteinkodierenden Regionen, den Genen, werden die Nukleotide in Tripletts (Kodons) abgelesen, die jeweils eine der 20 Aminosäuren kodieren. Aus vier Nukleotidbasen können 64 unterschiedliche Kodons gebildet werden.

Viele Aminosäuren, aber auch das Translationsende können durch verschiedene Tripletts kodiert werden, während es nur ein Startkodon (AUG) gibt. Da die Anzahl der Kodons die Anzahl der Aminosäuren übersteigt, bezeichnet man den genetischen Code als degeneriert. Jede Aminosäure wird durch etwa drei verschiedene Kodons verschlüsselt (◘ Tab. 3.2 und ◘ Tab. 3.3).

Das menschliche haploide Genom besteht aus ca. 3 Mrd. Basenpaaren (bp), die beim Menschen in 23 Chromosomen angeordnet sind. Das kleinste Chromosom (21) besteht aus ca. 50 Mio. bp, das größte Chromosom (1) aus ca. 250 Mio. bp.

> Das humane Genom enthält 20.000–25.000 Gene und ist deutlich kleiner als ursprünglich angenommen (ca. 100.000 Gene).

Mit dieser überraschenden, durch das internationale »Human Genome Project« gewonnenen Erkenntnis war die Einsicht in die grundlegende Bedeutung alternativen Spleißens für die Proteinvielfalt verbunden.

3.4.2 Chromosomen

Jede diploide menschliche Zelle enthält 46 Chromosomen, die aus 22 Autosomenpaaren (Chromosomen 1–22) und einem Paar Geschlechtschromosomen (Chromosomen X und Y) bestehen. Weibliche Individuen haben üblicherweise zwei X-Chromosomen (Karyotyp 46,XX), während männliche Individuen ein X- und ein Y-Chromosom tragen (Karyotyp 46,XY). Durch den Prozess der Meiose ent-

3.4 · Das Genom: DNA, Chromosomen und Gene

Tab. 3.2. Der genetische Code

	Erste Base							
	T		C		A		G	
Zweite Base								
T	TTT	Phe	CTT	Leu	ATT	Ile	GTT	Val
	TTC	Phe	CTC	Leu	ATC	Ile	GTC	Val
	TTA	Leu	CTA	Leu	ATA	Ile	GTA	Val
	TTG	Leu	CTG	Leu	ATG	Met/**Start**	GTG	Val
C	TCT	Ser	CCT	Pro	ACT	Thr	GCT	Ala
	TCC	Ser	CCC	Pro	ACC	Thr	GCC	Ala
	TCA	Ser	CCA	Pro	ACA	Thr	GCA	Ala
	TCG	Ser	CCG	Pro	ACG	Thr	GCG	Ala
A	TAT	Tyr	CAT	His	AAT	Asn	GAT	Asp
	TAC	Tyr	CAC	His	AAC	Asn	GAC	Asp
	TAA	**Stop**	CAA	Gln	AAA	Lys	GAA	Glu
	TAG	**Stop**	CAG	Gln	AAG	Lys	GAG	Glu
G	TGT	Cys	CGT	Arg	AGT	Ser	GGT	Gly
	TGC	Cys	CGC	Arg	AGC	Ser	GGC	Gly
	TGA	**Stop**	CGA	Arg	AGA	Arg	GGA	Gly
	TGG	Trp	CGG	Arg	AGG	Arg	GGG	Gly

A Adenin, C Zytosin, G Guanin, T Thymin; Drei-Buchstaben-Code der Aminosäuren.

stehen die Keimzellen mit jeweils einem haploiden Satz Chromosomen (Oozyt 23,X; Spermium 23,Y oder 23,X). Während der Fertilisation vereinigen sich die homologen Chromosomen wieder zum diploiden Chromosomensatz. Bei der normalen Teilung somatischer Zellen (Mitose) hingegen werden die Chromosomen repliziert, neu gepaart und auf zwei Tochterzellen aufgeteilt. Meiose findet nur in den primären Keimzellen der Gonaden in zwei Phasen statt, an deren Ende die haploiden Keimzellen stehen.

Der Austausch homologer väterlicher und mütterlicher Chromosomenabschnitte (Rekombination) ist für die genetische Vielfalt essenziell. Jedes Chromosomenpaar teilt sich in zwei Schwesterchromatiden. Dabei erfolgt ein Austausch (»crossing over«) von DNA-Abschnitten zwischen homologen Chromosomen. Anschließend werden die väterlichen bzw. mütterlichen Chromosomen nach dem Zufallsprinzip an vier Gameten mit einem haploiden Chromosomensatz weitergegeben. Durch dieses Zufallsprinzip und die Rekombinationen entsteht eine so große gene-

tische Vielfalt, dass jeder Gamet als genetisch einzigartig betrachtet werden kann. Die Prozesse sind die Grundlage für Kopplungsanalysen (»linkage«), bei denen man die Vererbung gekoppelter (nichtrekombinierter) Gene oder genetischer Marker und die Segregation einer Erkrankung untersuchen kann.

3.4.3 Struktur und Funktion von Genen

Ein Gen besteht aus regulatorischen Regionen (Promotor), gefolgt von Exons und Introns und untranslatierten Regionen. In Ableserichtung wird die vordere Region als das 5'-Ende (»stromauf«) und die hintere Region als das 3'-Ende (»stromab«) bezeichnet. Die die Genexpression regulierenden Regionen liegen meist stromauf (5') der Transkriptions-Initiationsstelle. Exons stellen Regionen dar, die zur reifen mRNA gespleißt werden. Introns liegen zwischen den Exons und werden im Rahmen des Spleißpro-

Tab. 3.3. Abkürzungen der Aminosäuren im Drei- bzw. Ein-Buchstaben-Code

Aminosäure (AS)	Drei-Buchstaben-Code	Ein-Buchstaben-Code
Alanin	Ala	A
Arginin	Arg	R
Asparagin	Asn	N
Asparaginsäure	Asp	D
Zystein	Cys	C
Glutaminsäure	Glu	E
Glutamin	Gln	Q
Glyzin	Gly	G
Histidin	His	H
Isoleuzin	Ile	I
Leuzin	Leu	L
Lysin	Lys	K
Methionin	Met	M
Phenylalanin	Phe	F
Prolin	Pro	P
Serin	Ser	S
Threonin	Thr	T
Tryptophan	Trp	W
Tyrosin	Tyr	Y
Valin	Val	V
Beliebige AS		Z

zesses aus der Vorläufer-(»precursor«-)RNA herausgeschnitten. Durch die Nutzung alternativer Promotoren und/oder unterschiedlicher Spleißstellen können verschiedene Transkripte abgelesen werden, deren Produkte Isoproteine genannt werden, die verschieden aufgebaut, einem Gen entspringen (◘ Abb. 3.1).

Die Promotorregion enthält spezifische Sequenzen, sog. »responsive elements«, die Transkriptionsfaktoren binden können. Während die Sequenzmotive ubiquitär verteilt sind, kommen die Transkriptionsfaktoren zellspezifisch vor. Als Enhancer bezeichnet man eine Gruppe kurzer Sequenzelemente, die spezifisch die Transkription eukaryotischer Gene verstärken können. Im Gegensatz zu den Promotoren, deren Abstand zu den Transkriptionsstartstellen relativ konstant ist, befinden sich Enhancer oft weit vom Gen entfernt. Silencer sind entsprechende Regulationselemente, die die Transkriptionsaktivität bestimmter Gene unterdrücken. Transkriptionsfaktoren, die an den Promotor oder Enhancer binden, interagieren mit anderen nukleären Proteinen, sog. Koaktivatoren oder Korepressoren und bilden somit größere regulierende Komplexe, die die Transkription entweder aktivieren oder hemmen. Man bezeichnet die Transkriptionsfaktoren als **trans**-aktiv, da sie von weit entfernt gelegenen Genen synthetisiert werden und erst zu den Stellen, an denen sie aktiv werden, wandern müssen. Dagegen werden Promotorelemente als **cis**-aktiv bezeichnet, da ihre Funktion auf den Abschnitt der Doppelhelix beschränkt ist, auf der sie sich befinden.

In eukaryotischen Zellen ist die DNA durch Histone in sog. Nukleosomen verpackt. Dadurch werden die Bindung der Transkriptionsfaktoren an die »responsive elements« und damit konsekutiv die Transkription gehemmt. Die Gentranskription wird durch eine Veränderung der Chromatinstruktur mit Deacetylierung (Gensuppression) oder Acetylierung (Genaktivierung) der Histone modifiziert. Mit der Bindung der Transkriptionsfaktoren an die DNA werden weitere Proteine einschließlich der DNA-abhängigen RNA-Polymerase rekrutiert, die den Transkriptionskomplex bilden (◘ Abb. 3.2). Den ersten Schritt, die RNA-Synthese mithilfe einer RNA-Polymerase, bezeichnet man als **Transkription**. Dieser findet im Zellkern statt. Der zweite Schritt, die Polypeptidsynthese oder **Translation**, erfolgt extranukleär in Ribosomen, großen RNA-Proteinkomplexen im Zytoplasma. Die RNA-Moleküle, die die Zusammensetzung der Polypeptide festlegen, werden als mRNA (»messenger« RNA, auch Boten-RNA) bezeichnet. Die Transkriptions-Stop-Signale liegen in der 3'-Region der Gene. Ein Polyadenylierungssignal kodiert den Poly-A-Schwanz, der den mRNA-Transport ins Zytoplasma, die RNA-Stabilität und die Translationseffizienz beeinflusst (◘ Abb. 3.1).

> Dreißig Prozent aller exprimierten Gene sind Transkriptionsfaktoren, sodass Mutationen in diesen Genen auch zahlreiche endokrine Erkrankungen verursachen.

Da einige der Transkriptionsfaktoren gewebespezifisch exprimiert werden, verursachen sie nicht selten einen syndromalen Phänotyp. Wenn nur die mütterliche (oder väterliche) Genkopie eines Gens durch eine Mutation ausgeschaltet ist und die zweite väterliche (oder mütterliche) gesunde oder Wildtypkopie eine ausreichende Proteinsynthese und -funktion allein nicht gewährleisten kann, liegt eine sog. Haploinsuffizienz vor. Sind beide Allele mutiert, resultiert dies oft in einem schwereren Phänotyp. So resultieren heterozygote Mutationen im *THOX2*-Gen in einer transienten Hypothyreose mit verminderter H_2O_2-Bildung, während biallelische Mutationen in diesem Gen eine permanente Hypothyreose verursachen.

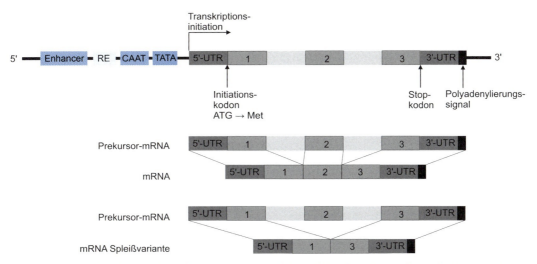

Abb. 3.1. Struktur eines Gens. Die in Richtung 5′ liegende regulatorische Region enthält Enhancer-Elemente, »responsive elements« sowie eine CAAT- und TATA-Box. Zwischen den Exons *(mittelgrau)* liegen die Introns *(helles Grau)*, die beim Spleißen herausgeschnitten werden. Die nichtkodierenden Abschnitte *(5′-UTR* und *3′-UTR)* sind *dunkelgrau* dargestellt. Durch alternatives Spleißen entstehen verschiedene Boten-Ribonukleinsäuren »messenger RNA« *(mRNA)*, die die Proteinvielfalt bedingen. *A* Adenin, *C* Zytosin, *G* Guanin, *Met*, Methionin, *RE* «responsive elements", *T* Thymin, *UTR* »untranslated region«

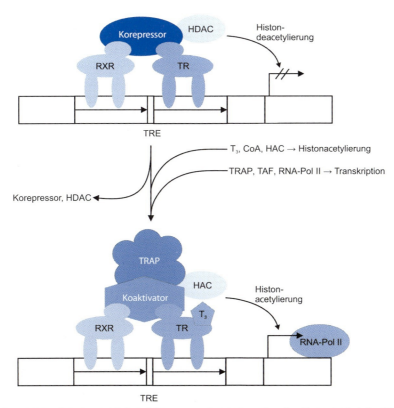

Abb. 3.2. Kontrolle der Gentranskription am Beispiel des Schilddrüsenhormonrezeptors *(TR)*. *Oberer Teil* In Abwesenheit des *TR*-Liganden Trijodthyronin (T_3) binden Heterodimere von *TR* und Retinoid X-Rezeptoren *(RXR)* oder TR-TR-Homodimere (nicht dargestellt) an »thyroid hormone responsive elements« *(TRE)*, die sich gewöhnlich in der Promotorregion befinden. Durch eine Interaktion mit *Korepressoren* werden Histondeacetylasen *(HDAC)* rekrutiert, die die Genexpression unterdrücken. *Unterer Teil* Durch eine Bindung des Liganden T_3 an *TR* dissoziiert der Korepressorkomplex, sodass *Koaktivatoren* rekrutiert werden, die z. T. eine intrinsische *Histonacetylierungsaktivität* haben und die Histonacetylasen *(HAC)* binden können. Eine konsekutive Lockerung der Nukleosomenstruktur durch *Histonazetylierung* ermöglicht die Bindung weiterer Transkriptionsfaktoren. Bei der Aktivierung der Gentranskription sind als *TR*-Helferproteine mehr als 20 Proteine beteiligt, die zusammen als *TR*-assoziierte Proteine *(TRAP)* bezeichnet werden. Durch das Zusammenspiel der *TRAP* mit den Koaktivatoren *(CoA)* wird die Transkription durch RNA-Polymerase II *(RNA-Pol II)* initiiert. *TAF* »*Transactivating Factor*«

Die Genexpression wird auch durch epigenetische Faktoren und Prozesse beeinflusst. Hier sind vor allem die X-Inaktivierung und das genomische Imprinting (Prägung), d. h. die durch unterschiedliche DNA-Methylierung beeinflusste monoallelische Expression in Abhängigkeit von der elterlichen Herkunft des Allels, zu nennen. Eine DNA-Methylierung geht in der Regel mit einer Suppression der Genexpression einher. Genomisches Imprinting spielt bei verschiedenen genetischen Erkrankungen wie z. B. bei der hereditären Albright-Osteodystrophie und beim Prader-Willi-Syndrom eine entscheidende pathogenetische Rolle. So werden die für das Prader-Willi-Syndrom verantwortlichen Gene nur auf dem väterlichen Chromosom exprimiert; auf dem mütterlichen Chromosom sind sie durch Imprinting inaktiviert. Kommt es zu einer Deletion der Region 15q11–q13 des väterlichen Allels oder stammen beide Chromosomen von der Mutter (uniparentale Disomie), stehen dem betroffenen Patienten nur die durch Imprinting von der Expression ausgeschlossenen inaktivierten Gene des mütterlichen Allels zur Verfügung.

3.5 Methoden zur Analyse von Chromosomen und DNA

Für die Analyse großer Genomveränderungen werden folgende Methoden eingesetzt:
- Zytogenetik,
- Fluoreszenz-in-situ-Hybridisierung (FISH) oder
- Southern-Blots.

Kleinere Mutationen werden entweder durch Hybridisierungstechniken mittels einer markierten Sonde oder durch selektive Amplifikation kleiner DNA-Mengen aus verschiedenen Körpermaterialien mittels der Polymerase-Kettenreaktion (PCR) detektiert. Für die Suche nach Punktmutationen gibt es verschiedene Methoden wie z. B. die Sequenzierung PCR-amplifizierter DNA-Fragmente. In den letzten Jahren sind neue Techniken der Mutationsanalyse, der Genkartierung und der Identifizierung von Expressionsprofilen entwickelt worden. Hierbei spielt die Chip-Technologie eine große Rolle, bei der mehrere tausend Sonden simultan untersucht werden können. Microarrays werden bereits routinemäßig bei der Genkartierung oder für RNA- oder DNA-Expressionsanalysen eingesetzt. Mit diesen Techniken ist es möglich, die Untersuchung eines einzelnen Gens auf die Untersuchung des Genoms im großen Maßstab auszuweiten. Massenspektrometrische Untersuchungen werden vorrangig für die Proteom- und Metabolomanalysen angewendet.

Im Folgenden werden einige wichtige Methoden der Molekularbiologie und -genetik vorgestellt.

3.5.1 Zytogenetik und FISH-Analysen

Mit der FISH-Technologie können kleinere chromosomale Aberrationen wie Deletionen oder Translokationen von einer Größe zwischen 20 kb und 1 Mb detektiert werden.

> Die FISH-Technik beruht auf der Hybridisierung von Metaphasenchromosomen mit fluoreszenzmarkierten Sonden, die im Fluoreszenzmikroskop analysiert werden können. Als FISH-Sonden können einzelne genomische Fragmente (Sonden) oder mehrere Sonden mit unterschiedlichen Markierungen gleichzeitig eingesetzt werden.

Die Anfärbung ganzer Chromosomen durch eine Sondenmixtur wird als »chromosome painting« bezeichnet. Für eine sog. spektrale Karyotypanalyse werden 24 verschiedene Sondenmixturen benutzt, die jeweils mit einem spezifischen Fluoreszenzmarker markiert sind. Die Array-»comparative genome hybridization«-(CGH-)Analyse ermöglicht es, genomweite Veränderungen der DNA-Kopienzahl, entstanden durch den Zugewinn oder Verlust bestimmter Chromosomenregionen oder ganzer Chromosomen, präzise zu erkennen. Diese Veränderungen können einige hundert bis mehrere Millionen Basenpaare betreffen. Dabei werden gleiche Mengen der Patienten- und Referenz-DNA mit unterschiedlichen Farbstoffen markiert und auf den Chip kohybridisiert. Numerische Veränderungen im Genom führen zu Verschiebungen im Hybridisierungsverhältnis und damit zu einer Farbverschiebung des Fluoreszenzsignals. Diese kann automatisiert erfasst und statistisch ausgewertet werden, sodass sich die Methode auch für High-throughput-Analysen eignet.

3.5.2 Techniken der Nukleinsäurehybridisierung

Die Hybridisierung von Nukeinsäuresträngen beruht darauf, dass zwei komplementäre Stränge von Nukleinsäuren eine Doppelhelix bilden. Eine Komplementarität zweier Stränge vorausgesetzt, können sich so DNA-DNA-, DNA-RNA- oder RNA-RNA-Doppelhelices bilden. Die Hybridisierungssonde stellt den komplementären Strang dar und kann eine natürlich vorkommende, geklonte oder eine synthetisierte Sequenz sein. Die Sonden sollen mindestens aus ≥16 Nukleotiden bestehen, da diese Sequenz statistisch gesehen mit hoher Wahrscheinlichkeit nur einmal im Genom vorkommen kann. Eine Sonde mit ≥16 Nukleotiden kann sich somit nur an eine spezifisch komplementäre, also »passende« Sequenz im Genom anlagern. Kurze Sonden werden nur mit exakt übereinstimmenden Sequenzen hybridisieren, während längere Sonden auch trotz einiger Fehlpaarungen (»mismatches«) hybridisieren können. Dies ist dann von Bedeutung, wenn man in einer größeren Probandenzahl eine bestimmte Sequenz untersuchen will, die naturgemäß einige individuelle Polymorphismen aufweist. Diese Technik wird für die Erkennung von DNA und RNA mittels »Southern« und »Northern Blots« angewendet und war Grundlage für die Entwicklung der Microarray-DNA-Chips.

> »**Southern Blots**« werden für die Analyse von Restriktions-Fragment-Längen-Polymorphismen (RFLP), Deletionen oder Insertionen größerer Regionen im Genom oder Genen verwendet. Mit »**Northern Blots**« wird auf mRNA-Ebene das Ausmaß der Genexpression in spezifischen Geweben untersucht.

Die »Northern Blots« sind in den letzten Jahren teilweise durch sensitivere Methoden wie die reverse Transkriptase-(RT-)PCR (▶ Abschn. 3.5.3) oder Genexpressions-Microarrays ersetzt worden.

Microarrays bestehen aus tausenden von Hybridisierungssonden, die auf Miniglasplatten punktförmig aufgebracht sind. Diese Sonden können DNA-Oligonukleotide oder cDNA-Sonden aus einer sog. EST-(»expressed sequence tag«-)Bibliothek sein. Mit dieser Methode kann man die differenzielle Genexpression und damit der Genregulation erfassen (◻ Abb. 3.3).

3.5.3 Polymerase-Kettenreaktion

Die Einführung einer zellfreien Methode zur Vervielfältigung von DNA-Fragmenten hat die molekularbiologische Analyse von DNA ebenso nachhaltig beeinflusst wie die Entwicklung der Methoden zur DNA-Sequenzanalyse. Für eine Polymerase-Kettenreaktion (PCR) werden benötigt:
- ein DNA-Fragment,
- zwei Oligonukleotide (15–25 Nukleotide) als Primer,
- eine thermostabile DNA-Polymerase sowie
- ein Mix aller vier Nukleotide.

Die beiden Primer müssen komplementär zu den beiden 3'-Enden der zu amplifizierenden DNA sein. Die DNA wird durch eine gereinigte thermostabile DNA-Polymerase z. B. aus dem Bakterium **Thermus aquaticus** (Taq) synthetisiert. Eine PCR besteht aus drei sich 25- bis 35-mal wiederholenden Zyklen von DNA-Synthesen, der Denaturierung der DNA bei 93–95°C, der Anheftung der Primer bei 50–60°C und der DNA-Polymerase-gesteuerten DNA-Synthese bei 70-75 °C (◻ Abb. 3.4). Die wiederholten Zyklen führen zu einer exponentiellen Amplifikation des ursprünglichen DNA-Fragmentes. Das sog. Amplikon kann anschließend z. B. für eine Sequenzierung weiter verwendet werden. Die PCR kann auch zur RNA-Analyse ge-

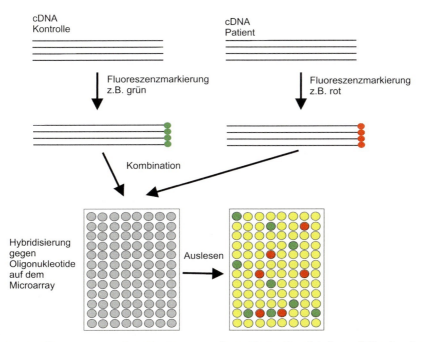

◻ **Abb. 3.3. Das Prinzip eines Microarray-Experimentes.** Ein Array besteht aus einer großen Anzahl von DNA-Oligonukleotiden, die auf einer Glasplatte punktförmig aufgebracht sind. Die cDNA eines Patienten und einer Kontrollperson werden mit verschiedenen Fluoreszenzfarbstoffen markiert. Beide *cDNA* werden gemischt und auf einem *Microarray* hybridisiert. Dieses *Microarray* wird entsprechend der verwendeten Fluorophore gescannt, wobei die Intensität der emittierten Signale jeder punktförmigen Sonde eine Kalkulation der cDNA-Menge zulässt, die mit der einzelnen Sonde hybridisiert hat. Ist die cDNA-Menge beider Sonden gleich, so ist das Verhältnis der Intensitäten gleich eins, was hier durch die Überlagerung der Farben Rot und Grün als *Gelb* dargestellt ist. Wird die cDNA in den beiden Sonden jedoch differenziell exprimiert, so ist die Intensität einer der beiden Fluoreszenzfarben stärker

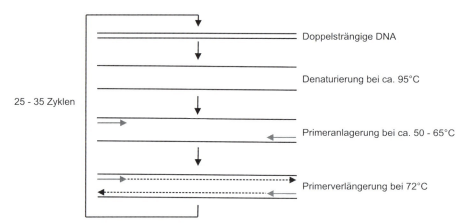

Abb. 3.4. Das Prinzip der Polymerase-Kettenreaktion (PCR). Nach der *Denaturierung* der *doppelsträngigen DNA* werden auf jeder Seite der zu amplifizierenden Region komplementäre Oligonukleotid*primer* angelagert. In einem dritten Schritt werden durch eine hitzestabile DNA-Polymerase (z. B. Taq), ausgehend von den angelagerten Oligonukleotiden, die komplementären Stränge synthetisiert. Diese drei Schritte werden ca. 30-mal wiederholt, wobei die Anzahl der Kopien mit jedem Zyklus exponentiell anwächst

nutzt werden. In diesem Fall wird zunächst eine RT eingesetzt, um die RNA in den komplementären DNA-Strang (cDNA; »complementary« DNA) umzuschreiben, die dann mittels PCR amplifiziert wird (RT-PCR). Die RT-PCR wird häufig für eine quantitative Analyse der Genexpression genutzt.

3.5.4 Genklonierung

Die DNA-Klonierung war bis zur Einführung der PCR die einzige in-vivo-Methode, um spezifische Sequenzen zu vervielfältigen. Auch heute noch ist die Klonierung von DNA-Fragmenten Grundlage für die Expression rekombinanter Proteine und die funktionelle Charakterisierung mutierter Genprodukte. Bei der Klonierung von DNA wird ein DNA-Fragment (»Insert«) in einen Klonierungsvektor eingesetzt. Das korrekte Einsetzen des Fragmentes hängt entscheidend von der Herstellung komplementärer Enden an Vektor und »Insert« ab, die durch den Einsatz spezifischer Restriktionsenzyme entstehen. Restriktionsenzyme schneiden die DNA an hochspezifischen Sequenzen, die gewöhnlich 4–6 bp lang sind.

Die Klonierung eines DNA-Fragmentes in ein Bakterienplasmid gehört zu den am häufigsten verwendeten Klonierungsmethoden (Abb. 3.5).

> **Plasmide sind kleine, zirkuläre DNA-Moleküle, die sich autonom und unabhängig von dem Bakteriengenom in den Bakterien replizieren. Meist enthalten Plasmide Gene für spezielle Antibiotikaresistenzen, was für die Selektion der plasmidenthaltenden Bakterien von Bedeutung ist.**

Mittlerweile ermöglichen zahlreiche Vektoren (Fremd-DNA-tragende Plasmide) und Empfänger-(»host«-)Zellen einen breiten Einsatz dieser Methode, so z. B. für die Herstellung genomischer oder cDNA-Bibliotheken (»libraries«), einer großen Sammlung von DNA-Klonen.

3.5.5 Sequenzierung

Die in heutiger Zeit automatisierten Methoden der Sequenzierung von DNA-Fragmenten beruhen auf der Kettenabbruchmethode nach Sanger, bei der Didesoxynukleotide der vier bekannten Basen (A, G, T, C) genutzt werden, um die DNA-Polymerisierung nach dem Zufallsprinzip zu stoppen. Nach der Auftrennung der so entstandenen verschieden terminierten und damit unterschiedlich langen DNA-Fragmente mittels einer Gel- oder Kapillarelektrophorese kann indirekt auf die Sequenz rückgeschlossen werden.

> **Mit der Einführung unterschiedlich fluoreszenzmarkierter Didesoxynukleotide wurde eine computergestützte automatisierte Analyse der Sequenzen mit hohem Durchsatz möglich, die eine Voraussetzung für die rasche Entschlüsselung des Genoms im Rahmen des Humanen Genomprojektes war.**

Derzeit werden neue, schnellere und auf lange Sicht preiswertere Hochdurchsatz-Sequenzierungstechniken wie z. B. das sog. »capture sequencing« auf Chip-Basis entwickelt.

3.5 · Methoden zur Analyse von Chromosomen und DNA

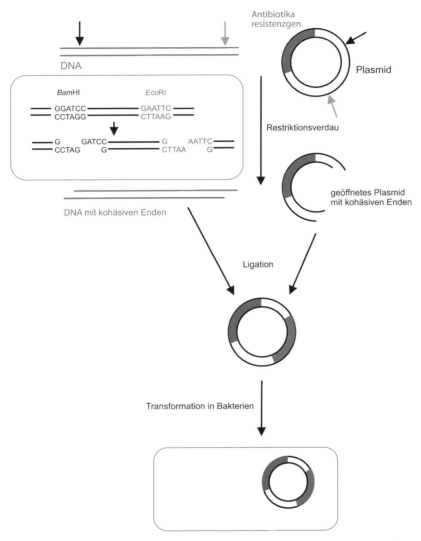

Abb. 3.5. Klonierung eines DNA-Fragmentes in ein Plasmid. Das zu vervielfältigende *DNA*-Fragment und das *Plasmid* werden mit den gleichen Restriktionsenzymen (z. B. *BamHI* und *EcoRI*) »aufgeschnitten«. Die überhängenden *(kohäsiven) Enden* des *DNA*-Fragmentes und des *Plasmids* werden mittels einer Ligase verknüpft und das so entstandene neue Plasmid mit dem »Insert« in Bakterienzellen eingebracht *(Transformation)*. Die Plasmide werden repliziert, wobei durch die Antibiotikaresistenz des verwendeten Plasmids sich selektiv nur die Bakterien unter Zugabe des entsprechenden Antibiotikums vermehren können, die ein Plasmid aufgenommen haben. Anschließend kann die Plasmid-DNA in großen Mengen extrahiert und für weitere Analysen (z. B. Sequenzierung) verwendet werden

3.5.6 Untersuchung der Genexpression und -funktion

Zum indirekten Nachweis der Expression eines bestimmten Gens durch Untersuchung des kodierten Proteins wird häufig der »**Western Blot**« verwendet. Bei dieser Methode werden Proteine aus Zellextrakten nach ihrer Größe fraktioniert. Normalerweise geschieht das in einem eindimensionalen Polyacrylamidgel. Nach Übertragung der aufgetrennten Proteine auf eine Membran (z. B. Nitrozellulose oder Nylon) können diese mit spezifischen Antikörpern untersucht werden (Abb. 3.6). Bei der **2D-Elektrophorese** werden die Proteine in der ersten Dimension nach ihrer Ladung in einem pH-Gradienten aufgetrennt (isoelektrische Fokussierung), während die zweite Dimension im rechten Winkel zur ersten Dimension verläuft und die Proteine nach ihrer Größe fraktioniert werden. Der meist computergestützte differenzielle Vergleich von Proteinmustern aus Geweben kranker und gesunder Probanden kann zur Identifikation durch die Krankheit veränderter Proteine führen. Die Bestimmung der Identität eines Proteinspots erfolgt mithilfe der Massenspektrometrie.

Die Methode der **In-situ-Hybridisierung** dient dem direkten Nachweis der Expression eines Gens im zu untersu-

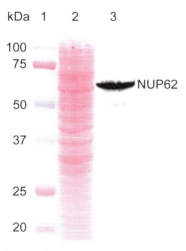

◘ **Abb. 3.6. Western Blot.** Nach Auftrennung von Proteinen eines Zellextraktes im Polyacrylamidgel werden die Proteine auf eine Membran (z. B. Nylon oder Nitrozellulose) übertragen und mit einem Farbstoff angefärbt (z. B. Ponceaurot). Mit einer spezifischen Antikörperfärbung können einzelne Proteine sichtbar gemacht werden (hier z. B. das Nukleoporin NUP62). Spur 1, Molekulargewichtsmarker; Spur 2, HeLa-Zellysat Ponceaurot-gefärbt auf Nitrozelluloseblot; Spur 3, Nachweis von NUP62 im Zelllysat von Spur 2 mit Anti-NUP62-Antikörperfärbung und anschließender Chemilumineszenzreaktion. *kDa* Kilodalton

chenden Gewebe, wie z. B. Mäuseembryoschnitte. Dabei hybridisiert eine künstlich hergestellte DNA-Sonde an die nachzuweisende mRNA. Mit der Methode der **Immunzytochemie** kann mit Antikörpern als »Sonde« das Synthesemuster eines Proteins und damit indirekt das Expressionsmuster eines Gens innerhalb eines Gewebes oder eines Zellverbandes untersucht werden. Die **Immunfluoreszenzmikroskopie** ermöglicht die subzelluläre Lokalisation eines Genproduktes. Die Gewebe werden mit Antikörpern inkubiert, die mit verschiedenen Fluoreszenzfarbstoffen wie z. B. Rhodamin, Cy3 oder Fluoreszeinisothiozyanat (FITC) gekoppelt sind. Diese lassen sich durch Licht geeigneter Wellenlänge anregen und emittieren Licht einer spezifischen längeren Wellenlänge, das im Fluoreszenzmikroskop beobachtet und als Bild gespeichert werden kann (◘ Abb. 3.7).

Mithilfe der **Elektronenmikroskopie** ist eine noch höhere Auflösung der intrazellulären Lokalisierung eines Genproduktes möglich. Dabei wird der Antikörper meist mit einem elektronendichten Partikel wie z. B. kolloidalem Gold markiert.

3.5.7 Tiermodelle für die Untersuchung von Krankheiten des Menschen

> Versuchstiere dienen nicht nur der Untersuchung von Pharmaka, sondern auch der Erforschung der Pathophysiologie genetischer Krankheiten.

Tiermodelle entstehen entweder durch natürlich vorkommende Mutationen und werden über den Phänotyp gefunden oder werden durch verschiedene Eingriffe des Molekularbiologen am Wildtyp künstlich entwickelt. »Gene targeting«, d. h. das Einbringen einer Mutation in ein endogenes Gen embryonaler Stammzellen, und andere Verfahren zur Einbringung von **Transgenen** in einen Organismus stehen zur Entwicklung von Tiermodellen zur Verfügung. Dabei spielen die Maus und zunehmend auch der Zebrafisch als Modellorganismen eine große Rolle. Die Phänotypen, die aus Mutationen in orthologen Mensch- und Mausgenen entstehen, können erhebliche Unterschiede aufweisen. So entwickeln *NR5A1*-Knockout-Mäuse (»steroidogenic factor 1«; SF1) einen ähnlich schweren Phänotyp mit Aplasie adrenalen und gonadalen Gewebes wie der Mensch, während das Knockout-Mausmodell für das Triple-A-Syndrom (adrenale Insuffizienz, Achalasie und Alakrimie) einen im Gegensatz zum Menschen nur milden Phänotyp mit erhaltener Nebennierenfunktion aufweist.

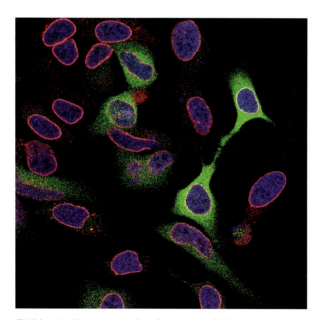

◘ **Abb. 3.7. Fluoreszenzmikroskopie zur Lokalisation des mutierten Nukleoporins ALADIN in HeLa-Zellen.** Die mit dem *grün* fluoreszierenden Protein gekoppelte ALADIN-Mutante mit verkürztem C-Terminus befindet sich im Zytosol. Die Zellkerne wurden mit dem *blau* fluoreszierenden DNA-Farbstoff 4',6-Diamidino-2-phenylindol (DAPI) angefärbt. Zur Färbung der Kernporenkomplexe wurden ein spezifischer Antikörper (Mab414) und ein Cy3-gekoppelter sekundärer Antikörper *(rot)* eingesetzt

3.6 Mutationen und endokrine Erkrankungen

3.6.1 Mutationstypen

DNA-Sequenzvarianten sind sowohl Grundlage der genetischen Variabilität als auch Ursache von Erkrankungen. Da es Unsicherheiten in der Terminologie **Mutation** (einfache Sequenzvariante oder krankmachende Veränderung?) und **Polymorphismus** (Sequenzvariante, die mit einer Häufigkeit von >1% in der Population vorkommt oder nichtkrankmachende Veränderung?) gibt, wurden Begriffe wie Sequenzvariante, allelische Variante oder Alteration vorgeschlagen. Die breit geführte Diskussion darüber hat durchaus ihre Berechtigung, da der Begriff Mutation in der Bevölkerung zunehmend eine negative Bedeutung erfahren hat.

> Die konsequente Umsetzung einer neutralen Bezeichnung wie Sequenzvariante ist schwierig, da sie eine wichtige Dimension des Wortes Mutation nicht widerspiegelt, nämlich die »Veränderung« eines früheren genetischen Zustandes. Deshalb wird im Folgenden der Begriff Mutation verwendet, jedoch auch auf die klinisch wichtige Abgrenzung zu Polymorphismen und die Schwierigkeit der präzisen Abgrenzung beider Begriffe hingewiesen.

Mutationen können eines oder wenige Nukleotide oder auch größere Abschnitte einzelner Gene oder Chromosomen betreffen, die zu strukturellen oder numerischen Veränderungen führen. Dabei können Sequenzvarianten in allen Bereichen eines Genes (Exons, Introns, regulatorische Bereiche) auftreten oder das gesamte Gen betreffen (Gendeletion oder -duplikation). Sind mehrere Gene eines Chromosomenabschnitts deletiert, spricht man von einem **Contiguous-gene-Syndrom** wie z. B. bei einer Deletion der auf Chromosom Xp21.2 benachbart liegenden Gene *NR0B1* (*DAX1*), *GK* und *DMD*. Patienten mit dieser, die drei Gene umfassenden Deletion leiden unter einer angeborenen Nebenniereninsuffizienz *(DAX1)*, einer Hyperglyzerolämie *(GK)* und einer Muskeldystrophie Duchenne *(DMD)*. Eine fehlerhafte Paarung homologer Sequenzen führt zu einem **ungleichen »crossover«** oder zu **Genkonversionen**, die oft zu Genduplikationen auf dem einen Chromosom und entsprechender Gendeletion auf dem anderen Chromosom oder einem nichtreziproken Austausch homologer DNA-Abschnitte führen. Das Vorhandensein von Pseudogenen, die eine starke Homologie zum benachbarten aktiven Gen aufweisen, aber funktionell inaktiv sind, erhöht die Wahrscheinlichkeit solcher Rekombinationen mit konsekutiven Duplikationen, Deletionen oder allelischen Varianten des aktiven Gens. So werden beim 21-Hydroxylasemangel häufig Anteile und damit Mutationen des inaktiven Pseudogens *CYP21A1P* in das aktive Gen *CYP21A2* rekombiniert, die zur Ausprägung eines adrenogenitalen Syndroms führen (▶ Kap. 24).

Trinukleotidwiederholungen (»repeats«) sind ebenso gefährdete Regionen für ungleiche Rekombinationen und eine verschobene Fehlpaarung der DNA-Stränge.

> Aus einer zunächst harmlosen minimalen Vermehrung der Anzahl dieser Trinukleotidkopien kann in folgenden Generationen eine weitere Vermehrung dieser Trinukleotidrepeats entstehen, die zu einem zunehmend schweren Phänotyp der Erkrankung führt. Diese Zunahme der Schwere der Erkrankung über Generationen nennt man Antizipation.

Diese kann z. B. bei der myotonen Dystrophie (DM1, MIM #160900) oder beim fragilen X-Syndrom (MIM #300624) beobachtet werden. Auch eine Verkürzung von Trinukleotidwiederholungen kann funktionell von Bedeutung sein. Während z. B. ein verlängertes CAG-Repeat im Exon 1 des Androgenrezeptorgens *(AR)* die spinale und bulbäre Muskelatrophie mit mangelnder Virilisierung (Kennedy-Krankheit, MIM #313200) verursacht, geht eine Verkürzung eines Polyglycinrepeats in der Transaktivierungsdomäne des *AR*-Gens mit einer verminderten Aktivität des Androgenrezeptors einher und kann so die Ausprägung einer Androgenresistenz (MIM #300068) beeinflussen.

Definition

Mutationen, die nur ein einzelnes Nukleotid betreffen, nennt man **Punktmutationen**. Wird dabei eine Purin- durch eine andere Purinbase (A zu G) oder eine Pyrimidin- durch eine andere Pyrimidinbase (C zu T) ausgetauscht, spricht man von einer **Transition**. Der Austausch einer Purin- durch eine Pyrimidinbase oder umgekehrt (z. B. A zu C oder T zu G) nennt man **Transversion**.

Durch die Degeneration des genetischen Codes (▶ Abschn. 3.4.1) führen nicht alle Mutationen zu einem Aminosäureaustausch (stumme Mutationen, z. B. CAC>CAT → Histidin > Histidin). Eine Punktmutation in der kodierenden Genregion, die in einem Aminosäureaustausch resultiert, nennt man **Missense-Mutation** (z. B. AGC>ATC → Serin > Isoleuzin). Führt hingegen eine Punktmutation zur Umwandlung eines Aminosäurekodons in ein Stopkodon, so liegt eine **Nonsense-Mutation** vor (z. B. TGT>TGA → Zystein > Stop). Eine solche Mutation führt zum Abbruch der Translation und damit zur Verkürzung des durch das Gen kodierten Proteins.

Kleine Deletionen oder Insertionen, die nicht ein Vielfaches eines Nukleotidtriplets darstellen, führen zu einer

a Out-of-frame-Deletion:

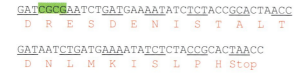

b In-frame-Deletion:

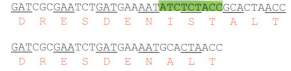

◘ **Abb. 3.8. Mutationen mit und ohne Verschiebung des Leserasters.** Die Nukleinsäuresequenz *(schwarz)* ist hier beispielhaft in ein Protein *(rot)* translatiert. Der Satz »DRESDEN IST ALT« steht für eine »lesbare« Proteinsequenz, die eine bestimmte Funktion ausübt. **a** Eine 4-bp-Deletion *(grün)* führt zu einer *Out-of-frame-* oder Frameshift-Mutation, bei der das Leseraster der abzulesenden Nukleinsäurekodons verschoben wird, sodass eine verkürzte Nonsense-Proteinsequenz mit einem vorzeitigen Stopkodon nach 10 Aminosäuren entsteht. Der ursprüngliche Satz ist nicht mehr lesbar – im übertragenen Sinne entsteht ein verkürztes und funktionsloses Protein, das einen schweren Phänotyp bedingt. **b** Eine Deletion von 9 bp, die genau 3 Kodons der Nukleinsäuresequenz betrifft, führt zu einer Deletion dreier Aminosäuren im Leseraster. Der Satz »DRESDEN ALT« ist zwar verkürzt, lässt aber noch den Sinn des Ausgangssatzes erkennen – im übertragenen Sinne entsteht ein verkürztes Protein mit verminderter Funktion, das oft mit einem milderen Phänotyp einhergeht

Verschiebung des Leserahmens (Out-of-frame- oder **Frameshift-Mutation**) und damit zu einer nachfolgenden falschen Proteinsequenz, die meist durch ein vorzeitiges Stopkodon beendet wird. Wird dagegen ein Vielfaches eines Kodons deletiert oder eingefügt, so resultiert eine In-frame-Mutation ohne Verschiebung des Leserasters, was in vielen Fällen mit einem milderen Phänotyp einhergeht (◘ Abb. 3.8).

Mutationen in Introns oder an den hoch konservierten Exon-Intron-Übergängen können entweder eine vorhandene Spleißstelle löschen oder eine zusätzliche Spleißstelle schaffen (**Spleißmutation**), so dass durch fehlerhaftes Spleißen der mRNA entweder Exons ausgeschnitten oder Introns belassen werden. Auch bei diesen Mutationen kann der Leserahmen entweder erhalten oder zerstört werden.

> Des Weiteren unterscheidet man **Keimzellmutationen**, die nach ihrer Vererbung an die Nachkommen in allen Körperzellen zu finden sind, von sog. **somatischen Mutationen**, die erst während der Embryogenese oder später entstehen und zu einem Mosaik, d. h. zu einem Nebeneinander von Zellen oder Geweben mit und ohne Mutation führen.

So kommt beim McCune-Albright-Syndrom (MIM #174800) die aktivierende Mutation des Kodons Arginin[201] des *GNAS1*-Gens nur in bestimmten Geweben vor (z. B. Ovarien, Haut, Knochen), was zu der typischen klinischen Trias **Pseudopubertas praecox**, landkartenartige Café-au-lait-Flecken der Haut und fibröse Knochendysplasie führt. Betrifft ein Mosaik auch die Keimzellen (Oozyten oder Spermien), so wird eine Mutation unter Umständen nicht an alle Nachfahren weitergegeben, was zu Schwierigkeiten bei der Feststellung des Vererbungsmodus führen kann.

Epigenetische Einflüsse führen nicht zu Sequenzvarianten, können jedoch z. B. über eine veränderte Methylierung der DNA die Genexpression modifizieren oder zu DNA-Schäden beitragen.

> **Polymorphismen** stellen Sequenzvarianten (meist Punktmutationen) dar, die bei mindestens 1% einer jeweiligen Population auftreten und in der Regel nicht krankheitsverursachend sind.

Dazu gehören die oben genannten stummen Mutationen und Einzelnukleotidpolymorphismen (SNP, engl. »single nucleotide polymorphisms«), die im Genom ungleichmäßig stark verteilt vorkommen können. Obgleich Polymorphismen meist nicht zu einer Erkrankung führen, können stumme Mutationen im Ausnahmefall die mRNA-Stabilität oder die Translation modifizieren. Einige SNP oder bestimmte SNP-Kombinationen spielen bei komplexen Erkrankungen eine pathogenetische Rolle, indem sie die Anfälligkeit des Organismus für die Ausprägung einer Erkrankung beeinflussen.

Findet man bei einer Sequenzierung eines Kandidatengens für eine Erkrankung eine noch unbekannte Sequenzvariante (Punktmutation), so ist die Unterscheidung zwischen krankheitsverursachender Mutation und Polymorphismus von besonderer Bedeutung. Als ersten Schritt sollte man aus den Datenbanken die genomische oder cDNA-Referenzsequenz heraussuchen (◘ Tab. 3.1). Dafür kann z. B. die BLAST-Funktion (»basic local alignment search tool«) des NCBI-Servers (»National Center for Biotechnology Information«) genutzt werden, um die genaue Lokalisation der Mutation zu bestimmen. Mithilfe von SNP-Datenbanken kann man die neue Mutation mit bereits bekannten Polymorphismen abgleichen. Für den Nachweis der Pathogenität einer Mutation kommen verschiedene Methoden in Betracht. So sollte man (z. B. durch Sequenzierung der entsprechenden Genregion bei allen relevanten Familienmitgliedern) zunächst zeigen, dass in einer Familie die Mutation mit der Erkrankung kosegregiert. Des Weiteren muss nachgewiesen werden, dass die Mutation bei mindestens 60 Kontrollpersonen (=120 Allele) nicht vorkommt. Schließlich kommen funktionelle Untersuchungen in Betracht, für die die Mutation kloniert und das mutierte Protein im Vergleich zum Wildtyp-Protein in vitro exprimiert werden muss. Die Genprodukte können dann mit verschiedenen Methoden (z. B. Bindungsstudien, Immunzytochemie, Enzymassays, Reportergenassays) funktionell charakterisiert werden.

3.6.2 Nomenklatur von Mutationen

Eine einheitliche, einfache und eineindeutige Bezeichnung einzelner Sequenzvarianten ist in der Molekulargenetik, Biologie und Medizin essenziell.

Genetiker aus den Niederlanden und den USA haben eine einheitliche, international verbindliche Nomenklatur für die »Human Genome Variation Society« (HGVS) entwickelt (Ogino et al. 2007; HGVS 2009). Im Folgenden werden die Grundlagen dieser Nomenklatur vorgestellt.

Zunächst soll das offizielle **Gensymbol** des »HUGO Gene Nomenclature Committees« (HGNC) benutzt werden (HUGO 2009). Alle Gene und DNA-Marker werden prinzipiell kursiv und die entsprechenden Proteine nicht kursiv geschrieben (z. B. *MC2R* = Melanokortin-2-Rezeptor**gen**, MC2R = Melanokortin-2-Rezeptor**protein**).

Die »coding« cDNA ist eine synthetisch hergestellte DNA, die komplementär der mRNA und damit dem kodierenden Teil genomischer DNA entspricht. Die allgemein gültige Nummerierung basiert auf der cDNA-Referenzsequenz und der sich daraus ableitenden Aminosäuresequenz des Proteins. Die cDNA-Referenzsequenz ist die cDNA-Sequenz, die die volle Länge der kodierenden Region und die nichtkodierenden und damit nicht translatierbaren Abschnitte (5'-»untranslated region« [UTR] und 3'-UTR) enthält. Bei Spleißvarianten können eine oder mehrere Exons fehlen. Die Nummerierung der Nukleotide richtet sich nach dem Initiationskodon, wobei das A des Startkodons ATG das Nukleotid Nummer 1 darstellt. Nukleotide, die sich 5' vom Initiationskodon befinden, werden mit einem »-« gekennzeichnet (z. B. c.-3), während Nukleotiden 3' des Stopkodons (3'-UTR inklusive der Poly-A-Region) ein »*« vorangesetzt wird (z. B. c.*3). Das Startkodon ATG kodiert ein Methionin, das die Nummer 1 der Aminosäuresequenz des Proteins darstellt (◘ Abb. 3.9). In Abhängigkeit von der verwendeten Referenzsequenz werden den Mutationen unterschiedliche Präfixe vorangestellt: »c.« für eine »coding« DNA-Sequenz, »g.« für eine genomische, »m.« für eine mitochondriale, »r.« für eine RNA- und »p.« für eine Proteinsequenz.

Ein **einfacher Austausch eines Nukleotids** wird durch ein »>« kenntlich gemacht, dabei steht die Nummer des Nukleotids vor der Angabe des Basenaustausches (z. B. c.28G>A). Bei der Angabe des **Aminosäureaustausches** steht die Nummer der Aminosäure zwischen den ausgetauschten Aminosäuren im Ein-Buchstaben- oder Drei-Buchstaben-Code (z. B. p.G10S oder p.Gly10Ser). Dabei wird der Drei-Buchstaben-Code bevorzugt, um Verwechslungen zu vermeiden. Entsteht durch eine Punktmutation aus einem Aminosäurekodon ein Stopkodon, so wird dies durch ein X verdeutlicht (z. B. p.Arg8X; ◘ Abb. 3.10). Es wird empfohlen, den Datenbankeintrag der verwendeten Referenzsequenz wie folgt mit anzugeben (z. B. NM_000492.3: c.350G>A, entspricht p.Arg117His).

Andere Sequenzvarianten werden wie folgt gekennzeichnet: **Deletionen** (z. B. c.250delA oder – anderes Beispiel – c.250_254delATTCG), **Duplikationen** (z. B. c.250dupA oder – anderes Beispiel – c.250_254dupATTCG), **Insertionen** (hier z. B. zwischen den Nukleotiden 250 und 251 des Wildtyps c.250_251insT oder – anderes Beispiel – c.250_251insGCGTGA). Die **SNP** sollten immer die Angabe des verwendeten Datenbankeintrages beinhalten (z. B. AC043217.2: g.78654C>G). In der SNP-Datenbank des National Centers for Biotechnology Information (NCBI 2009) findet man den Namen des SNP (z. B. rs2306220:A>G) und dessen Lokalisation in verschiedenen Referenzsequenzen. Bei gemischt heterozygoten (»**compound heterozygous**«) **Mutationen** werden die beiden Mutationen in eckige Klammern gesetzt und durch ein »+«

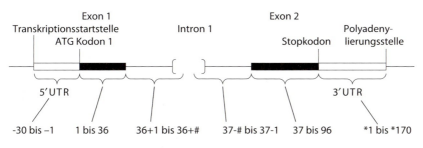

bezeichnet jede positive ganze Zahl

◘ **Abb. 3.9. Beispiel der Nummerierung der Nukleotide auf der Basis einer cDNA-Sequenz.** Die exonischen Sequenzen werden fortlaufend vom Initiationskodon bis zum Stokodon nummeriert. Untranslatierte Sequenzen der *5'- und 3'-untranslatierten Regionen (UTR)* sowie die intronischen Sequenzen werden in Relation zu den exonischen Sequenzen nummeriert. Die Länge der hier beispielhaft dargestellten DNA-Sequenz ist zufällig. (Mit freundlicher Genehmigung der American Society for Investigative Pathology 2007)

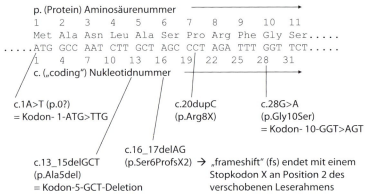

Abb. 3.10. Beispiel der Standardmutationsnomenklatur auf der Basis einer cDNA-Sequenz. Der Aminosäureaustausch, der aus »c.1A>T« resultiert, ist als »p.0?« angegeben, da die Aminosäureveränderungen, die sekundär durch Mutationen des 1. Kodons entstehen, häufig unvorhersehbar sind. In diesem Beispiel kann die c.1A>T-Mutation nicht als p.Met1Leu angegeben werden, da sie entweder dazu führt, dass kein Protein gebildet werden kann oder dass ein anderes Protein mit einer anderen kryptischen Initiationsstelle entsteht. Diese Mutation kann dann als »p.0« bezeichnet werden, wenn experimentell belegt wurde, dass kein Protein gebildet wird. (Mit freundlicher Genehmigung der American Society for Investigative Pathology 2007)

verbunden (z. B. c.[250A>G]+[1598insC]). Treten **zwei Mutationen auf einem Allel** auf, so werden diese in eine eckige Klammer hintereinander, getrennt durch ein Semikolon angegeben (z. B. c.[250A>G; 457delA]). **Frameshift-Mutationen** werden auf Proteinebene beschrieben, wobei meist die Kurzform (z. B. p.Ser56fs) ausreichend ist. Möchte man die Frameshift-Mutation detailliert beschreiben (z. B. p.Ser56ArgfsX21), so versteckt sich in dieser Formel die erste veränderte Aminosäure, deren Position im Protein, gefolgt von der ersten veränderten Aminosäure mit dem Kürzel fs und die Länge der durch die Leserahmenverschiebung entstandenen Nonsense-Aminosäuresequenz bis zum Stopkodon X.

Intronmutationen sollten auf der Basis einer genomischen Referenzsequenz, die eine durchgängige genomische DNA-Sequenz mit Introns darstellt, und parallel dazu auch auf der Basis einer cDNA-Sequenz angegeben werden (z. B. AJ574942.1: g.2410G>T und NM_000492.3: c.489-1G>T). Dabei gibt die Änderung der cDNA-Referenzsequenz die Relation der Intronmutation zum benachbarten Exon wieder. Das G in dem gewählten Beispiel ist ein nichtkodierendes Nukleotid eines Introns und liegt eine Position vor dem kodierenden Nukleotid 489. Diese Information ist oft von klinischer Bedeutung, da sie Rückschlüsse auf den pathogenetischen Effekt der Sequenzvariante zulässt.

3.6.3 Funktionelle Konsequenzen von Mutationen

> Mutationen können grob in **aktivierende** (»gain-of-function«) oder **inaktivierende** (»loss-of-function«) Mutationen eingeteilt werden. Während aktivierende Mutationen häufig dominant vererbt sind, folgen inaktivierende Mutationen häufig einem rezessiven Erbgang. Mutationen eines einzelnen Allels können zu einer **Haploinsuffizienz** führen, bei der ein normales Allel nicht ausreichend ist, die Funktion des betreffenden Gens und Genproduktes zu sichern.

Häufig findet man eine Haploinsuffizienz bei Mutationen in Transkriptionsfaktoren, wie z. B. bei heterozygoten Mutationen im *PAX8*-Gen, die zu einer kongenitalen Hypothyreose führen. Monoallelische Mutationen können aber auch durch einen **dominant-negativen Effekt** zu einem Funktionsverlust des Genproduktes führen. In diesem Fall interferiert das mutierte Protein mit dem normalen Genprodukt

- entweder durch fehlerhafte Protein-Protein-Interaktionen (z. B. bei den schweren Formen der **Osteogenesis imperfecta** Typ III und IV),
- durch Fehlfunktionen mutierter Proteine bei der Transkription (z. B. bei der Schilddrüsenhormon-Resistenz) oder
- durch zytotoxische Effekte (z. B. bei dem familiären autosomal-dominanten **Diabetes insipidus**).

Eine Veränderung der **Gendosis** kann ebenfalls pathogenetisch bedeutsam sein. So führen Duplikationen des *NROB1*-(*DAX1*-)Gens zur dosissensitiven Geschlechtsumkehr.

3.6.4 Genotyp und Phänotyp

Unter dem **Phänotyp** versteht man die Gesamtheit der an einem Individuum beobachteten Merkmale. Die genetische Information, die einen bestimmten Phänotyp verursacht, wird als **Genotyp** bezeichnet. Alternative Varianten eines Gens oder eines genetischen Markers am selben Genort nennt man **Allele**, die entweder Polymorphismen oder Mutationen darstellen können. Da jedes gesunde Individuum zwei Kopien jedes autosomalen Chromosoms besitzt, kann jedes Individuum nur zwei Allele eines Genortes aufweisen. Innerhalb einer Population können jedoch mehrere Allele auftreten, was man sich bei der Kopplungsanalyse mittels Mikrosatellitenmarker oder SNP zunutze macht. Das normale oder gewöhnlich auftretende Allel nennt man **Wildtyp**. Wenn beide Allele eines Genortes identisch sind, spricht man von **Homozygotie**. Kommt die Homozygotie in konsanguinen Familien durch eine Usprungsmutation in dieser Familie zustande und wird das Allel »identical by descent« in der Familie so vererbt, dass die Nachkommen dieses Allel homozygot tragen, so spricht man von **Autozygotie**. Unterscheiden sich die Allele eines Genortes, so ist das Individuum an diesem Genort heterozygot. Wenn bei einer autosomal rezessiven Erkrankung zwei nicht identische mutierte Allele an den Patienten vererbt werden, so ist er am Genort gemischt (»compound«) heterozygot. **Hemizygot** sind z. B. ein männlicher Patient mit einer Mutation auf dem singulären X-Chromosom oder ein Patient mit dem Verlust eines Allels eines bestimmten Genortes. Unter einem **Haplotyp** versteht man eine Gruppe nebeneinander liegender Allele in einer bestimmten chromosomalen Region.

> Mit einer **Haplotypanalyse** kann im Rahmen einer Familienanalyse die Vererbung einer genomischen Region untersucht werden, was bei der Suche nach einem unbekannten verantwortlichen Gen oder beim Screening mehrerer bekannter Kandidatengene hilfreich sein kann.

Die Bedeutungen der Begriffe **Penetranz** und **Expressivität** stehen inhaltlich zwar in Beziehung, sind jedoch klar voneinander abzugrenzen. Unter Penetranz versteht man die Häufigkeit oder Wahrscheinlichkeit, mit der sich ein Genotyp im Phänotyp seines Trägers manifestiert (Strachan et al. 1996). Die Expressivität bezieht sich auf die Art oder das Ausmaß der phänotypischen Expression des Gens oder Genotyps. Bei fehlender Expressivität eines vorhandenen Allels spricht man von fehlender Penetranz. Vollständige Penetranz meint, dass alle mutationstragenden Individuen den Phänotyp ausprägen, während bei unvollständiger Penetranz einige mutationstragende Individuen keinen Phänotyp zeigen. Eine unvollständige Penetranz kommt vorrangig bei autosomal dominant vererbten Erkrankungen vor und zeigt sich darin, dass Generationen durch klinisch nicht betroffene Merkmalsträger übersprungen werden.

Einige Mutationen verursachen einen geschlechtsspezifischen Phänotyp, wie z. B. Mutationen auf dem X- oder Y-Chromosom. So führen Mutationen auf dem X-Chromosom gewöhnlich nur bei Jungen zur Ausprägung eines Krankheitsbildes wie der angeborenen Nebennierenreninsuffizienz (MIM #300200; ▶ Abschn. 3.6), während heterozygote Mädchen je nach Grad der X-Inaktivierung einen milden oder keinen Phänotyp aufweisen. Mutationen auf dem männlichen Y-Chromosom, wie z. B. Mutationen im *DAZ*-Gen (»deleted in azoospermia«), verursachen Störungen der Spermatogenese oder Azoospermie.

3.6.5 Herangehensweise bei Patienten mit genetischen Erkrankungen

> Eine detaillierte Anamnese, genaue klinische Untersuchung und biochemische Evaluation sind die entscheidenden Voraussetzungen, die Ätiologie einer vorliegenden Erkrankung aufzudecken.

Dabei kommt der Familienanamnese eine besondere Bedeutung zu, da diese entscheidende Hinweise für eine genetische Komponente der Erkrankung geben kann.

Wichtige Hilfsmittel, den Vererbungsmodus einer potenziell genetisch bedingten Krankheit zu erfassen
- Zeichnen eines Stammbaumes
- Aktives Abfragen eines möglichen Betroffenheitsstatus und des Erkrankungsalters der Familienmitglieder
- Ermitteln der Todesursache einzelner Familienmitglieder.

Da die Penetranz und Expressivität einer genetischen Erkrankung altersabhängig sein kann und neue Familienmitglieder dazukommen können, sollte man die Familienanamnese in Abständen wiederholen und ergänzen. Lassen die so gewonnenen Daten an eine genetische Erkrankung denken, so findet man auf der kontinuierlich aktualisierten Datenbank »Online Mendelian Inheritance in Man« (OMIM 2009), in der mehrere Tausend genetische Erkrankungen aufgelistet sind, auf schnellem Weg alle relevanten Informationen.

Die OMIM-Datenbank ist außerdem mit zahlreichen weiteren elektronischen Datenbanken, wie z. B. GenBank, UniGene oder Medline, verbunden und bietet eine Übersicht über die relevante Literatur.

Abrufbare Informationen zu genetischen Erkrankungen auf der Datenbank »Online Mendelian Inheritance in Man« (OMIM)
- Phänotyp
- Molekularen Grundlage und Nomenklatur
- Chromosomale Lokalisation
- Vererbungsmodus
- Allelische Varianten
- Potenzielle Verfügbarkeit von Tiermodellen der Erkrankung

> Die Auswahl des geeigneten Untersuchungsmaterials ist für das Ergebnis einer molekulargenetischen Untersuchung von entscheidender Bedeutung.

Bei Keimbahnmutationen reicht in den meisten Fällen die DNA aus den kernhaltigen Zellen einer EDTA-Blutprobe aus. Bei somatischen Mutationen, wie z. B. beim McCune-Albright-Syndrom (MIM #174800), bei dem die aktivierende Mutation des Kodons Arginin[201] des *GNAS1*-Gens nur in bestimmten Geweben vorkommt, kann die Mutation nur in diesen betroffenen Geweben (beim McCune-Albright-Syndrom z. B. in ovariellem Gewebe oder der Probe eines hyperpigmentierten Hautareals) nachgewiesen werden.

Wenn eine molekulare Diagnose eines Patienten möglich erscheint, so sind bestimmte Grundregeln zu beachten, die den ethischen Grundsätzen für die medizinische Forschung am Menschen (Weltärztebund von Helsinki 2008) Rechnung tragen müssen.

> Ein volljähriger Patient ist vor einer genetischen Diagnostik bzgl. der Art der Untersuchung und möglicher Konsequenzen aufzuklären. Dabei ist eine schriftliche Einverständniserklärung einzuholen.

Der Patient kann jederzeit die Einstellung der Untersuchung verlangen, deshalb ist auf die Freiwilligkeit einer genetischen Untersuchung immer hinzuweisen (Deutsche Gesellschaft für Humangenetik et al. 2007a). Eine genetische Diagnostik bei minderjährigen Patienten unterliegt besonderen ethischen Richtlinien, die durch die Leitlinienkommission der Deutschen Gesellschaft für Humangenetik und das Gendiagnostikgesetz vom 24.4.2009 definiert wurden (Deutsche Gesellschaft für Humangenetik et al. 2007b). Folgt man diesen Richtlinien, so ist eine genetische Diagnostik bei Kindern und Jugendlichen dann angezeigt, wenn sie zur Klärung der Differenzialdiagnose einer bestehenden Symptomatik bzw. zur Feststellung einer Erkrankungsursache erforderlich ist. Ziel dieser genetischen Untersuchung muss es sein, eine genetisch bedingte Erkrankung oder gesundheitliche Störung zu vermeiden, zu behandeln oder dieser vorzubeugen. Eine prädiktive genetische Diagnostik im Kindes- und Jugendalter ist somit nur dann erlaubt, wenn mit dem Auftreten einer Erkrankung in diesem Lebensalter zu rechnen ist und medizinische Maßnahmen zur Prävention oder Therapie ergriffen werden können. Für eine erst im Erwachsenenalter auftretende Erkrankung darf dagegen bei einem gesunden Kind keine prädiktive Diagnostik durchgeführt werden. Eine Ausnahme von dieser Regel kann nur dann gelten, wenn für den Fall eines positiven Untersuchungsergebnisses anerkannte, für die Gesundheit des Kindes wichtige, medizinische Interventionen angeboten werden können oder das Ergebnis der Untersuchung des Kindes erforderlich ist, um zu klären, ob im Hinblick auf eine geplante Schwangerschaft einer genetisch verwandten Person eine bestimmte genetisch bedingte Erkrankung oder gesundheitliche Störung bei einem künftigen Abkömmling der genetisch verwandten Person auftreten kann.

> Grundsätzlich hat die individuelle Entscheidung des Kindes hinsichtlich der Inanspruchnahme genetischer Untersuchungen Vorrang vor den individuellen Wünschen Dritter und damit auch der Eltern.

3.6.6 Genetische Beratung

Das menschliche Genom ist ein grundlegendes Element der persönlichen und familiären Identität. Im Gegensatz zu vielen anderen medizinischen Untersuchungen können genetische Untersuchungen schwerwiegende Auswirkungen auf die psychosoziale Verfassung und die Familienplanung der Ratsuchenden haben. Deshalb kommt der Beratung vor und nach genetischen Tests eine besondere Bedeutung zu und geht über die übliche ärztliche Aufklärung hinaus (Deutsche Gesellschaft für Humangenetik et al. 2007c).

> Bei einer geplanten molekulargenetischen Diagnostik pädiatrisch-endokrinologischer Krankheitsbilder ist deshalb eine enge Zusammenarbeit mit der Humangenetik erforderlich.

Ist eine molekulargenetische Analyse zur Sicherung der klinischen Verdachtsdiagnose möglich, sollten der Patient und/oder die Eltern vor der Blutabnahme über mögliche Konsequenzen des Befundes, auch hinsichtlich des Erkrankungsrisikos für die Nachkommen, aufgeklärt werden. Der Berufsverband Deutscher Humangenetiker empfiehlt, die Ergebnisse genetischer Diagnosen immer im Rahmen einer genetischen Beratung mitzuteilen. Von einer telefonischen

Übermittlung genetischer Befunde ist dringend abzuraten. Trotz vorheriger detaillierter Beratung der Patienten und Eltern wird ein telefonischer Befund häufig nicht richtig verstanden oder fehlinterpretiert. Jugendliche Patienten sollten in angemessener Weise und entsprechend dem individuellen Reifegrad in den Beratungsprozess mit einbezogen werden. So sollte der genetischen Beratung der Eltern eines Mädchens mit Ullrich-Turner-Syndrom eine altersgerecht formulierte Aufklärung der heranwachsenden Patientin folgen, um ihr ein frühes Verständnis für die eigene Erkrankung zu ermöglichen.

Neben der Differenzialdiagnostik für Erkrankte ist auch eine pränatale Diagnostik für einige genetisch bedingte endokrinologische Erkrankungen möglich. Hierbei muss mit jedem Ratsuchenden gut überlegt werden, ob das Wissen um den Genträgerstatus für die weitere Familienplanung und Lebensplanung hilfreich und erforderlich ist. So ist die Untersuchung des Überträgerstatus bei Familien mit einem Indexpatienten mit adrenogenitalem Syndrom durch 21-Hydroxylasemangel dann sinnvoll, wenn die Familie weiteren Kinderwunsch äußert und einer pränatalen Dexamethasontherapie zur Verhinderung der Virilisierung eines potenziell betroffenen Mädchens offen gegenübersteht.

3.7 Tabellarischer Überblick über genetisch diagnostizierbare Erkrankungen in der pädiatrischen Endokrinologie

Im Folgenden sind ausgewählte genetische Erkrankungen tabellarisch zusammengefasst, die für die pädiatrische Endokrinologie relevant sind (Tab. 3.4–3.15; Details Tab. 3.1).

Tab. 3.4. Ausgewählte chromosomale Erkrankungen mit endokriner Manifestation

Erkrankung/Phänotyp	Chromosomaler Defekt	OMIM
Klinefelter-Syndrom Hypogonadismus, Hochwuchs	47,XXY	
Turner-Syndrom Ovarialinsuffizienz, Kleinwuchs, Autoimmunschilddrüsenerkrankung	45,XO	
Down-Syndrom Autoimmunschilddrüsenerkrankung, Diabetes mellitus Typ 1, mentale Retardierung, Kleinwuchs	Trisomie 21, Mosaike	190685
Prader-Willi-Syndrom Kleinwuchs, Adipositas, Hypogonadismus	del15q11-–13 (paternale Kopie), maternale uniparentale Disomie	176270
Williams-Beuren-Syndrom Hyperkalzämie, supravalvuläere Aortenstenose, mentale Retardierung, Kleinwuchs	del7q11.23 (»contiguous gene syndrome«), Mutationen im *ELN*-(elastin-)Gen	194050
DiGeorge-Syndrom Hypoparathyreoidismus, Thymushypoplasie, Herzfehler	del22q11.2, Mutationen im *TBX1*-Gen	188400

OMIM Online Mendelian Inheritance in Man

Tab. 3.5. Ausgewählte hypothalamische und hypophysäre Erkrankungen

Erkrankung/Phänotyp	Gen	Vererbung	OMIM
CPHD (GH, PRL, TSH, LH, FSH)	*PROP1*	AR	601538
CPHD (GH, PRL, TSH)	*POU1F1 (PIT1)*	AR, AD	173110
CPHD (GH, PRL, TSH, LH, FSH) mit »rigid spine«	*LHX3*	AR	600577
CPHD (GH, PRL, TSH, LH, FSH) Kleinhirn- und Rhombencephalondefekte	*LHX4*	AD	602146
CPHD mit septooptischer Dysplasie, Agenesie des Corpus callosum	*HESX1*	AR	601802

Tab. 3.5 (Fortsetzung)

Erkrankung/Phänotyp	Gen	Vererbung	OMIM
CPHD mit verschiedenen Konstellationen hypophysärer Hormonmängel	HESX1	Monoallelische Mutationen	601802
Kallmann-Syndrom 1: hypogonadotroper Hypogonadismus, Anosmie, Nierenagenesie	KAL1	X	308700
Kallmann-Syndrom 2: hypogonadotroper Hypogonadismus, Anosmie	FGFR1	AD	136350
Kallmann-Syndrom 3:	PROKR2	AR	607123
Kallmann-Syndrom 4:	PROK2		607002
Kallmann-Syndrom 5:	CHD7		608892
Kallmann-Syndrom 6:	FGF8		600483
Hypogonadotroper Hypogonadismus, verzögerte Pubertät	GNRHR	AR	138850
Hypogonadotroper Hypogonadismus, Nebenniereninsuffizienz	NROB1 (DAX1)	X	300473
Hypogonadotroper Hypogonadismus	FSHB	AR	136530
Hypogonadotroper Hypogonadismus	LHB	AR	152780
Adipositas	LEPR	AR	601007
Adipositas	MC4R	AR	155541
Adipositas, Nebenniereninsuffizienz, rote Haare	POMC	AR	176830
Zentrale Nebenniereninsuffizienz, CRH-Mangel	CRH	AR	122560
Zentrale Nebenniereninsuffizienz, ACTH-Mangel	TBX19	AR	604614
Kleinwuchs	GHRHR	AR	139191
Kleinwuchs	GH1	AR, AD	139250
Zentrale Hypothyreose	TRHR	AR	188545
Zentrale Hypothyreose	TSHB	AR	188540
Neurohypophysärer Diabetes insipidus	AVP-NPII	AD, AR	192340

AD autosomal dominant, *AR* autosomal rezessiv, *CPHD* »combined pituitary hormone deficiency«, *FSH* follikelstimulierendes Hormon, *GH* »growth hormone«, *LH* luteinisierendes Hormon, *PRL* Prolaktin, *TSH* Thyreotropin, *OMIM* Online Mendelian Inheritance in Man, *X* X-chromosomal, *CPHD* »combined pituitary hormone deficiency«

Tab. 3.6. Ausgewählte Defekte der Schilddrüsenentwicklung, Schilddrüsenhormonsynthese, -transport und -wirkung

Erkrankung/Phänotyp	Gen	Vererbung	OMIM
Angeborene Hypothyreose, Schilddrüsenhypoplasie	PAX8	AD	167415
Angeborene Hypothyreose, Schilddrüsenhypoplasie	TSHR	AR (inaktivierende Mutationen)	603372
Bamforth-Lazarus-Syndrom: angeborene Hypothyreose, Gaumenspalte, »curly hair«	FOXE1 (TTF2)	AR	602617
Angeborene Hypothyreose mit gestörter Jodaufnahme	SLC5A5 (NIS)	AR	601843
Angeborene Hypothyreose mit gestörter Organifikation	TPO	AR	606765

▼

3.7 · Tabellarischer Überblick über genetisch diagnostizierbare Erkrankungen in der pädiatrischen Endokrinologie

Tab. 3.6 (Fortsetzung)

Erkrankung/Phänotyp	Gen	Vererbung	OMIM
Angeborene Hypothyreose mit gestörter Organifikation	DUOX2 (THOX2)	AR	606759
Transiente angeborene Hypothyreose mit gestörter H_2O_2-Bildung	DUOX2 (THOX2)	Monoallelische Mutationen	606759
Pendred-Syndrom: sensorische Taubheit, gestörte Organifikation	SLC26A4	AR	605646
Angeborene Hypothyreose, Thyreoglobulindefekte	TG	AR	188450
Schilddrüsendysfunktion, Atemnot, Choreoathetose	NKX2-1 (TTF1)	Monoallelische Deletionen oder Mutationen	600635
Angeborene nichtautoimmune Hyperthyreose	TSHR	AD (aktivierende Mutationen)	603372
Schilddrüsenhormonresistenz	THRB	AD, (AR)	190160
Allan-Herndon-Dudley Syndrom Erhöhtes T_3, erniedrigtes T_4, Quadriplegie, Hypotonie	SLC16A2 (MCT8)	X	300095
Hypothyreose durch Überexpression der Deiodinase Typ III in Hämangiomen	DIO3	S	601038
Familiäre dysalbuminämische Hyperthyroxinämie	ALB	AD	103600
Euthyreote Hyperthyroxinämie	TBG	X	314200
Euthyreote Hyperthyroxinämie, Amyloid-Polyneuropathie	TTR	AD	176300

AD autosomal dominant, *AR* autosomal rezessiv, *OMIM* Online Mendelian Inheritance in Man, *S* sporadisch *X* X-chromosomal

Tab. 3.7. Ausgewählte Erkrankungen der Nebenschilddrüsen und der Knochen

Erkrankung/Phänotyp	Gen	Vererbung	OMIM
Familiärer Hypoparathyreoidismus	CASR	AD	601199
Familiärer Hypoparathyreoidismus	PTH	AD, AR	168450
Hyperparathyreoidismus mit Kieferfibromen	HRPT2	AD	607393
Hyperparathyreoidismus	Fusion der regulatorischen Region von PTH mit CCND1	Somatische Mutation (PRAD1-Rearrangements)	168461
Hereditäre Albright-Osteodystrophie	GNAS1	AD	139320
Familiäre benigne hypokalziurische Hyperkalzämie	CASR	AD	601199
Schwerer neonataler Hyperparathyreoidismus	CASR	AR (AD)	601199
Vitamin-D-abhängige Rachitis Typ I	CYP27B1	AR	609506
Vitamin-D-abhängige Rachitis Typ II: Vitamin-D-Resistenz	VDR	AR	601769
Hypophosphatämische Rachitis	PHEX	X	300550
Hypophosphatämische Rachitis	FGF23	AD	605380
Metaphysäre Chondroplasie Typ Jansen	PTHR1	AD	168468

AD autosomal dominant, *AR* autosomal rezessiv, *OMIM* Online Mendelian Inheritance in Man, *X* X-chromosomal

Tab. 3.8. Ausgewählte Erkrankungen der Nebennierenrindenhormonsynthese und -wirkung

Erkrankung/Phänotyp	Gen(e)	Vererbung	OMIM
Kongenitale adrenale Hypoplasie, Hypogonadismus	NROB1 (DAX1)	X	300200
Lipoide Nebennierenhyperplasie, Nebennierenrindeninsuffizienz, nicht eindeutiges Genitale	STAR	AR	201710
Angeborener Hypoaldosteronismus, Nebennierenrindeninsuffizienz	CYP11B2	AR	606984
X-chromosomale Adrenoleukodystrophie	ABCD1	X	300100
Neonatale Adrenoleukodystrophie	PEX1, PEX5 (PXR1), PEX10, PEX13, PEX26		202370
Adrenogenitales Syndrom, 3ß-Dehydrogenase II	HSD3B2	AR	201810
Adrenogenitales Syndrom, 11ß-Hydroxylase	CYP11B1	AR	202010
Adrenogenitales Syndrom, 17-Hydroxylase	CYP17A1	AR	202110
Adrenogenitales Syndrom, 21-Hydroxylase	CYP21	AR	201910
Glukokortikoidreversibler Aldosteronismus	CYP11B2-CYP11B1 Fusionsgen	AD	103900
Familiäre Glukokortikoiddefizienz Typ I	MC2R	AR	202200
Familiäre Glukokortikoiddefizienz Typ II	MRAP	AR	607398
Triple-A-Syndrom	AAAS	AR	231550
Glukokortikoidresistenz	GCCR	AD	138040
Aldosteronresistenz (Typ I Pseudohypoaldosteronismus)	NR3C2 (MR)	AD	177735

AD autosomal dominant, *AR* autosomal rezessiv, *OMIM* Online Mendelian Inheritance in Man, *X* X-chromosomal

Tab. 3.9. Ausgewählte Erkrankungen der Betazelldysfunktion und der Pankreasentwicklung

Erkrankung/Phänotyp	Gen(e)	Vererbung	OMIM
MODY 1	HNF4A	AD	125850
MODY 2	GCK	AD (inaktivierende Mutationen)	125851
MODY 3	HNF1a	AD	600496
MODY 4, Nierenzysten	IPF1	AD	606392
MODY 5, Nierenzysten und Diabetessyndrom	HNF1B	AD	137920
MODY 6	NEUROD1	AD	606394
Pankreasagenesie	IPF1	AR	260370
Rabson-Mendenhall-Syndrom	INSR	AR	262190
Leprechaunismus	INSR	AR	246200
Familiäre hyperinsulinämische Hyperglykämie 1 (HHF1)	ABCC8 (SUR1)	AR / AD	256450
Familiäre hyperinsulinämische Hyperglykämie 2 (HHF2)	KCNJ11	AR	601820
Familiäre hyperinsulinämische Hyperglykämie 3 (HHF3)	GCK	AD (aktivierende Mutationen)	602485
Hyperproinsulinämie	INS	AD	176730

AD autosomal dominant, *AR* autosomal rezessiv, *OMIM* Online Mendelian Inheritance in Man

3.7 · Tabellarischer Überblick über genetisch diagnostizierbare Erkrankungen in der pädiatrischen Endokrinologie

Tab. 3.10. Ausgewählte Erkrankungen der Geschlechtsentwicklung, Geschlechtshormonsynthese und -wirkung

Erkrankung/Phänotyp	Gen(e)	Vererbung	OMIM
Persistierende Müller-Gänge	AMH	AR	261550/600957
Persistierende Müller-Gänge	AMHR2	AR	261550/600956
XY-DSD, Nebennierenrindeninsuffizienz	NR5A1 (SF1)	AD, AR	612965/184757
Androgeninsensitivität	AR	AR	300068/313700
Androgeninsensitivität, 5α-Reduktasemangel	SRD5A2	AR	264600/607306
Azoospermie	DAZ	Y	400003
Östrogenresistenz	ESR1 (ER)	AR	133430
Leydig-Zell-Hypoplasie Typ I, 46XY,DSD	LHCGR	AR (inaktivierende Mutationen)	238320/152790
Familiäre Testotoxikose	LHCGR	AD (aktivierende Mutationen)	176410/152790
Prämature Ovarialinsuffizienz	FSHR	AR	233300/136435
Aromatasemangel	CYP19A1	AR	107910
Frasier-Syndrom: 46,XY DSD Stranggonaden	WT1	AD	136680
46,XX DSD (männlicher Phänotyp)	SRY-Translokation	X	278850/480000
46,XY DSD (weiblicher Phänotyp)	SRY-Mutationen	Y	400044/480000

AD autosomal dominant, *AR* autosomal rezessiv, *DSD* »disorders of sex development«, *OMIM* Online Mendelian Inheritance in Man, *X* X-chromosomal, *Y* Y-chromosomal,

Tab. 3.11. Ausgewählte Erkrankungen des Wasser- und Salzhaushaltes

Erkrankung/Phänotyp	Gen(e)	Vererbung	OMIM
Nephrogener Diabetes insipidus	AVPR2	X	304800
Nephrogener Diabetes insipidus	AQP2	AR, AD	125800
Liddle-Syndrom: hypokaliämische metabolische Azidose, Hypertension	SCNN1B oder SCNN1G	AD	177200
Gitelman-Syndrom: hypokaliämische metabolische Alkalose, Hypokalziurie, Hypomagnesämie	SLC12A3	AR	263800
Bartter-Syndrom Typ 1-4: hypokaliämische metabolische Alkalose, Hyperkalziurie, Hypovolämie	SLC12A1, KCNJ1, CLCNKB, BSND	AR	601678 241200 607364 602522

AD autosomal dominant, *AR* autosomal rezessiv, *OMIM* Online Mendelian Inheritance in Man, *X* X-chromosomal

Tab. 3.12. Ausgewählte Defekte des Fettstoffwechsels

Erkrankung/Phänotyp	Gen	Vererbung	OMIM
Adipositas	LEP	AR	164160
Familiäre Hypercholesterinämie	LDLR	AD	606945
Familiäre Hypobetalipoproteinämie	APOB	AD	107730
Angeborene generalisierte Lipodystrophie Typ 1-3	AGPAT2 BSCL2 CAV1	AR	603100 606158 601047

AD autosomal dominant, *AR* autosomal rezessiv, *OMIM* Online Mendelian Inheritance in Man

Tab. 3.13. Tumorsyndrome mit endokriner Manifestation

Erkrankung/Phänotyp	Gen	Vererbung	OMIM
Multiple endokrine Neoplasie 1: Nebenschilddrüsenadenom, Hypophysenadenom, Pankreastumoren	MEN1	AD	131100
Multiple endokrine Neoplasie 2A: Medulläres Schilddrüsenkarzinom, Phäochromozytom, Hyperplasie der Nebenschilddrüsen	RET	AD	171400
Multiple endokrine Neoplasie 2B: Medulläres Schilddrüsenkarzinom, Phäochromozytom Ganglioneurome	RET	AD	162300
Familiäres medulläres Schilddrüsenkarzinom	RET	AD	155240
Cowden-Syndrom: multiple Hamartome, Schilddrüsentumoren	PTEN	AD	158350
Gardner-Syndrom: familiäre Polyposis des Dickdarmes, papilläres Schilddrüsenkarzinom, Nebennierenrindenkarzinom	APC	AD	175100
Carney-Komplex Typ 1: Lentigines, Hypophysenadenome, pigmentierte noduläre Nebennierenrindenerkrankung mit atypischem Cushing-Syndrom	PRKAR1A	AD	160980
Peutz-Jeghers-Syndrom: Schleimhautpigmentierung, gastrointestinale Karzinome, Schilddrüsen- und Leydig-Zell-Tumoren, andere maligne Tumoren	STKII	AD	175200
Hippel-Lindau-Syndrom: Nierenkarzinome, Phäochromozytome, andere Tumoren	VHL	AD	193300

AD autosomal dominant, *OMIM* Online Mendelian Inheritance in Man

Tab. 3.14. Syndrome mit komplexen endokrinen Manifestationen

Erkrankungen/Phänotyp	Gen	Vererbung	OMIM
Autoimmunpolyglanduläres Syndrom Typ I: Nebennierenrindeninsuffizienz, Hypoparathyreoidismus, Candidiasis	AIRE	AR	240300
McCune-Albright-Syndrom: Pubertas präcox, fibröse Knochendysplasie, Café-au-lait-Flecken, Hyperthyreose	GNAS1	somatische Mutationen	174800
Pseudohypoparathyreoidismus 1A: Hereditäre Albright-Osteodystrophie, Hypoparathyreoidismus, Hypothyreose, Hypogonadismus	GNAS1	inaktivierende Mutationen in mütterlichen Allelen	103580
Mukoviszidose: pulmonale Obstruktion, exokrine und endokrine Pankreasinsuffizienz, angeborene Aplasie der Vas deferens	CFTR	AR	219700

AR autosomal rezessiv, *OMIM* Online Mendelian Inheritance in Man

◻ **Tab. 3.15.** Ausgewählte endokrine Erkrankungen mit polygener/multifaktorieller Ätiologie

Erkrankungen/Phänotyp	Gene/Loci	OMIM
Diabetes mellitus Typ 1	HLA DR3/4-DQ201/0302, HLA DR4/4-DQ0300/03022, HLA DR3/3-DQ0201/0201 Insulin VNTR, NEUROD, CTLA4, mehrere andere	222100
Diabetes mellitus Typ 2	CPN10, PPARγ, INS, SUR1, IPF1, IRS-1, mehrere andere	125853
Hashimoto-Thyreoiditis	HLA DR3, HLA DR4, HLA DR5, CTLA4, TG andere	140300
Autoimmunpolyglanduläres Syndrom Typ II: Nebennierenrindeninsuffizienz, autoimmune Schilddrüsenerkrankung, Diabetes mellitus Typ 1, andere Autoimmunerkrankungen	HLA DR3-DQ2, HLA DR4-DQ8, andere	269200

OMIM Online Mendelian Inheritance in Man

Literatur

Deutsche Gesellschaft für Humangenetik (GfH) und Berufsverband Deutscher Humangenetiker e.V. (2007a). Molekulargenetische Labordiagnostik. Med Genet 19: 460–463

Deutsche Gesellschaft für Humangenetik (GfH) und Berufsverband Deutscher Humangenetiker e.V. (BVDH) (2007b) Genetische Diagnostik bei Kindern und Jugendlichen. Med Genet 19: 454–455. http://www.gfhev.de. Cited 24.6.2009

Deutsche Gesellschaft für Humangenetik (GfH) und Berufsverband Deutscher Humangenetiker e.V. (BVDH) (2007c) Genetische Beratung. Med Genet 19: 452–453

HGNC (HUGO Gene Nomenclature Committees) (2009) HUGO Gene Nomenclature Committee. http://www.genenames.org/). Cited 24.6.2009

HGVS (Human Genome Variation Society) (2007) Nomenclature for the description of sequence variations. http://www.HGVS.org/mutnomen/. Cited 24.6.2009

HUGO (Human Genome Organisation) (2007) Human Genome Organisation. http://www.hugo-international.org/. Cited 24.6.2009

Kopp P (2005) Genetics, genomics, proteomics and bioinformatics. In: Brooks C, Clayton P, Brown R (eds) Brook's clinical pediatric endocrinology. 5th edn, Blackwell, Oxford, pp 18–44

NCBI (National Center for Biotechnology Information) (2009) Single nucleotide polymorphism (http://www.ncbi.nlm.nih.gov/projects/SNP/). Cited 24.6.2009

Ogino S, Gulley ML, den Dunnen JT, Wilson RB, and the Association for Molecular Pathology Training and Education Committes (2007) Standard mutation nomenclature in molecular diagnostics. J Mol Diagn 91: 1–6

OMIM (Online Mendelian Inheritance in Man) (2009) OMIM – Online Mendelian Inheritance in Man. http://www.ncbi.nlm.nih.gov/sites/entrez?db=omim. Cited 24.6.2009

Strachan T, Read AP (1996) Molekulare Humangenetik. Spektrum, Heidelberg, S 720

Weltärztebund von Helsinki (2009) Deklaration des Weltärztebundes von Helsinki. http://www.wma.net/e/policy/b3.htm. Cited 24.6.2009

Spezielle Untersuchungsmethoden

4   Klinische Untersuchung   – 47
Norbert Albers

5   Grundlagen der Hormonbestimmung in der pädiatrischen Endokrinologie   – 69
Stefan A. Wudy, Sabine Wenderhold-Reeb, Michaela F. Hartmann, Werner F. Blum

6   Testverfahren   – 81
Carl-Joachim Partsch, Helmuth-Günther Dörr

4 Klinische Untersuchung

Norbert Albers

4.1 Vorbemerkungen – 48

4.2 Effiziente Arbeit, Dokumentation und Qualitätsmanagement – 48

4.3 Anamnese – 48

4.4 Untersuchung – 50

Literatur – 67

4.1 Vorbemerkungen

Eine gute klinische Untersuchung ist auch in der pädiatrischen Endokrinologie die Basis für eine gute Diagnostik und Therapie. Vor extensiver oder gar unnötiger Labordiagnostik mit teuren molekulargenetischen Untersuchungen stehen auch heute noch eine umfassende allgemeine und spezifische Anamneseerhebung sowie eine komplette körperliche Untersuchung.

> ❗ Als Warnung vor einer zu oberflächlichen Untersuchung kann das Beispiel eines Patienten dienen, der alle Vorsorgeuntersuchungen ohne Auffälligkeiten bestanden hatte, wegen Kleinwuchses mit abknickendem Wachstum mehrfach in Kliniken stationär aufgenommen wurde und bei dem schließlich sogar eine Wachstumshormontestung vorgenommen wurde. Bei der ambulanten Vorstellung zur Mitbeurteilung im Alter von 5 Jahren fiel ein abgeschwächtes Atemgeräusch rechts mit hyposonorem Klopfschall auf, ein (in der pädiatrischen Endokrinologie selten angefordertes) Röntgenbild des Thorax zeigte eine Zwerchfellhernie. Nach der Korrekturoperation holte der Patient deutlich mit dem Wachstum auf.
>
> Analoge Fälle mit unerkanntem kardialem Vitium und konsekutivem Kleinwuchs sind bekannt und unterstreichen die Wichtigkeit einer allgemeinen, unvoreingenommenen Untersuchung ohne Fokussierung auf endokrine Wachstumsstörungen.

Das folgende Kapitel wiederholt aus Platzgründen nicht die Propädeutik der allgemeinen klinischen Untersuchung. Stattdessen werden symptombezogen Aspekte der Anamnese und der Untersuchung hervorgehoben, die für pädiatrisch-endokrinologische Patienten besondere Bedeutung haben, ergänzt durch Hinweise auf spezifische Krankheitsbilder. Zur ausführlicheren Darstellung dieser Krankheitsbilder sei auf die jeweiligen Kapitel dieses Buches verwiesen.

Und noch ein Wort vorweg: das gelbe Vorsorgeheft ist ein sehr wichtiges Instrument zur Erfassung vieler Fakten und Wachstumsdaten, die für die Beurteilung endokrinologischer Patienten wichtig sind. Das gelbe Heft sollte daher zumindest bei der Erstvorstellung durchgesehen werden, die Wachstumsdaten inklusive Geburtsdaten (Geburtsmaße, Schwangerschaftswoche, Apgar-Werte) sollten in die eigene Dokumentation übernommen werden.

4.2 Effiziente Arbeit, Dokumentation und Qualitätsmanagement

Alle wichtigen Daten zu Anamnese, Untersuchung und Therapie müssen auch aus forensischen Gründen dokumentiert werden.

Eine gute Dokumentation ist zudem sehr wichtig für
- die Übergabe von Patienten an nachfolgende Behandler,
- die Eingabe relevanter Daten in qualitätssichernde Programme,
- Anwendungsbeobachtungen und
- wissenschaftliche Aufarbeitungen von Patientendaten.

Die Erfahrung mit vielen Dokumentationssystemen (die auch heute noch häufig aus handschriftlichen, schlecht leserlichen Eintragungen auf weißen Blättern bestehen) zeigt, dass ein spezielles Verlaufsblatt für die wichtigsten und in der Ambulanz häufigsten Krankheitsgruppen für eine bessere Übersicht und effizienteres Arbeiten sorgen kann. Ein systematischer Erhebungsbogen kann zudem in Weiterbildungszentren gute Dienste leisten, in dem er jungen Kollegen als Leitschnur dient.

Schließlich kann aus derartigen Übersichten auch sehr einfach ein Arztbrief generiert werden, der alle wesentlichen Daten enthält. Eine individuelle Entscheidung bleibt, ob für diesen Einsatz ein Computersystem (Praxisinformationssystem, Krankenhausinformationssystem) verwandt wird, das für die Dokumentation geeignet und anpassbar ist.

4.3 Anamnese

Geburtsanamnese

Die Geburtsmaße geben Hinweise auf dystrophe Kinder, die intrauterin schon schlecht gewachsen sind (z. B. Syndrome wie das Ullrich-Turner-Syndrom oder das Silver-Russell-Syndrom).

Eine gängige Definition für Kinder, die bei Geburt zu klein sind (bezogen auf das Gestationsalter), lautet:

> **Definition**
>
> Geburtsgewicht <10. Perzentillinie = »small-for-gestational-age« = SGA
>
> Geburtsgewicht <3. Perzentillinie = »very-small-for-gestational-age« = VSGA

Weltweit wird das Gewicht zur Beurteilung herangezogen, weil die Messung zuverlässiger ist als die Längenmessung. Achtung: Im Gegensatz zum Grenzwert 3. Perzentillinie bei der Definition des Kleinwuchses gilt für SGA-Kinder schon die 10. Gewichtsperzentillinie als Grenzwert.

Die Erkennung von SGA- oder VSGA-Kindern ist wichtig, weil SGA-Kinder ein erhöhtes Risiko (20–30%) für die Entwicklung/Persistenz eines Kleinwuchses haben, auch wenn die meisten bis zum 2. (spätestens 6.) Geburtstag das Wachstumsdefizit aufholen. Zudem wird die SGA-Definition als ein Kriterium für die zugelassene Behandlung von schlecht wachsenden SGA-Kindern mit Wachstumshormon herangezogen (▶ Kap. 19).

Ein geringer Kopfumfang kann (soweit keine familiäre Mikrozephalie) auf ein Syndrom hindeuten. Darum müssen zumindest bei mikro- und makrozephalen Kindern auch die Kopfumfänge der Eltern gemessen werden.

Es sollten prinzipiell alle Geburtsprobleme bei der Erstvorstellung erfragt werden. Niedrige Apgar-Werte und Hypoglykämien weisen auf peripartale Probleme hin und werden gehäuft bei Kindern mit Wachstumshormonmangel beobachtet.

Allgemeine Anamnese

Schwere und chronische Vorerkrankungen oder deren Symptome können teilweise schon durch die Anamnese erkannt werden, weil sie vielfältig auf das Wachstum und die Pubertätsentwicklung einwirken können. Einige allgemeine Fragekomplexe:
1. Ernährung (»Spezialdiäten« können zu Jodmangel, Hypovitaminosen u. a. führen),
2. Stuhlfrequenz und -konsistenz (chronisch-entzündliche Darmerkrankungen, Zöliakie),
3. körperliche Belastbarkeit (Herzfehler, M. Addison u.v.a.),
4. Medikamenteneinnahme (systemische Kortikosteroide bremsen Wachstum; Antiepileptika als Hinweis auf zentralnervöse endokrine Störungen),
5. Verhalten in Kindergarten und Schule (mentale Retardierung/geringe Leistungsfähigkeit bei Syndromen oder unerkannter Hypothyreose) oder
6. Riechvermögen. Nur nach Duftstoffen fragen, die wenig geschmacksabhängig sind, wie z. B. Kaffee oder Seife (Hinweis auf Kallmann-Syndrom).

Nicht selten werden wichtige Daten zunächst nicht angegeben, weil die Eltern sie für unwichtig oder endokrinologisch irrelevant halten oder weil nicht explizit danach gefragt wurde. Fragen sollten daher offen formuliert werden und relevante Aspekte detailliert erfassen.

> **Selbst erlebte Fallstricke bei der Anamneseerhebung**
>
> **Angabe einer »normalen Ernährung«**
> Der Patient erhielt seit Jahren eine extrem einseitige Diät, um eine atopische Dermatitis zu behandeln. Die Diät führte zum Jodmangel und zum Kleinwuchs. Die Ernährung wurde von den Eltern als »normal« bezeichnet, weil sie aus Sicht der Familie tatsächlich als normal empfunden wurde.
>
> **Angabe eines »normalen Stuhlgangs«**
> Wöchentlicher Stuhlgang kann aus Gewohnheit durchaus als normal empfunden werden. Zudem wissen die Eltern oft keine Details zum Stuhlgang ihrer Kinder. Für viele Kinder ist die Frage nach dem Stuhlgang peinlich, sie wird daher zügig mit »normal« beantwortet.
>
> **Angabe einer »normalen Trinkmenge«**
> Trinkmengen von 4–6 l können als »normal« angegeben werden, weil sich die hohe Trinkmenge langsam entwickelt hatte und in der Familie nicht ungewöhnlich ist (z. B. bei familiärem Diabetes insipidus).

Familienanamnese

In der Endokrinologie und Diabetologie sind genetische Erkrankungen mit dominanter oder rezessiver Vererbung nicht in der Mehrzahl. Sehr viele Störungen und Normvarianten treten jedoch in Familien gehäuft auf und haben zumindest partiell einen genetischen Hintergrund (Beispiele: Autoimmunthyreopathie, familiärer Kleinwuchs, Diabetes mellitus, Verzögerung von Wachstum und Pubertät). Deshalb sollten »Familienerkrankungen« und Verwandtschaftsverhältnisse erfragt werden. Sehr wichtig für die Wachstumsdiagnostik sind die Auxologie der Eltern sowie deren somatische Entwicklung.

Für die Praxis ergeben sich folgende wichtige Fragekomplexe, die je nach präsentierendem Symptom angepasst und ergänzt werden sollten:

> **Wichtige Fragenkomplexe zur Erhebung der Familienanamnese**
> 1. Konsanguinität der Eltern
> 2. Auxologie der Eltern, zumindest Körperhöhe
>   Bei adipösen Patienten auch Gewichte der Eltern erfragen
>   Bei anwesenden Eltern: Körperhöhe messen! Mittlerer Fehler bei anamnestischen Angaben 2–3 cm
>   **Daumenregel: Je kleiner der Mann, desto mehr wird die Länge »aufgerundet«**
> ▼

3. Menarchealter der Mutter, evtl. der weiblichen Geschwister und Verwandten
4. Pubertätsentwicklung des Vaters
   Die meisten Männer erinnern sich nicht an ihre Pubertätsentwicklung. Hilfsfragen: »Sind Sie in der Lehre/bei der Bundeswehr noch gewachsen?«, »Waren Sie in der Schule eher klein und haben Sie erst später aufgeholt?«)
5. Weitere Familienangehörige mit Früh- oder Spätentwicklung, z. B. Menarchealter der Schwestern oder Tanten. Erhebliche Spätentwickler sind in den Familien oft als solche bekannt
6. Auxologie von Großeltern, Geschwistern, evtl. von weiteren Verwandten
7. Thrombosen (Hinweis auf Homozystinurie, Abschätzung des Thromboserisikos vor Hochwuchstherapie)
8. Endokrine Störungen in der Familie: z. B. Schilddrüsenstörungen, Diabetes mellitus Typ I oder Typ II
9. Weitere Erkrankungen in der Familie (Bindegewebsstörungen, Zöliakie, chronisch-entzündliche Darmerkrankungen …)
10. Mindestens eine offene Frage zu weiteren medizinischen, psychischen und sozialen Problemen stellen, um auch ungewöhnliche oder unerwartete Störungen zu erfassen

4.4 Untersuchung

Allgemeine körperliche Untersuchung

Die allgemeine körperliche Untersuchung muss alle (!) wichtigen Organsysteme umfassen. Eine Beschränkung auf »relevante« Organe kann zum Übersehen wichtiger Befunde führen. Das alleinige Abtasten der Schilddrüse bei Verdacht auf Hypothyreose ist genau so unzureichend (und kann zum Übersehen assoziierter Störungen wie Myxödem, Vitiligo oder Zöliakie mit Obstipation führen) wie das Übersehen dysplastischer Stigmata bei Syndromen mit Hoch- oder Kleinwuchs. Auch bei Patienten mit Diabetes mellitus sollte zumindest anlässlich der Jahresuntersuchung eine allgemeine Untersuchung stattfinden, die über das Abtasten der Einstiehstellen hinausgeht.

Eine orientierende neurologische Untersuchung muss auch die grobe Abschätzung der mentalen Entwicklung beinhalten. Bei Verdacht auf mentale Retardierung ist eine genaue Zuordnung nötig. Eventuell muss eine ergänzende neuropädiatrische Evaluation erfolgen.

Die Blutdruckmessung gehört ebenso zur Basisdiagnostik.

Vorstellung eines Kindes mit Kleinwuchs
Der Patient war schon extensiv und mehrfach wegen eines Kleinwuchses untersucht worden, inklusive Wachstumshormonstimulationstests mit normalem Ergebnis. Der Patient fiel in der Ambulanz mit einem Blutdruckwert von 170/110 mmHg auf. Die Ursache des Kleinwuchses war eine bis dato unerkannte Niereninsuffizienz. Ein Kreatininwert war nie bestimmt worden.

Besonders Wachstumsstörungen beruhen nicht selten auf Syndromen, die es zu erkennen gilt. Darum sollte
— der Mundraum inspiziert werden (hoher Gaumen? Zahnstatus?),
— die Facies auf typische Veränderungen abgesucht werden und
— die Ohren auf Fehlbildungen und Fehlstellungen hin beurteilt werden.

Der geübte Untersucher erkennt bei der Inspektion der Extremitäten wichtige Veränderungen wie einen Cubitus valgus, Nageldysplasien, verkürzte Metakarpalia und weitere Dysproportionen. Auffällige körperliche Befunde sollten dokumentiert werden. Sollte eine unmittelbare Zuordnung zu einem Syndrom nicht gelingen, kann später nach Symptomkombination (z. B. in OMIM = »Online Mendelian Inheritance in Man« unter http://www.ncbi.nlm.nih.gov/entrez/query.fcgi) gesucht werden. In Zweifelsfällen sollte man eine Zweitmeinung bei einem erfahrenen Kollegen oder bei einem klinischen Humangenetiker einholen.

Auxologie
Körperhöhe/Körperlänge

Stehfähige Kinder sollten spätestens mit 2 Jahren im Stehen an einem geeichten Stadiometer gemessen werden (Ermittlung der Körperhöhe). Junge oder nicht gehfähige Kinder und Jugendliche müssen im Liegen gemessen werden (Körperlänge), die Art der Messung sollte dokumentiert werden.

> ❗ Obwohl die Körpermessung einfach erscheint, können viele Fehler gemacht werden. Die Messungen sollten daher nur von geschultem Personal durchgeführt werden. Selbstverständlich kann die Messung an eine Arzthelferin oder eine Kinderkrankenschwester delegiert werden, man sollte aber vorher eine Einweisung vornehmen. Allerdings sollte man die Technik der Messung immer wieder kontrollieren und auch selbst Messungen durchführen. Korrekte Körperhöhenmessungen im Sinne der folgenden Punkte werden i. Allg. in den genannten Ausbildungsgängen nicht gelehrt.

Korrektes Vorgehen bei der Körperhöhenmessung

1. Messung am geeichten Stadiometer. Das Stadiometer sollte eine durchgehende Rückwand haben, damit die Patienten sich in jeder Höhe anlehnen.
2. Die Messung auf einem Kombigerät aus Waage und Längenmesser ist unzulässig, da kein gerader Stand möglich ist und sich die Standfläche vom Gewicht abhängig verändert.
3. Die Messung sollte idealerweise stets zur gleichen Tageszeit erfolgen, abends sind Körperhöhen durch die Kompression der Bandscheiben niedriger.
4. Der Patient sollte keine Schuhe tragen, allenfalls dünne Socken sind erlaubt. Bei kleineren Kindern, deren Kooperation durch einen kalten Untergrund gemindert werden kann, sollte evtl. ein dünnes Tuch unter die Füße gelegt werden.
5. Haarspangen müssen entfernt werden. Die Haare werden bei der Messung leicht komprimiert.
6. Fersen, Beine, Po, Wirbelsäule und Kopf sollten an der Hinterwand des Stadiometers anliegen.
7. Die medialen Malleolen müssen sich berühren. Bei Genua valga sollten sich die Knieinnenflächen berühren, die Malleolen müssen sich in diesem Fall nicht berühren.
8. Der Kopf sollte so ausgerichtet werden, dass der Augenaußenwinkel und der obere Insertionsrand der Ohrmuschel parallel zum Fußboden liegen (sog. »Frankfurter Linie«). Bei Ohrdysplasien/Fehlstellungen des Ohrs gilt dies nicht.
9. Der Kopf sollte vom Untersucher in der gewünschten Position unter leichter Traktion gehalten werden. Bei schlechter Kooperation sollte die Messung durch zwei Personen erfolgen.

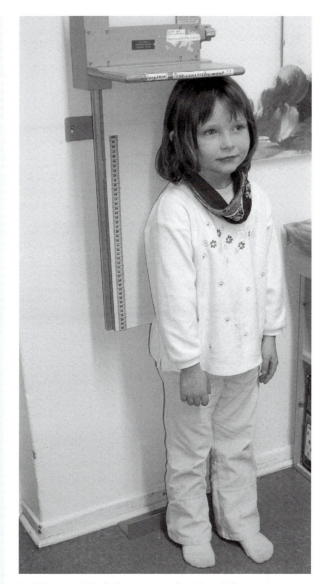

Abb. 4.1. Fehlerhafte Messung der Körperhöhe an einem Harpenden-Stadiometer. Die medialen Knöchel berühren sich nicht, die Fersen berühren nicht den Begrenzungswinkel auf dem Fußboden, das Mädchen steht nicht gerade

Die Abb. 4.1 zeigt gleich mehrere Fehler bei der Körperhöhenmessung: das Stadiometer (Typ Harpenden) verfügt unterhalb von 50 cm Höhe über keine Rückwand. Kleine Kinder strecken hier den Po in Beckenlordose hinaus und mindern damit ihre Körperhöhe. Weiterhin berühren sich die medialen Knöchel nicht und die Fersen liegen dem unteren Begrenzungswinkel nicht an. Die resultierende Messung kann um mehrere Zentimeter verfälscht sein

Eine korrekte Höhenmessung zeigt Abb. 4.2. Die korrekte Lage der Füße und Beine sollte allerdings besser ohne lange Hose beurteilt werden.

Perzentilkurven

Aus den gemessenen und anamnestischen Daten (gelbes Vorsorgeheft!) sollte eine möglichst vollständige Perzentilkurve erstellt werden. Die Perzentilkurve muss nicht nur dem Geschlecht entsprechen, sondern auch der ethnischen Zugehörigkeit. Türkische, britische, amerikanische, koreanische und viele andere Perzentilkurven sind verfügbar und sollten adäquat eingesetzt werden. Für eine Reihe von häufigeren Erkrankungen gibt es ebenfalls spezielle Perzentilkurven (Ullrich-Turner-Syndrom, Trisomie 21, Achondroplasie, Marfan-Syndrom u. a.; ▶ Kap. 19), die unbedingt genutzt werden sollten. Nur so lässt sich erkennen, ob sich der Patient parallel zu diesen Perzentilen entwickelt oder einen Wachstumsknick zeigt. Letzteres könnte auf eine zusätzliche Erkrankung hinweisen (z. B. die nicht seltene Hypothyreose oder Zöliakie bei Trisomie 21).

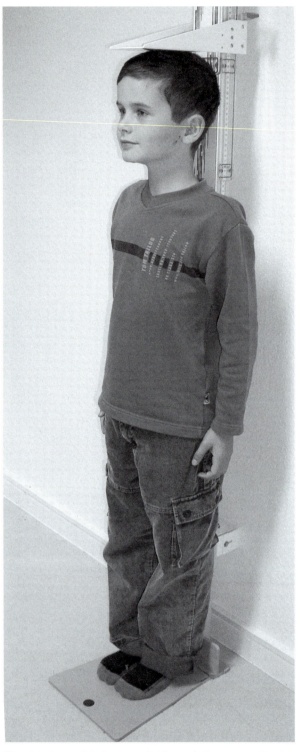

◘ Abb. 4.2. Korrekte Messung der Körperhöhe an einem Stadiometer Typ Dr. Keller

Die Berechnung der genetischen Zielgröße (mittlere Elternhöhe ± 6,5 cm) ist für die Routineberatung entbehrlich. Sie ergibt nur einen Mittelwert mit einer schlecht definierten Standardabweichung und berücksichtigt nicht die größere Variabilität des Wachstumsverlaufs (und der Endhöhe) von Kindern, wenn Eltern auf sehr differierenden Perzentillinie liegen. Von Patienten und Eltern wird bei der Zielgrößenberechnung oft nur der Mittelwert im Gedächtnis behalten und nicht selten fälschlich als Wachstumsprognose gewertet.

Für die Beratung viel hilfreicher ist eine grafische Darstellung mit Einzeichnen der Elternhöhen auf der Perzentilkurve, um den familiären, erwarteten Wachstumskanal unmittelbar demonstrieren zu können.

Durchführung einer grafischen Darstellung mit Einzeichnen der Elternhöhen auf der Perzentilkurve:

1. Bei weiblichen Patienten kann die Höhe der Mutter direkt auf der Perzentilkurve im Erwachsenenbereich markiert werden. Von der Höhe des Vaters müssen 13 cm abgezogen werden, dann kann die korrigierte Höhe des Vaters ebenfalls eingezeichnet werden (Beispiel: ◘ Abb. 4.3).
2. Bei männlichen Patienten kann die Höhe des Vaters direkt eingezeichnet werden, während die Höhe der Mutter erst nach einer Korrektur von +13 cm markiert werden kann.
3. Sind beide Elternhöhen eingezeichnet, kann ihre jeweilige Perzentillinie als Grenze des sog. elterlichen Perzentilenbereichs genommen und der Zielperzentilenbereich farbig markiert werden (*hellblauen Bereich* in ◘ Abb. 4.3). Der Zielperzentilenbereich ist auch für Laien gut erkenn- und verstehbar. Das Wachstum des Kindes kann damit gut in Relation zu den elterlichen Größen dargestellt und diskutiert werden. Dies ist besonders wichtig, wenn die Eltern weit über oder unter den Perzentilen liegen. In diesem Fall ist der Vergleich des Patienten mit den »normalen« Perzentilen wenig aussagekräftig. Insbesondere bei familiärem Kleinwuchs wird den Eltern damit leichter klar, dass ihr Kind zwar im Vergleich zu seinen Alterskameraden klein ist, jedoch ein für die Familie normales und erwartetes Wachstum zeigt.
4. Als Nebenprodukt entsteht übrigens auf diese Weise grafisch die o. g. genetische Zielgröße als Mittelwert zwischen den elterlichen Perzentilmarken (hier nicht eingezeichnet). Eine arithmetische Berechnung kann entfallen.
5. Die Perzentilkurven für das Wachstum von Jungen zeigt ◘ Abb. 4.4. Hier kann die Körperhöhe des Vaters direkt eingezeichnet werden, die Höhe der Mutter wird mit +13 cm korrigiert. Hier liegen beide Eltern auf bzw. unterhalb der 3. Perzentillinie (familiärer Kleinwuchs, ► Kap.19).

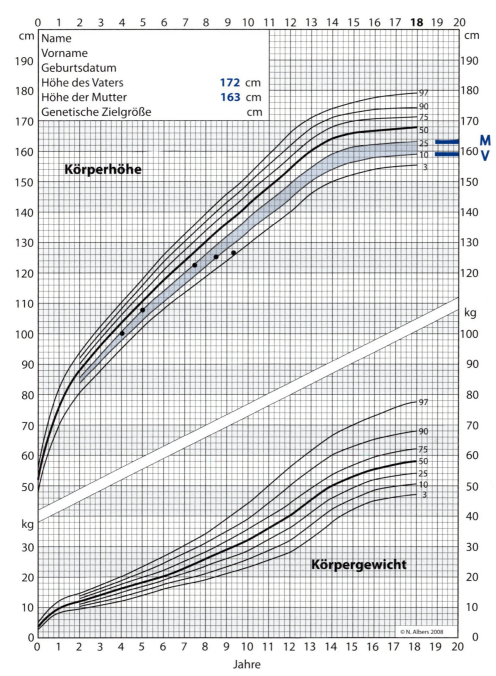

Abb. 4.3. Perzentilkurve für Körperhöhe (Mädchen). Die Körperhöhen der Eltern sind oben rechts mit blauen Balken auf den Perzentilen eingezeichnet. Die Höhe der Mutter wurde direkt eingezeichnet, die Höhe des Vaters nach Abzug von 13 cm (der mittleren Differenz zwischen Männern und Frauen). Hellblau eingezeichnet der familiäre Wachstumskanal, begrenzt durch die mütterliche und die väterliche Perzentillinie. Die eingezeichneten Wachstumspunkte zeigen einen Wachstumsknick, der im Abschnitt »Wachstumsgeschwindigkeit« erläutert wird

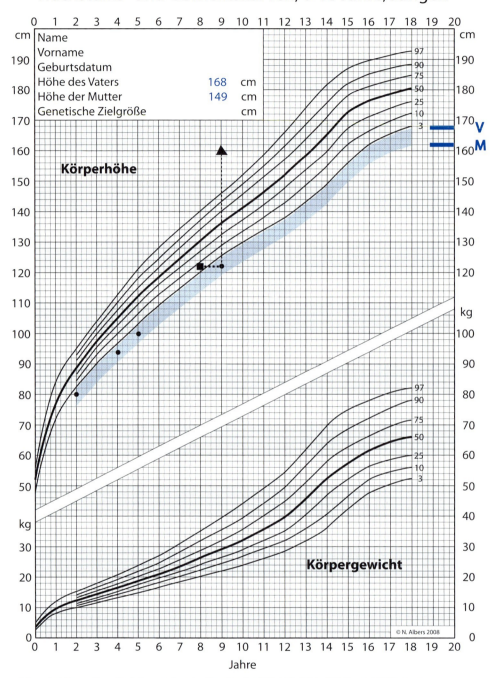

Abb. 4.4. Perzentilkurve für Körperhöhe (Jungen). Die Körperhöhen der Eltern sind *oben rechts* mit *blauen Balken* auf den Perzentilen eingezeichnet. Die Höhe des Vaters wurde direkt eingezeichnet, die Höhe der Mutter nach Addition von 13 cm (der mittleren Differenz zwischen Männern und Frauen). Die eingezeichneten *Wachstumspunkte* zeigen ein typisches Beispiel für einen familiären Kleinwuchs mit einem Wachstumskanal *(hellblau),* der an bzw. unterhalb der 3. Perzentillinie liegt und von den Perzentilen der Mutter und des Vaters begrenzt wird.

Zusätzlich wurde in diesem Beispiel das im Alter von 8 Jahren ermittelte Skelettalter als *Quadrat* eingezeichnet. Die *Datenpunkte* »Körperhöhe bezogen auf chronologisches Alter« und »Körperhöhe bezogen auf das Skelettalter« wurden mit einer *gestrichelten Linie* verbunden, weil sie zum gleichen Zeitpunkt erhoben wurden

Auch das Skelettalter und die aktuelle Wachstumsprognose können auf der Wachstumskurve eingezeichnet werden und geben wichtige Hinweise zur Beurteilung des Wachstumsverlaufs. Zunehmende Akzelerationen des Skelettalters (z. B. bei inadäquater Behandlung von Patienten mit adrenogenitalem Syndrom) können auf einen Blick erkannt werden und müssen nicht aus den Aufzeichnungen zusammengesucht werden. In ◘ Abb. 4.4 ist das Skelettalter der Patientin, das bei einem chronologischen Alter von 9 Jahren ermittelt wurde, als *schwarzes Quadrat* eingezeichnet worden. Sowohl das Skelettalter als auch das chronologische Alter werden auf Höhe der aktuellen Körperhöhe eingetragen (hier 122 cm) und mit einer *gestrichelten Linie* verbunden, weil beide Datenpunkte zur gleichen Visite gehören.

Aus den aktuellen Wachstumsdaten und dem Skelettalter kann die Wachstumsprognose errechnet werden. Die Wachstumsprognose wurde in ◘ Abb. 4.4 mit einem Dreieck eingezeichnet (verbunden mit der aktuellen Körperhöhe durch eine *gestrichelte Linie*) und macht deutlich, ob die Prognose auf der Höhe des elterlichen Zielperzentilenbereichs liegt. Das Einzeichnen der Prognose zu wiederholten Zeitpunkten kann besonders dann hilfreich sein, wenn man die Veränderung der Prognose über die Zeit verfolgen möchte, z. B. während einer Wachstumshormontherapie.

Wachstumsgeschwindigkeit

> **Der Wachstumsverlauf ist der wichtigste Parameter zur Wachstumsbeurteilung und ist, im Gegensatz zu vielen Laborwerten, unverzichtbar.**

Eine gute auxologische Beurteilung macht nicht selten eine Blutuntersuchung überflüssig. Das gelbe Vorsorgeheft ist die wichtigste Quelle von Wachstumsdaten. Ein vergessenes gelbes Vorsorgeheft sollten von den Eltern nachgereicht werden. Ergänzend können Arztbriefe aus Kliniken oder Daten des niedergelassenen Kinder- und Jugendarztes angefordert werden.

Das Wachstum sollte nach dem 2. Lebensjahr perzentilenparallel erfolgen. In den ersten zwei Jahren »suchen« einige Kinder noch ihre Perzentillinie und kreuzen eventuell mehrere Kurven. Die Unterscheidung zum pathologischen Wachstum ist nicht einfach und erfordert eine Gesamtbeurteilung des Kindes inklusive Analyse des Gewichtsverlaufs sowie der Familie.

Falls das Wachstum nicht parallel zu einer Perzentillinie verläuft, »knickt« es nach oben oder unten ab. Objektiv liegt dann eine pathologische Wachstums**geschwindigkeit** (»height velocity«, HV) vor. Für die Wachstumsgeschwindigkeit gibt es eigene Perzentilkurven. Zwei Beispiele finden sich in den ◘ Abb. 4.5 (Mädchen) und ◘ Abb. 4.6 (Jungen).

Das Eintragen der Wachstumsgeschwindigkeit in die Kurven erfordert etwas mehr Aufwand als das Erstellen einer Perzentilkurve für das Wachstum. Für definierte Zeitintervalle kann die durchschnittliche Wachstumsgeschwindigkeit folgendermaßen berechnet werden:

Wachstumsgeschwindigkeit zwischen Zeitpunkt A und B [cm/Jahr] = (Körperhöhe zum Zeitpunkt B – Körperhöhe zum Zeitpunkt A) : Zeitdauer zwischen A und B in Jahren

Beispiel: Ein Mädchen ist mit 2 3/12 Jahren 88,0 cm groß. Mit 3 4/12 Jahren ist es 97,4 cm groß. Der zu überblickende Zeitraum beträgt also 14 Monate = 1,17 Jahre. Daraus berechnet sich:

Wachstumsgeschwindigkeit = (97,4 cm – 88,0 cm) : 1,17 Jahre = 8,0 cm/Jahr

Das Ergebnis dieser Berechnung wird als *horizontale Linie* in der Perzentilkurve eingezeichnet. Die Linie hat ihren Startpunkt bei Alter A (2 3/12 Jahre), den Endpunkt bei Alter B (3 4/12 Jahre) und liegt auf der Höhe der errechneten Wachstumsgeschwindigkeit.

Das Intervall zwischen den Zeitpunkten, zwischen denen die Wachstumsgeschwindigkeit berechnet werden soll, sollte **mindestens 6 Monate** betragen, weil das Wachstum saisonal schwankt und kleine Messfehler bei kleinen Intervallen zu größeren Fehlern in der Berechnung der Wachstumsgeschwindigkeit führen. Jahresabstände sind ideal. Vorsicht bei der Übernahme von Wachstumsdaten aus anderen Praxen oder Kliniken. Nicht immer werden geeichte Geräte genutzt, sodass Schwankungen der Wachstumskurve auch rein technische Gründe haben können.

Die Wachstumsgeschwindigkeit ist ein sehr sensibler Parameter (der übrigens mathematisch gesehen der ersten Ableitung der Wachstumsperzentillinie, also der Steigung der Perzentilkurve entspricht). Ein Kind, das über einen längeren Zeitraum eine Wachstumsgeschwindigkeit im Bereich zwischen der 3. und 10. Perzentillinie hat, wird sich mit der Körperhöhe in dieser Zeit kontinuierlich nach unten bewegen, also einen »Wachstumsknick« aufweisen.

> **Nur eine langfristige Wachstumsgeschwindigkeit zwischen der 25. und dem 75. Perzentillinie sichert ein Wachstum parallel zu den normalen Perzentilen!**

Auch Kinder mit familiärem Kleinwuchs, die auf der 3. Perzentillinie der Wachstumskurve wachsen, haben eine Wachstums**geschwindigkeit**, die im Mittel nicht unter die 25. Perzentillinie fällt. Aus diesem Grund ist der Bereich zwischen der 25. und 75. Perzentillinie in ◘ Abb. 4.5 und Abb. 4.6 *hellblau hinterlegt*. Dieser Bereich ist der eigentliche »Normbereich« für die Wachstumsgeschwindigkeit.

Entsprechend zeigt das schon im obigen Beispiel erwähnte Mädchen in ◘ Abb. 4.5 eine normale Wachstums-

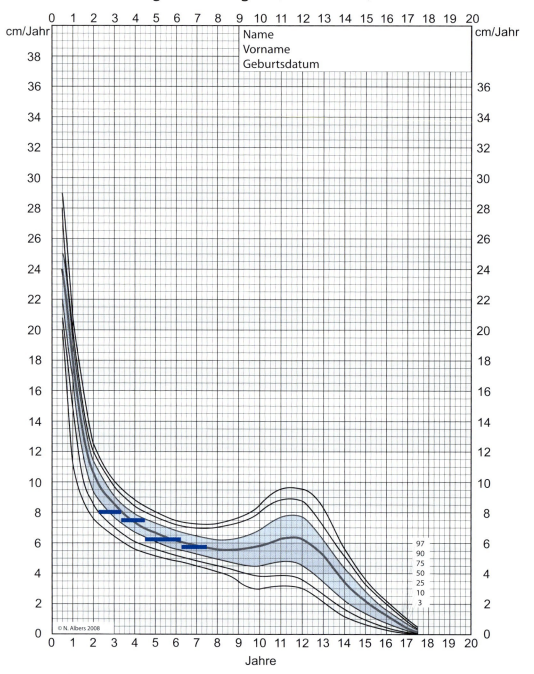

Abb. 4.5. Perzentilkurve für die Wachstumsgeschwindigkeit (Mädchen). Bitte beachten: der Normbereich für die Wachstumsgeschwindigkeit liegt *(hellblau hinterlegt)* zwischen der 25. und 75. Perzentillinie. Im Beispiel finden sich eingezeichnete Wachstumsgeschwindigkeitsdaten eines Mädchens mit normalem (perzentilenparallelem) Wachstum

4.4 · Untersuchung

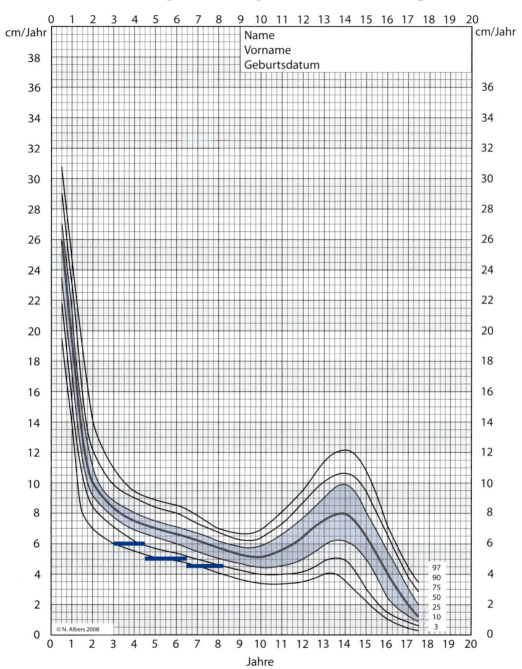

L. Reinken et al. Klin. Pädiatrie 192: 25-33 (1980)
I. Brandt. Kinderarzt 11: 43-51 (1980)
I. Brandt: Human Growth. A Comprehensive Treatise. 2nd Ed., Vol. 1. Eds: F. Falkner, J.M. Tanner. Plenum Press, New York (1986)
I. Brandt, L Reinken: Klin. Pädiatrie 200: 451-456 (1988)
L. Reinken, G. v. Ost: Klin. Pädiatrie 204: 129-133 (1992)

Abb. 4.6. Perzentilkurve für die Wachstumsgeschwindigkeit (Jungen). Bitte beachten: der Normbereich für die Wachstumsgeschwindigkeit liegt *(hellblau hinterlegt)* zwischen der 25. und 75. Perzentillinie. Im Beispiel finden sich eingezeichnete Wachstumsgeschwindigkeitsdaten eines Jungen mit pathologischem Wachstum. Details siehe Text im Abschn. »Wachstumsgeschwindigkeit«

geschwindigkeit zwischen dem Alter von 2 3/12 Jahren und 7 6/12 Jahren, während die Wachstumsgeschwindigkeit des Jungen in Abb. 4.6, obwohl sie nie unter der 3. Perzentillinie liegt, deutlich pathologisch ist und eine diagnostische Klärung erfordert.

Das Mädchen in ◘ Abb. 4.3 zeigt bei flüchtigem Hinsehen keinen Kleinwuchs (sie liegt mit ihrer Körperhöhe immer oberhalb der 3. Perzentillinie). Ungeübte würden das Wachstum möglicherweise als ausreichend beurteilen. Nach dem Alter von 7 6/12 Jahren knickt das Wachstum allerdings deutlich ab, die Wachstums**geschwindigkeit** ist ab diesem Alter hochpathologisch (ca. 2,2 cm/Jahr, deutlich unterhalb der 3. Perzentillinie!) und zeigt als sensibler Parameter an, dass dieses Mädchen eine erhebliche (erworbene) Wachstumsstörung hat, die es zwingend zu klären gilt.

Proportionen

> Zu jeder Wachstumsbeurteilung gehört die Suche nach einem dysproportionierten Wachstum.

Bekanntestes Beispiel für ein dysproportioniertes Wachstum ist die Achondroplasie, die allerdings als Blickdiagnose keine weiteren Messungen zur Diagnosesicherung erfordert. Es gibt aber zahlreiche Skeletterkrankungen mit kurzen Extremitäten und dysproportioniertem Wachstum, die nur bei genauer Untersuchung zu erkennen sind. Beispiele sind die Hypochondroplasie oder metaphysäre Skelettdysplasien. Auch beim Marfan-Syndrom findet sich eine Dysproportion mit langen Extremitäten.

Als Basisuntersuchung sollte die **Armspanne** gemessen werden, die vor dem Alter von 10 Jahren etwas niedriger als die Körperhöhe ist, danach ist die Armspanne größer als die Körperhöhe. Abweichungen von +/- 4 cm sind dann als normal zu werten.

Zur Erfassung einer Dysproportion zwischen Wirbelsäule und Beinen kann die **Sitzhöhe** gemessen werden. Dazu wird der Patient auf einen genormten Stuhl vor das Stadiometer gesetzt (Höhe 60 cm) und die Sitzhöhe gemessen.

Eine simple Alternative besteht in der Bestimmung der **Ratio aus Ober- zu Unterlänge**. Dazu wird der Patient am Stadiometer positioniert, die Oberkante der Symphyse wird ertastet und von diesem Punkt aus bis zum Fußboden mit einem Maßband gemessen. Ab einem Alter von ca. 6 Jahren liegt die Ratio aus Ober- zu Unterlänge bei 1,1, ab 10 Lebensjahren bei 1,0. Afroamerikaner liegen ca. 0,1 unter diesen Werten, haben also etwas längere Beine bzw. einen kürzeren Oberkörper im Verhältnis zu Weißen. Deutliche Abweichungen müssen durch weitere Messungen (Sitzhöhe, ggf. getrennte Messungen von Ober- und Unterschenkel, auch auf Röntgenaufnahmen) objektiviert werden (Hall et al. 1989).

Gewicht und BMI

Die Gewichtsmessung muss auf einer geeichten Waage erfolgen. Übliche Personenwaagen, wie sie in Haushalten verwendet werden, sind wegen der fehlenden Eichbarkeit nicht zugelassen.

Das Gewicht sollte ebenfalls auf einer Perzentilkurve eingezeichnet werden, praktischerweise auf dem gleichen Blatt wie das Längenwachstum (◘ Abb. 4.3 und Abb. 4.4). Die gleichzeitige Beurteilung von Länge und Gewicht gibt Hinweise auf die Genese von Wachstums- oder Gedeihstörungen. So führen Darmerkrankungen meist zuerst zu einer mangelnden Gewichtszunahme und erst später zu einer Kompromittierung des Längenwachstums, während primäre Wachstumsstörungen wie ein Wachstumshormonmangel meist zu einem zeitgleichen Abfall von Länge und Gewicht führen.

Die Berechnung des Body-Mass-Index (BMI) als grobes Maß für die Fettmasse des Körpers und die Quantifizierung des relativen Gewichts ist eine wichtige Ergänzung insbesondere bei schweren oder leichten Patienten.

$$\text{BMI} = \frac{\textit{Körpergewicht [kg]}}{\textit{Körperhöhe [m]}^2}$$

Derzeit sind die BMI-Perzentile von Kromeyer-Hauschild et al. (2001) die für deutsche Kinder aktuellsten und am häufigsten verwendeten Kurven. Sie erlauben die Erkennung von übergewichtigen (>90. Perzentillinie) und adipösen Kindern (>97. Perzentillinie; ▶ Kap. 19). Wichtig ist auch die Erkennung untergewichtiger Patienten, um Anorexien oder konsumierende Erkrankungen nicht zu übersehen.

Die Hautfaltendicke kann über dem Trizeps und subskapulär mit einem Hautfaltenmessgerät gemessen werden. Bei einem konstanten Druck von 10 g/mm² kann die Hautfaltendicke abgelesen und auf geschlechtsspezifischen Perzentillinien eingetragen werden (Hall et al. 1989).

Adipositas und Übergewicht kommen bei Hypothyreose und Cushing-Syndrom gemeinsam mit einer verminderten Wachstumsgeschwindigkeit vor, sind allerdings häufiger Ausdruck einer nichtendokrinen Gewichtsproblematik (dann meist vergesellschaftet mit normalem Wachstum oder sogar übermäßigem Wachstum im Sinne eines Adiposogigantismus).

Bei Patienten mit Diabetes mellitus ist die Überwachung des Gewichts unter anderem wichtig, um eine Kohlehydratmast zu erkennen. Am anderen Ende der Skala ist nicht ganz selten eine bewusste Unterdosierung von Insulin mit konsekutiver Gewichtsabnahme bei Adoleszenten anzutreffen.

Körperoberfläche

Die Körperoberfläche ist eine wichtige Bezugsgröße bei vielen Medikamentendosierungen in der Pädiatrie (z. B. Dosierungen von Hydrokortison bei adrenogenitalem Syndrom, Flüssigkeitstherapie bei Diabetesentgleisung). Nomogramme zur Ablesung der Körperoberfläche finden sich in vielen pädiatrischen Lehrbüchern. Einfacher ist im klinischen Alltag die Berechnung mithilfe folgender Formel, die sich auf den meisten Taschenrechnern bewältigen lässt:

$$Körperoberfläche\ [m^2] = \sqrt{\frac{Körperhöhe\ [cm]\ x\ Körpergewicht\ [kg]}{3600}}$$

Kopfumfang

Der Kopfumfang kann mit einem Maßband gemessen werden. Der größtmögliche Umfang kann ermittelt werden durch Anlegen des Maßbandes im oberen Stirnbereich und Verschieben des Maßbandes am Hinterkopf, bis ein maximaler Umfang erreicht wurde. Der ermittelte Wert sollte auf geschlechtsspezifischen Perzentilkurven eingezeichnet werden.

> Der absolute Umfang ist dabei ebenso zu beachten wie die Entwicklung über die Zeit.

Zunehmend kleinere Kopfumfänge finden sich bei retardierten Patienten und Syndromen, zunehmende Kopfumfänge bei Säuglingen und Kleinkindern mit Hydrozephalus und Hirndruck.

Zur Beurteilung des Kopfumfangs sollten zumindest bei mikro- oder makrozephalen Kindern auch die gemessenen Kopfumfänge der Eltern herangezogen werden. Familiäre Formen von harmlosem Mikro- und Makrozephalus sind nicht selten.

Pubertätszeichen, Behaarung

Die Pubertätsentwicklung ist eng verbunden mit dem Wohlergehen des Kindes, sodass unerwartete Pubertätsentwicklungen stets Anlass zu weiterer Diagnostik geben sollten. Aus diesem Grund gehört die Untersuchung und Dokumentation der Pubertätsstadien nicht nur zu jeder pädiatrisch-endokrinologischen Untersuchung, sondern sollte selbstverständlich auch bei Patienten mit Diabetes und letztlich bei allen Kindern und Jugendlichen vorgenommen werden, die sich mit nichtbanalen Erkrankungen bei einem Pädiater vorstellen.

Eine Zusammenfassung der wichtigsten Pubertätszeichen mit ihrer Klassifizierung nach Tanner findet sich in ◘ Abb. 4.7. Abweichungen von der normalen Entwicklung (Hypospadien, Formen der Intersexualität, Störungen der Geschlechtsentwicklung) werden im ▶ Kap. 25 dargestellt. Diese Abweichungen erfordern Erfahrung in der Untersuchung, eine sehr genaue Inspektion des Genitales und eine präzise Dokumentation. Im Folgenden werden nur die physiologischen Stadien der Genitalentwicklung dargestellt.

Pubertätsstadien bei Jungen

1. Die **Hodenvergrößerung** ist das erste klinische Zeichen der Pubertätsentwicklung. Die Hodengröße muss palpiert werden, das Hodenvolumen wird durch Vergleich mit einem Orchidometer bestimmt. Volumina ab 4 ml gelten als pubertär. Ist kein Orchidometer vorhanden, sollte mindestens die Hodenlänge im längsten Durchmesser gemessen werden. Ab 2,5 cm Hodenlänge gilt die Entwicklung als pubertär.
2. Die **Pubesbehaarung** wird nach Tanner klassifiziert. Dabei ist zu beachten, dass Vellushaare nicht als Pubesbehaarung verkannt werden. Vellushaare bestehen von Geburt an, sind weich, liegen der Haut nahe an und kräuseln sich nicht. Besonders bei dunkelhaarigen Kindern sind sie bei genauer Inspektion zu erkennen und geben gelegentlich Anlass zur Vorstellung wegen vermeintlicher Pubertas präcox.

   Echte Pubeshaare sind kräftiger als Vellushaare, heben sich vom Hautniveau ab und kräuseln sich meistens. Die ersten Pubeshaare beim Jungen finden sich am Skrotum oder an der Peniswurzel.

   Die genaue Abfolge der Pubesbehaarung findet sich in ◘ Abb. 4.7. Fehlende Pubesbehaarung wird als präpubertär bzw. Tannerstadium PH 1 (»pubic hair«, PH) klassifiziert. Die weiteren Stadien umfassen
   - PH 2 (erste Pubeshaare am Skrotum oder der Peniswurzel),
   - PH 3 (Behaarung greift um die Peniswurzel herum),
   - PH 4 (Ausbildung eines waagerecht begrenzten Haarareals oberhalb der Peniswurzel mit Skrotalbehaarung) und
   - PH 5 (adulte männliche Pubesbehaarung mit Ausziehung der Haargrenzen Richtung Bauchnabel).
3. Die **Penisentwicklung** oder -größe wird nur grob den entsprechenden Tannerstadien zugeordnet und lässt sich nicht gut quantifizieren. Tanner gibt die Stadien G 1–G 5 an.

   Die Penislänge sollte im nichterigierten, aber gestreckten Zustand von der Basis bis zur Eichelspitze gemessen werden, wenn spezielle Fragestellungen bestehen (Mikropenis; »disorder of sex development«, DSD).

   Um eine unhygienische Benutzung von Maßbändern zu vermeiden, kann praktischerweise eine 5-ml-Lüer-Spritze (ohne Kanüle!) schmerzfrei an der oberen Peniswurzel in den Mons pubis Richtung Symphyse gedrückt werden. Der Penis wird an der Spritze entlang gestreckt und die Eichelspitze an der Spritzenskala abgelesen. Dann wird die Spritze vom Patienten entfernt

◻ **Abb. 4.7. Pubertätszeichen nach Tanner.** Details finden sich im Text

B 1	Präpuberal: kein palpabler Drüsenkörper, nur die Brustwarze ist prominent	
B 2	Brustknospe: leichte Verwölbung der Drüse im Bereich des Warzenhofs. Vergrößerung des Areolendurchmessers gegenüber B 1	
B 3	Brustdrüse und Areola weiter vergrößert. Drüsen jetzt größer als der Warzenhof. Dieser ist jedoch ohne eigene Konturen	
B 4	Knospenbrust: Areolen und Warzen heben sich gesondert von der übrigen Drüse ab	
B 5	Vollentwickelte Brust: die Warzenvorhofvorwölbung hebt sich von der allgemeinen Brustkontur nicht mehr ab	

		♂	♀
PH 1	Präpuberal = keine Pubesbehaarung Genitalregion ist nicht stärker als das Abdomen behaart		
PH 2	Spärliches Wachstum von langen, leicht pigmentierten, flaumigen Haaren, glatt oder gering gekräuselt. Sie erscheinen hauptsächlich an der Peniswurzel bzw. entlang der großen Labien		
PH 3	Beträchtlich dunklere, kräftigere und stärker gekräuselte Haare. Behaarung geht über die Symphyse etwas hinaus. Auf Foto sichtbar		
PH 4	Behaarung entspricht dem Erwachsenentyp, die Ausdehnung ist aber noch beträchtlich kleiner. Noch keine Ausbreitung auf die Innenseite der Oberschenkel		
PH 5	In Dichte und Ausdehnung wie beim Erwachsenen, aber nach oben horizontal begrenzt. Dreieckform		
PH 6	Bei 80% der Männer und 10% der Frauen kommt es zu weiterer Ausbreitung der Behaarung über PH 5 hinaus nach oben		

und die Entfernung von der Spritzenspitze bis zur abgelesenen Skalenmarkierung gemessen (▶ Kap. 19).

Auch für Penislängen sind Perzentilkurven verfügbar. Als Daumenregel gilt, dass eine präpubertäre Penislänge von 2,5–3 cm noch als normal zu werten ist (entspricht ca. –2,5 Standardabweichungen). Die 10. Perzentillinie der gestreckten Penislänge liegt nach Schoenfeld (zitiert bei Hall et al. 1989) mit einem Jahr bei 3 cm, von 6–11 Jahren bei 4,5 cm und steigt danach auf 10 cm mit 16 Jahren an. Ein echter Mikropenis ist nicht nur kurz, sondern hat auch einen reduzierten Umfang/Durchmesser.

4. Weitere Pubertätszeichen beim Jungen sind
   - Akne,
   - Axillarbehaarung,
   - Wachstumsschub,
   - Ausbildung männlicher Körperformen,
   - Stimmbruch,
   - Bartwuchs,
   - Pollutionen (spontane Samenergüsse) und
   - Stimmungsschwankungen.

Pubertätszeichen beim Mädchen

1. **Brustentwicklung.** Die Brustdrüsenschwellung ist meist das erste Pubertätszeichen beim Mädchen, gelegentlich folgt sie der Pubesbehaarung (◘ Abb. 4.7). Auch hier wurde eine sinnvolle Quantifizierung von Tanner vorgeschlagen, die weltweit in Gebrauch ist: Die präpubertäre Brust ohne palpablen Brustdrüsenkörper wird als Tannerstadium B 1 klassifiziert. Im Stadium B 2 findet sich eine Brustdrüsenvergrößerung, die die Mamillengröße nicht überschreitet (oft asymmetrisch), Im Stadium B 3 wird die Mamillengröße überschritten, die Brust ist aber noch klein. Stadium B 4 wird durch eine Brustentwicklung mit erhabener Mamille gekennzeichnet, im Stadium B 5 findet sich eine adulte Brustentwicklung, die Mamille liegt im Brustniveau. Nicht jede erwachsene Frau erreicht das Stadium B 5.
2. **Pubesbehaarung.** Im Stadium PH 1 finden sich keine Pubeshaare (zur Differenzierung von Pubeshaaren und Vellushaaren; ▶ oben; ◘ Abb. 4.7). Weitere Stadien sind:
   - PH 2 (erste Pubeshaare entlang der großen Labien; nicht immer im Stehen zu sehen, die Oberschenkel müssen zur Untersuchung leicht gespreizt werden),
   - PH 3 (Pubeshaare wachsen bis auf den Mons pubis mit runder kranialer Begrenzung),
   - PH 4 (Mons pubis mit Pubeshaaren bedeckt, die kraniale Begrenzung verläuft waagerecht) und
   - PH 5 (Pubesbehaarung greift auf die Innenseiten der Oberschenkel über).
3. Weitere Pubertätszeichen beim Mädchen:
   - Axillarbehaarung,
   - Akne,
   - Östrogenisierung des Introitus (präpubertär: dünne Epithelschicht, düsterrotes Aussehen. Pubertär: mehrschichtiger Epithelaufbau, hellrosa Farbe),
   - weibliche Körperkonturen,
   - Menarche und
   - Stimmungsschwankungen.

Haut und Haare

Die Haut kann vielfältige Veränderungen zeigen, die auf Erkrankungen hindeuten oder bei bekannten Erkrankungen sekundär auftreten. Der Patient sollte daher stets weitgehend entkleidet untersucht werden.

Café-au-lait-Flecken kommen bei ca. 3% aller gesunden Kinder und Jugendlichen zwischen 5 und 15 Jahren vor, sind also nicht selten. Sie sind im Sommer meist stärker pigmentiert und damit besser erkennbar. Im Zusammenhang mit einer Pubertas präcox sollte an ein McCune-Albright-Syndrom gedacht werden, bei dem im Gegensatz zur Neurofibromatose Typ 1 (M. Recklinghausen) ein einzelner Café-au-lait-Fleck zur Diagnose ausreicht (neben der peripheren Pubertas präcox und/oder einer fibrösen Knochendysplasie). In diesen Fällen müssen die Kinder im völlig unbekleideten Zustand genau abgesucht werden, denn Caé-au-lait-Flecken liegen gelegentlich sehr versteckt im Haaransatz, in Körperfalten oder im Anogenitalbereich. Die ◘ Abb. 4.8 zeigt ein Beispiel eines blassen Café-au-lait-Flecks im Nackenbereich.

Die **Acanthosis nigricans** imponiert als eine rauhe, flächenhafte Hautverdickung mit braun-schwärzlicher Verfärbung, besonders am Hals und axillär. Die ◘ Abb. 4.9 zeigt ein Beispiel einer abblassenden Acanthosis nigricans bei einer Patientin mit polyzystischem Ovariensyndrom (PCOS) und ausgeprägtem Hirsutismus. Alle Symptome verschwanden nach 15% Gewichtsabnahme fast vollständig, die Acanthosis nigricans ist noch schwach zu erkennen.

Ein **Myxödem** ist selten im Kindesalter. Es imponiert durch eine teigig-feste Hautbeschaffenheit, die zunächst an ein Ödem erinnert. Längerer Druck erzeugt jedoch keine bleibende Eindellung. Es tritt vermutlich nur bei ausgeprägter und länger bestehender Hypothyreose im Kindesalter auf. In der eigenen Ambulanz wurde es bei einem Patienten mit Diabetes mellitus beobachtet, der eine Autoimmunthyreopathie mit erheblicher Hypothyreose (thyreoideastimulierendes Hormon, TSH >100 µU/ml) entwickelte. Der Familie war bereits aufgefallen, dass die Insulininjektionen »anders« waren.

Lymphödeme sind besonders im Neugeborenenalter ein Hinweis auf ein Ullrich-Turner-Syndrom. Sie finden sich besonders an Hand- und Fußrücken sowie im Hals-

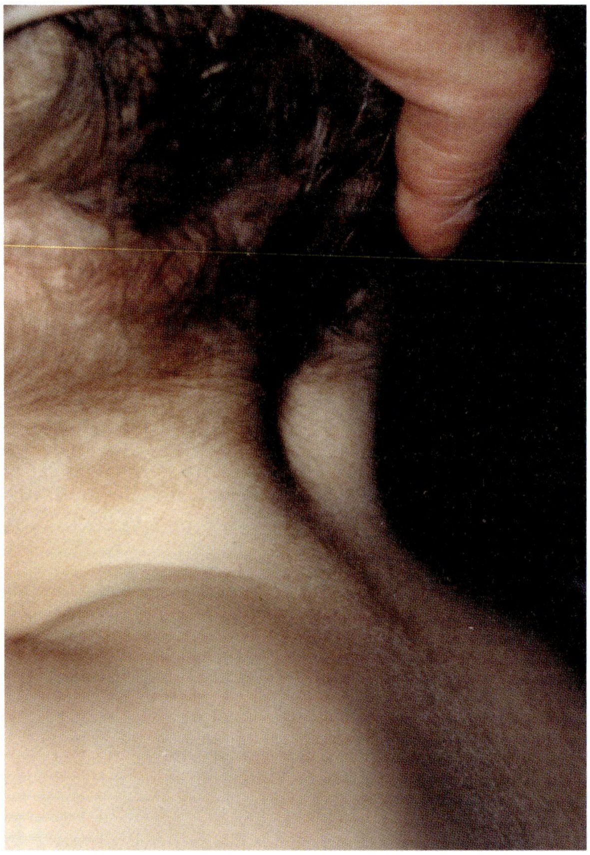

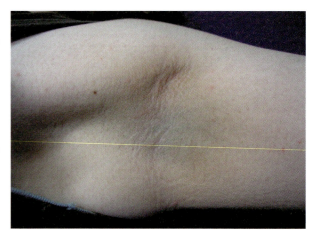

Abb. 4.9. Acanthosis nigricans, axillär. Schwach ausgeprägter Befund nach Gewichtsabnahme bei polycystischem Ovariensyndrom

Abb. 4.8. Ein blasser Café-au-lait-Fleck im Nacken eines Kindes mit McCune-Albright-Syndrom. Das Kind wies keine weiteren Flecken auf

bereich. Das Pterygium colli (Flügelfell) ist vermutlich ein Relikt dieser Lymphsystemanomalie.

Das **Pterygium colli** ist nicht immer einfach zu erkennen (und kann beim Ullrich-Turner-Syndrom völlig fehlen). Gelegentlich ist es nur bei gezielter Seitneigung des Kopfes mit konsekutiver Hautfaltenbildung zu erkennen.

Lipodystrophien bei Patienten mit Diabetes mellitus finden sich in Bereichen, in denen häufig Insulin subkutan gespritzt wird. Sie imponieren als Hautindurationen mit rundlichem Rand und teilweise erheblicher Dicke und Durchmesser. Patienten neigen dazu, die Injektionsstellen nicht zu wechseln, weil es bequemer ist und Einstiche in Lipodystrophiebereiche weniger schmerzen.

> **Injektionsstellen müssen sowohl bei Patienten mit Diabetes mellitus, als auch bei Patienten unter Wachstumshormontherapie bei jeder Visite kontrolliert werden.**

Neben Hautverdickungen kommen auch Atrophien bei unsachgemäßer Injektion in immer die gleichen Areale zustande. Meist lassen sich die letzten Injektionsstellen noch an schwach-lividen punktförmigen Hautverfärbungen erkennen. Der Untersucher kann sich so ein Bild über die Verteilung der Injektionen in den Injektionsarealen machen und bei lokalen Häufungen auf einen notwendigen Wechsel der Injektionsstellen hinweisen.

Subkutane Verkalkungen lassen sich leicht palpieren, müssen aber gezielt gesucht oder vom Patienten erfragt werden. Sie treten bei Störungen des Kalzium-Phosphat-Haushaltes (z. B. Pseudohypoparathyreoidismus) auf.

Pigmentierungen der Haut treten generalisiert bei M. Addison auf. Sie sind Folge der verstärkten adrenokotikotropen Hormon-(ACTH)-Bildung und konsekutiv erhöhter Bildung des melanozytenstimulierenden Hormons (MSH) in der Hypophyse. Dazu gehört eine verstärkte Pigmentierung der Hautlinien.

> **Hypertrichose und Hirsutismus** sind Entitäten, die häufig verwechselt werden. Nicht selten werden Patienten mit Hypertrichose dem pädiatrischen Endokrinologen und -diabetologen vorgestellt, um hormonelle Störungen auszuschließen.

Die Differenzialdiagnose lässt sich allerdings meist gut klinisch klären, damit werden viele Blutentnahmen unnötig:
- Die **Hypertrichose** ist eine allgemeine Verstärkung des Haarwachstums ohne Betonung der Pubes- und Axillarregion. Oft sind der Stamm, Extremitäten und Augenbrauen sowie Haaransätze betont. Vielfach sind dunkelhaarige Kinder betroffen, bei ihnen ist die Hypertrichose kräftiger zu sehen und führt häufiger zur Abklärung. Auch Medikamente (Cyclosporin A, Diphenylhydantoin) sowie Syndrome können zur Hypertrichose führen. Stets sollte die Gingiva auf eine Hyperplasie untersucht werden. Eine endokrinologische Untersuchung bei fehlendem Hirsutismus (▶ unten) ist entbehrlich.

- Der **Hirsutismus** ist eine verstärkte Sekundärbehaarung bei Mädchen und Frauen, die häufig zu einer männlicheren Haarverteilung führt. So kann die obere Schamhaargrenze Richtung Bauchnabel ausgezogen sein, weiterhin tritt eine verstärkte Behaarung im Bereich von Kinn und Mund (»Bartwuchs«) sowie perimamillär auf. Die Extremitäten sind in ausgeprägten Fällen beteiligt. In diesen Fällen muss nach einer endokrinen Ursache gesucht werden, meist liegen Hyperandrogenämien vor (adrenogenitales Syndrom, androgenproduzierende Tumoren, polyzystisches Ovariensyndrom u. a.).

  Eine Quantifizierung kann mithilfe des Ferriman-Gallway-Scores erfolgen.

Alopezien treten lokalisiert (einzeln und multipel) sowie generalisiert auf. Selten liegen endokrine Ursachen vor. Zur Differenzialdiagnose sei auf pädiatrisch-dermatologische Lehrbücher verwiesen. Alopezien werden allerdings begleitend bei Autoimmunerkrankungen (z. B. Autoimmunthyreopathie) beobachtet.

Fingernägel und Fußnägel zeigen beim Ullrich-Turner-Syndrom häufig dysplastische Veränderungen auf, z. B. konkaver oder unregelmäßiger Wuchs. Bei Hypothyreose werden Fingernägel brüchig und splittern leicht.

Spezielle Untersuchungen

In diesem Abschnitt werden Schwerpunkte der Untersuchung bei bestimmten Fragestellungen zusammengefasst, die teilweise in der oben angeführten allgemeinen Untersuchung schon abgehandelt wurden. Ziel ist es, keine wichtigen Fragen und Untersuchungen zu vergessen.

Zur Verdeutlichung sind die
- Aspekte der Patienten- und Familienanamnese und
- Aspekte der Untersuchung

in zwei getrennten Übersichten mit verschiedenen Blaustufen aufgeführt.

Schilddrüsenstörungen

Bei Patienten mit vermuteten und bekannten Schilddrüsenstörungen sollten folgende klinische Untersuchungsbefunde registriert werden:

Aspekte der Patienten- und Familienanamnese

1. **Kälteempfinden.** Es sollte nach dem Kälteempfinden im Vergleich zu anderen Personen gefragt werden (»Frierst du eher oder schwitzt du eher als andere?«). Die Frage sollte ergänzt werden durch die zeitliche Eingrenzung etwaiger Veränderungen des Kälteempfindens. Nicht selten wird berichtet, dass das Kind schon immer kälteempfindlich gewesen sei. In diesem Fall wäre die Angabe **kein** Indiz für eine kurzfristig erworbene Hypothyreose.
2. **Druckgefühl.** Nach einem Druckgefühl im Hals sollte gefragt werden. Einige Patienten geben eher an, »einen Frosch im Hals« zu haben. Auch nach Beschwerden/Atemnot unter körperlicher Belastung sollte gefragt werden.
3. **Familienanamnese.** Häufig wird man fündig bei gezielter Nachfrage nach Schilddrüsenstörungen, Operationen oder Tabletteneinnahmen in der weiteren Familie.

Aspekte der Untersuchung

4. **Schilddrüsengröße.** Die Palpation der Schilddrüse erfolgt durch Umfassen des Patientenhalses von dorsal und eine langsame Palpation mit wenig Druck. Die Größe beider Schilddrüsenlappen sollte separat palpiert werden, ebenso der Isthmus. Zusätzliche Informationen sind die Druckempfindlichkeit bei der Untersuchung, Schwirren und Knoten.

   Eine Struma sollte einem Stadium zugeteilt werden, um spätere Veränderungen objektivieren zu können. Folgende Stadien werden dabei unterschieden:

0	Keine Schilddrüsenvergrößerung
Ia	Schilddrüse tastbar vergrößert
Ib	Schilddrüse tastbar vergrößert, bei Reklination des Kopfes auch sichtbar
II	Schilddrüsenvergrößerung bei normaler Kopfhaltung erkennbar
III	Sehr große Schilddrüse, auch mit Verdrängung anderer Strukturen

5. **Allgemeinzustand.** Eine Hyper- und eine Hypothyreose führen zu einer Reduktion des Allgemeinzustandes.
6. **Wachstum.** Eine Hypothyreose führt zur Wachstumsverschlechterung und zur Verlangsamung der Skelettalterreifung. Eine Hyperthyreose verändert das Wachstum meist nicht signifikant, weil sie i. Allg. vor einer (denkbaren) Wachstumsbeschleunigung erkannt und behandelt wird.
7. **Haut.** Auf das Myxödem wurde bereits im Abschnitt der Hautuntersuchung hingewiesen. Eine Hypothyreose führt zudem zu einer trockenen und kühlen Haut. Bei Hyperthyreose ist die Haut meist warm, oft verschwitzt und v. a. im Gesicht

gerötet. Assoziierte Hautveränderungen sind Depigmentierungen (Vitiligo).
8. **Finger- und Fußnägel**. Sie sind bei Hypothyreose brüchig und wachsen langsam, während sie bei Hyperthyreose oft kräftig wachsen.
9. **Herzfrequenz und Blutdruck**. Bei Hypothyreose ist die Herzfrequenz oft langsam (bezogen auf Altersnormwerte), der Blutdruck niedrig oder normal. Eine Hyperthyreose führt dagegen zum Anstieg der Herzfrequenz und zu einem hoch-normalen Blutdruck.
Nicht selten werden bei Hyperthyreose Palpitationen angegeben. Frage: »Hast du manchmal Herzklopfen ohne Grund«?
10. **Augen**. Typische Zeichen der Hyperthyreose im Erwachsenenalter sind der Exophthalmus sowie ein seltener Lidschlag. Im Kindesalter sind okuläre Symptome bei M. Basedow eher selten. Fehlende okuläre Symptome schließen somit keinesfalls eine Hyperthyreose aus.

Kleinwuchs

Die wichtigsten anamnestischen Daten und klinischen Untersuchungsbefunde für die Diagnostik bei Kleinwuchs sind in der ersten Hälfte dieses Kapitels in den ▶ Abschn. 4.3 und 4.4 umfassend dargestellt. Wichtige Frage- und Untersuchungskomplexe, die nicht selten vergessen oder vernachlässigt werden, umfassen:

Aspekte der Patienten- und Familienanamnese
1. Psychosoziale Probleme? Diese Frage sollte nicht fehlen, selbst wenn beim (vermutlich unterdiagnostizierten) psychosozialen Kleinwuchs die Ätiologie nicht einfach zu eruieren ist.
2. Rezidivierende Otitiden und/oder rezidivierende Harnwegsinfektionen (Hinweise auf ein Ullrich-Turner-Syndrom)?

Aspekte der Untersuchung
3. Messung der Elterngrößen, soweit anwesend.
4. Messung der Körperproportionen (wird nach eigener Erfahrung von Ungeübten häufig vergessen).

Hochwuchs

Die wenigsten Patienten mit Hochwuchs haben eine organische Störung, die den Hochwuchs verursacht. Es ist aber eine wichtige Aufgabe des pädiatrischen Endokrinologen, genau diese Fälle zu erkennen. Eine gute Anamneseerhebung und eine gezielte körperliche Untersuchung lassen die wenigen infrage kommenden Erkrankungen erkennen. Darum sind folgende Fragen bzw. Untersuchungen bei Hochwuchs wichtig:

Aspekte der Patienten- und Familienanamnese
1. Augenerkrankungen (Linsenluxation)? Ist das Kind/der Jugendliche schon beim Augenarzt gewesen?
2. Bekannte Herzfehler?
3. Geistige Retardierung? Schulleistungen?
4. Z.n. Omphalozele?
5. Personen mit Marfan-Syndrom in der Familie?
6. Familiäre Neigung zu Thrombosen?

Aspekte der Untersuchung
7. Makroglossie? Hoher Gaumen?
8. Auffällige Facies?
9. Positives Daumenzeichen? (Daumen wird bei Faustschluss eingeschlagen und überragt mit seiner Kuppe die geschlossene Handfläche)
10. Positives Handgelenkzeichen? (Das Handgelenk wird von unten umfasst. Der Daumen erreicht den kleinen Finger)
11. Ratio aus Armspanne zu Körperhöhe >1,05?
12. Spinnenfinger?
13. Erfassung der Pubertätsentwicklung

Marfan-Syndrom

Die Diagnose des Marfan-Syndroms erfolgt noch immer vorwiegend klinisch. Eine gute deutsche Zusammenfassung der Ghent-Nosologie wurde im Deutschen Ärzteblatt publiziert (Ragunath 1997) und kann als pdf-Datei aus dem Internet heruntergeladen werden.

Es hat sich bewährt, die aufgeführten Symptome systematisch zu überprüfen und auf einer vorbereiteten Liste einzutragen. Die im genannten Artikel abgedruckten Tabellen können kopiert als Muster für eine solche Symptomzusammenstellung dienen.

Anamnestische Angaben und klinische Untersuchungsbefunde finden sich integriert im vorausgehenden Abschnitt »Hochwuchs«.

Hodenhochstand

Der normale Hodendeszensus führt dazu, dass beide Hoden mit der Geburt im Skrotum palpabel sind. Nicht selten sind die Hoden aber wegen eines Kremasterreflexes bei der Untersuchung zunächst nicht im Skrotum zu finden, gelegentlich sind sie gar nicht zu palpieren. Da therapeutische Entscheidungen davon abhängen, sollte der nicht behandlungsbedürftige Pendelhoden von den behandlungsbedürftigen Hodenhochstandsformen (Gleithoden, Leistenhoden, Bauchhoden) durch die klinische Untersuchung unterschieden werden. Auch für diese Differenzierung können anamnestische Angaben, gezielt abgefragt, die Zuordnung klären.

Aspekte der Patienten- und Familienanamnese

1. **Anamnestische Angaben:** Ein spontaner Deszensus des Hodens beweist das Vorliegen eines Pendelhodens (auch wenn das Ereignis nur selten zu beobachten ist), denn Gleit-, Leisten- oder Bauchhoden deszendieren nie spontan. Darum reicht auch die zuverlässige Angabe der Eltern, dass sie einen Spontandeszensus beobachtet haben (z. B. in der heimischen Badewanne), um einen Gleithoden auszuschließen. Die Eltern können im Zweifelsfall angeleitet werden, die Hoden zu palpieren, um diese Angaben bei einer erneuten Vorstellung machen zu können.

Aspekte der Untersuchung

2. **Pendelhoden:** Der Hoden liegt spontan entweder im Skrotum oder oberhalb davon. Er lässt sich spannungsfrei an den unteren Skrotalpol verlagern und bleibt auch dort bis zum nächsten Kremasterreflex. Da dieser auch durch Kälte oder psychischen Stress ausgelöst wird, kann die Hodenposition bei Kontrollen häufiger oberhalb des Skrotums erscheinen, als sie es tatsächlich ist. Der Pendelhoden sollte in warmer Umgebung (Bett, Badewanne) spontan deszendieren. Auch die Palpation im Schneidersitz kann versucht werden, wenn im Liegen kein Deszensus zu beobachten ist. Bei Säuglingen kann die Mutter das Sitzen durch Halten unterstützen. Wenn die Hoden im Schneidersitz oder gehaltenen Sitz spontan deszendiert sind oder nach Traktion im Skrotum bleiben, liegt ebenfalls ein Pendelhoden vor.
3. **Gleithoden:** Der Hoden liegt oberhalb des Skrotums und kann bis in den Skrotaleingang gezogen werden. Eine weitere Verlagerung des Hodens bis an den tiefsten Punkt des Skrotums ist infolge der jetzt angespannten Samenstranggebilde nicht oder nur unter Spannung möglich. Der Hoden gleitet beim Loslassen sofort wieder Richtung Leiste zurück.
4. **Leistenhoden:** Der Hoden liegt in der Leiste und kann nicht ins Skrotum verlagert werden.

▼

5. **Bauchhoden oder Anorchie:** Der Hoden liegt intraabdominell und ist demzufolge nicht palpabel. Klinisch ist die Anorchie nicht vom Bauchhoden zu unterscheiden.

Zur ausführlichen Diagnostik und Therapie des Hodenhochstands sei auf die AWMF-Leitlinien (AWMF 2009) verwiesen.

Frühe Pubertät

Eine im medizinischen Sinne »frühe« Pubertät (Pubertas präcox) liegt vor, wenn die ersten Pubertätszeichen vor dem 8. Geburtstag bei Mädchen und vor dem 9. Geburtstag bei Jungen aufgetreten sind. Dieser Sachverhalt sollte zuerst anamnestisch möglichst präzise geklärt werden, um eine unnötige Diagnostik zu vermeiden. Spezielle Fragen und Untersuchungen:

Aspekte der Patienten- und Familienanamnese

1. Beginn der einzelnen Symptome (Behaarung, Schweißgeruch, Brustentwicklung etc.)?
2. Vaginaler Ausfluss oder Blutungen?
3. Kopfschmerzen?
4. Stimmungsschwankungen?
5. Weitere bekannte Hormonstörungen, z. B. Hyperthyreose (McCune-Albright-Syndrom)?
6. Entwicklung der Eltern und der weiteren Familie, besonders Frühentwickler?
7. Ethnischer Hintergrund (Beispiel: afro-amerikanische Mädchen entwickeln sich deutlich früher und beginnen zu 25% ihre Pubertätsentwicklung vor dem 8. Geburtstag)?

Aspekte der Untersuchung

8. Wachstumsschub/erhöhte Wachstumsgeschwindigkeit?
9. Dokumentation aller Tannerstadien separat
10. Hodengröße messen (Orchidometer)
11. Introitus vaginae bei Mädchen inspizieren. Schleimhaut düsterrot oder hellrosa?
12. Sonstige Genitalauffälligkeiten (Hinweis auf intersexuelle Entwicklung = DSD)?
13. Axillarbehaarung?
14. Bei isolierter früher Pubesbehaarung: echte Pubeshaare oder betonte Vellushaare?
15. Weitere Pubertätszeichen: Bartwuchs, Akne, Stimmbruch, Körperproportionen/Fettverteilung, sonstige Körperbehaarung
16. Café-au-lait-Flecken?
17. Knochenveränderungen sichtbar oder palpabel?
18. Eingeschränktes Sichtfeld (Fingerperimetrie)?

Späte Pubertät

Eine im medizinischen Sinne »späte« Pubertät (Pubertas tarda) liegt vor, wenn die ersten Pubertätszeichen am 13. Geburtstag bei Mädchen und mit 14,5 Lebensjahren bei Jungen noch nicht aufgetreten sind. Sollten bereits einzelne Pubertätszeichen vorhanden sein, liegt definitionsgemäß keine Pubertas tarda vor. Allerdings muss an die Möglichkeit eines Pubertätsstillstands oder an Sonderformen der klinischen Pubertätsentwicklung gedacht werden. So tritt bei Patientinnen mit kompletter Androgenresistenz nur eine Brustentwicklung auf, eine Pubes- oder Axillarbehaarung folgt jedoch nicht. Daher ist die separate Dokumentation aller Pubertätszeichen auch bei der späten Pubertätsentwicklung wichtig. Spezielle Fragen und Untersuchungen:

> **Aspekte der Patienten- und Familienanamnese**
> 1. Chronische Erkrankungen, bes. Herzfehler
> 2. Kopfschmerzen
> 3. Sehstörungen
> 4. Pubertätsentwicklung der Eltern und weiterer Familienmitglieder

> **Aspekte der Untersuchung**
> 5. Fingerperimetrie
> 6. Riechstörungen (▶ oben)
> 7. Leistungssport
> 8. Primäre oder sekundäre Amenorrhö
> 9. Entwicklung der Eltern
> 10. Otitiden, Harnwegsinfektionen (UTS)

Störungen des Kalzium- und Phosphatstoffwechsels

Diese Störungen zeigen ganz eigene Symptome, nach denen gezielt gefahndet werden sollte. Zur genauen und komplexen Differenzialdiagnostik sei auf das Kapitel zu diesem Thema verwiesen.

> **Aspekte der Patienten- und Familienanamnese**
> 1. Krampfanfälle oder unklare Bewusstlosigkeiten in der Anamnese?
> 2. Personen mit analogen Erkrankungen oder Symptomen in der Familie (nicht selten bei Pseudohypoparathyreoidismus)?

> **Aspekte der Untersuchung**
> 3. Auffällige Facies?
> 4. Kleinwuchs?
> 5. Auffällige Extremitäten, insbesondere dysmorphe Hände?
> 6. Geistige Entwicklung?
> 7. Chvostek-Zeichen: Beklopfen des N. facialis ca. 1–2 cm vor dem Ohr. Bei Kontraktion der ipsilateralen Gesichtsmuskulatur positiv und hinweisend auf eine Hypokalzämie
> 8. Trousseau-Zeichen: Anlegen einer Blutdruckmanschette mit RR > systolischer Blutdruck für 3 min. Anschließende Pfötchenstellung: Zeichen positiv. Ist vermutlich sensitiver als das Chvostek-Zeichen und spricht ebenfalls für eine Hypokalzämie
> 9. Subkutane Verkalkungen. Die Haut des Patienten muss dafür komplett palpiert werden. Nicht selten geben Patienten auf gezielte Nachfrage ihnen lange bekannte Verkalkungen an

Diabetes mellitus

Mindestens einmal pro Jahr sollte eine komplette körperliche Untersuchung bei bekannten Patienten mit Diabetes mellitus erfolgen. Bei Manifestation und Entgleisungen sowie anderen stationären Aufnahmen gehört die vollständige Untersuchung zum Aufnahmeverfahren. Im Folgenden werden nur ausgewählte Themen dargestellt.

Diagnostik bei Manifestation und Entgleisungen:

> **Aspekte der Patienten- und Familienanamnese**
> 1. Dauer und Quantifizierung von Gewichtsverlust, Polyurie, Polydipsie, reduziertem Allgemeinzustand, Foetor ex ore
> 2. Zöliakie, Schilddrüsenstörungen, Nebenniereninsuffizienz bekannt?
> 3. Weitere chronische Erkrankungen? Z. B. Niereninsuffizienz bei MODY Typ V.
> 4. Diabetes mellitus in der Familie? Welche Generationen? Bei MODY oft Diabetes über 3 Generationen in der Familie.
> 5. Andere verwandte Erkrankungen wie Zöliakie und Schilddrüsenstörungen in der Familie?

> **Aspekte der Untersuchung**
> 6. Dehydratationsgrad bestimmen
> 7. Foetor ex ore?
> 8. Diurese?
> 9. Bewusstseinseintrübung?
> 10. Kurzfristige Kontrollen der Vigilanz und der Herzfrequenz

Diagnostik bei ambulanten Vorstellungen

Aspekte der Patienten- und Familienanamnese
1. Überprüfung und Diskussion der Aufzeichnungen der Blutzuckermessungen
2. Problemerhebung in der Therapiedurchführung. Offene Fragen
3. Familiäre Probleme? Geschwister nicht vergessen

Aspekte der Untersuchung
4. Abtasten der Einstichstellen: Lipodystrophien?
5. Untersuchung der Fingerkuppen: Lokalisation der Lanzetteneinstiche korrekt?
6. Auxologie (Körperhöhe und Gewicht): Erkennung von Wachstumsstörungen oder deutlichen BMI-Veränderungen
7. Erfassung der Pubertätsentwicklung
8. Erfassung diabetischer Neuropathie (z.B. Monofilamenttest, Stimmgabeltest; ▶ Kap. 13)

Literatur

AWMF (Arbeitsgemeinschaft der Wissenschaftsschaftlichen Medizinischen Gesellschaft) (2009) Leitlinien für Diagnostik und Therapie. (Rubrik Pädiatrische Endokrinologie oder Kinderchirurgie.) http://www.leitlinien.net. Gesehen 29. Sep 2009

Hall JG, Froster-Iskenius UG, Allanson JE (1989) Limbs. Handbook of normal physical measurements. Medical Publications, Oxford

Kromeyer-Hauschild K, Wabitsch M, Kunze D et al. (2001) Perzentile für den Body-Mass-Index für das Kindes- und Jugendalter unter Heranziehung verschiedener deutscher Stichproben. Monatsschr Kinderheilkd 149: 807–818

Ragunath M, Nienaber C, Kodolitsch Y von (1997) 100 Jahre Marfan-Syndrom – eine Bestandsaufnahme. Dtsch Ärztebl 94: A821–A830. http://www.aerzteblatt.de/v4/archiv/pdf.asp?id=5694. Gesehen 29. Sep 2009

5 Grundlagen der Hormonbestimmung in der pädiatrischen Endokrinologie

Stefan A. Wudy, Sabine Wenderhold-Reeb, Michaela F. Hartmann, Werner F. Blum

5.1 Besonderheiten der Hormonbestimmung bei Kindern und Stellenwert der pädiatrisch-endokrinologischen Analytik – 70

5.2 Prinzipien der Hormonbestimmungsmethoden – 70
5.2.1 Bioassays – 71
5.2.2 Radiorezeptorassays – 71
5.2.3 Immunoassays – 71
5.2.4 Chromatografische und massenspektrometrische Nachweismethoden – 73

5.3 Zuverlässigkeit und Validierung von Hormonassays – 75

5.4 Prä- und postanalytische Aspekte bei der Hormonbestimmung – 75

5.5 Praktische Aspekte – 78
5.5.1 Kasuistik zur Diagnostik des 21-Hydroxylasemangels im Neugeborenenalter – 78
5.5.2 Fallstricke bei der Bestimmung von Wachstumsfaktoren – 78

Literatur – 79

5.1 Besonderheiten der Hormonbestimmung bei Kindern und Stellenwert der pädiatrisch-endokrinologischen Analytik

Die pädiatrische Endokrinologie ist auch ein »Laborfach«, das das Gebiet der endokrinen Analytik beinhaltet. Im Vergleich mit der Endokrinologie der Erwachsenen gelten für die pädiatrische Endokrinologie viele Besonderheiten. Viele angeborene Hormonstörungen manifestieren sich bereits in der Kindheit und stellen differenzialdiagnostische Herausforderungen dar. Oft wird vergessen, dass praktisch alle kommerziell erhältlichen Hormonassays nur für Erwachsene entwickelt worden sind. Die unkritische Anwendung solcher Assays bei Kindern birgt oft Probleme.

> Die ständige Dynamik von Wachstum und Entwicklung des kindlichen Organismus schafft wechselnde analytische Anforderungen. Ferner müssen altersbezogene Referenzbereiche einbezogen werden.

Dies alles muss bei der Auswahl von Methoden zur endokrinen Diagnostik bei Kindern berücksichtigt werden, da sonst Fehlmessungen und Fehlinterpretationen unvermeidlich sind.

Bedauerlicherweise haben Entwicklungen der letzten Jahre dazu geführt, dass Labormethoden aus der pädiatrischen Endokrinologie in Disziplinen abgewandert sind oder abgezogen wurden, in denen vorrangig die Interessen und Bedürfnisse Erwachsener bedient werden. Vermeintlich aus Kostengründen oder Argumenten der besseren Effizienz hat man so vielen pädiatrisch-endokrinologischen Laboren die Existenzgrundlage entzogen. Dass dies oft mit erheblichen Qualitätsverlusten in der pädiatrisch-endokrinologischen Analytik einhergeht, bemerken die praktisch tätigen pädiatrischen Endokrinologen, da nur sie mit den Diskrepanzen zwischen Laborbefunden und klinischen Befunden konfrontiert sind. Wie jedoch die jüngsten Entwicklungen auf dem Sektor der Bewertung klinischer und analytischer Leistungen (einheitlicher Bewertungsmaßstab, EBM; Gebührenordnung für Ärzte, GOÄ) zeigen, liegt eine adäquate Honorierung der besonderen Anfordernisse der pädiatrisch-endokrinologischen Laborbestimmungen noch in ferner Zukunft. Bei aller vermeintlichen Ratio ökonomischer Diskussionen darf man das Wohl der einem anvertrauten Patienten nicht vergessen. Qualität ist nicht gleichbedeutend mit Luxus!

> ⚠ Fehlmessungen mit konsekutiver Fehlinformation des Patienten und seiner Eltern können für die Betroffenen desaströse Auswirkungen entfalten.

Das pädiatrisch-endokrinologische Labor ist ein entscheidendes technisch-diagnostisches Instrument des pädiatrischen Endokrinologen, vergleichbar dem Herzkatheter eines Kardiologen oder dem Endoskop eines Gastroenterologen. Kein Vertreter der beiden letztgenannten Spezialgebiete würde ohne weiteres sein technisches Instrument aus der Hand geben.

> Da der pädiatrische Endokrinologe in besonderem Maße von den Labormethoden abhängig ist, um eine richtige Diagnose zu stellen oder den Patienten zu führen, sind gründliche Kenntnisse der Hormonbestimmungsmethoden von essenzieller Bedeutung.

Theorie und Praxis des pädiatrischen Hormonlabors sind Kernbestandteile der derzeitigen europäischen Ausbildungsrichtlinien für die Kinderendokrinologie und -diabetologie (Hindmarsh 2001). Ferner muss der pädiatrische Endokrinologe die von ihm angewendeten Labormethoden genau kennen und auf diese gegebenenfalls Einfluss nehmen können. Dies setzt einen ungehinderten Zugang zum Laborbereich oder besser ein eigenes Labor voraus. Dieses Kapitel gibt pädiatrischen Endokrinologen einen Überblick über die verfügbaren Hormonbestimmungsmethoden und führt sie in deren Grundlagen ein.

5.2 Prinzipien der Hormonbestimmungsmethoden

Die Konzentrationen der Hormone in biologischen Flüssigkeiten oder Geweben sind i. Allg. gerade im Kindesalter sehr niedrig, was besonders sensitive Bestimmungsmethoden erforderlich macht. Diese beruhen meist auf der Basis von Immunoassays. In besonderen Situationen kommen andere Verfahren wie Bioassays, Radiorezeptorassays oder chemische bzw. physikalisch-chemische Nachweismethoden infrage.

Bei der Hormonbestimmung im Blut (Serum oder Plasma) ist die tageszeitliche (zirkadiane) Abhängigkeit der Konzentration zu beachten. Viele Hormone liegen sowohl frei als auch an ein Trägereiweiß gebunden vor.

> Aufgrund des Konzentrierungseffektes sind bestimmte Hormon- und vor allem deren Metabolitenkonzentrationen im Urin höher als im Blut (Ausnahme Peptidhormone).

Des Weiteren stellt Urin per se schon eine »gereinigte« Flüssigkeit dar. Zu unterscheiden ist die Bestimmung der Hormone aus Spontanurin oder Sammelurin. Urinbestimmungen aus z. B. 24-h-Urin geben zusätzlich eine zeitlich integrale Information. Die Schwankungen durch tageszeitlich unterschiedliche Konzentrationen entfallen bei dieser Bestimmungsmethode. Vielfach erlaubt eine Metabolitenbestimmung aus Sammelurin Rückschlüsse auf die Sekre-

5.2 · Prinzipien der Hormonbestimmungsmethoden

tionsrate des Prähormons, des eigentlichen Hormons oder die eingenommene Menge eines Medikamentes (z. B. eines Hormonpräparates).

5.2.1 Bioassays

Der Bioassay (biologischer Assay) stellt ein Verfahren dar, bei dem die Wirkung eines Hormons auf einen lebenden Organismus oder in vitro in Zellsystemen durch direkte Gabe untersucht wird. Die Messung der Effekte erfolgt qualitativ oder quantitativ. Wegen der oft aufwändigen Durchführung kommen Bioassays heute in der Labordiagnostik nur noch selten und nur bei speziellen Fragestellungen zum Einsatz.

5.2.2 Radiorezeptorassays

Der Radiorezeptorassay ist eine Methode zur Rezeptoranalyse, mit der die Konzentrations-Wirkungs-Beziehungen von Hormonen untersucht werden können. Dem Assay liegt eine Hormon-Rezeptor-Interaktion zugrunde, die sättigbar, kompetitiv und reversibel ist. Durch radioaktivmarkierte Hormone werden in direkten Bindungsversuchen zwischen der spezifischen Bindung an den Rezeptor (hohe Affinität) und der unspezifischen Bindung an z. B. Gewebe (geringe Affinität) unterschieden.

5.2.3 Immunoassays

Die meisten Hormonassays werden heutzutage nach dem Prinzip des kompetitiven Bindungsassays durchgeführt. Der Prototyp des kompetitiven Bindungsassays ist der Radioimmunoassay (Radioimmunoassay, RIA; ◘ Abb. 5.1). Die fundamentalen Bestandteile eines RIA sind:

1. radioaktiv-markiertes (»heißes«) Hormon, der sog. Tracer,
2. unmarkiertes (»kaltes«) Hormon, das im Standard und in der Probe enthalten ist und
3. der spezifische Antikörper.

Radioisotope des Tritiums (Betastrahler) oder des Jods (Gammastrahler) werden in das Steroid- oder Proteohormon eingebaut (»Markierung«), was die Immunreaktivität des Hormons nicht beeinflussen sollte. Der Tracer und der Analyt bzw. das Standardhormon konkurrieren nun um die Bindungsstellen am Antikörper. Die Mengen an eingesetztem Tracer und Antikörper bleiben konstant. Für die Standardkurve werden die Konzentrationen an Standardhormon schrittweise erhöht. Die Reaktionen laufen nun in den Teströhrchen so lange ab, bis sich ein Reaktionsgleichgewicht eingestellt hat. Danach wird das ungebundene, freie Hormon von den Antikörperhormonkomplexen abgetrennt. Die von den gebundenen Antikörperhormonkomplexen emittierte Radioaktivität wird gemessen und die Standardkurve erstellt. Ausgehend von Standard 0, bei dem eine maximale Tracermenge vom Antikörper gebunden wird, nimmt mit steigender Konzentration an Standardhormon die Menge an antikörpergebundenem Tracer reziprok ab (◘ Abb. 5.2).

Die beim RIA verwendeten Antikörper gehören hauptsächlich zu der Gammaglobulin-(IgG)-Klasse der Immunglobuline und sind entweder monoklonaler oder polyklonaler Natur. Um die Kreuzreaktivität mit strukturähnlichen Hormonen gering zu halten, sollte der Antikörper spezifisch für das zu untersuchende Hormon sein. Dies wird erreicht über die sog. Paratope im variablen Bereich der V-Domäne beim Antikörper, die ein bestimmtes Epitop beim Hormon erkennen und nach dem Schlüssel-Schloss-Prinzip binden. Die Bindung erfolgt über nonkovalente Kräfte. Daher sind, wie bei einer Enzym-Substrat-Reaktion, die Bindungen reversibel.

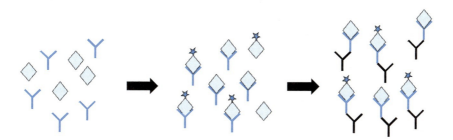

Antigen (◇), radioaktiv-markiertes Antigen (◇✶ = Tracer), spezifischer Antikörper (Y), unspezifischer Antikörper (Y)

◘ Abb. 5.1. Schematische Darstellung eines Radioimmunoassays (RIA). Kompetitive Bindung des *unmarkierten* und des *radioaktivmarkierten Antigens* um die Bindungsstellen am *spezifischen* ersten *Antikörper*. Zur Präzipitation der Antigen-Antikörper-Komplexe wird ein zweiter *unspezifischer Antikörper* verwendet

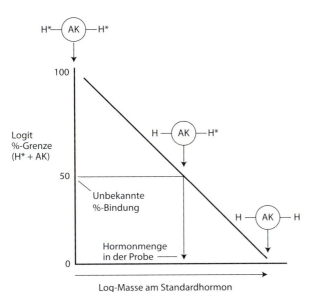

Abb. 5.2. Linearisierter Plot mit Standarddaten eines Radioimmunoassays (RIA). Der Hormongehalt einer Probe kann über die X-Achse ermittelt werden, die die prozentuale Bindung (hier *50%*) angibt. Kalkulationen von der Regressionslinie werden generell mithilfe eines Computers durchgeführt. *Ak* Antikörper, *H* Standardhormon, *H** radioaktiv-markiertes Hormon

Zur Herstellung von Antikörpern wird das reine Hormon in bestimmte Tierspezies injiziert. Kleine Moleküle (Haptene) wie Steroide, Peptidhormone oder Prostaglandine besitzen kaum oder keine Antigenität. Sie müssen für die Immunisierung kovalent an einen immunogenen Carrier (wie z. B. Albumin oder Hämozyanin) gekoppelt werden, um eine immunologische Antwort zu erzielen. Um eine starke Immunantwort zu provozieren, werden Hormone (Proteohormone oder carriergekoppelte Hormone) zusammen mit einem Adjuvans (z. B. komplettes Freund-Adjuvans) injiziert.

Die Herstellung monoklonaler Antikörper ist komplizierter. Wie bei der Gewinnung polyklonaler Antikörper wird eine bestimmte Tierspezies (meistens Mäuse) mit hormon- oder carriergekoppeltem Hormon immunisiert. Danach werden Milzzellen, die nur einen einzigen Antikörpertyp sezernieren (aus einem einzigen B-Zellklon = monoklonal), isoliert und mit Myelomazellen fusioniert. Diese immortalisierten Hybridomazellen verbleiben in Kultur und stellen somit eine kontinuierliche Antikörperquelle dar.

> Vor der Radioaktivitätsmessung ist es erforderlich, die Antikörperhormonkomplexe vom freien, ungebundenen Hormon zu trennen.

Eine geeignete und bei vielen kommerziell erhältlichen Kits verwendete Methode ist die Festphasentrennung. Hierbei sind die Wände der eingesetzten Teströhrchen vorab mit dem spezifischen Antikörper beschichtet. Ein Zentrifugationsschritt ist nicht erforderlich und das ungebundene Hormon wird mit dem Überstand dekantiert. Bei der Adsorptionsmethode bindet das freie Hormon an bestimmte Oberflächen, wie z. B. dextranumhüllte Aktivkohle oder Silikate, das dann durch Zentrifugation von der gebundenen Fraktion getrennt wird. Die Methode der Präzipitation basiert auf der Zugabe eines zweiten Antikörpers, der den ersten spezifisch erkennt und bindet. Durch Zentrifugation pelletiert der Antikörperhormonkomplex am Boden des Teströhrchens und das freie Hormon bleibt im Überstand.

Weitere analytische Verfahren, die auf dem gleichen Prinzip des Radioimmunoassays basieren, sind
- Proteinbindungsassay,
- Szintillationsassay,
- Enzymimmunoassay (EIA),
- Fluoroimmunoassay (FIA) und
- Chemolumineszenzassay (CIA).

Dem Proteinbindungsassay fehlt die Spezifität des Immunoassays. Beim EIA, FIA und CIA ist das radioaktive Hormon durch einen enzym-, fluoroeszein-, oder luminolmarkierten Liganden ersetzt. Die Quantifizierung erfolgt beim FIA durch ein Fluorometer und beim CIA durch ein Luminometer, während beim EIA durch den Enzym-Substrat-Abbau die Werte im Photometer errechnet werden.

Im Gegensatz zu den kompetitiven Assays, bei denen der Antikörper durch seine konstante Konzentration limitierend wirkt, wird beim Antikörper-Exzessimmunoassay der spezifische Antikörper im Überschuss zugegeben. Der immunoradiometrische Assay (IRMA) und der enzymgebundene immunosorbente Assay (ELISA; Abb. 5.3) stellen solche Exzessimmunoassays dar. Bei beiden Assays findet die sog. Sandwichtechnik Anwendung, bei der der Ligand bzw. das Hormon von zwei Antikörpern an unterschiedlichen Epitopen gebunden wird. Der erste Antikörper (Fängerantikörper) ist dabei kovalent oder adsorptiv an eine feste Phase gekoppelt. Der zweite Antikörper (Detektionsantikörper) ist beim IRMA radioaktiv markiert und beim ELISA mit einem Enzym konjugiert, das ein colorimetrisch nachweisbares Substrat abbaut.

> Nichtradioaktive Verfahren wie ELISA verbreiten sich immer mehr, weil sie kostengünstiger und ungefährlicher für Personal und Umwelt sind. Allerdings ist der ELISA i. Allg. weniger sensitiv als der RIA.

5.2 · Prinzipien der Hormonbestimmungsmethoden

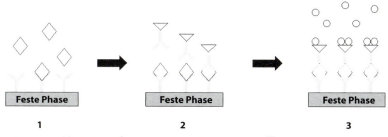

Antikörper ( ), Antigen (◇), enzymgekoppelter Antikörper (▽), Substratumsatz (○→○)

Abb. 5.3. Schematische Darstellung eines ELISA (enzymgebundener immunosorbenter Assay). *Im ersten Schritt* bindet der immobilisierte *Antikörper* das in Lösung schwimmende *Antigen*. *Im zweiten Schritt* bindet ein *enzymgekoppelter Antikörper* sekundär an das *Antigen*. *Im dritten Schritt* kommt es durch das Enzym zum *Substratumsatz*, anhand dessen die Antigenkonzentration bestimmt werden kann

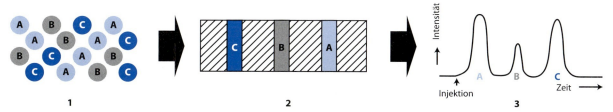

Abb. 5.4. Prinzip des gaschromatografischen Analysevorganges. Das Probengemisch (im Lösungsmittel *A* gelöste Stoffe *B* und *C*) wird verdampft *(1)*. In der *Säule* (Kapillare) erfolgt die Auftrennung des Stoffgemisches *(2)*. Am Säulenausgang erfolgt die Detektion und über die Auswerteinheit die Aufzeichnung in einem Gaschromatogramm *(3)*

5.2.4 Chromatografische und massenspektrometrische Nachweismethoden

Chromatografische Trennverfahren erlauben die Auftrennung eines Stoffgemisches durch unterschiedliche Verteilung seiner Einzelbestandteile zwischen einer stationären und einer mobilen Phase. Die Proben werden i. Allg. in einer flüssigen oder gasförmigen sog. mobilen Phase aufgenommen und dann über die stationäre Phase geleitet. In Abhängigkeit von der Wechselwirkung zwischen dem Analyten sowie mobiler und stationärer Phase eluieren die Komponenten in einer charakteristischen zeitlichen Abfolge. Es gibt zahlreiche unterschiedliche chromatografische Techniken. Derzeit finden chromatografische Techniken vor allem im Rahmen der Gaschromatografie (GC; ◘ Abb. 5.4) sowie der Hochleistungsflüssigkeitschromatografie (»high performance liquid chromatography«, HPLC) mit unterschiedlichen Detektionsverfahren Anwendung.

Ein Massenspektrometer ist ein Gerät mit dessen Hilfe Moleküle in gasförmige Ionen überführt werden. Die Ionen werden entsprechend ihrem Verhältnis Masse zu Ladung (m/z) im Hochvakuum aufgetrennt. Die relative Häufigkeit (Intensität) dieser Ionen wird aufgezeichnet. Grundsätzlich weisen alle Massenspektrometer den gleichen Aufbau auf. Sie bestehen aus einem Einlasssystem, der Ionenquelle, einem Analysator in dem die entstandenen Ionen massenspezifisch getrennt werden und der Registriereinheit, dem Detektor (◘ Abb. 5.5).

Bei der GC-MS-Kopplung (Gaschromatografie mit massenspektrometrischer Detektion) werden, im Gegensatz zu den klassischen Detektoren der GC (wie z. B. dem Flammenionisationsdetektor), direkte, strukturbezogene Daten der zu analysierenden Substanzen erhalten. Die GC übernimmt die Aufgabe, die Substanzen aus dem Probengemisch aufzutrennen. Identifizierung und Quantifizierung erfolgen mittels der Massenspektrometrie.

In der Steroidanalytik stellt die GC-MS-Kopplung eine bewährte Technik dar, um Steroidmetaboliten sicher zu identifizieren oder neu zu beschreiben. So handelt es sich z. B. bei der GC-MS-Multisteroidanalyse aus Harn um ein nichtinvasives, hochspezifisches und rasches Analysenverfahren, das immer dann eingesetzt werden sollte, wenn Störungen im Steroidstoffwechsel vermutet werden (◘ Abb. 5.6). Leistungsfähige Methoden erlauben die simultane Bestimmung von ca. 50 Harnsteroidmetaboliten in einem sog. Steroidprofil. Aus der Konstellation der Me-

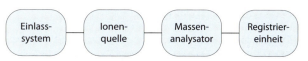

Abb. 5.5. Funktionelle Komponenten eines Massenspektrometers

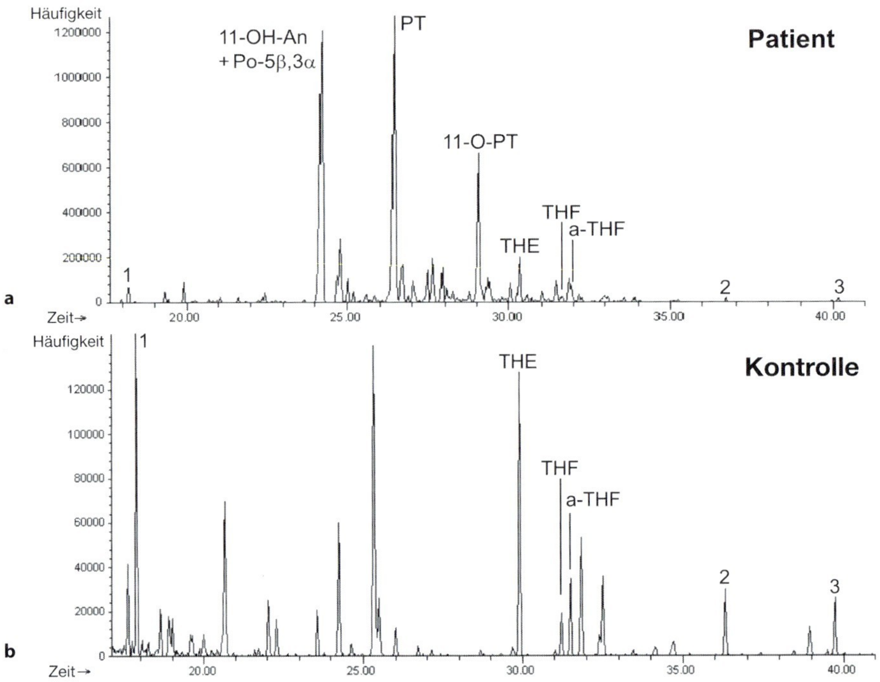

Abb. 5.6. GC-MS-Harnsteroidprofile (Scanläufe) eines Patienten mit 21-Hydroxylasemangel (a) und einem gesunden Mädchen (b). Die arabischen Zahlen geben interne Standards an. Das Steroidprofil des Patienten wird dominiert durch die Metaboliten des 17-Hydroxyprogesteron (*17-OH-PO* 17-Hydroxypregnanolon; *PT* Pregnantriol) und des 21-Deoxykortisols (*11-O-PT* 11-Oxo-Pregnantriol). Die Exkretion der Glukokortikoidmetaboliten ist eher niedrig. *THF* Tetrahydrokortisol, *5α-THF* 5α-Tetrahydrokortisol, *THE* Tetrahydrokortison, *11-OH-An* 11-Hydroxyandrosteron)

tabolite kann nichtselektiv (vorurteilsfrei) auf die zugrunde liegende Störung im Steroidstoffwechsel geschlossen werden. Die GC-MS-Harnsteroid-Profilanalyse erlaubt die Diagnostik praktisch aller adrenaler Enzymstörungen im Steroidstoffwechsel.

> **Die Steroidbestimmungen im Harn gewährleisten auch als zeitlich integrale Parameter eine exzellente Therapiekontrolle.**

Wenn statt vollständiger Massenspektren nur die Ionenströme einzelner ausgewählter Massen registriert werden, erzielt man eine erhebliche Steigerung der Empfindlichkeit. Verwendet man stabilisotopmarkierte Analoga der Analyten als interne Standards, spricht man von Isotopenverdünnungs-/Gaschromatografie-Massenspektrometrie (ID/GC-MS).

> **Auf dem Prinzip der ID/GC-MS beruhen Methoden, die in der Qualitätssicherung den Goldstandard zur Überprüfung von Immunoassays darstellen (Referenzmethoden).**

Schaltet man zwei Massenspektrometer hintereinander, spricht man von Tandemmassenspektrometrie oder MS-MS. Die zu bestimmende Probe wird im ersten Massenspektrometer ionisiert. Dabei entsteht eine sehr große Anzahl verschiedener Ionen, von denen jene Masse im ersten Massenspektrometer ausgewählt wird, die die substanzspezifischen Ionen enthält. Die ausgewählten Ionen werden dann in eine Stoßkammer geleitet, wo sie mit einem neutralen Gas zusammenstoßen und weiter zerfallen. Diese Zerfallsprodukte werden im nachgeschalteten zweiten Massenspektrometer weiter aufgetrennt und registriert. Die meisten Tandemmassenspektrometer sind sog. Triple-Quadropolgeräte.

Die Tandemmassenspektrometrie hat z. B. Einzug gehalten in das Neugeborenenscreening. Die Kopplung mit der Hochleistungsflüssigkeitschromatografie (HPLC-MS-MS) macht diese Technik für Anwendungen im klinischen Bereich interessant. Im Rahmen eines einzigen Messvorganges können ein komplexes Metabolitenprofil erstellt und potenziell bis zu ca. 30 Stoffwechseldefekte erkannt werden (z. B. Phenylketonurie, Fettsäureoxidationsdefekte, Organoazidopathien). Auf dem Gebiet der Steroidanalytik wurden Anwendungen der HPLC-MS-MS für Serumsteroide beschrieben. Auf dem Gebiet der Harnsteroidanalytik reicht das analytische Potenzial der HPLC-MS-MS nicht an das der GC-MS heran.

5.3 Zuverlässigkeit und Validierung von Hormonassays

Die analytischen Methoden werden nach ihrer Qualität in Routine- und Referenzmethoden eingeteilt. Bei Routinemethoden handelt es sich um Methoden mit einer für die Anwendung hinreichende Praktikabilität und Zuverlässigkeit. Unter einer Referenzmethode versteht man ein sorgfältig geprüftes Messverfahren zur Bestimmung einer oder mehrere Parameter, bei dem alle Bedingungen und Abläufe exakt beschrieben sind. Darüber hinaus wird eruiert, welches Messverfahren aufgrund seiner Richtigkeit und Präzision geeignet ist, andere Methoden zur Bestimmung derselben Parameter auf Genauigkeit zu überprüfen.

> **Wichtige Kriterien zur Beurteilung der Leistungsfähigkeit einer Methode sind Präzision, Richtigkeit, Sensitivität und Spezifität.**

Die Präzision eines Assays gibt die Reproduzierbarkeit der Messung eines Analyten in verschiedenen Konzentrationsbereichen an. Man unterscheidet:
- Intraassaypräzision (Wiederholpräzision oder Präzision in Serie). Sie ist ein Parameter für die Übereinstimmung der Messergebnisse unter Wiederholbedingungen.
- Interassaypräzision (Präzision von Serie zu Serie). Sie gibt die Übereinstimmung der Messergebnisse bei Bestimmungen aus dem gleichen Material und in demselben Laboratorium in konsekutiven Serien an.

Die Richtigkeit beschreibt die Übereinstimmung zwischen dem Mittelwert von Wiederholungsmessungen und dem wahren Wert. Als Oberbegriff für Präzision und Richtigkeit wird der Begriff Genauigkeit verwendet.

Die analytische Spezifität einer Methode charakterisiert ihr Potenzial, nur den gesuchten Analyten zu erfassen. Andere Probenbestandteile sollen das Ergebnis der Analyse nicht verfälschen.

Unter analytischer Sensitivität versteht man die Eigenschaft einer Methode, benachbarte Konzentrationswerte zu unterscheiden. Sie zeigt, inwieweit sich ein Wert in Abhängigkeit vom Signal des zu messenden Systems verändert. Unter Nachweisgrenze versteht man die untere Grenze des Messbereiches. Diese wird als das sicher vom Untergrund zu unterscheidende Messergebnis definiert.

Nach der Entwicklung eines Assays zur Hormonbestimmung muss zur korrekten Interpretation der Ergebnisse auch der Einfluss mehrerer physiologischer Variablen berücksichtigt werden (◻ Tab. 5.1). Einige Hormone zeigen eine zirkadiane Rhythmik, andere zeigen z. B. einen stressabhängigen Anstieg.

Hormonbestimmungen sind teilweise erheblich methodenabhängig. Referenzwerte können nicht ohne weiteres von Labor zu Labor übertragen werden. Es ist daher nötig, für zu messende endokrine analytische Parameter Referenzwerte in einer gesunden Population zu erstellen. Die Umrechnung konventioneller Einheiten in SI-Einheiten zeigt folgende Referenztabelle (◻ Tab. 5.2)

> **Im Idealfall sollte zur Erstellung des Referenzbereiches die gleiche Methode Einsatz finden wie bei der Bestimmung der Proben und der Einfluss von Parametern wie Geschlecht, Alter und Tageszeit berücksichtigt werden.**

◻ **Tab. 5.1.** Einfluss physiologischer Parameter auf Hormonkonzentrationen

Parameter	Hormone
Zirkadiane Rhythmik	Wachstumshormon, adrenale Steroide
Schlaf	Wachstumshormon, Prolaktin
Pubertät	LH, FSH, gonadale Steroide, adrenale Steroide, Wachstumshormon, IGF-I, IGFBP-3
Stress und Belastung	Wachstumshormon, Cortisol, Prolaktin
Nahrungsaufnahme	Insulin, Glukagon, Wachstumshormon
Alter	Sexualsteroide, DHEA-S, IGF-I, IGFBP-3
Geschlecht	Östradiol, Testosteron, Leptin
Menstruationszyklus	LH, FSH, Östradiol, Progesteron
Körpergewicht	Wachstumshormon, Leptin

DHEA-S Dehydroepiandrosteronsulfat, *FSH* follikelstimulierendes Hormon, *IGF-I* »insulin-like growth factor I, *IGFBP-3* »insulin-like growth factor binding protein 3", *LH* luteinisierendes Hormon

5.4 Prä- und postanalytische Aspekte bei der Hormonbestimmung

Bereits präanalytisch können sich die zu bestimmenden Messparameter verändern. Man unterscheidet endogene und exogene Einflussfaktoren:
- Zu den endogenen Einflussfaktoren zählen unabänderliche biologische Gegebenheiten oder unabänderliche individuelle Eigenschaften. Beispiele hierfür sind das Geschlecht, das Patientenalter, Biorhythmen, genetische Einflüsse oder Schwangerschaft.
- Exogene Einflussgrößen lassen sich zumindest auf lange Sicht beeinflussen durch den Patienten oder den Arzt. Beispiele hierfür sind Lebensgewohnheiten, die Ernährung, Körpergewicht, der Grad der körperlichen Aktivität, psychisch und stressbedingte Veränderungen etc.

Tab. 5.2. Referenztabelle zur Umrechnung konventioneller Einheiten in SI-Einheiten

Substanzen	Konventionelle Einheit	Umrechnungsfaktor	SI-Einheit
Steroidhormone			
Aldosteron	ng/dl	0,0277	nmol/l
3α-Androstandiolglukuronid	ng/dl	0,021	nmol/l
Androstendion	ng/dl	0,0349	nmol/l
Androsteron	ng/dl	0,0349	nmol/l
Kortikosteron	ng/dl	0,0289	nmol/l
Kortisol	µg/dl	27,6	nmol/l
Kortison	µg/dl	0,0277	µmol/l
18-Hydroxykortikosteron	ng/dl	0,0276	nmol/l
Dehydroepiandrosteron (DHEA)	ng/dl	0,0347	nmol/l
Dehydroepiandrosteronsulfat (DHEA-S)	µg/dl	0,0256	µmol/l
11-Desoxykortikosteron	ng/dl	0,03	nmol/l
11-Desoxykortisol	ng/dl	0,0289	nmol/l
21-Desoxykortisol	ng/dl	0,0289	nmol/l
Dihydrotestosteron (DHT)	ng/dl	0,0344	nmol/l
17β-Östradiol (E_2)	pg/ml	3,67	pmol/l
Östriol (E_3)	ng/ml	3,47	nmol/l
Östron (E_1)	pg/ml	3,7	pmol/l
Etiocholanolon	mg/24h	3,443	µmol/24h
17-Hydroxypregnenolon	ng/dl	0,03	nmol/l
17-Hydroxyprogesteron	µg/l	3,03	nmol/l
Pregnanediol	mg/24h	3,120	µmol/24h
Pregnanetriol	mg/24h	2,972	mmol/24h
Pregnenolon	ng/dl	0,0316	nmol/l
Progesteron	ng/dl	0,0318	nmol/l
Testosteron	ng/dl	0,0347	nmol/l
Peptidhormone			
Adrenokortikotropes-Hormon (ACTH)	pg/ml	0,2202	pmol/l
Angiotensin II	pg/ml	0,957	pmol/l
Angiotensinogen	ng/ml	0,000772	nmol/l
Argininvasopressin	pg/ml	0,922	pmol/l
Kalzitonin (human)	pg/ml	0,2926	pmol/l
Cholezystokinin (33)	pg/ml	0,2551	pmol/l
C-Peptid	mg/dl	33,3	nmol/l

▼

Tab. 5.2 (Fortsetzung)

Substanzen	Konventionelle Einheit	Umrechnungsfaktor	SI-Einheit
Follikelstimulierendes Hormon (FSH)	mIE/ml	44	ng/ml
Gastroinhibitorpeptid	pg/ml	0,2006	pmol/l
Gastrin	pg/ml	0,455	pmol/l
Glukagon	pg/ml	0,2869	pmol/l
Wachstumshormon (STH)	ng/ml	0,0465	nmol/l
«Insulin-like growth factor I" (IGF-I)	ng/ml	0,131	nmol/l
«Insulin-like growth factor II" (IGF-II)	ng/ml	0,134	nmol/l
Insulin	µIE/ml	7,175	pmol/l
Luteinisierendes Hormon (LH)	mIE/ml	7	ng/ml
Pankreaspolypeptid	pg/ml	0,2390	pmol/l
Parathormon (PTH)	pg/ml	0,11	pmol/l
Plazentalaktogen (human)	mg/l	46,30	nmol/l
Prolaktin	ng/ml	44,4	pmol/l
Sekretin	pg/ml	0,3272	pmol/l
Thyreoideastimulierendes Hormon (TSH)	µIE/ml		
Vasopressin	pg/ml	0,99	pmol/l
1,25-Dihydroxyvitamin D (1,25(-OH)$_2$D)	pg/ml	2,4	pmol/l
Dopamin	pg/ml	6,53	pmol/l
Epinephrin (Adrenalin)	pg/ml	5,45	pmol/l
25-Hydroxyvitamin D (25-OHD)	ng/ml	2,5	nmol/l
Norepinephrin (Noradrenalin)	pg/ml	5,91	pmol/l
Renin (Plasmareninaktivität)	ng/h/l	0,77	pmol/h/l
Serotonin	µg/dl	0,05675	µmol/l
Thyroxin (Tetraiodothyronin) (T$_4$)	µg/dl	12,87	nmol/l
Thyroxin, freies (FT$_4$)	ng/dl	12,87	pmol/l
Triiodothyronine (T$_3$)	ng/dl	0,0154	nmol/l
Triiodothyronin, freies (FT$_3$)	ng/ml	1,54	pmol/l

Umrechnung konventioneller Einheiten in SI-Einheiten: mit dem Umrechnungsfaktor multiplizieren. Umrechnung der SI-Einheiten in konventionelle Einheiten: durch den Umrechnungsfaktor dividieren

Für eine Reihe von Parametern sind besondere Störfaktoren zu beachten, die bereits bei der Blutentnahme (z. B. Körperlage, Tageszeit der Probennahme), beim Probentransport (geeignete Temperatur, Lichtempfindlichkeit) zu beachten sind. Bestimmte Parameter erfordern spezielle konservierende Maßnahmen (z. B. Säurezusatz bei Bestimmung von Katecholaminen im 24-h-Urin).

Analytische Interferenzen können bedingt sein durch Einflüsse von Hämolyse oder Trübungen aber auch durch Medikamente.

> Zufällige und systematische Fehler können die Analysenergebnisse beeinflussen. Um diese so weit als möglich zu minimieren, sind Qualitätskontrollmaßnahmen erforderlich. Die Ergebnisse von Qualitätskontrollmessungen müssen dokumentiert werden.

Es sollte in den Laboratorien ein Regelwerk vorgehalten werden, das eine Qualitätsnachweisführung erlaubt.

In der Ergebnismitteilung muss eine eindeutige Zuordnung zum Patienten erfolgen. Ferner müssen das Untersuchungsmaterial eindeutig angegeben und die Resultate unmissverständlich mitgeteilt werden. Die Analysenresultate müssen dokumentiert werden.

5.5 Praktische Aspekte

5.5.1 Kasuistik zur Diagnostik des 21-Hydroxylasemangels im Neugeborenenalter

Bei einem reifen männlichen Neugeborenen wird am 4. Lebenstag das Neugeborenenscreening abgenommen und im Fersenblut ein erhöhter Wert für 17-Hydroxyprogesteron festgestellt. Zur Konfirmationsdiagnostik wird das Baby in einer Universitätskinderklinik vorgestellt. Mit dem dort vorgehaltenen Immunoassay für 17-Hydroxyprogesteron wird ein erhöhter Wert von 832 ng/dl gemessen und der Verdacht auf ein adrenogenitales Syndrom (AGS) geäußert.

Daraufhin holen die Eltern eine zweite Meinung an einer weiteren Universitätskinderklinik ein. Bei der dort durchgeführten Untersuchung findet sich mit dem in diesem Haus vorgehaltenen Assay ein Serum-17-Hydroxyprogesteronwert von 1954 ng/dl. Im Serum beträgt die Natriumkonzentration 138 mmol/l und die Kaliumkonzentration 5,5 mmol/l. Zeitgleich wird eine Spontanurinprobe (5 ml) zur Erstellung eines Harnsteroidprofils eingesendet. Dieses zeigt eine für ein Neugeborenes unauffällige Metabolitenkonstellation, die AGS-Parameter sind nicht erhöht, die Kortisolmetaboliten sind normal, das Profil wird dominiert von sog. Foetalzonensteroiden (während der Neugeborenenperiode ausgeschiedene 5-en-Steroide).

Kommentar: Die Antikörper der Immunoassays für 17-Hydyroxyprogesteron zeigen eine erhebliche Kreuzreaktivität gegenüber den in großer Menge vom Neugeborenen produzierten Foetalzonensteroiden der Nebennierenrinde. Die physikalisch-chemische Bestimmungsmethode der GC-MS ist unabhängig vom Phänomen der Kreuzreaktivität und damit wesentlich spezifischer.

5.5.2 Fallstricke bei der Bestimmung von Wachstumsfaktoren

»Insulin-like growth factor-I«-(IGF-I-)Messungen im Serum werden vor allem in der Diagnostik von Wachstumsstörungen eingesetzt. IGF-I (und IGF-II) sind in der Zirkulation an IGF-Bindungsproteine (IGFBP-1 bis -6) gebunden. Die IGFBP interferieren in Immunoassays massiv und müssen durch geeignete Maßnahmen ausgeschaltet werden. Eine etablierte Methode ist die Blockierung durch einen Überschuss an IGF-II. In Serum oder Ethylendiamintetraacetat-(EDTA-)Plasma sind IGF-I und IGFBP relativ stabil, was die Probenbehandlung und -verschickung (bei Raumtemperatur) einfach macht.

Das quantitativ dominierende IGFBP ist IGFBP-3. Der wichtigste Regulator für IGF-I und IGFBP-3 ist das Wachstumshormon (STH, somatotropes Hormon), das einen stimulierenden Effekt hat. Bei einem ausgeprägten STH-Mangel sind IGF-I und IGFBP-3 erniedrigt, bei Akromegalie und hypophysärem Gigantismus erhöht.

> Bei der Interpretation der Ergebnisse muss die starke Altersabhängigkeit mit einem hohen Gipfel während der Pubertät, besonders von IGF-I, berücksichtigt werden.

Neben STH beeinflussen eine Reihe anderer Hormone und Faktoren die IGF-I- und IGFBP-3-Spiegel im Serum:
- Erniedrigte Werte finden sich vor allem bei Nahrungskarenz, Malabsorption, schweren Erkrankungen (systemische entzündliche Erkrankungen, maligne Erkrankungen), nach schwerem Trauma, bei Leberinsuffizienz, bei unbehandeltem Diabetes mellitus oder bei Hypothyreose.
- Erhöhte Werte finden sich bei Niereninsuffizienz, Pubertas praecox oder ausgeprägter Adipositas im Kindesalter (trotz niedrigem STH).

> Die Interpretation der Serumspiegel muss notwendigerweise solche Störungen berücksichtigen. Dies wird häufig übersehen.

IGF-I- und IGFBP-3-Messungen werden auch zum Monitoring einer STH-Therapie eingesetzt. Supranormale Werte von IGF-I sollten wegen des potenziell stimulierenden Effekts auf Neoplasien vermieden werden. Ein unzureichender Anstieg während der STH-Therapie kann auf Non-Compliance hinweisen. In diesem Zusammenhang ist die Pharmakodynamik zu berücksichtigen. Bei Patienten mit Wachstumshormonmangel fallen nach Aussetzen der STH-Gaben die IGF-I-Spiegel relativ rasch (1–3 Tage) auf niedrige Ausgangswerte zurück. IGFBP-3 ist in dieser Hinsicht robuster. Der Abfall zieht sich über Tage bis eine Woche hin.

Literatur

Blum WF, Schweizer R (2003) Insulin-like growth factors and their binding proteins. In: Ranke MB (ed) Diagnostics of endocrine function in children and adolescents, 3rd edn. Karger, Basel, pp 166–199

Hindmarsh PC (2001) The european training syllabus in paediatric endocrinology and diabetes. Horm Res 56: 188–204

Sólyom J, Wudy SA, Homoki J (1994) Hormondiagnostik im Kindesalter. Marseille, München

Wudy SA, Hartmann MF (2004) Gas chromatography-mass spectrometry profiling of steroids in times of molecular biology. Horm Metab Res 36: 415–422

6 Testverfahren

Carl-Joachim Partsch, Helmuth-Günther Dörr

6.1 Hintergründe und Voraussetzungen – 82

6.2 Pubertät und Reproduktion – 82
6.2.1 GnRH-Test – 82
6.2.2 Buserelintest – 83
6.2.3 GnRH-Agonist-Test – 83
6.2.4 HCG-Test – 84
6.2.5 Pulsatiler GnRH-Stimulationstest (Hypophysentraining) – 84
6.2.6 HMG-Test – 85
6.2.7 Metoclopramidtest – 85
6.2.8 Gestagentest – 86
6.2.9 Östrogen-Gestagen-Test – 86
6.2.10 Androgensensitivitätstest – 86

6.3 Wachstumshormon – 87
6.3.1 GHRH-Test – 87
6.3.2 GHRH-Arginin-Test – 88
6.3.3 Arginininfusionstest – 88
6.3.4 Clonidintest – 89
6.3.5 Glukagon-Propranolol-Test – 89
6.3.6 Glukagontest – 90
6.3.7 Insulin-Hypoglykämie-Test (IHT) – 90
6.3.8 GH-Spontansekretion (Nachtprofil oder 24-h-Profil) – 91
6.3.9 GH-Suppressionstest – 92

6.4 Hypophysenvorderlappen – 92
6.4.1 CRH-Test – 92
6.4.2 Dexamethasonsuppressionstest (niedrig dosiert) – 93
6.4.3 TRH-Test – 94

6.5 Hypophysenhinterlappen – 94
6.5.1 Durstversuch mit Desmopressin-Kurztest – 94

6.6 Nebennierenrinde – 96
6.6.1 ACTH-Kurztest – 96
6.6.2 Metopirontest – 96

6.7 Pankreas – 97
6.7.1 Oraler Glukosetoleranztest (oGTT) – 97

Literatur – 98

6.1 Hintergründe und Voraussetzungen

Endokrinologische Testverfahren dienen der Sicherung einer klinischen Verdachtsdiagnose oder dem Ausschluss einer Diagnose. Sie sind damit aus dem klinischen Alltag der Kinderendokrinologie und -diabetologie nicht mehr wegzudenken. Im Laufe der letzten Jahrzehnte wurden eine ganze Reihe neuer Testverfahren und neuer Testsubstanzen entwickelt und für die klinische Routinediagnostik verfügbar gemacht. Ferner haben sich neue Indikationen für den Einsatz von dynamischen Testverfahren ergeben. Die Fülle der verfügbaren Tests und die für die Durchführung, Indikationsstellung und Interpretation notwendigen Detailinformationen sind in diesem Kapitel nicht erschöpfend darstellbar. Daher wurde eine Auswahl der gängigsten Tests ausgewählt. Für weitere Tests und weiterführende Informationen der dargestellten Tests ist das Studium der Originalliteratur unverzichtbar.

> Die Interpretation von Testergebnissen erfordert erstens persönliche Erfahrung und sollte zweitens immer nur unter Berücksichtigung sämtlicher klinischer und anderer hormoneller Befunde erfolgen.

Die Voraussetzung für den sinnvollen Einsatz von endokrinologischen Testverfahren ist eine strenge Indikationsstellung, gerade im Kindes- und Jugendalter, da viele Tests eine Belastung für den Patienten und auch ein Risiko darstellen.

Bei allem Fortschritt muss nämlich darauf hingewiesen werden, dass die Validierung vieler Tests ganz überwiegend an Erwachsenen durchgeführt wurde und die Datenlage und die Kenntnis über die diagnostische Wertigkeit bei Kindern und Jugendlichen bei vielen Tests eher dünn ist. Daher kommt der Einsatz eines Testverfahrens nur bei eindeutigem klinischem Verdacht in Frage. Unklare klinische Situationen lassen sich durch den Einsatz von Tests nicht unbedingt klären. Dafür ist die bei vielen Tests noch nicht ausgereifte Sensitivität und Spezifität verantwortlich. Aufgrund der Dynamik der Entwicklung von endokrinen Systemen und Regelkreisfunktionen im Kindes- und Jugendalter ist dies auch anders gar nicht zu erwarten. Diese Dynamik der Entwicklung im pädiatrischen Altersbereich führt darüber hinaus dazu, dass manche Tests durchaus in zeitlichem Abstand wiederholt werden müssen, um die gewünschte diagnostische Sicherheit zu erhalten. Erfreulich ist die Entwicklung der letzten Jahre, in der endokrinologische Testverfahren im Kindesalter besser untersucht und z. T. vereinfacht oder verkürzt wurden. Es ist die Aufgabe der Arbeitsgemeinschaften für Pädiatrische Endokrinologie und für Pädiatrische Diabetologie, die Testverfahren weiter zu standardisieren und die Indikationen für bestimmte Tests noch exakter als bisher festzulegen.

6.2 Pubertät und Reproduktion

6.2.1 GnRH-Test

Indikation

Verdacht auf Pubertas praecox; Differenzialdiagnose zwischen zentraler und peripherer Pubertas praecox; Therapiekontrolle bei GnRH-Agonistenbehandlung.

Verdacht auf Hypogonadismus (primär, sekundär, tertiär); primäre oder sekundäre Amenorrhö.

Untersuchung der gonadotropen Partialfunktion bei Erkrankungen oder Prozessen in Hypothalamus oder Hypophyse.

Durchführung

Erste Blutentnahme für die Bestimmung des luteinisierenden (LH) und follikelstimulierenden Hormons (FSH; basaler Wert). Danach Injektion von 60 µg GnRH/m² Körperoberfläche (KOF) intravenös im Bolus (maximal 100 µg). Zweite Blutentnahme für die Bestimmung von LH und FSH nach 30 min (stimulierter Wert).

Referenzbereiche

Diese sind abhängig vom verwendeten Nachweisverfahren.

Der LH/FSH-Quotient nach Stimulation ist ein wichtiger diagnostischer Parameter für den Beginn einer zentralen Pubertät (>1 bedeutet Pubertätsbeginn). Ein LH-Wert von über 7 IU/l nach GnRH-Stimulation kann ebenfalls als Zeichen des Pubertätsbeginns gewertet werden (Tab. 6.1).

Varianten

Bei anderen Testprotokollen erfolgen die Blutentnahmen bei 0, 15 und 30 min, bei 0, 20 und 45 min oder bei 0, 10, 20, 30 und 60 min. Bei dem Verdacht auf eine hypothalamische Störung wird der Lang-Test mit Blutentnahmen bei 0, 30, 60, 90 und 120 min verwendet.

Nebenwirkungen

In der Regel keine. Extrem selten treten anaphylaktische Reaktionen auf.

Bemerkungen

Der GnRH-Test in der Dosis von 60 µg/m² KOF ist ein Kapazitätstest und führt zu einer maximalen hypophysären Stimulation. Der GnRH-Test kann auch als Sensitivitätstest durchgeführt werden, der die Ansprechbarkeit der gonadotropen Zellen der Hypophyse testet. Die Dosis beträgt dann 10 µg. Dieser Test hat sich bisher aber in der klinischen Routine nicht durchgesetzt. Der GnRH-Test ist mit anderen Releasing-Hormon-Tests kombinierbar.

6.2 · Pubertät und Reproduktion

◻ Tab. 6.1. LH- und FSH-Werte (immunoradiometrisches Nachweisverfahren unter Verwendung von monoklonalen LH- und FSH-Antikörpern) bei Jungen und Mädchen nach Reifestadium

Reifestadium	LH (IU/l)		FSH (IU/l)	
	basal	30 min	basal	30 min
Jungen				
1 (2–9 Jahre)	<0,3–2,5	1,3–3,8	<0,5–2,2	2,6–6,3
1 (>9 Jahre)	<0,3–1,7	2,2–21,2	<0,5–2,5	3,5–6,9
2	<0,3–1,7	3,3–18,9	<0,5–4,3	3,1–5,9
3	0,4–5,7	6,3–18,4	2,7–4,4	4,3–7,8
4	1,2–3,4	12,2–29,4	3,0–5,2	4,9–9,6
5	0,3–4,8	12,2–19,9	0,3–8,5	4,5–10,4
Mädchen				
1 (2–9 Jahre)	<0,3–0,5	1,6–5,3	<0,5–3,2	6,8–16,2
1 (>9 Jahre)	<0,3–2,0	1,6–11,3	1,3–6,6	7,4–15,5
2	<0,3–1,2	3,3–17,4	1,6–7,3	5,6–16,3
3	0,7–4,7	4,4–23,1	3,9–7,0	8,1–14,8
4	1,1–3,7	4,4–33,2	3,1–8,1	7,3–15,8
5	1,1–7,4	10,4–34,4	3,3–10,3	7,0–18,0

FSH follikelstimulierendes Hormon, *LH* luteinisierendes Hormon

6.2.2 Buserelintest

Indikation
Differenzialdiagnose zwischen transitorischer konstitutioneller Entwicklungsverzögerung (KEV) und permanentem hypogonadotropen Hypogonadismus (HH).

Durchführung
Erste Blutentnahme für die Bestimmung des LH, des Testosterons und evtl. auch des Inhibin-B (Basalwert). Danach erfolgt eine s.c.- oder i.m.-Injektion von 10 µg Buserelin/kgKG. Weitere Blutentnahmen für die Bestimmung des LH, des Testosterons und des Inhibin-Bs nach 4 h und 24 h.

Referenzbereiche
Ein LH-Anstieg auf über 4 IU/l weist auf eine konstitutionelle Entwicklungsverzögerung (KEV) hin; ein LH-Anstieg auf weniger als 4 IU/l weist einen hypogonadotropen Hypogonadismus (HH) nach.

Bei der Verwendung anderer GnRH-Agonisten gelten auch andere diagnostische Grenzen. Bei Jungen mit HH erfolgt häufig kein Testosteronanstieg; als diagnostisch für einen HH gilt auch ein Testosteronanstieg um weniger als 1,0 nmol/l. Referenzbereiche für Inhibin-B sind nicht publiziert.

Varianten
Der Test kann auch mit anderen GnRH-Agonisten durchgeführt werden: Nafarelin und Triptorelin. Es sind unterschiedliche Dosierungen beschrieben: 1 µg/kgKG (maximale Dosis 100 µg) oder 100 µg/m² KOF oder einheitliche Dosis 100 µg subkutan. Auf unterschiedliche diagnostische Referenzwerte ist dann zu achten.

Nebenwirkungen
Keine.

Bemerkungen
Der Buserelintest erlaubt bei Jungen die diagnostische Unterscheidung zwischen KEV und HH. Der Test ist in Sensitivität und Spezifität mit dem pulsatilen »Hypophysentraining« vergleichbar, aber wesentlich einfacher und auch ambulant durchführbar.

Eine Durchführung ist zur Diagnostik der Pubertas tarda ab dem 14. Lebensjahr sinnvoll. Für Mädchen ist der Buserelintest nicht validiert.

6.2.3 GnRH-Agonist-Test

Indikation
1. Therapiekontrolle bei Pubertas praecox vera: Dabei wird die therapeutische Injektion des verwendeten GnRH-Agonist-Präparats gleichzeitig als Test genutzt. Die initiale Stimulationswirkung des Agonisten wird diagnostisch ausgenutzt.
2. Diagnostik der Pubertas praecox in der Differenzialdiagnose zur prämaturen Thelarche.

Durchführung
1. Verwendung des GnRH-Agonist-Depot-Präparates zur turnusmäßigen therapeutischen Injektion.
2. Leuprorelin 500 µg als fixe Dosis s.c. oder Nafarelin s.c. 0,2 µg/kgKG.

Referenzbereiche
Unter der Suppressionstherapie mit dem Depotpräparat eines GnRH-Agonisten erfolgt die Kontrolle der Suppressionsgüte durch eine einzelne Blutentnahme 2 h nach der therapeutischen Injektion zur Bestimmung des LH. Bei vollständiger hypophysärer Suppression durch die Therapie findet sich ein LH-Spiegel < 6,6 IU/l (entsprechend einem LH-Spiegel <2,3 IU/l im GnRH-Test).

Eine progrediente Pubertas praecox zeichnet sich durch eine LH-Anstieg auf >8 IU/l aus, während der Anstieg bei prämaturer Thelarche niedriger ausfällt.

> Vor allem für die frühzeitige Diagnose der zentralen Pubertas praecox scheint der GnRH-Agonist-Test Vorteile zu haben, da er eine Unterscheidung zu einem Zeitpunkt erlaubt, an dem der GnRH-Test diagnostisch noch nicht verwertbar ist bzw. noch nicht auf eine Pubertät hinweist.

Varianten
Einsatz unterschiedlicher GnRH-Agonisten und Depotpräparate.

Nebenwirkungen
Keine.

Bemerkungen
Jungen sind bei allen Studien zur Wertigkeit der verschiedenen Variationen des GnRH-Agonist-Tests unterrepräsentiert oder überhaupt nicht untersucht.

6.2.4 HCG-Test

Indikation
Nachweis von funktionstüchtigem Leydig-Zellgewebe bei Verdacht auf Anorchie bei beidseitigem Kryptorchismus (Retentio testis abdominalis). Nachweis von endokrinem Hodengewebe bei Störung der Geschlechtsentwicklung (v. a. 46XYDSD). Differenzialdiagnose bei schwerer Hypospadie (z. B. 5α-Reduktasemangel). Differenzialdiagnose von primärem und sekundärem männlichen Hypogonadismus.

Durchführung
Erste Blutentnahme für die Bestimmung von Testosteron (T); je nach Indikation auch von Dihydrotestosteron (DHT) oder Androstendion (A; Basalwert).
Intramuskuläre Injektion von 5.000 IE HCG/m² KOF (HCG, humanes Choriongonadotropin).
Zweite Blutentnahme nach 72 h (stimulierter Wert).

Referenzbereiche
Der Nachweis von vorhandenem Leydig-Zellgewebe und eine normale Funktion der Leydig-Zellen liegt bei präpubertären Jungen bei einem Testosteronanstieg auf über 100 ng/dl vor. Bei fehlendem Testosteronanstieg kann man vom Vorliegen einer Anorchie ausgehen.
Für einen 5α-Reduktasemangel spricht ein erhöhter T/DHT-Quotient. Dieser ist altersabhängig. Im Säuglingsalter hat ein T/DHT-Quotient mit über 8,5 eine sehr hohe Spezifität.
Für einen 17β-Hydroxysteroiddehydrogenasemangel spricht ein auf ≤1,0 erniedrigter T/A-Quotient nach HCG-Stimulation.

> Im Säuglingsalter kann dieser T/A-Quotient unzuverlässig sein.

Er sollte auch nur angewendet werden, wenn ein Testosteronanstieg zu verzeichnen ist.

Varianten
Für den HCG-Test existieren verschiedene Testprotokolle mit 3, 5 oder mehr Injektionen und mit unterschiedlichen Dosierungen. Einen diagnostischen Vorteil bringen diese Testvarianten meist nicht.

Nebenwirkungen
Selten; evtl. vermehrte Erektionen.

Bemerkungen
> Häufige Ursache für eine unzureichende Stimulation des Testosterons (falsch-negatives Testresultat) ist die Injektion ins Fettgewebe.
> Wegen der möglichen Kreuzreaktion von HCG im LH-Nachweisverfahren muss bei einem Patienten immer der GnRH-Test vor dem HCG-Test durchgeführt werden.

Es ist zu beachten, dass wiederholte Gaben von HCG zu einer Desensitivierung der LH-Rezeptoren führen können. Die wiederholte Injektion von HCG in kurzen Abständen hat keine diagnostischen Vorteile gegenüber der einmaligen Gabe. Eine mehrwöchige HCG-Stimulation ist selten indiziert, kann aber in Einzelfällen durchgeführt werden.

6.2.5 Pulsatiler GnRH-Stimulationstest (Hypophysentraining)

Indikation
Differenzialdiagnose zwischen KEV als transitorischer Form eines Gonadotropinmangels und HH als meistens permanenter Form.

Durchführung
Die stationäre Durchführung wird aus Sicherheitsgründen wegen der intravenösen GnRH-Applikation empfohlen, ist aber nicht obligat. Der Test kann im Anschluss an ein LH-Nachtprofil oder ein 24-h-Profil durchgeführt werden.
Tag 1: Erste Blutprobe für die Bestimmung des basalen LH und Testosterons, danach Durchführung des ersten GnRH-Tests **vor** pulsatiler Stimulation.

Um 18.00 Uhr Anlegen der Infusionspumpe (Zyklomat pulse) an den venösen Zugang zur intravenösen pulsatilen Stimulation über 36 h mit einer Dosis von 5 μg GnRH alle 90 min über eine Infusionszeit von 1 min.

Tag 3: Am Morgen (ca. 6.00 Uhr) Beendigung der pulsatilen Stimulation nach 36 h unmittelbar nach dem letzten Pumpenpuls (Nr. 25). Es folgt um 8.00 Uhr der diagnostisch entscheidende zweite GnRH-Test **nach** pulsatiler Stimulation und eine erneute Bestimmung von Testosteron in der basalen Probe des GnRH-Tests.

Referenzbereiche

Bei HH bleibt das ΔLH im zweiten GnRH-Test immer <3 IU/l (Bereich 0,8–2,4 IU/l). Bei Patienten mit KEV ist ΔLH deutlich >3 IU/l (Bereich 4,1–15,8 IU/l) stimulierbar. Ein deutlicher Testosteronanstieg nach 36-stündiger pulsatiler GnRH-Stimulation kann als zusätzliches Indiz für das Vorliegen einer KEV angesehen werden.

Varianten

Es wird auch von einer pulsatilen GnRH-Stimulation über 7 Tage mit 20 ug GnRH/1,73 m² KOF berichtet, die aber keine Differenzialdiagnose erlaubt.

Nebenwirkungen

Keine.

Bemerkungen

> Der pulsatile GnRH-Stimulationstest ist ein relativ aufwändiger Test, der diagnostisch schwierigen Fällen vorbehalten bleiben sollte.

Der Test hat den Vorteil einer hohen Sensitivität von 94%, einer Spezifität von 91% und einer diagnostischen Effizienz von 92% (gemeinsame Berechnung der Daten aus zwei vorliegenden Studien mit n=50).

Als zusätzlicher diagnostischer Parameter wird auch der Quotient aus ΔFSH_{max} zu ΔLH_{max} im zweiten GnRH-Test (nach pulsatiler Stimulation) angegeben (>0,55: Sensitivität 100%, Spezifität 94%, diagnostische Effizienz 97%).

Der Test ist erst ab einem Alter von 14 Jahren sinnvoll (Pubertas tarda). Für Mädchen liegen keine Daten vor.

6.2.6 HMG-Test

Indikation

Nachweis von endokrinem Ovargewebe bei Störung der Geschlechtsentwicklung (DSD), Differenzialdiagnose der ovotestikulären DSD und Ausschluss einer kompletten Gonadendysgenesie (Swyer-Syndrom).

Durchführung

Tag 1: Bestimmung von Östradiol zwischen 8.00 und 10.00 Uhr (Basalwert).

Tag 1–3: i.m.-Injektion von je 150 IE HMG (bei Säuglingen 75 IE) an 3 aufeinander folgenden Tagen.

Tag 4: Bestimmung von Östradiol (stimulierter Wert) zwischen 8.00 und 10.00 Uhr am Vormittag des 4. Tages.

Referenzbereiche

Bei vorhandenem Ovargewebe steigt Östradiol in den pubertären Bereich an.

Varianten

Injektion von 2 IU HMG/kgKG alle 12 h für 7 Tage mit Verlängerung um weitere 7 Tage in doppelter Dosis bei unzureichendem Östradiolanstieg. Eindeutiger Nachweis von ovariellem Gewebe bei Östradiolanstieg über 80 pg/ml. Ein Östradiolwert <43 pg/ml geht meist mit fehlendem histologischen Nachweis von Ovargewebe einher.

Nebenwirkungen

Keine.

Bemerkungen

Wegen fehlender Validierung des Tests an größeren Zahlen von Kindern kann die Interpretation im Einzelfall schwierig sein. Der HMG-Test wird überwiegend im Säuglings- und Kleinkindesalter durchgeführt.

6.2.7 Metoclopramidtest

Indikation

Bei Verdacht auf latente Hyperprolaktinämie oder eine hyperprolaktinämische Amenorrhö.

Durchführung

Bestimmung des basalen Prolaktinspiegels, intravenöse Gabe von 10 mg Metoclopramid, dann Bestimmung des stimulierten Prolaktinspiegels nach 25 min. Durchführung in der Lutealphase nach Ausschluss einer Schwangerschaft und Ausschluss von Medikamenteneinnahmen. Möglichst Stressfreiheit.

> Keine Durchführung bei manifester Hyperprolaktinämie oder nachgewiesenem Tumor.

Referenzbereiche

Anstieg des Prolaktins auf <200 ng/ml (Umrechnungsfaktor: ng/ml×32,5= μIE/ml). Basale Prolaktinspiegel liegen in der Follikelphase zwischen 6 und 10 ng/ml, in der Ovulationsphase zwischen 8 und 12 ng/ml, in der Lutealphase zwischen 10 und 16 ng/ml. Der Verdacht auf ein Mikroadenom besteht bei einem Prolaktinwert zwischen 20 und 80 ng/ml und auf ein Makroadenom bei einem Prolaktinwert >100 ng/ml.

Varianten
Keine.

Nebenwirkungen
Eine Beeinträchtigung der Reaktionsfähigkeit im Anschluss an die i.v.-Gabe von Metoclopramid ist möglich.

Bemerkungen
Typische Fehlerquellen für den Metoclopramidtest sind die nicht beachtete Einnahme von prolaktinfreisetzenden Medikamenten und die fehlende Beachtung von Störfaktoren (Stress, körperliche Aktivität, Manipulation an der Brust) sowie die Zyklusabhängigkeit.

> Für Kinder ist der Test nicht validiert und sollte daher nur bei Adoleszenten eingesetzt werden.

6.2.8 Gestagentest

Indikation
Bei Amenorrhö zum Ausschluss eines uterinen Faktors und zur Beurteilung der endogenen Östrogenspiegel.

Durchführung
Tägliche orale Gabe eines Gestagens in voller Transformationsdosis über mindestens 10 Tage, aber besser 12 Tage (z. B. Dydrogesteron 10–20 mg oder Norethisteronazetat 1 mg).

> Keine Durchführung bei Schwangerschaft oder schweren Lebererkrankungen.

Referenzbereich
Der Test gilt als positiv, wenn 3–7 Tage nach Absetzen des Gestagens eine uterine Entzugsblutung auftritt. Bei negativem Testergebnis kann eine Ovarialinsuffizienz oder eine uterine Amenorrhö angenommen werden.

Varianten
Keine.

Nebenwirkungen
Bedingt durch östrogene, androgene, anabole oder antiandrogene Restwirkungen oder einen Aldosteronantagonismus können leichtere Symptome auftreten. Am ehesten Müdigkeit und Stimmungsbeeinträchtigung.

Bemerkungen
Bei positivem Test kann die Funktionsfähigkeit der Ovarien als nachgewiesen gelten.

Die abendliche Einnahme wird empfohlen. Ferner sind Progesteronabkömmlinge aufgrund der geringeren androgenen Nebenwirkungen zu bevorzugen. Bei negativem Testausfall ist ein Östrogen-Gestagen-Test indiziert.

> Keine Indikation zur Durchführung bei Mädchen unter 14 Jahren.

6.2.9 Östrogen-Gestagen-Test

Indikation
Negativer Ausfall des Gestagentests bei Verdacht auf eine uterine Amenorrhö.

Durchführung
Gabe eines reinen Östrogens (z. B. 1–2 mg Estradiolvalerat pro Tag) über 9–14 Tage, danach zusätzliche Gabe eines Gestagens in voller Transformationsdosis über 12–14 Tage (z. B. 10–20 mg Dydrogesteron pro Tag).

Referenzbereich
Der Test gilt als positiv, wenn 3–7 Tage nach Absetzen der Medikation eine Entzugsblutung auftritt.

Varianten
Keine.

Nebenwirkungen
Wasserretention im Gewebe; östrogenbedingte Beeinflussung des Leberstoffwechsels; gestagenbedingte Müdigkeit und Stimmungsbeeinträchtigung.

Bemerkungen
Ein negatives Testergebnis spricht für eine uterine Amenorrhö. Bei positivem Testergebnis ist der Nachweis eines funktionierenden Endometriums erbracht. Bei negativem Testausfall ist eine Wiederholung mit höherer Östrogendosis möglich. Natürliche Östrogene sollten bevorzugt werden. Am einfachsten ist die Gabe von Sequenzpräparaten zur Hormonersatztherapie.

> Keine Indikation zur Durchführung bei Mädchen unter 14 Jahren.

6.2.10 Androgensensitivitätstest

Indikation
Klinischer Verdacht auf Androgenresistenz. Untersuchung der Funktion des Androgenrezeptors in vivo. Differenzierung zwischen partieller und kompletter Androgenresistenz.

Durchführung

Stanozolol (17β-hydroxy-17αmethyl-5α-androstano-[3,2-c]pyrazol; Stromba®) per os an 3 aufeinander folgenden Tagen (Tag 0, 1 und 2) in einer Dosis von 0,2 mg/kg/Tag als abendliche Einzeldosis, Bestimmung des sexualhormonbindenden Globulins (SHBG) am Tag 0 und an den Tagen 5, 6, 7 und 8 (Blutentnahmen zwischen 14.00 und 18.00 Uhr). Alle 5 Serumproben sollten zusammen in einem Nachweisverfahren analysiert werden.

Referenzbereiche

Der entscheidende diagnostische Parameter ist der niedrigste Wert für das SHBG nach Stanozololgabe, ausgedrückt als Prozentwert des Basalwertes. Der Normalbereich liegt bei 51,6±5,9% (±1 SD) oder 51,4±2,1% (Spannweite 35,6–62,1%). Patienten mit kompletter Androgenresistenz (CAIS) zeigen Prozentwerte von 93–97% oder von 102,0±3,8% (±1 SEM) mit einer Spannweite von 92,4–129%. Bei Patienten mit partieller Androgenresistenz (PAIS) findet sich dagegen ein gewisser Abfall des SHBG auf Prozentwerte von 73–89% oder von 48,6–89,1% (je nach Literaturstelle).

In einer Studie zum Stanozololtest mit 11 Patienten mit 46,XY Gonadendysgenesie, 3 Patienten mit ovotestikulärer DSD, 2 Patienten mit Androgenresistenz und einer Kontrollgruppe aus 10 gesunden Probanden (6 Frauen und 4 Männer) ergab sich ein SHBG-Abfall auf 51,7±8,7% für Patienten mit Gonadendysgenesie, auf 62,7±5,2% für die Kontrollen, auf 80,1% bzw. 80,7% für die beiden Patienten mit Androgenresistenz und auf 45,6±9,8% für 3 gonadektomierte Patienten unter Substitutionstherapie.

> Es ist zu beachten, dass man von einer Überlappung der Prozentwerte für die SHBG-Konzentrationen nach Stanozololgabe zwischen Patienten mit CAIS und PAIS ausgehen muss.

Vereinzelt wurde sogar von normalen Ergebnissen im Androgensensitivitätstest bei Patienten mit molekulargenetisch gesicherter Androgenresistenz berichtet.

Varianten

Verschiedene Varianten sind beschrieben. Bestimmung des SHBG-Abfalls nach:
1. Testosteronstimulation durch HCG;
2. Injektion eines Testosteronesters;
3. sequenzieller Gabe von HCG und Testosteronenanthat.

Nebenwirkungen

Keine.

Bemerkungen

Der Test ist ambulant durchführbar. Es besteht eine enge Korrelation zwischen dem Phänotyp der Androgeninsensitivität (Virilisierungsdefizit) und dem SHBG-Abfall nach Stanozolol.

> Der Androgensensitivitätstest sollte erst ab dem Alter von 3 Monaten durchgeführt werden, da SHBG in den ersten Wochen nach der Geburt physiologischerweise einen starken Anstieg zeigt und der Test dadurch beeinträchtigt werden könnte.

6.3 Wachstumshormon

6.3.1 GHRH-Test

Indikation

Testung der hypophysären Partialfunktion für das GH (»growth hormone«, Wachstumshormon) bei Verdacht auf einen GH-Mangel. Differenzierung zwischen hypothalamischem und hypophysärem GH-Mangel.

> Dieser Test wird aber zur Diagnostik des GH-Mangels bei Kindern nicht empfohlen (AWMF-Leitlinie 089/001).

Durchführung

Durchführung bei mindestens 2 h nüchternem Patienten. Zu jeder Tageszeit durchführbar. Ruhezeit nach dem Legen der Verweilkanüle vor dem Test einhalten. Blutentnahmen für GH bei -15 min und 0 min; danach i.v.-Injektion von 1 µg GHRH/kgKG im Bolus (maximal 100 µg i.v.). Weitere Blutentnahmen bei 15, 30, 45, 60 und evtl. 90 und 120 min.

Referenzbereiche

GH-Maximum beim hypophysären (totalen) GH-Mangel <15 ng/ml (meist erst nach 45–60 min). Bei hypothalamischem GH-Mangel üblicherweise GH-Anstieg auf deutlich >15 ng/ml bei 15–30 min.

Varianten

Mehrfache GHRH-Stimulation nach unterschiedlichen Protokollen.

Nebenwirkungen

Relativ häufig kurzfristiger Flush (ca. 14%). Selten Blässe, eigenartiger Geschmack im Mund, Kopfschmerz und Übelkeit (jeweils bei ca. 1%).

Bemerkungen

Die GH-Antwort unterliegt einer großen intra- und interindividuellen Variabilität. Der GHRH-Test hat eine limitierte klinische Bedeutung. Selbst bei gesunden Probanden kann der Test ohne signifikanten GH-Anstieg ausfallen. Adipositas kann die Testantwort negativ beeinflussen.

> Der GHRH-Test ist zum Nachweis eines GH-Mangels nicht geeignet, da die Ergebnisse nicht mit denen der klassischen GH-Stimulationstests (Argininfusionstest; Insulin-Hypoglykämie-Test, IHT) und mit denen des GH-Nachtprofils korrelieren.

6.3.2 GHRH-Arginin-Test

Indikation
Diagnostik des kompletten hypophysären GH-Mangels. Testung der maximalen Kapazität der hypophysären GH-Sekretion. Dieser Test wird aber zur Diagnostik des GH-Mangels bei Kindern **nicht** empfohlen (AWMF-Leitlinie 089/001).

Durchführung
Die Patienten bleiben über Nacht nüchtern. Durchführung morgens zwischen 8.00 und 9.00 Uhr. Ruhezeit nach dem Legen der Verweilkanüle vor dem Test einhalten. Blutentnahmen für GH bei -15 min und 0 min; danach i.v.-Applikation der Testsubstanzen: Beginn der Infusion von 0,5 g Argininhydrochlorid pro kgKG und gleichzeitige i.v.-Injektion von 1 µg GHRH pro kgKG im Bolus. Weitere Blutentnahmen erfolgen bei 15, 30, 45, 60, 75, 90, 105 und 120 min.

Referenzbereich
Normal wachsende Kinder haben GH-Anstiege auf 19,4–120,0 ng/ml (Spannweite). Das Maximum des GH-Anstiegs wird meist nach 45 min erreicht.

Varianten
Keine.

Nebenwirkungen
Kurzfristiger Flush im Gesicht (etwa 30%).

Bemerkungen
Der GHRH-Arginin-Test ist der stärkste verfügbare GH-Stimulus. Die GH-Antwort im GHRH-Arginin-Test ist unabhängig vom Alter des Patienten und vom Pubertätsstatus und weist im Gegensatz zu anderen GH-Stimulationstests eine gute intraindividuelle Reproduzierbarkeit auf. Falsch-negative Testergebnisse sind nicht zu erwarten. Sensitivität und Spezifität werden für Erwachsene mit 100% bzw. 95,8% angegeben. Damit ist dieser Test dem IHT mindestens gleichwertig. Dies gilt auch für die Retestung junger Erwachsener nach Beendigung der GH-Therapie wegen GH-Mangel in der Kindheit. Ein organischer GH-Mangel wird in diesem Kollektiv mit dem GHRH-Arginin-Test bei 100% der Patienten bestätigt. Es besteht eine Korrelation der Testergebnisse mit dem IGF-I-Spiegel.

> Der GHRH-Arginin-Test ist für die Untersuchung der hypothalamischen Funktion nicht geeignet.

6.3.3 Argininfusionstest

Indikation
Verdacht auf GH-Mangel. Dieser Test wird zur Diagnostik des GH-Mangels bei Kindern empfohlen (AWMF 2009).

Durchführung
Die Patienten bleiben über Nacht nüchtern. Durchführung morgens zwischen 8.00 und 9.00 Uhr. Ruhezeit nach dem Legen der Verweilkanüle vor dem Test einhalten. Blutentnahmen für GH bei -30 min und 0 min; danach Start der Infusion von Argininhydrochlorid in einer Dosis von 0,5 g/kgKG (Maximaldosis 30 g) über 30 min (errechnete Menge an Argininhydrochlorid mit gleicher Menge Aqua iniect. mischen). Weitere Blutentnahmen bei 30, 45, 60, 90 und 120 min. Die Bestimmung des Blutzuckers (BZ) ist bei 30, 60, 90 und 120 min empfehlenswert.

Referenzbereich
GH-Maximum >8 ng/ml (gemessen mit einem GH-Nachweisverfahren, das gegen den Internationalen Standard 98/574 kalibriert ist) bei 30–60 min schließt einen klassischen, nicht jedoch einen funktionellen/hypothalamischen GH-Mangel (neurosekretorische Dysfunktion, NSD) aus. Bei hypothalamischem GH-Mangel ist der GH-Anstieg verzögert.

Varianten
Keine.

Nebenwirkungen
Späthypoglykämien sind vor allem bei dystrophen Kindern möglich (Arginin ist auch ein Sekretagogum für Insulin). Die Verstärkung einer vorbestehenden Azidose ist möglich (Blutgasanalyse überwachen). Erbrechen in seltenen Fällen.

 Kontraindikationen für den Test sind schwere Leber- und Nierenerkrankungen und/oder eine Azidose.

Bemerkungen
Der Argininfusionstest gilt auch wegen seiner relativ guten Verträglichkeit als Standard-Stimulationstest für GH.

Er kann mit dem GnRH-Test und/oder dem Thyreotropin-releasing-Hormon-(TRH-)Test kombiniert werden. Die Injektion der Releasinghormone erfolgt dann bei 0 min (= Beginn der Arginininfusion). Eine Kombination mit dem GHRH-Test ist ebenfalls möglich (▶ Abschn. 6.3.2). Die Sensitivität und Spezifität ist relativ niedrig. Es ist mit bis zu 25% falsch-niedrigen Testergebnissen zu rechnen. Die Korrelation zwischen den GH-Maxima bei Testwiederholung ist niedrig (intraindividueller Variationskoeffizient 4–125% für das GH-Maximum). Bei Erwachsenen hat der Arginininfusionstest dagegen eine hohe Sensitivität und Spezifität von bis zu 100%.

6.3.4 Clonidintest

Indikation
Verdacht auf GH-Mangel. Dieser Test wird zur Diagnostik des GH-Mangels bei Kindern empfohlen (AWMF 2009).

Durchführung
Die Patienten bleiben über Nacht nüchtern. Durchführung morgens zwischen 8.00 und 9.00 Uhr. Ruhezeit nach dem Legen der Verweilkanüle vor dem Test einhalten. Blutentnahme für GH bei 0 min. Danach orale Gabe von Clonidin in einer Dosis von 0,075 mg/m² KOF (Weitere Blutentnahmen für die GH-Bestimmung nach 30, 60, 90 min (und 120 min).

Referenzbereich
Ein GH-Anstieg auf >8 ng/ml (gemessen mit einem GH-Nachweisverfahren, das gegen den Internationalen Standard 98/574 kalibriert ist) nach 60–90 min gilt als normal.

Varianten
Höhere Dosierung bis maximal 0,150 mg Clonidin/m² KOF.

Nebenwirkungen
Müdigkeit, Schläfrigkeit, Somnolenz mit schwerer Erweckbarkeit.

Bemerkungen
Der Test ist ambulant durchführbar. Eine Begleitung auf dem Heimweg ist anzuraten. Der Vorteil dieses Tests gegenüber allen anderen GH-Stimulationstests ist die orale Verabreichung der Testsubstanz. Die verwendete Dosis von 75 µg/m² verursacht keinen Blutdruckabfall. Ein Blutdruckabfall ist erst nach einer Dosis von 0,15 mg/m² KOF Clonidin zu erwarten. Die intraindividuelle Reproduzierbarkeit des Clonidintests ist etwas besser als die des Arginininfusionstests und die des IHT. Auch beim Clonidintest ist mit falsch-niedrigen GH-Anstiegen zu rechnen. Die Sensitivität und Spezifität zum Nachweis eines GH-Mangels liegt im Bereich des Arginininfusionstests. Die Blutentnahme bei 120 min ist verzichtbar.

6.3.5 Glukagon-Propranolol-Test

Indikation
Verdacht auf einen GH-Mangel.

> Dieser Test ist ein Test der zweiten Wahl bei Kontraindikationen gegen andere Standardtests.

Durchführung
Die Patienten bleiben über Nacht nüchtern. Durchführung morgens zwischen 8.00 und 9.00 Uhr. Ruhezeit nach dem Legen der Verweilkanüle vor dem Test einhalten. Gabe von Propranolol per os in einer Dosis von 1 mg/kgKG (max. 40 mg). Nach 2 h Blutentnahme für BZ und GH (0-min-Wert). Danach i.m.-Injektion von Glukagon in einer Dosis von 0,05 mg/kgKG (max. 1 mg). Weitere Blutentnahmen nach 30, 60, 90, 120 und 180 min für die Bestimmung von BZ und GH.

> ⚠ Am Ende des Tests Nahrungszufuhr zur Vermeidung von Späthypoglykämien.

Referenzbereich
Ein GH-Anstieg auf >8 ng/ml schließt einen klassischen hypophysären GH-Mangel aus.

Varianten
Keine.

Nebenwirkungen
Späthypoglykämien möglich! Ebenso Übelkeit, Erbrechen, Bauchschmerzen und Bradykardie. Die verwendete Propranololdosis führt üblicherweise nicht zu einem Blutdruckabfall.

Bemerkungen
Der GH-Anstieg im Glukagon-Propranolol-Test unterliegt wie bei den anderen pharmakologischen Tests einer relativ großen Variabilität. Der maximale GH-Anstieg ist höher als im IHT. Die Rate der falsch-niedrigen Ergebnisse im Glukagon-Propranolol-Test wird als sehr gering angesehen bzw. mit 4% angegeben. Sie ist deutlich geringer als im IHT.

> Für Kinder bis zum Alter von 4 Jahren ist der Glukagon-Propranolol-Test der sicherste und zuverlässigste Test (cave: Späthypoglykämie).

Die orale Einnahme einer Mahlzeit nach Testende ist zu überwachen und BZ-Kontrollen sind mindestens bis zu diesem Zeitpunkt fortzuführen. Erst danach kann der venöse Zugang entfernt werden.

6.3.6 Glukagontest

Indikation
Verdacht auf einen GH-Mangel. Der Test ist eine Alternative zum IHT, wenn Kontraindikationen für letzteren vorliegen. Der Glukagontest wird zur Diagnostik des GH-Mangels bei Kindern empfohlen (AWMF 2009).

Durchführung
Die Patienten bleiben über Nacht nüchtern. Durchführung morgens zwischen 8.00 und 9.00 Uhr. Ruhezeit nach dem Legen der Verweilkanüle vor dem Test einhalten. Erste Blutentnahme für die Bestimmung von GH (= 0-min-Wert). Danach s.c.- oder i.-m.-Gabe von Glukagon in einer Dosis von 1 mg (1,5 mg bei >90 kgKG). Weitere Blutentnahmen für die GH-Bestimmung nach 90, 120, 150, 180 min (210 und 240 min).

Referenzbereich
Ein GH-Anstieg auf >8 ng/ml (gemessen mit einem GH-Nachweisverfahren, das gegen den Internationalen Standard 98/574 kalibriert ist) schließt einen klassischen GH-Mangel aus. Das Maximum des GH-Anstiegs liegt zwischen 150 und 180 min. Der Test kann daher von 240 auf 180 min verkürzt werden, ohne diagnostische Genauigkeit zu verlieren. Die GH-Maxima im Glukagontest sind etwa vergleichbar mit denen im IHT.

Varianten
Keine.

Nebenwirkungen
Übelkeit, selten mit Erbrechen, Kopfschmerzen bei 10–20% der Patienten.

> Kurze Bewusstlosigkeit wird ebenfalls beschrieben.

Patienten ziehen den Glukagontest gegenüber dem IHT vor.

Bemerkungen
Der BZ-Spiegel steigt zunächst an (bei 30 bis 90 Minuten) und fällt danach kontinuierlich ab, ohne den Hypoglykämiebereich zu erreichen. Die beschriebenen Nebenwirkungen treten unabhängig vom Blutzuckerverlauf auf.

6.3.7 Insulin-Hypoglykämie-Test (IHT)

Indikation
Gleichzeitige Überprüfung der Hypophysen-NNR-Achse (ACTH und Kortisol) und der somatotropen Achse (GH) sowie der Prolaktin-(PRL-)Sekretion unter Einschluss der Hypothalamusfunktion. Der IHT wird zur Diagnostik des GH-Mangels bei Kindern empfohlen (AWMF 2009).

Durchführung
Durchführung aus Sicherheitsgründen nur unter stationären oder vergleichbar gut versorgten und überwachten Bedingungen.

> Ein Arzt **muss** während des gesamten Tests auf Station anwesend sein.

Die Patienten bleiben über Nacht nüchtern. Durchführung morgens zwischen 8.00 und 9.00 Uhr. Ruhezeit nach dem Legen der Verweilkanüle vor dem Test einhalten. Der frühmorgendliche BZ-Werte soll über 60 mg/dl liegen. Anlage einer Infusion mit NaCl 0,9% (20 ml/h).

Nach frühestens einer halben Stunde erste Blutentnahme (-30 min) für die Bestimmung von BZ, GH und Kortisol, bei entsprechender Fragestellung auch von ACTH. Nach 30 min zweite Blutentnahme (0-min). Danach i.v.-Bolusinjektion von 0,1 IE Normalinsulin/kgKG. Bei besonders insulinempfindlichen Patienten wie z. B. bei Dystrophie oder NNR-Insuffizienz nur 0,05–0,075 IE/kgKG und bei insulinresistenten Patienten wie z. B. bei Adipositas, Cushing, Diabetes oder Hypothyreose 0,15 IE/kgKG Normalinsulin geben.

Weitere Blutentnahmen nach 15, 20, 25, 30, 45, 60, 90, 120 min (bei 20 und 25 min nur BZ-Bestimmung).

Im Verlaufsprotokoll sind festzuhalten: Puls, Blutdruck, Bewusstseinslage und Hypoglykämiesymptome wie Hungergefühl, Blässe, Schwitzen, Schwindel etc. Dazu Dokumentation der BZ-Werte. Diese müssen nach der Blutentnahme **sofort** gemessen werden. Die Patientenbeobachtung muss bis 30 min nach Testende fortgesetzt werden. Eine EKG-Überwachung ist dringend anzuraten.

> Bei Auftreten einer Bewusstseinsstörung, Koma, Krampfanfall oder Schock erfolgt sofort eine Blutentnahme für BZ, Kalium und Hormone. Dann sofortige langsame i.v.-Injektion von Glukose 10–20% (1–2 ml/kgKG) über 3 min und ggf. Substitution von Kalium. Im Anschluss Glukosedauerinfusion mit 10 mg/kg/min. Engmaschige BZ-Kontrollen durchführen, um den BZ im Bereich zwischen 90 und 140 mg/dl (= 5–8 mmol/l) zu halten. Während und nach der Glukoseinfusion sind die Kinder in besonderem Maße hypokaliämiegefähr-
▼

det. Der Test wird nicht abgebrochen! Die Blutentnahmen werden fortgesetzt (beginnend bei 15 min), sofern der Zustand des Patienten dies erlaubt. An die Möglichkeit einer NNR-Insuffizienz muss gedacht werden und im Verdachtsfall 100 mg Hydrokortison i.v. gegeben werden. Bei Hypoglykämiesymptomen ohne Bewusstseinstrübung orale Nahrungszufuhr vornehmen. Eine Entlassung des Patienten kommt erst nach erfolgter oraler Nahrungsaufnahme und einer angemessenen Überwachungsdauer infrage. Der venöse Zugang sollte erst nach der Nahrungsaufnahme entfernt werden.

Referenzbereiche

Der IHT ist nur dann valide verwertbar, wenn der BZ-Abfall mindestens 50% des Ausgangswertes beträgt und auf ≤40 mg/dl (≤2,2 mmol/l) erfolgt. Ausnahme: Der Patient zeigt deutliche Hypoglykämiesymptome.

Der IHT galt als der Test der ersten Wahl (»Goldstandard«) für den Nachweis eines GH-Mangels. Ein klassischer hypophysärer GH-Mangel im Kindesalter ist ausgeschlossen, wenn GH nach 30–45 min auf >8 ng/ml ansteigt (gemessen mit einem GH-Nachweisverfahren, das gegen den Internationalen Standard 98/574 kalibriert ist). Ein verzögerter GH-Anstieg auf 5–8 ng/ml spricht für einen partiellen GH-Mangel. Ein kompletter (klassischer) GH-Mangel liegt vor, wenn GH auf <5 ng/ml ansteigt.

Hinsichtlich der Hypophysen-NNR-Achse gilt ein Anstieg von ACTH auf >33 pmol/l (>150 pg/ml) und von Kortisol auf >500 nmol/l (>18 µg/dl) bzw. um mehr als 225 nmol/l (>8 µg/dl) als Nachweis einer normalen Funktion bei Erwachsenen. Die Kortisolantwort im IHT ist wesentlich reproduzierbarer als die ACTH-Antwort. Für gesunde normalwüchsige Kinder gibt es keine publizierten Normalwerte. Eigene interne Daten zeigen aber, dass die Variabilität bei Kindern wesentlich größer ist als bei Erwachsenen. Der sog. Normalbereich lag basal für ACTH zwischen 20 und 100 pg/ml, der für Kortisol bei 4–19 µg/dl. Nach 30 bzw. 45 min lag ACTH bei 157±38,6 pg/ml bzw. 149±97 pg/ml, entsprechen einem relativen Anstieg von 81–3261% bzw. 198–2174%. Die entsprechenden Bereiche für Kortisol nach 45 bzw. 60 min waren 21,2±8,8 µg/dl (106–441%) bzw. 22,6 ± 7,2 µg/dl (101–485%).

Varianten
Keine.

Nebenwirkungen

Hungergefühl, Schwitzen, Müdigkeit, Bewusstseinsstörung, Koma, Krampfanfall, Späthypoglykämie.

Neugeborene, Säuglinge und Kleinkinder unter 4 Jahren sollten wegen der Gefahr einer sehr raschen Hypoglykämie und der Entwicklung einer metabolischen Azidose nicht mit dem IHT getestet werden. Besondere Vorsicht ist bei Vitium cordis, Koronarinsuffizienz und Epilepsie notwendig.

Bemerkungen

> Bei Nichtbeachtung der Sicherheitsvorkehrungen und fehlender Kenntnis der Notfallmaßnahmen kann der IHT gefährlich sein. Todesfälle sind beschrieben.

Wegen der hohen Rate an Nebenwirkungen und der Gefährlichkeit des Tests wird der IHT in vielen Kliniken nicht mehr durchgeführt und durch andere Tests ersetzt. Auch der IHT unterliegt einer eingeschränkten intraindividuellen Reproduzierbarkeit. Variationskoeffizienten bei Erwachsenen betragen bis zu 59%. Die Sensitivität und Spezifität des IHT für die Diagnose eines GH-Mangels liegt zwischen 50 und 80%. Falsch-niedrige GH-Maxima kommen vor.

> Bei Neugeborenen, Säuglingen und Kleinkindern unter 4 Jahren soll der Test nicht angewendet werden.

6.3.8 GH-Spontansekretion (Nachtprofil oder 24-h-Profil)

Indikation

Nachweis eines regulativen GH-Mangels auf hypothalamischer Ebene (NSD). Das GH-Nachtprofil wird als alternativer Test statt eines Stimulationstests zur Diagnostik des GH-Mangels bei Kindern empfohlen (AWMF 2009).

Durchführung

Die stationäre Aufnahme des Patienten sollte eine Nacht vor der Untersuchungsnacht zum Eingewöhnen auf Station erfolgen. Legen eines venösen Zugangs in eine möglichst großkalibrige und gut zugängliche Vene am Vortag. Anlage einer kurzen Verlängerungsleitung an den Zugang (auf geringes Totraumvolumen der Leitung achten).

Durchführung von Blutentnahmen alle 20 min (oder 30 min) ab ca. 22.00 Uhr in der zweiten stationären Nacht.

> Die Blutentnahmen sollten kurz vor dem Einschlafen beginnen, um den ersten GH-Peak unmittelbar nach dem Einschlafen nicht zu verpassen.

Die Blutentnahmen werden über mindestens 6 h festen Schlafs durchgeführt. Über den Schlafzustand des Kindes wird ein Protokoll angefertigt. Die Blutentnahmeperiode kann auch auf 24 h ausgedehnt werden.

Referenzbereiche

Die Referenzwerte sind methodenabhängig. Als Anhaltspunkt für eine normale Spontansekretion kann ein GH-Mittelwert über Nacht von >3,7 ng/ml (>3,2 ng/ml für 24-h-Profil) und eine Pulsamplitude von >20 ng/ml oder ein GH-Integral von >2.000 ng×min/ml gelten. Zusätzlich kann eine GH-Pulsanalyse mit speziell evaluierten Pulsanalysealgorithmen durchgeführt werden. Auswerteparameter sind dann die Zahl der GH-Pulse, die mittlere Pulsamplitude und die Pulsamplitudensumme.

Varianten

Es gibt ein Protokoll für einen vereinfachten Kurztest der GH-Spontansekretion, der aber nur eine relativ niedrige Sensitivität von 67% für die Diagnose des GH-Mangels bietet.

Nebenwirkungen

Keine. Störungen des Schlafs möglich. Bei ausgeprägter Anämie kann diese Untersuchung nicht durchgeführt werden.

Bemerkungen

Das GH-Profil kann auch mit einer automatischen Blutentnahmepumpe durchgeführt werden. Die regelmäßige Überwachung durch geschultes Personal ist dabei aber ebenfalls notwendig.

> **Ein zusätzliches Monitoring des Schlafs mit EEG ist methodisch sehr aufwendig, reduziert aber die Rate der falsch-negativen Resultate auf unter 10%.**

Die Ergebnisse der GH-Spontansekretionsanalyse zeigen eine geringere intraindividuelle Variabilität als die Stimulationstests. Die diagnostische Sensitivität für die Diagnose eines GH-Mangels ist etwas besser als die des Arginin-Infusionstests und die des IHT.

6.3.9 GH-Suppressionstest

Indikation

Nachweis einer Überproduktion von GH bei klinischem Verdacht auf GH-Exzess. Nachweis der hormonellen Normalisierung nach Therapie.

Durchführung

Die Patienten bleiben über Nacht nüchtern. Eine Ruhezeit von 30 min zwischen dem Legen des venösen Zugangs und dem Testbeginn werden empfohlen. Blutentnahmen für die Bestimmung von GH und BZ bei -30 min und 0 min. Danach Gabe von 1,75 g Glukose/kgKG per os. Weitere Blutentnahmen für GH und Glukose nach 30, 60, 90, 120 und 180 min. Zum Ausschluss des Faktors Stress kann die Serumkortisolkonzentration mitbestimmt werden.

Referenzbereich

Wenn die GH-Konzentration in mindestens einer Probe <1 ng/ml beträgt, ist eine autonome GH-Produktion bei normalem IGF-I ausgeschlossen. Fehlende Suppression oder ein »paradoxer« Anstieg sprechen für einen GH-Exzess.

> **Falsch-positive Testergebnisse gibt es bei Niereninsuffizienz, Diabetes mellitus, Lebererkrankungen und Anorexia nervosa.**

Eine unzureichende GH-Suppression ist auch bei Stress zu finden (beachte den Kortisolanstieg). Die Sensitivität des Tests liegt bei etwa 90%.

Varianten

Keine.

Nebenwirkungen

Keine.

Bemerkungen

Bei Patienten mit Diabetes mellitus ist der Test nicht sinnvoll, da die Blutzuckerwerte bereits basal erhöht sind. Die GH-Konzentrationen nach Glukosebelastung zeigen eine Abhängigkeit vom Alter, dem Geschlecht, dem BMI und von der GH-Bestimmungsmethode. Ein 3-stündiges GH-Spontanprofil ist dem GH-Suppressionstest hinsichtlich der diagnostischen Effizienz für einen GH-Exzess gleichwertig.

6.4 Hypophysenvorderlappen

6.4.1 CRH-Test

Indikation

Überprüfung der kortikotropen Funktion der Hypophyse und Differenzialdiagnose des Hyperkortisolismus.

Durchführung

Die Patienten bleiben über Nacht nüchtern. Eine Ruhezeit von 30 min zwischen dem Legen des venösen Zugangs und dem Testbeginn wird empfohlen. Erste Blutentnahme für Kortisol und ACTH (Basalwert). Danach langsame i.v.-Injektion von 1 µg humanem CRH/kgKG. Weitere Blutentnahmen für Kortisol- und ACTH-Bestimmung nach 15, 30, 45, 60, 90 und 120 min. Ist die Fragestellung lediglich die Prüfung der NNR-Funktion, kann der Test auf 60 min verkürzt werden. Für die isolierte Prüfung der ACTH-Stimulation (Differenzialdiagnose des Hyperkortisolismus) reichen 30 min aus.

Der CRH-Test kann auch am Nachmittag oder am Abend durchgeführt werden, um von niedrigeren Basalwerten aus eine deutlichere Stimulation zu erreichen. Ein Vorteil dieses Vorgehens ist nicht belegt.

> Auf die korrekte Auflösung der Trockensubstanz und das vollständige Aufziehen in die Spritze ist zu achten. Auch bedarf die sorgfältige Vermeidung eines Verlustes von Injektionsvolumen besonderer Beachtung.

Der CRH-Test kann bei Frühgeborenen zum Nachweis einer ausreichenden Stressreserve oder einer Suppression der Hypothalamus-Hypophysen-NNR-Achse nach Glukokortikoidtherapie verwendet werden. Dabei ist der Anstieg von ACTH und Kortisol abhängig von der Reife der Kinder und der CRH-Dosis.

Referenzbereiche

Die Beurteilungskriterien variieren in der Literatur erheblich. Für Kinder liegen kaum publizierte Referenzwerte vor.

ACTH steigt von basal 30,7±16,1 pg/ml auf maximal 52,9±24,8 pg/ml nach 15 min an. Nach 60 min ist ACTH wieder zum Ausgangswert hin abgefallen. Kortisol lässt sich von basal 4,8±2,2 µg/dl auf maximal 15,5±4,1 µg/dl nach 30 min stimulieren. Ausgangswerte sind nach 120 min erreicht. Die Kortisolpeaks sind bei Jungen (17,2±4,7 µg/dl) signifikant höher als bei Mädchen (13,3±1,9 µg/dl).

Nach den DGE-Richtlinien wird zum Ausschluss einer Insuffizienz der kortikotropen Hypophysenfunktion ein Kortisolanstieg um >7,2 µg/dl und ein ACTH-Anstieg um mindestens 50% als ausreichend angesehen. Beim adrenalen Cushing-Syndrom sind Kortisol und ACTH durch CRH nicht stimulierbar. Hinsichtlich der weiteren Differenzialdiagnose des Cushing-Syndroms sei hier auf die Originalliteratur verwiesen.

Varianten
Keine.

Nebenwirkungen
Flushsymptomatik, Geschmacksmissempfindungen, gelegentlich leichter Blutdruckabfall. Ein Hypophysenapoplex wurde in einem Fall beschrieben.

Bemerkungen
Bei nachweisbarem Anstieg von ACTH und Kortisol im CRH-Test und Kortisolsuppression im hochdosierten Dexamethasonhemmtest ist ein zentrales Cushing-Syndrom sehr wahrscheinlich. In Zweifelsfällen kann die Diagnose durch simultane bilaterale Katheterisierung des Sinus petrosus inferior mit gleichzeitig hypophysennaher und peripherer Abnahme von ACTH nach CRH-Stimulation die Diagnose gesichert werden.

6.4.2 Dexamethasonsuppressionstest (niedrig dosiert)

Indikation
Ausschluss eines Hyperkortisolismus. Differenzialdiagnose zwischen zentralem und ektopem Cushing-Syndrom bei nachgewiesenem Hyperkortisolismus.

Durchführung
Um 23.00 Uhr Gabe von 1,5 mg Dexamethason/m² KOF per os (2 mg/m² wenn Patient unter Östrogen-, Phenobarbital- oder Hydantoin-Medikation steht).

Am nächsten Morgen zwischen 8.00 und 9.00 Uhr Blutentnahme für Bestimmung von Kortisol im Serum.

Referenzbereiche
Normal ist eine Suppression auf ≤80 nmol/l (≤ 3 µg/dl). Eine fehlende Suppression nach Dexamethason belegt den Hyperkortisolismus. Durch hohe Dexamethasondosen kann beim zentralen Cushing-Syndrom (ACTH-produzierendes Hypophysenadenom) die ACTH- und damit die Kortisolproduktion supprimiert werden; dies ist beim ektopen ACTH-Syndrom meistens nicht der Fall.

Varianten
Niedrig dosiert über 2 Tage (8 Gaben von je 0,5 mg Dexamethason). Hochdosiert über Nacht (8 mg Dexamthason). Liddle-Test (stationär über 6 Tage).

Nebenwirkungen
Keine.

Bemerkungen
Der niedrig dosierte Dexamethasonsuppressionstest hat eine hohe Sensitivität. Auch bei adipösen Patienten ist die Rate von falsch-positiven Befunden mit ca. 2% niedrig. Allerdings kommen falsch-positive Befunde vor. Als zweiter Test zur Absicherung der Diagnose eignet sich ein um Mitternacht beim schlafenden Patienten bestimmter Kortisolspiegel. Ein Wert über 50 nmol/l (1,8 µg/dl) spricht für einen Hyperkortisolismus. Ähnlich gute Ergebnisse liefert die Bestimmung der Kortisolkonzentration in einer um 23.00Uhr gewonnenen Speichelprobe (oberer Grenzwert: 3,6 nmol/l (0,13 µg/dl).

Ähnlich wie beim CRH-Test ist eine sichere Differenzierung zwischen zentralem und ektopem ACTH-Syndrom auch mittels Dexamethason-Suppressions-Test in etwa 20% der Fälle nicht möglich. Dies gelingt jedoch durch Kombination beider Tests in fast allen Fällen. Eine hohe Sensitivität und Spezifität (97% bzw. 94%) für die Diagnose eines zentralen Cushing-Syndroms wurde kürzlich für die Kombination aus niedrig-dosiertem Dexamethason-Suppressionstest (0,5 mg alle 6 Stunden über 2 Tage) und anschließendem CRH-Test gefunden (Kortisol-Suppression nach 24 und 48 Stunden um mindestens 30% des Ausgangswertes und Kortisol-Anstieg im CRH-Test um mindestens 20%). Diese Daten gelten aber für Erwachsene. Für die weitere Differenzierung von Hyperkortisolismuszuständen ist der kombinierte Dexamethason-CRH-Test geeignet.

6.4.3 TRH-Test

Indikation
Prüfung der thyreotropen Partialfunktion des Hypophysenvorderlappens und Nachweis eines isolierten TSH-Mangels. Differenzierung zwischen sekundärer und tertiärer Hypothyreose. Differenzierung zwischen Schilddrüsenhormonresistenz und autonomer TSH-Sekretion (Tumor). Diagnosesicherung einer Hyperthyreose.

Durchführung
Der TRH-Test kann jederzeit über Tag durchgeführt werden. Erste Blutentnahme zur Bestimmung des basalen TSH. Langsame i.v.-Bolusinjektion von 100 µg TRH/m² KOF (maximal 200 µg). Zweite Blutentnahme zur Bestimmung des stimulierten TSH nach 30 min. Zur Differenzialdiagnose von sekundärer und tertiärer Hypothyreose muss der Test um Blutentnahmen bei 60, 90 und 120 min erweitert werden (TSH-Anstieg bei tertiärer Hypothyreose erst nach 90–120 min).

Referenzbereich
Der TSH-Anstieg sollte mindestens 2,5 IU/ml betragen. Ein geringerer Anstieg spricht für eine sekundäre Hypothyreose. Ein Anstieg über 25 µIU/ml deutet auf eine Schilddrüsenhormonresistenz hin.

Varianten
Es ist auch eine nasale TRH-Applikation für den Test beschrieben. Bei Kindern hat sich diese Variante aber nicht durchgesetzt.

Nebenwirkungen
Nicht selten wird über kurzfristige Übelkeit und Flush geklagt. Bei Kindern mit Krampfneigung oder Epilepsie kann durch TRH ein Krampfanfall ausgelöst werden.

> ❗ Nach Applikation von TRH und/oder GnRH sind Fälle von akuter Infarzierung der Hypophyse aufgetreten.

Bemerkungen
Die Indikation für den TRH-Test ist streng zu stellen. Zur Diagnose der Hyperthyreose ist bei Verwendung eines TSH-Nachweisverfahrens der 2. oder 3. Generation kein TRH-Test notwendig. Einige Autoren halten diesen Test für vollständig verzichtbar oder sogar für obsolet.

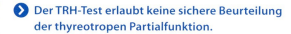
> Der TRH-Test erlaubt keine sichere Beurteilung der thyreotropen Partialfunktion.

Bei entsprechender Anamnese und Klinik kann die Diagnose »sekundäre Hypothyreose« aus der Kombination erniedrigter Schilddrüsenhormone mit inappropriat niedrigem TSH gestellt werden. Der TRH-Test ist aber hilfreich beim Nachweis eines isolierten TSH-Mangels.

In Einzelfällen kann der TRH-Test bei der Differenzierung zwischen Schilddrüsenhormonresistenz und TSH-produzierendem Hypophysenadenom hilfreich sein: Bei der Schilddrüsenhormonresistenz ist TSH basal inappropriat hoch und steigt nach TRH weiter an; das α-Untereinheit/TSH-Verhältnis bleibt gleich. Dagegen findet sich beim TSHom (TSH-produzierender Tumor) ein übermäßiger Anstieg der α-Untereinheit.

6.5 Hypophysenhinterlappen

6.5.1 Durstversuch mit Desmopressin-Kurztest

Indikation
Differenzialdiagnose der Polyurie (Diabetes insipidus/primäre Polydipsie) nach vorhergehender Bestätigung der Polyurie (Urinausscheidung >30 ml/kgKG/Tag) und nach Ausschluss eines Diabetes mellitus, einer Hyperkalziämie, einer Hypokaliämie, einer polyurischen Nierenerkrankung oder einer medikamenteninduzierten Polyurie (z. B. Lithium).

Durchführung
Die stationäre Aufnahme des Patienten ist erforderlich. Der Durstversuch bedarf einer sehr gründlichen Vorbereitung und Schulung des Personals. Es wird ein schriftliches Protokoll geführt. Am Abend vor dem Test wird ein venöser Zugang gelegt. Bei Säuglingen und Kleinkindern ohne sichere Blasenkontrolle ist ein Blasenkatheter notwendig.

> Freie Flüssigkeitszufuhr bis Mitternacht, anschließend eingeschränkte Flüssigkeitszufuhr, d. h. es sollte nur so viel Wasser oder Tee getrunken werden, bis der Durst erträglich ist. Am Testtag ab Testbeginn morgens um 6.00 Uhr keine Flüssigkeitsaufnahme mehr. Zu diesem Zeitpunkt Blase komplett entleeren. Während des Tests dürfen die Patienten nur feste Speisen zu sich nehmen.

Es ist eine ständige Überwachung des Patienten während des Durstversuches erforderlich. Eine unbeobachtete Flüssigkeitsaufnahme muss verhindert werden. Periodische Bestimmung von Urinvolumen, spezifischem Gewicht, Urinosmolalität, Serum-Natrium, Serum-Osmolalität und (fakultativ) ADH. Urinvolumen, Urinosmolalität und Körpergewicht werden alle 1–2 h bestimmt.

An den Durstversuch schließt sich der Desmopressin-Kurztest an (Desmopressin entspricht DDAVP [Desamino-D-Arginin-Vasopressin]), falls nicht bereits im Durstversuch eine normale Urinosmolalität erreicht wird (>800 mosmol/kg; beim Säugling gelten 400–500 mosmol/kg als normal). Der Desmopressinstest wird entweder um 16.00 Uhr durchgeführt oder besser unabhängig von der Uhrzeit dann, wenn im Durstversuch kein weiterer Anstieg der Urinosmolalität zu verzeichnen ist.

Bei Säuglingen wird Desmopressin (Minirin) in einer Dosis von 0,5 μg/m² KOF (alternativ die fixe Dosis von 1 μg) i.v. oder s.c. gegeben. Bei Kindern wird eine Dosis von 2 μg/m² KOF (alternativ die fixe Dosis von 2 μg) i.v. oder s.c. verwendet. Der Test kann auch mit einer intranasalen Applikation von Desmopressin durchgeführt werden (10 μg bei Säuglingen und 20 μg bei Kindern).

Ein und drei Stunden nach Injektion sind weitere Bestimmungen der relevanten Parameter vorzunehmen. Eine besondere Vorsicht ist im Durstversuch bei Säuglingen und Kleinkindern notwendig. Aufgrund der langen Halbwertszeit von DDAVP darf die anschließende Rehydratation nicht zu zügig erfolgen, um eine Hyponatriämie mit konsekutiven Krampfanfällen zu vermeiden.

> **Abbruchkriterien für den Durstversuch sind eine Gewichtsabnahme von mehr als 3% (bis 5%). Auch Fieber, Tachykardie, Blutdruckabfall oder neurologische Symptome gelten als Abbruchkriterien.**

Der Testabbruch wird zur Sicherheit des Patienten vorgenommen. Unmittelbar vor Testabbruch erfolgt nochmals die Bestimmung aller relevanten Parameter.

Referenzbereiche

Normale Werte für den Durstversuch bei Kindern: Arginin-Vasopressin (AVP) 1,9±0,2 pg/ml; Osmolalität im Plasma 283±1,0 mosmol/kg; Osmolalität im Urin 1056±47 mosmol/kg. Der Diabetes insipidus centralis totalis ist gekennzeichnet durch AVP 1,3±0,8 pg/ml; Osmolalität im Plasma 312±15 mosmol/kg; Osmolalität im Urin 150±70 mosmol/kg. Beim Diabetes insipidus centralis partialis finden sich AVP 2,0±1,8 pg/ml; Osmolalität im Plasma 298±9 mosmol/kg; Osmolalität im Urin 511±117 mosmol/kg.

> **Der Durstversuch ist bei kompletten Störungen sehr valide (hohe Sensitivität und hohe Spezifität). Er zeigt aber als indirekter Test Schwächen bei partiellen Störungen in der Abgrenzung zur primären Polydipsie (sowohl falsch-negative als auch falsch-positive Ergebnisse).**

Normalpersonen konzentrieren nach etwa 12–16 h Flüssigkeitsentzug den Urin auf ca. 900–1.200 mosmol/kg, wohingegen Patienten mit komplettem Diabetes insipidus centralis ihren Urin meist nur auf weniger als 250 mosmol/kg konzentrieren können. Bei Patienten mit primärer Polydipsie ist das maximale Urin-Konzentrationsvermögens ebenfalls deutlich auf etwa 450 - 700 mosmol/kg eingeschränkt. Im verlängerten 1-Deamino-8-D-Arginin-Vasopressin-(DDAVP-)Test hört der Patient mit Diabetes insipidus centralis auf zu trinken und das Urinkonzentrationsvermögen der Nieren normalisiert sich, während der Patient mit psychogener Polydipsie weiter trinkt und hyponatriämisch wird. Eine primäre Polydipsie ist bereits weitgehend ausgeschlossen, wenn die ad libitum gemessene Serumosmolalität >295 mosmol/l oder das Serumnatrium >143 mmol/l beträgt oder wenn die Serumharnsäure erhöht ist.

Die Verdachtsdiagnose einer habituellen Polydipsie (Urinosmolalität im Durstversuch 450–700 mosmol/kg) lässt sich meist durch einen weiteren Durstversuch nach einer mehrwöchigen normalen Flüssigkeitszufuhr sichern. Dieser zeigt dann ein normales Konzentrationsvermögen.

Patienten mit partiellem Diabetes insipidus zeigen einen geringen Anstieg der Urinosmolalität mit steigender Serumosmolalität.

Nur bei Patienten mit einem Diabetes insipidus steigt nach Gabe von exogenem Desmopressin die Urinosmolalität weiter an (Diabetes insipidus totalis >50%; Diabetes insipidus partialis zwischen 9% und 50%; normal <9%). Dies zeigt indirekt an, dass der Patient mit Diabetes insipidus maximale Mengen von endogenem ADH noch nicht sezerniert hat. Ein partieller Defekt der ADH-Sekretion kann angenommen werden, wenn exogenes DDAVP die Urinosmolalität nach Dursten nach Erreichen eines Plateaus um mehr als 9% stimuliert.

> **Die Interpretation der ADH-Werte muss immer in Bezug auf Serumosmolalität bzw. Serumnatrium erfolgen.**

Niedrige ADH-Konzentrationen sind dann beweisend für einen zentralen Diabetes insipidus, wenn sie am Ende eines Durstversuchs bei einer Serumosmolalität von ≥300 mosmol/kg nachgewiesen wurden.

Bemerkungen

Eine Durchführung des Tests ist kontraindiziert bei einem Serumnatrium >148 mmol/l bzw. bei erhöhter Serumosmolalität, Dehydratation und bei einem Urinvolumen deutlich über 2 ml/kgKG/h.

6.6 Nebennierenrinde

6.6.1 ACTH-Kurztest

Indikation
Erfassung einer primären NNR-Insuffizienz. Nachweis eines homozygoten oder heterozygoten NNR-Biosynthesedefektes (v. a. adrenogenitales Syndrom, Hirsutismus, Klitorishypertrophie, Oligomenorrhö, Wachstumsbeschleunigung mit Knochenalterakzeleration unklarer Genese, Pseudopubertas praecox).

Durchführung
Die Patienten bleiben ab dem Vorabend nüchtern. Der Test ist ambulant durchführbar. Bei Frauen muss der Test am 3.–8. Zyklustag durchgeführt werden. Ovulationshemmer sind vorher abzusetzen.

> ❗ Nach Vorbehandlung mit oder Sensibilisierung gegen ACTH sollte der ACTH-Test wegen der Gefahr eines anaphylaktischen Schocks nicht angewendet werden.

Basale Blutentnahme für die Bestimmung von Kortisol, 17-Hydroxyprogesteron (17-OHP) und je nach Fragestellung von weiteren NNR-Steroiden und Androgenen. Danach i.v.-Injektion von 250 µg ACTH$^{1-24}$ (Synacthen) im Bolus. Säuglinge bis zu 12 Monaten erhalten 125 µg. Die zweite Blutentnahme erfolgt nach 60 min für die stimulierte Steroidbestimmung.

Referenzbereiche
Anstieg des Kortisols im Plasma/Serum auf >200 ng/ml (>550 nmol/l) oder mindestens um den Faktor 2 schließt eine primäre NNR-(Glukokortikoid-)Insuffizienz aus.

Ein 17-OHP-Anstieg auf >12 ng/ml spricht für einen homozygoten 21-Hydroxylasedefekt (für Neugeborene, Frühgeborene und pränatal dystrophe Neugeborene gelten in den ersten Lebenswochen andere Referenzwerte für die adrenalen Steroidhormone). Seltenere Defekte der Steroidbiosynthese der NNR können nur durch Multisteroidanalyse oder Tandem-MS (Tandem-Massenspektrometer) und mithilfe spezieller Normbereiche erkannt werden.

Varianten
Blutentnahmen zusätzlich bei 30 min. ACTH-Langtest. Low-dose-ACTH-Test.

Nebenwirkungen
Hungergefühl.

Bemerkungen
Die Normalwerte sind methodenabhängig. Bei Messung von Vorläufersteroiden der Kortisol- und Aldosteronsynthese (z. B. zur AGS-Diagnostik) sollten nur spezifische Bestimmungsmethoden verwendet werden.

6.6.2 Metopirontest

Indikation
Prüfung der Funktion der Rückkopplungskontrolle der Hypothalamus-Hypophysen-NNR-Achse (Kortisol → ACTH). Der Metopirontest wird bei Verdacht auf sekundäre NNR-Insuffizienz eingesetzt. Ferner dient er zur Untersuchung der Achsenfunktion nach Langzeitsteroidtherapie und zur Differenzialdiagnose zwischen autonomen NNR-Tumoren und NNR-Hyperplasie anderer Genese. Er wird auch für die Differenzialdiagnose des ACTH-abhängigen Cushing-Syndroms eingesetzt.

Durchführung
Die Patienten bleiben nüchtern. Durchführung üblicherweise unter stationären Bedingungen. Der Kurztest kann auch ambulant durchgeführt werden. Es existieren unterschiedliche Testprotokolle. Davon werden zwei hier dargestellt:

1. **Über-Nacht-Test:** Legen eines venösen Zugangs 1–2 h vor Testbeginn beim nüchternen Patienten. Erste Blutentnahme (= Basalwert; optional) für die Bestimmung von ACTH, Kortisol und 11-Desoxykortisol (und evtl. weiteren Steroiden). Danach Gabe von Metopiron in einer Dosis von 30-40 mg/kgKG p.o. (maximal 2 g) um Mitternacht mit einer kleinen Mahlzeit. Zweite Blutentnahme um spätestens 8.00 Uhr des nächsten Tages.
2. **3-h-Kurztest:** Gabe von 15–40 mg Metopiron/kgKG (oder 1 g/m² KOF) per os mit einem kleinen Frühstück zwischen 6.00 und 8.00 Uhr.

Zweite Blutentnahme für die Bestimmung von ACTH, Kortisol und 11-Desoxykortisol (und evtl. weiteren Steroiden) nach 3 h (oder nach 2 und 4 h).

> ❗ Wegen des erhöhten Hypoglykämierisikos ist der Test im Säuglingsalter nicht durchführbar.

Referenzbereiche
Normalerweise erfolgt ein starker Anstieg von 11-Desoxykortisol (>70 ng/ml = >200 nmol/l), Desoxykortikosteron (DOC) und weiteren Kortisolvorstufen. Gleichzeitig kommt es zum Abfall von Kortisol (<80 ng/ml = <220 nmol/l) sowie Kortikosteron und Aldosteron. Ein ACTH-Anstieg >200 pg/ml oder >33 pmol/l spricht für eine intakte Regelkreisfunktion.

Bei dem Cushing-Syndrom ist der Anstieg von 11-Desoxykortisol gesteigert (>220fach) und der Kortisolabfall nicht ausreichend (Quotient »supprimiertes« Kortisol/basales Kortisol >0,6). Für die Kombination dieser beiden Kriterien wird bei einer Spezifität von 100% eine Sensitivität für die Diagnose des hypophysären Cushing-Syndroms von 65% angegeben. Bei sekundärer oder tertiärer NNR-Insuffizienz ist der Anstieg von 11-Desoxykortisol vermindert. Bei androgenproduzierenden Tumoren der Nebenniere findet sich meist keine Reaktion im Metopirontest.

Varianten
Keine.

Nebenwirkungen
Gastrointestinale Beschwerden (Übelkeit, Bauchschmerzen und Erbrechen) sind bei gleichzeitiger Einnahme einer Mahlzeit selten. Metopiron hat einen schlechten Geschmack. Bei manifester primärer NNR-Insuffizienz kann eine Addisonkrise ausgelöst werden.

Bemerkungen
Der Metopirontest ist der sensitivste Test für die hypophysäre ACTH-Sekretion, da er auf dem negativen Rückkopplungseffekt eines abfallenden Kortisolspiegels und nicht auf dem Effekt eines starken Stresses wie beim Insulin-Hypoglykämie-Test beruht. Eine normale Antwort im Metopirontest beweist eine intakte Hypothalamus-Hypophysen-NNR-Funktion. Weitere Tests sind dann nicht mehr notwendig.

> **!** Unter Medikamenten, die zu einer Enzyminduktion in der Leber führen (z. B. Phenobarbital, Phenytoin, Carbamazepin, Rifampicin etc.), wird Metopiron beschleunigt abgebaut und der Test dadurch unzuverlässig. Diese Medikamente müssen vor dem Test abgesetzt werden.

Ein beschleunigter Metopironabbau bei einem Teil der Gesunden (ca. 4%) führt zu falsch-negativen Testresultaten. Dies ist an einem unzureichenden Kortisolabfall erkennbar (Kortisol >75 ng/ml = >210 nmol/l).

6.7 Pankreas

6.7.1 Oraler Glukosetoleranztest (oGTT)

Indikation
Erkennung einer gestörten Glukosetoleranz (»impaired glucose tolerance«, IGT). Diagnose eines Diabetes mellitus. Bei Verdacht auf GH-Exzess (»growth hormone excess«) als GH-Suppressionstest. Untersuchung der Insulinempfindlichkeit und der glukosestimulierten Insulinsekretion.

Durchführung
Durchführung am Morgen in sitzender oder liegender Position nach Nahrungskarenz von mindestens 10 Stunden. Eine besondere Ernährung vor dem Test ist nicht notwendig. Untersuchungszeitpunkt mit dreitägigem Abstand vor oder nach der Menstruation.

Nüchtern-Glukosebestimmung bei 0 min. Danach Trinken von Dextro-OGT mit 1,75 g Glukose/kgKG innerhalb von 10 min. Erneute Glukosebestimmung nach 120 min. Keine körperlichen Aktivitäten während des Testes.

Bei einem manifesten Diabetes mellitus ist der oGTT nicht indiziert.

Referenzbereiche
Die diagnostischen Grenzwerte für den oGTT sind (◘ Tab. 6.2):

Varianten
Blutentnahme zu mehreren Zeitpunkten. Unterschiedliche Glukosedosis. Unterschiedliche Indikationen (z. B. Gestationsdiabetes).

◘ **Tab. 6.2.** Diagnostische Grenzwerte für den oralen Glukosetoleranztest (oGTT)

	Glukose (Plasma venös)		Glukose (Vollblut kapillär)	
	mg/dl		mg/dl	
	nüchtern	2-h-Wert im oGTT	nüchtern	2 h-Wert im oGTT
Normale Glukosetoleranz	<100	<140	<90	<140
Gestörte Glukosetoleranz	<126	140–199	<110	140–199
Diabetes mellitus	≥126	≥200	≥110	≥200
Normale Glukosetoleranz	<100	<140	<90	<140

Nebenwirkungen

Keine.

Bemerkungen

Die Diagnose eines Diabetes mellitus gilt auch als gesichert, wenn ein zu beliebiger Zeit entnommener Blutzuckerwert (»Gelegenheitsblutzucker«) über 200 mg/dl liegt und gleichzeitig typische krankheitsassoziierte Symptome sowie eine Glukosurie bestehen.

Als neues, zusätzliches Kriterium wird die »impaired fasting glucose« (IFG) vorgeschlagen, sodass bereits aus der Höhe der Nüchternwerte eine Risikoabschätzung möglich wird.

> Die Bestimmung des HbA1c wird zur Diagnose des Diabetes mellitus nicht empfohlen.

Literatur

AWMF (Arbeitsgemeinschaft der Wissenschaftlichen Medizinischen Fachgesellschaften) (2009) Leitlinien für Diagnostik und Therapie. Diagnostik des Wachstumshormonmangels im Kindes- und Jugendalter – AWMF-Leitlinie-Register, Nr 089/001. http://leitlinien.net. Gesehen 29.6.2009

Umgang mit chronisch kranken Kindern und Jugendlichen

7 Psychologische und pädagogische Elemente
der Langzeitbehandlung – 101
Karin Lange

7 Psychologische und pädagogische Elemente der Langzeitbehandlung

Karin Lange

7.1 Familie als therapeutisches Team – 102

7.2 Chronische Krankheit als zusätzliche Lebensaufgabe – 102
7.2.1 Psychosoziale Belastungen für Familien mit einem chronisch kranken Kind – 102
7.2.2 Entwicklungspsychologische Grundlagen der Krankheitsbewältigung – 104

7.3 Information und Schulung chronischkranker Kinder, Jugendlicher und deren Eltern – 110
7.3.1 Gliederung der Informations- und Schulungsangebote – 111
7.3.2 Diagnoseeröffnung: Weichenstellung für die Bewältigung – 111
7.3.3 Initiale Information: Schulung von Kindern, Jugendlichen und Eltern – 112
7.3.4 Folgeschulungen – 114
7.3.5 Beratung und multimodale Adipositastherapie in der Pädiatrie – 115

7.4 Psychosoziale Aspekte der Langzeitbetreuung – 115
7.4.1 Psychologische Diagnostik – 115
7.4.2 Psychologische Beratung – 116
7.4.3 Psychotherapie – 116
7.4.4 Selbsthilfeinitiativen – 117
7.4.5 Soziale Hilfen – 117

Literatur – 117

7.1 Familie als therapeutisches Team

Bei chronischen Krankheiten und endokrinologischen Störungen ist der Erfolg der Langzeitbehandlung vor allem davon abhängig, wie es den Familien auf Dauer gelingt, die Therapie und weitere Belastungen durch körperliche Besonderheiten in den Alltag zu integrieren und mit den allgemeinen Erziehungsaufgaben zu vereinbaren. Deshalb ist die umfassende und praxisorientierte Information der Eltern und altersadäquat auch der Kinder und Jugendlichen unverzichtbar. Dabei sollten neben der somatischen Therapie auch die krankheitsbedingten psychosozialen Belastungen und der kognitive und soziale Entwicklungsstand der betroffenen Kinder und Jugendlichen berücksichtigt werden (Dimatteo 2004; Scheidt-Nave et al. 2008; Taylor et al. 2008).

7.2 Chronische Krankheit als zusätzliche Lebensaufgabe

Mit der Diagnose einer chronischen endokrinologischen Krankheit oder Störung stehen Kinder und ihre Eltern in vielen Fällen unvorbereitet und von einem Tag auf den anderen vor einer zusätzlichen komplexen Lebensaufgabe. Selbst bei der häufigsten endokrinologischen Erkrankung des Kindesalters, dem Diabetes mellitus Typ 1, haben nur wenige Familien zum Zeitpunkt der Diagnose eine realistische Vorstellung davon, welche Folgen damit für ein Kind und das Leben seiner Eltern verbunden sein werden. Sehr seltene Störungen, z. B. der Geschlechtsentwicklung (»disorders of sex development«, DSD), Wachstumshormonmangel, angeborene Schilddrüsenerkrankungen oder andere, treffen Familien meist unvorbereitet. Oft müssen Eltern nach der Diagnose innerhalb kurzer Frist lernen, ggf. eine anspruchsvolle Therapie täglich eigenverantwortlich im Sinne eines Selbstmanagements durchzuführen und in den Alltag der Familie zu integrieren. Sie stehen aber auch vor der Aufgabe, eine möglichst normale psychische Entwicklung und ein stabiles Selbstbild bei ihrem »besonderen« Kind zu fördern und es so auf ein eigenverantwortliches Leben im Erwachsenenalter vorzubereiten. Da es im Umfeld der Familien wegen der Seltenheit vieler Krankheitsbilder meist keine Erfahrungen im täglichen Umgang mit diesen Kindern und Jugendlichen gibt, sind Eltern dabei besonders auf eine Beratung und Behandlung durch ein mit dem jeweiligen Störungsbild erfahrenen multiprofessionellen Team angewiesen.

> **Internationale und nationale evidenzbasierte Leitlinien zu den meisten hier genannten Krankheitsbildern empfehlen daher eine Langzeitbe-**
▼
handlung durch ein spezialisiertes pädiatrisches Team. Dieses soll nicht nur erfahren in der Diagnostik und der somatischen Therapie sein, sondern den Familien auch kontinuierlich spezifische pädagogische, psychologische und soziale Beratungen anbieten können (Arbeitsgemeinschaft Adipositas im Kindes- und Jugendalter 2009; Cohen et al. 2008; Delamater 2007).

7.2.1 Psychosoziale Belastungen für Familien mit einem chronisch kranken Kind

Unabhängig von dem jeweiligen endokrinologischen Krankheitsbild, dessen Ätiologie und Symptomatik, den notwendigen Therapien und der Prognose sind damit oft nicht nur körperliche Belastungen für das Kind verbunden, z. B. durch akute Komplikationen, schmerzhafte Behandlungen, notwendige Operationen oder körperliche Handicaps. Die chronische Krankheit eines Kindes kann ebenfalls eine psychische Dauerbelastung für die ganze Familie darstellen (Noeker 2008).

Bewältigung der Diagnose

Die Diagnose einer chronischen Krankheit ist ein einschneidendes, sog. kritisches Lebensereignis, das von allen Familienmitgliedern große emotionale und praktische Anpassungsleistungen (Coping) erfordert. Initial müssen sich Eltern und – abhängig vom kognitiven Entwicklungsstand – auch die betroffenen Kinder und Jugendlichen mit der Aussicht auf eine lebenslang notwendige Therapie, der Abhängigkeit von medizinischen Spezialisten und vor allem mit dem Verlust der körperlichen Integrität, Stigmatisierung durch ein »Anderssein« oder einer beeinträchtigten Lebensperspektive auseinandersetzen.

Die ersten Reaktionen der Eltern, vor allem der Mütter, reichen von tiefer Verstörtheit, Leugnung der Realität, Enttäuschung, Depression, Angst und Schuldvorwürfen bis hin zu Gefühlen absoluter Hilflosigkeit. Die Aufnahmefähigkeit der Eltern für neue Informationen und ihre Entscheidungsfähigkeit sind in den ersten Tagen entsprechend begrenzt (Wiesemann et al. 2008).

> **Kinder im Kindergarten- und Grundschulalter, denen die Tragweite einer Diagnose noch nicht verständlich ist, machen ihre Interpretation des Ereignisses von den emotionalen Reaktionen der Eltern abhängig.**

Ältere Kinder und Jugendliche verhalten sich in den ersten Tagen nach einer schwerwiegenden Diagnose oft gefasster und scheinen ihre Eltern sogar zu unterstützen, obwohl auch bei ihnen mehrheitlich Symptome wie Traurigkeit, Gefühle der Verlassenheit und sozialer Rückzug beobachtet werden. Für Jugendliche, die in der Phase der Identitätsfindung und Autonomieentwicklung psychisch besonders vulnerabel sind, stellt die Diagnose einer chronischen Störung ein zusätzliches psychisches Risiko dar. Initiale Belastungsreaktionen und emotionale Anpassungsstörungen werden bei ihnen – wie bei den Müttern jüngerer Kinder – gehäuft beobachtet (Bondy et al. 2007; Carmichael u. Ransley 2002; Sourt et al. 2008).

Eine ganz andere Beratungssituation ergibt sich bei Familien, deren Kind kontinuierlich an Gewicht bis zur Diagnose Adipositas zugenommen hat. Das damit verbundene gesundheitliche Risiko des Kindes wird von Eltern anfangs oft unterschätzt. Zunächst muss daher die Behandlungsmotivation mit diesen Familien entwickelt werden (Arbeitsgemeinschaft Adipositas im Kindes- und Jugendalter 2009; August et al. 2008; Ebbeling et al. 2002).

Therapie erlernen und im Alltag verlässlich umsetzen

Die langfristige Integration der notwendigen medikamentösen und/oder diätetischen Therapien und deren Überwachung, z. B. bei Adipositas, Diabetes mellitus Typ 1 oder Störungen der Schilddrüsenfunktion, können eine Neuorganisation des Familienalltags erfordern. Sehr anspruchsvolle Therapien, z. B. die bei Diabetes mellitus Typ 1, lassen sich oft nur schwer mit der Berufstätigkeit der Eltern vereinbaren. Kinder und jüngere Jugendliche sind meist mit komplexen Therapien, z. B. der intensivierten Insulintherapie bei Diabetes mellitus Typ 1, überfordert und damit auf die verlässliche kontinuierliche Überwachung und Unterstützung ihrer Eltern angewiesen. Müttern und Vätern kommt folglich die Doppelrolle als Therapeut und Erzieher ihres Kindes zu. Das ständige und konsequente Einfordern von (Therapie-)Verhaltensregeln stellt für Eltern eine besonders schwierige Erziehungsaufgabe dar (Delamater 2007; Funnell et al. 2009; Summerbell 2003).

> Vor allem Behandlungskonzepte, die eine ständige Reflexion und Kontrolle täglicher Aktivitäten wie der Ernährung, körperlicher Belastung oder der Erfahrung von Stress verlangen, können zu Eltern-Kind-Konflikten und Überforderung führen (Dimatto 2004; McClellan u. Cohen 2007).

Normale psychische Entwicklung fördern

Neben einer altersgemäßen körperlichen Entwicklung werden eine möglichst normale kognitive, emotionale und soziale Entwicklung des Kindes sowie dessen soziale Teilhabe als zentrale Therapieziele krankheitsübergreifend genannt. Dabei soll die Identitätsbildung möglichst wenig durch die Krankheit oder Störung beeinflusst, ein stabiles Selbstbewusstsein und eine altersgemäße Selbstständigkeit gefördert werden. Hier sind Eltern von Kindern mit Besonderheiten der Geschlechtsentwicklung und des Wachstums außergewöhnlich gefordert, ihre Kinder bei der Integration der Störung in ein positives Selbstbild zu unterstützen (Lee et al. 2006; Noeker 2009; Sandberg et al. 2005). Schließlich zählt ein höchstmögliches Maß an aktueller und zukünftiger Lebensqualität zu den zentralen Therapiezielen bei der Beratung und Behandlung von Kindern und Jugendlichen mit einer chronischen Krankheit oder Abweichungen von der statistischen Normalität.

Akute Krisen und Misserfolge bewältigen

Trotz angemessener therapeutischer Bemühungen der Eltern und Kinder kann es im Verlauf von chronischen Krankheiten zu akut bedrohlichen Situationen, z. B. schwere Hypoglykämien oder frustranen Entwicklungen, z. B. des Gewichts bei Adipositas, des Längenwachstums bei STH-Therapie oder des HbA1c bei Diabetes kommen. Resignation und depressive Reaktionen darauf beeinträchtigen die weitere aktive Akzeptanz der Krankheit und der Therapie. Aber auch Stigmatisierung und soziale Ausgrenzung wegen körperlicher Besonderheiten können akute psychische Krisen zur Folge haben.

Trotz unsicherer Prognose eine positive Zukunftssicht entwickeln

Die statistischen Langzeitrisiken sind bei einigen Krankheitsbildern bekannt, auf den Fall eines einzelnen Kindes sind sie jedoch nur sehr begrenzt anwendbar. Bei anderen sehr seltenen Störungen reicht die wissenschaftliche Evidenz noch nicht aus, um Eltern eine verlässliche Orientierung über das zukünftige Schicksal ihres Kindes zu vermitteln (► Kap. 6).

> Eltern und Jugendliche beschreiben die schwierig einschätzbare Bedrohung durch zukünftige Folgeerkrankungen und psychosoziale Schwierigkeiten als stärkste Belastung durch die chronische Krankheit.

Sie wird begleitet durch Schuldgefühle und Ängste, wenn eine Therapie wegen anderer Lebensziele und Interessen vernachlässigt wird. Entsprechend schwierig ist es für Eltern, ihrem Kind eine realistische, aber gleichzeitig auch hoffnungsvolle Zukunftssicht zu vermitteln, ohne die Krankheit zu bagatellisieren.

Überforderte Familien

Bevölkerungsbasierte Studien in Deutschland haben gezeigt, dass psychosozial belastete oder sozioökonomisch benachteiligte Kinder und Jugendliche allgemein einen schlechteren psychischen und physischen Gesundheitszustand aufweisen (Erhart 2007; Lampert u. Kurt 2007). Dies gilt vor allem auch für die Adipositas bei Kindern und Jugendlichen. Vergleichbare Daten zu psychosozial und sozioökonomisch bedingter gesundheitlicher Ungleichheit liegen für diverse chronische Krankheitsbilder vor (Holterhus et al. 2009; Kurt u. Schaffrath 2007).

> International besteht Konsens, dass psychosoziale Faktoren die wichtigsten Determinanten für das Therapieverhalten und damit die Prognose der betroffenen Kinder und Jugendlichen darstellen.

Besondere Risiken bestehen danach bei folgenden Konstellationen:
- anhaltende familiäre Konflikte, dysfunktionale Familien,
- alleinerziehende Elternteile,
- niedriges Bildungsniveau, bildungsferne Familien,
- Migration, kulturelle Spezifika im Umgang mit Krankheit,
- prekäre ökonomische Verhältnisse,
- soziale Isolation der Familie,
- psychische Störung oder Krankheit eines Elternteils, insbesondere Depression der Mutter oder
- psychische Störung des Kindes.

Infolge der schwierigen psychosozialen Situation besteht das Risiko, dass Kinder zu früh mit der Verantwortung für ihre Therapie allein gelassen und damit überfordert werden. Um diese Kinder und Jugendlichen adäquat zu betreuen, müssen kompetente und zuverlässige Hilfen außerhalb der engsten Familie initiiert werden (American Academy of Pediatrics et al. 2006; August et al. 2008; Scheidt-Nave et al. 2008).

Anforderungen an das therapeutische Team

Die vielfältigen Therapieziele verdeutlichen die großen Anforderungen, denen Eltern über Jahre täglich gegenüberstehen. Mütter und Väter sind wie ihre Kinder Betroffene, die Hilfe und Unterstützung durch ein multiprofessionelles Team benötigen, um eine liebevolle Eltern-Kind-Beziehung über viele Jahre mit einem gelassenen und konsequenten Umgang mit der jeweiligen Krankheit oder Störung zu vereinbaren.

> Jedes Mitglied eines multidisziplinären pädiatrischen Behandlungsteams sollte sich der komplexen Lebensaufgabe der betroffenen Kinder, Jugendlichen und Eltern bewusst sein und ihnen entsprechend offen, respektvoll und akzeptierend begegnen. Eine vertrauensvolle und offene Kooperation unter den beteiligten Berufsgruppen ist dabei unerlässlich, um die therapeutischen Konzepte auf die Möglichkeiten und Bedürfnisse jeder Familie passend zum Entwicklungsstand des Kindes individuell abzustimmen.

7.2.2 Entwicklungspsychologische Grundlagen der Krankheitsbewältigung

Die Langzeitbehandlung eines chronisch kranken Kindes ist ein kontinuierlicher Prozess, bei dem die Beratung der Familien ebenso wie die somatische Behandlung kontinuierlich an die Entwicklungsaufgaben des Kindes und seine altersgemäßen Bedürfnisse angepasst werden muss. Im Folgenden werden dazu die zentralen entwicklungspsychologischen Grundlagen bezogen auf die Situation chronisch kranker Kinder und ihrer Eltern in verschiedenen Lebensphasen dargestellt (Überblick ▶ Oerter u. Montada 2008).

Säuglinge

Säuglinge sind ihrer Erkrankung passiv ausgeliefert. Im ersten Lebensjahr verbringen Kinder einen großen Teil der wachen Zeit mit der Nahrungsaufnahme und dem engen körperlichen Kontakt zur Mutter. Ein Gefühl der Geborgenheit und sicheren Bindung entsteht, das jedoch durch mütterliche Unsicherheit, Stress, Angst oder Depression empfindlich beeinträchtigt werden kann. Ebenso wichtig sind die soziale Stimulation, ein positives Familienklima und eine sichere Bindung an den Vater, der die Therapie und Versorgung des Kindes gemeinsam mit der Mutter verantwortet.

Wird ein Kind mit einer chronischen Krankheit geboren, muss es ein therapeutisches Ziel sein, Mütter und Väter so weit wie möglich zu entlasten, um einen gelassenen Umgang mit dem Neugeborenen zu fördern:
- Das Kind sollte im Kontakt mit den Eltern zunächst positiv in seiner ganzen Persönlichkeit betrachtet und keinesfalls nur auf das Störungsbild reduziert werden.
- Die Familie sollte unvoreingenommen in ihrer Betroffenheit angenommen und ihnen Sicherheit orientiert an der Wahrheit vermittelt werden, um so die Basis für eine vertrauensvolle Zusammenarbeit zu schaffen (Ahmed et al. 2004; American Academy of Pediatrics et al. 2006; Hughes et al. 2006).
- Mögliche Schuldgefühle wegen der Krankheit sollten wahrgenommen, sensibel angesprochen und ggf. bearbeitet werden. Vor allem bei genetisch determinierten Krankheiten sollte im Gespräch mit den Eltern sehr einfühlsam zwischen »Ursache« und »Schuld« differenziert werden.
- Eltern sollten erfahren, dass das Team ihnen zutraut, gut für das Kind sorgen zu können. Dazu sollten Eltern die Versorgung ihres Kindes während eines stationären Aufenthaltes, soweit möglich, übernehmen.
- Wenn immer möglich, sollten notwendige therapeutische Entscheidungen gemeinsam mit den Eltern getroffen werden. Dazu benötigen Mütter und Väter verständliche und für sie relevante Informationen, aber

auch Zeit und Gelegenheit für Fragen, um im Sinne des »shared decision makings« die Entscheidung mit dem Team zu tragen (Ahmed et al. 2004).
- Tägliche therapeutische Maßnahmen, z. B. orale Medikation, subkutane Injektionen oder Ernährungsempfehlungen, sollten so gewählt werden, dass der natürliche Lebensrhythmus des Kindes möglichst wenig beeinträchtigt wird. Beim Diabetes mellitus Typ 1 lässt sich dies z. B. am ehesten mit einer flexiblen Insulinpumpentherapie umsetzen (▶ Kap. 13).
- Um weitere Familienmitglieder in die Betreuung des Kindes einzubeziehen, sollte den Eltern angeboten werden, sie bei der Information von Großeltern und anderen Betreuern zu unterstützen. Damit können die besonders stark geforderten Eltern gestützt werden.
- Bei Krankheitsbildern, bei denen es kurzfristig zu akuten Komplikationen oder Krisen kommen kann, vermittelt eine sachkompetente 24-h-Telefonbereitschaft Eltern zusätzlich Sicherheit, z. B. bei Diabetes mellitus Typ 1 durch pädiatrische Diabeteszentren. Auch das Angebot einer vertrauensvollen Langzeitbehandlung durch ein spezialisiertes Team wirkt Ängsten und Überforderung entgegen (Holterhus et al. 2009).

Kleinkinder

Kleinkinder beginnen, sich schrittweise als eigenständige Person zu verstehen und eigene Bedürfnisse zu realisieren. Sie erkunden Möglichkeiten, wie eigene Wünsche allein – oder mithilfe anderer – erfüllt werden können. »Selber machen« gehört zu ihrem ständigen Wortschatz, ebenso wie Trotz, wenn ein angestrebtes Ziel nicht erreicht wird. Erste Erfahrungen der Selbstwirksamkeit bilden bereits in diesem Alter die Grundlage für ein stabiles Selbstbewusstsein. Intensiver als in jeder anderen Lebensphase erweitern Kleinkinder ihr Wissen darüber, wie die Dinge der Welt beschaffen sind und nach welchen Regeln diese – einschließlich der Erwachsenen – funktionieren:
- Eltern und andere zentrale Bezugspersonen dienen auch bei der Einordnung von Therapiemaßnahmen als Modell. Je entspannter und positiver Eltern dabei vorgehen, desto geringer ist der Stress für das Kind.
- Ihre Krankheit und die notwendige Therapie können Kinder dieses Alters nicht verstehen. Verlässliche Routinen und einfache konkrete Regeln vermitteln ihnen in dieser Phase die notwendige Orientierung und Sicherheit.
- Eltern, die aus verständlichem Mitgefühl von etablierten Verhaltens- und Therapieregeln abweichen, verunsichern ihr Kind nur.
- Trotzdem ist Widerstand gegen schmerzhafte Prozeduren häufig und altersgemäß. Eltern sollten versuchen, sich nicht auf Diskussionen mit einem Kleinkind einzulassen. Gute Vorbereitung, schnelles Handeln, Ablenkung und anschließende Zuwendung helfen dagegen Eltern und Kind.
- Kleinkinder können das eigene Befinden noch nicht als solches verstehen und auch nicht bewusst steuern. Ein Kind ist einfach traurig oder aggressiv, ohne dass ihm die seelische Ursache als solche jeweils bewusst ist. Entsprechend können die jüngsten Kinder akute Krisen, z. B. eine Hypoglykämie bei Diabetes, noch nicht zuverlässig erkennen und um Hilfe bitten. Sie müssen deshalb ständig von informierten Erwachsenen beaufsichtigt werden.

Kindergarten- und Vorschulkinder

Während Kleinkinder die Therapie ihren Eltern relativ passiv überlassen, beginnen etwas ältere Kinder, nach Erklärungen für die Behandlungsschritte, Verbote und Sorgen ihrer Eltern zu suchen. Die Spanne zwischen 3 und 7 Jahren entspricht etwa dem Lebensabschnitt, den der Entwicklungspsychologe Jean Piaget als Phase des präoperatorischen Denkens bezeichnete. Kinder dieser Entwicklungsphase erleben und verstehen die Welt im Wesentlichen durch konkrete eigene Erfahrungen. Sie erfassen ihre Umwelt so, wie sie ihnen gerade erscheint, und nicht so, wie sie logisch sein müsste. Abstrakte Beispiele, Analogien und für Erwachsene logische Erklärungen können ihnen deshalb wenig helfen, eine »unsichtbare« Störung in ihrem Körper zu verstehen. Die kindliche Logik wird an einigen typischen Phänomenen deutlich:
- Bei Ursache-Wirkungs-Erklärungen stellen sie oft Beziehungen zwischen beliebigen zeitnahen Ereignissen her. Ein Kind, das im Kindergarten eine Hypoglykämie bekommen hatte, war überzeugt, dass »ihm nur deshalb komisch war, weil es vorher beim Aufräumen helfen sollte«.
- Magisches Denken wird deutlich, wenn Kinder glauben, Dinge durch intensives Wünschen verändern zu können. Viele gut über die Chronizität ihrer Krankheit informierte Kinder sind sich sicher, dass die Krankheit nach der Entlassung aus der Klinik oder wenn sie zur Schule kommen verschwinden wird.
- Das Zeitverständnis von Kindern orientiert sich an der aktuellen Gegenwart. Sie erleben die Zeit als Kontinuum eines »beständigen Jetzt«. Deshalb macht es keinen Sinn, Kindern dieses Alters den Nutzen einer Therapie oder etwa Gesundheitsrisiken in ferner Zukunft zu erklären.
- Im Krankheitskonzept von 3- bis 7-Jährigen stehen augenscheinliche Symptome und persönliche Erfahrungen im Vordergrund. Viele jüngere Kinder sind sich sicher, dass Ungehorsam – im Sinne eines immanenten Gerechtigkeitsprinzips – zu Krankheit führen kann. Sie entwickeln nach der Diagnose einer Krankheit irrationale Schuldgefühle, die sie jedoch aus Scham

gegenüber ihren Eltern und dem Behandlungsteam nicht anzusprechen wagen. Hier sollte sensibel auf entsprechende Andeutungen und Sorgen reagiert werden.
- Auch medizinische Maßnahmen können als Strafe interpretiert werden. Ruhige anschauliche Erklärungen, die sich am aktuellen Geschehen, d. h. »Was geschieht, wie lange dauert es?« orientieren, können Kindern die verständliche Angst nehmen.
- Um sich zu orientieren, benötigen auch Kinder dieser Altersgruppe Regeln, die ihrer Auffassungsgabe angepasst sind. Entscheidungshilfen in Form eindeutiger »Schwarz-Weiß-Regeln« und konsequente Vorbilder sind dazu am ehesten geeignet.
- Eine schwankende Haltung zwischen mitleidsgeprägter Nachgiebigkeit und Strenge führt daher statt zu einer Entlastung eher zu Unsicherheit. Konsequentes elterliches Handeln und verlässlich festgelegte Abläufe bei der Behandlung helfen Kindern, die noch unverständliche Krankheit einzuordnen.

Die Vorstellungen, die Kinder über ihren Körper haben, sind Ausgangspunkt für die kindgemäße Darstellung von Krankheiten: Kindergarten- und Vorschulkinder kennen von ihrem Körperinnern zunächst einmal das, was sie hineingetan haben, also ihre Nahrung. Hinzu kommen die Elemente, die sie konkret wahrnehmen können, z. B. Knochen, die sie ertasten, oder Blut, das aus einer der üblichen Schürfwunden an ihrem Knie tropft. Das Herz ist vielen Kindern bekannt, es befindet sich »irgendwo im Bauch« und »ist wichtig«, ohne dass nähere Vorstellungen über dessen konkrete Funktion bestehen. Entsprechend haben sich sehr einfache Erklärungen in diesem Alter bewährt: »Der Körper macht eine ganz besondere Flüssigkeit/Pulver nicht mehr selbst. Deshalb wird sie jeden Tag geschluckt oder gespritzt, damit es dem Kind gut geht und es wie alle anderen spielen und lernen kann«.

Persönlichkeitsentwicklung

Zu den wichtigsten Entwicklungsaufgaben im Vorschulalter zählt, das neue Bewusstsein der eigenen Autonomie durch soziale Kontakte zu stärken. Positive Erfahrungen, z. B. Freundschaften, Erfolge und Anerkennung, bilden eine zentrale Grundlage für ein stabiles Selbstvertrauen in der Zukunft. Ebenso entwickeln Kinder die Fähigkeit, mit Enttäuschungen und Misserfolgen angemessen umzugehen.

> **Dabei ist entscheidend, die Krankheit oder eine körperliche Besonderheit nicht in den Vordergrund zu rücken. Ebenso sollten Überfürsorglichkeit und Infantilisierung vermieden werden.**

Mit dem Eintritt in den Kindergarten müssen Kinder oft zum ersten Mal eine längere Trennung von der Familie bewältigen und lernen, sich außerhalb der direkten elterlichen Fürsorge sicher zu fühlen. Das gemeinsame Spiel mit Gleichaltrigen bietet wichtige soziale Erfahrungen. Vor allem chronisch kranke Kinder, die zu Hause oft besonders viel Aufmerksamkeit erhalten, benötigen die Erfahrung, dass sie eines von vielen Kindern mit ähnlichen Bedürfnissen sind und Rücksicht auf andere nehmen müssen. Auch die Kinder, die sich im Wachstum von anderen Kindern unterscheiden, sollten nicht besonders behütet, sondern ihrer kognitiven und emotionalen Reife entsprechend gefordert und gefördert werden (Lee 2006; Noeker 2009; Wilson et al. 2003).

Im Alter von 2–3 Jahren werden sich Kinder ihres eigenen Geschlechts bewusst. Dabei spielen äußerliche Merkmale wie Haartracht und Kleidung zunächst eine größere Rolle als die Genitalien. Die Vorstellungen über Verhaltensunterschiede der Geschlechter sind noch sehr begrenzt, auch fehlt noch das Verständnis der Geschlechtskonstanz. Während der folgenden Jahre wächst die Bedeutung der Geschlechterkategorien und der Geschlechtstypisierung. Kinder erweitern ihr Wissen abhängig von sozialen Einflüssen über die in ihrer Kultur mit beiden Geschlechtern assoziierten Attributen und Aktivitäten (17).

> **Um chronisch kranken Kindern die Chance einer normalen psychosozialen Entwicklung zu bieten, sollten ihre Eltern darin unterstützt werden, die soziale Integration in Kindergärten, Sportgruppen oder Spielkreisen zu ermöglichen. Dazu sollte besprochen werden, wie Erzieherinnen so über die therapeutischen Erfordernisse oder Besonderheiten des Kindes aufgeklärt werden, dass sie sich der Betreuung gewachsen fühlen, ohne das Kind in eine Sonderrolle zu drängen oder dessen Aufnahme ganz ablehnen.**

Kinder im Grundschulalter

Die kognitive Leistungsfähigkeit von Kindern in diesem Lebensabschnitt charakterisierte Piaget als die Phase des konkret-operatorischen Denkens. Im Licht aktueller Forschungsarbeiten zum Denken und zur Informationsverarbeitung zeichnen sich Grundschulkinder durch eindrucksvolle Fertigkeiten, aber auch durch klare Limitationen aus (Oerter u. Montada 2008):

- Sie können die Regeln der elementaren Logik nutzen, um z. B. Klassifikationen von Nahrungsmitteln durchzuführen oder die Wirkung von Medikamenten grob einzuordnen. Sie sind jedoch weiterhin überfordert, wenn sie nicht sichtbare physiologische Details oder Wirkkurven ihrer Medikation verstehen sollen.
- Kinder können konkrete Handlungsabläufe schnell nachvollziehen und manuell geschickt umsetzen, z. B. eine Blutglukosemessung durchführen, Wachstums-

hormon mit einem Pen injizieren oder sogar eine Insulinpumpe technisch korrekt bedienen. Sie sind dabei jedoch weiterhin auf die verlässliche Überwachung durch ihre Eltern angewiesen (Delamater 2007; Holterhus et al. 2009).
- Je mehr konkrete Erfahrungen Kinder mit der Behandlung ihrer Krankheit sammeln, z. B. mit der intensivierten Insulintherapie bei Diabetes, desto besser können bereits ältere Grundschulkinder das Prinzip verstehen. Mithilfe ihrer Eltern können sie so schrittweise an die eigenverantwortliche Therapie herangeführt werden.
- Das Körperkonzept der Kinder ist weiterhin vor allem an sicht- und fühlbaren Erfahrungen orientiert. Einzelne Organe können benannt und die isolierte Funktion beschrieben werden. Jedoch gelingt es meist noch nicht, den Körper in seiner Komplexität zu sehen.
- Die Fähigkeit, das eigene körperliche und seelische Befinden zu reflektieren, entwickelt sich schrittweise. Konzentrationsschwäche und emotionale Schwankungen, die z. B. Erwachsenen mit Diabetes als eindeutige Hypoglykämieanzeichen dienen, können Grundschulkinder noch nicht bewusst zuordnen. Sie orientieren sich hier an konkret beobachtbaren Symptomen wie Schwitzen oder Zittern. Entsprechend fällt es ihnen z. B. schwer, zwischen Aufregung und einer Hypoglykämie zu unterscheiden.
- Das Zeitverständnis beschränkt sich auf eine relativ kurze Spanne von wenigen Tagen oder Wochen. Eine langfristige Kosten-Nutzen-Abwägung, wie sie bei der Prävention von kardiovaskulären Folgeerkrankungen erforderlich ist, die erst im Erwachsenenalter relevant werden, können Grundschulkindern gedanklich noch nicht leisten.
- Mit abstrakten komplexen Gedankengängen, wie sie z. B. bei der Berechnung der Insulindosierung bei Diabetes benötigt werden, sind sie noch überfordert.
- Selbst wenn Kinder ihre Erkrankung noch nicht in allen Details verstehen können, muss es selbstverständlich sein, ihre Fragen wahrheitsgemäß altersadäquat zu beantworten.

> **Gut gemeinte Notlügen gefährden die vertrauensvolle Kooperation mit dem Kind. Eltern und Teammitglieder sollten vergleichbar informieren, um das Kind nicht durch Widersprüche zu verunsichern.**

Persönlichkeitsentwicklung

Zu den zentralen Themen der Persönlichkeitsentwicklung im Grundschulalter zählen die soziale Kooperationsfähigkeit, Selbstbewusstsein in Zusammenhang mit Leistung und der Erwerb von Kulturtechniken. Die Kooperation und der Wettbewerb in der Gruppe der Gleichaltrigen prägt die soziale Identität, fördert soziale Kompetenz und beeinflusst die emotionale Regulation. Stabile Freundschaften und die Zugehörigkeit zu Kindergruppen in der Freizeit tragen zur seelischen Stabilisierung bei und fördern das Selbstbewusstsein. Soziale Isolation, der Ausschluss von Gruppenaktivitäten und mangelnde soziale Kompetenz gefährden die psychische Entwicklung.
- Kindern mit einer chronischen Krankheit oder einem Handicap sollte es daher immer ermöglicht werden, an Klassenaktivitäten und Unternehmungen mit Gleichaltrigen teilzunehmen.
- Um gegenüber anderen Kindern selbstbewusst mit einer Krankheit oder körperlichen Besonderheit umgehen zu können, benötigen betroffene Kinder positive Modelle und Anregungen, wie sie auf unangenehme Fragen oder Kränkungen reagieren können.

Ein positives Selbstbild und Selbstvertrauen bauen Kinder vor allem über Erfolge auf, die sie auf eigene Anstrengung zurückführen können. Dazu sollten chronisch kranken Kindern vor allem außerhalb der jeweiligen Therapieziele geeignete Gelegenheiten geboten werden, bei denen sie sich selbst beweisen können. Auch sollten sie vor Überfürsorglichkeit ihrer Eltern und Lehrer geschützt werden, die ihnen damit nur vermitteln, dass sie klein, schwach und hilfsbedürftig sind. Zutrauen, altersgemäße Selbstständigkeit und ehrliche Anerkennung können dagegen zu einer positiven Entwicklung des Kindes beitragen.

> **Bei anspruchsvollen Therapien, deren Erfolg auch von der kontinuierlichen Mitarbeit der Kinder abhängig ist, vor allem beim Diabetes und der Adipositas, müssen die Themen Leistung und Anerkennung sehr sensibel betrachtet werden.**

Gerade beim Diabetes können die Blutglukosewerte und der zentrale Qualitätsparameter HbA1c von Kindern nur begrenzt beeinflusst werden. Wenn ein Kind seine Blutzuckerwerte sorgfältig protokolliert hat, geschieht es oft, dass diese tägliche Mühe nicht gewürdigt wird. Dafür werden aber die Werte besorgt kritisiert. Aus der Sicht des Kindes war die eigene Anstrengung damit umsonst. Es wird andere »erfolgreichere« Strategien zur Bewältigung des Arztbesuches suchen.

Erschwert wird der Umgang mit unbefriedigenden Stoffwechselwerten zusätzlich dadurch, dass es vielen Kindern und auch Eltern emotional nicht gelingt, die Bewertung des Blutzuckerwerts von der Bewertung der eigenen Person zu trennen. Ein hoher HbA1c-Wert wird als »schlechte Note« für die eigenen Anstrengungen erlebt, wenn nicht sogar für die eigene Person insgesamt. Jüngere Kinder orientieren sich dabei an den Reaktionen ihrer Eltern. Sie fürchten, bei »schlechten Blutzuckerwerten« die

Zuneigung der Eltern zu verlieren. Daher sollte mit allen Eltern chronisch kranker Kinder nach Strategien gesucht werden, wie unbefriedigende Behandlungsergebnisse mit dem Kind so besprochen werden können, dass die Eltern-Kind-Beziehung dadurch nicht beeinträchtigt wird (KgAS 2009; Funnell et al. 2009).

Jugendliche und junge Erwachsene

In der Adoleszenz, etwa zwischen dem 12. und dem 20. Lebensjahr, erleben junge Leute einen eindrucksvollen körperlichen und auch geistigen Wandel (▶ Kap. 20). Daneben prägt die aktive Auseinandersetzung mit gesellschaftlichen oder kulturellen Normen diese Lebensphase und die Auseinandersetzung mit einer chronischen Krankheit (Sawyer et al. 2007; Taylor et al. 2008).

Kognitive Entwicklung: komplexes Denken und neue Sorgen

Strukturelle und funktionelle Veränderungen verschiedener neuronaler Systeme im Gehirn und entsprechende kognitive Veränderungen erlauben es Jugendlichen, vorausschauend zu denken und zu handeln. Die neue Qualität des Denkens in diesem Lebensabschnitt wird auch als »Richtungsänderung zwischen Realität und Möglichkeit« charakterisiert. Im Gegensatz zu Schulkindern können Jugendliche damit nicht nur anspruchsvolle Therapien praktisch umsetzen, sondern auch die grundlegenden Zusammenhänge und deren langfristige Ziele verstehen.

Nicht wie die Welt ist, sondern was in ihr möglich erscheint, wird zum vorherrschenden Thema der geistigen Auseinandersetzung mit der eigenen Lebenswirklichkeit. Jugendlichen erkennen die Widersprüche zwischen Idealvorstellungen und der realen Welt mit ihren moralischen Werten und Standards. Sie müssen sich dadurch vermehrt mit der Komplexität und Unüberschaubarkeit des Lebens auseinandersetzen:

- Nicht nur die äußere Wirklichkeit, sondern auch das eigene Erleben und Handeln wird zum Gegenstand kritischer Selbstreflektion. Jugendliche realisieren besorgt eigene Grenzen, Schwächen und Besonderheiten, die sie von anderen Gleichaltrigen unterscheiden.
- Chronisch kranke Jugendliche berichten, dass sie erst jetzt verstanden hätten, dass sie lebenslang krank seien.
- Ebenso verstehen Jugendliche, z. B. mit Diabetes, dass ihre Lebensperspektive durch mögliche Folgeerkrankungen bedroht ist. Emotionale Krisen in Form aggressiver oder depressiver Verstimmungen, Resignation oder Verleugnung werden oft beobachtet (Court et al. 2008).
- Misserfolge in der Therapie, die sich Jugendliche selbst zuschreiben, belasten zusätzlich. Wenn z. B. die Blutzuckerwerte bei Diabetes in der Pubertät trotz großer Anstrengung hormonell bedingt unvorhersehbar schwanken, kommt es zu Gefühlen der Hilflosigkeit und Abhängigkeit. Das Selbstbewusstsein sinkt. Manche Jugendliche reagieren darauf mit Rückzug, einer »Null-Bock-Haltung«, Leugnung oder Vernachlässigung der Therapie bis hin zu selbstschädigendem Verhalten.
- Vor dem Hintergrund der eigenen körperlichen Krankheit stellt sich für viele Jugendliche die Frage nach einer festen Partnerschaft und Risiken für eigene Kinder. Junge Leute mit einer gestörten Geschlechtsentwicklung realisieren die Schwierigkeiten, die für sie mit Blick auf eine Partnerschaft und dem Wunsch nach eigenen Kindern verbunden sein werden (Cohen et al. 2008; Holterhus et al. 2007).

> **Die Verarbeitung emotionaler Themen erfährt in diesem Lebensabschnitt einen eindrucksvollen Wandel. Er wird heute auch durch Veränderungen in den verschiedenen neuronalen Systemen des Gehirns erklärt. Besonders das limbische System und die Amygdalae und damit die zentrale Stressverarbeitung sind betroffen.**

Es wird vermutet, dass Jugendliche aufgrund dieser Veränderungen außergewöhnlich intensiv auf Stress und negative Gefühle reagieren. Die heftigen Gefühlsausbrüche Jugendlicher sowohl in positiver wie negativer Richtung lassen sich damit in gewissem Rahmen erklären.

Persönlichkeitsentwicklung: »Wer bin ich?«

Eine zentrale Entwicklungsaufgabe Jugendlicher ist die Suche nach einer stabilen Identität. Darunter wird ein individuelles Bild der eigenen Person verstanden, das relativ unabhängig von Zeit, Raum und Beziehungen zu anderen Menschen existiert. Die wichtigsten durch gesellschaftliche und kulturelle Normen definierten Entwicklungsaufgaben der Adoleszenz fasste z. B. der Psychologe Robert Havighurst (1972) zusammen:

- die eigene körperliche Erscheinung akzeptieren,
- Geschlechtsrollenidentität entwickeln,
- reifere Beziehungen zu Altersgenossen beiderlei Geschlechts aufbauen,
- emotionale Unabhängigkeit von den Eltern gewinnen,
- sozial verantwortliches Handeln anstreben und einüben,
- ein eigenes Wertesystem und ethisches Bewusstsein aufbauen,
- die berufliche Zukunft vorbereiten und
- Partnerwahl und Familienleben vorbereiten.

In der frühen Adoleszenz stehen typische Fragen wie »Wer bin, ich?«, »Bin ich normal?« oder »Was denken die anderen von mir?« im Vordergrund. Das Erleben und Handeln von Teenagern allgemein ist entsprechend gekennzeichnet durch:

- starke Hinwendung zum Körper, seiner Erscheinung und seiner Funktion,
- ängstliche Beachtung normativer Vorstellungen,
- starke Orientierung an Gleichaltrigen,
- erste Schritte der Ablösung von den Eltern,
- Wechsel zwischen unabhängigem und abhängigem Verhalten,
- emotionale Instabilität,
- die Auseinandersetzung mit der Geschlechtsrolle und
- erste Liebesbeziehungen und sexuelle Kontakte.

Die Gruppe der Gleichaltrigen bietet Orientierung, sie kann aber auch einen großen Konformitätsdruck ausüben. Der ständige Vergleich mit anderen führt zu verstärkter Beobachtung des eigenen Körpers und oft zur Sorge, die eigene Entwicklung verlaufe nicht normal. Viele Jugendliche beschäftigt die Frage, ob man einen festen Freund oder eine Freundin hat, mehr als jedes andere Thema. Liebeskummer kann dramatische Formen annehmen und dagegen jede andere Sorge oder Aufgabe bedeutungslos erscheinen lassen.

Chronisch kranke Jugendliche oder Teenager mit Störungen des Wachstums oder der Geschlechtsentwicklung stehen hier vor besonderen Anforderungen. Störungsübergreifend sind folgende Themen für die Beratung der jungen Patienten und ihrer Eltern bedeutsam:

- Die Autonomieentwicklung mit Übernahme der Verantwortung für eine Therapie: Die enge Bindung an die Eltern, die ihr Kind über viele Jahre verantwortlich behandelt haben, kann eine altersgemäße Lösung aus der Familie erschweren. Verantwortung schrittweise abzugeben und den Fähigkeiten der jungen Leute zu vertrauen, stellt viele Eltern auf eine harte Probe. Wenn Jugendliche beginnen, eigene Wege zu gehen und die Eltern nicht mehr an ihrem Leben teilhaben lassen, können sich Eltern in ihrer berechtigten Sorge übergangen und gekränkt fühlen.

> **Konflikte sind häufig, wenn es Eltern nicht gelingt, die Rolle des Therapeuten ihres Kindes gegen die eines wohlwollenden Coaches ihres Teenagers auszutauschen.**

- Jugendliche selbst bereitet die Angst vor Ausgrenzung und Ablehnung durch Gleichaltrige die größte Sorge. Sie beobachten die Reaktionen der Umwelt auf ihre Krankheit äußerst sensibel, kritische Kommentare und neugierige Fragen werden als störend, manchmal herabsetzend erlebt. Vor allem unsichere Jugendliche versuchen deshalb, ihre Krankheit vor Klassenkameraden und Freunden zu verheimlichen. Im Einzelfall muss dazu überlegt werden, ob und in welchem Umfang es für sie erforderlich ist, andere Jugendliche zu informieren. Es ist gut nachvollziehbar, dass sich Teenager zunächst mit ihren Interessen und Stärken vorstellen. Eine individuelle kreative Lösung ist hier hilfreicher als die vorschnelle Empfehlung, »doch offen vor der ganzen Klasse über die Krankheit zu sprechen« (Hughes et al. 2006; Taylor et al. 2008).
- Wie bereits Kinder benötigen auch Jugendliche individuelle Anregungen, wie sie andere junge Leute selbstbewusst über ihre körperliche Besonderheit informieren können. Dies gilt ganz besonders, wenn sich eine Liebesbeziehung anbahnt.
- Altersgemäße Unternehmungen und Risikoverhalten setzen voraus, dass Jugendliche gelernt haben, wie sie ihre Therapie daran anpassen und sich ggf. selbst Grenzen setzen können.
- Ein kompetentes Selbstmanagement ist ebenfalls erforderlich, um beruflichen Anforderungen gerecht werden zu können. Im Gegensatz zu restriktiven Empfehlungen aus der Vergangenheit sollte mithilfe moderner Therapiekonzepte versucht werden, auch chronisch kranken Jugendlichen die Ausbildung zu ermöglichen, die ihren Interessen und Stärken entspricht.
- Die Krankheit kann Zweifel an der eigenen Attraktivität verstärken und das Selbstbewusstsein beeinträchtigen. Dem können eigene Interessen, besondere Fähigkeiten und stabile Freundschaften entgegengesetzt werden.
- Die körperliche Besonderheit kann aber allerdings auch zum Anlass werden, um eine allgemeine Unzufriedenheit oder eine emotionale Unausgeglichenheit auszuleben. Schulprobleme, Kontaktschwierigkeiten oder Stimmungsschwankungen sind im Jugendalter häufig. Eltern und Therapeuten sollten zunächst darauf achten, nicht jede Schwierigkeit mit der körperlichen Krankheit zu erklären. Auf Dauer beeinträchtigt diese Selbstdiskriminierung die Krankheitsakzeptanz und die soziale Integration. Ihnen sollte z. B. vermittelt werden, dass Jugendliche, die keine Lust hatten für eine Klassenarbeit zu lernen, eine schlechte Note bekommen und zwar unabhängig davon, ob sie eine chronische Krankheit haben oder nicht.

An die Arzt-Jugendlichen-Beziehung werden besondere Anforderungen gestellt:

- Die jungen Leute und nicht mehr deren Eltern sind die zentralen Ansprechpartner. Das gemeinsame Therapieziel »Selbstständige Behandlung durch den Jugendlichen« sollte frühzeitig mit Eltern und Kind angestimmt werden. Als Ausgangspunkt dazu eignet sich ein positiver und anerkennender Rückblick auf die Erziehungsleistung der Eltern in den vergangenen Jahren. So kann vermieden werden, dass sich Eltern gekränkt fühlen und sich zu sehr zurückziehen.
- Bei Konflikten zwischen Jugendlichen und ihren Eltern, bei denen Therapeuten als »neutrale Dritte« hin-

zugezogen werden, sind Transparenz und Neutralität gegenüber allen Beteiligten unverzichtbar. Statt vorschnell eine Empfehlung zu geben, sollte es das Ziel eines Beraters sein, die Familie in die Lage zu versetzen, eine eigene Lösung zu finden. Ein Jugendlicher, der den Eindruck hat, dass ein Teammitglied »hinter seinem Rücken« mit seinen Eltern »geheime« Absprachen trifft, wird sofort das Vertrauen verlieren und sich zurückziehen.

— Jugendliche reagieren besonders sensibel auf Verletzungen ihrer persönlichen Welt und Intimsphäre. Dies gilt für Überprüfung gespeicherter Stoffwechselselbstkontrollen bei Diabetes ebenso wie für körperliche Untersuchungen, vor allem des Intimbereichs. Insbesondere bei Jugendlichen mit DSD sollen Untersuchungen und therapeutisch indizierte Fotografien nur mit ausdrücklichem Einverständnis der Betroffenen so durchgeführt werden, wie es der Teenager wünscht und akzeptieren kann (Conway 2007; Hughes et al. 2006; Lee et al. 2006).

— Altersgerechte Umgebungsbedingungen, die eine Vertraulichkeit – auch gegenüber den Eltern – gewährleisten, und Rücksichtnahme auf das Schamgefühl der jungen Patienten sind selbstverständlich.

— Den Zielen, Sorgen und Wünschen der Jugendlichen sollte offen, akzeptierend und ohne vorschnelle Wertung begegnet werden, um eine partnerschaftliche Kooperation zu bahnen. Dabei sollten sich Berater nicht vorschnell durch »cooles« Gehabe täuschen lassen: Jugendliche benötigen ebenso Zuwendung und Aufmerksamkeit wie jüngere Kinder.

> **Erst wenn Teenager sich trauen, ehrlich über ihre Schwierigkeiten zu sprechen, sind sie für eine Beratung durch das therapeutische Team erreichbar.**

— Besonders viel Einfühlungsvermögen, fachliche Kompetenz aber auch therapeutische Distanz ist erforderlich, um mit Jugendlichen über Fragen der körperlichen Entwicklung, Partnerschaft und Sexualität zu sprechen. Respekt und Toleranz gegenüber den besonderen Sorgen vor allem von Jugendlichen mit einer Störung der Geschlechtsentwicklung müssen hier mit fundierten Kenntnissen über die Entwicklung und Ausprägung sexueller Orientierungen gepaart sein (Hughes et al. 2006).

— Vielen Jugendlichen fällt es schwer, die Beurteilung ihrer somatischen Kontrollparameter unabhängig von der Bewertung der eigenen Person zu sehen. Im Gespräch über unbefriedigende Werte ist eine sensible Wortwahl hilfreich wie z. B.: »Der Wert ist zu hoch, aber Du/Sie, als Jugendlicher, als Person bist/sind okay.«

— Die Langzeitbetreuung von einem behandelten Kind hin zu einem selbstverantwortlich handelnden jungen Erwachsenen mit einer chronischen Krankheit setzt schließlich voraus, dass zeitgerecht ein Zugangsweg zu einer qualifizierten Behandlung in der Erwachsenenmedizin aufgezeigt und der Übergang im persönlichen Gespräch vorbereitet wird (Transfer; Bondy et al. 2007; Hughes et al. 2006; Kruse et al. 2004; Taylor et al. 2008).

> **Jugendliche erreichen ein geistiges Niveau, das ihnen zunehmend erlaubt, ihre Therapie eigenverantwortlich zu gestalten. Gleichzeitig erfassen sie die Tragweite ihrer Krankheit sowohl bezogen auf die Chronizität, gesundheitliche Risiken, Beruf, Partnerschaft und Familiengründung. Ängste vor Ausgrenzung, konflikthafte Lösungsversuche von den Eltern, Überforderung durch die Therapie, Identitäts- und Selbstwertkrisen und depressive Verstimmungen zählen zu den gehäuft beobachteten psychischen Belastungen chronisch kranker Jugendlicher. Sie sollten ebenso wie somatische Aspekte bei der Behandlung durch ein multidisziplinäres Team berücksichtigt werden.**

7.3 Information und Schulung chronisch kranker Kinder, Jugendlicher und deren Eltern

Evidenzbasierte Leitlinien und Stellungnahmen der Fachgesellschaften fordern unisono, dass Familien mit einem chronisch kranken Kind von Diagnose an umfassend und bedarfsgerecht informiert werden. Eltern und – sobald möglich, auch die Kinder – sollen in die Lage versetzt werden, Therapieentscheidungen partnerschaftlich mit dem Behandlungsteam zu fällen und zu tragen (Partizipation).

Bei Störungsbildern, die eine tägliche Anpassung der Therapie erfordern, ist eine praxisorientierte Therapieschulung für Eltern und Kinder unverzichtbarer integraler Bestandteil der multidisziplinären Behandlung. Exemplarisch sind dazu in der Pädiatrie strukturierte und evaluierte Schulungen bei Diabetes mellitus Typ 1 und bei Asthma bronchiale integrale Bestandteile der bundesweit eingeführten Disease-Management-Programme (DMP; Holterhus et al. 2009). Die Programme inkl. Curricula und Schulungsunterlagen für die Zielgruppen der Eltern, Kinder und Jugendlichen sind vom Bundesversicherungsamt (BVA) akkreditiert. Auch für Kinder und Jugendliche mit Adipositas oder Neurodermitis liegen evaluierte Schulungs- und Behandlungsprogramme vor. Schulungskonzepte für sehr seltene Krankheiten wurden in einzelnen Behandlungszentren zusammengestellt, eine systematische Evaluation ist wegen der kleinen Zahl betroffener Familien jedoch kaum möglich.

7.3.1 Gliederung der Informations- und Schulungsangebote

Ebenso, wie eine somatisch orientierte Behandlung lebenslang überdacht und an Entwicklungsschritte angepasst werden muss, ist auch die Information der Familien ein dynamischer Prozess. Das Spektrum der Informationsangebote wird zum einen durch den Entwicklungsstand und die Selbstständigkeit des betroffenen Kindes oder Jugendlichen bestimmt. Zum anderen wird zwischen individueller Beratung direkt nach der Diagnose, wiederholten Folgeschulungen ggf. in Kleingruppen und längerfristigen verhaltenstherapeutisch orientierten Gruppen, z. B. bei Adipositas (KgAS 2009; Arbeitsgemeinschaft Adipositas im Kindes- und Jugendalter 2009), unterschieden. Wünschenswert sind unterschiedliche, aber aufeinander abgestimmte Informationsangebote (Struktur, Inhalte, didaktisches Konzept) für:

- Vorschulkinder,
- Grundschulkinder,
- Jugendliche in der Pubertät,
- Adoleszenten vor dem Transfer in die Erwachsenenmedizin und
- Eltern, die differenzierte Angebote benötigen, die ihre jeweiligen Erziehungsaufgaben berücksichtigen.

Dem Initialgespräch als erstem Schulungsschritt nach der Diagnose, in dem wesentliche Weichen für den zukünftigen Umgang einer Familie mit der Krankheit gestellt werden, folgt eine umfassende Information/Initialschulung der Eltern und ggf. des Kindes. Daran schließt sich eine kontinuierliche ambulante Langzeitbetreuung an, in die individuelle, an aktuellen Fragen orientierte Beratungen oder Folgeschulungen integriert sind.

Die konkreten Anforderungen der hier dargestellten endokrinologischen Störungsbilder an die tägliche Therapie und die psychische Bewältigung sind ausgesprochen unterschiedlich. In den jeweiligen evidenzbasierten Leitlinien sind dazu die wichtigsten Informationen und spezifischen Schulungsinhalte zusammengestellt. Im Folgenden werden deshalb nur Informations- und Schulungsprinzipien vorgestellt, die sich allgemein als effektiv erwiesen haben (Funnell et al. 2009; Hampson et al. 2001; Swift 2007).

7.3.2 Diagnoseeröffnung: Weichenstellung für die Bewältigung

Die Diagnose vieler der hier dargestellten chronischen Krankheiten oder Entwicklungsstörungen trifft die meisten Familien unvorbereitet. Sie erleben die Diagnose als außerordentliche seelische Belastung, die mit Angst, Trauer, Enttäuschung, Leugnung oder depressiver Verstimmung verbunden sein kann. Entsprechend erinnern sich Eltern und Kinder noch nach Jahrzehnten an das erste Gespräch und die damit verbundenen Emotionen.

> Das Initialgespräch hat die Funktion, die Diagnose zu vermitteln, die Gefühle der Familie aufzufangen und mit ihr gemeinsam erste Perspektiven für die aktive Bewältigung der Krankheit zu entwickeln. Vor allem ist es die Basis für eine vertrauensvolle Kooperation.

Es sollte entsprechend sorgfältig vorbereitet, emotional angemessen, ruhig und gelassen in einem geschützten Raum geführt werden. Wenn möglich, sollte es noch am Tag der Diagnose stattfinden und das erkrankte Kind, beide Eltern, den behandelnden Arzt und ggf. ein weiteres Mitglied des Behandlungsteams zusammenführen, das später als Ansprechpartner auf der Station zur Verfügung steht.

Wegen der hohen emotionalen Belastung ist die Aufnahmefähigkeit der Eltern begrenzt. Deshalb sollten zu Beginn nur die wichtigsten Informationen orientiert an den Bedürfnissen der Familien vermittelt werden:

- aktueller Gesundheitszustand des Kindes (vor allem nach einer akuten Krise),
- Basisinformationen zum Krankheitsbild, dazu
- Vorkenntnisse der Familien erfragen,
- Chronizität und lebenslang notwendige Therapie,
- Ursachen der Störung, ggf. Schuldgefühle klären,
- Basisinformationen zur Prognose orientiert an individuellen Sorgen und Fragen
    - der Eltern (ggf. Geschwister, Ausbildung, Beruf, Heirat, Kinder),
    - des Kindes (Sport, Ferien, Feiern, Schule)
    - mit Betonung des positiven Entwicklungspotenzials des Kindes,
- Perspektiven für die nächste Zukunft (stationärer Aufenthalt, weitere Informationen, Schulung),
- Betreuung nach der Entlassung,
- ausgewählte qualifizierte Informationen, Umgang mit Medien und
- Verabredung eines Folgetermins.

Die ersten Informationen sollten möglichst einfach und präzise formuliert und gelassen vermittelt werden. Pathophysiologische Details und differenzierte Therapieprinzipien überfordern die Aufnahmefähigkeit der Familien in dieser Phase (Silverman et al. 2005).

> Ebenso kann es durch falsche, ungenaue oder bemüht-hilflose Informationen oder Tröstungsversuche von Anfang an zu einer ungünstigen Weichenstellung mit langfristig negativen Konsequenzen kommen.

Die Chronizität der Störung und ggf. eine lebenslang notwendige Therapie sollten unbedingt ehrlich angesprochen werden. Entscheidend ist hier eine realistische, aber hoffnungsvolle Zukunftssicht des Lebens mit der körperlichen Besonderheit.

Um Schuldgefühlen oder Vorwürfen vorzubeugen, sollten die Ursachen grob umrissen werden. Für Eltern und Kinder ist es dabei vor allem wichtig zu erfahren, dass sie weder zur Entstehung beigetragen haben, noch irgendjemand anderer Schuld an der Krankheit hat.

Im Mittelpunkt des ersten Gespräches sollten konkrete Fragen und Sorgen der Familie stehen. Kinder sind oft schon entlastet, wenn sie hören, dass sie z. B. ihre Hobbys beibehalten, an Aktivitäten mit anderen Kindern teilnehmen oder in die Ferien fahren können. Die Befürchtungen vieler Eltern betreffen die langfristige Lebensperspektive ihres Kindes bis hin zu Ausbildung, Beruf und eigenen Kindern. Für Mütter stellt sich oft die Frage nach der weiteren eigenen Berufstätigkeit. Allen Fragen sollte mit möglichst großer Offenheit und Verständnis begegnet werden, um die notwendige Basis für eine langfristig vertrauensvolle Zusammenarbeit zu schaffen. Dies gilt auch, wenn Eltern kulturell, ideologisch oder religiös geprägte irrationale Krankheitsvorstellungen oder alternative Heilmethoden ansprechen.

Der Ablauf und die Ziele der folgenden Behandlung sollten möglichst konkret besprochen werden. Dabei sollte die Familie den Eindruck gewinnen, dass sie die Behandlung ohne Zeitdruck erlernen und sich mit allen Fragen wiederholt an das Behandlungsteam wenden können. Je jünger ein Kind bei der Diagnose ist, desto mehr ist dabei zu betonen, dass nicht allein die Mutter, sondern auch der Vater oder ein anderer erwachsener Betreuer informiert und in ggf. in die Behandlung einbezogen werden sollte.

Nach dem Erstgespräch ist es hilfreich, der Familie die wichtigsten Informationen noch einmal schriftlich zum Nachlesen anzubieten, z. B. ein einführendes Kapitel eines Schulungsprogramms oder eine qualifizierte Quelle im Internet. Vor unsystematischer Suche im Internet sollten Eltern gewarnt werden, da dort zu viele falsche und überzogen bedrohliche Informationen zu finden sind. Das Angebot weiterer Gespräche entlastet Eltern, die bei schwerwiegenden Erkrankungen zunächst emotional so belastet sind, dass sie weder Entscheidungen fällen noch komplizierte Therapieprinzipien verstehen können.

> Gelassenheit und Offenheit des Teams, Vermeidung von Zeitdruck und wiederholte Informationsangebote stabilisieren Familien nach einer schwerwiegenden Diagnose (Silverman et al. 2005).

7.3.3 Initiale Information: Schulung von Kindern, Jugendlichen und Eltern

Umfang und Inhalte der initialen Schulung orientieren sich am jeweiligen Störungsbild, vor allem aber daran, ob eine Umstellung des gesamten Lebensstils, z. B. bei Adipositas, oder zusätzlich eine komplizierte Therapie, z. B. bei Diabetes mellitus Typ 1, oder eine relativ einfache Medikation, z. B. bei Schilddrüsenerkrankungen durchgeführt werden muss. Dagegen stehen psychologische Belastungen und Risiken, z. B. bei Störungen des Wachstums oder der Geschlechtsentwicklung, gegenüber den somatischen Aspekten im Vordergrund der Beratungen.

Weitreichende Veränderungen des Verhaltens können weder angeordnet noch durch frontale Vorträge erreicht werden. Um Familien dabei zu unterstützen, müssen Schulungs- und Beratungskräfte entsprechend didaktisch und verhaltensmedizinisch ausgebildet und qualifiziert sein, z. B. im Problemlösetraining, in der Förderung konstruktiver Krankheitsbewältigung, in Angstmanagement, im Hinblick auf Motivation (»motivational interviewing«), Empowerment und der Steuerung von Gruppenprozessen (Funnell et al. 2009).

Initialschulung für Eltern

Wegen der relativen Seltenheit der meisten Krankheiten findet die Erstschulung beider Eltern fast immer individuell statt. Da die Eltern bis ins Jugendalter ihres Kindes überwiegend die Verantwortung für dessen Therapie tragen, benötigen sie eine umfassende, auf das Alter des Kindes abgestimmte Schulung nach einem strukturierten Curriculum. Die Unterrichtssequenzen sollten jedoch individuell an die Aufnahmefähigkeit und die Lebensumstände der Familien angepasst werden. **Flexibilität ist hier ein Qualitätsstandard.**

»Learning by doing«. Praktisch ausgerichtete Schulungen für Familien nach dem Prinzip des Learning-by-doings, d. h. die persönliche Erfahrungssammlung, versprechen den größten Lernerfolg. Begleitend können schriftliche Informationen als Leitlinie und zur individuellen Vertiefung genutzt werden. Beispielsweise stellen Eltern eines Kindes mit Diabetes gemeinsam mit den Teammitgliedern Mahlzeiten zusammen, schätzen den Kohlenhydratanteil von Speisen ein, führen Insulininjektionen durch, beobachten den Einfluss von körperlicher Aktivität und besprechen die Insulindosierung.

Konkrete Vorgaben. Allgemein sollte sich jede Schulungseinheit auf konkrete Handlungsanweisungen für alterstypische Alltagssituationen beziehen: Verhalten bei akuten Komplikationen, Sport, Reisen, Krankheit, psychischem Stress, altersgemäßen sozialen Aktivitäten, Kindergarten- und Schulbesuch und anderen Situationen.

Verständliche und relevante Theorie. Ergänzende theoretische Schulungsinhalte sollten sich nicht am Themenkatalog medizinischer Lehrbücher orientieren, sondern daran, ob sie für Familien im täglichen Leben relevant sind. Einfache Modelle, aus denen sich z. B. das Prinzip der jeweiligen Hormonersatztherapie ableiten lässt, vermitteln Eltern das notwendige Grundverständnis. Mütter und Väter erfahren so von Anfang an, dass sie der Krankheit ihres Kindes nicht passiv ausgeliefert sind, sondern aktiv Einfluss nehmen können.

> Das Gefühl von Kompetenz und Sicherheit fördert die emotionale Bewältigung der Diagnose und die Selbstwirksamkeitserwartung.

Realistische Risikoeinschätzung. Akute und langfristige körperliche Komplikationen und zukünftige psychische Risiken ihres Kindes belasten Eltern stark und prägen den Umgang mit ihrem Kind. Im Gespräch mit Eltern sollten diese Sorgen sensibel angesprochen, an der Wahrheit orientiert eingeordnet und über Hilfen gegen lähmende Angst gesprochen werden. Eine angemessen hoffnungsvolle und realistische Zukunftssicht beugt Überbehütung und neurotischen Fehlentwicklungen des Kindes vor. Eltern sollten außerdem wissen, wie sie mit ihrem Kind altersgemäß über die Krankheit und zukünftige Risiken sprechen können. Wegen des begrenzten Zeitverständnisses sollten Zukunftsthemen noch nicht mit jüngeren Kindern besprochen werden. Für sie zählt das »Jetzt«.

Ursachen und Schuldgefühle. Fragen nach dem Erbgang und möglichen anderen Erkrankungsursachen sind für Eltern wichtig, um das Gesundheitsrisiko für Geschwisterkinder einzuschätzen können. Damit verbunden ist aber immer auch die Sorge, direkt oder in übertragenem Sinn, Schuld an der Krankheit zu tragen. Schuldgefühle erleben Eltern aber auch dann, wenn sich jüngere Kinder massiv gegen die Behandlung, z. B. gegen Injektionen, wehren. Um auch hier psychischen Störungen vor allem der Mütter vorzubeugen, sollten Schuldgefühle einfühlsam angesprochen und eingeordnet werden. Bei hoher psychischer Belastung und Hinweisen auf eine depressive Anpassungsstörung kann eine psychologische Beratung oder Therapie indiziert sein.

Umgang mit dem Kind. Orientiert an den jeweiligen Therapien sollten Eltern erlernen, wie sie ihr Kind motivieren können, bei der Therapie mitzuarbeiten. Sie sollten erfahren, was Kindern zuzutrauen ist, wo sie überfordert sind, welche Hilfen Kinder benötigen und wie eine altersgemäße Selbstständigkeit gefördert werden kann. Eltern von Jugendlichen benötigen Anregungen, wie sie ihr Kind möglichst konfliktfrei darauf vorbereiten können, sich selbstverantwortlich zu behandeln. Die Bedeutung von Interessen, Hobbys, Freunden und Erfolgserlebnissen für ein stabiles Selbstbewusstsein und die langfristige seelische und körperliche Gesundheit des Kindes sollten dabei besonders betont werden (Noeker 2009).

Eltern, deren Kind mit einer DSD geboren wurde, sind initial auf eine einfühlsame und nondirektive Beratung durch ein multidisziplinäres Team zu therapeutischen Maßnahmen, vor allem aber auch zur Erziehung ihres Kindes angewiesen. Das besondere Augenmerk sollte hier auf den allgemeinen Entwicklungsmöglichkeiten des Kindes liegen und sich nicht nur auf die Geschlechtszuweisung konzentrieren (Wiesemann et al. 2008).

Unterstützungsmöglichkeiten. Eltern mit einem chronisch kranken Kind sind oft über Jahre besonders gefordert. In der Beratung sollten Hilfen durch Großeltern, Freunde oder Babysitter angesprochen werden, weiterhin die Information von Erzieherinnen im Kindergarten und Lehrern. Sozialrechtliche Hilfen können über das Schwerbehindertengesetz und in Einzelfällen über die Pflegeversicherung beantragt werden.

> Mit der initialen Beratung und Schulung der Eltern werden entscheidende Weichen für die langfristige Krankheitsbewältigung gestellt. Beide Elternteile sollten daran teilnehmen und die Behandlung praktisch erlernen. Eine alltagsbezogene Beratung sollte die emotionale Situation der Familie und die Erziehungsaufgaben der Eltern so einbeziehen, dass die Krankheit oder körperliche Besonderheit des Kindes nicht zum Mittelpunkt des Familienlebens wird.

Initialschulung für Kinder

Klein- und Vorschulkinder (bis ca. 6 Jahre) sind mit einer strukturierten Schulung überfordert. Sie benötigen stattdessen altersadäquate Erklärungen über ihre Krankheit und die Behandlungsschritte. Die Informationen sollten sich auf ihr persönliches Erleben und ihre Fragen beziehen. So kann Ängsten, Schuldgefühlen oder bedrohlichen Fantasien vorgebeugt werden. Ein konsistentes Verhalten und abgestimmte Erklärungen des Behandlungsteams und der Eltern erleichtern jüngeren Kindern die Orientierung.

Schulkinder (etwa zwischen 6 und 12 Jahren) sind im täglichen Leben bereits bei vielen Gelegenheiten auf eigene Entscheidungen angewiesen. Sie benötigen kindgerechte Informationen über ihre Krankheit, die Behandlung und das richtige Verhalten in riskanten Situationen. Obwohl die Verantwortung für die Therapie noch weitgehend bei den Eltern liegt, sollten jedem Kind strukturierte Informationen und – wenn erforderlich – Schulungen angeboten werden. Diese sollten sich an entwicklungspsychologischen Grundlagen zum Denken, Krankheitswissen und zu Entwicklungsaufgaben orientieren (▶ Übersicht).

Kriterien, die sich für die Auswahl der Lerninhalte für Kinder eignen
- Handlungsrelevanz
- Verantwortungsbereich von Kindern betreffend
- Notwendigkeit, um die Therapie zu verstehen
- Erforderlichkeit, um Ängsten oder Schuldgefühlen entgegenzuwirken
- Relevanz, um die soziale Integration zu fördern

Auf weitergehende theoretische Informationen sollte verzichtet werden, z. B. physiologische Details oder Folgeerkrankungen in ferner Zukunft. Dafür stehen praktische Sequenzen im Mittelpunkt, die Kindern helfen, sich aktiv an der Behandlung zu beteiligen und selbstsicher aufzutreten. Der Stolz, technische Hilfsmittel wie einen Pen, ein Blutzuckermessgerät oder eine Insulinpumpe schon zu beherrschen, fördert ihr Selbstbewusstsein. Einfache Erklärungsmodelle, die sich an dem orientieren, was Kinder sehen und spüren können, sind am besten geeignet, ihnen ihre Therapie verständlich zu machen. Evaluierte Schulungsprogramme für die Altersgruppe arbeiten außerdem mit einfachen Texten, kindgemäßen Illustrationen, Aufgaben zum »Selbermachen« und Identifikationsfiguren im Alter der Kinder, die authentisch über ihren Alltag berichten.

Initialschulung für Jugendliche

Jugendliche sollen von der Diagnose an umfassend über ihre Krankheit informiert werden, die praktische Behandlung im Alltag erlernen und sich partnerschaftlich an der Entscheidung über Therapiekonzepte beteiligen (Swift 2007; KgAS 2009). Ihre Eltern haben die Aufgabe, sie zu begleiten, ohne sie durch übertriebene Fürsorge oder autoritäre Vorgaben in ihrer allgemeinen Entwicklung und Autonomie zu beeinträchtigen. Über das erforderliche Grundlagenwissen zur jeweiligen Störung hinaus muss die besondere Lebenssituation von Jugendlichen in der Initialschulung angesprochen werden (▶ Übersicht):

Themenbereiche, die in der Initialschulung Jugendlicher angesprochen werden müssen
- Selbstständigkeit und Lösung vom Elternhaus
- Umgang mit typischen Jugendkonflikten
- Gespräche mit Gleichaltrigen über die Krankheit
- Selbstbild, Körperbild und Selbstwertgefühl im Sinne »individueller Normalität«
- Entwicklung eigener Lebensperspektiven
- Risikoverhalten, z. B. Alkohol und andere Substanzen, Extremsport etc.
- Zukunftsaussichten in Verbindung mit Langzeitrisiken
- Ausbildung und Berufswahl
- Sexualität, Partnerschaft und Familienplanung

Für Jugendliche mit Adipositas oder mit Diabetes mellitus Typ 1 liegen evaluierte Schulungskonzepte vor. Diese setzen didaktisch auf die Sammlung praktischer Erfahrung sowie das Training von Selbstmanagement- und Problemlösefähigkeiten. Jugendliche werden darin durch authentische Beispiele bestärkt, trotz ihrer körperlichen Besonderheit, eigene Lebensziele zu verfolgen und eine von der Krankheit unabhängige Identität zu entwickeln. Auf frontale Vorträge wird in diesen Schulungen verzichtet (August et al. 2008; Hampson et al. 2001; Holterhus et al. 2009; Swift 2007).

7.3.4 Folgeschulungen

Beratungen während der Langzeitbetreuung und Folgeschulungen werden entsprechend alterstypischer Entwicklungsaufgaben und zunehmender kognitiver Reife der Kinder und Jugendlichen in regelmäßigen, bei Diabetes in 2- bis 3-jährigen, Abständen empfohlen. Weiterhin müssen neue Therapieprinzipien, z. B. der Beginn einer Insulinpumpentherapie (CSII) bei Diabetes oder der Beginn der Substitution von Sexualhormonen bei DSD, durch individuelle Beratungen oder Schulungen begleitet werden. Gleiches gilt, wenn die Therapie durch die Diagnose einer zusätzlichen Krankheit, z. B. Zöliakie, oder bei akuten Komplikationen angepasst werden muss. Neben sachlichen Informationen kommt der individuellen Beratung zu Risiken und Prognose sowie der Ermutigung und psychischen Stabilisierung große Bedeutung zu (Plante et al. 2001).

Beispiele für geplante Folgeschulungen in Kleingruppen:
- Endlich Schulkind! Vorbereitung für 5- bis 6-Jährige auf den Schuleintritt.

- Selbstständig werden! Vorbereitung auf den Übergang in eine weiterführende Schule für 10- bis 12-Jährige (Selbstmanagement und soziale Kompetenz).
- Therapietraining zu einer neuen Behandlungsform, z. B. CSII oder Modifikation der Hormonsubstitution.
- Erwachsen werden! Informationen zu Ausbildung, Berufswahl, Auslandsaufenthalten, Reisen, Partnerschaft und Familienplanung, Rechtsfragen, Transfer in die Erwachsenenmedizin.
- Für Eltern: Therapieanpassung an die körperliche Entwicklung des Kindes, altersgemäße Selbstständigkeit, Erziehungskompetenz und Bewältigung von Eltern-Kind-Konflikten.

7.3.5 Beratung und multimodale Adipositastherapie in der Pädiatrie

Die Situation bei der Diagnose von Übergewicht oder Adipositas bei einem Kind unterscheidet sich grundlegend von der bei den anderen hier dargestellten Störungsbildern. Die Gewichtsproblematik hat sich langsam entwickelt, es liegt nur selten eine akute Bedrohung vor. Vielen Eltern ist das gesundheitliche Risiko ihres Kindes nicht bewusst oder sie leugnen es. Andere Familien haben bereits mehrfach erfolglos versucht, ihr Kind bei der Gewichtsreduktion zu unterstützen, sie sind entsprechend mutlos. Viele Kinder und Jugendliche leiden unter Kränkungen durch Gleichaltrige und haben sich sozial bereits zurückgezogen (Arbeitsgemeinschaft Adipositas im Kindes- und Jugendalter 2009; august et al. 2008; Ebbeling et al. 2002; Wiesmann et al. 2009).

> Im ersten Kontakt mit diesen Kindern und ihren Familien ist eine offene, akzeptierende und vor allem nichtwertende Gesprächsführung unverzichtbar, um eine vertrauensvolle Kooperation zu bahnen.

Dabei sollte wahrheitsgemäß vermittelt werden, dass
- die Gewichtsreduktion nur langfristig gelingen kann,
- Misserfolge nach kurzfristigen »Extremdiäten« normal sind,
- es keinesfalls einfach ist, sein Verhalten zu ändern und
- die tatkräftige Unterstützung der ganzen Familie gebraucht wird.

Die Motivation aller Familienmitglieder mit Blick auf gesundheitliche Risiken aber auch psychosoziale Belastungen des Kindes oder Jugendlichen sollte vor Beginn einer langfristigen Maßnahme geklärt werden. Eine unzureichende Motivation und Bereitschaft der Familien begründet schnelle Therapieabbrüche und eine weitere Frustration der übergewichtigen Kinder und Jugendlichen.

Aktuelle Konzepte der Adipositastherapie umfassen die Kombination aus Ernährungs-, Bewegungs- und Verhaltenstherapie sowie medizinischer Information. Sie sollten langfristig (1 Jahr und länger) von einem multiprofessionellen Team für geschlossene altershomogene Gruppen im ambulanten Setting angeboten werden und zunächst eine moderate Gewichtsreduktion anstreben. In der folgenden Stabilisierungsphase soll der modifizierte Lebensstil in die Routine überführt und einer neuerlichen Gewichtszunahme entgegengewirkt werden.

> Bei übergewichtigen Kindern müssen Eltern und weitere Familienmitglieder umfassend in die Therapie einbezogen werden (familienbasierte Therapie).

Sie gestalten die Umwelt des Kindes, regen zu körperlicher Aktivität an, wählen Nahrungsmittel aus und können das inaktive Freizeitverhalten ihrer Kinder beeinflussen. Im Jugendalter verliert die Familie an Einfluss, sodass sich Programme primär an Jugendliche wenden. Aber auch sie sind auf die Unterstützung ihres Umfelds angewiesen.

Praktische Schulungseinheiten, vor allem auch körperliche Aktivitäten in der Gruppe, sollten mit praxisorientierten theoretischen Grundlagen verknüpft und mit verhaltenstherapeutischen Ansätzen zum Selbstmanagement im Essverhalten (z. B. Stimuluskontrolle, Verstärkungspläne) kombiniert werden. Hinzu kommen Unterrichtsmodule zu sozialer Kompetenz, Umgang mit Heißhungerattacken und zur emotionalen Regulation (▶ evidenzbasierte Leitlinie und Schulungsprogramme z. B. der Konsensusgruppe Adipositas Schulung im Kindes- und Jugendalter (KgAS 2009) oder der Arbeitsgemeinschaft Adipositas im Kindes- und Jugendalter (2009). Die Patientenschulungsprogramme für Kinder und Jugendliche können als ergänzende Leistungen zur Rehabilitation gemäß § 43 Abs. 1 Nr. 2 SGB V (Bundesministerium für Justiz 2009) zum Einsatz kommen.

7.4 Psychosoziale Aspekte der Langzeitbetreuung

7.4.1 Psychologische Diagnostik

Für die meisten Krankheitsbilder wurde die wechselseitige Beeinflussung von physiologischen Outcomeparametern und der psychosozialen Situation der Kinder und Jugendlichen belegt. Um frühzeitig Hilfen anzubieten, ist es sinnvoll, kontinuierlich die Lebenssituation und psychische Belastungen allgemein sowie störungsspezifisch im Rahmen der Routinevorstellungen zu erfassen.

Als krankheitsübergreifende Screeninginstrumente zur gesundheitsbezogenen Lebensqualität für Eltern und deren Kinder eignen sich die Kidscreen-Fragebögen. Beeinträchtigungen durch eine chronische Krankheit lassen sich durch die Disabkids-Fragebögen (beide unter http://kidscreen.diehauptstadt.com.de) einschätzen. Der Fragebogen zu »Stärken und Schwächen (SDQ-D)« (www.SDQ-info.com) erfasst emotionale Probleme, Verhaltensprobleme, Hyperaktivität, Schwierigkeiten mit Gleichaltrigen und prosoziales Verhalten. Darüber hinaus liegen für verschiedene Krankheiten (Adipositas, Diabetes, DSD, Wachstumsstörung) validierte Bögen zu spezifischen Belastungen und maladaptivem Coping vor.

> Bei Verdacht auf eine psychiatrisch relevante klinische Störung, Depression, Angst, Essstörung, maladaptives Coping oder ein selbstschädigendes Verhalten sollte die weitere Diagnostik von spezialisierten Kinder- und Jugendlichenpsychotherapeuten durchgeführt werden.

7.4.2 Psychologische Beratung

Psychosoziale Beratung ist ein integraler Teil der Langzeitbehandlung und vieler Schulungskonzepte in der pädiatrischen Endokrinologie. Systematische Reviews belegen die Effektivität psychosozialer und verhaltenstherapeutischer Interventionen für chronisch kranke Kinder und Jugendliche. Bei den meisten Interventionen wurden die Familien im Sinne eines familientherapeutischen Ansatzes aktiv in die Behandlung einbezogen (Holterhus et al. 2009; KgAS 2009; Funnell et al. 2009).

Familienorientierte verhaltensmedizinische Prinzipien wie
— Zielsetzung,
— Selbstbeobachtung,
— positive Verstärkung,
— unterstützende elterliche Kommunikation und
— angemessene Aufgabenverteilung bei der Therapie

verbesserten das Selbstmanagement und physiologische Outcomeparameter. Zusätzlich wurden die Beziehung zwischen Jugendlichen und Eltern verbessert und Familienkonflikte reduziert. Coping-Skill-Training und Training sozialer Kompetenzen förderten die Lebensqualität und die soziale Integration.

Psychoedukative Maßnahmen zur Verbesserung der Problemlösefertigkeiten und der elterlichen Unterstützung bei Diagnose eines Diabetes mellitus Typ 1 zeigen positive Effekte auf die mittelfristige Stoffwechseleinstellung. Gruppenangebote für Jugendliche
— zur Förderung von Problemlösefähigkeiten,
— zum Stressmanagement und
— zu Bewältigungsstrategien

führten ebenfalls zur Verbesserung der Stoffwechseleinstellung, der Lebensqualität und der sozialen Kompetenz.

> Die Technik der motivierenden Gesprächsführung »Motivational Interviewing« nach Rollnick hat sich als psychotherapeutischer Ansatz zur Unterstützung von Jugendlichen bewährt, die durch ihre Therapie überfordert waren.

Bei der Diagnose einer DSD trägt die Psychoedukation zur Entwicklung der Geschlechtsidentität und psychische Unterstützung der Eltern zu einer positiven Bewältigung bei (Wiesemann et al. 2008). Im weiteren Verlauf kann ein sensibler und einzelfallorientierter Umgang mit der Diagnose und Therapievorschlägen die Kompetenz der Eltern im Umgang mit belastenden Situationen und Konflikten fördern. Vertrauensvolle Gespräche zwischen Jugendlichen und Teammitgliedern über Ängste vor sexuellen Kontakten, negative sexuelle Erfahrungen, Partnerschaftsfragen oder Geschlechtsunzufriedenheit können psychisch stabilisieren und depressiven Verstimmungen vorbeugen. Die Aufklärung älterer Kinder und Jugendlicher und deren nondirektive Beratung zu Fragen der Geschlechtszuweisung, Operation oder Substitution von Sexualhormonen sollte ebenfalls psychologisch begleitet werden.

Bei Kleinwuchs, ebenso wie bei Adipositas ist eine individuelle psychologische Diagnostik und Beratung indiziert, wenn ein Kind oder Jugendlicher unter seiner Statur leidet, sozial ausgegrenzt oder gemobbt wird, externale oder internale Störungen entwickelt und in seiner Lebensqualität erheblich beeinträchtigt wird (Noeker 2009; Sandberg et al. 2005).

7.4.3 Psychotherapie

Die Datenlage zur Komorbidität endokrinologischer Krankheiten mit psychischen Störungen ist uneinheitlich, sie bezieht sich auf unterschiedliche ausgewählte Stichproben. Bei Jugendlichen gibt es jedoch hinreichende Evidenz für erhöhte Raten an subklinischen affektiven Störungen (Angst, Depression) und Selbstwertproblematiken (Diabetes, Adipositas, Wachstumsstörungen, DSD; Delamater 2007; Holterhus et al. 2007; Noeker 2009). Entsprechend finden sich nur wenige systematische Studien zur Psychotherapie bei Kindern und Jugendlichen mit einer chronischen Krankheit oder körperlichen Besonderheit. Möglicherweise ist aber auch angesichts der Heterogenität der psychosozialen Belastungen der Betroffenen, eine auf die aktuelle Problemkonstellation der Familie individuelle abgestimmte Behandlung standardisierten Konzepten überlegen. Das Spektrum der psychotherapeutischen Techniken reicht dabei von

- gruppenzentrierten Verfahren über
- familientherapeutische Ansätze,
- Trainingsprogramme zur Förderung sozialer Kompetenz im Umgang mit Stigmatisierung bis zu
- kognitiver Verhaltenstherapie zur Modifikation dysfunktionaler Selbstbewertungen und Erwartungen.

> Bei schwerwiegenden psychiatrischen Erkrankungen, z. B. Anorexia nervosa, Bulimia, Depression, Angststörungen oder selbstschädigendem Verhalten mit vitaler Bedrohung (Hypoglykämia factitia), haben sich abgestimmte endokrinologische und psychotherapeutische Behandlungen zur Klärung und Therapie der zugrunde liegende Problematik bewährt.

Bevor eine Unterbringung des Kindes oder Jugendlichen außerhalb der Herkunftsfamilie erwogen wird, sollten alle anderen Möglichkeiten sozialer Hilfe ausgeschöpft werden (▶ Übersicht).

Soziale Hilfen
- Sozialpädagogische Familien- und Einzelfallhelfer (§ 31 u. 35 SGB VIII)
- Heilpädagogische Tagesgruppen (§ 32 SGB VIII)
- Pflegefamilien (§ 33 SGB VIII)
- Eingliederungshilfen (§ 39 BSHG)
- Wohnen in betreuten Wohngemeinschaften oder
- Sozialmedizinische Nachsorge (»Case management«; SGBV § 43, Abs. 2).

7.4.4 Selbsthilfeinitiativen

Die Datenlage zur Teilnahme an Selbsthilfegruppen oder virtuellen Gruppen im Internet ist heterogen. Einerseits können die Gruppen vor allem bei seltenen Krankheiten die Isolation der Familien durchbrechen, positive Modelle für den Umgang mit Stigmatisierung und alltagspraktische Informationen liefern. Andererseits sind die Gruppen mit der Beratung von Familien mit psychischen Schwierigkeiten überfordert. Vor allem Eltern jüngerer Kinder haben Interesse an diesem Austausch. In gemeinsamen Freizeitaktivitäten bieten sie ihren Kindern die Möglichkeit, sich unter gleich Betroffenen auszutauschen und sich in diesem sozialen Raum als »normal« zu erleben.

Die Resonanz von älteren Kindern und Jugendlichen auf Selbsthilfeinitiativen ist dagegen unabhängig vom Krankheitsbild gering. Dies kann auch in der Weise positiv gewertet werden, dass sich diese Teenager lieber mit allgemeinen Gruppen Jugendlicher treffen, mit denen sie sportliche oder andere Interessen teilen.

7.4.5 Soziale Hilfen

Soziale Hilfen für Kinder und Jugendliche mit chronischen Krankheiten werden über das Schwerbehindertengesetz, in seltenen Fällen auch über die Pflegeversicherung ermöglicht. Vor der Beantragung des Schwerbehindertenstatus sollten mögliche finanzielle Vorteile mit den Nachteilen durch verdeckte Diskriminierung und Erschwernisse bei der Arbeitsplatzsuche abgewogen werden.

Hilfen für Kinder und Jugendliche aus besonders belasteten Familien können über die ambulante Kinderkrankenpflege, die sozialmedizinische Nachsorge (§ 43, Abs. 2 SGB V) und die Kinder- und Jugendhilfe gewährt werden.

Literatur

Ahmed SF, Morrison S, Hughes IA (2004) Intersex and gender assignment; the third way? Arch Dis Child 89: 847–850

American Academy of Pediatrics, Rose SR, Section on Endocrinology and Committee on Genetics et al. (2006) Update of newborn screening and therapy for congenital hypothyroidism. Pediatrics 117: 2290–2303

Arbeitsgemeinschaft Adipositas im Kindes- und Jugendalter (2009) Evidenzbasierte Leitlinie der Adipositas im Kindes- und Jugendalter (AGA) und der beteiligten medizinisch-wissenschaftlichen Fachgesellschaften, Berufsverbände und weiterer Organisationen. www.adipositas-gesellschaft.de/daten/leitlinie-AGA-S3-2009.pdf und www.a-g-a.de/schulung.pdf. Gesehen 30.3.2009

August GP, Caprio S, Fennoy I et al. (2008) Prevention and treatment of pediatric obesity: An endocrine society clinical practice guideline based on expert opinion. J Clin Endocrinol Metab 93: 4576–4599

Bondy CA; Turner Syndrome Study Group (2007) Care of girls and women with Turner syndrome: A guideline of the Turner Syndrome Study Group. J Clin Endocrinol Metab 9: 10–25

Bundesministerium der Justiz (2009) Sozialgesetzbuch Nr. 5 (SGB V). http://bundesrecht.juris.de/sgb_5/__43.html . Gesehen 24. Sep. 2009

Carmichael P, Ransley P (2002) Telling children about a physical intersex condition. Dialogues Pediatr Urol 25: 7–8

Cohen P, Rogol A, Deal C et al. (2008) Consensus statement on the diagnosis and treatment of children with idiopathic short stature: a summary statement of the Growth Hormone Research Society, the Lawson Wilkins Pediatric Endocrine Society, and the European Society for Pediatric Endocrinology Workshop. J Clin Endocrinol Metab 93: 4210–4217

Conway GS (2007) Congenital adrenal hyperplasia: adolescence and transition. Horm Res 68 (Suppl 5): 155–157

Court JM, Cameron FJ, Berg-Kelly K, Swift PG (2008) Diabetes in adolescence. ISPAD Clinical Practice Consensus Guidelines 2006–2007. Pediatr Diabetes 9: 255–262

Delamater AM (2007) Psychological care of children and adolescents with diabetes. ISPAD Clinical Practice Consensus Guidelines 2006–2007. Pediatr Diabetes 8: 340–348

Dimatteo MR (2004) The role of effective communication with children and their families in fostering adherence to pediatric regimens. Patient Educ Couns 55: 339–344

Ebbeling CB, Pawlak DB, Ludwig DS (2002) Childhood obesity: public-health crises, common sense cure. Lancet 360: 473–482

Erhart M, Hölling H, Bettge S, Ravens-Sieberer U, Schlack R (2007) Der Kinder- und Jugendgesundheitssurvey (KiGGS): Risiken und Ressourcen für die psychische Entwicklung von Kindern und Jugendlichen. Bundesgesundheitsbl Gesundheitsforsch Gesundheitsschutz 50: 800–809

Funnell MM, Brown TL, Childs BP et al. (2009) National standards for diabetes self-management education. Diabetes Care 32 (Suppl 1): S87–S94

Hampson SE, Skinner TC, Hart J et al. (2001) Effects of educational and psychosocial interventions for adolescents with diabetes mellitus: a systematic review. Health Technol Assess 5: 1–79

Holterhus PM, Beyer P, Bürger-Büsing J et al. (2009) Diagnostik, Therapie und Verlaufskontrolle des Diabetes mellitus im Kindes- und Jugendalter. S3 –Leitlinie der Deutschen Diabetes-Gesellschaft (DDG)/Diabetes DE. http://www.deutsche-diabetes-gesellschaft.de/redaktion/mitteilungen/leitlinien/EBL_Kindesalter_2009.pdf. Gesehen 26.7.2009

Holterhus PM, Köhler B, Korsch E, Richter-Unruh A (2007) Störungen der Geschlechtsentwicklung. Leitlinien der Gesellschaft für Kinderheilkunde und Jugendmedizin (DGKJ). AWMF-Leitlinie Nr. 027/022 Erstellungsdatum 2007. www.uni-duesseldorf.de/AWMF/ll/027-022.htm. Gesehen 5.3.2009

Houk CP, Huges IA, Ahmed SF, Lee PA (2006) Summary of consensus statement on intersex disorders and their management. Pediatrics 118: 753–757

Hughes IA, Houk C, Ahmed SF, Lee PA. (2006) LWPES1/ESPE2 Consensus Group. Consensus statement on management of intersex disorders. Arch Dis Child 91: 554–563

KgAS (Konsensusgruppe Adipositas Schulung im Kindes- und Jugendalter) (2009) Adipositasschulung. Trainingskonzept für adipöse Kinder und Jugendliche. Schulungsprogramm Leichter-Aktiver-Gesünder. www.adipositas-schulung.de (30.3.09)

Kruse B, Riepe FG, Krone N et al. (2004) Congenital adrenal hyperplasia – how to improve the transition from adolescence to adult life. Exp Clin Endocrinol Diabetes 112: 343–355

Kurth BM, Schaffrath RA (2007) Die Verbreitung von Übergewicht und Adipositas bei Kindern und Jugendlichen in Deutschland. Ergebnisse des bundesweiten Kinder- und Jugendgesundheitssurveys (KiGGS). Bundesgesundheitsbl Gesundheitsforsch Gesundheitsschutz 50: 736–743

Lampert T, Kurth BM (2007) Sozialer Status und Gesundheit von Kindern und Jugendlichen. Ergebnisse des Kinder- und Jugendgesundheitssurveys (KIGGS). Dtsch Ärztebl 104: A2944–A2949

Lee MM (2006) Idiopathic short stature. NEJM 354: 2576–2582

Lee PA., Houk CP, Ahmed SF, Huges IA, in collaboration with the participants in the International Consensus Conference on Intersex organized by the Lawson Wilkins Pediatric Endocrine Society and the European Society for Paediatric Endocrinology (2006) Consensus Statement on Management of Intersex Disorders. Pediatrics 118: 488–500

McClellan CB, Cohen LL (2007) Family functioning in children with chronic illness compared with healthy controls: a critical review. J Pediatr 150: 221–223

Noeker M (2008) Das Gemeinsame im Speziellen: Krankheitsübergreifende Module und Lernziele der Patientenschulung. Präv Rehab 20: 2–11

Noeker M (2009) Management of idiopathic short stature: psychological endpoints, assessment strategies and cognitive-behavioral intervention. Horm Res 71 (Suppl 1): 75–81

Oerter R, Montada L (Hrsg) (2008) Entwicklungspsychologie, 6. Aufl. Beltz, Weinheim

Plante WA, Lobato D, Engel R (2001) Review of group interventions for pediatric chronic conditions. J Pediatr Psychol 26: 435–453

Sandberg DE, Melissa Colsman M (2005) Growth hormone treatment of short stature: Status of the quality of life rationale. Horm Res 63: 275–283

Sawyer SM, Drew S, Yeo MS, Britto MT (2007) Adolescents with a chronic condition: challenges living, challenges treating. Lancet 369: 1481–1489

Scheidt-Nave C, Ellert U, Thyen U, Schlaud M (2008) Versorgungsbedarf chronisch kranker Kinder u. Jugendlicher. Bundesgesundheitsblatt 51: 592–601

Silverman J, Kurtz S, Draper J (2005) Skills for communicating with patients, 2nd edn. Radcliffe, Oxford

Summerbell CD, Ashton V, Campbell KJ, Edmunds L, Kelly S, Walters E (2003) Interventions for treating obesity in children. Cochrane database of systematic reviews(3): Art. No.: CD001872. DOI: 10.1002/14651858.CD001872

Swift PGF (2007) ISPAD Clinical practice consensus Guidelines 2006–2007: Diabetes Education. Pediatr Diabetes 8: 103–109

Taylor RM, Gibson F, Franck LS (2008) The experience of living with a chronic illness during adolescence: a critical review of the literature. J Clin Nurs17: 3083–3091

Wiesemann C, Dörries A, Hampel E et al. (2008) Ethische Grundsätze und Empfehlungen bei DSD. Therapeutischer Umgang mit Besonderheiten der Geschlechtsentwicklung/Intersexualität bei Kindern und Jugendlichen. Monatsschr Kinderheilkd 156: 241–245

Wilson TA, Rose SR, Cohen P et al. (2003) Update of guidelines for the use of growth hormone in children: the Lawson Wilkins Pediatric Endocrinology Society Drug and Therapeutics Committee. J Pediatr 143: 415–421

Insulinsekretion und -wirkung

8 Physiologie – 121
Wieland Kiess

9 Hyperinsulinismus – 129
Thomas Meissner

10 Pathophysiologie und Ätiopathogenese/Differenzialdiagnostik der Diabetesformen – 139
Olga Kordonouri

11 Akute Komplikationen: Hypoglykämie – 149
Karl Otfried Schwab

12 Akute Komplikationen: Diabetische Ketoazidose – 155
Andreas Neu

13 Diabetestherapie – 163
Thomas Danne

14 Assoziierte Erkrankungen – 205
Beate Karges

8 Physiologie

Wieland Kiess

8.1 Grundlagen – 122

8.2 Insulinsynthese – 122

8.3 Physiologie der Insulinsekretion – 124

8.4 Insulinrezeptor und Signalübertragung – 126

8.5 Insulinwirkung – biologische Antwort auf die Insulinrezeptoraktivierung – 127

8.6 Pathophysiologie des Insulinrezeptors – 127

8.7 Pathophysiologie der Insulinsekretion, Insulinsynthese und Insulindegradierung – 128

Literatur – 128

8.1 Grundlagen

Kohlenhydrate und besonders Glukose stellen Energie für die Zellen des Körpers zur Verfügung. Außerdem ist Glukose ein Substrat für die Synthese von Glykoproteinen, Glykolipiden, Nukleotiden, nichtessenziellen Aminosäuren und spezifischen Fettsäuren. Zusätzlich bildet Glukose einen Baustein für Strukturmoleküle der Zellmembran. Schließlich nehmen Glukose und ihre phosphorylierte Form, Glukose-6-Phosphat, eine Schlüsselstellung innerhalb vieler Stoffwechselwege ein. Blutzellen und das Zentralnervensystem sind außerdem gänzlich auf die Zufuhr von Glukose angewiesen.

> **Die Regulation der Glukosekonzentration im Organismus ist von essenzieller Bedeutung.**

Das in den pankreatischen β-Zellen gebildete Hormon Insulin steuert zahlreiche Enzyme, Genexpressionsmuster und Stoffwechselwege. Seine zentrale Rolle bei der Regulation des Blutglukoseblutspiegels und der Gewebskonzentration von Glukose sowie bei der Pathophysiologie des Diabetes mellitus sind erkannt. Erkenntnisse in Bezug auf die Insulinwirkung und seine zellulären Signalübertragungsmechanismen bilden die Grundlage für die erfolgreiche Behandlung des Diabetes mellitus.

8.2 Insulinsynthese

Beim Menschen liegt das insulinkodierende Gen auf Chromosom 11 und wird nur in den β-Zellen der Langerhans-Inseln der Bauchspeicheldrüse exprimiert. Das 5,8 kDa schwere heterodimere Hormon, das aus 51 Aminosäuren besteht, entsteht aus Proinsulin durch proteolytische Abspaltung des C-Peptids (»connecting peptide«). Die Prozessierung erfolgt mithilfe der Prohormonkonvertasen und der Karboxypeptidas E (Abspaltung des C-Terminus der B-Kette). Die A- (21 Aminosäuren) und B- Aminosäurekette (30 Aminosäuren) des doppelkettigen Insulinmoleküls sind durch zwei Disulfidbrücken kovalent miteinander verbunden (◘ Abb. 8.1; Selden et al. 1987)).

Im rauen endoplasmatischen Retikulum wird durch Abspaltung von 23 Aminosäuren aus Präproinsulin das Proinsulin gebildet.

> **Die Aufeinanderfolge von Präproinsulinprozessierung zu Proinsulin und die Wanderung von verschiedenen Insulinvorstufen in Vesikeln von einem zellulären Kompartment zum anderen geschieht innerhalb von weniger als einer halben Stunde.**

Proinsulin wird über Mikrovesikel in den Golgi-Apparat transportiert und dort innerhalb der Vesikel proteolytisch gespalten. In den reifen insulinsekretorischen Granula wird das doppelkettige Insulinmolekül in Form von Hexameren gespeichert. Die Hexamere werden durch jeweils ein Zinkion stabilisiert. Die reifen Granula nutzen Mikrotubuli, um zur Zelloberfläche zu wandern, von wo sie nach einem sekretorischen Reiz in den Extrazellulärraum entleert werden. In äquimolarer Konzentration mit Insulin wird dabei das im Golgi-Apparat abgespaltene C-Peptid sezerniert (◘ Abb. 8.2). Eine biologische Aktivität des C-Peptids ist bislang nicht belegt. Durch Bestimmung der C-Peptid-Konzentration im Serum ist bei Patienten mit Diabetes mellitus ein Rückschluss auf die noch vorhandene körpereigene Restsekretion von Insulin möglich. Im Blut zirkuliert Insulin sehr wahrscheinlich in monomerer Form (Steiger et al. 2007).

Wichtigster und stärkster Stimulus der Insulinsekretion ist Glukose (▶ Übersicht). Andere Peptidhormone des Pankreas, wie z. B. das Amylin, werden in engem Zusammenhang mit der Insulinsekretion gebildet. In den Langerhans-Inseln, die homogen über das Pankreas verteilt und in das exokrine Drüsengewebe eingebettet sind, sind vier verschiedene Zelltypen nachweisbar:
1. die α-Zellen, die Glukagon synthetisieren,
2. die insulinproduzierenden β-Zellen,
3. die δ-Zellen (weniger als 5% der Zellmasse), die Somatostatin produzieren, und
4. die PP-Zellen, die weniger als 2% der Zellzahl ausmachen und das pankreatische Polypeptid bilden.

> **Stimuli und Inhibitoren der Insulinsekretion. (Nach Thews u. Vaupel 2005; Siegenthaler u. Blum 2006)**
> - Physiologische Stimuli:
>   – Glukose
>   – Monosaccharide
>   – Aminosäuren (Arginin !)
>   – Fettsäuren
>   – Ketonkörper
>   – Inkretine:
>   – Glukagon-like Peptide 1 (GLP-1)
>   – glukoseabhängiges insulinotropes Polypeptid (GIP)
> - Pharmakologische Stimuli:
>   – GLP-1-Mimetika (z. B. Exenatide wie Exendin, Byetta)
>   – Sulfonylharnstoffe
> - Physiologische Inhibitoren:
>   – Noradrenalin
>   – Adrenalin
>   – Somatostatin

Sowohl im Prozess der Insulinsynthese und -sekretion als auch in der Insulinwirkungskaskade (◘ Abb. 8.3) sind ge-

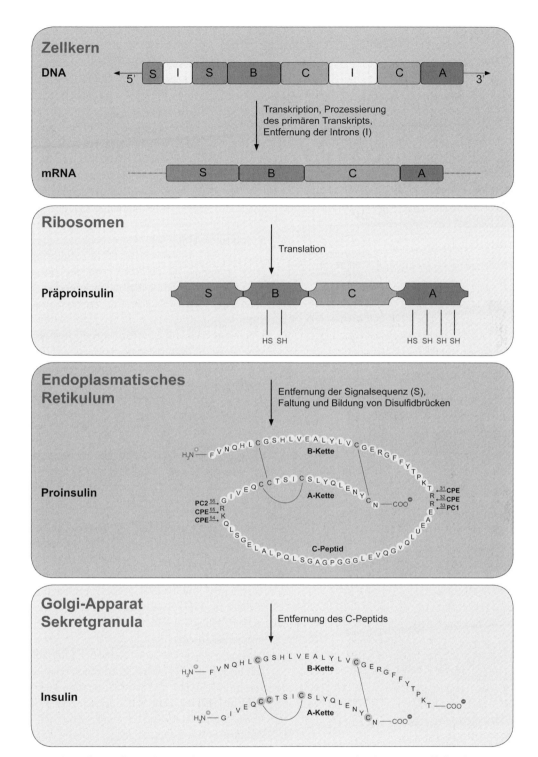

◘ **Abb. 8.1. Biosynthese des Insulins. Primärstruktur von Proinsulin und Insulin.** Nach proteolytischer Abspaltung des *C-Peptids* vom Proinsulin liegt das dimere Insulinmolekül mit einer *A-* und einer *B-Kette* vor, die über zwei Disulfidbrücken miteinander verbunden sind. (Nach Steiger et al. 2007)

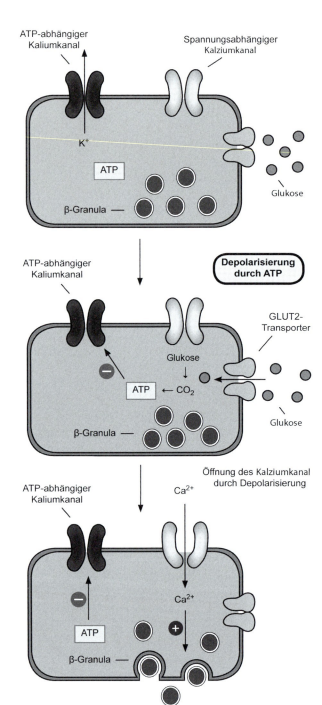

◘ Abb. 8.2. Sekretionswege des Insulins in der β-Zelle der Langerhans-Inseln

8.3 Physiologie der Insulinsekretion

Beim Stoffwechselgesunden wird der Blutglukosespiegel in einem durch Insulin regulierten Regelkreis innerhalb enger Grenzen von etwa 60–160 mg/dl (3,3–8,9 mmol/l) konstant gehalten. In der Leber, im Fettgewebe und im Muskel fördert Insulin die Energiebereitstellung (◘ Abb. 8.3). In peripheren Nerven, im Zentralnervensystem, in Erythrozyten und in der Niere ist die Glukoseaufnahme dagegen insulinunabhängig.

Die Regulation des Stoffwechselgleichgewichtes erfolgt auf vielen miteinander verknüpften Ebenen. In ◘ Abb. 8.3 ist das Prinzip des durch Insulin regulierten Regelkreises des Glukosestoffwechsels dargestellt. Beim Stoffwechselgesunden wird der Blutglukosespiegel innerhalb enger Grenzen von etwa 60–160 mg/dl (3,3–8,9 mmol/l) konstant gehalten: Im kybernetischen Modell stellt man sich zentralnervöse, neurale, endokrine und peptiderge Einflüsse vor, die über die Stellgrößen Insulin/Glukagon via den Regler Pankreas die Regelgröße Blutglukose steuern. Eine relevante Störgröße ist bei einem Gesunden in diesem Modell die unterschiedliche Glukoseresorption und in geringerem Umfang ein erhöhter Glukosebedarf und -verbrauch bei gesteigerter körperlicher Aktivität, langem Fasten oder schweren Krankheiten zu sehen (Petrides 2007).

> Es ist wichtig, die Glukosehomöostase nicht isoliert vom Gesamtstoffwechsel zu sehen, da Insulin viele weitere Stoffwechselfunktionen beeinflusst.

In der Leber hemmt Insulin z. B. die Glykogenolyse, Glykoneogenese und Ketogenese. Im Fettgewebe stimuliert das Hormon die Lipogenese und hemmt die Lipolyse. Außerdem stimuliert Insulin dort die Synthese und Sekretion von Leptin durch differenzierte Adipozyten. Im Muskel fördert Insulin die Protein- und Glykogensynthese und sichert dadurch die Energiebereitstellung. Die Glukoseaufnahme ist in einer Reihe von Geweben im Gegensatz zu Muskel, Fettgewebe und Leber insulinunabhängig. Dies gilt für periphere Nerven, Zentralnervensystem, Erythrozyten und Nieren. Ein Ausfall der enteralen Glukoseaufnahme (Fasten, Hungern und schwere Erkrankungen) bewirkt glukagoninduziert eine vermehrte Glukoseproduktion in der Leber. Zunächst kommt es dabei zu vermehrter Glykogenolyse später auch zu einer erhöhten Glukoneogenese. Der Blutzucker bleibt dadurch trotz fehlenden enteralen Nachschubs konstant. Durch die Erniedrigung des Insulinspiegels beim Fasten kommt es aber auch zu einer gesteigerten Lipolyse im Fettgewebe. Die vermehrt freigesetzten Fettsäuren und Ketonkörper dienen der Skelettmuskulatur und in geringerem Umfang dem Zentralnervensystem als Energiequelle. Beim Stoffwechselge-

netische und erworbene Defekte bekannt, die zum Diabetes mellitus führen. Der Diabetes mellitus wird heute nach dem pathophysiologischen Konzept der Biosynthese, Sekretion und metabolisch-biologischen Wirkung des Insulins ätiopathogenetisch klassifiziert (▶ Kap. 13).

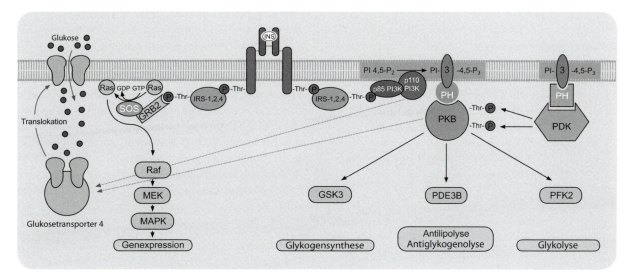

◘ Abb. 8.3. **Insulinwirkung und Signaltransduktionswege des Insulinrezeptors**

sunden kommt es trotz hoher Ketonkörperproduktion nicht zur manifesten Ketoazidose (Green u. Flatt 2007).

Selbst unter Fastenbedingungen und beim Fehlen starker sekretagoger Stimuli fällt der basale Insulinspiegel im Blut nicht unter 5 μU/ml ab. Wichtigster und stärkster Stimulus der Insulinsekretion sind Glukose bzw. möglicherweise eine Reihe seiner physiologischen Metaboliten. Dabei können außer einigen Monosacchariden auch Aminosäuren, vor allem Arginin, Fettsäuren und Ketonkörper die Insulinfreisetzung stimulieren (Voet et al. 2002).

Gehemmt wird die Insulinsekretion durch Katecholamine und Somatostatin (► Übersicht oben). Andere Peptidhormone des Pankreas wie z. B. das Amylin werden in engem Zusammenhang mit der Insulinsekretion gebildet und ausgeschüttet (Cryer et al. 1986)). Die Regulation der Insulinexpression, d. h. die physiologisch adäquate Synthese und Sekretion von maturem Insulin, könnte auf vielen Ebenen erfolgen: Beginnend mit der Transkription des Insulingens und endend bei der Insulinsekretion selbst. Postsekretorische Schritte wie die Insulinclearance und die Insulinaufnahme in Zellen und eine etwaige intrazelluläre Degradation sollen hier nur erwähnt werden. Zahlreiche Forschungsgruppen haben in den letzten Jahren besonders die Regulation auf der Ebene der Transkription des Insulingens mittels molekularbiologischer Methoden untersucht. Die Analyse der Insulin-Gen-Promoter-Sequenzen und die Charakterisierung von Protein-Promoter-Interaktionen (als Protein wären hier verschiedene Transkriptionsfaktoren denkbar) halfen, die Regulation des Insulingens auf dieser Ebene zu klären. Durch Einschleusung klonierter Promoter-Regionen in DNA-Sequenzen von Zellkultursystemen wurde die biologische Relevanz einer solchen Regulation erkannt.

Die Struktur des Insulingens ist in ◘ Abb. 8.1 dargestellt. Die klassischen Bestandteile einer Gensequenz sind darin zu erkennen. Die sog. CAP-Site zeigt die Stelle der Gensequenz an, an der die Synthese der mRNA beginnt. Die Nukleotidsequenz, die innerhalb des Promoters den korrekten Beginn der Transkription markiert, wird als klassische TATA-Box angesehen. Eine sog. CAAT-Box ist innerhalb der meisten Promotersequenzen, die in Säugetiergenen vorkommen, enthalten und entspricht beim Insulingen der Nukleotidsequenz –83 bis –79. Die exakte Rolle der einzelnen Regulatorsequenzen ist noch nicht völlig geklärt. Die Insulingentranskription wird dadurch initiiert, dass sich ein großer DNA-Protein-Komplex bildet, der die katalytische Reaktion der RNA-Polymerase-11 erlaubt. In Geweben, in denen das Insulingen nicht exprimiert bzw. transkribiert wird, verhindert eine als »Silencer« bezeichnete DNA-Sequenz die Formation des DNA-Protein-Komplexes. Dadurch wird die RNA-Polymerase-II daran gehindert, die Transkription zu beginnen. Die genaue Kenntnis dieser Vorgänge auf molekularer Ebene könnte zur Entwicklung möglicher gentherapeutischer Ansätze und damit zur Heilung des Diabetes mellitus Typ 1 führen (► Kap. 13; Selden et al. 1987).

Insulin wird pulsatil aus der β-Zelle freigesetzt. Dabei werden schnelle Sekretionspulse, die alle 8–15 min auftreten, von langsameren, ultradianen Oszilationen überlagert, die in Perioden von 80–150 min ablaufen. Neurale Faktoren modulieren die Aktivität des Schrittmachers für die Oszillationen. Die Oszillationen der Insulinfreisetzung hängen zeitlich mit den Oszillationen des zytosolischen Kalziums zusammen.

Nach einem alimentären Reiz wird Insulin in drei Phasen abgegeben:

1. In der »schnellen Phase« steigt der Glukosespiegel rasch an und Insulin wird rasch aus schnell verfügbaren Kompartimenten (β-Grannula) ausgeschüttet. Die Höhe der Insulinanstiege korreliert dabei eng mit dem Ausmaß des Glukoseanstiegs.
2. In der »länger andauernden und stärkeren Phase« wird die Insulinsekretion durch konstante Glukose- oder Kohlenhydratzufuhr dosisabhängig gesteigert.
3. In der »Desensibilisierungsphase« bleibt die Insulinsekretion über Stunden auf einem Plateau, das die beschriebenen Oszillationen aufweist.

Glukose wird von den β-Zellen in Abhängigkeit von ihrer Konzentration im Serum/Extrazellulärraum aufgenommen. Jede Steigerung des Glukoseumsatzes in der β-Zelle resultiert in einem Anstieg des zellulären ATP/ADP-Verhältnisses. Dies führt zur Hemmung eines ATP-empfindlichen K$^+$-Kanals in der Plasmamembran. Es folgt eine Depolarisierung der β-Zelle und daraus resultierend die Öffnung von spannungsregulierten Kalziumkanälen. Der Anstieg der zytosolischen Kalziumkonzentration ist der Auslöser für die gesteigerte Exozytose von β-Granula. Die von den Sulfonamiden hergeleiteten Sulfonylharnstoffe, die als orale Antidiabetika zur Therapie des Diabetes mellitus Typ 2 eingesetzt werden, führen direkt zu einer Depolarisierung der β-Zelle. Der Sulfonylharnstoffrezeptor (»sulfonylurea receptor« = SUR) ist identisch mit einer Untereinheit des ATP-abhängigen K$^+$-Kanals und ein Mitglied der ABC-Transporterfamilie. ATP und Sulfonylharnstoffe können unabhängig voneinander an das Kanalprotein binden und den K$^+$-Kanal schließen. Damit werden die Zellpolarisation und die Insulinsekretion ausgelöst (Siegenthaler u. Blum 2006).

Die molekulare Ursache für die Abhängigkeit der Insulinsekretion von der extrazellulären Glukosekonzentration und vom Glukoseumsatz liegt im Zusammenspiel zwischen Glukoseaufnahme und Glukosephosphorylierung. Der Glukosetransporter GLUT-2 mit einer hohen K_M von ca. 40 mmol/l für Glukose wird vornehmlich in den β-Zellen des Pankreas exprimiert. Wie die Leber verfügen auch die Inselzellen außerdem über eine hohe Glukokinaseaktivität (K_M ca. 8 mmol/l). Damit hängen die Glukosephosphorylierung und die Glykolyserate direkt von der intrazellulären Glukosekonzentration ab (Staiger et al. 2007).

8.4 Insulinrezeptor und Signalübertragung

Wie alle Proteohormone wirkt auch Insulin über die Bindung an spezifische, hochaffine Rezeptoren, die von vielen Zelltypen in der Zellmembran exprimiert werden. Der beim Menschen auf dem Chromosom 19 kodierte Insulinrezeptor ist ein glykosyliertes Heterotetramer mit einem Molekulargewicht von über 400 kDa. Er besteht aus zwei α-Bindungseinheiten und aus zwei β-Untereinheiten. Letztere reichen ins Zytoplasma der Zelle und besitzen Tyrosinkinaseaktivität (◘ Abb. 8.3).

Der Insulinrezeptor gehört damit zur Familie der Tyrosinkinaserezeptoren, zu denen auch eine große Anzahl von Rezeptoren für Wachtumsfaktoren (z. B.: Insulin-like-growth-factor-[IGF-]1-Rezeptor, Epidermal-growth-factor-[EGF-]Rezeptor, Platelet-derived-growth-factor-[PDGF-]Rezeptor) und Onkogenen gehören (Klammt et al. 2008). Ein intrazelluläres Netzwerk von Phosphokinasen und Phosphatasen ermöglicht eine fein abgestimmte Regulation des Insulinsignals auf Postrezeptorebene (◘ Abb. 8.3).

> **Es ist heute bekannt, dass mindestens 4 Insulinrezeptorsubstrate, IRS-1 bis IRS-4, und eine Reihe von intrazellulären Enzymen wie die Phosphoinositol-3-Kinase eine Schlüsselrolle bei der Signalübertragung des Insulinrezeptors spielen. Dabei ist der sog. AKT-ERK-Phosphorylisierungsweg (Aminosäuren katalysierende Kinasen/Transferasen, AKT; extrazellulär regulierte Kinase, ERK) für zellbiologische Wirkungen des Insulinrezeptors besonders wichtig.**

Eine Translokation von Glukosetransportern nach Aktivierung der Phosphorylierungskaskade aus dem intrazellulären Reservoir in die Zellmembran an der Zelloberfläche ermöglicht den Einstrom von Glukose in das Zellinnere.

Die α-Untereinheiten repräsentieren den Hauptteil der extrazytoplasmatischen Abschnitte des Rezeptors und enthalten die Insulinbindungsstellen; sie sind damit also für die Hormonspezifität des Rezeptors verantwortlich. Der Insulinrezeptor gehört wie erwähnt zusammen mit zahlreichen anderen Peptidhormonrezeptoren sowie Onkogenen zur großen Familie von Tyrosinkinasen: Die Auto- bzw. Transphosphorylierung von Tyrosinresten des Rezeptors sowie die Phosphorylierung und Dephosphorylierung intrazellulärer Substrate übermitteln das Signal der Insulinwirkung über den Insulinrezeptor. Die Rolle von cAMP, G-Proteinen und Phosphoinositolphosphaten als sekundäre Botensubstanzen des Insulinrezeptorsignals ist immer noch nicht völlig geklärt (◘ Abb. 8.3).

> **Die zwei Insulinrezeptorsubstrate IRS-1 und IRS-2 spielen eine Schlüsselrolle bei der Signalübertragung des Insulinrezeptors.**

Sowohl IRS-1 und IRS-2 aber auch weitere Mitglieder der Insulinrezeptorsubstratfamilie (IRS-3 und IRS-4) sind kloniert und sequenziert. Transgene Knock-out-Tiere, bei denen eines der Gene, die die Insulinrezeptorsubstrate kodieren, deletiert ist, sind hergestellt worden. Solche Deletionsmutanten leiden meist an einem Diabetes mellitus, überleben aber und sind phänotypisch überraschend wenig betroffen. Offensichtlich wird das Insulinsignal mit großer Redundanz konserviert, um das metabolische Äquilibrium der Zelle möglichst robust zu halten. Das Insulinsignal kann dazu z. B. auch mit den Effektorkaskaden anderer Hormone und Wachstumsfaktoren verknüpft werden, die ihr Signal über Phosphorylierungs- und Dephosphorylierungsreaktionen übermitteln. Es sind entsprechend alternative Signalübertragungswege denkbar, die die Deletion eines einzelnen Signalübertragungsweges der Insulinrezeptorkaskade ausgleichen können. Die Tatsache, dass ein Rezeptor den Signalübertragungsweg eines anderen Rezeptors teilt oder mitbenutzt, wird als Rezeptorkreuzreaktion (»receptor crosstalk«) bezeichnet.

8.5 Insulinwirkung – biologische Antwort auf die Insulinrezeptoraktivierung

Eine Translokation von Glukosetransportern aus dem intrazellulären Reservoir in die Zellmembran und damit an die Zelloberfläche ermöglicht den Einstrom von Glukose in das Zellinnere. Mindestens fünf Typen solcher Glukose-Carrier sind bis heute isoliert und sequenziert.

> Bei konstant hoher extrazellulärer Insulinkonzentration kommt es zu einer Down-Regulation der zellulären Insulinrezeptoren durch Internalisierung der Rezeptoren. Dies bedeutet eine Aufnahme von Rezeptoren in das Zellinnere.

Die Zellmembran enthält dadurch weniger Insulinrezeptoren, es stehen also weniger Signalüberträger (Rezeptoren) für das Insulinsignal zur Verfügung. Biologische Effekte des Insulins wie z. B. die Stimulation des Glukoseeinstroms in die Zelle können auf diese Weise moduliert werden. Die Bindung von Insulin an ein Insulinrezeptormolekül kann auch bewirken, dass die Affinität benachbarter Insulinrezeptoren für Insulin abnimmt. Dieses biochemische Prinzip, das als »negative Kooperativität« des Insulinrezeptors bezeichnet wird, stellt eine weitere Feinregulation des Glukosestoffwechsels dar. In ◘ Tab. 8.1 sind die Nettoeffekte der Insulinwirkung auf den Stoffwechsel dokumentiert (Thews u. Vaupel 2005).

8.6 Pathophysiologie des Insulinrezeptors

Punktmutationen und Deletionen im Insulinrezeptorgen können zu einem geänderten Bindungsverhalten des Rezeptormoleküls gegenüber Insulin oder zu einer Störung in der Prozessierung des Insulinrezeptormoleküls während

◘ Tab. 8.1. Metabolische Wirkungen des Insulins. (Nach Thews u. Vaupel 2005)

Wirkung auf den Kohlenhydratstoffwechsel: Senkung des Blutglukosespiegels und Steigerung des Glukoseumsatzes	
Stimulation von	Glukosetransport Glykogensynthese Glykolyse
Inhibition von	Glykogenolyse Glukoneogenese
Wirkung auf den Proteinstoffwechsel: Senkung der Aminosäurenkonzentration im Blut; positive Stickstoffbilanz	
Stimulation von	Aminosäuretransport Proteinsynthese
Inhibition von	Proteinabbau Glukoneogenese
Wirkung auf den Lipidstoffwechsel: Senkung der Plasmakonzentration von freien Fettsäuren und Hemmung der Ketogenese	
Steigerung der	Lipogenese
Verminderung der	Lipolyse

der Neusynthese führen. Mindestens 19 natürlich vorkommende Punktmutationen des Rezeptorgens und zwei große Deletionen sind bisher bei Patienten mit Insulinresistenz entdeckt worden. Darüber hinaus sind zahlreiche Aminosäuresubstitutionen bekannt, die Stop-Kodons oder Nonsense-Kodons bedingen (Müller u. Flier 1991). Diese genetisch fixierten Veränderungen des Insulinrezeptormoleküls führen zu funktionell inaktiven Rezeptoren.

> Defekte im Bereich der Tyrosinkinasesequenz bewirken eine Störung der Phosphorylierungskaskade, die für das Insulinsignal von entscheidender Bedeutung ist.

Zellen von Patienten, die Defekte bei der Signalübertragung aufweisen, binden über ihre Oberflächenrezeptoren Insulin mit hoher Affinität und ausreichender Kapazität (Rezeptorzahl pro Zelle) und sind dennoch nicht in der Lage auf Insulin mit einer adäquaten biologischen Antwort zu reagieren. Die Bildung von Autoantikörpern gegen verschiedene Epitope des Insulinrezeptors ist eine seltene Ursache eines familiären Diabetes mellitus. Von diesen Patienten isolierte Antikörper waren bei der Erforschung der Physiologie der Insulinwirkung sehr hilfreich. Im Rahmen des Diabetes mellitus Typ 2 kommt es zu einer zellulären Insulinresistenz besonders in der Skelettmuskulatur, im Fettgewebe und in der Leber. Dabei resultiert die Insulinresistenz aus einer Kombination von Störungen auf unterschiedlichen Ebenen der Signaltransduktionskaskade: Rezeptorkinasen und/oder Posttyrosinkinasesignaltransduktionswege können gestört sein. Serinphosphorylierung und/oder die Aktivität der Phosphaditylinositol-3-Kinase können vermindert sein. Schließlich sind Defekte auf der Stufe der mitogenaktivierten Protein-(MAP-)Kinasekaskade denkbar. Letztere sind für zellbiologische (mitogene) Insulineffekte verantwortlich. Basierend auf dem pathophysiologischen Konzept der Biosynthese, Sekretion und metabolisch-biologischen Wirkung des Insulins ist heute eine ätiopathogenetische Klassifizierung des Diabetes mellitus möglich. Die neue Klassifikation des Diabetes mellitus ist sowohl von der Amerikanischen Diabetes Assoziation (ADA) als auch der Deutschen Diabetes Gesellschaft (DDG) vorgestellt und wird regelmäßig überarbeitet und ergänzt.

8.7 Pathophysiologie der Insulinsekretion, Insulinsynthese und Insulindegradierung

Sowohl im Prozess der Insulinsynthese und -sekretion als auch in der Insulinwirkungskaskade (◘ Abb. 8.3) sind genetische und erworbene Defekte, die klinisch zum Diabetes mellitus führen, denkbar oder bereits nachgewiesen: Bei der Hyperproinsulinämie, bei der mehr als 15% der Gesamtinsulinmenge als Proinsulin in die Zirkulation abgegeben wird, oder bei der Unreife der Insulinsekretion des Neu-(Früh-)geborenen liegt eine transiente Störung der Insulinsynthese und -sekretion vor. Letztere ist beim Diabetes mellitus infolge einer Mukoviszidose permanent. Die schnellen Pulsationen der Insulinsekretion sind bei Adipositas und in den Anfangsstadien des Diabetes mellitus Typ 2 mellitus noch erhalten. Bei abdomineller Adipositas und bei Patienten mit Diabetes mellitus Typ 2 liegt aber eine verminderte Amplitude der ultradianen Insulinsekretion vor, die einen Defekt des Sekretionsprozesses vermuten lässt. Mit zunehmendem Alter nimmt außerdem die Amplitude der ultradianen Oszillationen der Insulinsekretion ab. Beim Diabetes mellitus wird die hepatische Glukoseproduktion basal wie postprandial in zu geringem Ausmaß durch Insulin supprimiert. Dadurch kommt es zur Hyperglykämie (Siegenthaler u. Blum 2006; Voet et al. 2002).

> **Bei Menschen mit Diabetes mellitus Typ 1 werden die postprandialen Glukosespiegel vor allem durch das Nahrungsangebot bestimmt und sind weitgehend unabhängig von der Suppression der hepatischen Glukoseproduktion.**

Die Plasmahalbwertszeit von Insulin beträgt nur ca. 4–6 min. Damit kann die endogene Verfügbarkeit des Insulins rasch und bedarfsgerecht reguliert werden. Alle insulinempfindlichen Gewebe können Insulin aufnehmen und abbauen:

— 50–70% der Insulin-Clearance erfolgt dabei in der Leber,
— 20–30% in Muskulatur und Fettgewebe und
— ca. 10–20% über die Nieren.

Bei Niereninsuffizienz kommt es entsprechend zu einer verminderten Insulin-Clearance und somit zu einer verlängerten Wirksamkeit. Dieser Tatsache ist bei der medikamentösen Therapie des Diabetes mellitus bei niereninsuffizienten Patienten zu berücksichtigen.

Literatur

Cryer PE, White NH, Santiago JV (1986) The relevance of glucose counterregulatory systems with insulin-dependent diabetes mellitus. Endocr Rev 7: 131–139

Green BD, Flatt PR (2007) Incretin hormone mimetics and analogues in diabetes therapeutics. Best Pract Res Clin Endocrinol Metab 21: 497–516

Klammt J, Pfäffle R, Werner H, Kiess W (2008) IGF signalling defects as causes of growth failure and IUGR. Trends Endocrinol Metab 19: 197–205

Moller DE, Flier JS (1991) Insulin resistance - mechanisms, syndromes, and implications. N Engl J Med 325: 938–948

Petrides PE (2007) Die schnelle Stoffwechselreaktion. In: Löffler G, Petrides PE, Heinrich C (Hrsg) Biochemie und Pathobiochemie, 8. Aufl. Springer, Berlin Heidelberg New York Tokio, S 810–822

Selden RF, Skosldewicz MJ, Russell PS, Goodman HM (1987) Regulation of insulin gene expression. Implications for gene therapy. N Engl J Med 317: 1067–1076

Siegenthaler W, Blum HE (Hrsg) (2006) Klinische Pathophysiologie, 9. Aufl. Thieme, Stuttgart

Staiger H, Stefan N, Kellerer M, Häring HU (2007) Die schnelle Stoffwechselantwort. In: Löffler G, Petrides PE, Heinrich C (Hrsg) Biochemie und Pathobiochemie, 8. Aufl. Springer, Heidelberg Berlin New York Tokio; S 810–839

Thews G, Vaupel P (2005) Vegetative Physiologie. Springer, Berlin Heidelberg New York Tokio

Voet D, Voet JG, Pratt CW (2002) Kohlenhydratstoffwechsel. In: Beck-Sickinger AG, Hahn U (Hrsg) Lehrbuch der Biochemie. Wiley-VCH, Weinheim, S 223–256

9 Hyperinsulinismus

Thomas Meissner

9.1 Entwicklung und Definition – 130
9.1.1 Definition des KHI – 130
9.1.2 Epidemiologie – 130
9.1.3 Andere Formen des Hyperinsulinismus – 130

9.2 Ätiologie, Pathogenese und Genetik des KHI – 130
9.2.1 K_{ATP}-Hyperinsulinismus: fokale und diffuse Form – 131
9.2.2 Glukokinase-Hyperinsulinismus – 132
9.2.3 Glutamatdehydrogenase-Hyperinsulinismus – 132
9.2.4 SCHAD-Hyperinsulinismus – 133
9.2.5 Exercise-induced-Hyperinsulinismus – 133
9.2.6 *HNF4A*-Hyperinsulinismus – 133
9.2.7 Hyperinsulinismus bei Syndromen oder syndromalen Erkrankungen – 133

9.3 Klinik – 134

9.4 Diagnosestellung und weiterführende Diagnostik – 134

9.5 Therapie und Prognose – 135
9.5.1 Konservative Therapie – 135
9.5.2 Operative Therapie – 136
9.5.3 Notfälle – 137
9.5.4 Prognose – 137

Literatur – 137

9.1 Entwicklung und Definition

Der kongenitale Hyperinsulinismus (KHI) ist die häufigste Ursache persistierender Hypoglykämien im Säuglings- und Kindesalter. Über Jahrzehnte handelte es sich dabei um ein sehr schlecht verstandenes Krankheitsbild, das durch klinisch völlig unterschiedliche Verläufe gekennzeichnet ist. Das gemeinsame Merkmal sind rezidivierende Hypoglykämien, die ohne eine suffiziente Behandlung zu schwerer geistiger Behinderung führen können.

Während McQuarrie die Erkrankung 1954 noch als idiopathische Hypoglykämien beschrieb, wurden die Hypoglykämien nach der Entwicklung von Radioimmunoassays ursächlich dem Insulin zugeschrieben. Aufgrund histologischer Veränderungen des Pankreas wurde die Erkrankung lange Zeit als Nesidioblastose bezeichnet. Dieser Begriff beschreibt ursprünglich das Aussprossen endokriner Zellen aus dem duktalen Epithel der Bauchspeicheldrüse, das jedoch nicht spezifisch für den Hyperinsulinismus ist, sondern das normale Muster im Rahmen der Entwicklung des Pankreas im ersten Lebensjahr darstellt. In den 1980er und 1990er Jahren wurden daher Begriffe wie »islet dysregulation syndrome« oder »persistent hyperinsulinemic hypoglycemia of infancy« kurz »PHHI« geprägt, die widerspiegelten, dass es sich um eine Regulationsstörung der Insulinsekretion handelt (Thomas et al. 1995). In den letzten Jahren hat sich zunehmend der Begriff KHI als Überbegriff für eine Gruppe von verschiedenen genetischen Defekten durchgesetzt.

9.1.1 Definition des KHI

Der KHI ist der Überbegriff für eine Erkrankungsgruppe, der folgende Kennzeichen gemein sind:
- gestörte Regulation der Insulinsekretion,
- zu hohe Konzentration von Insulin bezogen auf die Glukosekonzentration,
- rezidivierende Hypoglykämien und
- Erkrankung, die angeboren ist. Verschiedene genetische Defekte mit unterschiedlichem Vererbungsmuster können ursächlich zugrunde liegen.

Die Störung der Insulinsekretion kann so weitreichend sein, dass die Ausschüttung von Insulin fast vollständig von der Glukosekonzentration entkoppelt ist. Bei anderen Formen wird ständig zu viel Insulin ausgeschüttet; eine Abhängigkeit der Insulinsekretion von der Glukosekonzentration bleibt dabei aber erhalten.

9.1.2 Epidemiologie

Die meisten Fälle von Hyperinsulinismus treten sporadisch auf. Für Mitteleuropa wird die Inzidenz auf etwa 1:40.000 geschätzt. Das Auftreten familiärer Fälle variiert allerdings in verschiedenen ethnischen Regionen. Die Inzidenz kann in Abhängigkeit von dem Grad an Konsanguinität in einer Bevölkerung bis auf 1:2.500 ansteigen.

9.1.3 Andere Formen des Hyperinsulinismus

Transienter neonataler Hyperinsulinismus

Bei neonataler Manifestation und Nachweis eines Hyperinsulinismus kann es sich auch um eine transiente Form handeln. Bekanntermaßen finden sich neonatale Hypoglykämien insbesondere in den ersten beiden Lebenstagen bei Kindern diabetischer Mütter. Darüber hinaus findet sich ein transienter Hyperinsulinismus bei hypotrophen Neugeborenen oder nach perinataler Asphyxie. Seltenere Assoziationen sind das Auftreten im Rahmen einer Rhesus-Inkompatibilität oder einer Thrombozytenisoimmunisierung. Häufig bleibt die Ätiologie unklar. Heterozygote Mutationen im *HNF4A*-Gen können einen transienten neonatalen Hyperinsulinismus verursachen, der mit einer Makrosomie bei Geburt auffallen kann. Typischerweise zeigt sich bei einem transienten Hyperinsulinismus ein gutes Ansprechen auf Diazoxid. Die Hypoglykämieneigung kann bis zu drei Monate nach Geburt andauern. Ist der Kohlenhydratbedarf zur Aufrechterhaltung der Euglykämie innerhalb der ersten Lebenswochen nicht eindeutig rückläufig, empfiehlt sich versuchsweise eine zunächst niedrig dosierte Diazoxidtherapie.

> **Meist ist bei transientem Hyperinsulinismus keine Anpassung der Diazoxiddosis an das Gewicht notwendig und ein Auslassversuch sollte bei stabilen Blutzuckerwerten spätestens im Alter von 6 Monaten erfolgen.**

Insulinome im Kindesalter

Insulinome müssen differenzialdiagnostisch bei Hypoglykämien mit Manifestation im Kindesalter einbezogen werden. Sie sind jedoch im Vergleich zum KHI sehr selten und manifestieren sich deutlich später.

9.2 Ätiologie, Pathogenese und Genetik des KHI

Es werden verschiedene genetische Formen des KHI unterschieden (Dunne et al. 2007; Glaser et al. 2000)). Die Einteilung der bisher bekannten Formen des KHI aufgrund der pathogenetischen Grundlage zeigt ◘ Tab. 9.1 (auch ◘ Abb. 9.1).

Klinisch überschneiden sich diese Formen allerdings, so dass anhand des klinischen Bildes oder der Anamnese stets nur Vermutungen über den zugrunde liegenden Defekt geäußert werden können.

9.2.1 K$_{ATP}$-Hyperinsulinismus: fokale und diffuse Form

Die häufigste Form wird durch Defekte des ATP-sensitiven Kaliumkanals der pankreatischen β-Zelle verursacht (K$_{ATP}$-Hyperinsulinismus; K$_{ATP}$-HI). Dieser Kaliumkanal besteht aus zwei Untereinheiten. Krankheitsauslösende Mutationen werden sowohl für das Gen des Sulfonylharnstoffrezeptors SUR1 *[ABCC8]* als auch für das Gen des Ionenkanals Kir6.2 *[KCNJ11]* beschrieben. Der Kaliumkanal ist entscheidend an der Regulation der Insulinsekretion beteiligt. Defekte in den kodierenden Genen des K$_{ATP}$ sind zumeist autosomal-rezessiv vererbt. Es wurden allerdings auch autosomal-dominant vererbte Mutationen beschrieben.

Fokale Form

Die Existenz eines gesonderten Pathomechanismus, der zu fokalen pankreatischen Veränderungen führt, wurde lange

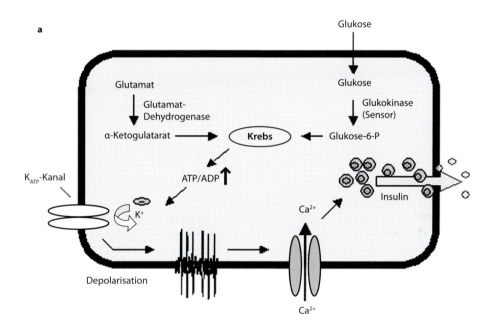

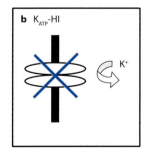
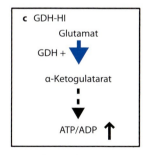
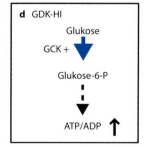

◘ **Abb. 9.1a–d. Stark vereinfachte Darstellung der Regulation der Insulinsekretion der pankreatischen β-Zelle sowie des Pathomechanismus, der bedeutendsten Formen des kongenitalen Hyperinsulinismus (HI). a** Ein Anstieg der intrazellulären Glukosekonzentration und der Metabolismus der *Glukose* unter Beteiligung des geschwindigkeitsbestimmenden Enzyms *Glukokinase* führen zu einem erhöhten *ATP/ADP*-Quotienten. Dies wird vom ATP-sensitiven Kaliumkanal *(K$_{ATP}$)* registriert, der infolge dessen geschlossen wird. Daraus resultiert eine Änderung des Membranpotenzials mit Depolarisationen der Zellmembran, die wiederum zu einem Öffnen der spannungsabhängigen Kalziumkanäle führt. Der Kalziumeinstrom triggert die Exozytose von *Insulin*. **b** *K$_{ATP}$-HI:* Der ATP-sensitive Kaliumkanal ist defekt. Es kommt unabhängig von der Glukosekonzentration zu spontanen Depolarisationen und zu einer Exozytose von Insulin. **c** *GDH-HI:* Überaktivität der Glutamatdehydrogenase *(GDH)*. Durch vermehrte Oxidation von *Glutamat* steigt der *ATP/ADP*-Quotient. Dies steigert die Insulinsekretion. **d** *GCK-HI:* Überaktivität der Glukokinase *(GCK)* führt zu einem, bezogen auf die Glukosekonzentration, erhöhten *ATP/ADP*-Quotienten und einer pathologisch erhöhten Insulinsekretion

○ **Tab. 9.1.** Aktuelle Klassifikation des kongenitalen Hyperinsulinismus

Erkrankung	*Gen* (Protein)	Vererbung	Besonderheit
K_{ATP}-HI-diffus	*ABCC8* (SUR1) o. *KCNJ11* (Kir6.2)	Meist autosomal-rezessiv, selten autosomal-dominant	Häufig schwere neonatale Form ohne ausreichendes Ansprechen auf Diazoxid
K_{ATP}-HI-fokal	Keimbahnmutationen *ABCC8* o. *KCNJ11* und Verlust maternaler Allele (11p15) in den fokalen Regionen	Nichtmendelischer Erbgang, geringes Wiederholungsrisiko	Klinisch ist eine Unterscheidung zwischen fokal und diffus nicht möglich
GDH-HI	*GLUD1* (Glutamatdehydrogenase), »aktivierende« Mutationen	Autosomal-dominant	Meist konstante, leichte Hyperammonämie; gutes Ansprechen auf Diazoxid
GCK-HI	*GCK* (Glukokinase), »aktivierende« Mutationen	Autosomal-dominant	Von wenigen Patienten beschrieben, schwer zu diagnostizieren, Hypoglykämien bei Fasten und »reaktiv« postprandial
SCHAD-HI	*Hadhsc* (Short-chain-3-hydroxyacyl-coenzyme-A-Dehydrogenase)	Autosomal-rezessiv	3-Hydroxy-C4-Carnitin erhöht im Acylcarnitinprofil; gutes Ansprechen auf Diazoxid
EI-HI	*SLC16A1* (MCT1)	Autosomal-dominant	Hypoglykämien v. a. nach anaerober Belastung
HNF4A-HI	HNF4A (HNF-4α)	Heterozygote Mutationen, variabler Phänotyp	Transienter Hyperinsulinismus mit Makrosomie bei Geburt, aber auch persistierende Fälle

HI Hyperinsulinismus, EI »Exercise-induced«

angezweifelt. Lonlay et al. konnten 1997 molekulargenetisch nachweisen, dass es neben der diffusen Form des K_{ATP}-HI, verursacht durch Keimbahnmutationen, tatsächlich auch eine Form mit fokalen pankreatischen Veränderungen gibt. Diese Sonderform resultiert aus zwei gleichzeitig vorliegenden Veränderungen in den β-Zellen der betroffenen Region:

- Zum einen kommt es im Rahmen der Pankreasentwicklung in der fokalen Region zu einem Verlust der Heterozygotie für die Region 11p15 durch den Verlust des maternalen Allels. Dadurch liegt eine paternal vererbte Keimbahnmutation [*ABCC8*-, *KCNJ11*-Gen] in dieser Region homozygot oder hemizygot vor, da das normale maternale Allel fehlt, und führt in den betroffenen β-Zellen zum Hyperinsulinismus.
- Zum anderen handelt es sich bei der Region 11p15 um eine sog. »imprinted region«, in der die Gene in Abhängigkeit von paternaler oder maternaler Vererbung exprimiert werden (Verkarre et al. 1998). Der Verlust von u.a. maternal exprimierten Tumorsuppressorgenen führt zu einem klonalen Wachstum der betroffenen Zellen und resultiert in der adenomatösen Veränderung (○ Abb. 9.2). Die Häufigkeit des fokalen Hyperinsulinismus wird mit bis zu 40% bei pankreatektomierten Patienten angegeben.

9.2.2 Glukokinase-Hyperinsulinismus

Eher selten finden sich »aktivierende« Mutationen im Gen für die Glukokinase *(GCK)*. Die GCK ist das geschwindigkeitsbestimmende Enzym im Glukosemetabolismus der pankreatischen β-Zelle. Damit hat die Glukokinase die Funktion eines »Sensors« für die β-Zelle in der Regulation der Insulinsekretion. Inaktivierende Mutationen der GCK führen bekanntermaßen zu einer diabetischen Stoffwechsellage, dem MODY2 (»maturity onset diabetes of the young«), wenn ein Allel betroffen ist, oder zum permanenten neonatalen Diabetes, wenn beide Allele durch eine Mutation inaktiviert sind. Eine vermehrte Funktion bzw. Überaktivität der GCK hingegen führt über die vermehrte Metabolisierung der Glukose schon bei niedrigeren Glukosekonzentrationen zur Insulinsekretion und damit zum Hyperinsulinismus (GCK-HI). Die GCK-Mutationen werden autosomal-dominant vererbt.

9.2.3 Glutamatdehydrogenase-Hyperinsulinismus

Eine weitere Form des Hyperinsulinismus mit autosomal-dominantem Erbgang findet sich häufiger. Sie wird ebenfalls durch »aktivierende« Mutationen, in diesem Falle im *GLUD1*-Gen der mitochondrialen Glutamatdehydrogenase (GDH), nachgewiesen. Der Mechanismus der ver-

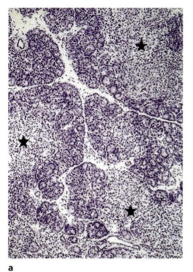 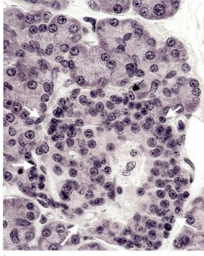 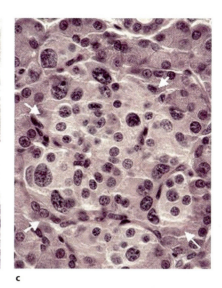

Abb. 9.2a–c. Histologie der fokalen und diffusen Form des Hyperinsulinismus. a Fokale Form, geringe Vergrößerung: Starke Vermehrung der endokrinen Anteile *(Sterne)* in der fokalen, adenomatösen Region. Das exokrine Gewebe wird verdrängt. **b** Fokale Form, Insel außerhalb des Fokus *(markiert durch Pfeile)*: Es finden sich kleine endokrine Zellen mit kleinen Zellkernen. **c** Diffuse Form, starke Vergrößerung: Es finden sich große endokrine Zellen mit sehr großen Zellkernen. (Mit freundlicher Genehmigung von Prof. J. Rahier und Y. Guiot, Brüssel)

mehrten Insulinsekretion ist ähnlich dem der GCK, in diesem Fall aber auf den vermehrten Abbau von Glutamat zurückzuführen. Die GDH wird auch in der Leber exprimiert. Dort führt die Überaktivität zu einer vermehrten Bildung von α-Ketoglutarat und Ammoniak. Aufgrund dessen findet man beim Glutamatdehydrogenase-Hyperinsulinimus (GDH-HI) auch häufig eine asymptomatische Hyperammonämie, die zu der Bezeichnung Hyperinsulinismus-Hyperammonämie-Syndrom führte.

9.2.4 SCHAD-Hyperinsulinismus

Zu bislang extrem selten beschriebenen Formen des Hyperinsulinismus mit noch unklaren pathogenetischen Mechanismen zählen der Short-Chain-L-3-Hydroxylacyl-CoA-Dehydrogenasemangel mit Hyperinsulinismus (SCHAD-HI). Die bislang beschriebenen Patienten manifestierten sich mit schweren Hypoglykämien neonatal bzw. in den ersten Lebensmonaten.

9.2.5 Exercise-induced-Hyperinsulinismus

Bei dieser bislang seltenen Hyperinsulinismusform werden Hypoglykämien durch anaerobe körperliche Belastung ausgelöst (»exercise induced hyperinsulinism«, EI-HI). Durch promotoraktivierende Mutationen kommt es fälschlicherweise zu einer *SLC16A1*-Expression in β-Zellen, was eine unerwünschte Pyruvataufnahme in die β-Zellen verusacht, und eine pyruvatstimulierte Insulinsekretion mit folgender Hypoglykämie hervorruft (Otonkoski et al. 2007).

9.2.6 *HNF4A*-Hyperinsulinismus

Diese jüngst beschriebene Form des Hyperinsulinismus wird durch heterozygote Mutationen im *HNF4A*-Gen verursacht. Das Gen ist bekannt für autosomal-dominat vererbte Mutationen, die mit einem »maturity-onset diabetes of the young« (MODY) einhergehen. Eine Haploinsuffizienz kann einen variablen Phänotyp zeigen, der von der alleinigen Makrosomie ohne Hypoglykämien über einen transienten Hyperinsulinismus bei Makrosomie bis hin zu einem persistierenden Hyperinsulinismus reicht.

9.2.7 Hyperinsulinismus bei Syndromen oder syndromalen Erkrankungen

Ein Hyperinsulinismus, der zu Hypoglykämien führt, kann eines von mehreren Symptomen vieler syndromaler Erkrankungen sein. Hierzu zählen u. a. das Beckwith-Wiedemann-Syndrom, das CDG-Syndrom (»congenital disorders of glycosylation« meist Typ Ib, auch Ia oder Id), die Tyrosinämie Typ I, das Usher-1c-Syndrom, das Costello-Syndrom sowie das zentrale kongenitale Hypoventilationssyndrom (»congenital central hypoventilation syndrome«, CCHS)

9.3 Klinik

Bereits pränatal kann sich der KHI aufgrund der prolongierten Hyperinsulinämie durch eine Makrosomie manifestieren. Die meisten Patienten mit neonataler Manifestation fallen innerhalb der ersten 24 Lebensstunden durch hypoglykämietypische Symptome (u. a. Krampfanfälle, Zyanose, Apnoen, Schwitzen, Zittrigkeit) auf.

> ❗ Bei Manifestation im Säuglings- und Kindesalter dominiert ein zerebraler Kampfanfall als führendes Symptom und Ausdruck der Minderversorgung des Gehirns mit Glukose (Neuroglukopenie).

Mildere Symptome der Neuroglukopenie wie Schwäche, Schwindel, Verhaltensänderung mit Müdigkeit, Sprachstörungen oder Verwirrtheit können ebenso wie Symptome der adrenergen Gegenregulation auf leichtere Hypoglykämien hinweisen und sollten auch bei Familienangehörigen erfragt werden. Der weitere klinische Verlauf ist abhängig von einer frühzeitigen Diagnosenstellung und Einleitung einer suffizienten Therapie zur Vermeidung einer zerebralen Schädigung durch wiederholte Hypoglykämien.

9.4 Diagnosestellung und weiterführende Diagnostik

Die Diagnosenstellung bei den schweren Formen des kongenitalen Hyperinsulinismus mit neonataler Manifestation gelingt in der Regel leicht ◘ Abb. 9.3 (Lindley u. Dunne 2005).

> ❗ Bei Neugeborenen ist die Berechnung des Kohlenhydratbedarfs zur Aufrechterhaltung der Euglykämie wichtigstes diagnostisches Kriterium. Ein Bedarf >10mg/kgKG/min spricht für einen Hyperinsulinismus.

In der Hypoglykämie ist die Insulinkonzentration im Serum mit >3 mU/l bezogen auf den erniedrigten Blutzucker (<35 mg/dl) zu hoch. Der Begriff Hyperinsulinismus kann dabei irreführend sein, da selten sehr **hohe** Insulinkonzentrationen in der Hypoglykämie zu finden sind. Meistens finden sich irreführenderweise Werte im Bereich der Normwerte für die Nüchtern-Insulinkonzentration (Palladino et al. 2008). Bei leichteren Formen mit Manifestation nach dem ersten Lebenstag ist die Diagnose häufig weitaus schwieriger zu stellen. In diesen Fällen ist der Glukosebedarf zur Aufrechterhaltung der Euglykämie nicht wesentlich erhöht oder normal. Die Hypoglykämien treten sporadisch oder postprandial auf. Wiederholte Bestimmungen sind daher oftmals notwendig, um in der Hypoglykämie messbare bzw. erhöhte Insulinwerte nachweisen zu können. Ist eine Hyperinsulinämie nicht direkt nachweisbar, können dennoch Hinweise auf eine vermehrte Wirkung des Insulins vorliegen. Hierzu zählen

- ein gutes Ansprechen auf Injektion von Glukagon in der Hypoglykämie (100 μg/kgKG i.m., maximal 1 mg) sowie
- eine inadäquate Hemmung von Lipolyse und Ketogenese in der Fastensituation.

Letzteres kann am besten im Rahmen eines sorgfältig geplanten und überwachten Fastentestes untersucht werden. Vor Durchführung eines Fastentestes sollte eine Fettsäurenoxidationsstörung ausgeschlossen sein. Bei der Interpretation der Werte für freie Fettsäuren und Ketonkörper ist neben der Fastendauer auch das Alter des Patienten zu berücksichtigen.

> ❗ In der länger andauernden hypoglykämischen Situation sind klar messbare Insulinwerte, zumindest aber Insulinwerte >3 mU/l als pathologisch zu werten.

Beim GDH-HI handelt es sich um das Krankheitsbild der leuzinsensitiven Hypoglykämien. Richtungsweisend bei dieser Unterform ist häufig eine asymptomatische Hyperammonämie mit Werten bis 200 μmol/l. Hypoglykämien können durch eine leuzinreiche bzw. proteinreiche Mahlzeit ausgelöst werden. Ein gezielter Leuzinbelastungstest kann richtungsweisend sein, aber auch zu lebensbedrohlichen Hypoglykämien führen. Daher wird heute meist der molekulargenetische Nachweis des GDH-HI bevorzugt.

Wesentlich schwieriger ist die Diagnosenstellung für den GCK-HI. Bislang sind erst sieben Familien mit aktivierenden Mutationen für die Glukokinase beschrieben worden. Dies mag u. a. daran liegen, dass diese Erkrankung eine große klinische Variabilität aufweisen kann. Neugeborene können einen schweren Hyperinsulinismus aufweisen, während betroffene Erwachsene bisher nicht durch schwere Hypoglykämien auffielen und lediglich Symptome wie z. B. Gereiztheit aufweisen können, die sich durch Nahrungsaufnahme bessert. Dadurch ist eine autosomal-dominante Vererbung häufig nicht offensichtlich. Die Fastentoleranz bis zum Auftreten von Hypoglykämien kann bei betroffenen erwachsenen Patienten über 48 h betragen. Hinweisend können reaktive Hypoglykämien nach Glukosebelastung (oral oder i.v.) sein, die jedoch ebenfalls nicht obligat vorliegen. Gesichert werden kann die Diagnose nur molekulargenetisch.

Insbesondere bei Erstmanifestation im Kindesalter oder einem Zusammenhang von Hypoglykämien und körperlicher Belastung sollte an einen EI-HI gedacht werden. Die Diagnose wird in diesem Fall durch einen anaeroben Belastungstest gestellt (z. B. Fahrradergometer). Das Laktat sollte durch kurze intensive körperliche Belastung (z. B. 3–5 min) stark ansteigen. Im Anschluss werden über 60 min Glukose und Insulinkonzentration gemessen.

In Abhängigkeit von dem vermuteten zugrunde liegenden Defekt können sich weitere Hinweise ergeben, die bei der weiteren Einordnung des Hyperinsulinismus helfen.

Bei der diffusen Form sind alle β-Zellen betroffen. Die fokale Form weist eine oder mehrere Regionen mit adenomatösen Veränderungen auf. Die Differenzierung zwischen fokal und diffus erfolgt mit dem »[18$_F$]Fluoro-L-DOPA-Positron-Emission-Tomography-Computed Tomograph« (Abb. 9.3).

> ❗ Von entscheidender klinischer Bedeutung ist die Frage, ob es sich um eine diffuse oder fokale Form des Hyperinsulinismus handelt (Abb. 9.2).

Bezüglich der Abgrenzung des KHI zu anderen Erkrankungen muss vor allem gedacht werden an:
- hormonelle Störungen wie den Panhypopituitarismus,
- Glykogenosen und
- Fettsäureoxidationsstörungen.

Klinische Charakteristika wie Lebergröße oder Ikterus prolongatus können dabei ebenso wie einzelne Laborparameter (Laktat, Transaminasen, Harnsäure, Kreatinkinase (CK), Cholesterin, Triglyzeride, Kortisol, Schilddrüsenhormone, Acylcarnitinprofil) die Einordnung erleichtern.

9.5 Therapie und Prognose

9.5.1 Konservative Therapie

Es ist die initiale Therapie des Neugeborenen mit rezidivierenden Hypoglykämien von der Dauertherapie zu unterscheiden (Tab. 9.2 und Tab. 9.3).

- Die initiale Therapie eines Patienten mit neonataler Manifestation besteht zunächst in der Behandlung der Hypoglykämie durch hochdosierte Glukosezufuhr.
- Zur Stabilisierung der Blutzuckerkonzentration und zur Vermeidung der Notwendigkeit zentralvenöser Zugänge können Glukagon, Somatostatin oder Octreotid eingesetzt werden (Tab. 9.2). Bei nachgewiesenem Hyperinsulinismus sollte nach Stabilisierung der Blutzuckerwerte ein Therapieversuch mit Diazoxid durchgeführt werden (Tab. 9.3).
- Eine therapeutische Alternative zum Diazoxid für die medikamentöse Dauertherapie des KHI ist das lang wirkende Somatostatinanalog Octreotid. Dieses wird in Form von 4–6 einzelnen s.c.-Injektionen oder als kontinuierliche Subkutangabe über eine Medikamentenpumpe appliziert
- Reicht die medikamentöse Therapie nicht aus, um eine stabile Normoglykämie zu erreichen, wird diese um eine diätetische Therapie ergänzt. Diese umfasst häufige Mahlzeiten und evtl. die Anreicherung der Mahlzeiten mit zusätzlichen Kohlenhydraten.

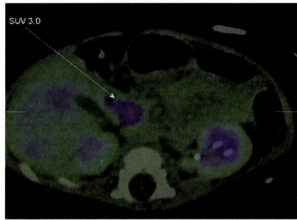
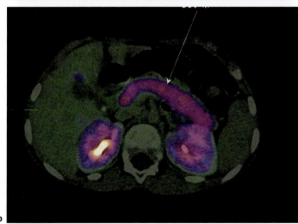

◻ Abb. 9.3a, b. **[18$_F$]Fluoro-L-DOPA-PET-CT zur Differenzierung von fokaler und diffuser Form des KHI.** PET-CT im Vergleich bei einer fokalen (**a**) und diffusen (**b**) Form des KHI *(Pfeile)*. KHI kongenitaler Hyperinsulinismus, *PET-CT* »Positron-Emission-Tomography-Computed Tomograph«. (Mit freundlicher Genehmigung von Prof. W. Mohnike, Berlin)

Diazoxid öffnet den K_{ATP} der pankreatischen β-Zelle. Daher spricht der K_{ATP}-HI, bei dem dieser K_{ATP}-Kanal defekt ist, meist nicht oder nicht ausreichend auf Diazoxid an. Von einem Ansprechen auf Diazoxid sollte nur im Fall einer Normalisierung des Kohlenhydratbedarfs gesprochen werden. Durch zusätzliche Gabe eines Thiazides (z. B. Hydrochlorothiazid) können synergistische Effekte hinsichtlich Stabilisierung der Glukosekonzentration erreicht werden und so ggf. eine geringere Diazoxiddosis ermöglichen. Darüber hinaus kann ein Thiazid der diazoxidbedingten Flüssigkeitsretention entgegenwirken. Unter längerfristiger Diazoxidtherapie kommt es vor allem bei hoher Dosierung regelmäßig zu einer Hypertrichose (Abb. 9.4).

Tab. 9.2. Therapie – Initiale Stabilisierung des Blutzuckers bei neonataler Manifestation

Substanz	Dosierung	Besonderheiten
Glukose	10–20 mg/kg/min i.v.	Alleinige Therapie mit Glukose über peripheren Zugang zumeist nicht möglich; Kohlenhydrate auch p.o. versuchen
Glukagon	5–10 μg/kg/h i.v.	Kontinuierlich i.v.; subkutaner Bolus, wenn kein Zugang
Octreotid	5–20 μg/kg/Tag s.c.	In 4–6 s.c.-Einzelgaben oder als kontinuierliche s.c.-Infusion

Tab. 9.3. Medikamentöse Dauertherapie[a]

Substanz	Dosierung	Besonderheit
Diazoxid	5–15 mg/kg/Tag p.o.	Führt meist zu deutlicher Hypertrichose; oft kein Ansprechen auf Diazoxid, Therapieversuch über 5 Tage
Octreotid	5–20 μg/kg/Tag s.c.	In 4–6 Einzelgaben oder als kontinuierliche s.c-Infusion; in Einzelfällen auch höhere Dosen verwendet
Nifedipin	0,5–2 mg/kg/Tag in mehreren Einzeldosen	Begrenzte Erfahrungen, oft nicht ausreichend wirksam

[a] Unerwünschte Arzneiwirkungen nicht aufgeführt; Kontrollen diesbzgl. erforderlich

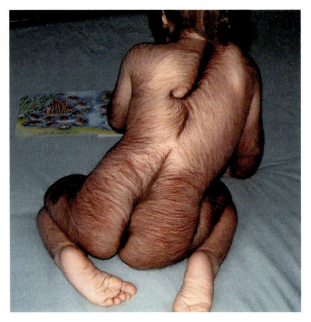

Abb. 9.4. Ausgeprägte Hypertrichose unter hochdosierter Diazoxidtherapie. Meist findet sich die Hypertrichose in geringerem Ausmaß

Da spannungsabhängige Kalziumkanäle an der Regulation der Insulinsekretion beteiligt sind, wurde auch versucht, den Hyperinsulinismus durch Kalziumantagonisten zu behandeln. Hinsichtlich des Einsatzes von Nifedipin bei Hyperinsulinismus sind die Erfahrungen allerdings bislang limitiert, oft nicht erfolgsversprechend.

Eine diätetische Therapie in Form von häufigen Mahlzeiten und kohlenhydratreicher Ernährung kann zur Stabilisierung der Glukosekonzentration beitragen. Bei Kindern nach dem 1.–2. Lebensjahr kann dazu auch ungekochte Maisstärke verabreicht werden. Eine medikamentöse Therapie wird häufig einer alleinigen diätetischen Therapie vorgezogen. Ausgenommen davon sind milde Formen des GCK-HI oder GDH-HI. In letzterem Fall sollten sehr proteinreiche Mahlzeiten gemieden werden.

9.5.2 Operative Therapie

Ergibt sich im [18$_F$]Fluoro-L-DOPA-Positron-Emission-Tomography-(PET-)Scan der Verdacht auf eine fokale, adenomatöse Form (Abb. 9.3), sollte insbesondere bei persistierender Hypoglykämieneigung oder Notwendigkeit einer intensiven Therapie erwogen werden, die entsprechende Pankreasregion operativ zu entfernen. Zum Auffinden der makroskopisch oft nicht zu erkennenden Region ist eine intraoperative Histologie notwendig. Alternativ kann auch bei diffusen Formen, die sich medikamentös nicht zufriedenstellend behandeln lassen, eine fast vollständige Pankreatektomie notwendig werden. Ein transienter Hyperinsulinismus sollte dabei möglichst ausgeschlossen sein. Ein geringeres Ausmaß der Pankreasresektion hat sich bei diffusen Formen oft als unwirksam erwiesen. Mit zunehmender Größe der Resektion steigt jedoch das Risiko der operationsbedingten Folgen, insbesondere die mögliche Entwicklung einer exokrinen Pankreasinsuffizienz und eines iatrogenen Diabetes mellitus. Diese Komplikationen der operativen Therapie können auch mit einer Latenz von mehreren Jahren, z. B. mit Beginn der Pubertät, beobachtet werden.

> Es ist davon auszugehen, dass sich nach nahezu totaler Pankreatektomie im Laufe des Lebens regelmäßig ein insulinpflichtiger Diabetes mellitus entwickelt.

9.5.3 Notfälle

Eltern betroffener Kinder und ältere Patienten sollten in die Notfallmaßnahmen bei schwerer Hypoglykämie eingewiesen werden. In Analogie zu Patienten mit Diabetes mellitus Typ 1 sollten die Eltern über eine Notfallspritze Glukagon verfügen. Die Patienten sollten einen Notfallausweis mit sich führen.

9.5.4 Prognose

Das klinische Outcome von Patienten mit KHI ist genauso unterschiedlich wie es die einzelnen Unterformen sind. Das Risiko für eine psychomotorische Retardierung oder für die Entwicklung einer Epilepsie ist nicht allein von der Schwere des Hyperinsulinismus abhängig, sondern auch von einer frühzeitigen Diagnosestellung (Mohnike et al. 2006). Im Falle einer späten, infantilen Manifestation kann bereits bei Diagnosestellung eine erhebliche Schädigung des Gehirns eingetreten sein. Einige Patienten weisen eine geistige Behinderung unterschiedlichen Ausmaßes auf. Allerdings ist bei effektiver Behandlung auch eine völlig ungestörte Entwicklung möglich.

Noch unklar ist, welche Patienten spontan in Remission kommen und wann diese zu erwarten ist. Die bisher begrenzten Erfahrungen mit einer medikamentösen Dauertherapie zeigen, dass auch bei nicht operierten Patienten die Hypoglykämieneigung oft im Verlauf von Monaten bis Jahren abnimmt, und eine medikamentöse Therapie teilweise z. B. im Grundschulalter beendet werden kann.

Literatur

Lonlay P de, Fournet JC, Rahier J et al. (1997) Somatic deletion of the imprinted 11p15 region in sporadic persistent hyperinsulinemic hypoglycemia of infancy is specific of focal adenomatous hyperplasia and endorses partial pancreatectomy. J Clin Invest 100: 802–807

Dunne MJ, Cosgrove KE, Shepherd RM, Aynsley-Green A, Lindley KJ (2004) Hyperinsulinism in infancy: from basic science to clinical disease. Physiol Rev 84: 239–275

Glaser B, Thornton P, Otonkoski T, Junien C (2000) Genetics of neonatal hyperinsulinism. Arch Dis Child Fetal Neonatal Ed 82: F79–F86

Kapoor RR, Locke J, Colclough K et al. (2008) Persistent hyperinsulinemic hypoglycemia and maturity-onset diabetes of the young due to heterozygous HNF4A mutations. Diabetes 57: 1659–1663

Lindley KJ, Dunne MJ (2005) Contemporary strategies in the diagnosis and management of neonatal hyperinsulinaemic hypoglycaemia. Early Hum Dev 81: 61–72

Meissner T, Wendel U, Burgard P, Schaetzle S, Mayatepek E (2003) Long-term follow-up of 114 patients with congenital hyperinsulinism. Eur J Endocrinol 149: 43–51

Mohnike K, Blankenstein O, Christesen HT et al. (2006) Proposal for a standardized protocol for 18F-DOPA-PET (PET/CT) in congenital hyperinsulinism. Horm Res 66: 40–42

Palladino AA, Bennett MJ, Stanley CA (2008) Hyperinsulinism in infancy and childhood: when an insulin level is not always enough. Clin Chem 54: 256–263

Otonkoski T, Jiao H, Kaminen-Ahola N et al. (2007) Physical exercise-induced hypoglycemia caused by failed silencing of monocarboxylate transporter 1 in pancreatic beta cells. Am J Hum Genet 81: 467–474

Thomas PM, Cote GJ, Wohllk N et al. (1995) Mutations in the sulfonylurea receptor gene in familial persistent hyperinsulinemic hypoglycemia of infancy. Science 268: 426-429

Verkarre V, Fournet JC, de Lonlay P, Gross-Morand MS, Devillers M, Rahier J, Brunelle F, Robert JJ, Nihoul-Fekete C, Saudubray JM, Junien C (1998) Paternal mutation of the sulfonylurea receptor (SUR1) gene and maternal loss of 11p15 imprinted genes lead to persistent hyperinsulinism in focal adenomatous hyperplasia. J Clin Invest 102: 1286–1291

10 Pathophysiologie und Ätiopathogenese/ Differenzialdiagnostik der Diabetesformen

Olga Kordonouri

10.1 Definition – 140

10.2 Diagnostische Kriterien des Diabetes mellitus bei Kindern und Jugendlichen – 140

10.3 Gestörte Glukosetoleranz und gestörte Nüchternglykämie – 140

10.4 Klassifikation des Diabetes – 140
10.4.1 Diabetes mellitus Typ 1 – 142
10.4.2 Diabetes mellitus Typ 2 – 143
10.4.3 MODY – 144
10.4.4 Neonataler Diabetes mellitus – 145
10.4.5 Mitochondrialer Diabetes mellitus – 145
10.4.6 Diabetes mellitus bei zystischer Fibrose – 146
10.4.7 Medikamentös-induzierter Diabetes mellitus – 146
10.4.8 Stressbedingte Hyperglykämie – 146

10.5 Empfehlungen zur Diagnostik der Diabetesformen im Kindes- und Jugendalter – 147

Literatur – 147

10.1 Definition

Diabetes mellitus ist eine Stoffwechselerkrankung charakterisiert durch eine chronische Hyperglykämie als Resultat einer fehlenden Insulinsekretion, einer gestörten Insulinwirkung oder beider (WHO u. IDF 2006).

10.2 Diagnostische Kriterien des Diabetes mellitus bei Kindern und Jugendlichen

Die Diagnose eines Diabetes mellitus basiert auf der Bestimmung der Glukosekonzentration im Blut und der Präsenz von klinischen Symptomen wie Polyurie, Polydipsie und/oder Gewichtsverlust.

Die vom Expert Comittee on the Diagnosis and Classification of Diabetes mellitus (2003) vorgeschlagenen Kriterien für die Diabetesdiagnose sind wie folgt:
— Typische Symptome und eine Plasmaglukosekonzentration von ≥200 mg/dl (11,1 mmol/l); das entspricht 180 mg/dl (10,0 mmol/l) für venöses Vollblut oder 200 mg/dl (11,1 mmol/l) für kapilläres Blut unabhängig vom Zeitpunkt der Nahrungsaufnahme.
— Nüchtern-Plasmaglukose ≥126 mg/dl (7,0 mmol/l); das entspricht 113 mg/dl (6,3 mmol/l) für beides: venöses Vollblut und kapilläres Blut. Als nüchtern ist eine Phase ohne jegliche Kalorienzufuhr für mindestens 8 h definiert.
— Ein 2-h-Plasmaglukosewert von ≥200 mg/dl (11,1 mmol/l) im oralen Glukosetoleranztest (oGTT) durchgeführt nach den Vorschriften der Weltgesundheitsorganisation (WHO). Dem Belastungstest sollte in jedem Fall eine mindestens dreitägige Phase isokalorischer, normal kohlenhydrathaltiger Ernährung vorausgehen. Die Glukosebelastung erfolgt nach Verabreicherung von 1,75 g/kgKG einer Oligosaccharidlösung (maximal 75 g, Dextro-OGT, 25%, Fa. Boehringer-Mannheim), die innerhalb von 3–5 min getrunken werden muss.

> Jedes der obigen Kriterien muss am folgenden Tage durch eine weitere Untersuchung bestätigt werden, wenn nicht eine deutliche Hyperglykämie oder typische klinische Symptome vorliegen.

Der oGTT ist für die Routinediagnostik bei Kindern und Jugendlichen mit typischer Anamnese einer Polyurie, Polydispsie und/oder Gewichtsabnahme entbehrlich.

10.3 Gestörte Glukosetoleranz und gestörte Nüchternglykämie

Gestörte Glukosetoleranz (»impaired glucose tolerance«, IGT) und gestörte Nüchternglykämie (»impaired fasting glucose«, IFG) stellen Zwischenstadien in der Entwicklung eines gestörten Kohlenhydratstoffwechsels vom Stadium der normalen Glukosehomöostase bis zum Diabetes mellitus dar. Gestörte Glukosetoleranz und gestörte Nüchternglykämie repräsentieren zwei verschiedene Abnormalitäten der Glukoseregulation. Eine gestörte Nüchternglykämie signalisiert Abnormalitäten der basalen Glukoseregulation, eine gestörte Glukosetoleranz hingegen inadäquate postprandiale Insulinsekretion und/oder -wirkung nach standardisierter Glukosebelastung.

> Man spricht von einer gestörten Glukosetoleranz, wenn die 2-h-Plasma-Glukosekonzentration im oralen Glukosetoleranztest (oGTT) zwischen 140 und 199 mg/dl (7.8–11.0 mmol/l) liegt und von einer gestörten Nüchternglykämie, wenn der Nüchtern-Plasmaglukosewert 100–125 mg/dl (5,6–6,9 mmol/l) beträgt. Dem Letzten wird eine Nüchternphase von mindestens 8 h vorausgesetzt.

Personen, die die Kriterien einer gestörten Glukosetoleranz oder einer gestörten Nüchternglykämie erfüllen, können unter normalen Alltagsbedingungen euglykämisch sein und normale oder leicht erhöhte HbA1c-Werte aufweisen. Personen mit einer gestörten Glukosetoleranz können nur im Rahmen einer Glukosebelastung mittels oGTT eine Hyperglykämie manifestieren.

Personen mit gestörter Glukosetoleranz oder Nüchternglykämie haben ein sehr hohes Risiko, einen Diabetes mellitus zu entwickeln (WHO u. IDF 2006). Deswegen werden diese Stadien auch als Prädiabetes bezeichnet und können in der Entwicklung aller Diabetesformen auftreten.

10.4 Klassifikation des Diabetes

Die Differenzierung zwischen den verschiedenen Diabetestypen (Diabetes mellitus Typ 1, Diabetes mellitus Typ 2, monogenisch-bedingter Diabetes etc.) hat besondere Bedeutung sowohl für die Therapie als auch für die Schulung und Beratung der Patienten und ihrer Familien. Unabhängig vom Diabetestyp muss jedoch bei jedem Kind mit deutlicher Hyperglykämie, Dehydratation und metabolischer Entgleisung im Sinne einer Ketoazidose zunächst eine Insulintherapie begonnen werden.

Diabetes mellitus Typ 1 ist die häufigste Diabetesform im Kindes- und Jugendalter. Das Vorhandensein weiterer klinischen oder anamnestischen Besonderheiten wie

10.4 · Klassifikation des Diabetes

- autosomal-dominant auftretender Diabetes in der Familienanamnese,
- Diabetesmanifestation in den ersten sechs Lebensmonaten,
- Symptome wie Schwerhörigkeit, Optikusatrophie, urogenitale Anomalien oder syndromale Charakteristika,
- lang anhaltende Remissionsphase mit minimalem exogenen Insulinbedarf oder
- Einnahme von Medikamenten, die eine toxische Wirkung auf der β-Zelle oder eine Insulinresistenz verursachen können,

sollte auch an weiteren Diabetesformen bei diesen jungen Patienten denken lassen.

Die ätiologische Klassifikation des Diabetes mellitus wird in folgender Übersicht aufgelistet.

Ätiologische Klassifikation des Diabetes mellitus. (Ergänzt nach American Diabetes Association 2009)

1. Diabetes mellitus Typ 1 (β-Zelldestruktion, normalerweise zu absolutem Insulinmangel führend)
   - A. Immunvermittelt
   - B. Idiopatisch
2. Diabetes mellitus Typ 2 (variiert von vorwiegender Insulinresistenz mit relativem Insulinmangel bis zu einem vorwiegenden Defekt der Insulinsekretion mit Insulinresistenz)
3. Andere spezifische Typen
   - A. Genetische Defekte der β-Zellfunktion
     1. Chromosom 12, HNF1α (MODY 3)
     2. Chromosom 7, Glukokinase (MODY 2)
     3. Chromosom 20, HNF4α (MODY 1)
     4. Chromosom 13, Insulinpromoterfaktor 1 (IPF-1; MODY 4)
     5. Chromosom 17, HNF1β (MODY 5)
     6. Chromosom 2, NeuroD1 (MODY 6)
     7. Chromosom 9, CEL (MODY 8)
     8. Mitochondrale DNA
     9. Andere
   - B. Genetische Defekte der Insulinwirkung
     1. Typ-A-Insulinresistenz
     2. Leprechaunismus
     3. Rabson-Mendenhall-Syndrom
     4. Lipoatrophischer Diabetes
     5. Andere
   - C. Krankheiten des exokrinen Pankreas
     1. Pankreatitis
     2. Trauma/Pankreatektomie
     3. Neoplasie
     4. Zystische Fibrose
     5. Hämochromatose
     6. Fibrokalzifizierende Pankreopathie
     7. Andere
   - D. Endokrinopathien
     1. Akromegalie
     2. Cushing-Syndrom
     3. Glukagonom
     4. Phäochromozytom
     5. Hyperthyreose
     6. Somatostatinom
     7. Aldosteronom
     8. Andere
   - E. Medikament- oder Substanzinduziert
     1. Vacor
     2. Pentamidin
     3. Nikotinsäure
     4. Glukokortikoide
     5. Thyroxin
     6. Diazoxid
     7. β-Sympathomimetika
     8. Thiazide
     9. Dilantin
     10. α-Interferon
     11. Andere
   - F. Infektionen
     1. Kongenitale Röteln
     2. Zytomegalie
     3. Coxsackie B4
     4. Andere
   - G. Seltene immunvermittelte Diabetesformen
     1. Stiff-man-Syndrom
     2. Anti-Insulin-Rezeptor-Antikörper
     3. Autoimmun-Polyendokrinopathie-Syndrom I und II
     4. Andere
   - H. Andere genetische Syndrome die gelegentlich mit Diabetes assoziiert sind
     1. Trisomie 21
     2. Klinefelter-Syndrom
     3. Ullrich-Turner-Syndrom
     4. Wolfram-Syndrom (DIDMOAD)
     5. Friedreich-Ataxie
     6. Huntington-Chorea
     7. Bardet-Biedl-Syndrom
     8. Myotone Dystrophie
     9. Porphyrie
     10. Prader-Willi-Syndrom
     11. Andere
4. Gestationsdiabetes mellitus (GDM)

10.4.1 Diabetes mellitus Typ 1

Der Diabetes mellitus Typ 1 (T1D), auch insulinabhängiger Diabetes mellitus genannt, entsteht durch die Zerstörung der insulinproduzierenden β-Zellen der Langerhans-Inseln des Pankreas im Rahmen einer chronischen Entzündung und macht ca. 5–10% aller Diabetesfälle aus (Gillespie 2006). Der Diabetes mellitus Typ 1 kann in allen Altersgruppen auftreten, hauptsächlich jedoch bei Kindern, Jugendlichen und jungen Erwachsenen.

Die Ursache der chronischen Entzündung der Langerhans-Inseln der Bauchspeicheldrüse ist bisher nur teilweise bekannt. Neben genetischen Faktoren scheinen Umweltfaktoren, vor allem Ernährung und Infektionen, eine wesentliche Rolle bei der Entstehung des Autoimmunprozesses zu spielen. Bisher sind vier Suszeptibilitätsgenloci identifiziert worden, die bei der Pathogenese des Diabetes mellitus Typ 1 eine wesentliche Rolle spielen:
- die humanen Leukozytenantigene-(*HLA-*)Gene Klasse I und Klasse II,
- das Insulingen (*INS*),
- die *CTLA4*-Region und
- das Protein Tyrosinphosphatase, Nicht-Rezeptor Typ-22-Gen (*PTPN22;* Rich et al. 2009).

Als Umweltfaktoren werden virale Infekte (Coxsackie-B, CMV, Enteroviren, Röteln, Influenzae etc.) sowie Ernährungsfaktoren wie kurze Stilldauer, Kuhmilchexposition in den ersten Lebensmonaten, Nitrat-, Nitrit- und Nitrosaminverbindungen in der Nahrung oder niedrige Vitamin-D-Konzentration sowie perinatale Determinanten (höheres Alter der Mutter, Sectio caeserea, AB0-Inkompatibilität) diskutiert. Während der protektive Effekt einer kuhmilchproteinfreien Ernährung in der ersten Lebensmonaten im Rahmen der TRIGR-(Trial-to-Reduce-IDDM-in-Genetically-at-Risk-)Studie überprüft und im Jahre 2016 beantwortet wird, variieren die Vorstellungen über die ätiopathogenetische Wirkung von Virusinfektionen sehr:
a) Viren infizieren die β-Zellen direkt und zerstören sie;
b) Viren induzieren in den β-Zellen die Expression von Antigenen, die das Immunsystem als fremd erkennt. Die autoimmunologische Zerstörung der β-Zellen wird dadurch gestartet;
c) β-Zellen und Viren exprimieren im Sinne einer »molecular mimicry« ähnliche Antigene. Das Immunsystem zerstört neben Viren auch β-Zellen (Beispiel: die Sequenzhomologie zwischen Glutamatdekarboxylase-(GAD-)Proteinen der β-Zellen und Proteinen des Coxsackie-B4-Virus) oder
d) Viren aktivieren *MHC*-Gene, sodass Klasse-II-MHC-Proteine exprimiert werden, die die autoimmunologische Zerstörung der β-Zellen induzieren.

Der Autoimmunprozess, dem die Entstehung des Diabetes mellitus Typ 1 zugrunde liegt, läuft über einen langen Zeitraum vor der klinischen Manifestation der Erkrankung ab (◘ Abb. 10.1). Die Geschwindigkeit der Reduktion der β-Zellmasse ist individuell sehr unterschiedlich. Bei Kleinkindern und präpubertären Kindern ist dieser Ablauf meist rapid, bei Erwachsenen eher langsamer.

> **Erst wenn die Insulinproduktion weniger als ca. 15–20% der Norm ist, kommt es zur klinischen Manifestation des Diabetes mellitus mit Hyperglykämie und den typischen Symptomen der Polyurie und Polydipsie.**

Bei Kindern und Jugendlichen kann zu diesem Zeitpunkt bereits eine Ketoazidose vorliegen. Bei manchen Patienten tritt erst eine moderate Nüchtern-Hyperglykämie auf, die aber im Rahmen einer Infektion oder einer Stresssituation rasant zu einer Hyperglykämie mit oder ohne Ketoazidose führen kann. Meist bei Erwachsenen kann die residuale β-Zellfunktion über mehrere Jahre so aufrecht erhalten werden, dass durch die noch vorhandene Insulinrestsekretion eine Ketoazidose vermieden werden kann.

Der Diabetes mellitus Typ 1 wird unterteilt in den dominierenden immunvermittelten Typ Ia und den idiopathischen Typ Ib (The Expert Committee on the Diagnosis and Classification of Diabetes mellitus 2003). Beim Typ Ia wird das Ausmaß der Zellschädigung durch spezifische Autoantikörper angezeigt, die im Rahmen der Autoimmunreaktion gegen verschiedene Substanzen und Strukturen der pankreatischen β-Zelle gebildet werden (Achenbach et al. 2004). Diese sind Antikörper gegen das eigene Insulin (Insulinautoantikörper, IAA), Glutamatdekarboxylase (GAD), Tyrosinphosphatasen IA-2 und IA-2β oder Inselzellantikörper (ICA). Ca. 90% der Kinder mit Diabetes mellitus Typ 1 weisen mindestens einen der o. g. diabetesspezifischen Autoantikörper bei klinischer Manifestation der Erkrankung auf (Charpentier et al. 2008). Zu der Gruppe des immunvermittelten Diabetes mellitus Typ 1a gehört auch der latente Autoimmundiabetes des Erwachsenen (»late-onset autoimmune diabetes of the adult«, LADA), bei dem die Patienten meistens Autoantikörper gegen GAD aufweisen und von der Notwendigkeit einer frühzeitigen Insulintherapie ausgegangen werden muss.

> **Die Pathophysiologie und Ätiopathogenese des idiopathischen Diabetes mellitus Typ 1b ist völlig unklar.**

Dabei handelt es sich um Patienten mit einem permanenten Insulinmangel und einer deutlichen Ketoseneigung, bei denen jedoch jegliches Zeichen einer Autoimmunität fehlt. Obwohl es sich hierbei um eine Minderheit von Patienten mit Diabetes mellitus Typ 1 handelt, haben solche Patienten häufig eine afrikanische oder asiatische Herkunft.

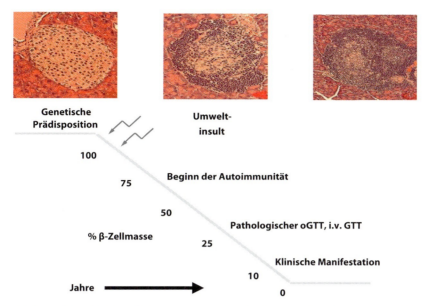

Abb. 10.1. Schematische Darstellung der Entstehung eines Diabetes mellitus Typ 1. Bei Patienten mit einer genetischen Prädisposition triggert ein *Umweltinsult* eine immunvermittelte chronische Entzündung der β-Zellen in den Langerhans-Inseln des Pankreas. Im Laufe der Zeit nimmt die T-Zellinfiltration im Bereich der Inseln (Insulitis) zu, während die Insulinproduktion abnimmt. Erst wenn die β-*Zellmasse* weniger als ca. 15% der Norm beträgt, kommt zu der klinischen *Manifestation* der Erkrankung mit dauerhafter Hyperglykämie und den typischen Symptomen der Polyurie und Polydipsie. *oGTT* oraler Glukosetoleranztest

10.4.2 Diabetes mellitus Typ 2

Die Kriterien für die Diagnose eines Diabetes mellitus Typ 2 (T2D) bei Jugendlichen entsprechen denen für Erwachsene (The Expert Committee on the Diagnosis and Classification of Diabetes mellitus 2003).

> Hilfreiche klinische Zeichen zur Differenzierung zwischen Diabetes mellitus Typ 1 und Typ II bei Kindern und Jugendlichen sind ein schleichender Beginn, Übergewicht und Zeichen der Insulinresistenz (Acanthosis nigricans, Polyzystisches-Ovar-Syndrom).

Meist sind keine Antikörper (ICA, GAD-AK, IA-2-AK, IAA) nachweisbar und es liegen eine fehlende oder nur geringe Ketoseneigung sowie ein erhöhter C-Peptidspiegel vor. Wegweisend können weiterhin eine positive Familienanamnese und die ethnische Zugehörigkeit (v. a. Ostasiaten, Afroamerikaner, Indigene Bevölkerung, Hispanier) sein (American Diabetes Association 2000).

Der klinisch manifeste Diabetes mellitus Typ 2 ist sowohl durch eine Störung der Insulinsekretion als auch durch eine Insulinresistenz der wesentlichen Zielgewebe wie Skelettmuskulatur, Leber und Fettgewebe gekennzeichnet. Die Insulinresistenz existiert bereits Jahre vor der klinischen Manifestation der Erkrankung. Der Skelettmuskel ist mit ca. 80% für eine gestörte Glukoseverstoffwechselung in der postprandialen Glukoseverwertung verantwortlich, während in der Nüchternphase der Leber und dem Fettgewebe die führende Rolle zu kommt. Darüber hinaus stellen Insulinsekretionsdefekte und β-Zellmassenverlust einen weiteren wichtigen pathogenetischen Faktor für die Entwicklung des Diabetes mellitus Typ 2 dar (American Diabetes Association 2000).

Bei der Entwicklung des Diabetes mellitus Typ 2 spielen erbliche Komponenten eine sehr große Rolle. Das Risiko eines Diabetes mellitus Typ 2 ist für Verwandte von Menschen mit manifestem Diabetes mellitus Typ 2 stark erhöht; die Konkordanz bei eineiigen Zwillingen für einen Diabetes mellitus Typ 2 beträgt bis zu 90%. In einigen ethnischen Gruppen findet sich eine sehr hohe Prävalenz der Erkrankung wie z. B. bei den Pima-Indianern in Arizona mit einer Prävalenz für einen Diabetes mellitus Typ 2 von 35% nach dem 20. Lebensjahr. In der weißen kaukasischen Population in Europa liegt die Prävalenz des Diabetes mellitus Typ 2 bei 4–7%. Bisherige Versuche, den genetischen Hintergrund des Diabetes mellitus Typ 2 zu analysieren, basieren auf dem Kandidatengenansatz und dem Genomscreening. Dabei interessieren Gene, deren Produkte eine Rolle bei der Insulinsignalübertragung oder auch bei der Entwicklung einer Adipositas (Insulinresistenz) bzw. der Insulinsekretion (stoffwechselgesteuerter Kaliumkanal, Sulfonylharnstoffrezeptor 1) eine Rolle spielen. Mutationen der Transkriptionsfaktoren PPAR-γ und TCF7L2, des Insulinrezeptors, verschiedener Insulinrezeptorsubstratproteinen (Gly972Arg, IRS-1; Gly1057Asp,

IRS-2) oder der Kir6.2- bzw. SUR1-Untereinheiten sind bereits beschrieben worden, jedoch zeigen diese Daten auch die Problematik bei der Analyse einer polygenetischen Erkrankung (Rich et al. 2009). So können Mutationen in Abhängigkeit vom genetischen Kontext sehr verschiedene Phänotypen verursachen.

Bereits bei Manifestation oder nach kurzer Erkrankungsdauer können auch bei jungen Patienten mit Diabetes mellitus Typ 2 Begleiterkrankungen (Dyslipidämie, Hypertonus, mikrovaskuläre Komplikationen) vorhanden sein, die zusammen mit dem Diabetes mellitus einen bedeutenden kardiovaskulären Risikofaktor darstellen (American Diabetes Association 2000).

10.4.3 MODY

Der Begriff »maturity onset diabetes of the young« (MODY) stand bis vor einigen Jahren für die Kombination folgender Krankheitscharakteristika (Fajans et al. 2001; Owen u. Hattersley 2001):
- Diabetesmanifestation vor dem 25. Lebensjahr,
- autosomal-dominante Vererbung und
- keine Ketoseneigung.

Diese klassische Definition kann heutzutage diagnostische Schwierigkeiten bereiten, da auch der Diabetes mellitus Typ 2, bei dem die o. g. Charakteristika zutreffen können, bei übergewichtigen Jugendlichen und jungen Erwachsenen zunehmend auftritt. Darüber hinaus haben genetische Studien gezeigt, dass große phänotypische Unterschiede zwischen Patienten mit gleicher molekulargenetischer Abnormalität existieren, sodass eine MODY-Klassifikation nur durch genetische Untersuchungen unternommen werden kann. Es gibt eine große Variation bzgl. der Ausprägung der Hyperglykämie, der Insulinabhängigkeit und des Risikos für die Entwicklung diabetesassoziierter Komplikationen bei Patienten mit MODY (Ellard et al. 2008).

> Der MODY ist die häufigste Form eines monogenisch bedingten Diabetes und macht 1–2% der Diabetesfälle in Europa aus.

Die bisher beschriebenen Mutationen bei MODY-Patienten sind in der obigen Übersicht aufgelistet. Bislang werden 7 MODY-Formen unterschieden. Bis auf den MODY 2 (Mutation des Glukokinasegens, *GCK*) sind die MODY-Formen auf Genmutationen von Transkriptionsfaktoren zurückzuführen. Ergibt die genetische Diagnostik den Nachweis einer bisher nicht beschriebenen Mutation, so kann deren biologische Relevanz für die Diabeteserkrankung im Einzelfall unklar bleiben.

MODY 2

Der MODY 2 gehört zu den häufigsten MODY-Formen (60% der MODY-Patienten in Frankreich und Deutschland, 13% der MODY-Patienten in England). Eine heterozygote Mutation des Glukokinase- (*GCK*-)Gens im Chromosom 7 führt zu einem Defekt der Glukokinase, des Enzyms, das in den β-Zellen und in der Leber als Hexokinase die Glukose phosphoryliert und ihren Stoffwechsel einleitet. Die verminderte Enzymmenge geht mit einer verminderten Glukosephosphorylierung einher, sodass die Zelle die Glukose falsch niedrig misst. Dementsprechend liegen die Blutzuckerspiegel der Patienten etwas höher als die der Gesunden (Nüchtern-Blutglukose bis zu 120 mg/dl). Die postprandiale Insulinregulation findet auf einem höheren Niveau statt, bleibt i. Allg. aber gut erhalten. Im oGTT kann eine gestörte Glukosetoleranz diagnostiziert werden.

Der MODY 2 ist nur gering progredient, sodass der Blutzuckerspiegel im Verlauf nur wenig ansteigt. Diabetesspezifische Spätkomplikationen kommen bei Patienten mit MODY 2 nicht vor. Eine Therapie mit oralen Antidiabetika oder Insulin ist nicht notwendig, da sie nicht zu einer Verbesserung des HbA1c-Wertes führt (Ellard et al. 2008).

> ! Die Identifikation einer GCK-Mutation bei Frauen mit Gestationsdiabetes könnte von großem Interesse sein, da bei Föten ohne diese Mutation das Risiko einer Makrosomie sehr hoch ist.

MODY 3 und MODY 1

Eine Mutation des *HNF4A*-Gens im Chromosom 20 führt zu MODY 1. Diese Mutationen scheinen zu einem langsamen Verlust der β-Zellfunktion und -masse zu führen, neben Sekretionsdefekten in Antwort auf Glukose und einer gewissen Insulinresistenz. Dies beruht wahrscheinlich auf einer Steuerung verschiedener glukosemetabolisierender Enzyme durch die Transkriptionsfaktoren HNF1A und HNF4A. Ellard u. Hattersley berichten, dass die Penetranz der *HNF4A*-Genmutationen deutlich niedriger ist als die des *HNF1A*-Gens (Ellard et al. 2008).

Der MODY 3 manifestiert sich meistens während oder nach der Pubertät im jungen Erwachsenenalter, kann aber schon vorher z. B. im Rahmen einer akuten Erkrankung oder zufälligerweise durch eine Glukosurie oder milde Hyperglykämie auffallen. Gerade Patienten mit einer *HNF1A*-Genmutation weisen einen niedrigen renalen Schwellenwert für Glukose auf (Hattersley 2006). Die Lokalisierung der Mutation im *HNF1A*-Gen hat Einfluss auf das Manifestationsalter der Erkrankung: Patienten mit Mutationen im Exon 1–6 sind deutlich jünger (im Mittel 18–20 Jahre alt) als solche mit Mutationen im Exon 8–10 (im Mittel 22–30 Jahre alt).

Patienten mit MODY 3 und MODY 1 sind empfindlich auf Sulfonylharnstoffe, sodass eine Therapieumstellung von Insulin auf orale Antidiabetika unternommen werden kann.

> Zusammenfassend machen Mutationen des *GCK*- und *HNF1A*-Gens ca. 70% aller MODY-Fälle aus.

Das Verhältnis zwischen *GCK*- und *HNF1A*-Mutationen variiert jedoch von Population zu Population, da in den publizierten Studien unterschiedliche Screeningstrategien verwendet wurden. Würde man bei jungen, asymptomatischen Individuen mit erhöhten Blutglukosewerten ein genetisches Screening durchführen, dann würde ein höherer Anteil *GCK*-Mutationen entdeckt werden.

Seltene MODY-Formen

Seltene MODY-Formen beinhalten heterozygote Mutationen des
- Insulinpromoterfaktors-1/Pancreatic-duodenal-homeobox-1-(*IPF-1/PDX-1-*)Gens in Chromosom 13 (MODY 4),
- Hepatozyten-Nuklearfaktors-1β-(*HNF1B-*)Gens in Chromosom 17 (MODY 5) und
- Neurogenic-Differentiation-1-(*NEUROD1-*)Gens in Chromosom 2 (MODY 6).

Patienten mit MODY 5 zeigen typischerweise auch Abnormalitäten des Urogenitaltrakts (Nierenzysten, Hufeisenniere, Einzelniere, Malformationen der inneren Genitalorganen bei weiblichen Patienten wie Vaginaaplasie, rudimentärer Uterus etc.) oder auch eine hyperurikämische Nephropathie (Hattersley et al. 2006).

Raeder et al. beschrieben Mutationen der Minisatelliten (»variable number of tandem repeats«, VNTR) des Carboxyl-Ester-Lipase-(*CEL-*)Gens im Chromosom 9, die zu Diabetes mellitus und zur exokrinen Pankreasinsuffizienz führen (MODY 8); letztere war durch erniedrigte Konzentrationen der Pankreaselastase im Stuhl nachzuweisen (Raeder et al. 2006).

10.4.4 Neonataler Diabetes mellitus

Eine Sonderform des monogenen Diabetes mellitus ist der neonatale Diabetes mellitus (NDM) bzw. derjenige Diabetes mellitus, der in den ersten 6 Lebensmonaten auftritt. Klinisch werden zwei Untergruppen unterschieden:
1. transienter Diabetes mellitus (TNDM) und
2. permanenter neonataler Diabetes mellitus (PNDM).

> Der TNDM ist die häufigste Form des neonatalen Diabetes.

TNDM ist oft mit einer Anomalie der Imprintingregion des Chromosoms 6q24 assoziiert, aber auch mit bestimmten *ABCC8*-(SUR1-) und selten *KCNJ11*-Gen-(Kir6.2-)Mutationen. Gewöhnlich tritt der TNDM in der ersten Lebenswoche auf. Klinisch findet sich häufig ein Geburtsgewicht unter dem 2. Perzentil, bei 30% der Fälle besteht eine Makroglossie, im Median tritt nach ca. 12 Wochen eine komplette Remission ein. Bei ca. 50% der Fälle tritt im späteren Kindesalter zwischen dem 6. und 20. Lebensjahr der Diabetes mellitus erneut auf (Aguilar-Bryan u. Bryan 2008).

Die häufigste Ursache des PNDM sind aktivierende Mutationen des *KCNJ11*-Gens, welches für die Kir6.2-Untereinheit des ATP sensitiven Kaliumkanals der β-Zelle kodiert. Aktivierende Mutationen des *ABCC8*-Gens, das die SUR1-Untereinheit des Kaliumkanals kodiert, führen ebenfalls zum PNDM. Auch das seltene neonatale Diabetes-mellitus-(DEND-)Syndrom ist mit *KCNJ11*-Gen-Mutationen assoziiert. Das DEND-Syndrom wird zusätzlich zum neonatalen Diabetes mellitus durch eine Entwicklungsverzögerung mit Epilepsie charakterisiert (»developmental delay«; Gloyn et al. 2006). Die nach der aktuellen Literatur zweithäufigste Ursache des PNDM sind homozygote Mutationen des Insulingens (*INS*; Edghill et al. 2008).

Differenzialdiagnostisch kann der PNDM auch durch das Fehlen des Pankreas verursacht sein. Hierfür lagen im Jahre 2005 14 Fallberichte in der internationalen Literatur vor. Darüber hinaus gibt es weitere Formen des genetischbedingten Diabetes mellitus, bei denen ein neonataler Diabetes mellitus als eine der ersten klinischen Entitäten auftritt. Dazu gehört z. B. das IPEX-Syndrom (Immunodysregulation, Polyendokrinopathie, Enteropathie, X-chromosomal assoziiert), das aufgrund einer Mutation des *FOXP3*-Gens im Chromosom Xp11.23-q13.3 auftritt oder homozygote Mutationen des Glukokinase-(*GCK-*) oder des *IPF-1/PDX1*-Gens (Wildin et al. 2002).

Klinisch tritt der PNDM bei *KCNJ11*-Mutationen häufig mit ausgeprägter Hyperglykämie (>500 mg/dl) und Ketoazidose auf (Pearson et al. 2006).

Bei einer Studie mit 239 Kindern aus 39 Ländern, die eine Diabetesmanifestation innerhalb der ersten 2 Lebensjahren hatten, zeigten lediglich Kinder mit einer Manifestation innerhalb der ersten 26 Wochen eine genetische Auffälligkeit (Flanagan et al. 2006). Flanagan et al. schlussfolgerten deshalb, dass eine Genanalyse bei Patienten mit Diabetesmanifestation in den ersten 6 Lebensmonaten sinnvoll ist.

10.4.5 Mitochondrialer Diabetes mellitus

Punktmutationen der mitochondrialen DNA sind assoziiert mit dem Auftreten eines Diabetes mellitus durch eine progressive nicht-autoimmunvermittelte β-Zell-Dysfunktion und einer sensoneuronalen Innenohrschwerhörigkeit. Mutationen der mitochondrialen DNA werden mütterlicherseits weitervererbt. Die häufigste Mutation findet sich bei der Position 3243 des mitochondrialen tRNA-Leucin-(*UUR*-)Gens und führt zu einer A→G-Nukleobasentransition (Reardon et al. 1992). Ähnliche Mutationen in der mitochondrialen DNA finden sich auch beim MELAS-Syndrom (mitochondriale Myopathie, Enzephalopathie, Laktatazidose, schlaganfallähnliche Krisen). Interessanterweise ist jedoch der Diabetes mellitus kein konstanter Bestandteil dieses Syndroms, das allerdings einen sehr variablen Phänotyp aufweist.

10.4.6 Diabetes mellitus bei zystischer Fibrose

Diabetes bei Patienten mit einer zystischen Fibrose (CF) oder Mukoviszidose (»CF-related diabetes«, CFRD) entsteht durch Insulinmangel (Craig et al. 2006). Eine Hyperglykämie im Sinne einer gestörten Glukosetoleranz oder auch eines behandlungsbedürftigen Diabetes kann jedoch bei CF-Patienten aufgrund einer peripheren Insulinresistenz im Rahmen von akuten Infekten oder therapiebedingt (Glukokortikosteroide, Bronchodilatativa) auftreten.

Ein CFRD tritt meistens spät im Verlauf der Krankheit, meist im Jungend- oder frühen Erwachsenenalter auf. Beim Vorhandensein einer Leberzirrhose könnte auch eine Insulinresistenz eine Rolle spielen. Das Auftreten einer CFRD korreliert mit einer Verschlechterung der Lungenfunktion sowie einem schlechteren Ernährungsstatus und einem kürzeren Gesamtüberleben (Koch et al. 2001). Mikrovaskuläre Komplikationen treten seltener bei einem CFRD als beim Diabetes mellitus Typ 1 auf. Für das Auftreten makrovaskulärer Komplikationen gibt es bisher keine gesicherte Evidenz, es liegt nur eine Einzelfallbeschreibung vor (Lanng et al. 1994).

> **Die Todesursache ist nicht wie beim Diabetes mellitus Typ 1 und Typ II kardiovaskulär oder Folge einer Nephropathie, sondern pulmonal durch die Grunderkrankung bedingt.**

Bei CF beginnen die Blutglukoseveränderungen mit einer intermittierenden postprandialen Hyperglykämie, gefolgt von einer gestörten Glukosetoleranz mit und ohne Nüchtern-Hyperglykämie. Eine normale Glukosetoleranz im oGTT schließt eine abnormale postprandiale Hyperglykämie nicht immer zuverlässig aus; insbesondere, wenn mehr als 75 g Kohlenhydrate in einer Mahlzeit verzehrt werden. Bei unauffälligem oGTT und weiterhin bestehendem klinischem Verdacht auf CFRD können zusätzlich Blutzuckermessungen (prä- und 2-h-postprandial und ggf. nächtlich) durchgeführt werden (O'Riordan et al. 2008). Aufgrund der bestehenden Grunderkrankung sind die Symptome eines beginnenden Diabetes mellitus klinisch häufig nicht gut abzugrenzen. Kinder unter dem 10. Lebensjahr erkranken selten an CFRD. Um einen CFRD frühzeitig zu erkennen, empfiehlt sich die jährliche Durchführung eines oGTT ab dem 10. Lebensjahr.

10.4.7 Medikamentös-induzierter Diabetes mellitus

Medikamentös-induzierter Diabetes mellitus kann bei jungen Patienten mit hoch dosierten Glukokortikosteroiden (z. B. neurochirurgische Patienten), immunsuppressiver Therapie nach Organ-Transplantation sowie bei Therapie mit Psychopharmaka (z. B. Olanzapin, Risperidol) auftreten. Bei onkologischen Patienten, bei denen Behandlungsschemata mit hohen Dosen von Glukokortikosteroiden, L-Asparaginase, Cyclosporin oder Tacrolimus angewendet werden, kann ein behandlungsbedürftiger Diabetes mellitus sekundär auftreten. Während der Diabetes bei Glukokortikosteroiden und L-Asparaginase meistens transient ist, kann dieser bei Cyclopsorin und Tacrolimus eventuell aufgrund einer toxischen direkten Wirkung dieser Medikamente auf der β-Zelle auch permanent sein (Drachenberg et al. 1999; Pui et al. 1981).

> **Das Risiko für das Auftreten eines Diabetes mellitus bei Patienten nach Organtransplantation scheint u. a. auch durch eine präexistierende Adipositas stark beeinflusst zu sein (Maes et al. 2001).**

10.4.8 Stressbedingte Hyperglykämie

Im Rahmen von akuten Erkrankungen, Traumata, fieberhaften Infekten und Fieberkrämpfen können Kinder eine meist transiente Hyperglykämie und Glukosurie aufweisen. Studien haben gezeigt, dass bis zu 5% aller Kinder einer Notfallambulanz eine stressbedingte Hyperglykämie aufweisen (Valerio et al. 2001).

Die Progression zu einem Diabetes mellitus ist sehr variabel und liegt nach Studienberichten zwischen 0% und 32% (Shehadeh et al. 1997). Als prognostisch ungünstige Faktoren gelten eine Positivität für diabetesspezifische Autoantikörper (ICA, IAA) oder das Auftreten der Hyperglykämie im Rahmen einer banalen und nicht einer schweren akuten Erkrankung (Herskowitz-Dumont et al. 1993).

Das diagnostische Vorgehen bei pädiatrischen Patienten mit einer stressbedingten Hyperglykämie sollte zwischen einem zufällig entdeckten Diabetes mellitus Typ 1 in der sog. Prädiabetesphase (Zeichen einer Autoimmunität, relativer Insulinmangel) oder einer weiteren Störung des Kohlenhydratstoffwechsels (z. B. MODY, Diabetes mellitus Typ 2 etc.) bzw. einer akzidentellen und vorübergehenden Hyperglykämie differenzieren.

Die Basis-Blutentnahme beinhaltet die Bestimmung von HbA1c (als Marker der langfristigen glykämischen Stoffwechsellage der letzten 3 Monate) und der diabetesspezifischen Autoantikörper (z. B. Tyrosinphosphatase IA2, IA2-AK; Glutamatdekarboxylase, GAD-AK; Insulinautoantikörper, IAA). Im Anschluss folgt ein Blutzuckertagesprofil (2-stündl. über eine Verweilkanüle) unter normaler, kohlenhydratreicher Kost.

> Kommen pathologische Blutzuckerwerte (Nüchtern-Plasmaglukose >125 mg/dl, postprandiale Plasmaglukose >200 mg/dl) vor, ist das Vorliegen eines Diabetes mellitus sehr wahrscheinlich.

Sind die gemessenen Blutzuckerwerte nicht auffällig, sollte die Durchführung eines oGTT im Intervall empfohlen werden. Damit der oGTT aussagekräftig ist, muss das Kind mindestens drei Tage vorher normale und kohlenhydratreiche Kost zu sich genommen haben! Die Dringlichkeit der Durchführung eines oGTT hängt auch vom HbA1c-Wert ab und ist höher, wenn dieser im oberen Normbereich liegt bzw. erhöht ist. In Ausnahmefällen könnte ggf. als Ergänzung auch ein intravenöser Glukosetoleranztest (i.v.-GTT) durchgeführt werden.

Sind die diabetesspezifischen Autoantikörper positiv und die Provokationstests normal, empfiehlt sich eine Wiedervorstellung des Patienten nach 6 Monaten zur Wiederholung der Tests, da das Risiko relativ hoch ist, einen insulinpflichtigen Diabetes mellitus zu entwickeln (Bastra et al. 2001). Deuten o. g. Testungen auf eine bereits verminderte endogene Insulinsekretion hin, befindet sich der Patient in der »Prädiabetesphase«. Die American-Diabetes-Prevention-Trial-(DPT-1-)Präventionsstudie von Schatz u. Bingley hat jedoch gezeigt, dass eine frühzeitige Insulintherapie bereits in dieser Phase die klinische Diabetesmanifestation nicht verzögern kann (Schatz u. Bingley 2001). Regelmäßige Kontrolluntersuchungen (alle 3–6 Monate) sind erforderlich, insbesondere bei einem pathologischen oGTT. Für die häusliche Selbsttestung durch die Eltern eignen sich Urinzuckerteststreifen (z. B. Diabur 5000) besser als Blutzuckerselbstmessung, da diese bei Ungeübten häufig falsch-pathologische Werte ergeben und zu Unsicherheit und Verwirrung führen können.

10.5 Empfehlungen zur Diagnostik der Diabetesformen im Kindes- und Jugendalter

Sobald die Diagnose eines Diabetes mellitus gestellt wurde (▶ Abschn. 10.2), sollten weitere Parameter berücksichtigt werden.

❗ Das Vorhandensein einer Ketonurie oder einer Erhöhung der β-Ketonkörperkonzentration im Blut macht den schnellstmöglichen Beginn einer Insulintherapie dringend notwendig, da die Entwicklung einer lebensgefährlichen diabetischen Ketoazidose sehr wahrscheinlich ist.

Ein oGTT ist für die Diagnose eines Diabetes mellitus bei Patienten mit typischer Anamnese und einem pathologischen Gelegenheitsblutzuckerwert oder bei solchen mit wiederholt pathologischem Nüchtern-Blutzucker entbehrlich.

> Eine signifikante Hyperglykämie kann in Rahmen einer akuten Erkrankung (fieberhafte Infektionen, Trauma, Operation etc.) auftreten und sogar eine Insulinbehandlung benötigen, damit ein signifikanter Flüssigkeits- bzw. Kalorienverlust vermieden werden kann. Diese stressbedingte Hyperglykämie ist meistens transient und darf nicht per se als Diabetes mellitus interpretiert werden.

Die Bestimmung der diabetesassoziierten Autoantikörper (GAD-AK, IA2-AK, IAA, ICA) und des HbA1c-Wertes kann in manchen Situationen sehr hilfreich sein. Momentan gibt es jedoch wenig Evidenz, die routinemäßige HbA1c-Bestimmung als diagnostisches Kriterium eines Diabetes mellitus einzusetzen.

Die Bestimmung der Nüchternkonzentration von Insulin und C-Peptid kann für die Diagnose eines Diabetes mellitus Typ 2 bei Kindern und Jugendlichen hilfreich sein. Die Nüchtern-Insulin- und -C-Peptidwerte sind dann meistens normal oder leicht erhöht, jedoch nicht adäquat in Relation zu der gemessenen Hyperglykämie.

Bei neonatalem Diabetes und bei Patienten mit einer Diabetesmanifestation innerhalb der ersten 6 Lebensmonate sollte eine molekulargenetische Analyse durchgeführt werden, da sie entscheidende therapeutische Konsequenzen haben kann.

> Bei Patienten mit CF sollte ab dem 10. Lebensjahr jährlich ein oGTT durchgeführt werden, um einen CFRD frühzeitig zu erkennen und behandeln zu können.

Literatur

Achenbach P, Warncke K, Reiter J et al. (2004) Stratification of type 1 diabetes risk on the basis of islet autoantibody characteristics. Diabetes 53: 384–389

Aguilar-Bryan L, Bryan J (2008) Neonatal diabetes mellitus. Endocr Rev 29: 265–291

American Diabetes Association (2000) Type 2 diabetes in children and adolescents. Diabetes Care 23: 381–389

American Diabetes Association (2009) Diagnosis and classification of diabetes mellitus. Diabetes Care 32 (Suppl 1): S62–S67

Bastra MR, Aanstoot HJ, Herbrink P (2001) Prediction and diagnosis of type 1 diabetes using b-cell autoantibodies. Clin Lab 47: 497–507

Charpentier N, Hartmann R, Deiss D, Danne T, Kordonouri O (2008) Prävalenz und Bedeutung der diabetes-spezifischen Autoantikörper GADA, IA-2A und IAA zum Zeitpunkt der Manifestation eines Typ-1 Diabetes bei 341 Kindern und Jugendlichen. Diabetol Stoffw 3: 159–165

Craig ME, Hattersley A, Donaghue K, International Society for Pediatric and Adolescent Diabetes. ISPAD Clinical Practice Consensus Guidelines 2006–2007 (2006) Definition, epidemiology and classification. Pediatr Diabetes 7: 343–351

Drachenberg CB, Klassen DK, Weir MR et al. (1999) Islet cell damage associated with tacrolimus and cyclosporine: morphological features in pancreas allograft biopsies and clinical correlation. Transplantation 68: 396–402

Edghill EL, Flanagan SE, Patch AM et al. (2008) Insulin mutation screening in 1,044 patients with diabetes: mutations in the INS gene are a common cause of neonatal diabetes but a rare cause of diabetes diagnosed in childhood or adulthood. Diabetes 57: 1034–1042

Ellard S, Bellanné-Chantelot C, Hattersley AT, European Molecular Genetics Quality Network (EMQN) MODY Group (2008) Best practice guidelines for the molecular genetic diagnosis of maturity-onset diabetes of the young. Diabetologia 51: 546–553

Fajans SS, Bell GI, Polonsky KS (2001) Molecular mechanisms and clinical pathophysiology of maturity-onset diabetes of the young. N Engl J Med 345: 971–980

Flanagan SE, Edghill EL, Gloyn AL, Ellard S, Hattersley AT (2006) Mutations in KCNJ11, which encodes Kir6.2, are a common cause of diabetes diagnosed in the first 6 months of life, with the phenotype determined by genotype. Diabetologia 49: 1190–1197

Gillespie KM (2006) Type 1 diabetes: pathogenesis and prevention. CMAJ 175: 165–170

Gloyn AL, Diatloff-Zito C, Edghill EL et al. (2006) KCNJ11 activating mutations are associated with developmental delay, epilepsy and neonatal diabetes syndrome and other neurological features. Eur J Hum Genet 14: 824–830

Hattersley A, Bruining J, Shield J, Njolstad P, Donaghue K, International Society for Pediatric and Adolescent Diabetes ISPAD Clinical Practice Consensus Guidelines 2006–2007 (2006) The diagnosis and management of monogenic diabetes in children. Pediatr Diabetes 7: 352–360

Herskowitz-Dumont R, Wolfsdorf JI, Jackson RA, Eisenbarth GS (1993) Distinction between transient hyperglycemia and early insulin-dependent diabetes mellitus in childhood: a prospective study of incidence and prognostic factors. J Pediatr 123: 347–354

Koch C, Rainisio M, Madessani U et al. (2001) Presence of cystic fibrosis-related diabetes mellitus is tightly linked to poor lung function in patients with cystic fibrosis: data from the European Epidemiologic Registry of Cystic Fibrosis. Pediatr Pulmonol 32: 343–350

Lanng S, Thorsteinsson B, Lund-Andersen C, Nerup J, Schiotz PO, Koch C (1994) Diabetes mellitus in Danish cystic fibrosis patients: prevalence and late diabetic complications. Acta Paediatr 83: 72–77

Maes BD, Kuypers D, Messiaen T et al. (2001) Posttransplantation diabetes mellitus in FK-506-treated renal transplant recipients: analysis of incidence and risk factors. Transplantation 72: 1655–1661

O'Riordan SM, Robinson PD, Donaghue KC, Moran A (2008) Management of cystic fibrosis-related diabetes. Pediatr Diabetes 9: 338–344

Owen K, Hattersley AT (2001) Maturity-onset diabetes of the young: from clinical description to molecular genetic characterization. Best Pract Res Clin Endocrinol Metab 15: 309–323

Pearson ER, Flechtner I, Njolstad PR et al. (2006) Switching from insulin to oral sulfonylureas in patients with diabetes due to Kir6.2 mutations. N Engl J Med 355: 467–477

Pui CH, Burghen GA, Bowman WP, Aur RJ (1981) Risk factors for hyperglycemia in children with leukemia receiving L-asparaginase and prednisone. J Pediatr 99: 46–50

Raeder H, Johansson S, Holm PI et al. (2006) Mutations in the CEL VNTR cause a syndrome of diabetes and pancreatic exocrine dysfunction. Nat Genet 38: 54–62

Reardon W, Ross RJ, Sweeney MG, Luxon LM, Pembrey ME, Harding AE, Trembath RC (1992) Diabetes mellitus associated with a pathogenic point mutation in mitochondrial DNA. Lancet 340: 1376–1379

Rich SS, Onengut-Gumuscu S, Concannon P (2009) Recent progress in the genetics of diabetes. Horm Res 71 (Suppl 1): 17–23

Schatz DA, Bingley PJ (2001) Update on major trials for the prevention of type 1 diabetes mellitus: the American Diabetes Prevention Trial (DPT-1) and the European Nicotinamide Diabetes Intervention Trial (ENDIT). J Pediatr Endocrinol Metab 14 (Suppl 1): 619–622

Shehadeh N, On A, Kessel I et al. (1997) Stress hyperglycemia and the risk for the development of type 1 diabetes. J Pediatr Endocrinol Metab 10: 283–286

The Expert Committee on the Diagnosis and Classification of Diabetes mellitus (2003) Follow-up report on the diagnosis of diabetes mellitus. Diabetes Care 26: 3160–3167

Valerio G, Franzese A, Carlin E, Pecile P, Perini R, Tenore A (2001) High prevalence of stress hyperglycaemia in children with febrile seizures and traumatic injuries. Acta Paediatr 90: 618–622

WHO (World Health Organization), IDF (International Diabetes Federation) (2006) Definition and diagnosis of diabetes mellitus and intermediate hyperglycaemia: report of a WHO/IDF consultation 2006 Geneva, Switzerland

Wildin RS, Smyk-Pearson S, Filipovich AH (2002) Clinical and molecular features of the immunodysregulation, polyendocrinopathy, enteropathy, X linked (IPEX) syndrome. J Med Genet 39: 537–545

11 Akute Komplikationen: Hypoglykämie

Karl Otfried Schwab

11.1 Unterzuckerung – 150
11.1.1 Definition und Häufigkeit von Unterzuckerungen – 150
11.1.2 Symptome sowie Schwellenwerte für Wahrnehmung und hormonelle Gegenregulation – 150
11.1.3 Ursachen für Unterzuckerungen, hypoglykämieassoziierte autonome Neuropathie – 151
11.1.4 Nächtliche Unterzuckerungen – 152
11.1.5 Folgen rezidivierender Unterzuckerungen – 152
11.1.6 Therapie und Prävention – 152

11.2 Typ-2-Diabetes – 153

Literatur – 153

Komplikationen in der Behandlung eines Typ-1-Diabetes entstehen entweder durch zu viel oder zu wenig Insulin im Blut. Wird relativ zu der körperlichen Bewegung und der Kohlenhydratzufuhr zu viel Insulin gespritzt, entstehen **Unterzuckerungen** (▶ Abschn. 11.1). Wurde abhängig vom Bedarf längerfristig zu wenig oder gar kein Insulin injiziert, dann droht eine **ketoazidotische Entgleisung** (▶ Kap. 12).

11.1 Unterzuckerung

11.1.1 Definition und Häufigkeit von Unterzuckerungen

Unterzuckerungen werden eingeteilt in
— häufige leichte Hypoglykämien, die von den Patienten selbst bemerkt und unverzüglich behandelt werden, genaue Zahlen lassen sich diesbezüglich nicht angeben und
— seltene schwere Hypoglykämien, die einer Fremdhilfe bedürfen; ein Teil dieser Patienten ist in dieser Situation bewusstlos oder krampft.

Schwere Unterzuckerungen treten bei Notwendigkeit einer Fremdhilfe ca. 15- bis 22-mal in 100 Patientenjahren auf, Hypoglykämien mit Krampfanfall oder Koma hingegen nur etwa 3- bis 8-mal pro 100 Patientenjahren (Wagner et al. 2008). In der amerikanischen DCCT-Studie (DCCT 1996) liegen diese Zahlen sowohl bei Patienten mit konventioneller als auch intensivierter konventioneller Insulineinstellung deutlich höher. Allerdings lassen sich diese Verhältnissen auf die deutsche Situation nicht übertragen.

11.1.2 Symptome sowie Schwellenwerte für Wahrnehmung und hormonelle Gegenregulation

Die Unterzuckerungssymptome lassen sich einteilen in autonome oder neurogene Symptome, d. h. sympathisch-adrenerge, sympathisch-cholinerge und parasympathische Symptome sowie in neuroglykopenische Symptome (◘ Tab. 11.1). Die hormonelle Gegenregulation von Adrenalin, Glukagon, Kortisol und Wachstumshormon wird unter einem Blutzuckerwert von ca. 70 mg/dl in Gang gesetzt. Die autonomen Unterzuckerungssymptome treten bei Blutzuckerwerten unter ca. 60 mg/dl auf, die neuroglykopenischen Symptome erst unter ca. 50 mg/dl. Kognitive Einbußen lassen sich unter einem Blutzuckerwert von 49 mg/dl feststellen.

◘ **Tab. 11.1.** Blutzuckergrenzen und Hormonanstiege bei Jugendlichen mit Typ-1-Diabetes. (Mod. nach Schwartz et al. 1987; Mitrakou et al. 1991)

		[mg/dl]
Hormone	Adrenalin	<69±2
	Glukagon	<68±2
	Kortisol	<65±2
	Wachstumshormon	<63±2
Symptome	Autonom/Neurogen	<58±2
	Neuroglykopenisch	<51±2
	Kognitives Leistungsdefizit	<49±2

> Als Eselsbrücke der Hypoglykämiephysiologie mag für fallende Blutzuckerwerte gelten: »erst Hormone, dann Symptome«.

Unter kontrollierten Bedingungen einer insulininduzierten Hypoglykämie mit einem minimalen Blutzuckerwert von 45 mg/dl wurden die Erstsymptome der Unterzuckerung von jugendlichen Freiwilligen mit Typ-1-Diabetes mithilfe eines Scores für autonome bzw. für neuroglykopenische Symptome durch die begleitenden Diabetologen quantifiziert (Schwab et al. 1997). Dabei stellte sich heraus, dass 65,2% der untersuchten Jugendlichen keine autonome, sondern eine neuroglykopenische oder fehlende Erstsymptomatik in der Hypoglykämie aufwiesen. Unter Berücksichtigung aller Unterzuckerungssymptome traten die neuroglykopenischen Symptome
— Verlangsamung mit 75% und
— Müdigkeit mit 60% am häufigsten auf.

Erst dann folgten in der Häufigkeit die autonomen Unterzuckerungsanzeichen
— Schwitzen,
— Tachykardie,
— Zittern und
— Blässe.

> Die Auswahl dieser 23 Jugendlichen mit Diabetes mellitus war zwar sicherlich nicht repräsentativ für die Gesamtbevölkerung junger Patienten mit Diabetes mellitus, dennoch ist in einer Gruppe gut eingestellter junger Menschen mit Diabetes damit zu rechnen, dass viele ihre autonomen Frühwarnsymptome der Hypoglykämie nicht bemerken.

11.1.3 Ursachen für Unterzuckerungen, hypoglykämieassoziierte autonome Neuropathie

Die meisten leichten Unterzuckerungen kommen dadurch zustande, dass das Gleichgewicht zwischen gespritztem Insulin und aufgenommenen Kohlenhydraten gestört war. Entweder nahmen die Patienten zu wenige Kohlenhydrate zu sich oder sie hatten zu viel Insulin im Blut, da sie zu viel Insulin gespritzt hatten oder z. B. in der Sauna das Insulin zu rasch resorbiert wurde. Schließlich kann auch ein erhöhter Kalorienverbrauch infolge sportlicher Betätigung (z. B. mehrstündiges Skifahren oder Wandern) bis zu 10 h nach dem Sport noch zu niedrigen Blutzuckerwerten führen. Das verbrauchte Glykogen im Muskel und in der Leber muss dann wieder aufgebaut werden. Erschwerend kommt hinzu, dass der Patient mit Diabetes mellitus sein s.c.-gespritztes Insulin unabhängig von der Unterzuckerung immer weiter resorbiert. Die Insulinspiegel können also beim Menschen mit Diabetes mellitus nicht wie beim Gesunden bei niedrigen Blutzuckerwerten heruntergereguliert werden.

Unabhängig von den direkten Ursachen für einzelne Hypoglykämien gibt es Faktoren, die das Zustandekommen von wiederholten Unterzuckerungen erleichtern (▶ Übersicht).

> **Risikofaktoren für Hypoglykämien. (Mod. nach Holterhus et al. 2009)**
> — Junges Alter der Patienten
> — Normnaher HbA1c-Wert mit hoher Insulindosis
> — Lange Diabetesdauer
> — Niedriger Sozialstatus
> — Abweichungen vom alltäglichen Therapieregime (z. B. außergewöhnliche sportliche Aktivität)
> — Wiederholte Unterzuckerungen
> — Während des Schlafes
> — Nach Alkoholkonsum
> — Assoziierte Erkrankungen wie Zöliakie, Hypothyreose oder M. Addison

Eine Unterzuckerung bahnt den Weg für weitere Unterzuckerungen.

> ❗ Viele Hypoglykämien reduzieren die hormonelle Gegenregulation in der Unterzuckerung sowie deren Wahrnehmung, beide Effekte wiederum steigern die Wahrscheinlichkeit weiterer Unterzuckerungen. Dieser Teufelskreis kann zu einer hypoglykämieassoziierten autonomen Neuropathie ▼

führen, einem Zustand, der durch wiederholte Unterzuckerungen und stark abnehmenden Insulinbedarf und eine fehlende Wahrnehmung von Unterzuckerungen gekennzeichet ist (Cryer 1992).

Therapeutisch muss in diesem Zustand versucht werden, wiederkehrende Unterzuckerungen durch eine drastische Absenkung des Insulinbedarfs zu durchbrechen auch unter Inkaufnahme etwas erhöhter Blutzuckerwerte. Wenn es gelingt, jegliche Unterzuckerungen zu vermeiden, dann ist die hypoglykämieassoziierte autonome Neuropathie als funktionelle Störung prinzipiell wieder reversibel.

> ❗ Hiervon zu differenzieren ist die diabetische Neuropathie, die Spätkomplikation des erwachsenen Patienten mit einem Diabetes mellitus, die irreversibel ist und im Übrigen als schwer therapierbar gilt.

Das Gehirn kann Glukose nicht speichern. Daher nimmt das Gehirn eine gleichsam hierarchische Position im Organismus ein und regelt über den Neokortex bzw. das limbische, hypothalamisch-hypophysäre-adrenale System die Energieverteilung und die Energieaufnahme im Körper, um nicht selbst von der Glukosezufuhr abgehängt zu werden (Peters 2004). Infolge wiederholter Unterzuckerungen schwächt sich die hormonelle Gegenregulation zunehmend ab und die Allokation der Energiezufuhr ist inadäquat. Möglicherweise transportieren Glukosetransporter mehr Glukose in das Gehirn, sodass das Gehirn vor einer Unterzuckerung geschützt wird. Dieser Reaktionsmechanismus würde auch plausibel erklären, warum es im Rahmen wiederholter Unterzuckerungen zu einer verspäteten hormonellen Gegenregulation in der Hypoglykämie kommt. Jedoch wird die Zeit zwischen dem Bemerken der Unterzuckerung und dem Ergreifen von Maßnahmen, diese Unterzuckerung zu vermeiden, immer kürzer.

Bereits länger bekannt ist, dass die Dichte von β_2-Rezeptoren und die Stimulierbarkeit von cAMP in peripheren Blutzellen bei Patienten mit Typ-1-Diabetes gegenüber Normalpersonen vermindert war. Obwohl aus ethischen Gründen diese Untersuchungen nur am Modell peripherer Blutzellen erstellt werden konnten, kann man auf folgende Ergebnisse verweisen: Erwachsene Diabetespatienten mit vielen anamnestischen Unterzuckerungen und fehlenden autonomen Unterzuckerungssymptomen weisen sowohl einen verminderten Anstieg von Adrenalin in der Unterzuckerung, als auch eine verminderte in-vitro-Stimulation von cAMP mit Isoproterenol in Lymphozyten auf. Offensichtlich kommt es bei relevanten Hypoglykämien unter 50 mg/dl zu rezidivierenden Anstiegen von Adrenalin im Blut, die zu einer Desensibilisierung der sympathischadrenergen Signalübertragung auf Hormon- und Rezeptorebene (infolge einer Downregulation von β_2-Rezeptoren) führen (Schwab et al. 2004)). Gleiche Ergebnisse konnten auch bei Kindern mit Typ-1-Diabetes beobachtet werden.

11.1.4 Nächtliche Unterzuckerungen

Nächtliche Unterzuckerungen treten in 25–58% der untersuchten Nächte auf und sind zumeist prolongiert mit einer Dauer von 2–4 h.

> Über 50% der nächtlichen Hypoglykämien werden nicht bemerkt!

Daher werden keine Vorkehrungen getroffen, um das Zustandekommen weiterer Unterzuckerungen in den nächsten Nächten zu vermeiden. Das hat zur Folge, dass sie wiederum auftreten. Daher sehen viele Autoren das Auftreten nächtlicher unbemerkter Unterzuckerungen als eine Hauptursache für das Zustandekommen einer hypoglykämieassoziierten autonomen Neuropathie. Interessanterweise konnte kürzlich gezeigt werden, dass Unterzuckerungen in der ersten Nachthälfte zu signifikant höheren gegenregulatorischen Hormonanstiegen führten als Hypoglykämien in der zweiten Nachthälfte. Dies würde u. a. auch erklären, warum nächtliche Unterzuckerungen in der zweiten Nachthälfte häufiger vorkommen als in der ersten. Später, ab 4 Uhr morgens, wird das physiologische Dawn-Phänomen einer Unterzuckerung entgegenwirken (Jauch-Chara et al. 2007).

11.1.5 Folgen rezidivierender Unterzuckerungen

Da besonders häufig junge Kinder unter wiederholten Unterzuckerungen leiden, wurden zunächst kasuistisch, dann in Querschnittsuntersuchungen und schließlich auch prospektiv (Rovet u. Ehrlich 1999) neurokognitive Defizite und EEG-Veränderungen sowie transiente und permanente neurologische Störungen nach schweren Hypoglykämien beobachtet. Ferguson et al. (2005) zeigten bei 71 Patienten, davon 26 mit sehr früher Diabetesmanifestation, dass die frühe Diabetesmanifestation zu einer Minderung des Handlungs-IQ führt und gleichzeitig zu einer mäßigen Hirnatrophie im MRT. Aus diesen Befunden wurde abgeleitet, dass das Zustandekommen von Hypoglykämien insbesondere in einer vulnerablen Entwicklungsphase in einem Alter bis zu 5 Jahren zu deutlichen Beeinträchtigungen kognitiver Funktionen kommen kann.

Demgegenüber zeigten erstmals Ergebnisse der DCCT-Studie 1996 und später auch der Züricher Longitudinalstudie in langfristig angelegten prospektiven Studien (Schoenle et al. 2002), dass Patienten mit früher Diabetesmanifestation zwar ein schlechteres kognitives Outcome hatten, dass hierfür aber nicht rezidivierende Unterzuckerungen sondern eher eine chronisch schlechte Diabeteseinstellung verantwortlich gemacht werden konnte. Eine Metaanalyse von 33 Studien mit Erwachsenen über 18 Jahre mit frühem oder spätem Diabetesbeginn bestätigte diese Ergebnisse und zeigte, dass die kognitive Leistung bei Menschen mit Diabetes allenfalls mild oder moderat gegenüber altersgleichen Gesunden vermindert ist (<0,5 SD). Schließlich erschienen 2007 die Ergebnisse der DCCT-Studie, die mit wenigen Ausnahmen keine signifikanten Langzeiteffekte auf die Kognition weder infolge von Hyper- noch von Hypoglykämien zeigen konnte. Kürzlich erschien eine Studie von Perantie et al. (2008), die feststellte, dass eine chronische Hyperglykämie mit einer verminderten verbalen Intelligenz assoziiert war, dagegen wiederholte Hypoglykämien mit einer verminderten räumlichen Erfassung und einer verschlechterten Erinnerungsfunktion, insbesondere bei Kindern mit Diabetesmanifestation unter 5 Jahren.

Eine langfristige Einschränkung der kognitiven Funktionen als Folge von häufigeren Unterzuckerungen ließ sich entgegen früherer Annahmen im DCCT und der nachfolgenden EDIC-Studie (Nachbeobachtung über 18 J.) nicht nachweisen. Die Verhinderung mikrovaskulärer Folgeerkrankungen durch eine intensivierte konventionelle Therapie (ICT) mit normnaher Blutzuckereinstellung kann im Gegenteil das Risiko neurokognitiver Defizite möglicherweise senken. In Einzelfällen ist bei lang anhaltender, schwerer Hypoglykämie ein bleibendes neurokognitives Defizit jedoch nicht auszuschließen. Bei der Betreuung ist besonders zu beachten, dass schwere Hypoglykämien häufig mit einer starken psychischen Belastung der Betroffenen und ihrer Familien und mit einer möglichen Beeinträchtigung der sozialen Integration verbunden sind. Deshalb sollten psychosoziale Hilfestellungen und eine Begleitung angeboten werden.

11.1.6 Therapie und Prävention

Kinder und Jugendliche mit Typ-1-Diabetes sollen immer schnell wirkende Kohlenhydrate in Form von Traubenzucker o. ä. bei sich tragen, um bei leichten Unterzuckerungen sofort handeln zu können und so einer schweren Unterzuckerung vorzubeugen. Eltern bzw. andere primäre Betreuungspersonen sollen in der Anwendung der Glukagonspritze bzw. weiterer Sofortmaßnahmen unterwiesen werden. Aber auch Betreuer z. B. in Kindergärten, Kindertagesstätten und Lehrkräfte in Schulen sollten ebenfalls eine Einweisung über die Risiken und Behandlungsmöglichkeiten der Unterzuckerung erhalten. Da Unterzuckerungen nicht an einer bestimmten Blutzuckergrenze festgemacht werden können, haben Unterzuckerungsschulungen über spezifische Symptome, Ursachen und sofortige Maßnahmen eine besondere Bedeutung zur Vermeidung von Hypoglykämien. Insgesamt bieten sich vielfache Möglichkeiten an, um Hypoglykämien zu vermeiden (▶ Übersicht).

> **Maßnahmen zur Vermeidung von Hypoglykämien**
> — Anhebung des Blutzuckerzielbereichs (insbesondere bei Vorliegen einer Hypoglykämiewahrnehmungsstörung)
> — Umstellung der Insulindosierung und Verminderung nach Sport
> — Häufige Blutzuckertestungen
> — Kontinuierliche Glukosemesssysteme
> — Verwendung von langwirkenden Insulinanaloga
> — Verwendung einer Insulinpumpe
> — Nächtliche Hypoglykämien vermeiden durch ein spätes Spritzen von Basalinsulin
> — Blutzuckerwerte zum Schlafen über 130 mg/dl
> — Blutzuckerwerte am nächsten Morgen nicht unter 115 mg/dl
> — Langsam resorbierbare Kohlenhydrate zur Nacht, z. B. Mondamin (ungekochte Maisstärke) analog zur Therapie bei Patienten mit Glykogenose, 1 BE entsprechen ca. 13 g Mondamin, z. B. in einem Getränk ohne Kohlenhydrate zur Spätmahlzeit.

11.2 Typ-2-Diabetes

Die Inzidenz von Unterzuckerungen bei Kindern und Jugendlichen mit Typ-2-Diabetes ist gering, solange sie eine erhebliche Eigenproduktion von Insulin aufweisen und damit über das Insulin blutzuckerregulatorische Aufgaben ausüben können. Im weiteren Verlauf des Diabetes wird diese Eigenproduktion immer weiter abnehmen und in letzter Konsequenz eine Vollsubstitution mit Insulin erfordern. Dann gleicht sich die Unterzuckerungsfrequenz von Patienten mit Typ-1- und Typ-2-Diabetes an. Dieser Zustand wird in aller Regel erst im Erwachsenenalter erreicht.

Literatur

Cryer PE (1992) Iatrogenic hypoglycemia as a cause of hypoglycemia-associated autonomic failure in IDDM: A vicious cycle. Diabetes 41: 255–260

DCCT (Diabetes Control and Complications Trial) Research Group (1996) Effects of intensive diabetes therapy on neuropsychological function in adults in the DCCT. Ann Intern Med 124: 379–388

DCCT (Diabetes Control and Complications Trial), Epidemiology of Diabetes Interventions and Complications Study Research Group,

Jacobson AM et al. (2007) Long-term effect of diabetes and its treatment on cognitive function. N Engl J Med 356(18): 1842–1852

Ferguson SC, Blane A, Wardlaw J, Frier BM, Perros P, McCrimmon RJ, Deary IJ (2005) Influence of an early-onset age of type 1 diabetes on cerebral structure and cognitive function. Diabetes Care 28 (6): 1431–1437

Holterhus PM, Beyer P, Bürger-Büsing J et al. (2009) Diagnostik, Therapie und Verlaufskontrolle des Diabetes mellitus im Kindes- und Jugendalter. In: T Haak, M Kellerer (Hrsg) Leitlinie von diabtesDE und AGPD www.diabetesDE.org. Gesehen 29.6.2009

Jauch-Chara K, Hallschmid M, Gais S, Oltmanns KM, Peters A, Born J, Schultes B (2007) Awakening and counterregulatory response to hypoglycemia during early and late sleep. Diabetes 56 (7): 1938–1942

Mitrakou A, Ryan C, Veneman T et al. (1991) Hierarchy of glycemic thresholds for counterregulatory hormone secretion, symptoms, and cerebral dysfunction. Am J Physiol 260 (1 Pt 1): E67–74

Perantie DC, Lim A, Wu J et al. (2008) Effects of prior hypoglycemia and hyperglycemia on cognition in children with type 1 diabetes mellitus. Pediatr Diabetes 9 (2): 87–95

Peters A, Schweiger U, Pellerin L et al. (2004) The selfish brain: competition for energy resources. Neurosci Biobehav Rev 28 (2): 143–180

Rovet JF, Ehrlich RM (1999) The effect of hypoglycemic seizures on cognitive function in children with diabetes: a 7-year prospective study. J Pediatr 134 (4): 503–506

Schoenle EJ, Schoenle D, Molinari L, Largo RH (2002) Impaired intellectual development in children with type I diabetes: association with HbA(1c), age at diagnosis and sex. Diabetologia 45: 108–114

Schwab KO, Leichtenschlag EM, Martin C, Bartels H (1997) Symptoms of hypoglycaemia in children and adolescents with type 1 diabetes mellitus. Monatsschr Kinderheilkd 145: 120–127

Schwab KO, Menche U, Schmeisl G, Lohse MJ (2004) Hypoglycemia-dependent beta2-adrenoceptor downregulation: a contributing factor to hypoglycemia unawareness in patients with type-1 diabetes? Horm Res 62 (3): 137–141 http://www.ncbi.nlm.nih.gov/pubmed/15297801?ordinalpos=11&itool=EntrezSystem2.PEntrez.Pubmed.Pubmed_ResultsPanel.Pubmed_RVDocSum. Gesehen am 29.6.2009

Schwartz NS, Clutter WE, Shah SD, Cryer PE (1987) Glycemic thresholds for activation of glucose counterregulatory systems are higher than the threshold for symptoms. J Clin Invest 79 (3): 777–781

Wagner VM, Rosenbauer J, Grabert M, Holl RW; German Initiative on Quality Control in Pediatric Diabetology (2008) Severe hypoglycemia, metabolic control, and diabetes management in young children with type 1 diabetes using insulin analogs – a follow-up report of a large multicenter database. Eur J Pediatr 167 (2): 241–242

12 Akute Komplikationen: Diabetische Ketoazidose

Andreas Neu

12.1 Definition – 156

12.2 Häufigkeit – 156
12.2.1 DKA bei Manifestation – 156
12.2.2 DKA im Verlauf – 156

12.3 Klinisches Bild – 156

12.4 Pathophysiologie – 157

12.5 Management – 157
12.5.1 Rehydratation – 157
12.5.2 Insulinsubstitution – 158
12.5.3 Kaliumgabe – 158
12.5.4 Azidoseausgleich – 159

12.6 Komplikationen – 159

12.7 Prävention – 160

12.8 Hyperglykämisches hyperosmolares Syndrom – 160

Literatur – 160

Elliot Proctor Joslin (1869–1962) war der Überzeugung, dass mit der Entdeckung des Insulins der Diabetes mellitus seinen Schrecken verloren habe und formulierte sinngemäß in den 1920er Jahren »today it is not allowed to die of diabetic coma«. Dass sich diese Hoffnung nicht erfüllte, kann man in den ISPAD-(International-Society-for-Pediatric-and-Adolescent-Diabetes-)Guidelines des Jahres 2000 nachlesen.

> **In diesen ISPAD-Guidelines wird ernüchternd festgestellt, dass die diabetische Ketoazidose noch immer die häufigste Todesursache bei Kindern mit Diabetes mellitus darstellt (Swift 2000).**

Ohne Zweifel ist die diabetische Ketoazidose nach wie vor ein zentrales Problem bei der Behandlung von Kindern und Jugendlichen mit Diabetes mellitus.

12.1 Definition

Drei Merkmale charakterisieren die diabetische Ketoazidose (DKA): Hyperglykämie (Blutzucker >200 mg/dl), venöser pH <7,3 oder Bikarbonat <15 mmol/l sowie Ketonämie und Ketonurie. Die Einteilung des Schweregrads erfolgt übereinstimmend in die Kategorien mild, mäßig und schwer (Tab. 12.1).

12.2 Häufigkeit

12.2.1 DKA bei Manifestation

Es gibt große geografische Unterschiede bzgl. der Häufigkeit der Ketoazidosen bei Manifestation. Allein in Europa und Nordamerika werden Häufigkeitsraten zwischen 15 und 67% angegeben, in weniger gut strukturierten Ländern ist der Anteil mit Sicherheit noch höher (Dunger et al. 2004). Untersuchungen aus Italien (Parma-Studie) konnten zeigen, dass Aufklärungskampagnen die Frequenz der Ketoazidose durch eine frühzeitige Diagnosestellung deutlich vermindern können (Vanelli 2007). Allerdings blieb in medizinisch gut strukturierten Regionen der prozentuale Anteil ketoazidotischer Verläufe bei Manifestation über viele Jahre konstant (Neu et al. 2003; Neu 2007), sodass man wohl davon ausgehen muss, dass ein gewisser Anteil krankheitsimmanent und nahezu unvermeidbar ist. Insbesondere jüngere Kinder (0- bis 4-Jährige) sind betroffen, ebenso Familien mit einem niedrigen sozioökonomischen Status (Rewers et al. 2005). Insgesamt machen die Ketoazidosen bei Manifestation etwa 25% aller diabetischen Ketoazidosen aus (Lebovitz 1995). Etwa ein Viertel aller Patienten mit Diabetesmanifestation ist betroffen (Rewers et al. 2008).

12.2.2 DKA im Verlauf

Bei Kindern und Jugendlichen mit bekanntem Diabetes mellitus liegt das Risiko für eine DKA in Abhängigkeit von regionalen Gegebenheiten zwischen 1 und 10% pro Patient pro Jahr (Wolfsdorf et al. 2007).

> **Am häufigsten treten ketoazidotische Episoden im Verlauf von Infekten oder bei unregelmäßiger Insulinsubstitution auf. Insbesondere Kinder mit einer schlechten Stoffwechsellage und Pubertierende sind betroffen (Rewers et al. 2002).**

12.3 Klinisches Bild

Zu den Zeichen einer mäßig ausgeprägten Ketoazidose zählen neben der Dehydratation
- Müdigkeit,
- Durst,
- Enuresis und
- Gewichtsabnahme.

Bei schweren Verläufen kommen hinzu:
- Kopfschmerzen,
- Bauchschmerzen,
- Erbrechen und
- Zeichen der zerebralen Dysfunktion.

Als spezifisches Azidosezeichen zählt die Kußmaul-Atmung, die sich durch tiefe, rasch aufeinanderfolgende Atemzüge bemerkbar macht (Mortensen 1993). Die Zahl der tatsächlich komatösen Patienten ist eher gering (Neu et al. 2003). Bedingt durch die klinische Symptomatik sind Fehldiagnosen nicht selten, lassen sich jedoch in aller Regel leicht abgrenzen.

> **Zu den häufigsten Fehldiagnosen zählen pulmonale Infektionen, Meningitis und die Pseudoappendizitis diabetica.**

Tab. 12.1. Diabetische Ketoazidose (DKA) – Schweregrad (Nach Wolfsdorf et al. 2007)

Ausprägung DKA	pH-Wert	Serumbikarbonat [mmol/l]
mild	<7,3	<15
mäßig	<7,2	<10
schwer	<7,1	<5

12.4 Pathophysiologie

Um die Behandlungsansätze nachvollziehen zu können, ist es wichtig, die der DKA zugrunde liegenden ursächlichen Mechanismen zu kennen. Das komplexe biochemische Geschehen lässt sich reduzieren auf wenige entscheidende Faktoren, nämlich die Dehydratation, den Insulinmangel sowie eine Erhöhung der gegenregulatorischen Hormone (Kahn 1994). Daraus resultieren ein beschleunigter Katabolismus, eine gestörte periphere Glukoseverwertung mit nachfolgender Hyperglykämie und Hyperosmolarität und eine verstärkte Lipolyse und Ketogenese, die wiederum Ursache für die Ketonämie und die metabolische Azidose ist. Von der Dehydratation sind sowohl der Extra- als auch der Intrazellulärraum betroffen. Mit dem Flüssigkeitsverlust gehen häufig Elektrolytverluste einher (Natrium, Kalium, Chlorid und Phosphat).

12.5 Management

Aufgrund der Tatsache, dass die DKA im Kindes- und Jugendalter ein potenziell lebensgefährliches Ereignis darstellt, sollte die Behandlung in einer dafür ausgestatteten pädiatrischen Einrichtung erfolgen. Grundsätzlich gilt jede DKA zunächst als pädiatrischer Notfall und bedarf der Akutversorgung.

Der therapeutische Ansatz richtet sich primär auf die Dehydratation und den Insulinmangel. An erster Stelle der DKA-Therapie steht deshalb die Rehydratation, gefolgt von der Insulinsubstitution. Weil durch beide Maßnahmen ein Kaliumabfall provoziert wird, ist die Kaliumgabe neben der Rehydratation und Insulinsubstitution die wichtigste dritte Therapieschiene ◘ Tab. 12.2.

12.5.1 Rehydratation

Die Flüssigkeitsgabe ist die erste therapeutische Maßnahme bei der Behandlung der DKA. Initial verwendet wird eine isotone Lösung, also 0,9%ige Kochsalzlösung. Empfohlen wird die Bolusgabe mit einer Startgeschwindigkeit von 10 ml/kg Körpergewicht über eine Stunde; diese Bolusgabe kann bei Bedarf wiederholt werden. Nach dieser sehr schnellen anfänglichen Flüssigkeitsgabe wird die Flüssigkeitszufuhr deutlich reduziert. Es empfiehlt sich, das Defizit anhand der klinischen Dehydratationszeichen abzuschätzen und entsprechend dieser Einschätzung zu substituieren. Der Defizitersatz mit isotoner Lösung erstreckt sich über mindestens 4–6 h. Insgesamt sollen der Flüssig-

◘ **Tab. 12.2.** Medikamentöse Behandlung der DKA. (Holterhus et al. 2009) (Unter Beachtung der Kontrolle von Elektrolyten, pH, Blutzucker, Ketonkörper)

Behandlungsziel/Indikation	Medikament	Dosis	Zeitliche Abfolge/Zeitraum
Initiale Kreislaufstabilisierung (falls erforderlich)	NaCl 0,9%	10–20 ml/kg i.v.	Sofort über 1–2 h
Flüssigkeitsausgleich nach initialer Kreislaufstabilisierung	NaCl 0,9% oder Ringerlösung nach 4–6 h auch NaCl 0,45% möglich	Maximale i.v.-Tagesdosis <1,5- bis 2fach des Erhaltungsbedarfs in Bezug auf Alter, Gewicht und Körperoberfläche	Mindestens über 36–48 h
Blutzuckersenkung	Normalinsulin	0,1 U/kg/h i.v. bei jüngerem Kind 0,05 U/kg/h	Beginn der Insulingabe 1–2 h nach Beginn der Volumengabe; keine Unterbrechung der Insulinzufuhr bis pH >7,3; Senkung des Blutzuckers um 2–5 mmol/l/h (36–90 mg/dl/h)
Vermeidung von Hypoglykämie	Glukose	Endkonzentration: 5% Glukose/0,45% NaCl-Lösung	Beginn ab Blutzucker von 15 mmol/l (270 mg/dl) oder bei Blutzuckersenkung >5 mmol/l/h (90 mg/dl/h)
Kaliumausgleich	KCl	40 mmol/l Volumen; 5 mmol/kg/Tag i.v.; nicht >0,5 mmol/kg/h	Bei Hypokaliämie sofort; bei Normokaliämie mit Beginn der Insulingabe; bei Hyperkaliämie erst nach Wiedereinsetzen der Urinproduktion; kontinuierliche Gabe bis Beendigung des Volumenausgleichs

keitsdefizit und der Erhaltungsbedarf nach 48 h ausgeglichen sein. Im Falle einer mäßigen DKA darf man von 5–7%, im Falle einer schweren DKA von 7–10% Dehydratation ausgehen (Wolfsdorf 2007). Nach initialer Absenkung des Blutzuckers und damit der Serumosmolarität folgt die weitere Rehydratation halbisoton (Glukose 5%); dies geschieht i. Allg. bei Blutzuckerwerten unter 250 mg/dl.

Der Effekt der Flüssigkeitsgabe ist bemerkenswert: Der Blutzucker wird gesenkt, die renale Glukoseausscheidung erhöht, die Gewebsperfusion wird verbessert, die gegenregulatorischen Hormone sinken ab, die Insulinsensitivität steigt (Mortensen 1993).

Die Gefahr der Rehydratation besteht darin, dass zu schnell zu viel Flüssigkeit verabreicht wird und dadurch die Serumosmolarität rasch sinkt. Diese Gefahr besteht insbesondere bei ausgeprägter Hyperosmolarität. Deshalb sollte bei der Absenkung des Blutzuckers darauf geachtet werden, dass gleichzeitig der Serum-Natrium-Spiegel ansteigt.

> ! Ein gleichzeitig mit dem Blutzucker abfallender Serum-Natrium-Spiegel gilt als Warnsignal für eine zu rasche Senkung der Serumosmolarität und damit für ein Hirnödem.

Ein alternatives, vereinfachtes Vorgehen für die Rehydratation nach der initialen Bolusgabe richtet sich nur nach Alter bzw. Körpergewicht und berücksichtigt nicht das Ausmaß der Dehydratation. In diesem Fall wird empfohlen, den 1,5- bis 2fachen Tagesbedarf zu verabreichen (◘ Tab. 12.3).

◘ Tab. 12.3. Flüssigkeitsbedarf nach initialer Bolusgabe. (Mod. nach Wolfsdorf et al. 2007)

Körpergewicht [kg]	Erhaltungsbedarf [ml/24 h]	Rehydratation [ml/24 h]
5	405	650
10	780	1.280
15	1.030	1.780
20	1.230	2.230
30	1.560	3.060
40	1.850	3.700
50	2.100	4.200
60	2.320	4.640
70	2.500	5.000

12.5.2 Insulinsubstitution

Steht die Hyperglykämie und Hyperosmolarität im Vordergrund, so erfolgt zunächst die alleinige Rehydratation. In Abhängigkeit vom Ausmaß der DKA erfolgt die Insulinsubstitution unmittelbar nach Beginn der Rehydratation oder zeitversetzt spätestens dann, wenn der Blutzucker durch alleinige Rehydratation nicht weiter zu senken ist. Angestrebt wird ein Blutzuckerabfall von 70–100 mg/dl/h. Die früher übliche Insulinbolusgabe zu Beginn der Therapie ist obsolet (Wolfsdorf et al. 2007). Die weitere Dosis der Insulinsubstitution wird über die Geschwindigkeit des Blutzuckerabfalls gesteuert. Eine passagere Unterbrechung der Insulinzufuhr bei fortbestehender DKA ist nur dann sinnvoll, wenn der Blutzucker dramatisch abfällt. Zu den angestrebten Effekten der Insulinsubstitution zählen die Senkung der Lipolyse und Ketogenese sowie eine Reduktion der Glukoneogenese und Glykogenolyse (Mortensen 1993).

> Zur Insulinsubstitution verwendet man eine niedrig dosierte, kontinuierliche Insulininfusion mit 0,1 E/kgKG/h.

Eine Gefahr der Insulinsubstitution ist die Absenkung des Kaliumspiegels, der man durch eine frühzeitige und hochdosierte Kaliumgabe vorbeugen kann.

12.5.3 Kaliumgabe

Die Entwicklung einer DKA geht einher mit einer erheblichen Kaliumdepletion, die insbesondere intrazellulär stattfindet. Beteiligte Mechanismen sind u. a. die Hyperosmolarität im Serum, die zum Kaliumausstrom aus der Zelle führt, sowie die Verluste durch osmotische Diurese. Die Hypokaliämie macht sich insbesondere bei Diabetesmanifestation bemerkbar und ist weniger ausgeprägt bei Patienten mit bekanntem Diabetes (Hanas et al. 2007).

Mit einsetzender Insulingabe und Normalisierung der Azidose kommt es zum Rückstrom des Kaliums in die Zelle und nachfolgend absinkenden Serum-Kalium-Spiegeln. Zur Substitution empfohlen werden Lösungen mit einer Konzentration von 40 mmol/l bzw. 20 mmol/l bei sehr hohen Infusionsgeschwindigkeiten. Dies entspricht einer mittleren Dosis von 4–8 mmol/kgKG/Tag. Als Obergrenze für die i.v.-Kaliumgabe wird üblicherweise eine Infusionsrate von 0,5 mmol/kgKG/h angegeben (Wolfsdorf et al. 2007). In jedem Fall sind engmaschige Kontrollen der Serumelektrolytspiegel (initial stündlich, später 2-bis 3-stündlich) für die Steuerung der Kaliumsubstitution sinnvoll. Bei ausgeprägter Hypokaliämie sollte die Insulinzufuhr passager unterbrochen werden.

> In jedem Fall (auch bei normalen Ausgangswerten) muss man von einer Kaliummangelsituation ausgehen und deshalb früh eine hochdosierte Substitution einleiten.

In welcher Form Kalium zugeführt werden soll, ist umstritten. Mit dem Kaliumverlust einhergehend ist ein Verlust des Phosphats durch die osmotische Diurese. Dies legt eine Phosphatsubstitution nahe. Allerdings ist der klinische Nutzen einer Phosphatgabe nicht belegt (Dunger et al. 2004). Gleichzeitig kann die Phosphatsubstitution eine Hypokalzämie induzieren und auch mit praktischen Problemen verbunden sein. Aus diesem Grund wird in aller Regel die Kaliumsubstitution in Form von Kaliumchlorid vorgenommen, gelegentlich wird eine Mischung aus Kaliumphosphat und Kaliumchlorid appliziert.

12.5.4 Azidoseausgleich

Die Flüssigkeitssubstitution im Rahmen der DKA-Behandlung verbessert die Gewebeperfusion und die Nierenfunktion und führt damit zu einer vermehrten Ausscheidung saurer Valenzen. Mit Beginn der Insulinsubstitution kommt es zum Abbau von Ketonsäuren und zur endogenen Bikarbonatproduktion. Eine zusätzliche Bikarbonatsubstitution wird im Gegensatz zu früheren Vorgehensweisen nicht mehr empfohlen. Ausnahmen sind Patienten mit schwerer DKA und herabgesetzter kardialer Kontraktilität und ausgeprägter peripherer Vasodilatation. In den meisten Fällen überwiegen jedoch die Gefahren eines aktiven Azidoseausgleichs durch die Bikarbonatgabe wie Verstärkung der Hypokaliämie oder das Auftreten einer paradoxen ZNS-Azidose (Althoff et al. 2001). Wegen der fehlenden Notwendigkeit einerseits und der Risiken andererseits wird deshalb von einer Bikarbonatgabe abgeraten (Wolfsdorf et al. 2007).

12.6 Komplikationen

> Die am meisten gefürchtete Komplikation bei der Behandlung der DKA ist das Auftreten eines Hirnödems.

Im Rahmen einer DKA gehen 60–90% aller Todesfälle auf diese Komplikation zurück (Glaser et al. 2001; Edge et al. 2001). Die Entwicklung eines Hirnödems erfolgt typischerweise 4–12 h nach Therapiebeginn, kann aber prinzipiell zu jedem Zeitpunkt im Rahmen der DKA auftreten (Dunger et al. 2004). Zu den Warnzeichen zählen Kopfschmerzen, Pulsabfall, wiederholtes Erbrechen, Veränderungen im neurologischen Status, Blutdruckanstieg und ein Abfall der O_2-Sättigung. Das Risiko ist besonders hoch bei jüngeren Kindern, frisch manifestiertem Diabetes und langer Symptomdauer (Bello 1990; Rosenbloom 1990). Ein Zusammenhang zwischen dem Ausmaß der Hyperglykämie und dem Risiko für ein Hirnödem scheint nicht zu bestehen, wohingegen eine Korrelation zwischen dem Ausmaß der Azidose und dem Risiko für ein Hirnödem besteht (Durr et al. 1992; Edge et al. 2001; Glaser et al. 2001; Mahoney et al. 1999).

Diagnosewert für das symptomatische Hirnödem

Die Diagnose erfolgt entweder aufgrund eines direkten diagnostischen Kriteriums oder aufgrund indirekter Kriterien (zwei Hauptkriterien oder ein Hauptkriterium und zwei Nebenkriterien). (Muir et al. 2004)].
1. Direkte diagnostische Kriterien
    – Abnorme motorische oder verbale Reaktion auf Schmerzreize
    – Dezerebrationsstarre bei Mittelhirneinklemmung (erhöhter Muskeltonus, Opisthotonus und Beugung der Hand- und Fingergelenke) oder Dekortikationsstarre bei diffuser (hypoxischer) Schädigung des Großhirns (überstreckte Beine und im Ellbogengelenk gebeugte Arme ohne Opisthotonus)
    – Hirnnervenparese (insbesondere III, IV, VI)
    – Abnormes neurogenes Atemmuster (z. B. Cheyne-Stokes-Atmung bei Schädigung beider Hemisphären oder hyperventilatorische Maschinenatmung bei Mittelhirnläsionen)
2. Indirekte Kriterien: Hauptkriterien
    – Veränderte mentale Aktivität/wechselnder Bewusstseinszustand
    – Anhaltendes Absinken der Herzfrequenz (>20 Schläge/min), nicht zurückzuführen auf Volumengabe oder Schlaf
    – Altersinadäquate Inkontinenz
3. Indirekte Kriterien: Nebenkriterien
    – Erbrechen
    – Kopfschmerz
    – Lethargie oder schwere Erweckbarkeit
    – diastolischer Blutdruck >90 mmHg
    – Alter <5 Jahre

Pathophysiologisch scheinen mehrere Mechanismen an der Entstehung eines Hirnödems beteiligt zu sein. Wesentlicher Faktor ist die forcierte Senkung der Serumosmolarität im Rahmen der Flüssigkeitsgabe. Es gibt Hinweise darauf, dass eine subklinische Hirnschwellung auch dann vorliegen kann, wenn ausgeprägt Hirndruckzeichen fehlen (Krane et al. 1985).

> Zur Therapie des Hirnödems wird empfohlen, die Flüssigkeitszufuhr zu reduzieren und frühzeitig Mannitol in einer Dosis von 0,5–1 g/kgKG über 20 min zu infudieren. Der Erfolg dieser Maßnahme tritt normalerweise rasch (nach 30 min) ein.

Zeigt sich kein Erfolg binnen zwei Stunden, wird diese Maßnahme wiederholt. Im Extremfall führt das Hirnödem zur Ateminsuffizienz und macht eine Intubation mit nachfolgender Beatmung erforderlich (Wolfsdorf et al. 2007). Entscheidend für den Erfolg bei der Therapie des Hirnödems sind die frühzeitige Erkennung und ein rasches Einsetzen der Therapie. Eine zusätzliche Diagnostik (Augenhintergrunduntersuchung, Bildgebung) ist der klinischen Beurteilung im Frühstadium nicht überlegen und führt lediglich zur Verzögerung einer Behandlung. Die Behandlungsindikation ergibt sich allein aus den klinischen Gegebenheiten.

12.7 Prävention

In Anbetracht der Gefahren, die mit einer DKA im Kindesalter einhergehen, muss es vorrangiges Ziel sein, solche Situationen zu vermeiden.

Mit Blick auf die DKA im Rahmen der Diabetesmanifestation können Aufklärungskampagnen in der Öffentlichkeit dazu beitragen, die Symptomatik rechtzeitig zu erkennen und die Diagnosestellung zu beschleunigen.

> Bei Kindern und Jugendlichen mit bekanntem Diabetes ist die Schulung der Betroffenen und ihrer Betreuer wichtigste Maßnahme zur Prävention einer DKA.

12.8 Hyperglykämisches hyperosmolares Syndrom

Kinder und Jugendliche mit einem Diabetes mellitus Typ 2 können einen hyperglykämischen hyperosmolaren Zustand mit Blutzuckerwerten über 600 mg/dl und einer Hyperosmolarität von über 320 mosm/kg auch ohne DKA entwickeln. Das hyperglykämische hyperosmolare Syndrom (HHS) ist eine Variante der klassischen DKA und kommt gehäuft bei afroamerikanischen Kindern und stark übergewichtigen Kindern und Jugendlichen mit zuvor unentdecktem Diabetes mellitus Typ 2 vor. Das HHS weist gegenüber der DKA ein weitaus höheres Mortalitätsrisiko auf.

Zentrale Diagnosekriterien des HHS (Wolfsdorf et al. 2007)

- Hyperglykämie >33,3 mmol/l (>600 mg/dl)
- pH >7,3
- Serumbikarbonat >15 mmol/l
- Geringe Ketonurie, fehlende oder milde Ketonämie (Serumhydroxybutyrat 1+/–0,2 mmol/l)
- Effektive Serumosmolalität >320 mosm/kg
- Stupor oder Koma

> Das vorrangige Therapieziel beim HHS ist die Flüssigkeitssubstitution entsprechend dem Vorgehen bei der DKA. Beim Ausgleich der Hyperglykämie ist eine erhöhte Insulinempfindlichkeit zu beachten. Die Insulinzufuhr nach initialer Flüssigkeitsgabe sollte deshalb nur 0,05 U/kg/h (oder weniger) betragen.

Literatur

Althoff PH, Usadel KH, Mehnert H (2001) Therapie der diabetischen Ketoazidose und des hyperosmolaren, nichtketoazidotischen Dehydratationssyndroms (»hyperosmolares Koma«). In: Mehnert H (Hrsg) Diabetologie in Klinik und Praxis. Thieme, Stuttgart, S 303–318

Bello FA, Sotos JF (1990) Cerebral oedema in diabetic ketoacidosis in children. Lancet 336: 64 (Letter)

Dunger DB, Sperling MA, Acerini CL et al. (2004) ESPE/LWPES consensus statement on diabetic ketoacidosis in children and adolescents. Arch Dis Child 89: 188–194

Durr JA, Hoffman WH, Sklar AH, El Gammal T, Steinhart CM (1992) Correlates of brain edema in uncontrolled IDDM. Diabetes 41: 627–632

Edge JA, Hawkins MM, Winter DL, Dunger DB (2001) The risk and outcome of cerebral oedema developing during diabetic ketoacidosis. Arch Dis Child 85: 16–22

Glaser N, Barnett P, McCaslin I et al. (2001) Risk factors for cerebral edema in children with diabetic ketoacidosis. The Pediatric Emergency Medicine Collaborative Research Committee of the American Academy of Pediatrics. N Engl J Med 344: 264–269

Hanas R, Lindgren F, Lindblad B (2007) Diabetic ketoacidosis and cerebral oedema in Sweden – a 2-year paediatric population study. Diabet Med 24: 1080–1085

Holterhus PM, Beyer P, Bürger-Büsing J et al. (2009) Diagnostik, Therapie und Verlaufskontrolle des Diabetes mellitus im Kindes- und Jugendalter. http://profi.diabetesde.org/leitklinien/ Gesehen 23.8.2009

Krane EJ, Rockoff MA, Wallman JK, Wolfsdorf JI (1985) Subclinical brain swelling in children during treatment of diabetic ketoacidosis. N Engl J Med 312: 1457–1151

Lebovitz HE (1995) Diabetic ketoacidosis. Lancet 345: 767–772

Mahoney CP, Vlcek BW, Delaguila M (1999) Risk factors for developing brain herniation during diabetic ketoacidosis. Pediatr Neurol 21: 721–727

Mortensen HB, Bendtson I (1993) Diabetic ketoacidosis: diagnosis and initial emergency management. Diabetes in the Young 29: 4–8

Literatur

Neu A, Willasch A, Ehehalt S, Hub R, Ranke MB on behalf of the DIARY group Baden-Wuerttemberg (2003) Ketoacidosis at onset of type 1 diabetes mellitus in children – frequency and clinical presentation. Pediatr Diabetes 4: 77–81

Neu A (2007) Reducing DKA at onset – how to monitor success. Pediatr Diabetes 8 (Suppl 7): 6f

Rewers A, Chase HP, Mackenzie T, Walravens P, Roback M, Rewers M, Hamman RF, Klingensmith G (2002) Predictors of acute complications in children with type 1 diabetes. JAMA 287: 2511–2518

Rewers A, Klingensmith G, Davis C et al. (2005) Diabetic ketoacidosis at onset of diabetes: the SEARCH for diabetes in youth study. Diabetes 54 (Suppl 1): A63

Rewers A, Klingensmith G, Davis C et al. (2008) Presence of diabetic ketoacidosis at diagnosis of diabetes mellitus in youth: The search for diabetes in youth study. Pediatrics 121: e1258–e1266

Rosenbloom AL (1990) Intracerebral crises during treatment of diabetic ketoacidosis. Diabetes Care 13: 22–33

Swift PGF (Ed) (2000) ISPAD Consensus Guidelines 2000. Medical Forum International, Zeist

Vanelli M (2007) DKA prevention in the primary care setting. Pediatr Diabetes 8 (Suppl 7): 9

Wolfsdorf J, Craig ME, Daneman D et al. (2007) Diabetic ketoacidosis. Pediatr Diabetes 8: 28–42

13 Diabetestherapie

Thomas Danne

13.1 Insulinpräparate – 165
13.1.1 Tierische Insuline – 165
13.1.2 Humaninsulin – 165
13.1.3 Insulinanaloga – 165

13.2 Konzentration und Herstellung von Insulinverdünnungen – 166

13.3 Zusätze zu Insulinzubereitungen/ph-Wert – 166

13.4 Aufbewahrung von Insulinpräparaten – 166

13.5 Absorption des injizierten Insulins – 167

13.6 Typisierung der Insulinpräparate – 167
13.6.1 Normalinsulin – 167
13.6.2 NPH-Insulin – 168
13.6.3 Kombinationsinsuline – 168
13.6.4 Mischbarkeit von Insulinpräparaten – 170

13.7 Auswahl der Insulintherapie – 170
13.7.1 Konventionelle Insulintherapie – 170
13.7.2 Intensivierte Insulintherapie – 170

13.8 Ziele der Langzeitbehandlung – 171

13.9 Praxis der Insulinbehandlung – 171
13.9.1 Durchführung der Insulininjektion – 171
13.9.2 Injektionsareale und Schichten der Haut – 172
13.9.3 Technik der Insulininjektion – 173

13.10 Insulininjektionstherapie – 173
13.10.1 Prinzip der intensivierten Insulintherapie – 173
13.10.2 Alterstypische Besonderheiten – 175
13.10.3 Wahl von Prandial- und Basalinsulin – 175
13.10.4 Zirkadianrhythmus der Insulinwirkung – 176
13.10.5 Prandialinsulindosis – 176
13.10.6 Basalinsulindosis – 177

13.11 Durchführung der Insulinpumpentherapie (CSII) – 178

13.11.1 Auswahl der Insulinpumpe – 179
13.11.2 Pumpeninsuline und Insulinkonzentration – 179
13.11.3 Auswahl der Insulinpumpenkatheter – 180
13.11.4 Legen des Pumpenkatheters – 180
13.11.5 Berechnung des Insulintagesbedarfes beim Übergang von ICT auf CSII – 181

13.12 Insulinallergie und Insulinresistenz – 187

13.12.1 Insulinallergie – 187
13.12.2 Lokale Reaktion vom Spättyp – 187
13.12.3 Lokale Reaktion vom Soforttyp – 187
13.12.4 Therapie der Insulinallergie – 187
13.12.5 Insulinresistenz bei Diabetes mellitus Typ 1 – 188
13.12.6 Veränderungen der Haut und Subkutis – 188

13.13 Bedeutung der Ernährung für die Insulintherapie – 189

13.14 Methoden der Stoffwechselselbstkontrolle – 193

13.14.1 Blutglukoseeinzelwertmessung – 193
13.14.2 Kontinuierliche Glukosemessung – 194
13.14.3 Uringlukosemessung – 196
13.14.4 Ketonkörpernachweis – 196
13.14.5 Häufigkeit der Stoffwechselselbstkontrolle – 197
13.14.6 HbA1c – 197
13.14.7 Fruktosamin – 199

13.15 Verlaufskontrolle und Folgeerkrankungen – 199

13.15.1 Retinopathie – 200
13.15.2 Nephropathie – 200
13.15.3 Dyslipidämie – 201
13.15.4 Arterielle Hypertonie – 201
13.15.5 Neuropathie – 202

Literatur – 204

13.1 Insulinpräparate

Die Insulintherapie ist beim Diabetes mellitus Typ 1 der Ersatz des fehlenden körpereigenen Insulins. Sie ist lebenslang erforderlich (◘ Abb. 13.1). Ihr Erfolg hängt davon ab, inwieweit es gelingt, die physiologische Insulinsekretion zu imitieren. Der Behandlungsstandard bei pädiatrischen Patienten mit Diabetes mellitus Typ 1 sollte die intensivierte Insulintherapie sein. Jede Insulintherapie soll im Rahmen einer umfassenden Diabetesbetreuung und mit Unterstützung der Familie durchgeführt werden und für jedes Kind individuell ausgerichtet sein. Während in Deutschland 1995 noch fast 60% der pädiatrischen Patienten mit einfacheren (konventionellen) Therapieschemata (≤3 Injektionen pro Tag) behandelt wurden, verwendeten im Jahr 2007 über 90% der pädiatrischen Patienten intensivierte Therapieverfahren (>3 Injektionen pro Tag). Besonders bei jüngeren Kindern nimmt auch die Insulinpumpentherapie (»continuous subcutaneous insulin infusion«, CSII) an Bedeutung zu.

13.1.1 Tierische Insuline

Humaninsulin und hochgereinigte Schweineinsuline sind im Behandlungsergebnis hinsichtlich der Stoffwechselkontrolle und des Hypoglykämierisikos als gleichwertig einzustufen. Der Einsatz von tierischen Insulinen (aus Rinder- und Schweinepankreata) birgt jedoch u. U. ein höheres Risiko von immunologischen Nebenwirkungen als Humaninsulin.

13.1.2 Humaninsulin

Die industrielle Herstellung von Humaninsulin erfolgt heute ausschließlich biosynthetisch durch gentechnologische Verfahren.

> Die biologische bzw. blutglukosesenkende Aktivität des Insulins wird in internationalen Einheiten (IE) pro Milliliter (IE/ml bzw. U/ml) angegeben. Nach dem 1. internationalen Standard für reines Humaninsulin entspricht eine internationale Einheit 38,5 µg Reinsubstanz (=26 IE/ml).

Jede Fabrikationsmenge musste bisher biologisch getestet werden. Das erfolgte nach international festgelegten Richtlinien im In-vivo-Bioassay. Nach der Definition des »Public Health Committee of the League of Nations« entspricht eine internationale Einheit Insulin der Menge an Substanz, die notwendig ist, um die Blutglukose eines 2,0–2,5 kg schweren Kaninchens, das 24 h lang gefastet hat, vom Normalwert (118 mg/dl) auf 50 mg/dl in 1 h bzw. auf 40 mg/dl

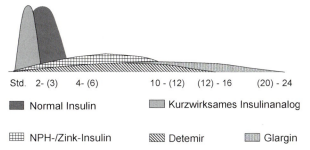

◘ **Abb. 13.1.** Insulintherapie bei Diabetes Typ 1. *NPH* neutrales Protamin Hagedorn

in 2 h zu senken. Die Messung des hypoglykämisierenden Effekts zur Bestimmung der Wirkungsstärke von Insulin ist heute durch die quantitative Bestimmung des Insulingehalts der Insulinzubereitung (z. B. durch HPLC) ersetzt worden.

13.1.3 Insulinanaloga

Das subkutan injizierte Normalinsulin weist zum nahrungsbedingten Blutglukoseanstieg einen zu langsamen Wirkungseintritt und eine zu lange Wirkungsdauer auf. Das als Verzögerungsinsulin verwendete NPH-Insulin (▶ unten) zeigt ein sehr ausgeprägtes Wirkungsmaximum noch nach 6 h, besitzt aber eine zu kurze blutglukosesenkende Wirkung, wenn es nur einmal täglich injiziert wird. Daher wurden in den letzten Jahren Insulinpräparationen mit schnellerem Wirkungsbeginn und kürzerer Wirkungsdauer für die Prandialinsulinsubstitution sowie Verzögerungsinsuline mit konstant langer Wirkungsdauer für die Basalinsulinsubstitution entwickelt, d. h. die Insulinanaloga mit raschem Wirkungseintritt und die mit langer Wirkungsdauer.

Die Absorption des subkutan injizierten Insulins wird u. a. durch die Selbstassoziation der Insulinmoleküle von Monomeren zu Dimeren und Hexameren beeinflusst. Mono- und Dimere durchdringen die Kapillarmembran, während der Durchtritt der Hexamere behindert ist. Durch Modifikationen der Aminosäuresequenz des Insulins kann die Bindungsfestigkeit der Moleküle untereinander sowohl vermindert wie verstärkt werden. Nach diesem Prinzip wurden Insulinanaloga mit beschleunigter und verlangsamter Absorption entwickelt. Bei den Insulinanaloga mit raschem Wirkungseintritt (Lispro, Aspart und Glulisine) ist die Selbstassoziation behindert, sodass das Insulin vorwiegend als Mono- und Dimer vorliegt und daher schnell absorbiert wird. Bei dem Insulinanalogon Glargin mit langer Wirkungsdauer ist der Zusammenhalt der Moleküle als Hexamere verstärkt, sodass die Absorption verzögert ist. Bei dem mittellangwirkenden Insulinanalogon Detemir

> **Herstellung von Insulinverdünnungen**
> Bei Einzeldosen z. B. unter 1 oder 2 IE Insulin kann man mithilfe eines insulinfreien Mediums, das über die Pharmafirmen zu beziehen ist, vom Apotheker eine niedrigkonzentrierte U20-, U10- oder U4-Insulinzubereitung aus konventionellen Humaninsulinen herstellen lassen. Ein ähnliches Problem gilt für die Insulinanaloga, die nur in der Konzentration U100 erhältlich sind. Die Fa. Lilly bietet zur Verdünnung von U100-Humalog (Lispro) eine Verdünnungslösung mit der Bezeichnung »Sterile Diluent ND-800« an, die Fa. Novo Nordisk eine Verdünnungslösung für NPH-Insulin »Diluting Medium for Protamin Cont. Insulin Injection« sowie für lösliches Insulin »Diluting medium for soluble insulin injection« mit deren Hilfe z. B. eine U40-Präparation hergestellt werden kann. Um Verwechslungen zu vermeiden, ist es wichtig, dass derjenige, der die verdünnte Insulinlösung herstellt, die Verdünnung entsprechend beschriftet.

wird die Verzögerungswirkung durch eine Assoziation des Insulinmoleküls an Serumalbumin erzielt.

Sicherheit der Insulinanaloga

Weil es sich bei den Insulinanaloga gegenüber dem Humaninsulin um veränderte Moleküle handelt, sind insbesondere auch in der Laienpresse Sicherheitsbedenken gegen diese »Kunstinsuline« vorgebracht worden. Dabei muss auch berücksichtigt werden, dass die erste Entwicklung eines schnellwirksamen Insulinanalogons, das Insulin AspB10, Tumoren in Tierstudien bewirkte. Die erhöhte Kanzerogenität von Insulin AspB10 ist jedoch durch eine deutlich verlängerte Bindungszeit am Insulinrezeptor bedingt, die keine der im Handel befindlichen Insulinanaloga aufweist. Auch in der therapeutischen Anwendung zeigten sich bis dato keine eindeutigen Befunde, die für eine erhöhte Mitogenität sprechen.

> ❱ Insgesamt gibt es gegenwärtig keine wissenschaftlich begründbaren Zweifel an der Sicherheit der im Handel befindlichen Insulinanaloga für ihre Anwendung in der Pädiatrie. Eine diesbezügliche Vigilanz und weitere Studien sind jedoch unbedingt erforderlich. Beim Einsatz von kurz- und langwirksamen Insulinanaloga ist die Zulassung ab bestimmten Altersgrenzen und die Kontraindikation in der Schwangerschaft zu beachten.

Die Therapie mit langwirksamen Insulinanaloga ist bis ca. 30% teurer als die Therapie mit Humaninsulin.

13.2 Konzentration und Herstellung von Insulinverdünnungen

In der Bundesrepublik Deutschland enthalten die Insulinpräparate (in Flaschen zum Aufziehen in Spritzen) sowohl 40 IE Insulin/ml (U40-Insulin) als auch 100 IE Insulin/ml (U100-Insulin). Das steht im Gegensatz zu vielen anderen Ländern, in denen ausschließlich U100-Insulin verwendet wird.

13.3 Zusätze zu Insulinzubereitungen/ ph-Wert

Allen Insulinzubereitungen sind antibakteriell wirksame Substanzen zugesetzt. Die meisten Präparate enthalten m-Kresol und Phenol bzw. beides in geringen Konzentrationen als Konservierungsmittel. Bei Zinkinsulinen darf kein Phenol verwendet werden, da die physikalischen Eigenschaften der Insulinpartikel verändert würden. Daher enthalten diese Präparate Methylparaben (PHB-Ester = Para-Hydroxy-Benzoesäuremethylester) als antimikrobiellen Zusatz. Durch die Desinfizienzien wird eine bakterielle Kontamination beim mehrfachen Durchstechen des Verschlusses der Insulinflaschen vermieden.

Zur Kristallisierung enthalten Zink-Insulin-Suspensionen NaCl, NPH-Insulin dagegen Glyzerol. Manche Insulinzubereitungen enthalten einen Phosphatpuffer. Sie dürfen nicht mit Zink-Insulin-Suspensionen gemischt werden, da Zinkphosphat ausfallen und damit die Verzögerungswirkung beeinträchtigt würde.

Insulin ist bei einem sauren pH-Wert von 2–3 klar löslich. Am isoelektrischen Punkt, d. h. bei einem pH-Wert von 5,4, besitzt Insulin sein Fällungsmaximum. Bei weiterem Anstieg des pH-Wertes geht Insulin wieder in Lösung. Daher sind die meisten der heute angebotenen Insulinzubereitungen neutral. Ihr pH-Wert liegt zwischen 7,0 und 7,3. Nur Surfeninsulinlösungen und das langwirksame Insulinanalogon Glargin liegen im sauren Bereich vor.

13.4 Aufbewahrung von Insulinpräparaten

Die Stabilität der Insulinpräparationen hängt von der Lagerungstemperatur ab. Insulinpräparate sollten während der Zeit der Bevorratung sorgfältig bei einer Temperatur zwischen +2 und +8°C aufbewahrt werden, damit ihre Wirksamkeit voll erhalten bleibt. Am besten geschieht das im Kühlschrank, nicht jedoch im Tiefkühlfach, denn durch Einfrieren treten ähnliche Denaturierungen wie bei hohen

Temperaturen auf. Bei Temperaturen um 30°C kommt es bei kurzwirkenden Insulinpräparaten zu Fibrillenbildung. Das Insulin wird biologisch inaktiv. Bei länger wirksamen Insulinzubereitungen treten Insulinkoagulationen auf. Während der Zeit des Gebrauchs, z. B. im Pen oder in der Insulinpumpe, können Insulinpräparate jedoch zeitlich begrenzt bei Zimmertemperatur aufbewahrt werden.

> Auf das Verfallsdatum der Insulinpräparation ist streng zu achten. Wenn Insulinlösungen oder Suspensionen ihre Farbe oder ihr Aussehen verändern, sollten sie entsorgt werden. Intensive Sonnenbestrahlung verändert ebenfalls die Qualität des Insulinpräparats.

Bei kurzen Reisen kann auf die Kühlung verzichtet werden. Bei längeren Reisen sollte das Insulinpräparat allerdings in einer Kühltasche transportiert werden, v. a. im Sommer und im Auto.

Bei Kindern mit sehr niedrigem Insulintagesbedarf sollte der Inhalt eines Insulinfläschchens bei Zimmertemperatur nur 4 Wochen Verwendung finden; im Kühlschrank bei 2–8°C hält er bis zu 3 Monaten.

13.5 Absorption des injizierten Insulins

Die Applikation von Insulin in das Interstitium des subkutanen Fettgewebes, wie sie bei Patienten mit Diabetes durchgeführt wird, ist im Vergleich zur Insulinsekretion ins Pfortadersystem bei Stoffwechselgesunden a priori unphysiologisch. Mehr als 50% des in den Pfortaderkreislauf sezernierten Insulins werden von der Leber extrahiert. Um eine den normalen Verhältnissen entsprechende Insulinkonzentration in der Leber zu erreichen, müssen daher bei Patienten, die Insulin in das subkutane Fettgewebe spritzen, unphysiologisch hohe Insulinspiegel hingenommen werden. Die biologische Halbwertszeit von sezerniertem Insulin beträgt beim Stoffwechselgesunden 4–6 min. Sie hängt fast ausschließlich von der v. a. in Leber und Niere erfolgenden Degradation und Elimination des Insulins ab. Im Vergleich dazu ist die Halbwertszeit subkutan injizierten Normalinsulins etwa um das 10-fache verlängert. Die Halbwertszeit der verschiedenen Verzögerungsinsuline ist noch viel länger.

> Im Gegensatz zum intravasal sezernierten Insulin hängt die biologische Halbwertszeit der subkutan injizierten Insulinpräparate daher in erster Linie von ihrem unterschiedlich lang dauernden Absorptionsprozess ab, erst in zweiter Linie von ihrer Degradation und Elimination.

Die Kenntnis der Faktoren, die die Absorption fördern, ist von großer praktischer Bedeutung für die Insulintherapie.

Die Absorptionsgeschwindigkeit im subkutanen Fettgewebe der Bauchregion ist sehr viel größer als die aus der Subkutis des Oberschenkels. Die Injektionsstellen an Oberarm und Gesäß weisen eine mittlere Absorptionsgeschwindigkeit auf.

> Die Injektionsstellen sollten wegen ihrer unterschiedlichen Kapillardichte mit entsprechend variabler Absorptionsgeschwindigkeit im Hinblick auf die gewünschte Insulinwirkung ausgewählt werden (z. B. Normalinsulin vor einer Mahlzeit in die Bauchhaut, Verzögerungsinsulin spät abends in den Oberschenkel).

Die Insulinabsorption ist bei Lipodystrophien (Lipome, Lipoatrophien) durch Verminderung der Mikrozirkulation herabgesetzt. Injektionsareale, die Lipodystrophien aufweisen, sind daher für die Insulinapplikation ungeeignet.

Die Absorptionsgeschwindigkeit wird bei Erwärmen der Injektionsstelle durch Verbesserung der Durchblutung beschleunigt. Intensive Sonneneinstrahlung kann z. B. bei Kindern, die am Strand spielen, die Insulinabsorption so sehr beschleunigen, dass eine Hypoglykämie auftritt. Muskelarbeit führt zur Mehrdurchblutung der Injektionsstelle und damit ebenfalls zu einer Beschleunigung der Insulinabsorption.

Bei Kleinkindern und schlanken Schulkindern ist das subkutane Fettgewebe oft dünner als 8 mm. Die Injektionskanülen der Spritzen und Pens sind manchmal länger. Daher besteht die Möglichkeit der intramuskulären Injektion, die bei sehr dünnen Kanülen nicht schmerzhaft sein muss. Wegen der im Vergleich zur Subkutis deutlich vermehrten Blutversorgung der Muskulatur ist die Resorptionsgeschwindigkeit bei intramuskulär appliziertem Insulin erheblich größer als bei subkutan injiziertem Insulin. Ausgeprägte Blutglukoseschwankungen mit Hypoglykämien können auftreten.

13.6 Typisierung der Insulinpräparate

13.6.1 Normalinsulin

Der Wirkungseintritt erfolgt etwa 15–30 min nach subkutaner Injektion. Das Wirkungsmaximum tritt nach 120–150 min auf. Die Wirkungsdauer beträgt 6–8 h. Zur Substitution des physiologischen Insulinbedarfs muss Normalinsulin daher mindestens 4-mal pro Tag injiziert werden.

Das Maximum der Wirkung weist in Abhängigkeit von der Insulindosis dagegen erhebliche Unterschiede auf. Bei niedrigen Dosen (0,05 IE/kg Körpergewicht, KG) liegt es zwischen 1,5 und 3 h, bei mittleren Dosen (0,2 IE/kg KG) zwischen 2 und 5 h, bei hohen Dosen (0,4 IE/kg KG) zwischen 2,5 und 7 h. Auch die Wirkungsdauer nimmt mit steigender Insulindosis zu. Normalinsulin kann intravenös verwendet werden. Dies ist der Fall bei Stoffwechselentgleisungen (diabetische Ketoazidose), bei Operationen. Man verwendet eine intravenöse Normalinsulininfusion während der Initialtherapie nach Diabetes-Typ-I-Manifestation zur Stoffwechselnormalisierung und Bestimmung des Insulinbedarfs.

13.6.2 NPH-Insulin

Verzögerungsinsuline werden heutzutage eingesetzt, um den Basisinsulinbedarf des Körpers abzudecken. Depotstoffe wurden entwickelt, mit deren Hilfe die Absorption von subkutan injiziertem Insulin verzögert werden konnte (Surfen-, Protamin-Zink-, Lenteinsulin). Mit dem Beginn der Ära der langwirksamen Insulinanaloga ist gegenwärtig nur noch das NPH-Insulin von Bedeutung. NPH steht dabei für **N**eutrales **P**rotamin **H**agedorn, benannt nach seinem Entwickler Hagedorn. In den Verzögerungsinsulinpräparaten liegt das Insulin in präzipitierter Form, d. h. als Suspension, vor. Es muss daher vor Gebrauch sorgfältig durchmischt werden.

Der Wirkungseintritt der NPH-Insuline wird mit 1–1,5 h, das Wirkungsmaximum mit 4–5 h, die Wirkungsdauer mit 16–22 h angegeben. Wie beim Normalinsulin verschieben sich Wirkungsmaximum und Wirkungsdauer mit zunehmender Insulindosis.

NPH-Insulin kann mit Normalinsulin in jedem Verhältnis stabil gemischt werden. Daher wird eine reiche Palette von Insulinpräparationen angeboten, die NPH- und Normalinsulin in konstanten Mischungen enthalten. Weit verbreitet ist die freie Mischung von NPH- und Normalinsulin in der Spritze unmittelbar vor der Injektion.

13.6.3 Kombinationsinsuline

Kombinations- bzw. Mischinsuline sind konstante Mischungen aus Normal- und Verzögerungsinsulin. Heute werden von den Firmen präformierte Mischinsuline vertrieben, die aus Mischungen von Normal- und NPH-Insulin in verschiedenen Verhältnissen bestehen. Außerdem gibt es inzwischen auch Kombinationsinsuline aus NPH- und schnellwirkenden Insulinanaloga. Bei der Behandlung des Diabetes mellitus Typ 1 von Kindern und Jugendlichen finden die Kombinationsinsuline kaum noch Anwendung. Auch bei einer konventionellen Therapie mit 2 Insulininjektionen pro Tag werden fast ausschließlich freie Mischungen von Normal- und NPH-Insulin verwendet.

Insulinanaloga mit raschem Wirkungseintritt

Eine raschere Absorption des Insulins kann erreicht werden, wenn die Selbstassoziation der Insulinmoleküle zu Hexameren vermindert wird und die Moleküle im subkutanen Fettgewebe vorwiegend als Mono- oder Dimere vorliegen. Drei rasch wirkende Insulinanaloga stehen heute zur Verfügung: seit 1996 das Lispro (Humalog) der Fa. Lilly, seit 2000 das Aspart (NovoRapid) der Fa. Novo Nordisk und seit 2004 das Glulisine (Apidra) der Fa. Sanofi-Aventis.

Wegen ihres schnellen Wirkungseintritts haben die rasch wirkenden Insulinanaloga heute eine weite Verbreitung gefunden. Bei der intensivierten Insulintherapie werden sie als Prandialinsulin sowohl mit Injektionsspritzen wie mit Insulinpumpen appliziert.

Insulinanaloga mit langer Wirkungsdauer

Zur Verbesserung der Basalinsulinsubstitution bei der intensivierten Insulintherapie wurde ein Insulinanalogon mit einem flachen, gleichmäßigen und langdauernden Wirkungsprofil entwickelt, das Insulin Glargin der Fa. Sanofi-Aventis. Nach klinischer Prüfung und Zulassung ist es seit 2001 als Lantus auf dem Markt. Glargin weist nach einmaliger Injektion ein gleichmäßigeres und längeres Wirkungsprofil auf als das NPH-Insulin. Damit deckt es den Basalinsulinbedarf bis zu 24 h ab und somit länger als andere Verzögerungsinsuline. Ein zweites Insulinanalogon mit mittellanger Wirkungsdauer wurde von der Fa. Novo Nordisk entwickelt. Die Zulassung des Insulinanalogons Detemir erfolgte 2004 unter dem Namen Levemir. Beim Detemir wurde eine Fettsäure an das Ende der B-Kette (Position 28) angekoppelt. Der Verzögerungseffekt entsteht dadurch, dass das lösliche Insulinanalogon nach relativ schneller Absorption im Blut über die Fettsäure an Albumin gebunden wird. Erst nach verzögerter Freisetzung aus der Albuminbindung kann das Analogon über den Insulinrezeptor wirken. Damit ist man mit diesem Verzögerungsprinzip erstmals unabhängig von der Absorption aus der Subkutis. Insulin Detemir hat eine geringere interindividuelle Varianz als NPH-Insulin und kann altersunabhängig bei Kindern, Jugendlichen und Erwachsenen nach ähnlichen Titrationsregeln dosiert werden. Bei der Umstellung muss ein individuell sehr unterschiedliches Ansprechen berücksichtigt werden. Nach Erfahrung des Autors wird sowohl eine dosisgleiche Umstellung als auch eine Verdopplung der Einheiten gegenüber der vorhergehenden Basalinsulindosis bei Kindern und Jugendlichen beobachtet. Die beiden Insulinanaloga mit mittellanger und langer Wirkungsdauer werden bei Patienten mit Diabetes mellitus Typ 1 in erster Linie als Basalinsulin bei intensivierter Insulintherapie eingesetzt. Die derzeit im Handel befindlichen Insuline sind in ◘ Tab. 13.1 zusammengefasst.

13.6 · Typisierung der Insulinpräparate

Tab. 13.1. Insulintabelle. (Mod. nach von Kriegstein 2009)

Charakterisierung		Unver-zögerter Anteil [%]	Wirkbe-ginn (min)/ Wirkdauer (h)	Sanofi-Aventis	Lilly	Novo Nordisk	B. Braun Melsungen & ratio-pharm	Berlin-Chemie
A	Sehr kurz wirkend		10/4	Apidra[d] (U100)	Humalog (U100)[a]	NovoRapid (U100)[b]	–	Liprolog (U100)
	Protamin-Misch-Analoga	50	15/15	–	Humalog Mix 50 (U100)[a]	–	–	Liprolog Mix 50 (U100)
		30	20/17	–	–	NovoMix 30 (U100)[b]	–	–
		25	20/18	–	Humalog Mix 25 (U100)[a]	–	–	Liprolog Mix 25 (U100)
	Basalanaloga		60/24 90/20	Lantus[c] (U100)	–	– Levemir[e] (U100)	–	–
H	Normalinsuline kurz wirkend		20/8	Insuman Rapid, Insuman Infusat (U100)	Huminsulin Normal	Actrapid Velosulin (U100)	B. Braun ratiopharm Rapid	Berlinsulin H Normal (U100)
	NPH-Misch-Insuline	50	30/14	Insuman Comb 50	–	Actraphane 50 (U100)	–	–
		40	35/17	–	–	Actraphane 40 (U100)	–	–
		30	35/19	–	Huminsulin Profil III	Actraphane 30 (U100)	B. Braun ratiopharm Comb 30/70	Berlinsulin H 30/70 (U100)
		25	35/17	Insuman Comb 25	–	–	–	–
		20	45/21	–	Huminsulin Profil II (U100)	Actraphane 20 (U100)	–	Berlinsulin H 20/80 (U100)
		15	45/18	Insuman Comb 15	–	–	–	–
		10	45/23	–	–	Actraphane 10 (U100)	–	–
	NPH-Insuline		45/20	Insuman Basal	Huminsulin Basal	Protaphane	B. Braun ratiopharm Basal	Berlinsulin H Basal (U100)

A Insulinanaloga, H Humaninsulin, S Schweineinsulin, Z zinkverzögertes Insulin.
[a] Lispro Humalog; [b] Aspart NovoRapid; [c] Glargin Lantus; [d] Glulisine Apidra; [e] Detemir Levemir.

13.6.4 Mischbarkeit von Insulinpräparaten

Für die Insulinsubstitution bei Kindern und Jugendlichen mit Diabetes mellitus Typ 1 hat sich die freie Mischung von Normal- und NPH-Verzögerungsinsulin in der Spritze unmittelbar vor der Injektion vielfach bewährt. Kombinationsinsuline werden kaum noch verwendet.

> Die Insulinanaloga mit raschem Wirkungseintritt (NovoRapid, Humalog und Apidra) dürfen mit NPH-haltigen Insulinen nur direkt vor der Injektion gemischt werden. Die langwirkenden Insulinanaloga (Lantus, Levemir) dürfen nicht mit Normalinsulin oder schnellwirkendem Analogon gemischt werden.

13.7 Auswahl der Insulintherapie

Mit der Insulinsubstitution wird vor der ersten Mahlzeit im Krankenhaus begonnen. Schon jetzt müssen die Weichen für die Insulinsubstitutionsmethode gestellt werden, die während der folgenden Zeit angewendet werden soll. Gemeinsam mit den Eltern sollten die heute möglichen Formen der Insulintherapie erörtert werden. Es geht darum, ob das Kind eine konventionelle Insulinbehandlung mit meist 2 Insulininjektionen pro Tag oder eine intensivierte Insulintherapie mit meist 4 Insulinapplikationen pro Tag oder eine Insulinpumpentherapie erhalten soll.

13.7.1 Konventionelle Insulintherapie

Bei der konventionellen Insulintherapie wird täglich 1- oder 2-mal Insulin injiziert. Es liegt eine eindeutige Dominanz der Verzögerungsinsulinwirkung vor. Etwa 70–100% der Insulintagesdosis bestehen aus Verzögerungsinsulin, nur etwa 0–30% aus Normalinsulin. Die Nahrungszufuhr muss an die vorgegebene Verzögerungsinsulinwirkung angepasst werden. Die Patienten sind in ein genau berechnetes, streng festgelegtes Insulin-Diät-Regime eingebunden. Die konventionelle Insulintherapie wurde bis zum Beginn der 1980er Jahre in der Diabetologie ausschließlich angewendet. Die konventionelle Insulintherapie imitiert nicht die physiologische ß-Zellsekretion. Sie muss daher als nichtphysiologische Insulinsubstitutionsmethode bezeichnet werden.

Zweimal täglich, morgens vor dem ersten Frühstück und abends vor dem Abendessen, wird ein Verzögerungsinsulin mit oder ohne Normalinsulinanteil injiziert. Das Verhältnis zwischen der morgendlichen und abendlichen Insulinmenge ist etwa 2:1. Die Eltern müssen in der Lage sein, zu entscheiden, wann welcher Insulinanteil erhöht oder erniedrigt werden muss und dass der Normalinsulinanteil flexibel an das aktuelle Ergebnis der Stoffwechselmessung angepasst werden sollte. Der Verzögerungsinsulinanteil kann relativ konstant gehalten werden. Das für den Patienten günstigste Verhältnis zwischen Normal- und Verzögerungsinsulin muss immer wieder neu ermittelt werden.

> Bei der konventionellen Therapie ist eine Insulinanpassung an die Nahrungszufuhr ist nur mithilfe des relativ geringen Normalinsulinanteils möglich. Die Nahrungsmenge ist daher subtil an die vorgegebene Wirkung des Verzögerungsinsulins anzupassen. Sie sollte nur in Einzelfällen heute noch Verwendung finden.

13.7.2 Intensivierte Insulintherapie

Epidemiologische Untersuchungen konnten den generellen Vorteil der intensivierten Insulintherapie für alle Altersgruppen im Kindesalter nicht belegen. Angesichts der Überlegenheit dieser Therapieform bei Adoleszenten und Erwachsenen sollte jedoch, mit Blick auf die schwedischen Längsschnittstudien, mit der intensivierten Therapie begonnen werden, wenn die Ressourcen der Familie und des Kindes dieses zulassen. Ausnahmen können die Remissionsphase mit sehr geringem Insulinbedarf oder eine erhebliche Adhärenzproblematik in der Langzeitbetreuung sein sowie ein familiärer Kontext oder Fremdbetreuung, in der die komplexe intensivierte Therapie nicht durchgeführt und überwacht werden kann. Die Evidenz bezüglich der Bedeutung einer intensivierten Insulintherapie auf die Langzeitstoffwechselkontrolle stammt aus dem »Diabetes Control and Complications«-(DCC-)Trial und der Nachfolgestudie »Epidemiology of Diabetes Interventions and Complications« (EDIC). Der DCC-Trial benutzte auch umfassende Patientenunterstützungsmaßnahmen (Ernährungs- und Bewegungspläne, monatliche Ambulanztermine beim betreuenden Team etc.). Es ist aufgrund des Studiendesigns des DCC-Trials nicht möglich, die Vorteile einer intensivierten Insulintherapie von den Vorteilen zu trennen, die durch die intensive Betreuung bedingt waren. Es muss hervorgehoben werden, dass im Rahmen des DCC-Trials Kinder unter 13 Jahren nicht untersucht wurden. Für die Pädiatrie sind die Ergebnisse des DCC-Trials und der nachfolgenden EDIC-Studie vermutlich dennoch von besonderer Bedeutung. Die EDIC-Studie zeigt ein Jahrzehnt nach Beendigung der Randomisierung, trotz inzwischen vergleichbarer glykämischer Kontrolle der Studienteilnehmer, ein besseres »Outcome« hinsichtlich der mikro- und makrovaskulären Endpunkte für diejenigen, die in der initialen Phase eine verbesserte Stoffwechseleinstellung durch die intensivierte Therapie hatten (»metabolisches Gedächtnis«). Daher sollte die bestmögliche Stoffwechselkontrolle möglichst von Anfang an initiiert werden.

Heute stellt sich bei Kindern und Jugendlichen während der Initialphase nicht nur die Frage, ob eine konventionelle oder intensivierte Insulintherapie durchgeführt werden soll, sondern man muss sich auch entscheiden, ob die intensivierte Insulintherapie mit 4 Injektionen pro Tag oder mit einer Insulinpumpe erfolgen soll. Wenn man sich für eine intensivierte konventionelle Insulintherapie (ICT) entschieden hat, erhalten die Kinder bzw. Jugendlichen morgens, mittags und abends vor den Hauptmahlzeiten Normalinsulin als Prandialrate und abends spät ein Verzögerungsinsulin (z. B. NPH-Insulin) als Basalrate. Man kann auch Insulinanaloga mit schnellem und langsamem Wirkungseintritt injizieren.

Das Vorgehen bei intensivierter Insulintherapie mithilfe einer Insulinpumpe (CSII) ist im Prinzip sehr ähnlich (Abb. 13.2). Die Prandialinsulingaben werden vom Patienten vor den Mahlzeiten abgerufen und die kontinuierliche Basalinsulinapplikation eingestellt. Der Patient wird von vornherein nach dem Prinzip der differenzierten Prandial- und Basalinsulinsubstitution geschult. Er übt von Anfang an, die Insulindosis flexibel an die geplante Nahrungszufuhr anzupassen und begreift schnell die Notwendigkeit täglich mehrfacher Blutglukosebestimmungen. Er erkennt die vielen Variationsmöglichkeiten dieser Therapieform und gewinnt in kurzer Zeit vielfältige praktische Erfahrungen mit Einsicht in seine individuellen Stoffwechselreaktionen. Er kann daher sein Leben sehr viel freier und variabler gestalten als ein Patient, der täglich nur 1- oder 2-mal Insulin injiziert, weil er eine konventionelle Insulintherapie durchführt.

13.8 Ziele der Langzeitbehandlung

Die ambulante Langzeitbehandlung von Kindern und Jugendlichen mit Diabetes mellitus Typ 1 hat folgende allgemeine Ziele:
- Vermeidung akuter Stoffwechselentgleisungen (schwere Hypoglykämie, Ketoazidose, diabetisches Koma).
- Reduktion der Häufigkeit diabetesbedingter Folgeerkrankungen, auch im subklinischen Stadium. Dies setzt eine möglichst normnahe Blutglukoseeinstellung sowie die frühzeitige Erkennung und Behandlung von zusätzlichen Risikofaktoren (Hypertension, Hyperlipidämie, Adipositas, Rauchen) voraus.
- Normale körperliche Entwicklung (Längenwachstum, Gewichtszunahme, Pubertätsbeginn), altersentsprechende Leistungsfähigkeit.

Die psychosoziale Entwicklung der Patienten sollte durch den Diabetes und seine Therapie möglichst wenig beeinträchtigt werden. Die gesamte Familie muss in den Behandlungsprozess eingeschlossen werden. Selbstständigkeit und Eigenverantwortung der Patienten sind altersentsprechend zu stärken. Insulininjektionen und Mahlzeiten sollten flexibel auf den Tagesablauf des Patienten abgestimmt sein, der Therapieplan sollte die soziale Integration nicht behindern.

Die Effektivität der Stoffwechseleinstellung muss täglich kontrolliert werden, denn die Behandlungsmaßnahmen stellen nur teilweise berechenbare, sich ständig ändernde Größen dar. Wegen dieser Variabilität, v. a. aber wegen der Notwendigkeit, langdauernde Hypergkykämien und schwere Hypoglykämien zu vermeiden, sind regelmäßige Stoffwechselselbstkontrollen mithilfe von Blutglukosebestimmungen dringend erforderlich (Tab. 13.2).

13.9 Praxis der Insulinbehandlung

13.9.1 Durchführung der Insulininjektion

Alle Kinder mit Diabetes bzw. deren Betreuungspersonen sollten in der Lage sein, Insulin mit Insulinspritzen zu verabreichen, da andere Hilfsmittel zur Insulingabe

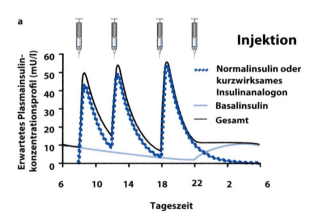
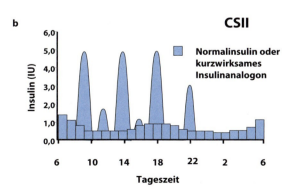

Abb. 13.2a,b. Vergleich von **a** Injektion (ICT) und **b** Insulinpumpe (CSII)

Tab. 13.2. Empfohlene Orientierungswerte zur Blutglukosekontrolle nach ISPAD-Leitlinien 2007 und Leitlinien »diabetesDE« 2009. (Mod. nach Hanas et al. 2009; Holterhus et al. 2009)

BG-Kontrolle – Klinisch-chemische Bewertung[a]	Stoffwechsel gesund	Gut	Mäßig (Maßnahmen empfohlen)	Schlecht (Maßnahmen erforderlich)
Präprandiale oder nüchtern BG (mmol/l mg/dl)	3,6–5,6 65–100	5–8[b] 90–145	>8 >145	>9 >162
Postprandiale BG	4,5–7,0 80–126	5–10 90–180	10–14 180–250	>14 >250
Nächtliche BG[c]	3,6–5,6 65–100	4,5–9 80–162	<4,2 oder >9 <5 oder >162	<4,0 oder >11 <70 oder >200
HbA1c-Wert (standardisierte Messung nach Vorgaben des DCC-Trials)	<6,05	<7,5	7,5–9,0	>9,0

[a] Diese allgemeinen Orientierungswerte müssen den individuellen Umständen eines Patienten angepasst werden. Abweichende Werte gelten insbesondere für Kleinkinder, Patienten mit schweren Hypoglykämien oder Patienten, die nicht in der Lage sind, Hypoglykämien zu erkennen.
[b] Ist die morgendliche Nüchternblutglukose unter 72 mg/dl (unter 4 mmol/l), sollte die Möglichkeit einer vorangegangenen nächtlichen Hypoglykämie in Erwägung gezogen werden.
[c] Diese Zahlen basieren auf klinischen Studien, es liegen aber keine strikten, evidenzbasierten Empfehlungen vor.
BG Blutglukose.

Fehlfunktionen aufweisen können. Für die Insulininjektion haben sich Insulininjektionsspritzen aus Kunststoff am besten bewährt, die 1- bis 3-mal benutzt werden können und denen eine Kanüle eingeschweißt ist (kein Totraum, kaum Luftblasen). Die Injektionsspritzen für U-40-Insulin enthalten in 1 ml 40 IE bzw. in 0,5 ml 20 IE Insulin. Bei den kleinen 0,5-ml-Spritzen entspricht 1 Teilstrich 0,5 IE, bei den großen 1-ml-Spritzen dagegen 1,0 IE Für U-100-Insulin sind ebenfalls Plastikspritzen im Handel; sie enthalten in 1 ml 100 IE Insulin. Auch mit U-100-Insulinspritzen kann eine Dosierung in 0,5-I.E.-Schritten erfolgen.

> ❗ Bei der Verwechslung von U-40-Spritzen und U-100-Spritzen treten gefährliche Dosierungsfehler auf. Wenn mit U-100-Spritzen U-40-Insulin injiziert wird, kann die Insulinunterdosierung zu Hyperglykämie und Ketose führen. Weit gefährlicher ist die Injektion von U-100-Insulin mit U-40-Spritzen. Die 2,5-fache Insulindosis kann schwere Hypoglykämien zur Folge haben.

Pens sind halbautomatische Insulininjektionsgeräte, die in Aufbau und Größe einem Füllfederhalter ähneln. Sie enthalten meist eine Patrone mit U-100-Insulin. Durch Knopfdruck oder Drehen kann eine exakt abgemessene Insulindosis appliziert werden. Pens für die freie Mischung von Normal- und Verzögerungsinsulin sind bisher nicht verfügbar. Als weitere Injektionshilfen werden Insulinfertigspritzen angeboten. Der unbestreitbare Vorteil der Pens und der Insulinfertigspritzen besteht darin, dass den Patienten das Aufziehen des Insulins erspart bleibt.

Skeptisch müssen Insulininjektoren beurteilt werden, bei denen das Insulin mit hohem Druck in feinem Strahl ohne Verwendung einer Kanüle durch die Epidermis ins Unterhautfettgewebe gepresst wird.

Zellstofftupfer und 70%iger Alkohol zum Reinigen der Haut haben früher das Injektionsbesteck ergänzt. Die Wischreinigung der Haut mit alkoholischer Lösung führt nur zu einer Keimverminderung und stellt keine Desinfektion der Haut dar. Es gibt keine Hinweise dafür, dass bei unterlassener »Desinfektion« gehäuft lokale Infektionen auftreten. Wenn die Patienten die allgemein üblichen Maßnahmen der Körperhygiene einhalten, müssen bei der Selbstapplikation von Insulin, außer bei der Pumpentherapie, keine besonderen Desinfektionsmaßnahmen durchgeführt werden.

Das gilt nicht für die Insulininjektionen in Krankenhäusern.

13.9.2 Injektionsareale und Schichten der Haut

Die Insulininjektionsstellen müssen zur Vermeidung von Lipodystrophien gewechselt werden. Der Abstand der Einstiche voneinander sollte mindestens 1,5–2,0 cm betragen. ◘ Abb. 13.3 zeigt die Injektionsareale für Insulin.

Am beliebtesten sind bei Kindern die Stellen am Oberschenkel und am Gesäß. Injektionen in das Fettgewebe des

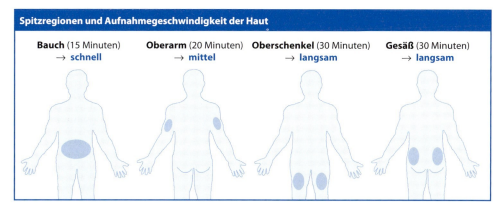

Abb. 13.3. Injektionsareale für Insulin

Unterbauches sind bei Kindern nicht beliebt, stellen bei Jugendlichen jedoch kein Problem dar. Seltener wird in den Unter- und Oberarm gespritzt, noch seltener in das Areal zwischen den Schulterblättern.

13.9.3 Technik der Insulininjektion

Die Insulininjektion erfolgt in zwei Schritten:
1. Aufziehen des Insulins in die Spritze,
2. Injektion des Insulins in das Unterhautfettgewebe.

Zunächst werden die Hände gründlich gewaschen. Dann wischt man den Gummistöpsel des Insulinfläschchens mit einem in Alkohol getränkten Zellstofftupfer ab. Bei trüben Insulinsuspensionen muss das Insulinfläschchen geschwenkt werden, bis sich der weißliche Bodensatz in der Suspension aufgelöst und verteilt hat. Anschließend zieht man den Kolben der Insulinspritze 2–3 Teilstriche weiter zurück, als Insulin injiziert werden soll (z. B. bei 10 IE bis zum Teilstrich 12 oder 13). Dann führt man die Kanüle durch den Gummistopfen in das Fläschchen ein und stellt es auf den Kopf, sodass die Kanülenspritze in der Insulinlösung steht. Jetzt wird der Spritzenkolben bis zum Anschlag gedrückt und Luft in das Fläschchen geblasen. Die benötigte Insulinmenge wird anschließend in die Spritze gezogen. Luftblasen, die beim Aufziehen in die Spritze geraten, werden in das Fläschchen zurückgeblasen. Wenn die gewünschte bläschenfreie Insulinlösung in der Spritze ist, wird die Kanüle aus dem Fläschchen herausgezogen.

Die Haut der Injektionsstelle muss sauber und trocken sein. Eine Hautfalte wird zwischen Daumen und Zeigefinger genommen und die Kanüle an der Basis der Hautfalte in das Unterhautfettgewebe in einem Winkel von 45–90° eingeführt. Der Stempel der Spritze muss nicht angezogen werden, um zu prüfen, ob Blut zurückfließt (das ist bei Pens und Fertigspritzen technisch auch gar nicht möglich).

Das Insulin wird langsam in das Fettgewebe injiziert. Anschließend wird die Kanüle langsam herausgezogen, damit möglichst wenig Insulin aus dem Stichkanal austreten kann. Ganz kann dies manchmal aber nicht vermieden werden.

13.10 Insulininjektionstherapie

13.10.1 Prinzip der intensivierten Insulintherapie

Die intensivierte Insulintherapie imitiert das physiologische Insulinsekretionsmuster bei Stoffwechselgesunden. Bei der intensivierten Insulintherapie wird der nahrungsabhängige Prandialinsulinbedarf durch die Injektion von Normalinsulin oder einem rasch wirkenden Insulinanalogon vor den Mahlzeiten gedeckt, der nahrungsunabhängige Basalinsulinbedarf durch die Injektion von NPH-Insulin oder einem langwirkenden Insulinanalogon, ein- oder mehrmals am Tag.

Das Prandialinsulin ermöglicht die Metabolisierung der durch die Nahrung aufgenommenen Kohlenhydrate und soll eine postprandiale Hyperglykämie verhindern; das Basalinsulin reguliert die hepatische Glukoseproduktion durch Hemmung der Glukoneogenese. Im Gegensatz zur konventionellen Insulintherapie bestehen bei der differenzierten Prandial- und Basalinsulinsubstitution der intensivierten Insulintherapie bei Kindern und Jugendlichen etwa 70% der Tagesdosis aus Prandialinsulin, etwa 30% aus Verzögerungsinsulin. Wenn bei einer 4-Injektionen-Therapie der Basalinsulinanteil mehr als 50% beträgt, wird keine intensivierte, sondern eine konventionelle Insulintherapie durchgeführt. Wenn Kinder und Jugendliche und ihre Eltern bereits unmittelbar nach Manifestation, d. h. in einer Phase, in der die Bereitschaft für die Umsetzung einer optimalen Diabetestherapie sehr groß ist, eine der beiden Formen der intensivierten Insulintherapie kennenlernen, sind die Voraussetzungen für eine langfristig gute Stoffwechseleinstellung sehr günstig.

Der Erfolg der Insulinbehandlung hängt zunächst von der richtigen Wahl der Insulindosis und des Insulinpräparates ab. Viele Faktoren sind dabei zu beachten (▶ Übersicht):

Wichtige Faktoren, die für eine erfolgreiche Insulintherapie beachtet werden müssen
- Alter
- Größe
- Gewicht
- Geschlecht
- Körperliche Aktivität
- Essgewohnheiten
- Lebensweise
- Sozialverhalten
- Art der schulischen bzw. beruflichen Tätigkeit, aber auch
- Manifestationsalter
- Diabetesdauer
- Verlauf des Diabetes mellitus Typ 1 und
- Art und Häufigkeit akuter und chronischer Komplikationen

Die Insulindosis hängt ausschließlich vom aktuellen Insulinbedarf des Patienten ab. Es sollte nicht der Ehrgeiz des Arztes oder der Eltern sein, mit einer möglichst geringen Insulindosis auszukommen. Die Prognose des Diabetes hängt nicht von der Höhe der Insulindosis ab, sondern allein von der Qualität der Stoffwechseleinstellung. Die Insulindosis muss mithilfe täglicher Stoffwechselselbstkontrollen (Blutglukosebestimmungen) empirisch ermittelt werden. Sie ist richtig gewählt, wenn die Blutglukosewerte zwischen 70 und 160 mg/dl liegen und im Urin wenig oder keine Glukose ausgeschieden wird.

Die Kenntnis der Insulinsekretionsraten stoffwechselgesunder Erwachsener erlaubt die Schätzung des Insulinbedarfs von Kindern und Jugendlichen. Die basale Insulinsekretionsrate beträgt beim fastenden Erwachsenen 14–17 mU/min. Das entspricht etwa 0,7–1,0 IE/h bzw. 17–24 IE/Tag. Daraus errechnet sich ein nahrungsunabhängiger Basalinsulintagesbedarf von etwa 0,3 IE/kg KG. Die Insulinfreisetzung nach oraler Gabe von 10–12 g Kohlenhydraten (entspricht 1 Kohlenhydrateinheit = 1 KE), d. h., der nahrungsabhängige Prandialinsulinbedarf, beträgt etwa 1,35 IE

Bei Umrechnung dieser Richtwerte würde z. B. ein 10-jähriges stoffwechselgesundes Kind mit einem Körpergewicht von 30 kg und einer Kohlenhydratzufuhr von 14 KE täglich etwa 28 IE Insulin benötigen (Basalinsulinbedarf: 0,3×30=9 IE; Prandialinsulinbedarf: 14×1,35=19 IE). Der

Tab. 13.3. Richtwerte für die Durchführung der intensivierten konventionellen Insulintherapie (ICT)

Insulintagesbedarf	Kinder	0,80–1,0 IE/kg KG
	Jugendliche	1,2–0,8 IE/kg KG
	Erwachsene	0,6–0,7 IE/kg KG
Basalinsulintagesbedarf	Kinder	0,30–0,35 IE/kg KG
	Jugendliche	
	Erwachsene	
Prandialinsulindosis	Morgens	1,5–2,5 IE/KE
	Mittags	1,0–1,5 IE/KE
	Abends	1,5–2,0 IE/KE
	Nachts	0,5–1,0 IE/KE
Blutglukoseabsenkungsraten nach 1 IE Normalinsulin bzw. schnellwirkendes Insulinanalogon	Morgens	-20–30 mg/dl
	Mittags	-40–50 mg/dl
	Abends	-30–40 mg/dl
	Nachts	-60–80 mg/dl
Täglicher Kalorienbedarf	Kinder	45–70 kcal/kg KG
	Jugendliche	35–45 kcal/kg KG
	Erwachsene	25–35 kcal/kg KG

KG Körpergewicht, KE Kohlenhydrateinheit.

Insulintagesbedarf dieses 10-jährigen Kindes würde danach etwa 0,9 IE/kg KG betragen (Basalbedarf: 0,3 IE/kg KG; Prandialbedarf: 0,6 IE/kg KG).

Der Insulintagesbedarf von Kindern und Jugendlichen hängt aber auch von der Diabetesphase ab, in der sich der Patient befindet.

Die entsprechenden Richtwerte für die Durchführung der intensivierten konventionellen Insulintherapie (ICT) sind in ◘ Tab. 13.3 aufgelistet.

Unmittelbar nach Manifestation des Diabetes, während der Initialphase, liegt der exogene Insulintagesbedarf in Abhängigkeit vom Ausmaß der Stoffwechselentgleisung zwischen 0,5 und 1,5 IE/kg KG. Bei über 90% aller Kinder und Jugendlichen folgt etwa 1–2 Wochen nach Beginn der Insulinbehandlung die Remissionsphase, d. h., eine Zeit, die durch eine noch bemerkenswerte Restsekretion von endogenem Insulin charakterisiert ist. Die ersten 1–2 Jahre dieser Phase, die auch als »partielle temporäre Remission« bezeichnet wird, ist definitionsgemäß durch einen exogenen Insulintagesbedarf von weniger als 0,5 IE/kg KG gekennzeichnet. Eine gute Stoffwechseleinstellung mit Aglukosurie, Blutglukosewerten zwischen 80 und 160 mg/dl und HbA1c-Werten unter 7,4% ist meist ohne Schwierigkeiten zu erzielen. Es schließt sich eine Zeit von etwa 3–4 Jahren an, in der ebenfalls noch eine Restsekretion von endogenem Insulin vorliegt. Der Insulintagesbedarf beträgt 0,5–0,8 IE/kg KG. Während der Remissionsphase, die individuell unterschiedlich lange dauert, ist eine Teilsubstitution mit exogenem Insulin notwendig. Nach vollständigem Erlöschen der Restfunktion der ß-Zellen beginnt

13.10.1 (Fortsetzung)

Tab. 13.4. Wichtigste Varianten der Kombination von Prandial- und Basalinsulin

	Prandialinsulin	Basalinsulin
Variante A1	Normalinsulin	NPH-Insulin tagsüber und nachts
Variante A2	Normalinsulin	NPH-Insulin tagsüber und mittellang wirkendes Insulinanalogon (Detemir) nachts
Variante B1	Schnellwirkendes Insulinanalogon	NPH-Insulin tagsüber und nachts
Variante B2	Schnellwirkendes Insulinanalogon	NPH-Insulin tagsüber und mittellangwirkendes Insulinanalogon (Detemir) nachts
Variante C	Normalinsulin oder schnellwirkendes Insulinanalogon	Lang- (Glargin) 1-malig oder mittellangwirkendes (Detemir) 1- bis 2-malig

die Postremissionsphase. Lebenslang muss eine Vollsubstitution mit exogenem Insulin durchgeführt werden. Der Insulinbedarf liegt über 0,8 IE/kg KG.

> Wenn bei Kindern mehr als 1,0 IE Insulin/kg KG injiziert wird, sollte eine Überinsulinierung in Erwägung gezogen werden. Bei Jugendlichen liegen die Insulinbedarfswerte allerdings wegen der hormonell bedingten Verminderung der Insulinsensitivität oft über 1,0 IE/kg KG. Sie können bis 1,5 IE/kg KG betragen.

In Tab. 13.4 sind die wichtigsten Varianten der Kombination von Prandial- und Basalinsulin zusammengestellt.

13.10.2 Alterstypische Besonderheiten

Bei Säuglingen und Kleinkindern bis etwa zum 6. Lebensjahr wird bevorzugt eine Insulinpumpentherapie eingesetzt (▶ unten). Alternativ sind Injektionsbehandlungen mit einem schnellwirkenden Insulinanalogon geeignet, weil die Eltern nie genau wissen, wie viel von der angebotenen Mahlzeit wirklich gegessen wird. Es ist daher günstig, erst nach der Mahlzeit Prandialinsulin zu injizieren. Da man die NPH-Insuline sehr gut an den Zirkadianrhythmus der Basalinsulinwirkung anpassen kann, werden sie bei dieser Altersgruppe bevorzugt angewendet. Erst bei Einstellungsproblemen kann man ein langwirkendes Insulinanalogon erproben.

Bei Kleinkindern etwa ab vier Jahren und Schulkindern, aber auch bei Jugendlichen, die großen Wert auf Zwischenmahlzeiten (2. und 3. Frühstück in der Schule, Vespermahlzeit nachmittags, Spätmahlzeit abends vor dem Schlafen) legen, wird häufig Normalinsulin als Prandialinsulin und NPH-Insulin als Basalinsulin angewendet. Aber auch NPH-Insulin tagsüber und Detemir nachts als Basalinsuline sind sehr verbreitet. Patienten dieser Altersgruppe, die den Spritz-Ess-Abstand vermeiden wollen, können ein schnellwirkendes Insulinanalogon als Prandialinsulin injizieren. Wenn Schwierigkeiten bei der Basalinsulinsubstitution auftreten, kann auch ein langwirkendes Insulinanalogon als Basalinsulin erprobt werden. Je mehr die Jugendlichen auf Zwischenmahlzeiten verzichten und sich den Essgewohnheiten von Erwachsenen (3 Hauptmahlzeiten) annähern, desto besser eignet sich das langwirkende Insulinanalogon als Basalinsulin in Kombination mit Normalinsulin oder schnellwirkendem Insulinanalogon als Prandialinsulin. Dabei gibt es viele Patienten, die eine Normalinsulingabe morgens (Abdeckung von Frühstück und 1. Schulpause) mit schnellwirkendem Insulinanalogon zum Mittag oder Abendbrot kombinieren. Das gilt vor allem, wenn Jugendliche wie viele Erwachsene bereit sind, bei einer spontanen Zwischenmahlzeit Prandialinsulin zu injizieren.

13.10.3 Wahl von Prandial- und Basalinsulin

Bei der Wahl der Prandial-/Basalinsulin-Kombination für die ICT kommt es auf folgende Kriterien an:

Kriterien für die Wahl der Prandial-/Basalinsulin-Kombination für die ICT

Wahl des Prandialinsulins:
- wenn der Spritz-Ess-Abstand vermieden werden soll: schnellwirkendes Insulinanalogon,
- wenn eine der Hauptmahlzeit folgende Zwischenmahlzeit mit abgedeckt werden soll: Normalinsulin.

Wahl des Basalinsulins:
- wenn das Basalinsulin an den Zirkadianrhythmus angepasst werden soll: NPH-Insulin tagsüber, Detemir nachts,
- wenn die Zwischenmahlzeiten mit abgedeckt werden sollen, die zeitlich weiter von der vorausgegangenen Hauptmahlzeit entfernt sind: NPH-Insulin,
- bei wenig ausgeprägtem Zirkadianrhythmus und wenn keine Zwischenmahlzeiten mit Basalinsulin abgedeckt werden: Glargin zum Abend oder am Morgen oder Detemir 2-mal täglich.

Diese Grundregeln sind das Ergebnis eigener klinischer Erfahrungen. Sie können aufgrund der Erfahrungen des behandelnden Arztes und der Patienten selbstverständlich weitere Variationen aufweisen. Die Kunst der Insulintherapie besteht darin, für jeden Patienten die Behandlungsform zu finden, die seinem individuellen Lebensrhythmus und seinen individuellen Lebensbedürfnissen entspricht und außerdem zu guten Stoffwechselergebnissen führt.

13.10.4 Zirkadianrhythmus der Insulinwirkung

Zirkadiane Rhythmen sind u. a. für die Sekretion von Hormonen beschrieben worden, die den Glukosestoffwechsel regulieren, d. h. sowohl für Insulin wie für die insulinantagonistischen Hormone Adrenalin, Noradrenalin, Glukagon und die Kortikoide. Beim Diabetes mellitus Typ 1 wird die täglich notwendige Insulinsubstitution durch die zirkadianen Änderungen der Insulinwirkung mit den entsprechenden Auswirkungen auf den Insulinbedarf sehr kompliziert, da die endogene Insulinsekretion, die sich ständig auf die zirkadianen Einflüsse der insulinantagonistischen Hormone einstellt und sie ausgleicht, nur annäherungsweise imitiert werden kann. Die zirkadianen Rhythmen der Sekretion und Wirkung der Hormone sind von Patient zu Patient sehr unterschiedlich ausgeprägt und können sich auch bei einem Patienten von einem Tag zum anderen ändern.

Morgenhyperglykämien sind bei Patienten mit Diabetes mellitus Typ 1, v. a. bei Kindern und Jugendlichen, seit Langem bekannt. Als Ursache für hohe morgendliche Nüchternblutglukosewerte wurden lange Zeit asymptomatische nächtliche Hypoglykämien angenommen. Das sog. Somogyi-Phänomen, also eine gegenregulatorisch bedingte Hyperglykämie, tritt jedoch selten und wenn, nicht sehr ausgeprägt bei Patienten mit Diabetes mellitus Typ 1 auf, weil bei ihnen die Glukosegegenregulation gestört ist. Vor allem der erste und wichtigste Schritt der Gegenregulation beim Stoffwechselgesunden, das Sistieren der Insulinsekretion zur Entkoppelung der hepatischen Glukoseproduktion, entfällt beim Diabetes mellitus Typ 1.

Die durch eine Verminderung der Insulinwirkung bedingte Morgenhyperglykämie (Dawn-Phänomen) ist jedoch viel häufiger die Ursache hoher Morgenwerte. Die relative Insulinresistenz während der frühen Morgenstunden ist auf die nächtliche Sekretion von Wachstumshormon zurückzuführen, das nicht nur die Insulinsensitivität vermindert, sondern auch die hepatische Glukoseproduktion stimuliert. Wachstumshormon wird bei Diabetes mellitus Typ 1 vermehrt sezerniert. Es besteht eine direkte Beziehung zwischen der Wachstumshormonausschüttung und dem Anstieg des Insulinbedarfes während der Pubertät. Damit ist nicht nur der deutliche Anstieg des Insulintagesbedarfes bei Jugendlichen (>1,0 IE/kg KG), sondern auch die häufig unzureichende Stoffwechseleinstellung erklärt. Häufigkeit und Ausmaß des Dawn-Phänomens hängen ursächlich vom Ausmaß der nächtlichen Pulsamplitude der Wachstumshormonsekretion ab.

13.10.5 Prandialinsulindosis

Die Prandialinsulindosis hängt von der Menge der während einer Mahlzeit zugeführten Kohlenhydrate ab. Daher hat es sich als didaktisch sinnvoll erwiesen, die Prandialinsulindosis als Quotient »Insulin/KE« anzugeben (eine Kohlenhydrateinheit, KE, entspricht 10–12 g Kohlenhydraten). Der Insulin-KE-Quotient liegt meist zwischen 1,5 und 2,0 IE/KE. Er ist intra- und interindividuell unterschiedlich groß und muss daher vom Patienten ständig neu ermittelt werden.

> **Wichtige Einflussgrößen sind Alter, Größe, Gewicht, Geschlecht, Diabetesdauer, Essgewohnheiten (z. B. Zusammensetzung der Mahlzeiten: schnell oder langsam resorbierbare Kohlenhydrate, Ballaststoff-, Eiweiß-, Fettgehalt) evtl. auch Art des prandialen Insulinpräparates (Normalinsulin bzw. schnellwirkendes Insulinanalogon). Von besonderer Bedeutung ist, ob sich der Patient in der Remissionsphase befindet und noch eine Restsekretion von endogenem Insulin vorliegt. Ist das der Fall, kann der Insulin-KE-Quotient unter 1,0 IE/KE liegen.**

Auch die zirkadianen Veränderungen der Insulinwirksamkeit beeinflussen den Insulin-KE-Quotienten. Während der Zeit der Morgenhyperglykämie (Dawn-Phänomen) werden normalerweise deutlich mehr als 2 IE/KE benötigt. Am späten Nachmittag liegt ebenfalls eine Hyperglykämieneigung vor (Dusk-Phänomen), sodass etwa 2 IE/KE injiziert werden müssen. Am späten Vormittag und um die Mittagszeit sowie nach Mitternacht während der ersten Nachthälfte besteht eine ausgesprochene Hypoglykämieneigung. Während dieser Zeit sollte das Insulin daher sehr vorsichtig dosiert werden. Meist kommen die Patienten um die Mittagszeit mit 1,0–1,5 IE/KE, um Mitternacht mit 0,5–1,0 IE/KE aus.

Weitere Einflussfaktoren für die Größe des Insulin-KE-Quotienten sind der Spritz-Ess-Abstand, die Injektionsart, die Beschaffenheit des Injektionsortes und nicht zuletzt die Effizienz der Basalinsulinsubstitution. Der Spritz-Ess-Abstand sollte um so länger sein, je schneller die zugeführten Kohlenhydrate resorbiert werden. Die Variationsbreite beträgt etwa 10 min (langsame Resorption: Kohlenhydrate mit niedrigem glykämischen Index, ballaststoffreich, hoher Fett-Eiweiß-Gehalt) bis 40 min (schnelle Resorption: Kohlenhydrate mit hohem glykämischen Index, Fastfood). Der Spritz-Ess-Abstand richtet sich auch nach dem präprandialen Blutglukosewert: Bei hohen Blutglukosewerten (z. B. >250 mg/dl) sollte er verlängert, bei niedrigen (z. B. <100 mg/dl) verkürzt werden. Üblicherweise sollte der Spritz-Ess-Abstand bei Normalinsulin 30 min betragen. Bei Verwendung schnellwirkender Insulinanaloga fällt der Spritz-Ess-Abstand fort. Die Patienten können unmittelbar nach der Insulininjektion mit der Mahlzeit beginnen oder sie spritzen erst während bzw. nach der Mahlzeit.

> **Berechnung der Korrekturinsulindosis:** Die Insulindosis, die vor einer Mahlzeit injiziert werden muss, hängt nicht nur von der geplanten Nahrungszufuhr ab, sondern auch vom aktuellen präprandialen Blutglukosewert. Die mithilfe des Insulin-KE-Quotienten errechnete Insulindosis muss daher korrigiert werden. Bei hohen Präprandialwerten muss Korrekturinsulin hinzugefügt, bei niedrigen abgezogen werden.

Der Blutglukosespiegel wird bei Kindern und Jugendlichen durch 1 IE Normalinsulin um durchschnittlich 40 mg/dl gesenkt. Dieser Wert weist große individuelle Schwankungen auf und hängt u. a. vom Gewicht ab. So kann die Absenkungsrate durch 1 IE Normalinsulin bei Jugendlichen nur 30 mg/dl betragen, bei Kleinkindern dagegen 90 mg/dl und mehr. Die Absenkungsrate nach Injektion von 1 IE Normalinsulin hängt jedoch wegen des Zirkadianrhythmus der Insulinwirkung auch vom Zeitpunkt der Insulininjektion ab. So kann sie in den frühen Morgenstunden nur 30 mg/dl betragen, mittags dagegen 60 mg/dl, abends 50 mg/dl und nachts sogar 90 mg/dl.

Sehr problematisch ist es, verbindliche Ratschläge darüber zu geben, bei welchen Blutglukosewerten korrigiert und auf welchen Blutglukosewert abgesenkt werden sollte. Auch das hängt von vielen Faktoren ab: vom Alter des Kindes, von der Diabetesdauer, von der Tageszeit etc. Eine wichtige Rolle spielt dabei die Einstellung der Kinder und Jugendlichen und ihrer Eltern gegenüber den metabolischen Therapiezielen und die individuell sehr unterschiedliche Angst vor Hypoglykämien.

Die individuell ermittelten Absenkungsraten für den Blutglukosespiegel zur Ermittlung der Korrekturinsulindosis können nicht nur präprandial angewendet werden, sondern auch zwischen den Mahlzeiten und während der Nacht. Mithilfe der individuell und tageszeitlich unterschiedlichen Absenkungsraten können daher hohe Blutglukosewerte zu jeder Tages- und Nachtzeit korrigiert werden.

Bei der Ermittlung der Prandialinsulindosis ist der Patient auf Erfahrungswerte angewiesen, die er in der täglichen Praxis einfach erwerben kann. So kann er feststellen, um wie viel mg/dl der Blutglukosespiegel nach Verzehr gleicher Testmengen (z. B. 1 KE) unterschiedlicher kohlenhydrathaltiger Nahrungsmittel (z. B. Traubenzucker, Nudeln, Brot) ansteigt. Er sammelt vielfältige Erfahrungen über die Blutglukosewirksamkeit der verschiedenen Nahrungsmittel und lernt dabei, dass die Prandialinsulindosis nicht nur von der Nahrungsmenge (Kohlenhydrataustauschtabellen), sondern auch von der Zusammensetzung und Art der kohlenhydrathaltigen Nahrungsmittel abhängt (glykämischer Index). Bei Verzehr von 1 KE Weißbrot steigt der Blutglukosewert z. B. um 80 mg/dl, während 1 KE Banane ihn nur um 50 mg/dl ansteigen lässt. Mithilfe zahlreicher Erfahrungswerte ermittelt der Patient seine individuellen Insulin-KE-Quotienten zur Berechnung der Prandialinsulindosis.

13.10.6 Basalinsulindosis

Die Injektion von Verzögerungsinsulin soll die basale Insulinsekretion zur Regulation der hepatischen Glukoseproduktion nachahmen. Der Tagesbedarf von Basalinsulin liegt bei stoffwechselgesunden Erwachsenen um 0,3 IE/kg KG. Der tägliche Basalinsulinbedarf kann bei Kindern und Jugendlichen mit Diabetes mellitus Typ 1 im Hungerversuch (Fastentag) ermittelt werden. Er liegt bei Kleinkindern um 0,2 und bei Kindern um 0,3 IE/kg KG. Während der Pubertät steigt der basale Insulinbedarf auf höhere Werte. Wegen seiner Wirkungsdauer von 16–17 h und seinem Wirkungsmaximum nach 5–7 h kann NPH-Insulin an den Zirkadianrhythmus der Insulinwirkung angepasst werden. Bei sehr niedrigem Insulinbedarf wird NPH-Insulin nur abends spät injiziert, häufiger jedoch morgens und spät abends. Bei erhöhtem Insulinbedarf am späten Nachmittag (Dusk-Phänomen) ist nicht selten auch mittags vor der zweiten Mahlzeit eine NPH-Insulininjektion notwendig. Abends zur dritten Hauptmahlzeit kann meist auf Basalinsulin verzichtet werden, da der Blutglukosewert spät abends vor dem Schlafen nicht zu niedrig sein sollte (>100 mg/dl). Das mittellang wirksame Insulin Detemir (Levemir) muss wegen seiner Wirkdauer von etwa 12–16 h in der Regel 2-mal injiziert werden. Dabei kommen Schemata mit morgendlicher und abendlicher, mittäglicher und spätabendlicher (besonders bei Dawn-Phänomen) und morgendlicher und spätabendlicher Gabe zur Anwendung. Bei der Dosisfindung ist ein interindividuell sehr unterschiedliches Ansprechen auf Detemir zu beobachten. Im Vergleich mit dem früher erhältlichen Zinkverzögerungsinsulin Semilente ergeben sich bei spätabendlicher Gabe Dosiserhöhungen von im Mittel 1,7-mal der ursprünglichen Zinkinsulindosis. Dabei wurden gute Nüchternblutglukosewerte bei einzelnen Patienten auch bei dosisgleicher Umstellung beobachtet, während andere erst nach einer Verdopplung der Dosis gute Morgenwerte ohne nächtliche Unterzuckerungen aufwiesen.

Bei Erwachsenen und auch in einigen pädiatrischen Zentren wird häufig das langwirkende Insulinanalogon Glargin als Basalinsulin eingesetzt. Wegen seiner langen Wirkungsdauer von 22–24 h wurde das Glagin zunächst nur einmal am Tag injiziert. Inzwischen sind jedoch verschiedene Modifikationen seines Einsatzes entwickelt worden. Es wird frühmorgens und abends (18 Uhr), frühmorgens und spät abends (23 Uhr) aber auch mittags und spät abends injiziert. An den Zirkadianrhythmus der Insulinwirkung kann es wegen seiner sehr langen Wirkungsdauer nicht in gleicher Weise angepasst werden wie die NPH-Insuline und das Detemir.

> Bei Verwendung der langwirksamen Insulinanaloga ist die Inzidenz schwerer Hypoglykämien geringer ist als bei Injektion von NPH-Insulin.

Wichtig ist, dass bei der Verwendung kurzwirkender Insulinanaloga als Prandialinsulin die Basalinsulindosis erhöht werden muss, da sie an der Deckung des Basalinsulinbedarfes wegen ihrer kurzen Wirkungsdauer weniger beteiligt sind als Normalinsulin. Umgekehrt muss bei Verwendung langwirkender Insulinanaloga als Basalinsulin die Prandialinsulindosis erhöht werden, da sie weniger an der Deckung des Prandialinsulinbedarfes beteiligt sind als NPH-Insulin. Die Trennung zwischen Prandial- und Basalinsulinwirkung ist daher bei der Verwendung kurz- und langwirkender Insulinanaloga präziser gewährleistet ist als bei der von Normal- und NPH-Insulin. Bei der Injektion von Normal- und NPH-Insulin sind beide Insuline durch die Überschneidung ihrer Wirkungsprofile an der Prandial- und an der Basalinsulinsubstitution beteiligt, d. h., ein Teil des Normalinsulins wirkt als Basalinsulin, ein Teil des Basalinsulins als Prandialinsulin. Die Substitution mit kurz- und langwirkenden Insulinanaloga erfasst dagegen genauer das reale Verhältnis zwischen Prandial- und Basalinsulinbedarf. Die Durchführung der ICT mit kurz- und langwirkenden Insulinanaloga kommt daher den Voraussetzungen und Möglichkeiten der CSII näher als die mit Normal- und NPH-Insulin.

13.11 Durchführung der Insulinpumpentherapie (CSII)

Die Durchführung einer intensivierten Insulintherapie mittels kontinuierlicher subkutaner Insulininfusionstherapie (CSII) kann in allen Altersstufen vorteilhaft gegenüber einer Therapie mit multiplen Injektionen (ICT) sein. Durch die stündlich programmierbare kontinuierliche Basalrate und die einfache zusätzliche Gabe von Bolusinsulin auf Knopfdruck können der nahrungsabhängige Prandialinsulinbedarf und der nahrungsunabhängige Basalinsulinbedarf zeitgerecht substituiert werden.

Bei folgenden Indikationen sollte eine Insulinpumpentherapie bei Kindern erwogen werden (diabetesDE-Leitlinien 2009)
- Kleine Kinder, besonders Neugeborene, Säuglinge und Vorschulkinder
- Kinder und Jugendliche mit ausgeprägtem Blutglukoseanstieg in den frühen Morgenstunden (Dawn-Phänomen)
- Schwere Hypoglykämien, rezidivierende und nächtliche Hypoglykämien (trotz intensivierter konventioneller Therapie = ICT)
- HbA1c-Wert außerhalb des Zielbereichs (trotz ICT)
- Beginnende mikro- oder makrovaskuläre Folgeerkrankungen
- Einschränkung der Lebensqualität durch bisherige Insulinbehandlung
- Kinder mit Nadelphobie
- Schwangere Jugendliche (bei geplanter Schwangerschaft idealerweise präkonzeptionell)
- Leistungssportler
- Große Fluktuationen der Blutglukose unabhängig vom HbA1c-Wert (trotz ICT)

Es gibt heute keine spezifische Altersgruppe, bei der Gründe für oder gegen die CSII sprechen. Die CSII kann prinzipiell in jeder Altersgruppe zur Anwendung kommen, d. h. sowohl bei Jugendlichen, älteren und jüngeren Schulkindern als auch bei Kindern im Vorschulalter und bei Säuglingen.

Die Kontraindikationen für eine CSII unterscheiden sich bei Kindern und Jugendlichen kaum von denen bei Erwachsenen.

Kontraindikationen für eine CSII
- mangelhafte mentale Befähigung
- Unzuverlässigkeit
- Depressive-suizidale Verhaltensweisen
- Ungünstiges soziales Milieu
- Drogen- oder Alkoholprobleme

Die Verordnung einer CSII sollte in der Pädiatrie immer eine individuelle Entscheidung sein, die die Akzeptanz der Kinder und Eltern voraussetzt. Eine sehr wichtige Voraussetzung für die CSII ist das Beherrschen der ICT. Die Insulinpumpe ist ein technisches Gerät, das jederzeit ausfallen kann. Darum müssen die Patienten bzw. die Eltern zu jedem Zeitpunkt in der Lage sein, die Behandlung auf die

ICT umzustellen. Auch wenn die Pumpe mehrere Tage lang abgelegt wird, muss sofort auf die ICT umgestellt werden können.

13.11.1 Auswahl der Insulinpumpe

Die Wahl der jeweiligen Insulinpumpe hängt in erster Linie von der Erfahrung des behandelnden Arztes und der Mitarbeiter des Diabetesteams ab. Sie sollte aber grundsätzlich nach eingehender Beratung durch den Patienten und seine Familie erfolgen.

Gegenwärtig werden in Deutschland im Kindesalter Insulinpumpen der Firmen Medtronic (www.medtronic.de), Roche (www.accu-chek.de), und Animas (www.animascorp.com) eingesetzt. Demnächst werden auch »Patch-Pumpen«, die ohne Katheter direkt auf der Haut platziert werden, in Deutschland erhältlich sein.

Wegen der für die Beratung außerordentlich wichtigen Auslesbarkeit des Pumpenspeichers während der Sprechstunde empfehlen wir gegenwärtig nur Insulinpumpenmodelle, die einen Ausdruck der durchgeführten Insulintherapie mit einer übersichtlichen Darstellung der programmierten Basalraten, der Anzahl der täglichen Bolusgaben und der durchschnittlich verabreichten Basal- und Bolusinsulindosis ermöglichen. Für manche Patienten ist die Möglichkeit, übliche Penkartuschen mit Lispro-Insulin der Fa. Lilly ohne weiteres Aufziehen einzusetzen, ein Vorteil (z. B. D-Tron+, Accucheck Spirit). Für kleinere Kinder haben Modelle mit geringerer Größe Vorteile; allerdings haben diese eine kleineren Reservoirgröße, z. B. 176 IE U-100-Insulin (1,76 ml). Andere Funktionen wie die Alarmfunktion bei vergessenen Bolusgaben, verschiedene Formen der Bolusgabe (z. B. »verzögerter Bolus«, »dual-wave bolus«) sind bei einzelnen Pumpenmodellen vorhanden.

Einige Pumpen haben Bolusberechnungsprogramme (z. B. »Bolus-Expert«, Fa. Medtronic; Accucheck Combo, Fa. Roche). Mithilfe einer vom Patienten eingegebenen Kohlenhydratmenge macht die Pumpe aus dem übertragenen oder eingegebenen Blutglukosewert und den eingestellten Algorithmen zur Berechnung des Bolusinsulins einen Vorschlag für den kombinierten Mahlzeiten- und Korrekturbolus. Bei den neueren Modellen ist es möglich, individuell die Insulinwirkungskurven einzuprogrammieren, sodass eine Berücksichtigung des noch verbliebenen Insulins der vorangegangenen Bolusgabe (»Insulin an Bord« oder »aktives Insulin«) möglich ist. Natürlich muss der Pumpenpatient bei der Verwendung eines Bolusberechnungsprogramms fähig sein, eine Fehlfunktion des Bolusberechnungsprogramms durch regelmäßige kritische selbstständige Überprüfung der Bolusvorschläge des Programms zu erkennen. Während die alten Bolusberechnungsprogramme ohne eine flexible Einstellung der Insulinwirksamkeit für die Pädiatrie in der Regel keinen Nutzen hatten, erlauben diese neueren Programme sehr nützliche Empfehlungen. Aussagekräftige Studien, ob damit eine Vereinfachung der Bolusgabe und eine Reduktion von Fehleingaben aufgrund von Rechenfehlern bei Kindern und Jugendlichen erreicht werden können, stehen aus.

Die heutigen Insulinpumpen verfügen über ein gutes Sicherheitssystem. Wenn ein Fehler auftritt, weist die Pumpe sofort darauf hin. Das erfolgt in Form von Alarmtönen und/oder einer Vibration. Die Töne werden zunehmend stärker, bis man darauf reagiert und den Alarm bestätigt. Viele unabhängige Sicherheitssysteme überwachen ständig alle ihre Funktionen.

Aufgrund der guten Sicherheitssysteme kommt es heute nur sehr selten zu technischen Problemen mit der Insulinpumpe. Die Fa. Roche bietet ein Zwei-Pumpen-System an, d. h., der Patient erhält zwei Pumpen und kann jede Pumpe abwechselnd alle zwei Jahre zur Überprüfung einschicken. Bei der Fa. Medtronic erhält man eine zweite Pumpe, wenn man z. B. in den Urlaub fahren möchte.

13.11.2 Pumpeninsuline und Insulinkonzentration

In einer Insulinpumpe können zwei Sorten Insulin verwendet werden, Normalinsuline und schnellwirkende Insulinanaloga. Bei den schnellwirkenden Insulinanaloga stehen zzt. das Insulin Lispro (Humalog, Fa. Lilly), das Insulin Aspart (NovoRapid, Fa. Novo Nordisk) und das Insulin Glulisin (Apidra, Fa. Aventis) zur Verfügung. Dabei haben die Insulinanaloga neben den bekannten Vorteilen des fehlenden Abstandes zwischen Bolusgabe und Essen auch die Möglichkeit der häufigeren und schnelleren Abgabe eines Korrekturbolus, ohne das eine Überlappung der Insulinwirkung zu befürchten ist. Auch Bolusgaben während oder nach dem Essen sind ggf. möglich. Demgegenüber ist bei Normalinsulin häufig ein Abstand zwischen Bolus und Essen nötig (15–30 min). Die Korrektur des Blutglukosewertes dauert länger und eine verzögerte Wirkung bei hohen Dosen macht die Gefahr der überlappenden Wirkung hintereinander gegebener Bolusdosen wahrscheinlicher. Ein Nachteil des Analoginsulins ist die raschere Entwicklung eines Insulinmangelzustandes (z. B. beim Schwimmen oder bei Katheterverschluss). Wenn die Pumpe mit einem Insulinanalogon gefüllt ist, kann sie höchstens 2 h lang abgelegt werden. Bei Normalinsulin wird wegen der längeren Wirkungsdauer mit einem Bolus auch eine Zwischenmahlzeit mit abgedeckt, sodass die Pumpe bis zu 4 h abgelegt werden kann. In einer Metaanalyse verschiedener Studien zum Vergleich von Normalinsulin und einem Insulinanalogon bei der CSII zeigte sich ein signifikanter Vorteil der schnellwirksamen Analoga.

Da Stoffwechselschwankungen bei Kindern besonders ausgeprägt sind, verwendet der Autor bei der CSII daher ausschließlich schnellwirkende Insulinanaloga. Es liegen wenige Einzelbeobachtungen einer Katheterobstruktion durch Insulinpräzipitation mit Insulin Lispro vor, die unter Insulin Aspart nicht beobachtet wurden. Da sonst jedoch keine grundsätzlichen systematischen Unterschiede zwischen Insulin Lispro und Aspart bekannt sind, setzt der Autor kurzwirksame Insulinanaloga in gleichem Umfang ein.

Bei sehr niedriger Basalrate von z. B. 0,1 IE/h ist es bei U-100-Konzentration möglich, dass der Katheter schneller verstopft als bei niedriger konzentriertem Insulin. Ein Okklusionsalarm tritt erst nach 2–4 IE maximal nach 8 IE auf. Das kann u. U. bei einer sehr niedrigen Basalrate mehrere Stunden dauern. Grundsätzlich kann mithilfe eines insulinfreien Mediums eine Insulinverdünnung hergestellt werden. Da dieses Verfahren sehr aufwendig ist, verwendet man nur noch in Ausnahmefällen bei sehr geringem Insulinbedarf (<0,1 IE/h) ein auf die Konzentration U 40 oder U 50 verdünntes Insulin.

13.11.3 Auswahl der Insulinpumpenkatheter

Von den Firmen wird eine Vielzahl von Katheterarten angeboten. Sie unterscheiden sich in der Länge des Katheters und der Kanüle, in der Abkoppelbarkeit und in der Beschaffenheit der Kanüle. Für Kinder und Jugendliche sind in erster Linie abkoppelbare Katheter geeignet. Die Fa. Medtronic bietet 60, 80 und 110 cm lange Katheter mit einer Kanülenlänge von 6, 8, 9 und 10 mm an. Es gibt Stahlkanülen mit und ohne Flügel sowie Kunststoffkanülen. Die Fa. Roche bietet Katheter mit 20–110 cm und Kanülen mit 6, 8, 10 und 12 mm Länge an. Auch hier gibt es Stahl- und Kunststoffkanülen. Es sind abkoppelbare- und nichtabkoppelbare Katheter erhältlich.

Die Kanülenlängen sind von großer praktischer Bedeutung. Kinder haben im Vergleich zu Erwachsenen wesentlich weniger Unterhautfettgewebe. Die Kanülenlänge beträgt daher in den meisten Fällen 6 oder 8 mm. Bei häufigen Katheterproblemen und unbefriedigendem Ergebnis der CSII sollte man bei älteren Kindern durchaus längere Katheterkanülen ausprobieren. In der Pädiatrie werden meist Kunststoffkanülen verwendet, da Kinder häufig Angst vor einer »Nadel im Bauch« haben. Allerdings scheinen bei Stahlkanülen die Katheterprobleme seltener zu sein.

Auch die Katheterlänge ist zu beachten. Wenn die Kinder die Pumpe z. B. auf dem Rücken in einem speziellen Rucksack tragen möchten, muss der Katheter länger sein, als wenn sie die Pumpe am Gürtel tragen. Im Zweifelsfall sollten einfach verschiedene Längen ausprobiert werden.

> **Der Katheter darf nie um die Pumpe gewickelt werden, wenn er zu lang ist. Der Katheter kann abknicken und beschädigt werden. Es sollte immer eine kürzere Schlauchlänge gewählt werden. Empfehlenswert ist es, eine Entlastungsschleife zu kleben, damit der Katheter nicht akzidentell herausgezogen werden kann.**

Die Katheter bestehen heute nicht mehr aus PVC-Materialien, sondern aus Polyethylen, Polyolefin und Polyuretan. Das Innenvolumen der Katheter hat im Gegensatz zu früher abgenommen. Ein 80 cm langer Schlauch nimmt ca. 8 IE U-100- bzw. 3 IE U-40-Insulin auf. Obwohl eine unveränderte Insulinpharmakokinetik bei konstanter subkutaner Katheterlage bis zu 4 Tagen beschrieben wurde, sollte der Katheter alle 1–3 Tage gewechselt werden, um eine gute Insulinwirkung zu gewährleisten und Lipohypertrophien und Hautinfektionen zu vermeiden.

13.11.4 Legen des Pumpenkatheters

Beim Legen des Katheters ist Sauberkeit zur Vermeidung von Hautproblemen obligatorisch. Daher müssen die steril verpackten Katheter, Spritzampullen etc. mit sauberen Händen angefasst und auf einer sauberen Unterlage bereitgestellt werden. Als Kathetereinstichstellen kommen der Bauch, die Hüfte, in Einzelfällen auch der Oberschenkel infrage. Man sollte vermeiden, die Querfalten am Bauch, die beim Bücken entstehen, oder andere mögliche Druckstellen (z. B. unter dem Gürtel) sowie Narben und lipohypertrophische bzw. entzündlich veränderte Hautbezirke zum Katheterlegen zu benutzen. Die Einstichstelle sollte mit Alkoholspray oder Alkoholtupfern gereinigt werden, wobei die Einwirkzeit von 1–2 min eingehalten und die Stelle nicht abgewischt oder trockengerieben werden sollte. Bei Kindern und Jugendlichen, die zu Hautinfektionen neigen, kann die Kanüle am oberen Ende (nicht jedoch an der Kanülenspitze) mit einer geringen Menge einer bakteriziden Salbe, z. B. Betaisodona, Braunovidon oder Frekacid, benetzt werden. Das wird jedoch nicht routinemäßig empfohlen.

Wie bei der Injektionstherapie muss die Einstichstelle bei jedem Katheterwechsel gewechselt werden. Es sollten mindestens 1,5 cm oder 2 Finger breit Abstand zur letzten Einstichstelle gelassen werden. Bei der CSII ist es besonders wichtig, die Injektionsstellen regelmäßig zu wechseln. Der Katheter bleibt lange Zeit in der Haut liegen und das gesamte Insulin fließt an eine Stelle in der Subkutis. Es wird daher empfohlen, den Katheter alle zwei Tage zu wechseln. Sind Lipohypertrophien vorhanden, sollten diese Areale für die CSII konsequent gemieden werden.

Um Veränderungen der Haut zu vermeiden, ist die regelmäßige Inspektion der Injektionsstellen durch den Patienten (oder seine Eltern) sowie durch die Mitglieder des Diabetesteams unerlässlich.

Der Katheter muss vollständig und luftblasenfrei mit Insulin gefüllt werden. Gelangt eine Luftblase aus der Ampulle in den Katheter, wird sie in Richtung Kanüle vorgeschoben. Während dieser Zeit, in der die Luftblase abgegeben wird, gelangt kein Insulin in die Subkutis, sodass die Blutglukose ansteigt. Luft im Katheter oder Insulinreservoir entsteht, wenn durch die Erwärmung kalter Flüssigkeit gelöste Luft »ausgast«. Es empfiehlt sich daher, die vorgefüllte Ampulle oder das Insulinfläschchen, aus dem die Ampulle gefüllt wird, immer vor dem Einsetzen in die Pumpe einige Stunden bis Tage bei Zimmertemperatur aufzubewahren. Das gefüllte Reservoir oder die Ampulle sollte vor dem Einsatz mindestens 15 min lang fest in einer Hand gehalten werden, damit rasch die richtige Temperatur erreicht wird. Das Insulin muss langsam in Leerampullen bzw. Reservoire aufgezogen werden. Eventuelle Luftblasen beim Katheterwechsel können durch senkrechtes Hinstellen der Insulinpumpe und Starten des Katheterfüllprogramms entfernt werden.

Der Katheter wird zusammen mit der Entlastungsschleife mithilfe einer transparenten Folie oder einem hautschonenden Pflaster auf der Haut fixiert. Praktisch sind Katheter mit selbsthaftender Rondelle. Bei ausgeprägter Reaktion auf das Katheterpflastermaterial kann versucht werden, zunächst eine hautverträgliche Folie (z. B. Tegaderm) oder Sprühpflaster auf der Haut zu fixieren, anschließend die Kanüle durch die Folie zu stecken und auf ihr zu befestigen. Bei Beginn der CSII oder bei ihrer Fortsetzung nach mehrstündiger Unterbrechung sollte nach Einstecken der Kanüle ein kleiner Bolus (z. B. 0,5 IE) abgegeben werden. Einige Patienten haben gute Erfahrungen damit gemacht, vor dem Einstechen der Kanüle einen kleinen Bolus (0,5–1,0 IE) abzurufen und die Kanüle während der Bolusabgabe unter die Haut zu stechen. Das hat einen doppelten Effekt: Zum einen vermeidet man, dass kleine Hautpartikel die Kanüle verstopfen, zum anderen wirkt das Insulin wie ein Schmiermittel und der Einstich ist angeblich sanfter.

Vorkommnisse, bei denen der Katheter sofort gewechselt werden sollte
- Stetiges Jucken, Brennen oder Schmerzen an der Einstichstelle
- Schwellung oder Rötung der Einstichstelle, Verhärtungen oder Knoten um die Einstichstelle
- Insulin läuft außen am Katheter zurück (Rondelle bzw. Flügel sind feucht)
- Risse oder Löcher im Katheter, die mit dem bloßen Auge selten sichtbar sind, aber sich durch die Feststellung von Feuchtigkeit äußern
- Unerklärliche Blutglukoseerhöhungen mit Verdacht auf verstopften Katheter (▶ unten)

13.11.5 Berechnung des Insulintagesbedarfes beim Übergang von ICT auf CSII

Der Insulintagesbedarf der Pumpenbehandlung hängt vom Insulintagesbedarf der vorausgehenden ICT und der Qualität der Diabeteseinstellung unter der ICT ab. Wie bei der Injektionstherapie steigt der Insulinbedarf mit der Diabetesdauer an und ist am höchsten während der Pubertät.

Bei Verwendung von Normalinsulin als Pumpeninsulin zieht man bei Kindern mit guter Stoffwechseleinstellung und niedriger Hypoglykämieinzidenz unter vorausgegangener ICT ca. 10% der Insulindosis ab, bei häufigen Hypoglykämien bis zu 20%. Je höher die Insulindosis unter ICT war (in IE/kg KG), desto ausgeprägter ist im Allgemeinen die prozentuale Verringerung der Gesamtdosis für die CSII. Nach unserer Erfahrung empfiehlt es sich, bei der Verwendung von Insulinanaloga die Insulindosis nicht zu reduzieren, sondern dosisgleich umzustellen. Allerdings sollten nachts regelmäßige Blutglukosemessungen durchgeführt werden.

Festlegen der Basalrate

Die Basalrate reguliert den nahrungsunabhängigen Insulinbedarf. Wie bei der ICT entfallen 30–40% der Insulintagesdosis auf die Basalrate. Die richtige Wahl der Basalratendosis erkennt man daran, dass jede Nahrungszufuhr (auch eine Zwischenmahlzeit!) einen Bolus erfordert. Die gesamte Basalrate wird entsprechend dem physiologischen zirkadianen Insulinbedarf in stündliche Basalraten aufgeteilt (◨ Tab. 13.5). Dabei ist die zirkadiane Verteilung der Basalrate über den Tag sehr stark vom Alter abhängig.

Die maximale Basalrate liegt bei den präpubertären Kindern in den späten Abendstunden (zwischen 21 Uhr und 24 Uhr). Dagegen ist sie bei den pubertären Kindern in der Zeit von 3–9 Uhr und von 21–24 Uhr am höchsten. Manche Kinderdiabetologen programmieren bei kleinen Kindern, die nicht selbst die Pumpe bedienen können, die Prandialrate für Mahlzeiten, die zu gleichen Zeitpunkten

Tab. 13.5. Verteilung der Basalrate entsprechend des zirkadianen Insulinbedarfs bei Erwachsenen mit Diabetes mellitus Typ 1. Beispielhaft ist die Verteilung einer üblichen Basalrate von 22 IE/Tag (*dunkel*) herausgehoben. Demnach erhält der Patient um 6.00 Uhr mit 1,8 IE/h die höchste und zwischen Mitternacht und 2.00 Uhr morgens mit 0,5 IE/h die geringste Basalrate

Uhrzeit	Basal IE																
	6	8	10	12	14	16	18	20	22	24	26	28	30	32	34	36	38	40
00:00	0,1	0,2	0,2	0,2	0,3	0,4	0,4	0,4	0,5	0,5	0,6	0,6	0,7	0,7	0,8	0,8	0,8	0,9
01:00	0,1	0,2	0,2	0,2	0,3	0,4	0,4	0,4	0,5	0,5	0,6	0,7	0,7	0,7	0,8	0,8	0,8	0,9
02:00	0,2	0,2	0,3	0,3	0,4	0,5	0,5	0,6	0,6	0,7	0,7	0,8	0,8	0,9	1,0	1,0	1,1	1,2
03:00	0,2	0,3	0,4	0,5	0,5	0,5	0,6	0,7	0,8	0,8	0,9	0,9	1,0	1,1	1,2	1,2	1,3	1,4
04:00	0,3	0,5	0,5	0,7	0,6	0,7	0,8	0,9	1,0	1,1	1,1	1,2	1,4	1,4	1,5	1,6	1,7	1,8
05:00	0,4	0,6	0,7	0,9	0,9	1,1	1,3	1,4	1,6	1,7	1,8	1,9	2,1	2,2	2,5	2,6	2,7	2,9
06:00	0,6	0,7	0,8	1,0	1,2	1,4	1,5	1,6	1,8	2,0	2,1	2,3	2,5	2,6	2,8	3,0	3,1	3,3
07:00	0,4	0,6	0,7	0,8	0,9	1,1	1,2	1,2	1,5	1,6	1,7	1,8	2,0	2,1	2,3	2,4	2,5	2,7
08:00	0,3	0,4	0,5	0,5	0,6	0,8	0,9	1,0	1,1	1,2	1,3	1,4	1,5	1,6	1,7	1,8	1,9	2,0
09:00	0,2	0,3	0,3	0,4	0,5	0,5	0,6	0,7	0,8	0,9	1,0	1,0	1,0	1,1	1,1	1,2	1,2	1,3
10:00	0,2	0,2	0,3	0,4	0,5	0,5	0,6	0,7	0,7	0,8	0,9	1,0	1,0	1,1	1,1	1,2	1,3	1,3
11:00	0,2	0,2	0,3	0,4	0,5	0,5	0,6	0,7	0,7	0,8	0,9	1,0	1,0	1,1	1,1	1,2	1,3	1,3
12:00	0,2	0,2	0,3	0,4	0,5	0,5	0,6	0,7	0,7	0,8	0,9	1,0	1,0	1,1	1,1	1,2	1,3	1,3
13:00	0,2	0,2	0,3	0,4	0,5	0,5	0,6	0,7	0,7	0,8	0,9	1,0	1,0	1,1	1,1	1,2	1,3	1,3
14:00	0,2	0,2	0,3	0,4	0,5	0,5	0,6	0,7	0,8	0,8	1,0	1,0	1,0	1,1	1,1	1,2	1,3	1,3
15:00	0,2	0,3	0,4	0,4	0,5	0,6	0,7	0,8	0,9	1,0	1,1	1,1	1,2	1,3	1,3	1,4	1,5	1,6
16:00	0,3	0,4	0,5	0,5	0,7	0,8	0,9	1,0	1,1	1,2	1,3	1,4	1,5	1,6	1,7	1,8	1,9	2,0
17:00	0,3	0,5	0,6	0,7	0,8	0,9	1,0	1,1	1,2	1,3	1,4	1,5	1,6	1,7	1,9	2,0	2,1	2,2
18:00	0,3	0,5	0,6	0,7	0,8	0,9	1,0	1,1	1,2	1,3	1,4	1,5	1,6	1,7	1,9	2,0	2,1	2,2
19:00	0,3	0,3	0,5	0,6	0,6	0,8	0,8	0,9	1,0	1,0	1,1	1,2	1,3	1,4	1,5	1,6	1,7	1,8
20:00	0,2	0,3	0,4	0,5	0,5	0,6	0,7	0,8	0,8	0,9	1,0	1,1	1,2	1,3	1,4	1,4	1,5	1,6
21:00	0,2	0,3	0,3	0,4	0,5	0,5	0,6	0,7	0,7	0,8	0,8	0,9	1,0	1,1	1,1	1,2	1,3	1,3
22:00	0,2	0,2	0,3	0,4	0,5	0,5	0,6	0,7	0,7	0,8	0,8	0,9	1,0	1,1	1,1	1,2	1,3	1,3
23:00	0,2	0,2	0,3	0,3	0,4	0,5	0,5	0,5	0,6	0,7	0,7	0,8	0,9	0,9	0,9	1,0	1,0	1,1

eingenommen werden (z. B. das Frühstück im Kindergarten), in die Basalrate mit ein.

Zur einfachen Programmierung gibt es eine Basalratenermittlungshilfe, den sog. Basalratenschieber. Er ist für die individuelle Errechnung des Basalinsulins entwickelt worden, für Kleinkinder, Kinder und Jugendliche in Abhängigkeit vom Körpergewicht (nach Klinkert u. Holl, erhältlich durch die Fa. Roche), für Erwachsene in Abhängigkeit vom Insulinbedarf. Das Körpergewicht bzw. die Insulindosis des Patienten werden auf dem Schieber eingestellt, sodass in einem Fenster die stündliche Basalrate abgelesen werden kann.

Die Zwischenmahlzeit am Vormittag sollte anfangs wie bei der ICT beibehalten werden, später kann sie evtl. entfallen. Wenn zum Frühstück eine hohe Insulindosis erforderlich ist, sollte für die Zwischenmahlzeit am Vormittag eine relativ niedrige Insulindosis gewählt werden (z. B. 0,5 IE für 2 KE). Bis zur Dosisfindung der Tagesbasalrate sollte keine Zwischenmahlzeit am Nachmittag eingenommen werden.

Bei der Korrektur der Basalrate wird die Dosis nicht erst in der Stunde verändert, in der eine Hypo- oder Hyperglykämie aufgetreten ist, sondern schon ca. 1–2 h vorher. Das ergibt sich aus den Wirkungsprofilen der verwendeten Insuline. Wie bei der subkutanen Insulininjektion kann man bei schnellwirkendem Insulinanalogon in der Pumpe von einem Wirkungsmaximum etwa 1 h nach Infusion und von einem Wirkungsende nach 2 h ausgehen. Verwendet man Normalinsulin, so ist mit einem Wirkungsmaximum nach 2 h und einem Wirkungsende nach 4–6 h zu rechnen. Dementsprechend sollte die Korrektur der Basalrate zeitlich versetzt vorgenommen werden.

Ebenso wichtig ist die Unterscheidung, ob die Hypo- bzw. Hyperglykämie durch Basal- oder Prandialinsulin ausgelöst wurde. Zur Überprüfung der Basalrate können Auslassversuche einzelner Mahlzeiten durchgeführt werden (Basalratentest). Ein ganztägiger Auslassversuch kann aufgrund der eintretenden Insulinresistenzentwicklung nicht empfohlen werden. Es ist daher ratsam, zunächst das Mittag- oder Abendessen und erst später das Frühstück wegzulassen. Die Autoren führen die Basalratentests an drei aufeinanderfolgenden Tagen durch. Es wird an jedem Tag eine Hauptmahlzeit und die darauf folgende Zwischenmahlzeit ausgelassen. In dieser Zeit ist es den Kindern nur erlaubt, kohlenhydratfreie Nahrungsmittel zu sich zu nehmen. Es sollte allerdings auf extrem fett- und eiweißhaltige Nahrungsmittel verzichtet werden.

Die Veränderung der Basalrate wird gemeinsam mit den Patienten und evtl. den Eltern besprochen und erläutert. Anschließend erfolgt die praktische Umsetzung an der Pumpe. Auf diese Weise werden Kinder und Eltern von Anfang an an das selbstständige Praktizieren der CSII herangeführt, damit sie später zu Hause Veränderungen selbstständig vornehmen können.

> Änderungen der Basalrate sollten nicht punktuell, d. h. nur für die Dauer einer Stunde, sondern über größere Zeitabschnitte programmiert werden. Sie sollten prozentual in Schritten von 10–20% bezogen auf die programmierte Basalrate im Zeitabschnitt erfolgen (sofern es nicht zu Entgleisungen gekommen ist).

Der Insulinbedarf kann sich vorübergehend ändern. Das macht eine temporäre Änderung der Basalrate erforderlich.

Ein **erhöhter Insulinbedarf** tritt auf:
- bei Infekten,
- bei anderen fieberhaften Erkrankungen,
- bei verminderter körperlicher Aktivität (Bettlägrigkeit),
- bei einigen Medikamenten (z. B. Kortikoide, orale Kontrazeptiva, Saluretika),
- im Rahmen des Menstruationszyklus (wobei allerdings zu betonen ist, dass die prämenstruelle Insulinresistenz sehr unterschiedlich ausgeprägt sein kann).

In diesen Fällen wird die Basalrate prozentual angehoben.

Ein **verminderter Insulinbedarf** tritt auf:
- im Rahmen des Menstruationszyklus (wobei allerdings zu betonen ist, dass die prämenstruelle Insulinresistenz sehr unterschiedlich ausgeprägt sein kann),
- bei erhöhter körperlicher Aktivität und beim Sport,
- bei einigen Medikamenten (z. B. Angiotensin-Converting-Enzym-(ACE-)Hemmer, Salizylate).

In diesen Fällen wird die Basalrate prozentual vermindert.

Bei verschiedenen Pumpenmodellen kann die Basalrate für einige Stunden erhöht oder gesenkt werden, ohne dass die Basalrate umprogrammiert werden muss. Bei anderen Pumpenmodellen können alternative Basalraten, z. B. für Tage mit besonderer körperlicher Belastung (z. B. Fußballtraining), eingegeben werden.

> Nach der Einstellungsphase bzw. bei verändertem Lebensrhythmus kann sich die Insulinempfindlichkeit ändern. Deshalb sind engmaschige Blutglukosekontrollen auch nach der Einstellphase noch einige Wochen notwendig; ggf. muss die Basalrate geändert werden.

Nächtliche Blutglukosekontrollen sind die unverzichtbare Voraussetzung für eine Änderung des Blutglukosenachtprofils. Es ist anzustreben, dass alle Werte möglichst über 100 mg/dl liegen. Am Wichtigsten ist die Blutglukosemessung gegen 2 Uhr nachts. Während der stationären Einstellungsphase muss das Nachtprofil regelmäßig gemessen werden. Zu Hause sollte die 2-Uhr-Messung anfangs etwa alle 2, später alle 4 Wochen während der Schlafphase durchgeführt werden.

Berechnung des Prandialinsulins

Die Prandialinsulinboli sind wie bei der Injektionsbehandlung von der Tageszeit und den vorgesehenen KE abhängig. Wie bei der ICT (◘ Abb. 13.2) wird auch für die CSII ein Anpassungsplan erstellt. Um das Bolusinsulin festzulegen, werden zunächst die Standardkohlenhydrateinheiten (KE) der üblichen Mahlzeiten und die Standarddosis des Mahlzeiteninsulins unter ICT erfragt. Daraus wird der jeweilige Insulin-KE-Quotient errechnet. Die Kohlenhydrate werden auf 3 Hauptmahlzeiten und 3 Zwischenmahlzeiten verteilt. Es ist am Anfang günstig, eine »feste« KE-Verteilung zu haben, damit die Wirkung des Bolus- bzw. des Mahlzeiteninsulins nicht durch Überschneidungen mit der des Insulins verfälscht wird, das bei zusätzlicher Nahrungsaufnahme injiziert werden muss. Später können die Kinder ihre KE-Mengen und deren Verteilung selbst festlegen. Im Allgemeinen ist der Insulin-KE-Quotient bei der ICT im Vergleich zur CSII frühmorgens deutlich größer, mittags vergleichbar und abends wieder größer. Das Insulin (bei Verwendung schnellwirkender Insulinanaloga) wird bei Blutglukosewerten <80 mg/dl direkt nach dem Essen, bei Werten zwischen 80 und 160 mg/dl direkt vor dem Essen und bei einem Wert >160 mg/dl 10 min vor dem Essen abgegeben. Bei sehr jungen Kindern ist es möglich, das Insulin generell nach dem Essen abzugeben, damit die richtige Prandialinsulindosis entsprechend der tatsächlich eingenommenen Kohlenhydratmenge herausgefunden werden kann. Man kann auch den Mahlzeitenbolus teilen, in dem man einen Anteil vor und den anderen nach der Mahlzeit abgibt. Bei einem richtigen Mahlzeitenbolus bleiben die physiologischen Blutglukoseschwankungen erhalten, d. h., die Blutglukosewerte liegen 2 h nach der Mahlzeit ca. 30 mg/dl über dem Ausgangswert und 4 h nach der Mahlzeit auf der Höhe des Ausgangswertes.

> ❶ Jede Haupt- und Zwischenmahlzeit erfordert einen Bolus – anderenfalls ist die Basalrate zu hoch.

Der von der Tageszeit abhängige Insulin-KE-Quotient ist bis zu einer Kohlenhydrataufnahme von ca. 5 KE konstant. Bei höheren KE-Mengen ist der Bolus etwas niedriger als der mithilfe des vorgegebenen Insulin-KE-Quotienten berechnete.

Berechnung des Korrekturinsulins

Für eine gute Einstellung ist es nötig, die Blutglukosewerte immer im normnahen Bereich (80–120 mg/dl) zu halten. Für jede Tageszeit wird daher der sog. Korrekturfaktor, entsprechend dem Zirkadianrhythmus, festgelegt. Der Korrekturfaktor bezeichnet das Ausmaß der Blutglukosesenkung nach Gabe von 1 IE Normalinsulin. Mit dem Korrekturbolus wird ein erhöhter Blutglukosewert korrigiert.

Die Größe des Korrekturbolus ist von der Insulinempfindlichkeit und der vorgesehenen Blutglukosesenkung abhängig, d. h. der Differenz zwischen aktuellem Blutglukosewert und Blutglukosezielwert. Wie auch bei ICT wird als Zielwert tagsüber eine Blutglukosekonzentration von 100 mg/dl und nachts von 140 mg/dl angestrebt. Bei Kindern unter 6 Jahren sollten die Zielwerte etwas höher liegen, um die Hypoglykämiegefahr, die sie häufig selbstständig nicht erkennen, zu vermindern.

Die Blutglukose sollte nicht öfter als alle 2 h (bei Verwendung von Normalinsulin nicht öfter als alle 4 h) auf den Zielwert korrigiert werden, da es sonst zu Wirkungsüberschneidungen kommen kann. Für den Fall, dass 3 h nach Gabe eines Korrekturbolus die Blutglukosewerte nur unwesentlich niedriger liegen oder sogar noch weiter angestiegen sind, muss die nächste Korrektur mit einer Spritze oder mit einem Pen (mit schnellwirksamem Analoginsulin) durchgeführt werden. Der Katheter und/oder die Ampulle sind anschließend zu wechseln.

Der Korrekturfaktor muss immer wieder überprüft und evtl. verändert werden. Bei langfristig guter Einstellung ist er z. B. erhöht, bei Gewichtszunahme und anderen Ursachen für eine relative Insulinresistenz ist er vermindert. Die Neuauflage des Jugendschulungsprogramms (Lange et al. 2009) enthält ein Modul zur Pumpenschulung mit dem diese Inhalte vermittelt werden können.

Prävention einer Ketoazidose bei CSII

Bei der Insulinpumpenschulung und der weiteren ambulanten Betreuung von Patienten mit CSII kommt der Prävention der Ketoazidose eine besondere Bedeutung zu. Im Gegensatz zur ICT wird bei der CSII ausschließlich Normal- bzw. kurzwirkendes Insulinanalogon verwendet, dagegen kein Verzögerungsinsulin. Ein Insulindepot befindet sich daher nicht in der Subkutis, sondern ausschließlich im Reservoir der Pumpe. Bei einer Unterbrechung der Insulinzufuhr durch die Pumpe kommt es sofort zu einem Insulinmangel. Bei der Verwendung von Insulinanaloga als Pumpeninsulin ist die Zeit bis zum Auftreten einer Ketoazidose noch kürzer als bei der von Normalinsulin. Die Symptome der Ketoazidose bei CSII unterscheiden sich in einigen Aspekten von denen der normalen diabetischen Ketoazidose. Bei der Pumpentherapie entsteht eine Ketoazidose sehr oft nur wegen der Unterbrechung der Insulinzufuhr, also immer aus völliger Gesundheit heraus (▶ Übersicht). Daher kommt es zu einem schnellen Wechsel von völligem Wohlbefinden zu ketoazidotischen Symptomen.

> **Mögliche Ursachen einer Ketoazidose bei CSII**
> - Gründe für die Unterbrechung der Insulinzufuhr
>   - Herausziehen oder Herausrutschen der Kanüle
>   - Leck im Kathetersystem
>   - Katheterknick
>   - Defekte Insulinampulle (z. B. Haarriss in der Glasampulle)
>   - Undichte Verbindung zwischen Ampulle und Katheter
>   - Ausfällen von Insulin im Katheter bzw. in der Kanüle
> - Erhöhter Insulinbedarf
>   - Erkrankung (z. B. Infekte)
>   - Medikamente (Kortikosteroide)
> - Verminderte Insulinwirkung
>   - Entzündung an der Kathetereinstichstelle
>   - Blutaustritt an der Kathetereinstichstelle
>   - Zu lange Liegedauer des Katheters
>   - Verwendung unwirksamen Insulins
>   - Kanüle steckt in verhärtetem Gewebe

Besonders gefährdet in Bezug auf die Entwicklung einer Ketoazidose sind Patienten mit kurzer Diabetesdauer, geringer Insulinpumpenerfahrung, unregelmäßigen Blutglukoseselbstkontrollen und psychischen Problemen. Die mit Abstand wichtigste Ursache für das Auftreten einer Ketoazidose ist das langfristige Unterlassen der Blutglukoseselbstkontrolle. Die regelmäßige Durchführung der Blutglukosekontrollen ist daher der sicherste Schutz vor dem Auftreten dieser lebensgefährlichen Stoffwechselentgleisung.

Die Zeit zwischen auslösendem Faktor und ersten Symptomen kann unterschiedlich lange sein. Sie ist abhängig von folgenden Faktoren:
- Höhe der Basalrate,
- Tageszeit bei Beginn der Unterbrechung der Insulinzufuhr,
- letzte Bolusgabe,
- verwendete Insulinart.

Ein wichtiger Aspekt zur Vermeidung einer Ketoazidose ist deren Thematisierung bei den Schulungen zur CSII. Ziel sollte sein, Symptome zu erkennen und die daraus notwendigen Handlungsschritte zu vermitteln. Hierfür wurde im Kinderkrankenhaus auf der Bult ein entsprechender Ketoazidoseplan entwickelt. Wenn ein Kind oder seine Eltern die speziellen Ketoazidosesymptome bemerken, sollte zunächst die Blutglukose gemessen werden. Liegt der Blutglukosewert über 250 mg/dl, muss unbedingt das Azeton im Urin oder im Blut getestet werden. Dann wird nach einem einfachen Schema Insulin injiziert (◘ Abb. 13.4).

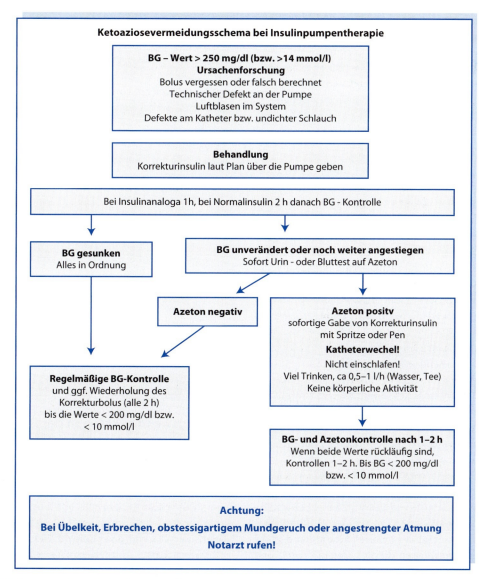

◘ Abb. 13.4. Ketoazidoseschema bei Insulinpumpentherapie

Manche Kinderdiabetologen empfehlen, die Insulinzufuhr im Rahmen der Schulung unter stationären Bedingungen zu unterbrechen, damit der Patient die Ketoazidoseentstehung unter Aufsicht am eigenen Körper erlebt. Dieses Vorgehen zur Ketoazidoseprävention ist jedoch umstritten.

Wenn Azeton positiv getestet wird, müssen die Patienten viel Flüssigkeit in Form von ungesüßten Getränken zu sich nehmen. Ist die Ursache der Entgleisung ein Magen-Darm-Infekt, so ist eine stationäre Aufnahme oft nicht zu umgehen. Kinder sind in einer solchen Situation meist nicht mehr in der Lage, ausreichend zu trinken. Wegen des Flüssigkeitsmangels entwickelt sich bei ihnen daher sehr schnell eine Ketoazidose. In diesem Fall muss zum frühestmöglichen Zeitpunkt die intravenöse Flüssigkeitszufuhr erfolgen.

> Um den Patienten und den Eltern in schwierigen Situationen zur Seite zu stehen, ist es notwendig, eine 24-h-Rufbereitschaft durch erfahrene Kinderdiabetologen und Diabetesberater anzubieten. Es müssen kurzfristig Fragen beantwortet, Unklarheiten beseitigt und Ratschläge gegeben werden.

CSII und körperliche Aktivität

Bei körperlicher Aktivität, z. B. Sport, steigt die Insulinempfindlichkeit der Muskulatur, sodass der Insulinbedarf geringer wird. Das hat sowohl Auswirkungen auf die Basal- als auch auf die Prandialrate des Insulins. Die Hinweise zum Verhalten vor Beginn der körperlichen Aktivität gleichen denen bei der ICT. Bei Blutglukosewerten über 300 mg/dl sollte keine körperliche Anstrengung erfolgen. Die Hyperglykämie kann auf einen fortgeschrittenen Insulinmangel hinweisen, der schon viele Stunden bestanden hat. Das ist sicher der Fall, wenn auch ein Azetontest im Urin positiv ausfällt. Es besteht die Gefahr, dass die Blutglukosewerte noch weiter ansteigen und sich eine ketoazidotische Stoffwechselentgleisung entwickelt.

Der Insulinbedarf beträgt bei mittlerer Belastung 50–70% des Insulingrundbedarfes (Basalrate), bei lang andauernder Belastung nur 25–50% des Grundbedarfes. Vor dem Sport sollte nach einer Blutglukosemessung die Basalrate gesenkt werden, wobei die Reduzierung bei Verwendung von Normalinsulin ca. 1 h vorher, bei kurzwirksamen Insulinanalogon direkt vor dem Sport erfolgen sollte. Alternativ oder zusätzlich sollte das Kind Kohlenhydrate zu sich nehmen. Ein evtl. notwendiger Mahlzeitenbolus sollte um etwa 30% gesenkt werden. Wegen des Auffülleffektes von Muskelglykogen und der dadurch verstärkten Gefahr von Hypoglykämien müssen die Basalratensenkung und der reduzierte Mahlzeitenbolus für einige Stunden nach dem Sport beibehalten werden.

Zur Vermeidung von Hypoglykämien ist generell die Zufuhr von »Sport-KE« wichtiger als die Insulindosisreduktion. Am besten werden beide Maßnahmen kombiniert. Für sportlich aktive Insulinpumpenträger wird im Allgemeinen die Dauer der Basalratensenkung auf 4–5 h oder länger programmiert. Bei regelmäßig wiederkehrenden Sporttagen empfiehlt sich die Programmierung einer Sportbasalrate für diese Tage. Umgekehrt ist die Programmierung einer erhöhten Basalrate an Tagen geringer körperlicher Aktivität (z. B. »faules Wochenende«) sinnvoll.

Umgang mit Zeitumstellung

Bei Zeitverschiebungen stellt sich der Organismus, und damit der zirkadiane Insulinbedarf, erst nach einigen Tagen um. Bei geringen Zeitverschiebungen (bis zu 2 h) wird am Ankunftsort die Uhrzeit der Insulinpumpe auf die Ortszeit eingestellt. Bei Zeitverschiebungen zwischen 3 und 4 h sollte am Ankunftsort die Uhr der Insulinpumpe zunächst um 2 h der Ortszeit angenähert werden. Erst 1–2 Tage später wird die Pumpe auf die Ortszeit eingestellt. Bei größeren Zeitverschiebungen (z. B. Transatlantikflüge) wird folgendes Vorgehen empfohlen:

> **Vorgehensweise der Insulinpumpenumstellung bei größeren Zeitverschiebungen**
> - Am 1. Tag wird am Urlaubsort die Basalrate unverändert belassen
> - Am 2. Tag wird die bisher niedrigste Basalrate (i. Allg. zwischen 23 und 2 Uhr) über 24 h programmiert; es erfolgen regelmäßige Blutglukosemessungen und (kleine) Boluskorrekturen
> - Letzte Bolusgabe
> - Am 3. Tag wird die alte Basalrate auf die Ortszeit umgestellt

Die Patienten müssen darauf hingewiesen werden, dass sie ihre bisher verwendete Basalrate vor der Umprogrammierung aufschreiben, wenn sie sie nicht in Form eines Basalratenverlaufbogens mit sich führen.

Vorübergehendes Ablegen der Pumpe

Die Insulinpumpe kann jederzeit abgelegt werden. Die Dauer der Unterbrechung entscheidet darüber, ob diese Zeit allein mit schnellwirksamen Insulinanaloga, Normalinsulin oder auch zusätzlich mit Gabe von Verzögerungsinsulin überbrückt werden soll (ICT). Im Rahmen des Insulinpumpen-Schulungsprogramms erhält daher jeder Patient einen Plan für den pumpenfreien Tag.

Ein kurzfristiges Ablegen erfolgt z. B. bei einem Saunabesuch, bei bestimmten Sportarten mit Körperkontakt (Gefahr des Herausrutschens des Katheters) oder bei

Kampfsportarten (Gefahr der Beschädigung der Pumpe), evtl. beim Sexualverkehr und immer beim Schwimmen. Einige Kinder und Jugendliche wechseln daher während des Sommerurlaubs vorübergehend wieder zur ICT.

Unerwartet geringe Probleme machen das übliche Herumtoben kleiner Kinder auf dem Spielplatz oder Fußballspiele von Jugendlichen. Je nach Dauer der Unterbrechung ist beim Wiederanlegen der Pumpe entweder kein zusätzliches Insulin erforderlich oder es wird auf die etwa 2-stündige oder längere Unterbrechung mit einem kleinen Bolus reagiert, falls nicht zuvor Insulin mit Spritze oder Pen zur Überbrückung injiziert worden ist.

13.12 Insulinallergie und Insulinresistenz

Insulinallergie und Insulinresistenz sind heute sehr selten auftretende Nebenwirkungen der Insulintherapie bei Kindern und Jugendlichen. Die Necrobiosis lipoidica ist eine seltene, therapieresistente Hautveränderung, die nach jahrelanger Diabetesdauer auftreten kann. Lipodystrophien (Lipome und Lipoatrophien) sind nach Einführung der hochgereinigten Humaninsuline und der Insulinanaloga sehr selten geworden. Ausgeprägte Formen werden heute nicht mehr gesehen.

13.12.1 Insulinallergie

Allergische Hautreaktionen im Bereich der Injektionsstellen können durch Insulin selbst ausgelöst werden, häufiger jedoch durch Depotstoffe (z. B. Zinkchlorid, Zinkazetat, Protaminsulfat), Konservierungsmittel (Kresol, Phenol, Methyl-4-hydroxybenzoat) und Desinfektions- und Reinigungsmittel, die der Säuberung der Haut dienen.

Die Bemühungen der Industrie, möglichst hochgereinigte Insulinpräparate herzustellen, denen insulinähnliche Begleitproteine und exokrine Pankreasproteine fehlen, haben dazu geführt, dass die Häufigkeit allergischer Insulinreaktionen so sehr zurückgegangen ist, dass sie im klinischen Alltag keine Rolle mehr spielen.

Die Immunogenität hängt auch von den Speziesunterschieden der Insuline ab (Rind, Schwein, Mensch). Da heute fast ausschließlich Humaninsulinpräparate oder Insulinanaloga verwendet werden, treten immunologische Nebenwirkungen praktisch nicht mehr auf. Schließlich kann die Applikationsweise der Injektion eine allergische Reaktion hervorrufen. Solange Insulinpräparate subkutan appliziert werden, muss daher prinzipiell mit lokalen Nebenwirkungen gerechnet werden.

Die Immunantwort des Organismus auf das durch die Insulininjektion zugeführte Antigen erfolgt auf zwei Wegen: Zum einen können streng antigenspezifisch determinierte Lymphozyten gebildet werden, zum anderen humorale, im Blut zirkulierende Antikörper, die den IgG- und IgE-Immunklassen angehören.

Die durch zelluläre Abwehrmechanismen vermittelte lokale Reaktion benötigt bis zu ihrer vollen Ausprägung 24–36 h. Sie wird daher als Reaktion vom Spättyp bezeichnet. Die durch humorale Antikörper verursachte Reaktion kann dagegen bereits nach 30 min auftreten und ist als Reaktion vom Soforttyp gekennzeichnet.

13.12.2 Lokale Reaktion vom Spättyp

Etwa 24 h nach Insulininjektion tritt im Bereich der Injektionsstelle ein derbes, rotes, meist juckendes Infiltrat von 2–4 cm Durchmesser auf, das sich an den folgenden Tagen noch vergrößern kann. Es bleibt 4–5 Tage bestehen und verschwindet dann langsam wieder. Die Reaktion vom Spättyp wird nie sofort nach der ersten Insulininjektion beobachtet, sondern erst 1–2 Wochen nach Therapiebeginn. Ganz selten treten schwerere allergische Reaktionen auf (z. B. generalisierte Urtikaria, Quincke-Ödeme, Gelenkschwellungen, anaphylaktischer Schock).

13.12.3 Lokale Reaktion vom Soforttyp

Bei dieser Form der Insulinallergie sind die Hauterscheinungen bereits 30 min bis 2 h nach der Insulininjektion nachweisbar. Rötung und Infiltration der Haut sind die klinischen Zeichen. Auch bei der Sofortreaktion können die oben beschriebenen, schweren allergischen Reaktionen einschließlich eines anaphylaktischen Schocks auftreten. Als Arthus-Phänomen bezeichnet man allergische Reaktionen vom Soforttyp, bei denen Nekrosen im Bereich der Injektionsstelle entstehen. Lokale allergische Reaktionen vom Soforttyp werden häufig erst Jahre nach Beginn der Insulintherapie beobachtet.

13.12.4 Therapie der Insulinallergie

Die beiden allergischen Reaktionsformen bedürfen in den meisten Fällen keiner Behandlung, da sie trotz fortgesetzter Insulintherapie verschwinden.

Bleibt die Neigung, auf Insulininjektionen mit einer allergischen Hautreaktion zu antworten, bestehen, muss herausgefunden werden, ob andere Ursachen als das Insulinpräparat infrage kommen. Die Insulininjektionstechnik, die verwendeten Desinfektions- und Reinigungsmittel sowie die Sauberkeit des Patienten müssen überprüft werden. Erst wenn sich herausstellt, dass nur das Insulin selbst Ursache der Allergie sein kann, ist es angebracht, mithilfe einer Intrakutantestung ein Insulinpräparat zu finden, bei dem keine Hautreaktionen auftreten.

Die Intrakutantestung wird am Rücken vorgenommen. Sofort und 15, 30, 60 min sowie 6, 12 und 24 h nach intrakutaner Insulininjektion wird das Ergebnis des Tests abgelesen. Die Testdosis beträgt bei lokalen Reaktionen vom Spättyp jeweils 0,4 IE Insulin (0,1 ml einer 1:10 verdünnten Insulinlösung), bei Reaktionen vom Soforttyp wegen der Gefahr eines analphylaktischen Schocks jeweils nur 0,04 IE Insulin (0,1 ml einer 1:100 verdünnten Insulinlösung).

13.12.5 Insulinresistenz bei Diabetes mellitus Typ 1

Bei erwachsenen Patienten mit Diabetes mellitus Typ 1 wurde eine Insulinresistenz angenommen, wenn täglich mehr als 200 IE Insulin benötigt werden. Heute spricht man bereits von Insulinresistenz, wenn der Insulintagesbedarf an mehreren aufeinanderfolgenden Tagen 100 IE überschreitet. Diese Definition kann nicht für Kinder und Jugendliche gelten.

> **Bei Kinder und Jugendliche liegt dann eine Insulinresistenz vor, wenn täglich mehr als 2,5 IE Insulin pro kg Körpergewicht injiziert werden müssen. Eine Insulinresistenz tritt bei Kindern und Jugendlichen mit Diabetes mellitus Typ 1 extrem selten auf.**

Wenn der Insulintagesbedarf bei einem Kind 1,5 und bei einem Jugendlichen 2,0 IE/kg KG überschreitet, sollte nach der Ursache der Überinsulinierung gefahndet werden. Eine durch Insulinantikörper bedingte verminderte Insulinansprechbarkeit spielt klinisch keine Rolle. Zahlreiche Untersuchungen der Konzentration und Avidität von Insulinantikörpern v. a. gegen Rinder- und Schweineinsulin zeigten, dass die Insulinwirksamkeit der verabreichten Insulinpräparate nicht beeinträchtigt wurde. Als Ursachen für einen erhöhten Insulintagesbedarf könnten infrage kommen:

- insulinantagonistische Hormone (z. B. Sexualhormone, Kortikoide, eher Wachstumshormon),
- Ernährungsfehler,
- Hyperlipoproteinämien,
- Exsikkose und
- akute und chronische Infekte.

Am häufigsten liegt bei einem extrem hohen Insulintagesbedarf bei Kindern und Jugendlichen mit Diabetes mellitus Typ 1 eine iatrogen- oder patientenverursachte Überinsulinierung vor.

13.12.6 Veränderungen der Haut und Subkutis

Bei Kindern und Jugendlichen mit Diabetes mellitus Typ 1, die eine zufriedenstellende Stoffwechseleinstellung aufweisen, ist die Prävalenz von Haut- und Schleimhautinfektionen nicht erhöht. Nur bei sehr schlechter Stoffwechseleinstellung können gehäuft Hautinfektionen mit pyogenen Keimen und Pilzen auftreten (z. B. Follikulitiden, Furunkel, Candidiasis, Intertrigo). Von diesen unspezifischen Hautinfektionen müssen diabetesspezifische Haut- und Unterhautveränderungen abgegrenzt werden (z. B. Necrobiosis lipoidica, Lipodystrophie).

Necrobiosis lipoidica

Unabhängig von der Dauer des Diabetes mellitus Typ 1 und der Qualität der Stoffwechseleinstellung treten bei Jugendlichen Läsionen der Haut auf, die als Necrobiosis lipoidica bezeichnet werden. Die Prävalenz wird mit 0,3% angegeben, Mädchen sind 4- bis 5-mal häufiger betroffen als Jungen. Die Ätiopathogenese ist vollkommen unklar.

Bei der Necrobiosis lipoidica handelt es sich um eine atrophische Dermatitis, die meist im Bereich des Schienbeins auftritt, häufig auch beidseitig. Aus kleinen rundlichen, rötlich gefärbten Papeln entwickeln sich größere scharf begrenzte Plaques mit einem Durchmesser zwischen 2 und 6 cm. Das Zentrum der Plaques ist durchsichtig, sodass Fettgewebe gelblich durchscheint. Die Haut glänzt spiegelartig und ist von Teleangiektasien durchzogen. In etwa einem Drittel der Fälle kommt es zu Ulzerationen, meist durch Traumata oder mechanischen Manipulationen. Eine erfolgreiche spezifische Therapie dieser lästigen, kosmetisch unangenehmen Komplikation ist nicht bekannt. Wichtig ist der Schutz vor Traumatisierungen der betroffenen Hautareale (keine Biopsien!).

Lipodystrophien

Immer wieder müssen die Kinder und Jugendlichen und ihre Eltern darauf hingewiesen werden, dass die Insulininjektionsstellen gewechselt werden müssen. Der Abstand der Injektionsstellen voneinander sollte mindestens 1,5–2,0 cm betragen.

Nicht wenige Kinder injizieren mit Vorliebe in einen eng begrenzten Hautbezirk von 1–2 cm². Ein solcher Bezirk wird im Laufe der Zeit weniger schmerzempfindlich.

An Orten gehäufter Insulininjektionen können Veränderungen des subkutanen Fettgewebes auftreten, die als Lipodystrophien bezeichnet werden. Handelt es sich um Mehrbildungen des Fettgewebes, die als deutlich sichtbare Vorwölbungen imponieren, so werden sie Lipome oder Lipohypertrophien genannt. Bei Atrophien des Fettgewebes, die zu tiefen Mulden führen können, spricht man von Lipoatrophien.

Die Genese der Lipodystrophien ist nicht bekannt. Lipodystrophien sind bei Jungen seltener als bei Mädchen, bei Erwachsenen seltener als bei Jugendlichen. Sie führen manchmal zu kosmetischen Problemen.

Die Einführung hochgereinigter Humaninsulinpräparate hat die Häufigkeit und Ausprägung der Lipodystrophien deutlich vermindert. Trotzdem sollten die Injektionsstellen regelmäßig inspiziert werden, damit Lipodystrophien als Ursache verminderter Insulinabsorption und Insulinwirkung identifiziert werden können.

> Die durch Lipodystrophien verursachte Verminderung der Insulinwirkung kann zu einer Insulinüberdosierung führen. Bei Injektion der erhöhten Insulindosis in lipodystrophiefreie Bezirke können schwere Hypoglykämien die Folge sein.

Die Therapie der Lipodystrophien ist einfach. Sie besteht darin, dass auf andere Injektionsareale ausgewichen wird und die veränderten Stellen in Ruhe gelassen werden. Allerdings dauert es oft Monate, bis Lipome und Lipoatrophien vollständig verschwunden sind.

Veränderungen der Gelenke

Die häufigste bei Diabetes mellitus Typ 1 und Typ 2 auftretende Gelenkveränderung ist die Cheiroarthropatie, die heute als »limited joint mobility« (LJM) bezeichnet wird. Andere diabetesassoziierte Gelenkerkrankungen kommen bei Kindern und Jugendlichen mit Diabetes mellitus Typ 1 praktisch nicht vor.

LJM (Cheiroarthropathie)

Der Begriff »Cheiroarthropathie« wird heute nicht mehr verwendet. Er ist durch die Bezeichnung »limited joint mobility« ersetzt worden, da es sich nicht um Veränderungen der Gelenke, sondern des Weichteilmantels handelt und die Komplikation nicht nur auf die Handgelenke beschränkt ist.

Ursächlich liegen der LJM Veränderungen der kollagenen Strukturen des Bindegewebes zugrunde. Sie werden biochemisch auf die »advanced glycosylated endproducts« (AGE) und die dadurch bedingten Quervernetzungen des Kollagens zurückgeführt.

Zunächst kommt es zu einer Einschränkung der Beweglichkeit des Metakarpophalangeal- und proximalen Interphalangealgelenkes des kleinen Fingers. Die Veränderungen schreiten fort und können alle Fingergelenke, das Handgelenk, später auch die Ellenbogen- und Schultergelenke sowie die Hals- und Brustwirbelsäule betreffen. Die Unfähigkeit, die Hand in den Fingergelenken zu strecken, ist leicht zu prüfen (Bethaltung der Hände, Handabdruck mit Stempelfarbe).

Die LJM manifestiert sich meist zwischen dem 10. und 20. Lebensjahr. Die Häufigkeitsangaben schwanken bei Jugendlichen mit Diabetes mellitus Typ 1 zwischen 9 und 30% und hängen von der Diabetesdauer und Qualität der Stoffwechseleinstellung ab. Der Schweregrad der LJM korreliert direkt mit der Häufigkeit und dem Schweregrad mikrovaskulärer Folgeerkrankungen. Eine spezielle kausale Therapie gibt es nicht.

Andere diabetesassoziierte Gelenkveränderungen

Bei Erwachsenen mit Diabetes mellitus Typ 1 und Typ 2 sind differenzialdiagnostisch andere diabetesassoziierte Gelenkerkrankungen abzugrenzen (Dupuytren-Kontraktur, Karpaltunnelsyndrom, Flexor tenosynovitis, »stiff hand syndrome«, Schulter-Hand-Syndrom), die bei den meisten Patienten nach jahrzehntelanger Diabetesdauer auftreten und zu einer Einschränkung der Lebensqualität führen können.

13.13 Bedeutung der Ernährung für die Insulintherapie

Die Behandlungsstrategie ging lange Zeit davon aus, dass der Stoffwechseldefekt des absoluten Insulinmangels eine Reglementierung vieler Bereiche des Lebens und z. B. einen völligen Verzicht auf Süßigkeiten erforderlich macht. Moderne Therapievorstellungen basieren darauf, dass Kinder mit Diabetes eigentlich gesunde Kinder sind, die einen Insulinmangel haben. Mit auf die Nahrungsaufnahme abgestimmter Insulinzufuhr sollen sie soweit wie möglich wie gesunde Kinder leben können. Kinder und Jugendliche mit Diabetes und ihre Eltern müssen allerdings auch in der Lage sein, vor jeder Mahlzeit den Kohlenhydratgehalt und die Blutglukosewirksamkeit der Nahrungsmittel abzuschätzen, um die Insulindosis sachgerecht an die geplante Nahrungszufuhr anzupassen. Ohne Abschätzung insbesondere des Kohlenhydratgehalts der Nahrungsmittel sind auch die intensivierten Formen der Insulinbehandlung nicht erfolgreich umzusetzen.

Die heute gültigen Ernährungsempfehlungen für Kinder und Jugendliche mit Diabetes mellitus Typ 1 unterscheiden sich nicht von denen, die für Gleichaltrige ohne Diabetes gelten. Sie haben den gleichen Bedarf an Energie und Nährstoffen wie alle anderen Kinder und Jugendliche in ihrem Alter. Norm- und Richtwerte, wie z. B. Tabellen (Deutsche Gesellschaft für Ernährung) mit Angaben zur altersbezogenen Kalorienzufuhr, können nur als Orientierungshilfe dienen.

Die älteste und einfachste Orientierungsgröße zur Ermittlung des Kalorienbedarfs von Kindern stammt von White und wird nach folgender Formel berechnet:

> Alter in Jahren × 100+1000 = Kalorienbedarf (kcal) pro Tag

Es gibt für Kinder und Jugendliche mit Diabetes mellitus Typ 1 keine »Diabetesdiät«, sondern eine Ernährung, die möglichst gut abgestimmt ist mit:
- ihrer aktuellen Wachstumsphase,
- ihrem persönlichen Energiebedarf,
- ihrer körperlichen Aktivität,
- den Gewohnheiten ihrer Familie und
- den individuellen Vorlieben jedes einzelnen Kindes.

Das Erheben einer detaillierten, qualitativen Ernährungsanamnese ist der Grundstein für folgende Schulungen.

Der individuelle Ernährungsplan, der gemeinsam mit der Familie erstellt wird, soll dem Patienten und seinen Eltern einen Rahmen vorgeben, mit dem sie die Nahrungsaufnahme und Insulinzufuhr so aufeinander abstimmen können, dass möglichst günstige Stoffwechselwerte erreicht werden. Dabei steht die Regelung von Menge und Art der Kohlenhydrate im Vordergrund.

Kohlenhydrate

Der Kohlenhydratanteil in der Nahrung sollte mehr als 50% der insgesamt aufgenommenen Energie ausmachen. Bevorzugt werden sollten komplexe, nicht raffinierte, ballaststoffreiche Kohlenhydrate. Da die Blutglukosewirkung von Nahrungsmitteln nicht nur von dem enthaltenen Anteil an Kohlenhydraten, sondern auch von Faktoren, wie Art der Kohlenhydrate, Fettgehalt, Ballaststoffanteil, Magenfüllung etc. beeinflusst wird, ist eine grammgenaue Berechnung von Kohlenhydraten ernährungsphysiologisch nicht begründbar.

Die Aufgabe von Nahrungsmittelaustauschtabellen besteht darin, die Vielfalt verfügbarer Nahrungsmittel mit ihrem unterschiedlichen Gehalt an Eiweiß, Fett und Kohlenhydraten in ein berechenbares System zu bringen.

Die in Deutschland lange Zeit verwendete Broteinheit (BE) wurde zunächst als diejenige Menge eines Lebensmittels definiert, die auf den Stoffwechsel des Menschen mit Diabetes die gleiche Wirkung ausübt wie 12 g D-Glukose, später als die Menge von insgesamt 12 g an Monosacchariden, verdaulichen Oligo- und Polysacchariden sowie Sorbit und Xylit, wobei verdauliche Poly- und Oligosaccharide als Monosaccharide zu berechnen sind.

Nach dieser Definition entsprach 1 BE der Kohlenhydrat- aber auch Zuckeralkoholmenge, die 12 g Glukose kalorisch äquivalent sind. Diese starre Festlegung implizierte, dass Nahrungsmittel mit identischem Kohlenhydrat- bzw. Kaloriengehalt auch die gleichen Blutglukosereaktionen nach einer Mahlzeit verursachen. Diese Annahme wurde mit Recht zunehmend infrage gestellt. Die in der Bundesrepublik gültige 12-g-Broteinheit (BE) und die in der DDR übliche 10-g-Kohlenhydrateinheit (KHE) wurden daher aufgegeben.

Die analytische Erfassung der verwertbaren Kohlenhydrate sowohl auf indirektem (Differenzmethode) als auch direktem Wege liefert heute gut übereinstimmende und reproduzierbare Ergebnisse. Die biologische Schwankungsbreite der einzelnen Kohlenhydratträger liegt jedoch im Schnitt bei 20–30%, sodass eine starre Festlegung von Kohlenhydrataustauscheinheiten auf 10 bzw. 12 g Kohlenhydrate nicht mehr gerechtfertigt erscheint.

Die Austauscheinheiten BE, KHE und KE sind daher nicht als Berechnungseinheiten, sondern als Schätzeinheiten zur praktischen Orientierung von insulinbehandelten Diabetespatienten anzusehen. Lebensmittelportionen, die 10–12 g verwertbare Kohlenhydrate enthalten, können gegeneinander ausgetauscht werden. Nach praktischer Erfahrung entsprechen solche Lebensmittelportionen praktikablen Größen. Das Einschätzen der Portionen kann orientiert an Küchenmaßen erfolgen.

In Deutschland werden von den verschiedenen Diabetesteams unterschiedliche Kohlenhydrataustauschtabellen empfohlen. Eine weitverbreitete Kohlenhydrataustauschtabelle orientiert sich an »Zehn Gramm KH«. Sie wird in der Pädiatrie häufig verwendet, weil sie durch farbige Fotos von Nahrungsmittelportionen, die 10 g Kohlenhydrate enthalten, Kindern eine greifbare Vorstellung von Nahrungsmittelmengen vermittelt. Außerdem findet man als Ausdruck einer allerdings sehr liberalen Ernährungsauffassung auch Mengenangaben über Schokolade, Schokoriegel, Pralinen, Bonbons, Fruchtgummi, Lakritz, Eis, Fast Food und Sushi.

> Eine grammgenaue Zubereitung kohlenhydrathaltiger Nahrungsmittel (z. B. Abschneiden von Ecken einer Brotscheibe oder eines Apfels) ist unsinnig und führt zu überflüssigen Beeinträchtigungen des täglichen Lebens.

Fett

Die Fettzufuhr sollte bei Kindern ab 4 Jahren und Jugendlichen nicht höher als 35% der Gesamtenergiezufuhr sein. Die Aufnahme gesättigter Fettsäuren tierischen Ursprungs (Vollmilch, Käse, Butter, Schmalz) und transungesättigter Fettsäuren (Kekse, Kuchen, Schokolade) sollte wegen des kardiovaskulären Risikos möglichst gering sein. Besonders empfehlenswert sind dagegen mehrfach ungesättigte Fettsäuren des Omega-3-Typs (Fisch) und einfach ungesättigte Fettsäuren (Oliven, Sesam, Rapsöl, Nüsse). Eine Beratung hinsichtlich des wünschenswerten Fettanteils in der Ernährung und der Qualität erfolgt wie auch die Information über die Kohlenhydrataufnahme im Rahmen der Erstschulung. Für die Ernährung normalgewichtiger Kinder reichen einfache Regeln zum sparsamen Umgang mit sichtbaren und versteckten Fetten aus. Der Fettgehalt der Nahrung muss nicht berechnet werden, die Verwendung spezieller fettreduzierter Lebensmittel ist nicht notwendig.

Eiweiß

Der Eiweißbedarf liegt bei Kindern und Jugendlichen abhängig von Alter und Geschlecht zwischen 1,2 und 0,8 g pro kg KG/Tag. Das entspricht etwa 10–15% der zugeführten Gesamtenergie.

Zucker, Süßstoffe und Zuckeraustauschstoffe

Die Aufnahme von Zucker sollte wie bei der Allgemeinbevölkerung 10% der täglichen Kalorienaufnahme nicht übersteigen. Die tatsächliche Zuckeraufnahme ist nicht nur bei Kindern und Jugendlichen ohne Diabetes wesentlich höher. Sofern Zucker nicht pur, sondern in Nahrungsmitteln oder Mahlzeiten mit Fett, Eiweiß oder Ballaststoffen gemischt verzehrt wird, ist bei passender Insulingabe kein zu hoher Anstieg der Blutglukose zu erwarten. Der Verzehr größerer Mengen hochkonzentrierter Zuckerwaren oder zuckerhaltiger Getränke und der plötzliche starke Blutglukoseanstieg stellen auch heute noch eine nicht befriedigende Situation für alle Beteiligten dar. Süßstoffe sind Stoffe mit sehr hoher Süßkraft. Die in Deutschland zugelassenen Süßstoffe sind Acesulfam K, Aspartam, Aspartam-Acesulfam-Salz, Cyclamat, Neohesperedin DC, Saccharin, Sucralose und Thaumatin. Süßstoffe werden künstlich hergestellt und enthalten keine Kohlenhydrate, haben also keinen Einfluss auf den Blutglukosespiegel. Süßstoffe können, müssen aber nicht zwangsläufig in der Ernährung eines Kindes mit Diabetes eingesetzt werden. Bewährt haben sich süßstoffgesüßte Limonaden oder Cola-Getränke (»light«, »zero«). Zuckeraustauschstoffe werden in vielen sog. »Diabetiker- oder Diätprodukten« verwendet. Es sind kalorienhaltige süße Substanzen wie z. B. Fruchtzucker, der langsam zu Traubenzucker umgewandelt wird und den Blutglukosespiegel nur wenig beeinflusst. Auch Zuckeralkohole (Isomalt, Lactit, Maltit, Mannit, Sorbit, Xylit) enthalten Energie, lassen die Blutglukose aber kaum ansteigen. Jedoch können bereits kleine Mengen Zuckeraustauschstoffe zu Blähungen und Durchfall führen.

> Generell ist es nicht notwendig, Zuckeraustauschstoffe und Spezialprodukte für Patienten mit Diabetes mellitus zu verwenden. Eine Ausnahme bilden zahnfreundliche Bonbons, Lutscher oder Kaugummis, die in kleinen Mengen zwischendurch gegessen werden können, ohne dass sie als KE angerechnet werden müssen.

Von den Richtlinien zu den lebensmittelbezogenen Ratschlägen

Das Forschungsinstitut für Kinderernährung in Dortmund (www.fke-do.de) hat das Ernährungskonzept der »optimierten Mischkost« entwickelt. Die optimierte Mischkost ist zum einen an den aktuellen Referenzwerten für die Nährstoffzufuhr ausgerichtet und erfüllt zum anderen praktische Kriterien. Die praxisnahen Ratschläge haben auch für Kinder und Jugendliche mit Diabetes mellitus Typ 1 Gültigkeit.

In ◘ Tab. 13.6 sind durchschnittliche Werte für die Trink- und Verzehrmengen für die verschiedenen Altersgruppen von 1–18 Jahren angegeben. Außerdem können die Angaben zur altersbezogenen Kalorienzufuhr zur Ermittlung der Tages-KE-Menge genutzt werden. Als Faustregel entspricht eine »gut belegte« KE etwa 100 kcal.

Spezielle »Diabetikerlebensmittel«

Unter dem Etikett »Diabetikerlebensmittel« werden eine Fülle unnötiger, meist teurer Lebensmittel angeboten: Diabetikermehl, Diabetikernudeln, Diabetikerreis, Diabetikermehlbackmischungen, Diabetiker-Instant-Kakaopulver, Diabetikerbrot, Diabetikerzwieback, Fertigmischungen für Diabetikerdesserts (Puddingpulver, Gelee, Fruchtmix, Cremes) etc.

> Eltern müssen immer wieder darauf hingewiesen werden, dass die üblichen, in normalen Lebensmittelgeschäften erhältlichen Nahrungsmittel für die Ernährung ihrer Kinder am besten geeignet sind.

Nur nichtalkoholische Getränke, die mit Süßstoffen gesüßt sind, können als spezielle Diabetikergetränke nützlich sein und akzeptiert werden.

Für alle anderen Lebensmittel gilt das Statement:

> Es sind keine Gründe bekannt, die eine Bevorzugung speziell hergestellter Diabetiker- oder Diätlebensmitteln rechtfertigen könnten.

Alkoholische Getränke

Ein generelles Alkoholverbot ist aus psychologischen und stoffwechselphysiologischen Gründen nicht gerechtfertigt. Der Jugendliche muss jedoch wissen, welche alkoholhaltigen Getränke er in Maßen zu sich nehmen darf und welche er meiden muss. Alkohol ist ein nicht zu unterschätzender Energieträger: 1 g Alkohol liefert 7,1 kcal bzw. 29,5 kJ. Außerdem hemmt Alkohol die Glukoneogenese in der Leber. Alkoholgenuss kann zu Hypoglykämien führen, wenn nicht gleichzeitig Kohlenhydrate verzehrt werden. Spirituosen dürfen daher nie nüchtern getrunken werden. Da alkoholische Getränke meist schnell resorbierbare Kohlenhydrate enthalten (Glukose und Fruktose in Wein, Maltose in Bier), können sie, in größeren Mengen genossen, auch zu ausgeprägten Hyperglykämien führen.

Körperliche Bewegung und Sport

Die Intensität körperlicher Bewegung beeinflusst in hohem Maße die Ernährung von Kindern und Jugendlichen. Bei voraussehbaren, kurzfristigen körperlichen Anstren-

□ **Tab. 13.6.** Altersgemäße Lebensmittelverzehrungen in der optimierten Mischkost. (Mod. nach Forschungsinstitut für Kinderernährung, FKE 2006)

Alter (Jahre)		4–6	7–9	10–12	13–14	15–18
Energie	kcal/Tag	1450	1800	2150	2200/2700	2500/3100
Empfohlene Lebensmittel (>90% der Gesamtenergie)					w/m	w/m
Reichlich:						
Getränke	ml/Tag	800	900	1000	1200/1300	1400/1500
Brot, Getreide (-flocken)	g/Tag	170	200	250	250/300	280/350
Kartoffeln[a]	g/Tag	180	220	270	270/300	300/350
Gemüse	g/Tag	200	220	250	260/300	300/350
Obst	g/Tag	200	220	250	260/300	300/350
Mäßig:						
Milch, Milchprodukte[b]	ml/Tag	350	400	420	425/450	450/500
Fleisch, Wurst	g/Tag	40	50	60	65/75	75/85
Eier	Stück/Woche	2	2	2–3	2–3/2–3	2–3/2–3
Fisch	g/Woche	50	75	90	100/100	100/100
Sparsam:						
Öl, Margarine, Butter	g/Tag	25	30	35	35/40	40/45
Geduldete Lebensmittel (<10% der Gesamtenergie)						
Beispiel s. unten	max. cal/Tag	150	180	220	220/270	250/310

[a] oder Nudeln, Reis u. a. Getreide.
[b] 100 ml Milch entsprechen im Kalziumgehalt ca. 15 g Schnittkäse oder 30 g Weichkäse.
Beispiel je 100 kcal = 1 Kugel Eiscreme, 45 g Obstkuchen, 4 Butterkekse, 4 TL Zucker, 20 g Schokolade, 2 EL Marmelade, 30 g Fruchtgummi, 10 Stück Chips.

gungen (z. B. Fußballspiel, Ballettstunde, Schwimmtraining, Schulsportstunde) sind Sonderzuteilungen leicht verdaulicher Kohlenhydrate, sog. Extrakohlenhydrateinheiten oder Sport-KE notwendig (z. B. eine Banane vor Beginn des Fußballspiels, eine in der Halbzeit und eine am Ende des Spiels). Die Mahlzeiten vor und nach solchen körperlichen Anstrengungen werden durch diese Sport-KE nicht beeinflusst. Bei weniger ausgeprägten Anstrengungen (z. B. Sportstunde mit Geräteturnen) sind die Sonderzuteilungen entsprechend kleiner. Als Anhaltspunkt für die Beratungspraxis sollte ein Schulkind für eine halbe Stunde intensiver Bewegung etwa eine KE extra rechnen. Nach den individuellen Erfahrungen muss diese Faustregel auf den individuellen Bedarf angepasst werden. Langfristige Aktivitätserhöhungen sollten jedoch nicht nur durch eine Erhöhung der Nahrungszufuhr, sondern auch durch die Reduzierung der Insulintagesdosis ausgeglichen werden.

Ernährung bei akuten Erkrankungen

Die Insulinsubstitution sollte bei akuten Infektionskrankheiten zunächst unverändert oder leicht reduziert beibehalten werden. Der Insulinbedarf kann aber auch ansteigen, sodass trotz verminderter Nahrungszufuhr dieselbe Insulindosis oder sogar mehr appliziert werden muss. Nach Beendigung des Infektes geht der erhöhte Insulinbedarf häufig wieder zurück, manchmal bleibt er jedoch auch bestehen. Schwarzer Tee mit Traubenzucker (2 Teelöffel pro 100 ccm) oder Colagetränke (hoher Zuckergehalt und Substanzen, die wie Tee den Magen-Darm-Trakt ruhigstellen) sind geeignete Nahrungsmittel, um Übelkeit, Erbrechen und eine drohende Hypoglykämie zu behandeln. Neben regelmäßigen Blutglukosebestimmungen muss auch die Ketonausscheidung im Urin geprüft werden.

Parameter zur Beurteilung der Qualität der Ernährung

Subjektive Zeichen dafür, dass Kinder und Jugendliche mit Diabetes mellitus Typ 1 richtig ernährt werden, sind Angaben der Patienten, dass sie satt werden und die Wünsche und Erwartungen, die sie an die Nahrung stellen, befriedigt werden. Objektive Hinweise für eine gesunde Ernährung sind eine normale Größen- und Gewichtszunahme und ein normaler Body-Mass-Index (BMI).

13.14 Methoden der Stoffwechselselbstkontrolle

Die Qualität der Stoffwechseleinstellung von Kindern und Jugendlichen muss ständig mithilfe verlässlicher Werte der Stoffwechselselbstkontrolle und objektiv messbarer Parameter der Stoffwechselkontrolle überprüft werden.

> Die sicherste Methode zur Erfassung der aktuellen Stoffwechselsituation ist die Blutglukosemessung. Die wichtigste Maßnahme zur Beurteilung der Effektivität der Diabetestherapie über einen längeren Zeitraum ist die Messung des HbA1c-Wertes.

Die Stoffwechselkontrolle durch die HbA1c-Bestimmung erfolgt in der Regel alle 3 Monate in der Ambulanz oder der Klinik, während die Stoffwechselselbstkontrolle durch die Kinder, Jugendlichen und ihre Eltern zu Hause täglich mehrfach mithilfe von Blutglukosemessungen durchgeführt wird. Ideal wäre es, wenn der Blutglukosespiegel mit einer einfachen Methode kontinuierlich gemessen werden könnte. Diesem Ziel ist die moderne Technologie in den letzten Jahren näher gekommen. Dabei haben sich die wesentlichen Grundzüge dieser Geräte in den letzten 30 Jahren nicht geändert. Zur kontinuierlichen intravenösen Messung im Krankenhaus steht ein Gerät der Fa. DexCom/Edwards kurz vor der Zulassung.

13.14.1 Blutglukoseeinzelwertmessung

Weniger ideal als die kontinuierliche Blutglukosebestimmung sind häufige Einzelmessungen der Blutglukose. Selbst wenn sie im Rahmen eines sog. Blutglukosetagesprofils 8- bis 12-mal in 24 h durchgeführt werden, liefern sie nur »Schnappschüsse« einer sich ständig ändernden Stoffwechselsituation. Trotzdem geben sie wertvolle Informationen über die aktuelle Stoffwechsellage, die der Patient benötigt, um die notwendige Insulindosis für sich zu ermitteln.

Ohne täglich mehrfache Blutglukosemessungen ist die Anwendung der subtilen Methoden der Insulinsubstitution (individuell angepasste Insulinmischungen, intensivierte Formen der Insulintherapie – ICT und CSII) undenkbar. Wichtig ist, dass die erhobenen Befunde protokolliert und von den Eltern und Patienten selbst so sicher beurteilt werden, dass sie daraus sachgerechte therapeutische Konsequenzen ziehen können. Ob und wieweit die aus den Stoffwechselmessungen gezogenen Schlüsse richtig und notwendig waren, wird anhand der Protokollaufzeichnungen mit dem behandelnden Arzt bei der ambulanten Vorstellung erörtert.

Bei der Stoffwechselselbstkontrolle wird die Glukosekonzentration im Kapillarblut gemessen, das einer nicht bestimmbaren Mischung aus arteriellem und venösem Blut entspricht. Im arteriellen Blut liegen die Glukosekonzentrationen durchschnittlich 8% höher als im venösen Blut.

> Die von den Patienten gemessenen Kapillarblutwerte für Glukose liegen 10–15% niedriger als die entsprechenden Plasmawerte.

Im Folgenden sind die heute verfügbaren Blutglukosemessmethoden für die Stoffwechselselbstkontrolle zusammengestellt:

Blutglukosemessmethoden für die Stoffwechselselbstkontrolle
- Messung eines Einzelwertes durch visuelle Auswertung von Teststreifen
- Messung eines Einzelwertes mit Reflektometern bzw. Blutglukosesensoren
- Nichtinvasive Messung eines Einzelwertes

Blutglukosemessgeräte

Die Blutglukosekonzentration wird heute fast ausschließlich mit Messgeräten bestimmt, in die ein Teststreifen eingeschoben wird. Nach Auftragen oder Ansaugen von Blut kann der Blutglukosewert nach kurzer Zeit auf einer Digitalanzeige abgelesen werden. Grundsätzlich gibt es zwei Gerätetypen:
- Reflektometer und
- Blutglukosesensoren.

Reflektometer

Die reflektometrische Messung des Blutglukosewertes erfolgt nach dem Prinzip der fotometrischen Auswertung der bei der Glukoseoxidase-Peroxidase-Methode entstandenen Farbreaktion. Die Farbreaktionszone des Teststäbchens muss daher in das Fotometer eingeschoben werden.

Blutglukosesensoren

Blutglukosemessgeräte, die mit einem elektrochemischen Messsystem arbeiten, werden als Blutglukosesensoren bezeichnet. Die Elektroden enthalten einen Enzymkomplex mit Glukoseoxidase und dem Elektronentransmitter Ferrocen. Nach Auftragen des Blutstropfens auf den Testbezirk wird die Glukose in Glukonolakton umgewandelt. Die dabei frei werdenden Elektronen werden durch den Transmitter an die Elektrode geführt. Der vom Sensor gemessene Elektronenstrom, d. h. die Veränderung des elektrischen Widerstandes, wird zum Blutglukosewert umgerechnet. Die Handhabung der Geräte ist einfach. Die Sensorelektrode wird in das Gerät eingeführt und der Blutstropfen auf das Testfeld am Ende der Elektrode aufgetragen. Die Messung beginnt und ist nach wenigen Sekunden beendet. Der Blutglukosewert wird digital angezeigt.

Trotz ständiger technischer Verbesserungen der Blutglukosemessgeräte bleiben eine Reihe von Einfluss- und Störfaktoren: Hämatokrit, Temperatur, Feuchtigkeit, Sauerstoffgehalt, hohe Triglyzeridkonzentration, v. a. aber Folgen des unzureichenden Trainings der Patienten. Auch die Impräzision der Geräte ist nach wie vor hoch, da eine Standardisierung der inzwischen mehr als 60 Gerätetypen fehlt. Die erlaubten Abweichungen der Glukometer zu parallel durchgeführten Labormessungen wurden von der »American Diabetes Association« (ADA) von 15% auf 5% gesenkt.

Kapillarblutentnahme

Die Blutglukosebestimmungen können ohne Schwierigkeiten von Schulkindern, Jugendlichen und Eltern durchgeführt werden. Am unangenehmsten ist die Kapillarblutentnahme, an die sich jedoch, wie die Erfahrung zeigt, Schulkinder und Jugendliche so sehr gewöhnen, dass sie sie subjektiv kaum noch als Belastung empfinden.

Zunächst wird die Fingerbeere seitlich, das Ohrläppchen oder eine andere Entnahmestelle mit Wasser gereinigt. Alternative Blutentnahmestellen sind Daumenballen oder Unterarm. Die Haut im Bereich der Blutentnahme sollte gut durchblutet sein, damit ein ausreichend großer Blutstropfen gewonnen werden kann. Die Durchblutung kann durch Reiben, Waschen mit warmem Wasser oder durch Heizungswärme verbessert werden.

Durch einen Stich mit einer Lanzette wird frisches Kapillarblut gewonnen. Für den Einstich in die Haut sind Stechhilfen mit Einmallanzetten sehr gut geeignet, die meist in Zusammenhang mit den Blutglukosemessgeräten angeboten werden. Durch die Wahl einer individuell unterschiedlichen Einstichtiefe kann das Ausmaß der Hautverletzung bestimmt und der Einstichschmerz vermindert werden.

Der Blutstropfen wird auf den Reflektorteststreifen aufgetragen. Bei den Sensorteststreifen (Sensorelektroden) wird das Blut kapillar angesaugt, bis die winzige Testkammer gefüllt ist. Wichtig ist, dass die Reaktionszone des Teststreifens vollständig bedeckt bzw. die Testkammer der Sensorelektrode vollständig gefüllt ist. Wenn das nicht der Fall ist, zeigen neue Geräte eine Fehlermeldung, ältere falsch-niedrige Werte an.

13.14.2 Kontinuierliche Glukosemessung

Eine kontinuierliche Blutglukosemessung kann dem Patienten Informationen über die gesamte Blutglukosefluktuation eines Tages vermitteln. Gleichzeitig gibt ein solches System zuverlässige Warnsignale für hypo- und hyperglykämische Blutglukosewerte ab.

Typen von Glukosesensoren

Grundsätzlich muss man zwei unterschiedliche Typen von Glukosesensoren unterscheiden:
- Geräte für die minimalinvasiven und
- Geräte für die nichtinvasiven Methoden.

Minimalinvasive Methoden

Minimalinvasive Methoden bestimmen die Glukosekonzentration in der interstitiellen Flüssigkeit der Haut oder Subkutis. Dabei muss der Sensor entweder direkt ins Gewebe platziert werden oder die Analyseflüssigkeit muss aus dem Körper zur Messung transferiert werden. Der Vorteil dieser minimalinvasiven Methode ist die Möglichkeit der spezifischen Glukosemessung und der Bestimmung der absoluten Konzentration. Die minimalinvasiven Methoden arbeiten einerseits mit Glukoseelektroden (z. B. CGMS der Fa. Medtronic MiniMed), mit Mikrodialysemethoden (z. B. Glucoday der Fa. Menarini bzw. GlucOnline der Fa. Roche/Disetronic) oder mit transdermalen Methoden (z. B. GlucoWatch der Fa. Cygnus).

Nichtinvasive Methoden

Bei den nichtinvasiven Methoden werden üblicherweise optische Glukosesensoren verwendet. Das grundsätzliche Prinzip eines optischen Glukosesensors besteht darin, einen Lichtstrahl durch die intakte Haut zu senden und danach die Eigenschaften des reflektierten Lichtes zu analysieren. Dabei wird das reflektierte Licht einerseits durch direkte Interaktionen mit Glukose verändert (spektroskopische Ansätze) oder durch indirekte Effekte der Glukose, indem die physikalischen Eigenschaften der Haut verändert und dadurch die Lichtreflexe beeinflusst werden (sog. Scattering). Das Hauptproblem dieser nichtinvasiven optischen Methoden ist es, eine Spezifität der Glukosebestimmung mit ausreichender Präzision zu erzielen. Die nichtinvasiven Glukosesensoren (optische Glukosesensoren, Polarimetrie, Infrarotspektroskopie etc.) befinden sich noch in der präklinischen Studienphase. Es ist nicht voraussehbar, ob Geräte für den breiten klinischen Einsatz entwickelt werden können.

Das Verhältnis von Blutglukose- und interstitieller Glukosekonzentration

Angesichts der Risiken, einen Glukosesensor langfristig in das intravaskuläre Blutstromgebiet einzubringen, werden Glukosesensoren üblicherweise in den Intrazellulärraum bzw. in die interstitielle Flüssigkeit oder das intervaskuläre Kompartiment gelegt. Daher messen Glukosesensoren nicht den Blutglukosewert, sondern die Glukosekonzentration in der Flüssigkeit, in der der Sensor lokalisiert ist. So misst der minimalinvasive Glukosesensor die Glukosekonzentration der interstitiellen Flüssigkeit, während die nichtinvasiven Dialysemethoden bzw. die transdermalen Sensoren eine Mischung der Glukosekonzentration aus Intrazellulärraum, interstitieller Flüssigkeit und intervaskulärem Kompartiment bestimmt. Da 45% des Volumens der Haut aus interstitieller Flüssigkeit und weniger als 5% des Volumens aus Blutgefäßen bestehen, bewirken Änderungen der Blutglukose nur geringe Änderungen der Glukosekonzentration in der Haut oder dem Unterhautfettgewebe. Unter physiologischen Bedingungen gibt es einen raschen Austausch der Glukosemoleküle zwischen Blutplasma und interstitieller Flüssigkeit. Daher existiert eine enge Korrelation zwischen den beiden Glukosekonzentrationen. Allerdings besteht eine gewisse Zeitverzögerung zwischen den Veränderungen in den verschiedenen Kompartimenten. Diese physiologische Zeitverzögerung variiert zwischen wenigen Sekunden bis zu 15 min. Das Ausmaß der Unterschiede hängt von den absoluten Glukosespiegeln, der Geschwindigkeit der Glukosekonzentrationsänderung sowie der Richtung der Änderung ab.

> Zur Fehleinschätzung der tatsächlichen Blutglukosekonzentration trägt bei, dass es wahrscheinlich eine intra- wie auch eine interindividuelle Variabilität dieser Zeitverzögerung gibt und auch lokale Faktoren wie Körpertemperatur oder körperliche Bewegung das Ausmaß der Zeitverzögerung beeinflussen können.

Klinischer Einsatz von Glukosesensoren

Die Entwicklung begann mit größeren, computergesteuerten Geräten (Biostator, Fa. Ames), die nicht nur die Fähigkeit besitzen, kontinuierlich die Blutglukosekonzentration zu messen, sondern auch ständig die Insulingabe an die Höhe des Blutglukosespiegels anzupassen. Die Geräte »übernehmen« die Aufgabe der ß-Zellen. Es handelt sich um glukosegesteuerte rückgekoppelte intravenöse Insulininfusionssysteme (künstliches Pankreas, »closed loop system«), die nach wie vor in Kliniken und Forschungslabors eingesetzt werden. Die Patienten müssen dabei meistens liegen, eine engmaschige ärztliche Überwachung ist notwendig.

In den letzten Jahren sind kleinere, weniger invasive und handlichere Geräte entwickelt worden, mit deren Hilfe die Glukosekonzentration kontinuierlich gemessen werden kann. In einer Reihe von Studien wurden sie erprobt, auch bei Kindern und Jugendlichen mit Diabetes mellitus Typ 1. Die erhaltenen Daten vermitteln wichtige Einblicke in den Glukoseverlauf bei unterschiedlichen Therapieformen. Gegenwärtig sind die Geräte Paradigm RT und Guardian RT (Fa. Medtronic) und Dexcom Seven (Fa. Dexcom) und Freestyle Navigator (Fa. Abbott) zugelassen. Diese Geräte erlauben erstmalig eine kontinuierliche Anzeige subkutan gemessener Glukosekonzentrationen, die in einer engen Korrelation mit den Blutglukosewerten stehen und sind zudem mit Alarmen für Hypo- und Hyperglykämien sowie raschen Änderungen der Glukosekonzentration ausgestattet. In Tab. 13.7 sind Sensorsysteme und ihre Charakteristiken aufgelistet.

Die erste Generation der retrospektiv-arztgestützten kontinuierlichen Geräte zur kontinuierlichen subkutanen Glukosemessung zeigte keinen Benefit für die Stoffwechselkontrolle bei Kindern und Jugendlichen. Geräte mit Echtzeitanzeige dagegen führten gegenüber der konventionellen Blutglukosebestimmung bei kontinuierlicher Anwendung zu einer signifikanten Verbesserung des HbA1c-Wertes. Dies zeigen Studien mit einer allerdings kurzen Laufzeit von 3–6 Monaten und mit Studienpopulationen, die sowohl Kinder/Jugendliche als auch Erwachsene umfassten. Bei Einsatz der sensorgestützten Insulintherapie sollten deshalb nur Geräte mit Echtzeitanzeige verwendet werden.

Dabei haben pädiatrische Patienten offenbar besondere Probleme, die Sensoren regelmäßig zu tragen. In der Studie der »Juvenile Diabetes Research Foundation« zeigte sich eine signifikante Verbesserung des HbA1c-Wertes bei Intention-to-treat-Analyse nur für Erwachsene. In einem weiteren RCT zeigte sich eine signifikante Verbesserung des HbA1c-Wertes nur bei Anwendung der kontinuierlichen Glukosemessung in >60% der Zeit. Um eine Verbesserung der glykämischen Kontrolle zu erreichen, sollen die Geräte demzufolge kontinuierlich getragen werden. Welche pädiatrischen Patienten für die langfristige, sensorgestützte Therapie besonders geeignet sind, kann noch nicht abschließend beurteilt werden.

Als nächsten Schritt wird eine Insulinpumpe mit der Möglichkeit der Unterbrechung der Insulinzufuhr bei wiederholtem Nichtreagieren auf subkutan gemessene Hypoglykämiealarme eingeführt (Paradigm VEO, Fa. Medtronic). Ein System mit einem »closed-loop« zur Nacht zeigt vielversprechende Ergebnisse. Wegen des Wegfalls der zephalen Phase der Insulinsekretion gestaltet sich die Pro-

Tab. 13.7. Tabellarische Übersicht der Sensorsysteme und ihre Charakteristiken

Charakteristika	Guardian REAL Time	Paradigm REAL Time/VEO	DexCom SEVEN	FreeStyle Navigator
Sensor Größe	23 Gauge (=0,6 mm)	23 Gauge (=0,6 mm)	25 Gauge (=0,5 mm)	22 Gauge (=0,7 mm)
Sensor Länge	12,7 mm	12,7 mm	13 mm	6 mm
Einführwinkel	45 Grad	45 Grad	45 Grad	90 Grad
Max. Messdauer	72 h	5 Tage	7 Tage	5 Tage
Zeit zwischen Legen u. Anzeige	2 h	2 h	2 h	2 h
Kalibration	2, 8, dann alle 12 h	2, 8, dann alle 12 h	1, 1,5, alle 12 h	10, 12, 24, 72 h
Neue Werte	Alle 5 min	Alle 5 min	Alle 5 min	Jede Minute
Displayoptionen	3, 6, 12, 24 h	3, 6, 12, 24 h	1, 3, 9 h	2, 4, 6, 12, 24 h
Datendownload	Möglich	Möglich	Möglich	Möglich
Sensorgröße	23 Gauge (=0,6 mm)	23 Gauge (=0,6 mm)	25 Gauge (=0,5 mm)	22 Gauge (=0,7 mm)

grammierung der Dosierungsalgorithmen für ein künstliches Pankreas nicht einfach. Auch wegen der Sicherheitsbedenken ist nicht mit einem breiten klinischen Einsatz dieser Systeme in naher Zukunft zu rechnen.

13.14.3 Uringlukosemessung

Die Blutglukosebestimmung hat die Uringlukosemessung vollständig verdrängt. Trotzdem sollte die sehr viel preiswertere Methode zur Uringlukosemessung nicht ganz vergessen werden. In vielen Ländern der Erde muss sie aus Kostengründen nach wie vor verwendet werden.

13.14.4 Ketonkörpernachweis

Häufigste Ursache für eine Hyperketonämie mit Ketonurie sind eine schlechte Stoffwechseleinstellung mit mangelnder Insulinsubstitution und/oder unzureichende Kalorien-, insbesondere Kohlenhydratzufuhr. Bei bestimmten Stoffwechselsituationen (z. B. Infektionen, ausgeprägter Hyperglykämie, Übelkeit, Erbrechen, Durchfall, Hunger, Fasten) sollte der Urin auf Ketonkörper untersucht werden. Bei mangelhaftem Glukoseangebot an die Zellen, z. B. aufgrund unzureichender Insulinsubstitution oder wegen eines nicht ausreichenden Nahrungsangebots, werden vermehrt Triglyzeride gespalten. Dabei entstehen freie Fettsäuren, die teils oxidieren, teils in der Leber zu Ketonkörpern umgewandelt werden. Die Serumkonzentration der Ketonkörper β-Hydroxybuttersäure, Azetessigsäure und Azeton steigt an (Hyperketonämie bzw. Ketose). Die Ketonkörper werden im Urin in so großer Menge ausgeschieden, dass sie mithilfe einfacher Tests nachweisbar werden.

> **Ketonkörper im Urin sind daher ein wichtiger Hinweis für eine schlechte Stoffwechseleinstellung.**

Für den Nachweis der beiden Ketonkörper Azetessigsäure und Azeton im Urin werden Schnelltests angeboten, die auf der Legalprobe basieren, bei der die beiden Ketonkörper im alkalischen Milieu einen violetten Farbkomplex mit Nitroprussiat bilden. Die β-Hydroxybuttersäure wird nicht gemessen. Die Tests weisen eine praktische Empfindlichkeit von 5 mg/dl auf. Eine physiologische Ketonurie, bei der Werte bis 2 mg/dl auftreten können, wird durch die Tests nicht erfasst. Die Nitroprussidmethode wird durch einige Faktoren gestört. Falsch-positive Werte werden bei ACE-Hemmern und bei Eigenfärbung des Urins nachgewiesen, falsch-negative bei stark saurem Urin oder bei unverschlossen aufbewahrten Teststreifen.

Für den Ketonkörpernachweis im Urin sind die Teststreifen Ketostix (Bayer Vital) und Keturtest (Roche Diagnostics) verfügbar. Mit den Schnelltests Keto-Diabur-Test 5000 (Roche Diagnostics) und Ketodiastix (Bayer Vital) können Glukose und Ketonkörper im Urin bestimmt werden.

Die Urinteststreifen sind für die Abschätzung der Ketonkörperkonzentration im verdünnten Blut nicht geeignet, da die bei Ketose stark vermehrte ß-Hydroxybuttersäure mit der Nitroprussidmethode nicht nachgewiesen wird. Für die Diagnose und Überwachung der diabetischen

Ketoazidose ist dagegen eine enzymatische Teststreifenmethode mit ß-Hydroxybutyrat-Dehydrogenase verfügbar (Medisense Precision Xtra ß-Keton), die sich besonders für Patienten mit Insulinpumpentherapie eignet, damit Phasen eines Insulinmangels bei Katheterobstruktion rasch erkannt werden können.

13.14.5 Häufigkeit der Stoffwechselselbstkontrolle

Die Häufigkeit von Stoffwechselselbstkontrollen bei Kindern und Jugendlichen mit Diabetes mellitus Typ 1 hängt v. a. von der individuellen Eigenart des Patienten und seiner Familie, aber auch von der aktuellen Stoffwechselsituation, vom Verlauf des Diabetes und nicht zuletzt von der Methode der Insulintherapie ab.

> Wichtig ist, dass Zeitpunkte gewählt werden, die in enger zeitlicher Beziehung zur Insulininjektion und zur Nahrungsaufnahme stehen. Die Kenntnis des Blutglukosewertes vor jeder der drei Hauptmahlzeiten ist für die Berechnung der notwendigen Insulindosis wichtig, auch um evtl. die Mahlzeit in Abhängigkeit vom Blutglukosewert zu modifizieren.

Wenn man prüfen will, ob das Verhältnis zwischen Insulindosis und Nahrungszufuhr richtig gewählt war, kann der Blutglukosewert 1–1,5 h nach der Mahlzeit gemessen werden. Der Nüchternwert, unmittelbar nach dem Aufwachen früh morgens, der meist mit dem Wert vor der 1. Hauptmahlzeit übereinstimmt, ist wichtig, weil er u. U. wichtige Informationen über die abgelaufene Nacht (Hypoglykämie) oder das Ausmaß der häufigen Morgenhyperglykämie (Dawn-Phänomen) liefert. Auch der Spätwert zwischen 22 und 23 Uhr, d. h. bei vielen Patienten vor der Basalinsulininjektion für die Nacht, ist sehr informativ für die Wahl der Insulindosis bzw. für die Vermeidung einer Hypoglykämie. Schließlich gibt es Zeitpunkte für die Blutglukosebestimmung, die keinen unmittelbaren Bezug zu Insulininjektionen oder Mahlzeiten haben. Nachts zwischen 24 und 2 Uhr treten erfahrungsgemäß häufiger niedrige Blutglukosewerte auf, in den frühen Morgenstunden zwischen 4 und 7 Uhr dagegen relativ hohe. Daher kann es notwendig sein, z. B. um 1 Uhr und/oder um 4 Uhr orientierend Blutglukose zu messen.

Protokollierung der Ergebnisse der Stoffwechselselbstkontrolle

Die Messergebnisse der Stoffwechselselbstkontrolle sind unverzichtbar, um die notwendige Insulindosis zu ermitteln und um sich ein Bild von der aktuellen Stoffwechselsituation zu machen. Sie sind aber auch eine wichtige Grundlage für die Beratung in der Diabetessprechstunde. Darum sollten sie regelmäßig dokumentiert, d. h. aufgezeichnet werden.

Für die Protokollierung der Ergebnisse der Stoffwechselselbstkontrolle sind verschiedene Protokollbogen und Protokollheftchen entwickelt worden. Die Firmen verschenken sie, in den Diabetesambulanzen werden sie verteilt und einige Eltern und Patienten entwerfen ihre eigenen Protokollbogen. Es gibt Protokollbogen für einen Tag, für eine Woche oder einen Monat.

Für Eltern und Jugendliche, die sich besonders intensiv mit den Ergebnissen der Stoffwechselselbstkontrolle beschäftigen wollen, werden eine Reihe von Computerprogrammen angeboten. Die Blutglukosewerte können direkt vom Messgerät übernommen und mithilfe eines speziellen Datenmanagementsystems ausgewertet werden. Man kann die grafischen Darstellungen und statistischen Auswertungen der Ergebnisse ausdrucken, betrachten und auch in der Diabetessprechstunde mit dem Arzt gemeinsam erörtern. Wenn nicht nur die Messwerte, sondern auch die Begleitumstände ihrer Entstehung (z. B. Insulin, Mahlzeiten, Sport, Infekt, Stress) miterfasst werden, können Stoffwechselprobleme, Schwächen der Stoffwechseleinstellung und krisenhafte Situationen schnell erkannt und problemlösend besprochen werden. Die Patienten sollten durch die Möglichkeit der elektronischen Datenspeicherung und Analyse jedoch nicht dazu verführt werden, auf die täglichen handgeschriebenen Protokolle zu verzichten.

13.14.6 HbA1c

Für die objektive Beurteilung der Qualität der Stoffwechseleinstellung eignen sich aufgrund ihrer Integrationszeiten die Bestimmungen des Fruktosamin- und des Glykohämoglobinwertes.

Der heute für die Beurteilung der Stoffwechseleinstellung anerkannte Glykohämoglobinparameter ist der HbA1c-Wert, der etwa 80% des Gesamt-HbA1 ausmacht. Die Bestimmung des Gesamt-HbA1 im Rahmen der Betreuung von Patienten mit Diabetes gilt heute als obsolet und hat nur noch historische Bedeutung. Als Referenzmethode für die Bestimmung des HbA1c-Wertes hat sich die HPLC-Kationenaustauschchromatografie bewährt.

In den letzten Jahren haben Immunoassays (DCA 2000, Tina-quant, RA-Systeme) v. a. in Diabetesambulanzen verbreitet Anwendung gefunden. Während die HPLC-Kationenaustauschchromatografie als Labormethode etwa 8 min in Anspruch nimmt, aber nicht in Einzelproben durchgeführt werden kann, sind die Ergebnisse mit den Immunoassays in kürzerer Zeit (6 min) und bei Einzelproben verfügbar, sodass sie beim Patientengespräch bereits vorliegen (»point-of-care-testing«).

Bei verkürzter Erythrozytenlebensdauer (normal 100–120 Tage; z. B. hämolytische Anämien, akuter Blutverlust) und bei erhöhter Vitamin-C- und Vitamin-E-Zufuhr sind die HbA1c-Werte erniedrigt. Die Nahrungsaufnahme hat keinen Einfluss auf die Glykohämoglobinbestimmung, sodass die Blutentnahme für den Test (kapillär oder venös) zu jeder Tageszeit vorgenommen werden kann. Fehlbestimmungen treten bei Hämoglobinopathien auf (pathologische Hämoglobine wie HbS und HbC, aber auch HbF – persistierend und andere Varianten). Auch bei ausgeprägter Niereninsuffizienz, hämolytischen Anämien, chronischem Alkoholismus oder Medikamenten- (z. B. Salizylate) bzw. Drogenmissbrauch kann das Hämoglobin chemisch modifiziert werden und falsche Ergebnisse verursachen. Bei Extremwerten unter 4% bzw. über 15% sollte nach der Ursache gefahndet werden (z. B. Hämoglobinvarianten).

Gegenwärtig werden beim HbA1c-Wert neue, weltweit einheitliche Standards eingeführt. Mitte 2007 haben sich die Diabetesfachgesellschaften EASD und ADA gemeinsam mit der »International Diabetes Federation« darauf verständigt, HbA1c-Messungen weltweit nach der IFCC-Referenzmethode zu standardisieren. Dies betrifft jedoch vor allem die Kalibrierung der Laborgeräte. Zwar sind die nach der Neukalibrierung erhaltenen Werte niedriger, weil nur noch die Konzentration einer einzigen molekularen Spezies des HbA1c gemessen wird, doch mithilfe einfacher Regressionsgleichungen wird dies bereits in den Geräten wieder auf das gewohnte HbA1c-Niveau umgerechnet.

> Der HbA1c-Wert wird daher künftig auch in der IFCC-Einheit in mmol/mol angegeben. Dabei entspricht ein HbA1c-Wert von 5% dann etwa 33 mmol/mol, 7% entsprechen 53 mmol/mol und 8% ungefähr 65 mmol/mol.

Die HbA1c-Messwerte sollen künftig in drei verschiedenen Varianten wiedergegeben werden:
- in mmol/mol (IFCC-Maßeinheit),
- in Prozent (%),
- als Durchschnittsblutglukose in mg/dl (für Patienten).

Die aus dem HbA1c errechnete mittlere Blutglukose soll den Patienten das Verständnis dieses Langzeitwertes erleichtern. Um eine wissenschaftlich exakte Umrechnung von HbA1c (nach neuem Standard) in die mittlere Blutglukose zu ermöglichen, wurde die große ADAG1-Studie vorgenommen. In der Studie wurde die mittlere Blutglukose mit dem nach dem neuen Referenzsystem bestimmten HbA1c-Wert in verschiedenen Populationen von Diabetikern und Nichtdiabetikern weltweit abgeglichen. Nach diesen Ergebnissen entspricht ein HbA1c-Wert von 7% (bzw. 53 mmol/mol) einem mittleren Glukosewert von 155 mg/dl (8,6 mmol/l). Ein HbA1c-Wert von 8% einer mittleren Glukose von 182 mg/dl (10,1 mmol/l).

Wegen der mittleren Erythrozytenlebensdauer von 100–120 Tagen kennzeichnet der HbA1c-Wert die Qualität der Stoffwechseleinstellung während eines Zeitraums von etwa 6–8 Wochen. Messungen des HbA1c-Wertes sollten daher bei Kindern und Jugendlichen mit Diabetes mellitus Typ 1 mindestens einmal im Vierteljahr durchgeführt werden. Für die Bewertung von HbA1c-Werten bei Patienten mit Diabetes gibt es keine allgemein anerkannten Richtlinien. Sehr verbreitet ist die Beurteilung von HbA1c-Werten gegenüber Patienten nach dem folgenden sehr einfachen Schema:

Die Stoffwechseleinstellung ist
- »gut« bei HbA1c-Werten kleiner/gleich 7,5%,
- »befriedigend« bei HbA1c-Werten zwischen 7,5 und 9,0%,
- »schlecht« bei HbA1c-Werten über 9,0%.

Dabei ist zu berücksichtigen, dass dieses ein Maß für die Blutglukosehöhe der zurückliegenden 6–12 Wochen ist, die Entwicklung von Folgeerkrankungen aber Jahre dauert. Das Risiko für Folgeerkrankungen steigt exponentiell mit steigendem langfristigem HbA1c an, d. h. dem Mittel der über viele Jahre gemessenen Werte. Die Evidenz bezüglich der Bedeutung einer intensivierten Insulintherapie auf die Langzeitstoffwechselkontrolle stammt aus der DCCT/EDIC-Studie. Für die Pädiatrie ist dabei von besonderer Bedeutung, dass in der EDIC bei der Nachuntersuchung ein Jahrzehnt später, trotz vergleichbarer glykämischer Kontrolle nach Studienende der eigentlichen DCCT-Studie, die in der initialen Phase des Diabetesverlaufs verbesserte Stoffwechseleinstellung durch die intensivierte Therapie mit einem besseren »outcome« hinsichtlich der mikro- und makrovaskulären Endpunkte korreliert war (»metabolisches Gedächtnis«). Daher sollte eine intensivierte Insulintherapie möglichst von Anfang an initiiert werden. Besondere Bedeutung kommt der Zeit der Pubertät zu, wo es bei schlechter Stoffwechselregulation zu einer Akzeleration der Entwicklung von Folgeerkrankungen kommt. Aber auch die Zeit vor der Pubertät hat einen, wenn auch geringeren Einfluss auf die langfristige Prognose. Ungefähr bei einem HbA1c von 9% kommt es darüber zu einem steilen Anstieg des Risikos (Abb. 13.5).

Für die Beratung bedeutet dies, dass auch eine geringgradige Verbesserung der langfristigen Glykämie bei hohem HbA1c-Wert mit einer ausgeprägten Verbesserung des langfristigen Risikos einhergeht. Änderungen im flachen (nahe-normoglykämischen) Bereich der Kurve bedeuten hingegen in der Gesamtgruppe geringere Änderungen des Risikos. Kurzfristigen Stoffwechselverbesserungen, die langfristig nicht beibehalten werden können (z. B. im Rahmen von Kuraufenthalten), kommt insgesamt

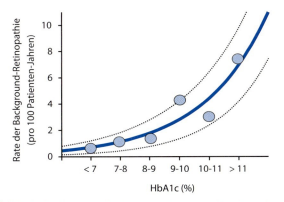

Abb. 13.5. Exponentieller Zusammenhang zwischen Augenhintergrundsveränderungen und Langzeit-HbA1c. (Mod. nach Danne et al. 1994)

keine Bedeutung zu. Darüber hinaus wird das individuelle Risiko des Patienten von anderen, teilweise blutglukoseunabhängigen Risikofaktoren modifiziert (genetische Faktoren, Blutdruck etc.).

Schwere Hypoglykämien sollten bei einem niedrigen HbA1c-Wert jedoch nicht auftreten. Das individuelle Therapieziel ist ein Kompromiss zwischen der Notwendigkeit, Kinder vor schweren Hypoglykämien zu schützen und die Entwicklung von Folgeerkrankungen zu verhindern bzw. hinauszuzögern. Auch wenn sich frühere Vermutungen, dass rezidivierende Hypoglykämien die kognitive Entwicklung beeinträchtigen, nicht bestätigt haben, sind schwere Hypoglykämien mit einer starken psychischen Belastung und einer möglichen Beeinträchtigung der sozialen Integration verbunden.

Bei Patienten mit einem hohen HbA1c-Wert kann eine stufenweise Verbesserung angestrebt werden. Für einen Patienten mit gegenwärtig schlechter Stoffwechseleinstellung muss also ein individuelles erreichbares Zwischenziel gefunden werden, auch wenn gegenwärtig das Stoffwechselziel eines HbA1c<7,5% nicht erreicht werden kann.

13.14.7 Fruktosamin

Auch Serumproteine werden wie das Hämoglobin in Abhängigkeit von Höhe und Dauer der Hyperglykämie irreversibel nichtenzymatisch glykoliert. Hauptbestandteil der Serumproteine ist das Albumin (60–70%). Daher wird für die Beurteilung von Messungen der glykolierten Serumproteine die Bildungs- und Schwundkinetik des Serumalbumins zugrunde gelegt. Da die Halbwertszeit des Serumalbumins nur 18–20 Tage beträgt, kann der Serumspiegel des glykolierten Albumins als Parameter für die Qualität der Stoffwechseleinstellung über einen zurückliegenden Zeitraum von etwa 3 Wochen angesehen werden.

Als geeignete Methode zur Messung glykolierter Serumproteine hat sich die Fruktosaminbestimmung erwiesen. Fruktosamine sind Ketoamine, die als Produkte der nichtenzymatischen Reaktion zwischen einem Zucker und einem Protein entstehen. Die Methode zur Fruktosaminbestimmung beruht auf der Reduktion von Nitroblau-Tetrazoliumchlorid, das als Formazanfarbstoff kolorimetrisch gemessen wird.

Für den Normalbereich bei Erwachsenen werden Werte zwischen 205 und 285 µmol/l angegeben. Altersabhängige Unterschiede sind gering. Zwischen Männern und Frauen bestehen keine Unterschiede. Fruktosaminwerte gelten nur für Patienten mit einer im Normbereich liegenden Serumproteinkonzentration. Bei pathologisch erhöhten oder erniedrigten Eiweißwerten (z. B. bei Dehydratation) muss der Fruktosaminwert auf einen einheitlichen Proteinwert von 7,2 mg/dl nach folgender Formel korrigiert werden:

> [Fruktosamin (µmol/l) : Gesamteiweiß (mg/dl)]×7,2 (mg/dl)

Für die Korrektur des Fruktosaminwertes muss daher die Serumeiweißkonzentration immer mitbestimmt werden.

Der Fruktosaminwert wird heute vorwiegend zur Beurteilung bei Patienten mit Hämoglinopathien herangezogen oder bei Studien, in denen es auf die Beurteilung rascher Stoffwechseländerungen ankommt. Bei der ambulanten Langzeitbetreuung von Patienten mit Diabetes hat die Fruktosaminbestimmung kaum praktische Bedeutung erlangt.

13.15 Verlaufskontrolle und Folgeerkrankungen

Ein wesentliches Therapieziel in der Betreuung von Kindern und Jugendlichen mit Diabetes ist das körperliche, psychische und soziale Wohlbefinden. Als Parameter für die normale somatische Entwicklung der Betroffenen müssen regelmäßig Größe, Gewicht sowie Pubertätsentwicklung überprüft werden. Sind Abweichungen von den Perzentilen für Gewicht, Größe oder BMI sowie Pubertätsverlauf vorhanden, müssen mögliche Ursachen (nichtdiabetesspezifische und diabetesspezifische) untersucht werden.

Das Auftreten von Komplikationen im Kindes- und Jugendalter wie beginnende Nephropathie (Mikroalbuminurie) oder beginnende Retinopathie ist ein Hinweis für die spätere Entwicklung von ausgeprägten mikro- und makrovaskulären Folgeerkrankungen. Bei Jugendlichen mit Diabetes erhöht eine schlechte oder sehr schlechte glykämische Kontrolle (HbA1c-Wert über 9% bzw. über 10%) über einen längeren Zeitraum das Risiko zur Entwicklung einer Retinopathie ungefähr um das 4- bis

Tab. 13.8. Langzeitkomplikationen: Screeninguntersuchungen und Interventionen (Leitlinie diabetesDE 2009). (Mod. nach Holterhus et al. 2009)

Screeninguntersuchung und -Intervalle	Empfohlene Screeningmethode(n)	Interventionen
1. Retinopathie: – Alle 1–2 Jahre – Ab dem 11. Lj. oder ab 5 Jahren Diabetesdauer	Binokulare bimikroskopische Funduskopie in Mydriasis durch routinierten Augenarzt	– Verbesserung der glykämischen Kontrolle – Lasertherapie – ACE-Hemmer
2. Nephropathie: – Jährlich – Ab dem 11. Lj. oder ab 5 Jahren Diabetesdauer	Nachweis einer Mikroalbuminurie: – Konzentrationsmessung: 20–200 mg/l – Albumie Exkretionsrate >20–<200 µg/min – Albumin-Kreatinin-Ratio	– Verbesserung der glykämischen Kontrolle – ACE-Hemmer – AT-I-Blocker – Nikotinabstinenz
3. Neuropathie: – Bei langfristig schlechter Stoffwechsellage jährlich – Ab dem 11. Lj. oder ab 5 Jahen Diabetesdauer	– Anamnese – Berührungsempfinden (Monofilament) – Vibrationsempfinden (Stimmgabeltest) – Eigenreflexe	– Verbesserung der glykämischen Kontrolle
4. Hypertonie: – Alle 3 Monate mind. jährlich ab dem 11. Lj.	– Ruhe-RR – 24-h-RR bei mind 2×>95. Perzentil oder Mikroalbuminurie	– Lebensstilintervention (Bewegung, Salzrestriktion, Gewichtsreduktion, Reduktion Alkohol, Nikotin) – Falls nicht erfolgreich: ACE-Hemmer
5. Hyperlipidämie: – Innerhalb des ersten Jahres nach Diagnose, – dann alle 2 Jahre – Präpubertär alle 5 Jahre	Bestimmung von – Gesamtcholesterin – HDL – LDL – Triglyzeride	– Diätetische Therapie – Falls nicht erfolgreich: ab dem 8. Lj. Statine

8-fache Die Stoffwechseleinstellung trägt auch vor der Pubertät zum Risiko für Folgeerkrankungen bei. In Tab. 13.8 sind die Screeninguntersuchungen und möglichen Interventionen zusammengefasst.

13.15.1 Retinopathie

Eine Retinopathie wird durch Ophthalmoskopie bzw. Fundusfotografie und gegebenenfalls Fluoreszenzangiografie diagnostiziert. Das jüngste Kind mit Retinopathie war 7,9 Jahre alt. Unabhängige Risikofaktoren für das Auftreten der Retinopathie sind neben der Stoffwechseleinstellung und arterieller Hypertonie auch ein erhöhter Cholesterinspiegel. Wichtigstes Ziel bei Diagnose einer milden nichtproliferativen Retinopathie ist die Verbesserung der Stoffwechselkontrolle und eine normotensive Blutdruckeinstellung. Hierdurch kann eine Progression der Retinopathie bzw. die Rate an im Verlauf erforderlichen Laserkoagulationen gesenkt werden.

13.15.2 Nephropathie

Hinweis auf eine Nephropathie ist eine erhöhte Albuminausscheidung im Urin, gemessen durch die Albuminexkretionsrate (AER) oder die Albumin-Kreatinin-Ratio (ACR). Risikofaktoren für das Auftreten sowie das Fortschreiten einer diabetischen Nephropathie sind neben der Diabetesdauer die Stoffwechseleinstellung, Hypercholesterinämie und Blutdruckerhöhung sowie Rauchen.

Grenzwerte für den Nachweis einer Mikroalbuminurie bei genannten Methoden

– Konzentrationsmessung (bei Kindern bezogen auf 1,73 m² Körperoberfläche): 20–200 mg/l
– Bestimmung der Albuminexkretionsrate: >20 µg/min bis <200 µg/min bei mindestens zwei von drei konsekutiven über Nacht gesammelten Urinproben
– Albumin-Kreatinin-Ratio: 2,5–25 mg/mmol oder 20–200 mg/g bei männlichen Patienten und 3,5–35 oder 30–300 mg/mmol bei weiblichen Patienten, persistierend über mehrere Messungen

Beim Nachweis einer Mikroalbuminurie sind differenzialdiagnostisch v. a. folgende Ursachen auszuschließen:
- Infektionen, v. a. Blaseninfektionen,
- Menstruationsblutung, Vaginalsekret,
- orthostatische Proteinurie,
- Glomerulonephritis,
- Z. n. körperlicher Anstrengung,
- beginnende Nephropathie.

Bei mikro- oder makroalbuminurischen Patienten mit normaler Nierenfunktion kann durch eine möglichst normnahe Stoffwechselführung die Mikroalbuminurie vermindert werden bzw. eine weitere Progression verhindert oder zumindest verlangsamt werden kann. Normotensive Patienten mit Mikroalbuminurie profitieren von der Behandlung mit einem ACE-Hemmer (Captopril, Enalapril oder Lisinopril) durch eine signifikante Senkung der Albuminausscheidung, dies zeigte eine Metaanalyse randomisiert-kontrollierter Studien. Im Hinblick auf eine Verbesserung der glomerulären Filtrationsrate zeigte sich in der Metaanalyse jedoch kein signifikanter Effekt. Bei Vorliegen eines Hypertonus und einer Mikroalbuminurie zeigt sich durch die Behandlung eine um Jahre verzögerte Progression zur klinisch bedeutsamen Nephropathie.

13.15.3 Dyslipidämie

Hypercholesterinämie bzw. LDL-Cholesterinerhöhung

Eine LDL-Cholesterinerhöhung wurde in einem Kollektiv von Jugendlichen mit Diabetes (<21 Jahre) in 25% nachgewiesen. Die Ernährungsumstellung bildet die Grundlage der Therapie und kann etwa ab einem Alter von 3 Jahren begonnen werden. Der Fettanteil der Nahrung sollte bei Kindern ab 4 Jahren 30–35% der Gesamtkalorien nicht überschreiten, dabei sollten einfach und mehrfach ungesättigte Fettsäuren (Rapsöl, Olivenöl, Keimöl) bevorzugt werden. Die Cholesterinzufuhr soll im Kindesalter 150 mg/Tag, bei Heranwachsenden 250 mg/Tag nicht überschreiten. Ergänzend zur Ernährungstherapie soll bei Kindern ab 7–8 Jahren und bei Jugendlichen eine medikamentöse Therapie erwogen werden, wenn unter einer adäquat durchgeführten Diät über mindestens 6–12 Monate keine zufriedenstellende Senkung des LDL-Cholesterins eingetreten ist. Der Grenzwert für eine Behandlung wird – als Expertenkonsens – mit >160 mg/dl angegeben. Bei Vorliegen zusätzlicher Risikofaktoren (Familienanamnese, Hypertonie, Raucher, Mikroangiopathie) ist eine medikamentöse Behandlung bei einem LDL-Wert bereits bei Werten ab 130 mg/dl zu erwägen.

Für die medikamentöse Hyperlipidämietherapie bei Kindern wird der für Kinder zugelassene Cholesterinresorptionshemmer Ezetimib (ab 10 Jahren) oder das Statin Pravastatin (ab 8 Jahren) empfohlen, bei nichtsuffizienter Monotherapie eine Kombination beider Medikamente. Ezetimib zeigt im Vergleich zu Pravastatin eine weniger starke Cholesterinsenkung. Zu den Nebenwirkungen der Statine zählen Erhöhung der Transaminasen, Myopathien mit Muskelschmerzen und -schwäche, Erhöhung der Kreatinkinase (CK) bis zum 10-fachen der oberen Referenzwerte und in sehr seltenen Fällen schwere Rhabdomyolysen Die Anwendung von Anionenaustauscherharzen wird aufgrund der Nebenwirkungen und der daraus resultierenden schlechten Therapieadhärenz nicht mehr empfohlen. Zur Therapie einer Triglyzeriderhöhung können Fibrate eingesetzt werden. Als Behandlungsziel gilt einen LDL-Zielwert von <2,6 mmol/l (<100 mg/dl).

13.15.4 Arterielle Hypertonie

Der Blutdruck sollte bei allen Kindern und Jugendlichen mindestens einmal im Jahr gemessen werden. Eine 24-h-Blutdruckmessung sollte bei mindestens 2-maligem auffälligen Blutdruckwert >95. Perzentil innerhalb von 3 Monaten bzw. ab 130/80 mmHg oder bei Vorliegen einer Mikroalbuminurie durchgeführt werden. Für die Diagnose sollen die pädiatrischen Normwerte des Ruheblutdrucks und der 24-h-Blutdruckmessung herangezogen werden (Tab. 13.9 und Tab. 13.10).

In randomisiert-kontrollierten Studien – mit allerdings kurzer Laufzeit – haben sich Angiotensin-Converting-Enzym-Hemmer (ACE-Hemmer) bei Kindern bzw. Jugendlichen als effektiv und sicher erwiesen. Nebenwirkungen der ACE-Hemmer beinhalten v. a. das Auftreten eines trockenen Reizhustens, Hyperkaliämie, Kopfschmerzen und Impotenz. Kontraindikationen für eine Behandlung mit ACE-Hemmern sind eine bilaterale Nierenarterienstenose, Hyperkaliämie bei fortgeschrittener Niereninsuffizienz (Kalium im Serum >5,5 mmol/l), eine Nierenfunktionsverschlechterung unter ACE-Hemmer-Therapie (Kreatininanstieg >30% vom Ausgangswert) sowie akutes Nierenversagen (relative Kontraindikation). Die Datenlage zu AT-II-Rezeptorantagonisten für Kinder und Jugendliche ist derzeit noch nicht ausreichend, um eine Empfehlung für den routinemäßigen Einsatz dieses Medikaments zu geben. Eine Kombination mit weiteren Medikamenten ist angezeigt, wenn durch die ACE-Hemmertherapie allein keine befriedigende Blutdruckeinstellung möglich ist.

> Als Blutdruckzielwert gilt ein Wert <90. Perzentil in Bezug auf Alter, Geschlecht und Größe.

Tab. 13.9. Normwerte für die Gelegenheitsblutdruckmessung bei Kindern und Jugendlichen. (Mod. nach de Man et al. 1991)

Größe [cm]	Jungen systolisch				Jungen diastolisch				Mädchen systolisch				Mädchen diastolisch			
	50. P	75. P	90. P	95. P	50. P	75. P	90. P	95. P	50. P	75. P	90. P	95. P	50. P	75. P	90. P	95. P
95	96	104	110	114	52	59	64	66	95	104	111	112	51	59	64	6
100	97	105	111	114	52	61	65	70	96	104	111	112	53	61	66	70
105	99	106	112	114	53	61	65	71	98	104	111	114	53	61	66	70
110	99	107	113	115	54	61	67	72	98	105	111	114	54	62	67	71
115	101	108	113	119	57	63	70	73	100	107	113	116	56	63	69	72
120	103	109	115	120	58	64	71	73	101	109	114	119	57	64	71	73
125	103	110	116	121	57	64	71	74	102	110	114	120	58	65	72	74
130	104	111	117	121	58	65	71	74	105	111	118	124	58	65	72	75
135	106	112	120	125	59	66	72	74	106	113	121	124	59	66	73	75
140	107	113	121	125	58	66	72	75	107	114	122	125	60	66	73	75
145	108	116	123	126	60	67	73	76	109	116	124	127	59	66	73	76
150	111	117	123	129	61	68	73	78	112	119	125	131	61	68	74	76
155	113	120	128	132	61	68	74	77	114	121	127	134	61	69	74	76
160	116	123	133	136	60	68	74	78	116	124	131	136	63	70	75	78
165	120	127	136	142	63	70	77	81	117	124	132	136	64	71	76	80
170	124	132	140	146	63	72	77	81	118	126	132	136	65	71	77	80
175	126	134	143	148	64	72	78	82	119	127	134	141	66	71	77	82
180	128	136	147	152	67	74	81	84	124	136	140	150	74	82	87	88

P Perzentil.

13.15.5 Neuropathie

Auch subklinische makrovaskuläre und neuropathische Folgeerkrankungen können bereits im Kindes- und Jugendalter nachweisbar sein. Das Vorliegen von subklinischen makrovaskulären Erkrankungen bei Kindern und Jugendlichen mit Diabetes wird aufgrund einer verstärkten Intima-Media-Dicke der Karotiden oder der Aorta diagnostiziert. Die subklinische Neuropathie kann anhand einer reduzierten Nervenleitgeschwindigkeit (NLG) objektiviert werden. Zur Früherkennung einer peripheren Neuropathie werden folgende Untersuchungen bei langfristig schlechter Stoffwechsellage empfohlen:

– Anamnese (inkl. Vorhandensein von Taubheitsgefühl, Parästhesien, Schmerzen),
– Beurteilung des Berührungsempfindens (Monofilament),
– Beurteilung des Vibrationsempfindens (Stimmgabeltest),
– Beurteilung der Eigenreflexe.

Die Progression einer Neuropathie kann durch eine verbesserte Stoffwechselführung bzw. eine effektive Blutdrucksenkung aufgehalten werden.

13.15 · Verlaufskontrolle und Folgeerkrankungen

Tab. 13.10. Normwerte für die 24-h-Blutdruckmessung bei Kindern und Jugendlichen. (Mod. nach Wühl et al. 2002)

Größe [cm]	Blutdruck systolisch				Blutdruck diastolisch			
	Tag		Nacht		Tag		Nacht	
	90. P	95. P	90. P	95. P	90. P	95. P	90. P	95. P
Jungen								
120	120,6	123,5	103,7	106,4	79,1	81,2	61,9	64,1
125	121,0	124,0	104,9	107,8	79,3	81,3	62,2	64,3
130	121,6	124,6	106,3	109,5	79,3	81,4	62,4	64,5
135	122,2	125,2	107,7	111,3	79,3	81,3	62,7	64,8
140	123,0	126,0	109,3	113,1	79,2	81,2	62,9	65,0
145	124,0	127,0	110,7	114,7	79,1	81,1	63,1	65,2
150	125,4	128,5	111,9	115,9	79,1	81,0	63,3	65,4
155	127,2	130,2	113,1	117,0	79,2	81,1	63,4	65,6
160	129,2	132,3	114,3	118,0	79,3	81,3	63,6	65,7
165	131,3	134,5	115,5	119,1	79,7	81,7	63,7	65,8
170	133,5	136,7	116,8	120,2	80,1	82,2	63,8	65,9
175	135,6	138,8	118,1	121,2	80,6	82,8	63,8	65,9
180	137,7	140,9	119,2	122,1	81,1	83,4	63,8	65,8
185	139,8	143,0	120,3	123,0	81,7	84,1	63,8	65,8
Mädchen								
120	118,5	121,1	105,7	109,0	79,7	81,8	64,0	66,4
125	119,5	122,1	106,4	109,8	79,7	81,8	63,8	66,2
130	120,4	123,1	107,2	110,6	79,7	81,8	63,6	66,0
135	121,4	124,1	107,9	111,3	79,7	81,8	63,4	65,8
140	122,3	125,1	108,4	111,9	79,8	81,8	63,2	65,7
145	123,4	126,3	109,1	112,5	79,8	81,8	63,0	65,6
150	124,6	127,5	109,9	113,1	79,9	81,9	63,0	65,5
155	125,7	128,5	110,6	113,8	79,9	81,9	62,9	65,5
160	126,6	129,3	111,1	114,0	79,9	81,9	92,8	65,4
165	127,2	129,8	111,2	114,0	79,9	81,9	62,7	65,2
170	127,5	130,0	111,2	114,0	79,9	81,8	62,5	65,0
175	127,6	129,9	111,2	114,0	79,8	81,7	62,3	64,7

P Perzentil.

Literatur

Danne T, Weber B, Hartmann R, Enders I, Burger W, Hovener G (1994) Long-term glycemic control has a nonlinear association to the frequency of background retinopathy in adolescents with diabetes. Follow-up of the Berlin Retinopathy Study. Diab Care 17: 1390–1396; doi:10.2337/diacare.17.12.1390

de Man SA, André JL, Bachmann H et al. (1991) Blood pressure in childhood: pooled findings of six European studies. J Hypertens 9: 109–114

Forschungsinstitut für Kinderernährung (FKE) (Hrsg) (2006) optimiX – Empfehlungen für das Mittagessen in Kindertagesstätten und Ganztagsschulen. Broschüre 4, FKE, Dortmund

Forschungsinstitut für Kinderernährung (FKE) in Dortmund. http://www.fke-do.de

Hanas R, Donaghue K, Klingensmith G, Swift PG (2009) ISPAD Clinical Practice Consensus Guidelines 2009. Pediatr Diabetes 10 (Supp 12): 1–210. Vollständige Version: http://www.ispad.org

Holterhus PM, Beyer P, Bürger-Büsing J et al. (2009) Diagnostik, Therapie und Verlaufskontrolle des Diabetes mellitus im Kindes- und Jugendalter. In: Haak T, Kellerer M (Hrsg) Leitlinie von diabetesDE und AGPD. http://www.diabetesDE.org

Hürter P, Danne T (2005) Diabetes bei Kindern und Jugendlichen, 6. Aufl. Springer, Berlin Heidelberg New York Tokio

Hürter P, Kordonouri O, Lange K, Danne T (2007) Kompendium pädiatrische Diabetologie. Springer, Berlin Heidelberg New York Tokio

Lange K, Burger W, Haller R, Heinze E et al. (2009) Jugendliche mit Diabetes – Ein Schulungsprogramm. Kirchheim-Verlag, Mainz

von Kriegstein E (2009) Diabetes, Stoffwechsel und Herz 18: 217–222

Wühl E, Witte K, Soergel M et al. (2002) Distribution of 24-h ambulatory blood pressure in children: normalized reference values and role of body dimensions. J Hypertens 20: 1995–2007

14 Assoziierte Erkrankungen

Beate Karges

14.1 **Assoziierte Autoimmunerkrankungen** – 206
14.1.1 Autoimmunthyreoiditis – 206
14.1.2 M. Basedow – 208
14.1.3 Zöliakie – 208
14.1.4 Nebennierenrindeninsuffizienz (M. Addison) – 209
14.1.5 Autoimmune Polyendokrinopathien – 210
14.1.6 Atrophische Gastritis und perniziöse Anämie – 210
14.1.7 Vitiligo – 210

14.2 **Hautveränderungen unter Insulintherapie** – 211
14.2.1 Lipodystrophie – 211
14.2.2 Necrobiosis lipoidica – 211
14.2.3 Ödeme – 211

Literatur – 211

14.1 Assoziierte Autoimmunerkrankungen

Das Auftreten weiterer autoimmuner Erkrankungen bei Patienten mit Diabetes mellitus Typ 1 (T1D) wird als Ausdruck einer generellen Disposition für Autoimmunität aufgefasst. Auch in etablierten Tiermodellen mit spontaner Entwicklung eines Diabetes mellitus Typ 1 (z. B. Non-obese-diabetic-[NOD-]Maus) wird beobachtet, dass zusätzlich eine Autoimmunthyreoiditis auftritt. Bei Patienten mit Diabetes mellitus Typ 1 treten weitere Autoimmunerkrankungen ca. fünfmal häufiger auf als in der Allgemeinbevölkerung (Baker 2006).

> Durch den Nachweis organspezifischer Antikörper kann bei Patienten mit Diabetes mellitus Typ 1 untersucht werden, ob individuell ein erhöhtes Risiko besteht für die Manifestation einer
> — Autoimmunthyreoiditis,
> — Zöliakie,
> — atrophischen Gastritis oder
> — Nebennierenrindeninsuffizienz (M. Addison).

Auch bei erstgradig Verwandten von Kindern und Jugendlichen mit Diabetes mellitus Typ 1 sind organspezifische Antikörper und Autoimmunerkrankungen häufiger als in der Normalbevölkerung.

14.1.1 Autoimmunthyreoiditis

Die Autoimmunthyreoiditis (Hashimoto-Thyreoiditis) ist wie der Diabetes mellitus Typ 1 eine T-Zell-abhängige Autoimmunerkrankung, für die eine starke und z. T. überlappende genetische Prädisposition besteht. Insbesondere der HLA-Genotyp *DR3-DQ2* prädisponiert für das Auftreten von Hashimoto-Thyreoiditis und Diabetes mellitus Typ 1. Bei der Hashimoto-Thyreoiditis führt die Aktivierung von CD4$^+$-T-Lymphozyten zur Stimulation von zytotoxischen CD8$^+$-T-Lymphozyten, die gegen thyreoidale Follikelzellen gerichtet sind. Gleichzeitig werden B-Lymphozyten aktiviert, was zur Produktion spezifischer Antikörper gegen Thyreoglobulin (Tg-Ak) und die Thyreoperoxidase (TPO-Ak) führt. In der Folge dieser autoreaktiven immunologischen Mechanismen kommt es zur chronischen Destruktion der Follikelzellen mit dem Auftreten einer Hypothyreose (Abb. 14.1).

Bei Kindern und Jugendlichen mit Diabetes mellitus Typ 1 können positive Autoantikörper gegen Schilddrüsengewebe in bis zu 25% der Fälle nachgewiesen werden (Kordonouri et al. 2007; Holl et al. 1999). Die Prävalenz positiver Schilddrüsenantikörper steigt mit zunehmendem Alter und Diabetesdauer und ist bei Mädchen etwa zweimal häufiger als bei Jungen (Abb. 14.2). Die Schilddrüsenfunktion kann bei Patienten mit Hashimoto-Thyreoi-

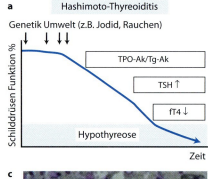

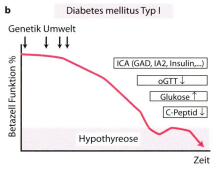

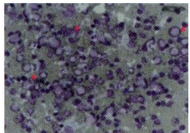

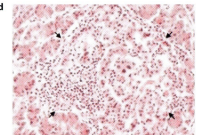

Abb. 14.1. Natürlicher Verlauf von Hashimoto-Thyreoiditis und Diabetes mellitus Typ 1 als T-Zell-abhängige Autoimmunerkrankungen. **a** Der Nachweis organspezifischer Antikörper (gegen Thyreoperoxidase, *TPO-Ak*; Thyreoglobulin, *Tg-Ak*; bzw. **b** *oGTT* (oraler Glukosetoleranztest) gegen die Inselzellantigene *(ICA)* Glutamatdekarboylase, *GAD*; Thyrosinphosphatase, *IA-2*; *Insulin*) zeigt das erhöhte Risiko für die klinische Manifestation der spezifischen Erkrankungen an und geht den entsprechenden Funktionsstörungen voraus. **c, d** Die Feinnadelzytologie der Schilddrüse zeigt eine lymphozytäre Infiltration *(rote Pfeile)*. **d** Histologischer Schnitt des Pankreas mit einer Langerhans-Insel *(schwarzer Pfeil)*, die eine lymphozytäre Infiltration aufweist

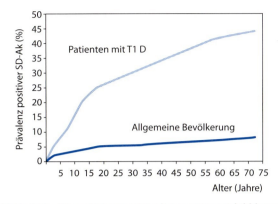

Abb. 14.2. Altersabhängige Prävalenz positiver Schilddrüsenautoantikörper *(SD-Ak)* bei Patienten mit Diabetes mellitus Typ 1 *(T1D)* im Vergleich zur Normalbevölkerung

ditis euthyreot, hyperthyreot (selten) oder hypothyreot sein. Der zunehmende Funktionsverlust der Schilddrüse entwickelt sich langsam, sodass diese Patienten zunächst asymptomatisch sind. Ungefähr 3–8% der Kinder und Jugendlichen mit Diabetes mellitus Typ 1 entwickeln eine primäre Hypothyreose.

Die typischen Zeichen der manifesten Hypothyreose sind u. a. Wachstumsstörungen, Gewichtszunahme, Müdigkeit, Obstipation, eine fehlende Pubertät oder Zyklusstörungen. Häufig besteht eine Struma. Eine latente oder manifeste Hypothyreose kann den Glukosestoffwechsel ungünstig beeinflussen. Bereits die subklinische Hypothyreose wurde mit einem erhöhten Risiko für symptomatische Hypoglykämien assoziiert und durch eine verlangsamte Magenentleerung mit verändertem Insulinbedarf erklärt. Zirka ein Drittel der Patienten mit einer Schilddrüsendysfunktion und einem Diabetes mellitus Typ 1 haben eine dritte Autoimmunerkrankung.

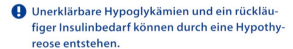 **Unerklärbare Hypoglykämien und ein rückläufiger Insulinbedarf können durch eine Hypothyreose entstehen.**

Die diagnostischen Kriterien der Hashimoto-Thyreoiditis sind der Nachweis spezifischer Antikörper (TPO-Ak, Tg-Ak) und die typischen sonografischen Veränderungen einer echoarmen, inhomogenen Schilddrüsenstruktur. Ca. 9% der Patienten haben bei Erstmanifestation des Diabetes mellitus Typ 1 eine bestehende Hashimoto-Thyreoiditis. Bei weiteren 9% sind die Schilddrüsenantikörper initial negativ, werden aber im Verlauf positiv. Die jährliche Konversionsrate von negativem zu positivem Antikörperstatus beträgt etwa 1%. Von den euthyreoten Patienten mit positiven Schilddrüsenantikörpern werden ca. 2–4% pro Jahr hypothyreot. Um eine beginnende Hypothyreose bei Patienten mit Diabetes mellitus Typ 1 möglichst frühzeitig zu erkennen, wird eine aktive Fallidentifizierung in dieser Risikogruppe durch ein regelmäßiges Screening empfohlen (Silverstein et al. 2005; Holterhus et al. 2009).

Diagnostik

Der Nachweis von Schilddrüsenantikörpern (TPO-Ak, Tg-Ak) identifiziert Patienten mit einem erhöhten Risiko für eine klinisch manifeste Autoimmunerkrankung der Schilddrüse. Die Messung des thyreoideastimulierenden Hormons(TSH) ist der sensitivste Parameter zur Erfassung einer Schilddrüsenfunktionsstörung. Bei pathologischem TSH-Wert sollte freies T4 (fT4) und T_3 (fT_3) bestimmt werden und eine Schilddrüsensonografie durchgeführt werden. Dieses Screening wird bei Erstmanifestation des Diabetes mellitus Typ 1, immer bei klinischen Symptomen einer Schilddrüsenfunktionsstörung und bei asymptomatischen Patienten in 1- bis 2-jährlichen Abständen empfohlen (Silverstein et al. 2005; Holterhus et al. 2009).

Therapie

Bei Nachweis einer Hypothyreose (erhöhtes TSH und erniedrigtes fT4) ist bei allen Patienten mit Hashimoto-Thyreoiditis und Diabetes mellitus Typ 1 eine Therapie mit Levo-(L-)Thyroxin notwendig.

Kontrovers beurteilt wird die Thyroxinsubstitution bei Individuen mit erhöhtem TSH und normalem fT4, da diese Störung transient sein kann (Biondi u. Cooper 2008; Brown 2007). Bei einem TSH >10 mU/l ist mit hoher Wahrscheinlichkeit die Progredienz in eine manifeste Hypothyreose zu erwarten. Die Entscheidung über eine Thyroxintherapie kann bei isolierter TSH-Erhöhung von dem Verlauf (ansteigende TSH-Werte) in Abhängigkeit von der Höhe des TSH-Wertes und dem Vorliegen klinischer Symptome abhängig gemacht werden. L-T4 wird effektiv zur Reduktion einer Struma eingesetzt, insbesondere bei erhöhtem TSH. Die subklinische Hypothyreose kann bei Patienten mit Diabetes mellitus Typ 1 mit einer Zunahme symptomatischer Hypoglykämien assoziiert sein, die unter L-T4-Therapie rückläufig ist. Falls keine L-T4-Therapie begonnen wird, sollte eine engmaschige (3- bis 6-monatliche) klinische und laborchemische Kontrolle der Schilddrüsenfunktion erfolgen, um eine progrediente Hypothyreose rechtzeitig zu erkennen und zu behandeln (Holterhus et al. 2009).

Therapieziele sind:
- vollständige Besserung der klinischen Symptome,
- Anstieg der Serumspiegel von fT4 in den oberen Normbereich und
- niedrig normales TSH (keine TSH-Suppression).

Eine präventive L-T4-Behandlung euthyreoter Patienten mit Hashimoto-Thyreoiditis kann gegenwärtig nicht empfohlen werden, da ein günstiger Effekt auf den immunologischen Verlauf der Krankheit und den Erhalt der Schilddrüsenfunktion durch diese Maßnahme nicht nachgewiesen wurde (Brown 2007; Karges et al. 2007).

14.1.2 M. Basedow

Die Autoimmunhyperthyreose (M. Basedow) ist ebenfalls eine T-Zell-abhängige Autoimmunerkrankung. CD4$^+$-T-Zellen induzieren die Stimulation von TSH-reaktiven B-Lymphozyten, was zur Produktion spezifischer TSH-Rezeptorantikörper (TRAK) führt. Diese überwiegend stimulierenden Antikörper induzieren an der Follikelzelle die gesteigerte Produktion von Schilddrüsenhormon. Im Gegensatz zur Hashimoto-Thyreoiditis kommt es nicht zum Untergang der Schilddrüsenzellen, sondern die intakte Follikelzelle produziert vermehrt Schilddrüsenhormon, unabhängig von dem physiologischen Regelkreis.

Der M. Basedow ist viel seltener als die Hashimoto-Thyreoiditis, tritt aber bei Patienten mit Diabetes mellitus Typ 1 häufiger auf als in der Normalbevölkerung.

Typische Symptome der Hyperthyreose sind
— Nervösität,
— Unruhe und
— Hitzeintoleranz.

Typische Befunde sind
— Tachykardie,
— Tremor und
— Gewichtsabnahme.

Häufig besteht eine Struma. Darüber hinaus kann fakultativ im Rahmen der endokrinen Orbitopathie ein Exophthalmus auftreten. Die Hyperthyreose führt aufgrund einer Insulinresistenz zur Verschlechterung der Glukosetoleranz.

 Bei unerklärbaren Schwierigkeiten eine gute metabolische Kontrolle zu erreichen und gleichzeitigem Gewichtsverlust ohne Appetitmangel sollte an eine Hyperthyreose gedacht werden.

Diagnostik und Therapie

Eine umfassende Diagnostik und Therapie der Hyperthyreose muss bei Patienten mit erniedrigtem TSH und erhöhten fT4/fT3-Werten durchgeführt werden. Der Nachweis von TRAK sichert die Diagnose des M. Basedow. Sind diese spezifischen Antikörper nicht nachweisbar, liegt am ehesten eine hyperthyreote Phase der Hashimoto-Thyreoiditis vor, die häufig transient ist. Eine permanente Hyperthyreose erfordert den dosisadaptierten Einsatz von Thyreostatika wie Carbimazol oder Propylthiourazil über mindestens 12–18 Monate. Bei persistierender oder rezidivierender Hyperthyreose sind die chirurgische oder radioablative Thyreoidektomie eine therapeutische Alternative. Eine strikte Nikotinkarenz ist zu empfehlen, da Rauchen ein Risikofaktor für die Manifestation der endokrinen Orbitopathie ist.

 Falls in der akuten Phase der Hyperthyreose der Einsatz von β-adrenerg-blockierenden Substanzen zur Therapie der Tachykardie und Unruhe notwendig ist, muss mit einer verminderten Wahrnehmung von Hypoglykämien gerechnet werden.

14.1.3 Zöliakie

Die Zöliakie ist eine Autoimmunerkrankung, die bei genetisch prädisponierten Individuen durch Ingestion von Gluten, dem Hauptspeicherprotein von Weizen, Roggen und Gerste ausgelöst wird. Gluten wird durch verschiedene Enzyme der Dünndarmschleimhaut in Gliadinpeptide gespalten, die bei entsprechender Disposition zur Schädigung epithelialer Zellen und Invasion von Lymphozyten führt. In der Folge von Permeabilitätsveränderungen passiert Gliadin die Lamina propria, wird durch Gewebetransglutaminase deaminiert und interagiert mit HLA-DQ2 oder HLA-DQ8 auf der Oberfläche der antigenpräsentierenden Zelle. Die Präsentation von Gliadin zu reaktiven CD4$^+$-Zellen durch den T-Zellrezeptor induziert die Produktion von Zytokinen, die zur Gewebsschädigung führen. In der Folge entstehen Zottenatrophie und Hyperplasie der Krypten sowie die Aktivierung von B-Lymphozyten mit der Produktion spezifischer Antikörper.

Eine Zöliakie wird bei 1–16% der Kinder und Jugendlichen mit Diabetes mellitus Typ 1 diagnostiziert, mit einer mittleren Prävalenz von 5% (Silverstein et al. 2005; Freemark 2003). Das gemeinsame Vorkommen eines Diabetes mellitus Typ 1 und einer Zöliakie ist bei Mädchen häufiger als bei Jungen. Typische intestinale Symptome sind
— Durchfall,
— Bauchschmerzen,
— geblähter Bauch aber auch
— Übelkeit,
— Obstipation,
— Nervösität und
— mangelnde Gewichtszunahme.

Ältere Kinder und Jugendliche zeigen häufiger extraintestinale Manifestationen wie
— Wachstumsstörungen,
— verzögerte Pubertät,
— neurologische Symptome oder
— Anämie.

Die meisten Patienten mit Zöliakie und Diabetes mellitus Typ 1 haben jedoch silente oder subklinische Formen der Erkrankung.

Diagnostik

Zur Diagnostik wird die Bestimmung von Transglutaminase-Immunoglobin-A-Antikörpern (Tg-IgA-Ak) verwendet, die eine hohe Spezifität und Sensitivität hat. Aufgrund der Häufigkeit einer Zöliakie bei Patienten mit Diabetes mellitus Typ 1 wird ein regelmäßiges Screening empfohlen (Freemark 2003; Holterhus et al. 2009; Silverstein et al. 2005). Dies sollte bei Erstmanifestation eines Diabetes mellitus und im weiteren Verlauf im Abstand von 1–2 Jahren sowie bei entsprechenden Symptomen einer Zöliakie erfolgen. Gleichzeitig muss eine Bestimmung des Gesamt-IgA durchgeführt werden, da bei einem selektiven IgA-Mangel die spezifischen Antikörper nicht nachweisbar sind, diese Patienten jedoch in 8,7% der Fälle von einer Zöliakie betroffen sind. Bei einem IgA-Mangel können Immunglobulin-(Ig)G-Antikörper gegen Gliadin, Transglutaminase oder Endomysium bestimmt werden. Bei positiven Antikörpern soll bei klinischer Vereinbarkeit mit der Verdachtsdiagnose Zöliakie eine Dünndarmbiopsie zur weiteren Sicherung der Diagnose durchgeführt werden (Holterhus et al. 2009). Das Biopsieergebnis gilt nach der Marsh-Klassifikation (Marsh 1 bis Marsh 3) ab einer Marsh-Klassifikation 2 als positiv für eine Zöliakie. Die Höhe der serologisch gemessenen Tg-IgA-Ak-Titer korreliert mit dem Schweregrad der Schleimhautschädigung und dem Ansprechen auf die Therapie. Die Übereinstimmung der serologischen und histopathologischen Befunde ist generell abhängig von dem verwendeten Assay und dem Cut-off-Wert.

Der Einfluss der Zöliakie auf den Glukosestoffwechsel und andere Stoffwechselparameter wurde bei Kindern und Jugendlichen in zahlreichen Studien untersucht. Patienten mit Zöliakie haben eine frühere Manifestation des Diabetes mellitus Typ 1, Längenwachstum und Gewichtsentwicklung können reduziert sein (Kordonouri et al. 2007). Die undiagnostizierte Zöliakie wurde mit einer erhöhten Rate symptomatischer Hypoglykämien und einem rückläufigen Insulinbedarf über 12 Monate vor Diagnosestellung assoziiert. Die Effekte einer unbehandelten Zöliakie auf die metabolische Kontrolle sind variabel und nicht einheitlich. Bei Diagnose der Zöliakie besteht häufig eine reduzierte Knochendichte, die sich unter Therapie mit glutenfreier Diät normalisiert.

Erwachsene Patienten mit symptomatischer Zöliakie haben ein erhöhtes Risiko für maligne Erkrankungen. Sowohl T-Zell- als auch B-Zell-Non-Hodgkin-Lymphome (intestinal und extraintestinal) kommen häufiger vor als in der Allgemeinbevölkerung. Das Risiko für maligne gastrointestinale Erkrankungen ist wesentlich geringer bei Individuen, die eine strikte glutenfreie Diät einhalten als bei Patienten, die sich nicht glutenfrei oder nur glutenreduziert ernähren (Freemark 2003).

Therapie

Bei nachgewiesener Zöliakie (serologisch und bioptisch) mit Symptomen oder extraintestinaler Manifestation soll eine glutenfreie Diät durchgeführt werden (North American Society for Pediatric Gastroenterology, Hepatology and Nutrition 2005; Holterhus et al. 2009). Die ausführliche Aufklärung und Beratung asymptomatischer Patienten sollte gemeinsam mit einem Gastroenterologen durchgeführt werden. Auch die weitere Verlaufskontrolle einer Zöliakie sollte gemeinsam mtn dem Gastroenterologen erfolgen (Holterhus et al. 2009). Unter dieser Therapie bessern sich typischerweise die Symptome vollständig und die positiven Ak-Titer normalisieren sich. Kontrovers wird die Therapie mit glutenfreier Diät bei asymptomatischen Patienten beurteilt, da ein positiver Effekt für diese Patienten nicht eindeutig gesichert ist (Silverstein et al. 2005). In diesen Fällen sollte eine offene Diskussion über die Unsicherheiten bzgl. des Verlaufs und der Prognose der Krankheit geführt werden, damit die Familie eine definitive Therapieentscheidung fällen kann.

14.1.4 Nebennierenrindeninsuffizienz (M. Addison)

Die häufigste Ursache der primären Nebennierenrindeninsuffizienz (M. Addison) bei Patienten mit Diabetes mellitus Typ 1 ist die Autoimmunadrenalitis, eine T-Zell-abhängige Autoimmunerkrankung bei der positive Autoantikörper gegen Nebennierenrindengewebe (NNR-Ak gegen 21-Hydroxylase) nachgewiesen werden können. Bei ca. 1–2% der Patienten mit Diabetes mellitus Typ 1 werden positive NNR-Ak gefunden (Kordonouri et al. 2007). Eine symptomatische NNR-Insuffizienz, die bei etwa 0,5% der Individuen mit Diabetes mellitus Typ 1 auftritt, äußert sich durch
- wiederholte Hypoglykämien,
- unerklärbaren Rückgang des Insulinbedarfs,
- vermehrte Pigmentierung der Haut,
- Adynamie,
- Gewichtsverlust,
- Hyponatriämie,
- Hyperkaliämie und
- arterielle Hypotension.

Bei asymptomatischen Patienten mit positiven NNR-Ak kann ein ansteigender ACTH-Serumspiegel auf einen zunehmenden Funktionsverlust der NNR hinweisen.

> ❗ Rezidivierende Hypoglykämien können durch einen Kortisolmangel entstehen.

Diagnose und Therapie

Die Diagnose der primären NNR-Insuffizienz wird durch einen verminderten Kortisolanstieg im ACTH-Test gesichert. Ein erhöhtes Renin, eine Hyponatriämie, eine Hyperkaliämie und ein niedriger Blutdruck sind Hinweise auf einen Mineralkortikoidmangel. Zur Behandlung ist die Substitution von Hydrokortison erforderlich, die sofort nach Diagnose begonnen werden muss und lebenslang notwendig bleibt. Meist ist eine zusätzliche Gabe von Mineralkortikoiden notwendig. Der Patient muss umfassend über die Krankheit informiert werden und einen Notfallausweis erhalten.

14.1.5 Autoimmune Polyendokrinopathien

Das autoimmune polyendokrine Syndrom (APS) Typ I ist eine seltene autosomal-rezessive Erkrankung, die sich typischerweise mit einer chronisch mukokutanen Kandidiasis (in ca. 75% der Fälle), einem Hypoparathyreoidismus (in ca. 90%) und einer primären NNR-Insuffizienz (in ca. 60–100%) manifestiert und durch Mutationen im Autoimmunregulatorgen *(AIRE)* entsteht. Individuen mit mindestens zwei dieser drei spezifischen Erkrankungen haben fast immer *AIRE*-Mutationen. Ein Diabetes mellitus Typ 1 tritt bei 18% dieser Patienten auf. Weitere Autoimmunerkrankungen, die bei betroffenen Individuen häufiger vorkommen sind (Eisenbarth u. Gottlieb 2004):
- Hypothyreose,
- perniziöse Anämie,
- Alopezie,
- Vitiligo,
- Hepatitis,
- ovarielle Atrophie und
- Keratitis.

Das APS Typ II wird häufiger bei Erwachsenen als bei Kindern und Jugendlichen diagnostiziert und ist durch das gemeinsame Auftreten einer NNR-Insuffizienz (100%), einer Hashimoto-Thyreoiditis (in ca. 70% der Fälle) und eines Diabetes mellitus Typ 1 (in ca. 20% der Fälle) gekennzeichnet. Die Diagnose wird bei Vorliegen von mindestens zwei dieser Autoimmunerkrankungen gestellt. Diese Autoimmunpolyendokrinopathie wird polygenetisch vererbt und ist mit bestimmten HLA-Genotypen (HLA-DQ2, HLA-DQ8, HLA-DRB1*0404) assoziiert (Eisenbarth u. Gottlieb 2004).

Eine weitere seltene Krankheit ist die Kombination eines frühkindlichen Diabetes mellitus mit einer schweren Enteropathie und anderen autoimmunen Symptomen, die als immundysregulation-polyendokrinopathie-enteropathie-X-chromosomal-(IPEX-)gebundenes Syndrom bekannt ist und durch Genmutation des Transkriptionsfaktors *FOXp3* entsteht (Eisenbarth u. Gottlieb 2004). *FOXp3* wird in CD4$^+$/CD25$^+$-regulatorischen T-Zellen exprimiert, die für die immunologische Toleranz des eigenen Gewebes wesentlich sind.

14.1.6 Atrophische Gastritis und perniziöse Anämie

Positive Autoantikörper gegen Parietalzellantigene werden altersabhängig bei 5–18% der Kinder, Jugendlichen und jungen Erwachsenen mit Diabetes mellitus Typ 1 nachgewiesen. Eine perniziöse Anämie wird jedoch nur bei etwa 2% der jungen Patienten mit Diabetes mellitus Typ 1 gefunden.

14.1.7 Vitiligo

Die Vitiligo ist eine harmlose, erworbene, meist fortschreitende Depigmentierung der Haut und evtl. der Haare durch Degeneration von Melanozyten. Ätiologisch handelt es sich um eine Autoimmunkrankheit, da bei 80% der Patienten zytotoxische Autoantikörper gegen Melanozyten im Serum nachweisbar sind. Die Vitiligo tritt bei Patienten mit Diabetes mellitus Typ 1 mit einer mittleren Prävalenz von 6% auf (Kordonouri et al. 2007). Verschiedene Therapiemodalitäten wurden versucht, die Behandlung der Vitiligo ist jedoch häufig langwierig und unbefriedigend. Eine psychologische Beratung der Patienten kann zur Verbesserung der Krankheitsbewältigung beitragen. Bei Sonnenlichtexposition muss die unpigmentierte Haut durch Lichtschutzmittel geschützt werden.

Tab. 14.1. Hypoglykämie als Folge Diabetes mellitus Typ 1 assoziierter Autoimmunerkrankungen und anderer Störungen

Ursache	Mechanismus
Kortisolmangel	Nüchternhypoglykämie durch gestörte Glukoneogenese
Hypothyreose	Verlangsamung der Stoffwechselprozesse, Magenentleerung verzögert
Glutenintoleranz	Verminderte Nahrungsaufnahme aus dem Darm
Wachstumshormonmangel	Nüchternhypoglykämie durch gestörte Glukoneogenese
Niereninsuffizienz	Verminderter Abbau und Exkretion von Insulin

14.2 Hautveränderungen unter Insulintherapie

Bei Kindern und Jugendlichen mit guter Stoffwechselkontrolle des Diabetes mellitus Typ 1 ist die Prävalenz von Haut- und Schleimhautinfektionen nicht erhöht. Bei schlechter Stoffwechseleinstellung können jedoch gehäuft Hautinfektionen durch Bakterien oder Pilze (z. B. Staphylodermie, Kandidiasis) auftreten. Neben diesen unspezifischen Hautinfektionen kommen diabetesspezifische Hautveränderungen vor.

14.2.1 Lipodystrophie

An den Injektionsstellen von Insulin können Veränderungen des subkutanen Fettgewebes auftreten. Dies wird besonders dann beobachtet, wenn gehäuft derselbe Injektionsort gewählt wird und der empfohlene regelmäßige Wechsel der Injektionsstellen nicht stattfindet. Deutlich sichtbare Vorwölbungen entstehen durch Lipohypertrophien (Lipome). Lipoatrophien führen zu tiefen Mulden.

Während Lipoatrophien nur selten als Nebenwirkung der Insulintherapie beobachtet werden, treten Lipohypertrophien in bis zu 48% der Fälle bei Patienten mit Diabetes mellitus Typ 1 auf (Kordonouri et al. 2007). Das Vorkommen dieser Lipome ist mit einem höheren HbA1c, häufigeren Injektionen und einer längeren Diabetesdauer assoziiert. Der fehlende Wechsel der Injektionsstellen ist ein unabhängiger Risikofaktor für das Auftreten von Lipohypertrophien. Nicht selten injizieren Kinder und Jugendliche Insulin vorwiegend in einen eng umgrenzten Hautbezirk, der nach einiger Zeit weniger schmerzempfindlich wird. Die Resorptionsrate von Insulin aus diesen oft tastbar verhärteten Bezirken ist jedoch unzuverlässig.

> Kinder und Jugendliche mit Diabetes mellitus Typ 1 und ihre Eltern sollen regelmäßig darauf hingewiesen werden, dass die Insulininjektionsstelle bei jeder Injektion gewechselt werden muss und ein Mindestabstand von 1,5–2,0 cm zur vorherigen Injektionsstelle eingehalten werden sollte.

Zur Therapie der Lipodystrophien soll auf andere Injektionsareale ausgewichen werden und die veränderten Stellen in Ruhe gelassen werden. Es kann allerdings Monate dauern, bis Lipome und Lipotrophien vollständig verschwunden sind.

14.2.2 Necrobiosis lipoidica

Die Necrobiosis lipoidica ist durch oväläre bis unregelmäßig konfigurierte und scharf begrenzte Plaques an den Streckseiten der Unterschenkel gekennzeichnet. Die rötlich-braun bis gelblichen Läsionen haben meist eine atrophe Haut und sind von Teleangiektasien durchzogen. Selten kommen Erosionen oder Ulzerationen vor. Subjektiv bestehen keine Beschwerden. Weitere Prädilektionsstellen sind der Fußrücken, Oberschenkel, obere Extremität, Stamm und Kopfhaut. Die Ätiologie der Krankheit ist unbekannt. Die Prävalenz der Necrobiosis lipoidica bei Kindern mit Diabetes mellitus Typ 1 liegt unter 1%. Das Auftreten der Krankheit wurde gehäuft bei Patienten mit einer diabetischen Nephropathie und Retinopathie gefunden. Obwohl verschiedene Therapieoptionen in klinischen Studien getestet wurden, gibt es keine effektive und allgemein anerkannte Therapie der Necrobiosis lipoidica. Die betroffenen Hautbezirke sollen vor mechanischen Traumatisierungen geschützt werden.

14.2.3 Ödeme

Generalisierte Ödeme durch Wasserretention werden selten unter Insulintherapie beobachtet. Ödeme können nach einer längeren Phase der schlechten metabolischen Kontrolle mit unzureichender Insulinsubstitution während der Verbesserung der Stoffwechselkontrolle durch erhöhte Insulinzufuhr auftreten. Mit anhaltend guter glykämischer Kontrolle verschwinden diese Ödeme spontan im Laufe von Tagen oder Wochen.

Literatur

Barker JM (2006) Clinical review: Type 1 diabetes-associated autoimmunity: natural history, genetic associations, and screening. J Clin Endocrinol Metab 91: 1210–1217

Biondi B, Cooper DS (2008) The clinical significance of subclinical thyroid dysfunction. Endocr Rev 29: 76–131

Brown RS (2007) Euthyroid autoimmune thyroiditis in children and adolescents with type 1 diabetes mellitus: to treat or not to treat? Pediatr Diabetes 8: 177–179

Dorman J, Kramer MK, O´Lear LA et al. (1997) Molecular epidemiology of autoimmune thyroid disease. Gac Med Mex 133 (Suppl 1): 97–103

Eisenbarth GS, Gottlieb PA (2004) Autoimmune polyendocrine syndromes. N Engl J Med 350: 2068–2079

Freemark M (2003) Screening for celiac disease in children with type 1 diabetes. Diabetes Care 26: 1932–1939

Holt RW, Bohm B, Loos U, Grabert H, Heinze E, Homoki J (1999) Thyroid autoimmunity in children and adolescents with type 1 diabetes mellitus. Effect of age, gender and HLA type. Horm Res 52 (3): 113–118

Holterhus PM, Beyer P, Burger-Büsing J et al. (2009) Diagnostik, Therapie und Verlaufskontrolle des Diabetes mellitus im Kindes- und Jugendalter. In: T Haak, M Keller (Hrsg) diabetesDE – Handeln, Helfen, Heilen. http://profi.diabetesde.org/leitlinien. Gesehen 1.9.2009

Kabelitz M, Liesenkötter KP, Stach B et al. (2003) The prevalence of anti-thyroid peroxidase antibodies and autoimmune throiditis in children and adolescents in an iodine replete area. Eur J Endocrinol 148 (3): 301–307

Karges B, Muche R, Knerr I et al. (2007) Levothyroxine in euthyroid autoimmune thyroiditis and type 1 diabetes: a randomized, controlled trial. J Clin Endocrinol Metab 92: 1647–1652

Kordonouri O, Klinghammer A, Lang EB, Grüters-Kieslich A, Grabert M, Holl RW (2002) Thyroid autoimmunitiy in children and adolescents with type 1 diabetes: a multicenter survey. Diabetes Care 25 (8): 1346–1350

Kordonouri O, Maguire AM, Knip M et al. (2007) Other complications and associated conditions. ISPAD Clinical Practice Consensus Guidelines 2006-2007. Pediatr Diabetes 8: 171–176

North American Society for Pediatric Gastroenterology, Hepatology and Nutrition (2005) Guideline for the diagnosis and treatment of celiac disease in children: recommendations of the North American Society for Pediatric Gastroenterology, Hepatology, and Nutrition. JPGN 40: 1–19

Silverstein J, Klingensmith G, Copeland K et al. (2005) Care of children and adolescents with type 1 diabetes. Diabetes Care 28: 186–212

Völzke H, Lüdemann J, Robinson DM et al. (2003) The prevalence of undiagnosed thyroid disorders in a previously iodine-deficient area. Thyroid 13 (8): 803–810

Energiebilanz

15 Zentrale Regulation des Körpergewichtes – 215
Christian L. Roth

16 Endokrine Störungen bei Adipositas – 229
Martin Wabitsch

17 Das Fettgewebe als endokrines Organ – 235
Pamela Fischer-Posovszky

18 Sinnvolle Diagnostik bei Adipositas – 245
Thomas Reinehr, Martin Wabitsch

15 Zentrale Regulation des Körpergewichtes

Christian L. Roth

15.1 Entwicklung in den letzten Jahrzehnten – 216

15.2 Regelkreise der Hunger- und Sättigungsregulation – 216
15.2.1 Regulatoren von Hunger und Sättigung aus der Peripherie (Magen-Darm-Trakt und Fettgewebe) – 216
15.2.2 Zentrale Regulatoren und Strukturen der Energiehomöostase – 219
15.2.3 Zentrale Kontrolle der Thermogenese über das autonome Nervensystem – 222

15.3 Adipositas durch hypothalamische Läsionen – 223
15.3.1 Experimentelle Adipositas durch hypothalamische Läsionen im Tiermodell – 223
15.3.2 Hypothalamische Adipositas beim Menschen – 223

15.4 Genetische Ursachen der Adipositas – 224
15.4.1 Experimentelle Adipositas durch Veränderungeneinzelner Gene im Tiermodell – 224
15.4.2 Humane Adipositasmutationen – 224
15.4.3 Weitere genetische Faktoren und komplexe Genetik – 225

15.5 Rückblick – 226

Literatur – 226

15.1 Entwicklung in den letzten Jahrzehnten

In den letzten drei Jahrzehnten konnte man eine dramatische Zunahme der Adipositasrate beobachten. Die Betrachtung von Energiebilanz und Regulation des Körpergewichtes rückt daher zunehmend in den Fokus eines pädiatrischen Endokrinologen. Das Körpergewicht wird durch zahlreiche äußere und innere Einflussfaktoren sowie periphere und zentrale, meist redundante Regelmechanismen bestimmt. Neben dem individuellen genetischen Hintergrund und dem aktuellen Wandel von soziokulturellen Faktoren und Lifestyle sind Veränderungen der appetitregulierenden Peptide und Regulationsstrukturen im zentralen Nervensystem wichtige Faktoren für Störungen des Energiegleichgewichtes. Obwohl die Regulation des Körpergewichtes erstaunlich präzise erfolgt, kann es bei längerfristiger Störung der Balance der Energiezufuhr zu Über- oder Untergewicht kommen. Eine Veränderung der Homöostase des Energiestoffwechsels kann sowohl durch eine veränderte Nahrungsaufnahme als durch einen veränderten Energieverbrauch verursacht werden, der vom Grundumsatz, der Wärmeproduktion, die je nach Ernährungszustand variiert, der Muskelarbeit und dem Wachstum abhängt. Diese komplexen Regelmechanismen haben sich in der Evolution über einen langen Zeitraum entwickelt um gegen den Hungertod zu schützen. Durch den modernen Lebensstil kehrt sich der evolutionäre Vorteil um in ein höheres Risiko einer adipositasbedingten erhöhten kardiovaskulären Mortalität (»thrifty gene hypothesis«).

In diesem Kapitel werden zunächst Regulatoren des Körpergewichtes aus der Peripherie vorgestellt, deren Effekte über die zentralen Regelstrukturen der Energiehomöostase insbesondere des Hypothalamus und Hirnstamms vermittelt werden.

15.2 Regelkreise der Hunger- und Sättigungsregulation

15.2.1 Regulatoren von Hunger und Sättigung aus der Peripherie (Magen-Darm-Trakt und Fettgewebe)

> Mit der Entdeckung des Fettgewebshormons Leptin im Jahr 1994 wurde ein wichtiger negativer Rückkopplungsmechanismus der Energiebilanz beschrieben, der Informationen über gefüllte Energiespeicher an das ZNS weiterleitet.

Rückkopplungsmechanismen des Energiestoffwechsels und ihre Funktionen in der Energiehomöostase wurden vor allem an Nagetieren erforscht. Zu den afferenten, aus der Peripherie kommenden Signalen, die an hypothalamische Rezeptoren bzw. Rezeptoren des Hirnstamms binden, gehören:

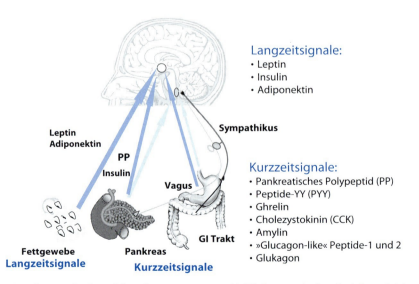

Abb. 15.1. Periphere Regulatoren der Energiehomöostase, die an Rezeptoren des Hypothalamus *(blau)* und des Hirnstamms *(hellblau)* binden. Sowohl der Nucleus arcuatus des Hypothalamus als auch der Nucleus tractus solitarius sind wichtige Rezeptorengebiete, da die Blut-Hirn-Schranke hier eine besondere Permeabilität besitzt. Zu den afferenten appetithemmenden Signalen gehören Hormone aus dem Pankreas (Insulin, Amylin, pankreatisches Polypeptid, PP), Fettgewebe (Leptin, Adiponektin) und aus dem Magen-Darm-Trakt (PYY3-36, Glucagon-like-Peptide-1 und -2, Oxyntomodulin, Cholezystokinin). Das vorwiegend im Magen gebildete Hormon Ghrelin wirkt appetitsteigernd. Das sympathische und parasympathische Nervensystem vermitteln afferente und efferente Signale über den Hirnstamm

- Fettgewebshormone (Leptin, Resistin, Adiponektin, Visfatin),
- Hormone aus dem endokrinen Pankreas (Insulin, pankreatisches Polypeptid und Amylin),
- appetithemmende Hormone aus dem Darmtrakt (Peptide-YY, »Glucagon-like« Peptide-1, Oxyntomedulin und Cholezystokinin) und
- das vorwiegend im Magenfundus gebildete Hormon Ghrelin (◘ Abb. 15.1).

Hormone aus dem Magen-Darm-Trakt

Ghrelin ist ein 28 Aminosäuren enthaltendes Peptid, das erstmals 1999 als Ligand für den Wachstumshormon-Sekretagoga-Rezeptor (»growth hormone secretagogue receptor«, GHSR) identifiziert wurde, worüber es die Wachstumshormonsekretion stimuliert. Der GHSR wird nicht nur in der Hypophyse, sondern auch im Hypothalamus, Herz und Fettgewebe exprimiert. Ghrelin wirkt appetitstimulierend (orexigene Wirkung; Tschöp et al. 2000; 7 Kap. 17). Es bindet am GHSR im ventromedialen Hypothalamus, wodurch Hunger und Nahrungsaufnahme induziert werden. Es stimuliert im Nucleus arcuatus die Sekretion von
- **Neuropeptid Y**, von dem bekannt ist, dass es die Nahrungsaufnahme steigert, sowie
- **AGRP** (»agouti-related peptide«), wodurch das appetithemmende Melanokortinsystem (▶ Abschn. 15.2.2) im Hypothalamus inhibiert wird.

Beim Fasten ist die endogene Ghrelinsekretion hoch, aber sie nimmt innerhalb von Minuten nach Nahrungsaufnahme ab. Über die wachstumshormonstimulierende Wirkung entfaltet Ghrelin lipolytische Effekte. Darüber hinaus beeinflusst Ghrelin auch die mitochondriale Lipidstoffwechsel-Genexpression und die Fettverteilung in der Leber und dem Skelettmuskel (Barazzoni et al. 2005). **Obestatin** ist ein kürzlich identifiziertes Peptid, das gemeinsam mit Ghrelin durch das Ghrelin/Obestatin-Preprohormon-(*GHRL-*)Gen kodiert wird, jedoch anorexigen wirkt und die Nahrungsaufnahme drosselt (Zhang et al. 2005).

Das **Peptid YY$_{3-36}$** (PYY$_{3-36}$) ist ein vor kurzem entdecktes Sättigungshormon, das in L-Zellen des Darmes gebildet und nach Nahrungsaufnahme in Abhängigkeit von der aufgenommenen Nahrungsmenge in den Blutkreislauf freigesetzt wird. Im Blut wird durch die Dipeptidylpeptidase IV (DPP-IV) der N-terminale Tyrosin-Prolin-Rest abgespalten, wodurch PYY$_{3-36}$ entsteht. Im Blut zirkulieren etwa
- 60% des PYY$_{1-36}$, das an alle vier Y-Rezeptoren (Y1, Y2, Y4, Y5) bindet, und
- 40% des PYY$_{3-36}$, das nach Passieren der Blut-Hirn-Schranke spezifisch an hypothalamische Y2-Rezeptoren bindet (Ballantyne et al. 2006).

Sowohl bei Nagetieren als auch bei Menschen konnte gezeigt werden, dass das PYY den Appetit hemmt (Batterham et al. 2002). Das PYY$_{3-36}$ bewirkt eine Verminderung der hypothalamischen mRNA-Spiegel von Neuropeptid-Y (NPY) des orexigenen Systems, wodurch der Hunger gehemmt wird. Das »**glucagon-like peptide-1**« (GLP-1) wird von intestinalen L-Zellen produziert, aber auch in den A-Zellen des endokrinen Pankreas und in einzelnen Neuronen des Hirnstamms exprimiert. Es entsteht durch posttranslationale Modifikation aus dem Vorläuferpeptid Präproglukagon. GLP-1 hemmt die Magenmotilität, wodurch die Nahrungsabsorption verlängert wird. Außerdem entfaltet GLP-1 eine appetithemmende Wirkung und stimuliert die β-Zellen des Pankreas und damit die Insulinsekretion (Inkretineffekt). **Oxyntomodulin** wird ebenfalls in den L-Zellen des Darmes gebildet und wirkt über den GLP-1-Rezeptor appetithemmend. Beim Menschen führte Oxyntomodulin nach intravenöser Gabe zu einer signifikant verringerten Nahrungsaufnahme freier Wahl am Buffet (Druce u. Bloom 2006).

Cholezystokinin (CCK) ist ein 8 Aminosäuren enthaltendes Darmpeptid, das nach Nahrungsaufnahme von enteroendokrinen I-Zellen in Duodenum und **Jejunum** produziert wird. Die Ausschüttung des Hormons wird durch Fettsäuren und **Aminosäuren** im Nahrungsbrei angeregt. Es bindet an Cholezystokinin-A Rezeptoren im Nucleus tractus solitarius (NTS) und der Area postrema des Hirnstamms und vermittelt die Beendigung der Nahrungsaufnahme und die Sättigung. Daneben stimuliert es die Pankreassekretion sowie die Kontraktion der **glatten Muskulatur** der Gallenblasenwand und regt dadurch den Gallenfluss an.

Hormone aus dem Pankreas

> **Insulin spielt in der Energiehomöostase eine extrem wichtige Rolle: Insulinrezeptoren werden in verschiedenen hypothalamischen Kerngebieten exprimiert, an die Insulin nach Passieren der Blut-Hirn-Schranke bindet und eine zentrale appetithemmende Wirkung auslöst.**

Bei Nagetieren wurde nachgewiesen, dass intrazerebroventrikuläre Insulininjektionen die Nahrungsaufnahme über Aktivierung von Insulinrezeptorsubstrat-Phosphatidylinositol-3-OH Kinase (IRS-PI3K) in hypothalamischen ventromedialen Neuronen hemmen (Schwartz et al. 2000; Wisse et al. 2007). Zahlreiche Insulin-knock-out-Modelle zeigen, dass eine verminderte zentrale Insulinwirkung zu einem adipösen Phänotyp führt.

Das **pankreatische Polypeptid** (PP) gehört ebenfalls zu den Sättigungshormonen. Es wird in den Pankreasinseln aber auch im Darm gebildet und gehört zu der gleichen Hormongruppe wie PYY und NPY (Neuropeptid-Y). Bei

starkem Übergewicht wurden verminderte Serumkonzentrationen nachgewiesen, die sich nach effizienter Gewichtsabnahme normalisierten. **Amylin,** das auch »islet amyloid polypeptide« (IAPP) genannt wird, ist ein aus 37 Aminosäuren bestehendes Polypeptid, das zusammen mit Insulin in den β-Zellen des Pankreas synthetisiert wird. Amylin ist aber auch Hauptbestandteil der Amyloidablagerungen in den Langerhans-Inseln des Pankreas, die man bei Typ-2-Diabetikern findet. In der Regulation des Kohlenhydratstoffwechsels geht man davon aus, dass Amylin und Insulin sich in ihren Wirkungen ergänzen. Amylin hat blutglukosesteigernde und lipolytische Effekte bei gleichzeitiger Hemmung der Glykogensynthese in der Leber. Es bewirkt aber auch als Sättigungspeptid eine
- Reduktion der Mahlzeitengröße,
- Hemmung der Magenentleerung und
- Stimulation von Insulin, Glukagon, Pankreasamylase und -lipase.

Ratten, denen ein Amylin-Antagonist verabreicht wurde, zeigten eine gesteigerte Nahrunsaufnahme (Rushing et al. 2001).

Fettgewebshormone und Adipozytokine

Das Fettgewebe ist nicht nur ein großes Speicherorgan für Energie, sondern auch ein sehr aktives endokrines Organ (▶ Kap. 17). Es besteht nicht nur aus Adipozyten, sondern auch aus anderen Zellen, wie Fibroblasten, Immunzellen and Endothelzellen, die verschiedene Hormone und Zytokine (Adipozytokine) sezernieren, über die metabolische und immunologische Funktionen beeinflusst werden. Ihre Serumkonzentrationen korrelieren mit der Körperfettmasse und spielen in der Pathogenese von adipositasassoziierten Erkrankungen eine Rolle.

Die im Fettgewebe produzierten proinflammatorischen Adipozytokine wie Leptin, Resistin, Plasminogen-Aktivator-Inhibitor-1, Interleukin-6 und TNF-α führen zu einer Verschlechterung der Insulinwirkung. Besonders das intraabdominelle Fettgewebe, das bei dem androgenen Fettverteilungstyp vermehrt vorliegt, scheint die Insulinresistenz entscheidend zu beeinflussen. Adipozytokine sind ein mögliches Bindeglied zwischen Insulinresistenz und Adipositas (▶ Kap. 16).

> **Adipozytokine führen nicht nur zu Störungen im Glukosestoffwechsel, sondern auch zu kardiovaskulären Erkrankungen.**

Die Produktion von Interleukin-6 im Fettgewebe führt zur Erhöhung des C-reaktiven Proteins, das einen Prädiktor und Risikofaktor für Arteriosklerose darstellt.

Leptin ist ein 167 Aminosäurenpeptid, das in Adipozyten gebildet wird. Die wichtigste Rolle von Leptin besteht darin, Informationen über den Energievorrat bzw. die periphere Energiespeicherung in Adipozyten an das Gehirn weiterzuleiten und somit vor dem Hungertod zu schützen. Die im Blut zirkulierenden Leptinspiegel korrelieren mit der Fettgewebsmasse. Die Leptinproduktion wird durch Insulin und Glukokortikoide stimuliert. Eine hohe Dichte von Leptinrezeptoren wird in hypothalamischen Kerngebieten, dem Nucleus arcuatus und im ventromedialen Hypothalamus, gemessen. Leptin bindet an seinen Rezeptor, einen Zytokinrezeptor, der in der Signalweiterleitung die Januskinase 2 (JAK2) aktiviert. Leptin aktiviert außerdem die IRS-PI3K in Neuronen des ventromedialen Hypothalamus, wodurch es zu einer zentralen Appetithemmung kommt. Leptin vermindert die Nahrungsaufnahme und erhöht die Aktivität des zentralen Sympatikotonus. Die Verabreichung von Leptin führt zu einem gesteigerten Ruheenergieumsatz (Rosenbaum et al. 2002). Niedrige Leptinspiegel werden bei verminderten Energievorräten gemessen. Dadurch werden metabolische Prozesse sowie die Pubertätsentwicklung gehemmt und der Appetit gesteigert. Gefüllte Energievorräte sind wichtig für Pubertät und Schwangerschaft. Es ist bekannt, dass Leptin die pulsatile Gonadotropin-releasing-Hormon-(GnRH-)Sekretion stimuliert. Leptindefiziente Menschen haben eine gestörte oder ausbleibende Pubertät, was sich durch Leptinsubstitution normalisiert.

> **Bei sehr aktiven Leistungssportlerinnen, Ballettänzerinnen und anorektischen Adoleszentinnen kann es zu einer ausbleibenden Pubertät oder einer primären bzw. sekundären Amenorrhö kommen.**

Nach der Reduktion der körperlichen Aktivität und dem Anstieg des Gewichtes über eine kritische Grenze schreitet die Pubertät fort oder der menstruelle Zyklus setzt wieder ein.

Adiponektin ist ein Adipozytokin, das ausschließlich im Fettgewebe gebildet wird (▶ Kap. 17). Es kann neben seiner appetithemmenden Wirkung auch antiinflammatorische Effekte im Bereich der Gefäßwand entfalten. Es wirkt außerdem einer Insulinresistenz entgegen. Hierdurch wirkt es protektiv bzgl. der Entwicklung von Diabetes mellitus Typ 2 und kardiovaskulären Erkrankungen. Adiponektin beeinflusst den Energieverbrauch und die Thermogenese. Adiponektinrezeptoren (AdipR1 und 2) werden auch im Hypothalamus exprimiert (Qui et al. 2004). Wie Adiponektin die zentralen appetitregulierenden Mechanismen beeinflusst, ist noch nicht ganz klar.

> **Adiponektinspiegel korrelieren negativ mit einer Insulinresistenz; niedrige Adiponektinspiegel sind ein starker Prädiktor für die Entwicklung eines metabolischen Syndroms auch bei Kindern.**

Visfatin wurde vor wenigen Jahren als neues Adipokin beschrieben, das vornehmlich im viszeralen Fett exprimiert wird und Insulin-mimetische bzw. Insulin-ähnliche Wirkungen entfaltet. Es gibt widersprüchliche Daten in der Literatur hinsichtlich der Rolle von Visfatin in der Entwicklung von Adipositas, Insulinresistenz und Diabetes, was möglicherweise an der schwierigen quantitativen Messung der Serumspiegel dieses Adipozytokins liegt (Körner et al. 2007). **Resistin** ist ein 12,5-kDa-proinflammatorisches Polypeptid, das eine Rolle in der Entstehung von Insulinresistenz und Diabetes mellitus Typ 2 zu spielen scheint bei insgesamt jedoch widersprüchlicher Datenlage.

Insulinresistenz
Insulin entfaltet im ZNS eine appetithemmende Wirkung. Eine verminderte Insulinwirkung im Hypothalamus, z. B. durch einen Defekt des Insulinrezeptors im Gehirn, führt zu einer Hyperphagie, einer gesteigerten Glukoneogenese und einer Hypertriglyzeridämie. Auch eine durch die Adipositas bedingte Insulinresistenz kann zu einer gestörten Appetithemmung führen. Eine verminderte IRS-PI3K-Aktivität kann die Effekte von Insulin und Leptin im Gehirn abschwächen. Daneben entstehen ungünstige Effekte in peripheren Geweben, die den Circulus vitiosus der Insulinresistenz in der Leber, im Muskel und im Fettgewebe weiter verstärken. In β-Zellen kann eine verminderte IRS-PI3K-Aktivität zur β-Zell-Erschöpfung und einem Diabetes mellitus Typ 2 führen (Wisse et al. 2007). Eine Reduktion der Hyperinsulinämie durch eine erfolgreiche Gewichtsreduktion führt auch zu einer erhöhten Leptinsensitivität und damit einer Verbesserung der Sättigung (▶ Kap. 8).

Veränderungen peripherer Hormone des Energiestoffwechsels bei Adipositas
Bei Adipositas sind hohe periphere Insulinspiegel Ausdruck einer **Insulinresistenz** (▶ oben). Die zentrale Insulinresistenz führt zu einer gesteigerten Kalorienaufnahme. Hohe Leptinspiegel sind zum einen auf die erhöhte Fettmasse, zum anderen jedoch auch auf die Entwicklung einer **Leptinresistenz** zurückzuführen. Sowohl erhöhte Insulin- als auch erhöhte Leptinspiegel können sich bei erfolgreicher Gewichtsreduktion normalisieren. Es besteht eine negative **Korrelation** zwischen Ghrelinspiegel und dem **Body-Mass-Index**. Bei Adipositas sind **Ghrelin**-Plasmakonzentrationen vermindert, während sie bei Patienten mit einem Prader-Willi-Syndrom massiv gesteigert sind, was möglicherweise mit der Hyperphagie dieser Patienten im Zusammenhang steht. Im Gegensatz zur langsamen Gewichtsreduktion (z. B. über ein Jahr) steigen bei einer kurzfristigen Gewichtsreduktion die Ghrelinspiegel im Blut stark an, wodurch der Hunger stimuliert wird. Dies kann den Erfolg einer gewichtsreduzierenden Therapie gefährden (Reinehr et al. 2005). Patienten mit einer Adipositas haben verminderte Spiegel des Sättigungshormons **PYY**, das nach Nahrungsaufnahme nicht ausreichend hoch und lange anhaltend ansteigt. Nach effizienter Gewichtsabnahme kann eine Normalisierung der PYY-Werte beobachtet werden (Roth et al. 2005). Die **GLP-1**-Sekretion ist bei Adipositas vermindert und zeigt eine Normalisierung nach erfolgreicher Gewichtsreduktion. Ebenso sind **Adiponektin**-Serumspiegel bei Adipositas vermindert und steigen nach erfolgter Gewichtsreduktion wieder an.

Veränderungen von peripheren Hormonen nach Magen-Bypass-Operation
Bei Patienten mit extremer Adipositas, die nicht an einer monogenen Form der Adipositas leiden, ist eine Magen-Bypass-(MB-)Operation die effektivste Methode Übergewicht zu reduzieren. Diese kommt nicht allein durch die verringerte Resorption der Nahrung zustande, sondern auch durch Veränderung der Appetitregulation. Es werden nach der Operation deutlich verminderte Ghrelinkonzentrationen im Plasma bei gleichzeitiger Gewichtsabnahme gemessen. Nach Anlage eines Roux-Y-MB wird zusätzlich ein Anstieg der postprandialen PYY- und GLP-1-Konzentrationen im Plasma gemessen, wodurch das Sättigungsgefühl verstärkt wird. Außerdem steigt die schnelle Insulinsekretion an, was zu einer verbesserten Kontrolle der postprandialen Blutglukose führt. Nach einer Vagotomie wird die Hormonsekretion verschiedener gastrointestinaler Hormone beeinflusst und dadurch die Vermittlung von Hunger durch Ghrelin vermindert (le Roux 2005).

15.2.2 Zentrale Regulatoren und Strukturen der Energiehomöostase

Hypothalamische Kerngebiete

In den letzten Jahren wurden die zentralen Regulationsstrukturen, die für die Wahrnehmung von Hunger und Sättigung verantwortlich sind, intensiv erforscht. Insbesondere Kerngebiete des Hypothalamus sind wichtige Regulationszentren.

> Der **Nucleus arcuatus (ARC)**, der **Nucleus ventromedialis (VMN)** und der **Nucleus paraventricularis (PVN)** zählen zum »Sättigungszentrum« (◘ Abb. 15.2).

Diese hypothalamischen Strukturen integrieren afferente hormonelle Signale und Metabolite aus der Körperperipherie (▶ unten) und in Neuronen synthetisierte Peptide wie das Neuropeptid-Y, das AGRP, das melanozytenstimulierende Hormon (α-MSH) und das »cocaine-amphetamine-regulated transcript« (CART; Schwartz et al. 2000). Im ARC werden diese hormonellen Signale in neuronale Signale transformiert die an den N. paraventricularis (PVN) weitergeleitet werden.

> Dagegen wird der **laterale Hypothalamus (LHA)** und die **perifornikale Region (PFA)**, wo appetitsteigernde Neuropeptide wie Orexin A und B und melaninkonzentrierendes Hormon exprimiert werden, als »Hungerzentrum« angesehen (◘ Abb. 15.2).

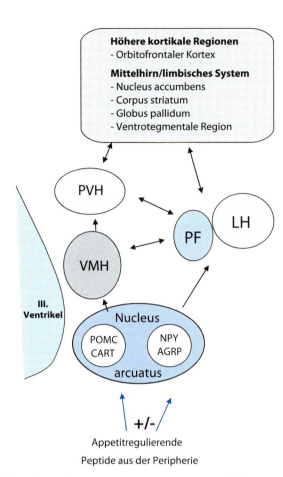

Abb. 15.2. **Zentrale Regulation von Hunger und Sättigung.** Medial gelegene hypothalamische Kerngebiete (Nucleus arcuatus, VMN, PVN) gehören zum sog. Sättigungszentrum. Läsionen dieser Kerngebiete resultieren in Hyperphagie, Adipositas und vermindertem Energieverbrauch. Läsionen des Hungerzentrums (laterale hypothalamische Kerngebiete LH und PF) führen hingegen zu Hypophagie und Gewichtsverlust bei gesteigertem Energieverbrauch. Der Appetit wird auch durch höher gelegene Hirnareale im Kortex wie dem orbitofrontalen Kortex sowie im Mittelhirn gelegenen limbischen Strukturen beeinflusst, die die Nahrungsaufnahme in Zusammenhang mit Erkennen, Belohnungsverhalten und Gefühlen bringen. VMN Nucleus ventromedialis, PVN Nucleus paraventricularis, LH lateraler Hypothalamus, PF perifornikale Region, POMC Proopiomelanokortin, CART »cocaine-amphetamine-regulated transcript«, NPY Neuropeptid-Y, AGRP »agouti-related peptide«

Tab. 15.1. Zentrale Faktoren der Appetitregulation und Energiehomöostase

Zentrale Appetitregulation	
Appetithemmend	**Appetitsteigernd**
POMC, α-MSH	Neuropeptid-Y
CART	AGRP
CRH	MCH
Serotonin	Opioide
Dopamin	Orexin A und B
TRH	GABA
	Glutamat

AGRP »Agouti-related transcript«, *CART* »cocaine-amphetamine-regulated transcript«, *CRH* Kortikotropin-releasing-Hormon, *GABA* γ-Aminobuttersäure, *POMC* Proopiomelanokortin, *TRH* Thyreoliberin, *α-MSH* α-melanozytenstimulierendes Hormon

Dort lokalisierte Läsionen verursachen temporäre Aphagie, Adipsie und Gewichtsverlust. Auch Zytokine regulieren hypothalamische Sättigungs- und Hungerzentren. So werden eine Reihe von Zytokinen, wie der Tumor-Nekrose-Faktor-α, Interleukine und Interferon-γ mit der bei Tumorpatienten auftretenden Kachexie in Zusammenhang gebracht (Scarlett et al. 2005). Neben den genannten hypothalamischen Neuropeptiden gibt es weitere appetitregulierende Rezeptoren. Die Stimulation des Cannabinoidrezeptors z. B. führt zu einer Appetitsteigerung und die Applikation von Cannabinoidrezeptorenhemmern eignet sich zur Gewichtsreduktion.

Der **dorsomediale Hypothalamus (DMH)** ist ebenfalls eine für die Regulation der Nahrungsaufnahme wichtige hypothalamische Region. Er erhält afferente Projektionen aus dem ARC und Hirnstamm und sendet efferente Signale in den PVN.

Area postrema/Nucleus tractus solitarii

Neben dem Hypothalamus spielen Rezeptoren in der Area-postrema-/Nucleus-tractus-solitarii-(AP-/NTS-)Region des Hirnstamms eine zentrale Rolle für Bindung und Signalweiterleitung der aus der Körperperipherie im ZNS eintreffenden Peptide (HT). Sowohl die Eminentia mediana des Hypothalamus als auch die Area postrema gehören zu den Zirkumventrikularorganen, die außerhalb der Blut-Hirn-Schranke liegen, und dadurch leicht von im Blut zirkulierenden Hormonen erreicht werden können. Diese Region ist eng mit hypothalamischen Kerngebieten verschaltet.

Das Food-reward-System

Der Hypothalamus und der Hirnstamm gehören zu den primären Zentren für die Regulation des Körpergewichtes. Jedoch wird die Nahrungsaufnahme auch durch Kognition, Gefühle und Belohnungsverhalten beeinflusst. Heute weiß man, dass die oben beschriebenen Regelkreise der Appetitregulation entscheidend von einem ausgeprägten hedonischen Gefühl von höheren Zentren beeinflusst werden, die zum sog. Reward-System gehören.

Hierzu gehören insbesondere Regionen des limbischen Systems aber auch bestimmte Kortexareale des Gehirns. Die Aktivität dieser Hirnareale wird möglicherweise auch durch Insulin, Leptin und Ghrelin beeinflusst. Das Corpus striatum ist eine wesentliche Komponente des Reward-Systems. Hierbei sind v. a. Projektionen dopaminerger Neuronen des Mittelhirns und der Substantia nigra zum Corpus striatum einschließlich der spezialisierten Subregion, dem Nucleus accumbens, bedeutsam (Everitt et al. 1999).

> Motivation und Belohnung spielen beim Reward-System eine wichtige Rolle. Dies konnte sowohl bei der Abhängigkeit von Drogen als auch bzgl. des Ernährungsverhaltens in Abhängigkeit von sozialen Faktoren und Umgebungsfaktoren gezeigt werden.

Reward- und Appetitkonditionierung sind wichtige psychologische Mechanismen. Führen Situationen oder Lebensphasen zu einem Reward-Mangel, so kann es kompensatorisch zu erhöhter Nahrungsaufnahme kommen (Frustessen). Das Prinzip der Appetitkonditionierung wird auch in der Nahrungsmittelwerbung genutzt und ist möglicherweise bedeutsam für das Konsumverhalten und die rasante Zunahme der Adipositasprävalenz in den westlichen Industrienationen. Sowohl Leptin- als auch Insulinrezeptoren werden in diesen Hirnarealen exprimiert. Aus Untersuchungen an Nagetieren weiß man, dass die physiologischen Schwankungen der Insulin- und Leptinkonzentrationen vor und nach der Nahrungsaufnahme, Lernen und Belohnungsverhalten beeinflussen (Figlewicz et al. 2007). Ratten mit Hippocampusläsionen können sich z. B. nicht daran erinnern, was sie vorher gefressen haben.

Mediatoren der Energiehomöostase

Zum anorexigenen System gehören das Proopiomelanokortin (POMC) und das kokainamphetaminregulierte Peptid (CART, »cocaine-amphetamine-regulated transcript«) während zum orexigenen Mechanismus das Neuropeptid Y (NPY) und das »agouti-related peptide« (AGRP) zählen. Diese beiden Prinzipien konkurrieren um Bindung an Melanokortinrezeptoren (MC3R und MC4R) im PVN und dem lateralen Hypothalamus. Das α-MSH induziert eine Appetithemmung durch die Bindung an Melanokortinrezeptoren im PVN oder im LHA.

Orexigenes System

NPY und **AGRP** werden von verschiedenen Neuronen in der gleichen hypothalamischen Region, dem Nucleus arcuatus, kolokalisiert. Das AGRP ist ein endogener Melanokortinantagonist. Er bewirkt eine Stimulation der Nahrungsaufnahme. Das NPY ist das primäre orexigene Signal. Fasten und Gewichtsverlust induzieren eine erhöhte NPY-Expression im Nucleus arcuatus, wodurch der Hunger gesteigert wird, während das Sättigungshormon PYY nach Bindung an die Y2-Rezeptoren und Leptin die NPY-RNA-Spiegel reduzieren (Batterham et al. 2002). Das NPY hat aber noch weitere Funktionen: Neben der Appetitsteigerung ist es an der Regulation des Pubertätbeginns beteiligt. Das **melaninkonzentrierende Hormon** (MCH) ist ein Peptid, das in der Zona incerta und dem lateralen Hypothalamus exprimiert wird. Die MCH-Neuronen bilden synaptische Kontakte zum Vorderhirn und Locus coeruleus. Das MCH spielt eine Rolle bei der Aggression und der Angst im Zusammenhang mit Nahrung. MCH-knockout-Mäuse haben eine verminderte Nahrungsaufnahme und sind schlank, während Mäuse mit einer MCH-Überexpression Übergewicht und eine Insulinresistenz entwickeln. Leptindefiziente homozygote Obese-(ob/ob-) knock-out-Mäuse (▶ Abschn. 15.4.1) sind stark übergewichtig und haben eine hohe Expression des MCH (Shimada et al. 1998). **Orexin A und B** sind 33- und 28-»amino acid sequence«-(AS-)Peptide, die im LHA die NPY-Freisetzung stimulieren, wodurch sich ihre orexigene Wirkung erklärt. Orexin-knock-out-Mäuse weisen eine Narkolepsie, Hypophagie und Übergewicht auf.

> Orexine stimulieren den zentralen Sympathikotonus, den Energieverbrauch und die Wachheit. Sie sind jedoch auch wichtig für das Lernen und die hedonische Reward-Funktion.

Endocannabinoide (EC) stimulieren die Nahrungsaufnahme über CB1-Rezeptoren, die in Kortikotropin-releasing-Hormon (CRH), Neuronen des PVN, in CART Neuronen des VMN und in MCH/Orexineuronen des LHA und der perifonikalen Region exprimiert werden. Erhöhte EC Spiegel finden sich beim Menschen zum Beispiel unter Glukokortikoidtherapie und bei ob/ob Mäusen (Malcher-Lopes et al. 2006). Durch Leptinverabreichung fallen die EC Spiegel ab, was die Rolle von EC in der zentralen Regulation der Energiebalance unterstreicht.

Anorexigenes System

Das **POMC** wird in verschiedenen Geweben und Neuronen enzymatisch gespalten. Das α-MSH induziert Anorexie nach Bindung an den Melanokortinrezeptoren im periventrikulären Hypothalamus und lateralen Hypothalamus. Das **CART** ist hierbei ein hypothalamisches Neuropeptid, das durch Leptin induziert und durch Fasten reduziert wird. Wird das endogene CART durch einen Antagonisten blockiert, kommt es zur erhöhten Kalorienaufnahme.

> Melanokortinrezeptoren im PVN und LHA modulieren anorexigene und orexigene Informationen und steuern den efferenten Sympathikotonus im VMH, wodurch die Energiespeicherung und der -verbrauch gesteuert werden (▶ Abschn. 15.2.3).

Orexin A und **Orexin B** sind 33- und 28-Aminosäure-Peptide, die im LHA NPY-Ausschüttung induzieren und damit den Hunger stimulieren.

Andere Mediatoren

Noradrenalin (NE) und Serotonin sind ebenfalls Regulatoren der Gewichtsbalance. Noradrenalinneurone regulieren über Synapsen mit VMH-Neuronen die Nahrungsaufnahme, wobei die Wirkung nicht einheitlich ist. Intrahypothalamische Noradrenalininfusionen wirken über zentrale α2- und ß-adrenerge Rezeptoren appetitsteigernd, während zentrale Applikationen von α1-Agonisten den Appetit hemmen. **Serotonin** wirkt anorexigen. Serotonin-(5-HT2C)-Rezeptor-Agonisten induzieren im Hypothalamus eine Sättigung, während Serotoninantagonisten die Nahrungsaufnahme stimulieren.

Die funktionelle Magnetresonanztomografie
Die Anwendung der funktionelle Magnetresonanztomografie (fMRT) als bildgebendes Verfahren eröffnet einen nichtinvasiven Zugang zu den Vorgängen im Gehirn mit hoher räumlicher Auflösung. Die fMRT ist eine einzigartige Methode, um die Aktivierung des menschlichen Gehirns durch bestimmte Stimuli in vivo nachzuweisen. Dabei wird indirekt die lokale neuronale Stoffwechselaktivität des Gehirns gemessen, um Rückschlüsse auf aktivierte Hirnareale in Abhängigkeit innerer und äußerer Stimuli zu erhalten. Mithilfe dieser Technik gelingt es eine Aktivierung von verschiedenen Regionen des Gehirns, wie

- präfrontalen Kortex,
- orbitofrontalen Kortex,
- Amygdala,
- Thalamus,
- Hypothalamus und
- Stammhirnregionen,

nach dem Ansehen von Nahrungsfotografien nachzuweisen. Kürzlich konnte man mittels fMRT die Interaktion zwischen Leptin und den Hirnregionen, die an der Regulation der Nahrungsaufnahme beteiligt sind, nachweisen. Bei leptindefizienten Patienten, die sich Bilder hochkalorischer Nahrungsmittel ansahen, wurde eine gesteigerte Aktivität im Nucleus accumbens und im Putamen nachgewiesen (Farooqi et al. 2007a).

Gustatorische Signale
Die Wahrnehmung von gustatorischen Signalen ist für die Appetitregulation und Ausschüttung appetitregulierender Hormone wichtig. Inzwischen sind die Genfamilien der in der Mundhöhle lokalisierten Geschmacksrezeptoren für bitter, süß, sauer, salzig und umami (für Aminosäuren wie Glutamat) bekannt. Interessanterweise werden »Süß«-Rezeptoren auch im Darmepithel exprimiert, wodurch möglicherweise gastrointestinale Hormone durch die Wahrnehmung »süß« stimuliert werden können (Sternini et al. 2008).

15.2.3 Zentrale Kontrolle der Thermogenese über das autonome Nervensystem

Die Kerngebiete des VMN und PVN gelten

- als zentrale Integrationsstellen von Sättigungskreisläufen,
- als Regulationszentrum der hypothalamischen Hormonproduktion sowie des autonomen Nervensystems bzw.
- der sympathischen Regulation des Energieverbrauches.

Beide Kerngebiete senden außerdem efferente Projektionen zum dorsalen motorischen Kern des N. vagus (DMV) um die efferente Vagusaktivität zu beeinflussen.

Das sympathische Nervensystem

Eine Erhöhung der sympathischen Aktivität und die Verminderung der Nahrungsaufnahme durch Noradrenalin werden über β2- und β3-Rezeptoren im Gehirn reguliert. Schon seit langem ist bekannt, dass Läsionen des **medialen Hypothalamus**, insbesondere des VMH, zu Hyperphagie, persistierender Körpergewichtszunahme und durch eine Reduktion des β3-adrenergen Tonus zu einer Abnahme der Thermogenese im braunen Fettgewebe führen (Bray 2000). Leptin stimuliert die Lipolyse im braunen Fettgewebe sowie die Thermogenese und die Bewegung, was alles zum erhöhten Energieverbrauch führt. Insulin und Leptin bewirken beide eine Erhöhung der zentralen Sympathikusaktivität. Durch die erhöhte Sympathikusaktivität wird auch das thyreoideastimulierende Hormon (TSH) sowie die Lipolyse über die β3-adrenergen Rezeptoren in den Adipozyten stimuliert, während im Skelettmuskel über β2-adrenerge Rezeptoren der Energieverbrauch gesteigert wird. Die Anregung des β3-adrenergen Rezeptors in den Adipozyten führt zur Stimulation des cAMP und hierdurch zur Aktivierung der Proteinkinase A, was die Expression von PPARγ-Koaktivator 1α stimuliert (PGC-1α). PGC-1α ist ein wichtiges Bindeglied zur Wärmeproduktion aus dem ATP, indem es die Expression der »uncoupling proteins« UCP1 und -2 anregt. UCP reduzieren den Protonengradienten an der inneren Mitochondrienmembran, weshalb ATP für die Wärmeproduktion verbraucht und somit gespeicherte Energie in Wärmeenergie umgeleitet wird. UCP1 ist ein Protein an der inneren Mitochondrienmembran, das den Protonenfluss zur ATP-Produktion entkoppelt und somit gespeicherte Energie in Form von Wärmeenergie verpuffen lässt. UCP2 wird in den meisten Geweben exprimiert, während UCP3 vorwiegend im Skelettmuskel vorkommt (Lowell u. Spiegelman 2000).

Das Vagussystem

Orexigene und anorexigene Informationen aus den Hypothalamuskernen werden zum DMV weitergeleitet, wodurch das efferente Vagussystem – als Gegenspieler zum Sympathikus – die Energiespeicherung und Drosselung des Energieverbrauchs einschließlich der Verminderung der Herzfrequenz induziert, während es die Darmperistaltik und die Insulinsekretion stimuliert. Inzwischen weiß man über retrograde Anfärbung, dass Vagusfasern aus dem DMV kommend bis zum Fettgewebe ziehen und hier die Aufnahme von Glukose und freien Fettsäuren und somit eine Energiespeicherung stimulieren. Der Vagus stimuliert aber auch die Freisetzung von GLP1. Neben diesem efferenten System spielt der afferente N. vagus, der eine primäre neuronale Verbindung zwischen dem Verdauungsapparat und dem Gehirn darstellt, auch bei der Vermittlung von Hunger eine Rolle. Das afferente Vagussystem leitet Informationen über die mechanische Spannung des Magens und Zwölffingerdarms zum Nucleus tractus solitarius. Nach Vagotomie ist diese Signalweiterleitung entscheidend gestört, was auch die Vermittlung von Hunger durch Ghrelin betrifft (le Roux 2005).

15.3 Adipositas durch hypothalamische Läsionen

15.3.1 Experimentelle Adipositas durch hypothalamische Läsionen im Tiermodell

Es sind verschiedene Tiermodelle einer induzierten Adipositas nach experimentellen ZNS-Läsionen beschrieben worden. Schon lange ist bekannt, dass bilaterale Läsionen des VMN bei der Ratte zu einem Syndrom mit Hyperphagie, Hyperinsulinämie und exzessivem Gewichtszuwachs führen. Dieses Syndrom kann durch eine Vagotomie unterhalb des Zwerchfelles vermieden werden. Umgekehrt führt eine sympathische Denervierung im Tierversuch ähnlich wie eine Läsion im VMN zu einem vergleichbaren Gewichtsanstieg. Dies unterstreicht die Bedeutung des autonomen Nervensystems an der Manifestation der hypothalamischen Adipositas. Neurotoxische Kolchizininjektionen in Kerngebiete des Sättigungszentrums (ARC, VMN, PVN) verursachen eine erhöhte Nahrungsaufnahme und Adipositas bei Ratten. Es ist weiterhin bekannt, dass durch orale oder parenterale Verabreichung von Glutamat (monosodium glutamate – MSG) bei Nagetieren ein Phänotyp entstehen kann, der der hypothalamischen Adipositas entspricht. Hierbei werden 80–90% der Neurone des Nucleus arcuatus zerstört, woraus verschiedene neuroendokrine und metabolische Auffälligkeiten sowie eine verminderte Thermogenese resultieren. Bei diesen Tieren sind außerdem die Serumkonzentrationen für das Wachstumshormon und den »insulin-like growth factor 1« niedrig, bei gleichzeitig erhöhten Werten für Insulin und Leptin. Die neurotoxischen Effekte von Glutamat werden durch den N-Methyl-D-Aspartat-Rezeptor (NMDA-R) vermittelt.

15.3.2 Hypothalamische Adipositas beim Menschen

Adipositas bei hypophysären Erkrankungen und hypothalamische Adipositas

Gerade bei Patienten mit hypophysären und hypothalamischen Erkrankungen stellt die Adipositas ein erhebliches Problem dar. Manche Patienten verspüren oft in Phasen der dynamischen Gewichtszunahme einen ungebremsten Drang zu essen. Eine verminderte Sekretion hypophysärer Hormone (GH, TSH, LH, FSH) kann zur Entwicklung der Adipositas beitragen. Bei den meisten Patienten persistiert das Problem der gestörten Appetitregulation, auch wenn Hormone ausreichend substituiert werden. Bei der hypothalamischen Adipositas liegt meist eine Schädigung medial gelegener hypothalamischer Strukturen vor, wodurch die normale postprandiale Appetithemmung gestört ist. Dies führt bei manchen Patienten zu unkontrollierter Aufnahme großer Nahrungsmengen und/oder ständigem Essen.

> Dieses durch organische Läsionen relevanter ZNS-Kerngebiete verursachte unkontrollierte Essverhalten wurde schon oft als psychisches Fehlverhalten missinterpretiert.

Aber selbst diejenigen Patienten, die ihren Appetit gut kontrollieren und eine kalorienreduzierte Diät einnehmen, können an Gewicht zunehmen, da die Leptinresistenz zu einer verminderten körperlichen Aktivität und einem gedrosselten Energieverbrauch führt.

In der deutschen Studie »Kraniopharyngiom 2000« war u. a. ein großer **hypothalamisch** lokalisierter Tumor von über 3 cm ein entscheidender Risikofaktor für die Entwicklung einer extremen Adipositas (Müller et al. 2001). Die Patienten mit einem Kraniopharyngeom sind häufig auffallend träge und bei gestörtem Sättigungsgefühl extrem adipös. Als Folge des Tumors, der Operation oder der Bestrahlung ist von einer gestörten Leptinwirkung im Bereich des Hypothalamus auszugehen. Einige Patienten leiden unter extremer Tagesmüdigkeit und haben eine verminderte Bewegungsaktivität. Die Zerstörung hypothalamischer Kerngebiete durch ein Kraniopharyngeom führt wahrscheinlich zu einer Verminderung der Bewegungsaktivität infolge eines verminderten Sympathikotonus und zur Unterbrechung der Regelkreise afferenter appetitregulierender Peptide (Roth et al. 2007). Außerdem führen Läsionen des VMN zu einer Desinhibition des efferenten Vagotonus mit konsekutiver Stimulation der pankreatischen β-Zellen und postprandialer Hyperinsulinämie, was ebenfalls zur Adipositas führen kann (▶ Kap. 8). In einer placebokontrollierten Doppelblindstudie zeigten Lustig et al. eine Reduktion der Gewichtszunahme bei Patienten mit einem Kraniopharyngeom, die aufgrund der Hyperinsulinämie mit Oktreotiden behandelt wurden (Lustig et al. 2003).

Einfluss der kranialen Radiatio auf das Körpergewicht

Eine Adipositas kann unter folgenden Risikofaktoren bei verschiedenen Hirntumoren auftreten:

> **Risikofaktoren bei verschiedenen Hirntumoren für die Entwicklung einer Adipositas**
> - Hypothalamische Tumorlage
> - Affektion hypothalamischer Gewebe
> - Ausmaß der Operation
> - Hypothalamische Endokrinopathie
> - Hypothalamische Bestrahlung mit über 50 Gy

Aber auch bei Patienten, die im Rahmen einer Leukämiebehandlung eine Schädelbestrahlung von 18–24 Gy erhielten, war eine erhöhte Adipositasprävalenz festzustellen, die teilweise in Zusammenhang mit einer verminderten Wachstumshormonsekretion gebracht wurde (Mayer et al. 2000). Interessanterweise wurde bei Patienten mit akuter lymphatischer Leukämie (ALL) nach einer kranialen Radiatio mittels indirekter Kaloriemetrie ein verminderter Ruheumsatz und durch einen Fragebogen eine geringere körperliche Aktivität nachgewiesen (Mayer et al. 2000). Weiterhin wurden nach Schädelbestrahlung bei Patienten mit ALL erhöhte Leptinkonzentrationen nachgewiesen.

15.4 Genetische Ursachen der Adipositas

15.4.1 Experimentelle Adipositas durch Veränderungen einzelner Gene im Tiermodell

An Mäusen gelang es, bestimmte Adipositasformen monogenen Defekten zuzuordnen. So bewirkt die Obese-(ob-)Mutation eine Leptindefizienz, während die sog. Diabetes-(db-)Maus ein mutiertes Gen für den Leptinrezeptor besitzt. Bei beiden Mutationen ist eine extreme Adipositas die Folge, die bei der ob-Maus durch die Verabreichung von Leptin verhindert werden kann, nicht aber bei der db-Maus. Auf der appetithemmenden Seite wird POMC enzymatisch u. a. in das α-MSH und das adrenokortikotrope Hormon (ACTH) gespalten, ein Vorgang, der durch die Bindung von Leptin an vorwiegend im Nucleus arcuatus lokalisierte Leptinrezeptoren stimuliert wird. Das α-MSH wirkt nach Bindung an die hypothalamischen Melanokortin-4-(MC4-)Rezeptoren appetithemmend. Mutationen im *POMC*-Gen führen entsprechend zu einer endokrinen Störung mit Adipositas, roter Fellfarbe und Störung der adrenalen Steroidgenese. Sind die Melanokortinrezeptoren durch überexprimierte Antagonisten (Agouti-Protein bzw. AGRP) inhibiert, resultiert zusätzlich zur Adipositas eine gelbe Haarpigmentierung (Ay-Maus) daraus. Eine Mutation des hypothalamischen MC4-Rezeptors bewirkt eine isolierte Adipositas bei Hyperphagie, aber auch Mutationen des MC3-Rezeptors (MC3-R) führen infolge eines verminderten Grundumsatzes zur Adipositas. MC3-R-knock-out-Mäuse sind hypophag, speichern aber effizient Nahrungsenergie bei vergleichbar geringer Nahrungszufuhr. Doppelt homozygote MC3-/MC4-R-knock-out-Mäuse sind von einer ausgeprägteren Adipositas betroffen. Mutationen, die zu einer Überexpression von melaninkonzentrierendem Hormon (MCH) führen, können bei Mäusen zu einer schweren Adipositas führen.

15.4.2 Humane Adipositasmutationen

Diese aus monogenen Mausmodellen gewonnenen Erkenntnisse sind bzgl. einiger Störungen auf den Menschen übertragbar. Bei Menschen sind wenige monogene Formen der Adipositas bekannt wie
- Leptindefizienz,
- Leptinrezeptordefizienz oder
- Gendefekte für *POMC*, *PPARγ*, *Prohormon-Convertase-1*.

Bisher sind etwa nur 11 Menschen mit einer homozygoten Leptindefizienz identifiziert worden, die alle von Familien aus Pakistan und der Türkei abstammen. Der durch eine inaktivierende Mutation des Leptingens resultierende Leptinmangel wirkt sich nicht nur im Sinne einer extremen Gefräßigkeit und Adipositas aus, sondern bewirkt auch
- die Drosselung des Energieverbrauchs durch einen verminderten Sympathikotonus und einen reduzierten Schilddrüsenhormonspiegel,
- eine erhöhte Infektanfälligkeit sowie
- einen fehlenden Pubertätsfortschritt.

Bei einer Behandlung mit rekombinantem Leptin kommt es zur Normalisierung dieser Stoffwechselveränderungen. Ähnlich wirkt sich ein Leptinrezeptordefekt aus, der bei 3% der Individuen einer adipösen Kohorte mit z. T. konsanguinen Familien nachgewiesen werden konnte (Faroo-

15.4 · Genetische Ursachen der Adipositas

qi et al. 2007b). Die betroffenen Patienten weisen extrem hohe Leptinkonzentrationen im Serum auf. Hier steht allerdings keine kausale Therapie zur Verfügung.

Bei einem *POMC*-Gendefekt kommt es zu einer Störung des Splicing, wodurch die Entstehung der Peptide α-MSH und ACTH aus dem gemeinsamen Vorläufer gestört ist. Dies führt im Gehirn zu einer Störung der Sättigung durch mangelnde Aktivierung von MC4-Rezeptoren und in der Peripherie zu einer hellen Hautpigmentierung und roten Haaren durch eine verminderte Aktivierung von MC1-Rezeptoren sowie zu einem ACTH-Mangel bedingten Hypokortisolismus (Krude et al. 1998). Beim Prohormon-Convertase-1-Mangel ist die Spaltung von Preprohormonen in die aktiven Formen wie POMC in ACTH und α-MSH oder Proinsulin in Insulin vermindert. Diese Störung ist ebenfalls extrem rar und führt zur frühmanifesten massiven Adipositas, ACTH-Mangel und Hyperproinsulinämie (Jackson 1997).

Häufiger treten Mutationen des MC4-Rezeptors auf, die autosomal dominant vererbt werden. In bisherigen Studien konnten bei 3–6% der Patienten mit einem Body-Mass-Index (BMI) über 40 kg/m^2 Mutationen im MC4-Rezeptorgen nachgewiesen werden (Yeo et al. 1998). Neuere Familienuntersuchungen ergaben, dass bei erwachsenen Mutationsträgern der BMI um 4 kg/m^2 (Männer) bzw. 9,5 kg/m^2 (Frauen) höher ist als bei nichtbetroffenen Familienmitgliedern (Dempfle et al. 2004). Allerdings gibt es auch *MC4R*-Polymorphismen, die negativ mit einem erhöhten Körpergewicht assoziiert sind. Demgegenüber gibt es bisher kaum Daten, die eine Assoziation von *MC3*-Rezeptorgenvarianten und einer Adipositas belegen.

15.4.3 Weitere genetische Faktoren und komplexe Genetik

Zwillingsstudien legen nahe, dass 40–70% der Veranlagung der Adipositas vererbt wird, mit einer Konkordanz von 0,7–0,9 bei eineiigen gegenüber 0,35–0,45 bei zweieiigen Zwillingen (Stunkard et al. 1990). Die Determinierung der interindividuellen Variation der Körperfettmasse ist genetisch komplex und man geht von einer polygenen Vererbung aus. In verschiedenen Kopplungsanalysen wurde von über 42 Genloci (»quantitative trait loci«) und einer noch größeren Zahl von Genvarianten berichtet, die mit der Adipositas beim Menschen assoziiert sind (Herbert 2008). Mit Adipositas assoziiert sind auch genetische Syndrome wie

— Prader-Labhart-Willi-Syndrom,
— Bardet-Biedl-Syndrom,
— Beckwith-Wiedemann-Syndrom,
— Cohen-Syndrom und
— Alström-Syndrom (Tab. 15.2; ▶ Kap. 18).

Tab. 15.2. Syndromale Erkrankungen, die häufig mit einer Adipositas assoziiert sind

Syndrom	Prader-Willi	Bardet-Biedl	Beckwith-Wiedemann	Albright	Alström	Cohen	Carpenter
OMIM Nr.	176270	209900	130650	103580	203800	216550	201000
Chromosom	15q11–q12	16q21, +15q22–q23 u. a.	11p15.5 +5q35	20q13.2	2p13	8q22–q23	6p11
Klinische Charakteristika	Mandelförmige Augen, zeltförmiger Mund, hoher Gaumen, kleine Hände und Füße, Trinkschwäche als Säugling gefolgt von gesteigertem Appetit, Diabetes mellitus Typ 2, Hypogonadismus, Stimmungslabilität, leichte/mäßige Retardierung	Retinitis pigmentosa, Polydaktylie, Nierenmalformationen und Nierenversagen, Leberfibrose, Gonadeninsuffizienz, mentale Retardierung möglich	Grobe Gesichtszüge, Makroglossie, Viszeromegalie, Bauchwanddefekte, Gigantismus, Hemihypertrophie, Hypoglykämie, erhöhte Rate an Tumoren	Rundes Gesicht, Kleinwuchs, verkürzte Metakarpalia, Endorganresistenz verschiedener Hormone möglich, mentale Retardierung	Retinopathie, sensorineuraler Hörverlust, Insulinresistenz, Hyperlipidämie, Acanthosis nigricans, Diabetes mellitus Typ 2, Kardiomyopathie, Nierenversagen, Hypogonadismus bei Jungen	Chorioretinale Dystrophie, wellenförmige Augenlider, hoher Nasenrücken, dysplastische Ohren, offener Mund, kurzes Philtrum, Mikrozephalie, verzögerte Pubertät, Hypotonie, überstreckbare Gelenke, motorische Schwerfälligkeit, leichte bis ausgeprägte Retardierung	Flacher Nasenrücken, hoher Gaumen, Akrozephalie, Herzfehler, Polydaktylie, Syndaktylie, Genu valgum, Hypogonadismus

OMIM Datenbank «Online Mendelian Inheritance in Man»

Durch die Verfügbarkeit moderner DNA-Chiptechnologie konnte im Rahmen von genomweiten Assoziationsstudien in den letzten Jahren eine Reihe von Genvarianten beschrieben werden, die mit einem erhöhten Adipositasrisiko assoziiert sind. Bis Oktober 2005 wurden 127 Adipositaskandidatengene beschrieben. Unter diesen konnte bei 12 Genen (*ADIPOQ, ADRB2, ADRB3, GNB3, HTR2C, NR3C1, LEP, LEPR, PPARG, UCP1, UCP2* und *UCP3*) der Assoziationsbefund in 10 oder mehr Studien repliziert werden. Als neues Kandidatengen gilt das *FTO*-(»fat mass and obesity-associated«-)Gen. Homozygote Träger der Risikoallele sind durchschnittlich 3 kg schwerer und haben ein 1,7fach erhöhtes Adipositasrisiko verglichen mit Individuen, die dieses Risikoallel nicht tragen (Frayling et al. 2007). Inzwischen sind weitere hinzugekommen, wie *BDNF, INSIG2, TMEM18,* und *NEGR1* (Li u. Loos 2008). Bei vielen dieser Gene ist noch nicht bekannt, wie sich die Genvarianten auf den Energiestoffwechsel auf zellulärer und molekularer Ebene auswirken. Es ist jedoch festzuhalten, dass einzelne dieser Genvarianten, die zwar in großen genetischen Studien zu statistisch signifikanten Ergebnissen führten, das Körpergewicht eines Individuums gering beeinflussen, wenn es nicht zur additiven Wirkung verschiedener Effekte kommt.

> ❗ Auch wenn das Köpergewicht entscheidend durch genetischen Faktoren prädisponiert wird, ist das Problem der hohen Adipositasprävalenz nicht auf Mutationen einzelner Gene zurückzuführen und ein Mutationsscreening ist bis auf gezielte wissenschaftliche Fragestellungen derzeit nicht zu empfehlen.

15.5 Rückblick

Die wesentliche Regulation von Hunger und Sättigung geschieht über Ausschüttung von Peptidhormonen aus der Körperperipherie (v. a. Fettgewebe, Pankreas, Magen-Darm-Trakt), die an hypothalamische Rezeptoren binden. Kerngebiete des Hypothalamus und des Stammhirns sind wichtige Regulationsstrukturen und Integrationszentren für die Umsetzung hormoneller peripherer Signale in neuronale Signale. Vom ZNS werden efferente Signale über das autonome Nervensystem an die Körperperipherie vermittelt. Läsionen medial gelegener hypothalamischer Strukturen können zu ungebremstem Appetit und zur therapierefraktären Adipositas führen. Wenige monogene Erkrankungen, die einen für die Appetitregulation wichtigen Botenstoff oder Rezeptor betreffen, sind bisher bekannt.

Literatur

Ballantyne GH (2006) Peptide YY(1-36) and peptide YY(3-36): Part I. Distribution, release and actions. Obes Surg 16 (5): 651–658

Barazzoni R, Bosutti A, Stebel M et al. (2005) Ghrelin regulates mitochondrial-lipid metabolism gene expression and tissue fat distribution in liver and skeletal muscle. Am J Physiol Endocrinol Metab 288 (1): E228–235

Batterham RL, Cowley MA, Small CJ et al. (2002) Gut hormone PYY-(3–36) physiologically inhibits food intake. Nature 418 (6898): 650–654

Bray GA (2000) Reciprocal relation of food intake and sympathetic activity: experimental observations and clinical implications. Int J Obes Relat Metab Disord 24 (Suppl 2): 8–17

Dempfle A, Hinney A, Heinzel-Gutenbrunner M et al. (2004) Large quantitative effect of melanocortin-4 receptor gene mutations on body mass index. J Med Genet 41: 795–800

Druce MR, Bloom SR (2006) Oxyntomodulin : a novel potential treatment for obesity. Treat Endocrinol 5 (5): 265–272

Everitt BJ, Parkinson JA, Olmstead MC, Arroyo M, Robledo P, Robbins TW (1999) Associative processes in addiction and reward. The role of amygdala-ventral striatal subsystems. Ann N Y Acad Sci 877: 412–438

Farooqi IS, Bullmore E, Keogh J, Gillard J, O'Rahilly S, Fletcher PC (2007a) Leptin regulates striatal regions and human eating behavior. Science 317 (5843): 1355

Farooqi IS, Wangensteen T, Collins S et al. (2007b) Clinical and molecular genetic spectrum of congenital deficiency of the leptin receptor. N Engl J Med 356 (3): 237–247

Figlewicz DP, MacDonald Naleid A, Sipols AJ (2007) Modulation of food reward by adiposity signals. Physiol Behav 91 (5): 473–478

Frayling TM, Timpson NJ, Weedon MN et al. (2007) A common variant in the FTO gene is associated with body mass index and predisposes to childhood and adult obesity. Science 316 (5826): 889–894

Herbert A (2008) The fat tail of obesity as told by the genome. Curr Opin Clin Nutr Metab Care 11 (4): 366–370

Jackson RS, Creemers JW, Ohagi S et al. (1997) Obesity and impaired prohormone processing associated with mutations in the human prohormone convertase 1 gene. Nat Genet 16:303–306

Körner A, Garten A, Blüher M, Tauscher R, Kratzsch J, Kiess W (2007) Molecular characteristics of serum visfatin and differential detection by immunoassays. J Clin Endocrinol Metab 92 (12): 4783–4791

Krude H, Biebermann H, Luck W, Horn R, Brabant G, Grüters A (1998) Severe early-onset obesity, adrenal insufficiency and red hair pigmentation caused by POMC mutations in humans. Nat Genet 19: 155–157

le Roux CW, Neary NM, Halsey TJ et al. (2005) Ghrelin does not stimulate food intake in patients with surgical procedures involving vagotomy. J Clin Endocrinol Metab 90 (8): 4521–4524

Li S, Loos RJ (2008) Progress in the genetics of common obesity: size matters. Curr Opin Lipidol 19 (2): 113–121

Lowell BB, Spiegelman BM (2000) Towards a molecular understanding of adaptive thermogenesis. Nature 404 (6778): 652–660

Lustig RH, Post SR, Srivannaboon K et al. (2003) Risk factors for the development of obesity in children surviving brain tumors. J Clin Endocrinol Metab 88: 611–616

Malcher-Lopes R, Di S, Marcheselli VS, Weng FJ, Stuart CT, Bazan NG, Tasker JG (2006) Opposing crosstalk between leptin and glucocorticoids rapidly modulates synaptic excitation via endocannabinoid release. J Neurosci 26 (24): 6643–6650

Mayer EI, Reuter M, Dopfer RE, Ranke MB (2000) Energy expenditure, energy intake and prevalence of obesity after therapy for acute lymphoblastic leukemia during childhood. Horm Res 53: 193–199

Müller HL, Bueb K, Bartels U et al. (2001) Obesity after childhood craniopharyngioma – German multicenter study on pre-operative risk factors and quality of life. Klin Pädiatr 213: 1–6

Qi Y, Takahashi N, Hileman SM et al. (2004) Adiponectin acts in the brain to decrease body weight. Nat Med 10 (5): 524–529

Reinehr T, Roth CL, Alexy U, Kersting M, Kiess W, Andler W (2005) Ghrelin levels before and after reduction of overweight due to a low-fat high-carbohydrate diet in obese children and adolescents. Int J Obes 29 (4): 362–368

Rosenbaum M, Murphy EM, Heymsfield SB, Matthews DE, Leibel RL (2002) Low dose leptin administration reverses effects of sustained weight reduction on energy expenditure and circulating concentrations of thyroid hormones. J Clin Endocrinol Metab 87 (5): 2391–2394

Roth CL, Enriori PJ, Harz K, Woelfle J, Cowley M, Reinehr T (2005) Peptide YY is a regulator of energy homeostasis in obese children before and after weight loss. J Clin Endocrinol Metab 90 (12): 6386–6391

Roth CL, Hunneman DH, Gebhardt U, Stoffel-Wagner B, Reinehr T, Müller HL (2007) Reduced sympathetic metabolites in urine of obese patients with craniopharyngioma. Pediatr Res 61 (4): 496–501

Rushing PA, Hagan MM, Seeley RJ et al. (2001) Inhibition of central amylin signaling increases food intake and body adiposity in rats. Endocrinology 142: 5035

Scarlett JM, Marks DL (2005) The use of melanocortin antagonists in cachexia of chronic disease. Expert Opin Investig Drugs 14: 1233–1239

Schwartz MW, Woods SC, Porte D Jr, Seeley RJ, Baskin DG (2000) Central nervous system control of food intake. Nature 404 (6778): 661–671

Shimada M, Tritos NA, Lowell BB, Flier JS, Maratos-Flier E (1998) Mice lacking melanin-concentrating hormone are hypophagic and lean. Nature 396 (6712): 670–674

Sternini C, Anselmi L, Rozengurt E (2008) Enteroendocrine cells: a site of 'taste' in gastrointestinal chemosensing. Curr Opin Endocrinol Diabetes Obes 15 (1): 73–78

Stunkard AJ, Harris JR, Pedersen NL, McClearn GE (1990) The body-mass index of twins who have been reared apart. N Engl J Med 322: 1483–1487

Tschöp M, Smiley DL, Heiman ML (2000) Ghrelin induces adiposity in rodents. Nature 407 (6806): 908–913

Wisse BE, Kim F, Schwartz MW (2007) Physiology. An integrative view of obesity. Science 318 (5852): 928–929

Yeo GS, Farooqi IS, Aminian S, Halsall DJ, Stanhope RG, O'Rahilly S (1998) A frameshift mutation in MC4R associated with dominantly inherited human obesity. Nat Genet 20: 111–112

Zhang JV, Ren PG, Avsian-Kretchmer O et al. (2005) Obestatin, a peptide encoded by the ghrelin gene, opposes ghrelin's effects on food intake. Science 310 (5750): 996–999

16 Endokrine Störungen bei Adipositas

Martin Wabitsch, Thomas Reinehr

16.1 Hintergrund – 230

16.2 Wachstum und Körperhöhe – 230

16.3 Schilddrüse – 231

16.4 Nebennierenrindenfunktion – 231

16.5 Pubertätsentwicklung – 232

16.6 Gynäkomastie bei Jungen – 232

16.7 Polyzystisches Ovarsyndrom – 233

Literatur – 233

16.1 Hintergrund

Es gibt eine Reihe seltener endokriner Ursachen für eine Adipositas einschließlich definierter genetischer Syndrome (▶ Kap. 18). Jedoch gibt es häufige Veränderungen endokriner Funktionen bei Adipositas, die charakteristisch für die Adipositas sind, wie z. B. Störungen der
- Insulinsekretion und Wirkung,
- Nebennierenrindenfunktion,
- Wachstumshormon-IGF-I-Achse und
- Hypophysen-Schilddrüsen-Achse.

Die charakteristischen endokrinen Veränderungen bei Adipositas haben sekundär einen Einfluss auf den Energiestoffwechsel und die Energiespeicherung. Am Beispiel der veränderten Glukokortikoidproduktion und der verminderten Wachstumshormonproduktion wird deutlich, dass die sekundären endokrinen Veränderungen eine weitere Gewichtszunahme begünstigen können. Ungeachtet dieser Tatsache sind alle im Folgenden beschriebenen endokrinen Veränderungen unter einer Kalorienrestriktion und durch eine Gewichtsabnahme ganz oder teilweise reversibel.

16.2 Wachstum und Körperhöhe

> **Kinder und Jugendliche mit Übergewicht und Adipositas haben vor der Pubertät und in der frühen pubertären Phase meist eine erhöhte Körperhöhe und ein akzeleriertes Skelettalter.**

Dementsprechend sind eine verminderte Körperhöhe und ein retardiertes Skelettalter bei adipösen Kindern und Jugendlichen auffällige Befunde, die weiter abgeklärt werden müssen. Im Zusammenhang mit dem präpubertär-akzelerierten Körperhöhenwachstum ist die Steigerung der Wachstumsgeschwindigkeit während des pubertären Wachstumsschubes vermindert. Longitudinale Daten über das Wachstum schwedischer Schulkinder zeigten, dass eine Zunahme des Body-Mass-Indexes (BMI) von einer Einheit im Alter zwischen 2–8 Jahren mit einer Vorverlagerung des pubertären Wachstumsschubes um 0,11 Jahre assoziiert war (He u. Karlberg 2001). Einige klinische Studien lassen vermuten, dass auch die Endgröße von Individuen, die während der Kindheit und der Jugendzeit adipös waren und ein akzeleriertes Längenwachstum zeigten, vermindert ist.

Die Wachstumshormon-IGF-I-Achse zeigt bei adipösen Individuen typische Veränderungen (▶ Übersicht).

Typische Veränderungen der Wachstumshormon-IGF-I-Achse bei Adipositas im Kindes- und Jugendalter
- Verminderte Wachstumshormonsekretion
- Erhöhte zirkulierende Spiegel von GHBP (»growth hormone-binding protein«)
- Prä- und intrapubertär erhöhte zirkulierende Spiegel von IGF-I (»insulin-like growth factor I«), IGFBP-1, IGFBP-2, IGFBP-3 (»insulin-like growth factor binding protein«, IGFBP)
- Postpubertär erniedrigte Spiegel von IGF-I, IGFBP-1, IGFBP-2 und IGFBP-3
- Erniedrigte Ghrelinsekretion

Der Mangel an zirkulierendem Wachstumshormon kann zu einer erniedrigten Lipolyseaktivität im Fettgewebe und zu einer erniedrigten Proteinsyntheserate im Muskelgewebe beitragen. Die verminderte hypothalamische Wachstumshormonsekretion ist vorwiegend auf eine Reduktion der Pulsamplitude und weniger auf eine Reduktion der Frequenz der Pulse zurückzuführen. Teilweise sind für diese Hemmung die zirkulierenden freien Fettsäuren verantwortlich, die zu einer verminderten GH- (»growth hormone«-)Antwort auf die Gabe von GHRH (»growth hormone releasing hormone«) führen. Eine Gewichtsabnahme führt zu einer Normalisierung dieser Veränderungen, die deshalb als sekundär zur Adipositas einzustufen sind.

Eine Darstellung der Veränderungen der Wachstumshormon-IGF-I-Achse bei Adipositas wäre ohne die Erwähnung von Ghrelin unvollständig. Ghrelin ist ein sog. GH-Sekretagoge und kann über den GH-Sekretagogrezeptor (GHSR) die hypophysäre Wachstumshormonsekretion durch einen vom GHRH unabhängigen Mechanismus stimulieren. Ghrelin besteht aus 28 Aminosäuren und wird in neuroendokrinen Zellen des Magen-Darm-Traktes, vorwiegend im Magenfundus und im Nucleus arcuatus des Hypothalamus gebildet. Die Ghrelinsekretion ist im Magen-Darm-Trakt im Nüchternzustand erhöht und nimmt postprandial deutlich ab.

> **Ghrelin hat unterschiedliche Wirkungen: Im Magen-Darm-Trakt wirkt es motilitätssteigernd und führt zu einer erhöhten Säureproduktion im Magen. Ghrelin wirkt zentral appetitsteigernd und verbindet damit die Regulation der Energiebilanz mit der Aktivität der Wachstumshormon-IGF-I-Achse.**

IGF-I wird in großen Mengen neben der Leber auch im Fettgewebe gebildet. Bei Überernährung scheinen beide Produktionsorte für die erhöhte IGF-I-Menge verantwortlich zu sein. In einer Querschnittsuntersuchung an adipösen Kindern und Jugendlichen konnte gezeigt werden, dass die zirkulierenden IGF-I-Spiegel vor und in der frühen pubertären Phase erhöht sind. Dies war assoziiert mit einem akzelerierten Skelettalter. Die IGF-I-Spiegel korrelierten dabei mit dem Maß der Skelettalterakzeleration. Dieser Zusammenhang war unabhängig vom Geschlecht und dem Pubertätsstadium (Reinehr et al. 2006; Wabitsch et al. 1996).

Das normale bzw. akzelerierte Körperhöhenwachstum bei adipösen Kindern ist wahrscheinlich durch die erhöhte Verfügbarkeit von freiem biologischem aktivem IGF-I bedingt. Es ist unklar, ob die Veränderungen der GH-IGF-I-Achse bei adipösen Kindern als Anpassungsvorgang zu verstehen sind oder pathologische Veränderungen sind, die ggf. sogar einer Behandlung bedürften. Nach einer Gewichtsreduktion kommt es bei übergewichtigen Kindern und Jugendlichen zu einer Abnahme des Quotienten aus IGF-I/IGFBP-3. Dies kann für eine reduzierte Menge an freiem IGF-I sprechen. Diese Veränderung ist mit einem Abfall der Wachstumsgeschwindigkeit nach Gewichtsabnahme assoziiert.

16.3 Schilddrüse

Bei Kindern und Jugendlichen mit Adipositas werden häufig leicht erhöhte thyreoideastimulierende Hormon-(TSH-)Spiegel gemessen. Auch die T_3-Spiegel liegen im oberen Referenzbereich oder sind sogar erhöht. Letzterer Befund kann im Zusammenhang mit dem bei der Adipositas erhöhten Grundumsatz gesehen werden. Die leichte Erhöhung der TSH-Werte ist dabei nicht mit einem Jodmangel oder einer Autoimmunthyreoiditis assoziiert. Die Prävalenz der Hashimoto-Thyreoiditis bei Kindern mit Adipositas ist allerdings im Vergleich zu normalgewichtigen Kindern leicht erhöht. Leicht erhöhte TSH-Werte sind aufgrund der erhöhten peripheren Schilddrüsenhormonspiegel eher nicht als latente Hypothyreose zu interpretieren. Es wird davon ausgegangen, dass hier eine sekundäre Anpassungsveränderung vorliegt. Dabei gibt es Hinweise, dass erhöhte zirkulierende Leptinspiegel über Leptinrezeptoren auf Thyreotropin-releasing-Hormon-(TRH-)sezernierende Neuronen des Nucleus paraventricularis stimulierend auf die TSH-Sekretion wirken. Die Veränderungen von TSH, T_3 und T_4 sind nach einer Gewichtsabnahme reversibel (Reinehr u. Andler 2002). Eine Substitutionsbehandlung mit Thyroxin führt nicht zu einer Beeinflussung des Körpergewichtes bei Patienten mit leicht erhöhten TSH-Werten. Daher ist eine Schilddrüsenhormongabe bei adipösen Kinder und Jugendlichen mit leichter TSH-Erhöhung (<8 mU/l) nicht indiziert.

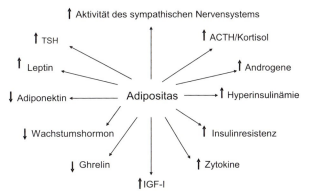

Abb. 16.1. Endokrine Veränderungen bei Adipositas. *ACTH* adrenokortikotropes Hormon, *IGF-I* insulinähnlicher Wachstumsfaktor I, *TSH* thyreoideastimulierendes Hormon

> Obgleich eine Hypothyreose durch eine Gewichtszunahme klinisch bemerkt werden kann, ist sie als primäre Ursache für eine Adipositas sehr selten. Kinder mit einer Hypothyreose fallen eher durch eine verminderte Wachstumsrate und einen Leistungsknick in der Schule auf.

Dennoch sind Schilddrüsenhormone wichtige Regulatoren der Energiehomöostase. Während des Fastens, einer Überernährung und bei Adipositas sind charakteristische Veränderungen der Hypothalamus-Hypophysen-Schilddrüsen-Achse zu finden. Experimentelle Untersuchungen bei Menschen bestätigen, dass die Hypothalamus-Hypophysen-Schilddrüsen-Achse durch die Ernährung beeinflusst wird. Eine Überernährung führt zu einem Anstieg der Serumkonzentrationen von T_3 und zu einem Abfall der R-T_3-Spiegel, wogegen Fasten zu einem Abfall der freien T_3- und T_4-Spiegel bei Adipösen führt. Zudem wird die 5-Dejodinaseaktivität durch die Nahrungszufuhr kontrolliert. Sie reguliert die Konversion von T_4 zu T_3. Zusammengefasst ist festzustellen, dass sich die Hypothalamus-Hypophysen-Schilddrüsen-Achse der Ernährungssituation mit dem Ziel anpasst, das Körpergewicht und die Muskelmasse konstant zu halten.

16.4 Nebennierenrindenfunktion

Adipositas ist mit komplexen Veränderungen der hypothalamo-hypophysär-adrenalen Achse assoziiert (▶ Übersicht).

Insbesondere bei präferenziell abdomineller Körperfettakkumulation liegt eine gesteigerte Aktivität dieser Achse vor und eine gesteigerte stressbezogene Antwort der Kortisolausschüttung. Die vermehrte Expression der ß-Hydroxysteroiddehydrogenase im viszeralen Fettgewebe

Charakteristische Veränderungen der hypothalamo-hypophysär-adrenalen Achse bei Adipositas
- Erhöhte stressinduzierte ACTH-Sekretion
- Erhöhte Kortisolsekretion
- Erniedrigtes kortisolbindendes Globulin
- Erhöhte Kortisolclearance
- Abgeflachtes Kortisoltagesprofil
- Erniedrigter morgentlicher Kortisolpeak
- Gestörte Dexamethasonsuppression der Nebennierenrinde
- Erhöhte adrenale Androgenproduktion

und die dadurch bedingte erhöhte lokale Produktion von Kortisol kann zudem die Entstehung der abdominellen Adipositas fördern. Die gesteigerte adrenokortikale Funktion und die gesteigerte Kortisolclearance ist mit einer erhöhten adrenalen Androgenproduktion und einer erhöhten Ausscheidung von 17-Ketosteroiden im Sammelurin assoziiert.

Bei Kindern mit Adipositas wird zusammen mit der Akzeleration des Längenwachstums und der Skelettreife häufig eine prämature Adrenarche beobachtet (l'Allemand et al. 2002). Bereits vor Beginn der Pubertät korrelieren die erhöhten Dehydroepiandrosteronsulfat-(DHEAS-)Spiegel mit den Leptinkonzentrationen und dem BMI. In einer Querschnittsuntersuchung von über 1.000 übergewichtigen Kindern und Jugendlichen wurden erhöhte DHEAS-Spiegel über das ganze Altersspektrum von 8–18 Jahren gefunden (Denzer et al. 2007).

In einer Querschnittsuntersuchung zeigten Mädchen mit Adipositas im Alter zwischen 10–14 Jahren auch erhöhte Testosteronspiegel. Dabei ist der Produktionsort des Testosterons sowohl adrenal als auch ovariell. Zusammen mit erniedrigten sexualhormonbindenden Globulin-(SHBG-)Spiegeln haben übergewichtige Mädchen im Adoleszentenalter gelegentlich erhöhte freie Testosteronspiegel und zeigen eine Virilisierung. Auch diese Veränderungen der Nebennierenrindensteroide und die Hyperandrogenämie bei Mädchen mit Adipositas sind nach einer Gewichtsreduktion reversibel (Wabitsch et al. 1995).

16.5 Pubertätsentwicklung

Im letzten Jahrhundert haben sich in den Industrienationen der Zeitpunkt und der Ablauf der Pubertätsentwicklung bei Jungen und Mädchen deutlich verändert. Das Menarchealter ist gesunken. Diese Beobachtung und der klinische Eindruck, dass übergewichtige Mädchen eine frühere Pubertätsentwicklung zeigen als normalgewichtige, stimmen mit der Hypothese von Frisch überein.

> Die Hypothese von Frisch besagt, dass eine kritische Fettmasse vorliegen muss, bevor die Menarche eintritt und Regelblutungen auftreten (Frisch et al. 1973).

Im Gegensatz zu einigen klinischen Studien zum Zusammenhang zwischen dem Körpergewicht und der Pubertätsentwicklung bei Mädchen gibt es kaum Daten, die diesen Zusammenhang bei Jungen untersuchten. In einer neueren klinischen Querschnittsuntersuchung an über 1.000 adipösen Kindern und Jugendlichen in Deutschland wurden keine Hinweise dafür gefunden, dass sich die Pubarche und die Entwicklung der Pubesbehaarung von den Referenzwerten der Züricher Longitudinal Studie unterscheiden (Denzer et al. 2007). Ebenfalls unterschied sich die Gonadenentwicklung bei Jungen nicht von diesen Referenzwerten. Die Studie zeigte allerdings, dass die Brustentwicklung bei adipösen Mädchen früher abläuft als bei der Züricher Referenzpopulation. Dies entspricht auch dem Ergebnis mehrerer aktueller amerikanischer Untersuchungen.

Bei adipösen Jungen scheint eine offensichtliche Dissoziation zwischen der Entwicklung verschiedener pubertärer Parameter vorzuliegen.

> Adipöse Jungen zeigen ein beschleunigtes Längenwachstum verbunden mit einem akzelerierten Skelettalter und einer frühen Aktivierung der Nebennierenrindenfunktion. Dagegen liegt eine altersentsprechende Entwicklung der Pubesbehaarung und des Gonadenwachstums vor und es werden im Vergleich zu den Referenzwerten erniedrigte Testosteronspiegel gemessen.

Dieser Befund entspricht dem Befund erniedrigter Testosteronspiegel bei adipösen erwachsenen Männern. Die Ursache für diese Hypoandrogenämie ist nicht vollständig bekannt. Erniedrigte SHBG-Spiegel und eine erhöhte Aromataseaktivität im Fettgewebe können dies teilweise erklären. Allerdings wird bei adipösen Mädchen keine Hypoandrogenämie beobachtet, sodass letztlich der Unterschied für diese geschlechtsspezifischen Charakteristika ungeklärt bleibt.

16.6 Gynäkomastie bei Jungen

Bei adipösen Jungen liegt gelegentlich eine Gynäkomastie vor; meist ist dies keine Pseudogynäkomastie. Vielmehr liegt neben der erhöhten subkutanen Fettmasse auch eine echte Vergrößerung des Brustdrüsengewebes vor. Ursache hierfür scheint die erhöhte Aromataseaktivität im Fettgewebe zu sein, die auch mit erhöhten zirkulierenden Östradiolspiegeln assoziiert ist.

! Aufgrund der zu erwartenden deutlichen Gewichts- und Körperumfangszunahmen während der Adoleszenz ist eine chirurgische Intervention wegen der in diesem Zusammenhang zu erwartenden unschönen Narbenbildung nicht ratsam.

Eine medikamentöse Therapie mit Aromatasehemmern führt zwar zu einer Reduktion der zirkulierenden Östradiolkonzentrationen, jedoch werden selten zufriedenstellende Ergebnisse bei ausgeprägter Gynäkomastie erreicht. Bei starker psychischer Belastung aufgrund der vorliegenden Gynäkomastie und bei erfolgloser Gewichtsreduktion muss zwischen der medikamentösen Therapie mit Aromatasehemmern und einer chirurgischen Therapie abgewogen werden.

16.7 Polyzystisches Ovarsyndrom

Das polyzystische Ovasyndrom (PCOS) ist eine häufige Veränderung bei adipösen Frauen. Bei adipösen Jugendlichen ist das Vollbild des Syndroms oft noch nicht vorhanden. Ein polyzystisches Ovarsyndrom ist assoziiert mit
– Akanthosis nigricans als klinisches Zeichen einer Hyperinsulinämie,
– Hirsutismus und
– Regelblutungsanomalien.

Die verschiedenen endokrinen und metabolischen Veränderungen, die mit dem PCOS assoziiert sind, sind in der folgenden Übersicht zusammengefasst.

> **Hormonelle und metabolische Veränderungen bei adipösen Patientinnen mit PCOS**
> – Insulinresistenz
> – Hyperinsulinämie
> – Gestörte Glukosetoleranz
> – Diabetes mellitus Typ 2
> – Dyslipidämie
> – Erhöhte adrenale Androgenproduktion
> – Erhöhte ovarielle Testosteronproduktion
> – Erhöhte Aromatisierung von Androstendion
> – Erhöhter Östron/Östradiol-Quotient
> – Erniedrigtes SHBG
> – Erniedrigtes IGFBP-1
> – Erhöhte freie Steroidhormonkonzentrationen

Das androgenproduzierende Stroma der Ovarien ist gewöhnlich hyperplastisch. Es liegt eine Hyperplasie der Thekazellen vor. Die unreifen Granulosazellen sind nicht in der Lage, die erhöhten Androgene zu Östrogenen zu metabolisieren. Beim PCOS sind die Ovarien die Hauptquelle für die erhöhten zirkulierenden Androgene, deren Produktion LH-abhängig ist. PCOS ist durch eine erhöhte Konzentration von Androstendion und Testosteron sowie eine reduzierte SHBG-Konzentration charakterisiert. Zusätzlich liegen erhöhte zirkulierende Östronspiegel vor.

Die Ätiologie des PCOS wird kontrovers diskutiert. Zahlreiche Ergebnisse sprechen für eine Schlüsselrolle der Insulinresistenz und die Hyperinsulinämie. Dementsprechend führen Medikamente, die zu einer verbesserten Insulinwirkung führen, wie z. B. Metformin, zu einer Besserung der Symptomatik. Frauen mit einem PCOS haben ein erhöhtes Risiko für die Entwicklung einer gestörten Glukosetoleranz und eines Diabetes mellitus Typ 2. Adipöse Mädchen mit einem PCOS haben typischerweise eine abdominelle Körperfettverteilung mit einem erhöhten Bauchumfang.

Medikamente, die zu einer verbesserten Insulinwirkung führen, wie z. B. Metformin, führen zu einer Reduktion der Hyperinsulinämie und der Hyperandrogenämie bei PCOS und können ebenso zu einer Normalisierung des Zyklus führen. Eine Gewichtsreduktion führt ebenfalls zu einer Normalisierung des Zyklus und zu einer Reduktion der Hyperandrogenämie.

Literatur

Denzer C, Weibel A, Muche R, Krages B, Sorgo W, Wabitsch M (2007) Pubertal development in obese children and adolescents. Int J Obes (Lond) 31: 1509–1519

Frisch RE, Revelle R, Cook S (1973) Components of weight at menarche and the initiation of the adolescent growth spurt in girls: estimated total water, llean body weight and fat. Hum Biol 45 (3): 469–483

He Q, Karlberg J (2001) BMI in childhood and its association with height gain, timing of puberty, and final height. Pediatr Res 49: 244–251

l'Allemand D, Schmidt S, Rousson V, Brabant G, Gasser T, Gruters A (2002) Associations between body mass, leptin, IGF-I and circulating adrenal androgens in children with obesity and premature adrenarche. Eur J Endocrinol 146: 537–543

Pinkney JH, Kopelman PG (2004) Endocrine determinants of obesity. In: Bray GA, Bouchard C (eds) Handbook of obesity. Etiology and pathophysiology, 2nd eda. Marcel Dekker, New York, pp 655–670

Reinehr T, Andler W (2002) Thyroid hormones before and after weight loss in obesity. Arch Dis Child 87 (4): 320–323

Reinehr T, Sousa G de, Wabitsch M (2006) Relationships of IGF-I and anderogens to skeletal maturation in obese children and adolescents. J Pediatr Endocrinol Metab 19: 1133–1140

Wabitsch M, Blum WF, Muche R et al. (1996) Insulin-like growth factors and their binding proteins before and after weight loss and their associations with hormonal and metabolic parameters in obese adolescent girls. Int J Obes Relat Metab Disord 20: 1073–1080

Wabitsch M, Hauner H, Heinze E et al. (1995) Body fat distribution and steroid hormone concentrations in obese adolescent girls before and after weight reduction. J Clin Endocrinol Metab 80: 3469–3475

17 Das Fettgewebe als endokrines Organ

Pamela Fischer-Posovszky

17.1 Hintergrund – 236

17.2 Wachstum des Fettgewebes während der körperlichen Entwicklung – 236

17.3 Klassische Funktion des Fettgewebes – 237

17.4 Sekretorische Funktion des Fettgewebes – 239

17.5 Regionale Unterschiede – 239

17.6 Kommunikation zwischen Fettgewebe und anderen Organsystemen – 239
17.6.1 Leptin – 240
17.6.2 Adiponektin – 240
17.6.3 Plasminogenaktivatorinhibitor-1 – 241
17.6.4 Renin-Angiotensin-System – 242
17.6.5 IGF-I-System – 242
17.6.6 11β-Hydroxysteroid-Dehydrogenase Typ I – 242
17.6.7 Adipokine und chronische Inflammation – 243

Literatur – 243

17.1 Hintergrund

Adipositas ist durch eine Größenzunahme des Fettgewebes charakterisiert. Diese beruht entweder auf einer Hypertrophie der vorhandenen Fettzellen oder einer Kombination aus Fettzellhypertrophie und -plasie. Jede Gewichtszunahme führt zunächst zu einer Volumenzunahme der Adipozyten. Bei einer kritischen Zellgröße kommt es durch bislang noch unbekannte Signale, die wahrscheinlich von den vergrößerten Fettzellen abgegeben werden, zur Rekrutierung von spezifischen Vorläuferzellen und damit zur Neubildung von Fettzellen.

> Das Fettgewebe ist ein dynamisches Organ. Neben lipidbeladenen Adipozyten findet man im Fettgewebe Vorläuferzellen unterschiedlicher Entwicklungsstufen, z B. mesenchymale Stammzellen oder bereits prädeterminierte Präadipozyten. Während der gesamten Lebensdauer werden Fettzellen neu gebildet, aber auch dezimiert. In einer im Jahre 2008 veröffentlichten Studie (Spalding et al. 2008) wurde demonstriert, dass unabhängig vom Body-Mass-Index ca. 10% der Fettzellen im Erwachsenenalter jährlich erneuert werden.

17.2 Wachstum des Fettgewebes während der körperlichen Entwicklung

Die meisten Studien, die sich mit der frühen Entwicklung des Fettgewebes beschäftigen, basieren auf einfachen morphologischen Methoden. Wassermann postulierte bereits 1965 sog. Anlagen, aus denen sich das Fettgewebe entwickelt (Fischer-Posovszky u. Wabitsch 2004).

> In den ersten Schwangerschaftswochen können Zellen, aus denen sich Fettzellen entwickeln werden, noch nicht von anderen Zelltypen des Bindegewebes unterschieden werden.

Histologische Untersuchungen menschlicher Feten zeigten, dass das Fettgewebe zwischen der 14. und 16. Schwangerschaftswoche erstmals sichtbar wird. Zunächst bilden sich Aggregate mesenchymaler Zellen, die sich zu Gewebeläppchen formieren. Gleichzeitig beginnt die Ausbildung von Kapillaren und es entstehen primitive Fettlobuli, die sich durch ihren hohen Gehalt an Triglyzeriden auszeichnen. Die Beobachtung, dass die erste identifizierbare Struktur in einem sich entwickelnden Fettläppchen eine Kapillare ist, weist auf die direkte Assoziation von Angiogenese und Adipogenese hin. Fettläppchen sind zuerst im Kopf- und Halsbereich, dann am Körperstamm und schließlich an den Extremitäten zu finden.

> Nach der 23. Schwangerschaftswoche ändert sich die Anzahl der Lobuli nicht mehr, während ihre Größe weiterhin konstant zunimmt. Zu diesem frühen Zeitpunkt der Entwicklung sind die Fettzellen multivakuolär.

Im weiteren Verlauf entwickeln sie sich zu univakuolären, noch sehr kleinen Adipozyten, die dann die typischen Fettläppchen bilden, wie sie beim Neugeborenen zu finden sind. Entlang der kleinen Gefäße der Fettläppchen kann man dann alle Stadien der Fettzellentwicklung finden: die jüngsten Zellen befinden sich in der Peripherie, die am weitesten im Differenzierungsprozess fortgeschrittenen im Hilus. Zu Beginn des letzten Trimesters der Schwangerschaft ist die subkutane Hautschicht des Feten an nahezu allen Stellen des Körpers mit differenziertem Fettgewebe ausgestattet.

Zum Zeitpunkt der Geburt beträgt der Fettanteil an der Körpermasse zwischen 13% und 16%. Im ersten Lebensjahr steigt der Körperfettgehalt bei normalgewichtigen Kindern weiter auf ca. 28% an. Deutlich wird das vor allem durch eine Zunahme des subkutanen Fettgewebes. Der weitaus geringere Anteil des Fettgewebes befindet sich intraabdominell und retroperitoneal. Die Fettmasse steigt insgesamt von ca. 0,7 kg zum Zeitpunkt der Geburt auf ca. 2,8 kg an (Fischer-Posovszky u. Wabitsch 2004).

Säuglinge besitzen normalerweise einen beträchtlichen Panniculus adiposus, den typischen »Babyspeck«. Schon zu Beginn des 20. Jahrhunderts beschrieb Stratz (1902) verschiedene Phasen in der Kindheit, in der anthropometrische Veränderungen des Fettgewebes auftreten (◘ Abb. 17.1). Die Phase der »1. Fülle« findet man im ersten Lebensjahr. Aus dieser ersten Fülle entwickelt sich dann die »1. Streckung«: Die subkutane Fettschicht verschmälert sich ab dem 2. Lebensjahr, obwohl das Wachstum nicht beschleunigt ist. In späteren Jahren wiederholt sich dieser biphasische Vorgang in ähnlicher Weise. Der Körperfettanteil vergrößert sich zwischen dem 8. und 10. Lebensjahr – also in einer Phase während der frühen Pubertät (»2. Fülle«). Bei Jungen kann man dann eine »2. Streckung« (»fat spurt«) in der Phase des pubertären Wachstumsschubes beobachten, während bei den Mädchen das Stadium der 2. Fülle häufig erhalten bleibt und eine weitere Zunahme der Fettmasse bis ins Erwachsenenalter erfolgt.

> Eine maximale Anhäufung von Fettgewebe scheint physiologischerweise stets vor einer Wachstumssteigerung zu entstehen (Fischer-Posovszky u. Wabitsch 2004).

Untersuchungen der Zellularität des Fettgewebes in den 1970er Jahren führten zur Identifikation von 2 sensiblen Phasen der Adipogenese, die den von Stratz beschriebenen Phasen entsprechen:
- Die Zunahme von Körperfett im ersten Lebensjahr resultiert hauptsächlich aus einer Zunahme des Adipozytenvolumens.
- Für die Zunahme während der 2. Fülle scheint in erster Linie eine Zunahme der Adipozytenzahl verantwortlich zu sein.

Aufgrund der Ergebnisse der Untersuchungen der Fettgewebszellularität wurde ursprünglich vermutet, dass die Gesamtzahl der Fettzellen eines Individuums während der o. g. sensiblen Phasen der Adipogenese in der Kindheit fixiert wird und sich im Erwachsenenalter nicht mehr ändert. Eine weitere Vergrößerung der Fettmasse soll dann im Wesentlichen durch eine Zunahme des Adipozytenvolumens erreicht werden.

Die Zunahme der Körpermasse während des Wachstums unterteilt sich in einen Zuwachs an :
- fettfreier Körpermasse und
- fetthaltiger Körpermasse.

Das Verhältnis dieser beiden Anteile zueinander ist vom Lebensalter abhängig und ändert sich in einer zyklischen Form. Hieraus lässt sich auf die Existenz kritischer Perioden der Fettgewebsentwicklung schließen.

Der Gestaltswandel des Kindes bis zur Geschlechtsreife und danach wird durch die Ausprägung eines bestimmten Fettverteilungstyps beeinflusst, der vermutlich genetisch fixiert ist. Diese Konstitutionsmerkmale können aber in Folge von Krankheiten der Gonaden, der Nebennierenrinde oder anderer meist seltener Störungen verändert werden. Die typischen Geschlechtsunterschiede in der Ausprägung des Fettorgans werden erst während der Pubertät deutlich sichtbar, obwohl sich solche bereits im Kindes- und Kleinkindesalter andeuten.

17.3 Klassische Funktion des Fettgewebes

Die klassische Vorstellung von der Funktion des Fettgewebes war, dass in diesem Organ überschüssige Energie in Form von Triglyzeriden eingelagert wird und diese Energiereserven bei erhöhtem Bedarf bzw. Nahrungsmangel rasch wieder mobilisiert werden (▶ Kap. 15). Lange Zeit wurde angenommen, dass die Regulation der Fettzellfunktion ausschließlich durch exogene Hormone wie Insulin oder Katecholamine erfolgt. Dafür spricht auch, dass Fettzellen spezifische Rezeptoren für viele Hormone exprimieren. Adipozyten wurden daher primär als Zielzellen einer komplexen hormonellen Regulation betrachtet. Eine eigenständige aktive Rolle im Stoffwechselgeschehen wurde dem Fettgewebe dagegen lange nicht zugestanden. Das Fettgewebe ist das größte Energiereservoir im Körper, seine metabolischen Eigenschaften machen es zum ausführenden Organ des zentral gesteuerten Energiehaushaltes (Fischer-Posovszky u. Wabitsch 2004).

> Eine der wesentlichen Aufgaben der Fettzelle besteht in der Synthese und Speicherung von Lipiden (◘ Abb. 17.1).

Wie in anderen Geweben beginnt die hierfür notwendige Reaktionsfolge mit der Reaktion von α-Glyzerophosphat mit zwei Acyl-CoA, wobei Phosphatidsäure entsteht. Nach deren Phosphorylierung zu Diacylglyzerin reagiert dieses mit einem weiteren Acyl-Coenzym A (Acyl-CoA) zu Triacylglyzerin.

Für die Bereitstellung des hierfür nötigen Acyl-CoA gibt es prinzipiell drei Möglichkeiten:
1. Der quantitativ wichtigste Weg ist die Aufnahme von Fettsäuren aus dem Blut. Triglyzeride, die im Blut als Lipoproteine in Form von VLDL (»very low density lipoprotein«) oder Chylomikronen transportiert werden, werden durch die Lipoproteinlipase hydrolysiert. Dieses Enzym wird von der Fettzelle synthetisiert und ist nach seiner Sekretion an der luminalen Seite des Endotheliums lokalisiert. Die Aktivität der Lipoproteinlipase wird durch Erhöhung der Insulinspiegel gesteigert.
2. Als zweite Möglichkeit sei der sog. Reveresterungszyklus genannt. Triglyzeride werden, wenn auch mit basaler Geschwindigkeit, gespalten und nur ein kleiner Teil der freigesetzten Fettsäuren abgegeben. Der größere Teil wird wieder zu Triglyzeriden verestert.
3. Die letzte Möglichkeit ist die **De-novo**-Synthese von Fettsäuren (= Lipogenese) aus Substraten wie Glukose, Acetat oder Pyruvat, allerdings scheint beim Menschen dieser Stoffwechselweg nur von untergeordneter Bedeutung zu sein.

Glukose tritt durch erleichterte Diffusion in die Fettzelle ein. Dieser Prozess wird durch spezifische Glukosetransportmoleküle unterstützt. Das bedeutendste Glukosetransportmolekül im Fettgewebe ist GLUT 4, das u. a. durch Insulin reguliert wird. Ein Teil der aufgenommenen Glukose wird direkt oxidiert. Neuere Untersuchungen lassen vermuten, dass Laktat ein Hauptprodukt des Glukosestoff-

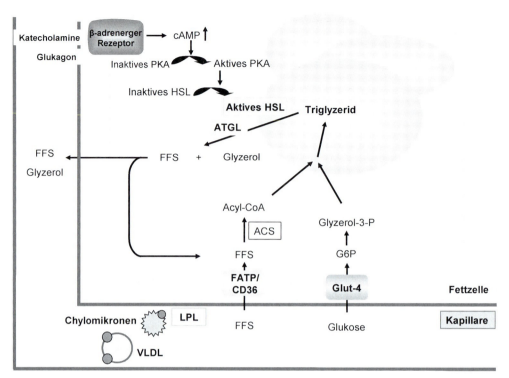

Abb. 17.1. Lipogenese und Lipolyse im Adipozyten. *ACS* Acyl-CoA-Synthetase; *Acyl-CoA* Acyl-Coenzym A; *ATGL* »adipose triglyceride lipase«; *cAMP* zyklisches Adenosinmonophosphat; *CD36* »cluster of differentiation 36«; *FATP* »fatty acid transport protein«; *FFS* freie Fettsäuren; *G6P* Glukose-6-Phosphat; *Glut-4* Glukosetransporter-4; *Glyzerol-3-P* Glyzerol-3-Phosphat; *HSL* hormonsensitive Lipase; *LPL* Lipoproteinlipase; *PKA* Proteinkinase A; *VLDL* »very low density lipoprotein«

wechsels im Fettgewebe ist, zu welchem bis zu 50% der metabolisierten Glukose abgebaut werden.

> **Die zweite, fundamentale Aufgabe des Fettgewebes ist die Mobilisierung von gespeicherter Energie (Abb. 17.1).**

Die Freisetzung von Fettsäuren aus Fettzellen zur Energiebereitstellung während Perioden negativer Energiebilanz wird durch eine komplexe Interaktion verschiedener Hormone beeinflusst (Arner u. Eckel 1998). Das Schlüsselenzym im Abbau der intrazellulären Triglyzeride (= Lipolyse) ist die hormonsensitiven Lipase (HSL). Hormone mit lipolytischer Wirkung, wie z. B. Adrenalin, Noradrenalin oder Glukagon, stimulieren über entsprechende Rezeptoren die Adenylatzyklaseaktivität der Fettzelle und lösen so eine Erhöhung des zyklischen Adenosinmonophosphat-(cAMP-)Spiegels aus. Das hat die Aktivierung der Proteinkinase A mittels Phosphorylierung zur Folge, was letztlich zur Aktivierung der HSL führt. Das Ergebnis dieses Prozesses ist die Bildung von freien Fettsäuren und Diacylglyzerol, das wiederum zu freien Fettsäuren und Glyzerin hydrolysiert wird. Das anfallende Glyzerin kann aufgrund eines Mangels einer Glyzerokinaseaktivität in der Fettzelle nicht wieder verwendet werden.

> **Es ist interessant festzustellen, dass die beiden gegensätzlichen Vorgänge der Lipidspeicherung und -mobilisierung gleichzeitig ablaufen können.**

Die Lipidspeicherung- und Mobilisierung wird durch zahlreiche Faktoren und Einflüsse reguliert. Das wichtigste, anabol wirkende Hormon ist Insulin. Neben seiner Wirkung auf die Lipoproteinlipase stimuliert Insulin den zellulären Glukosetransport und die Aufnahme weiterer Metabolite, es stimuliert die Triglyzeridsynthese und hemmt die Lipolyse. Bedeutende Gegenspieler des Insulins sind Katecholamine, die vor allem die Lipolyse stimulieren. Andere modulierende Faktoren sind Glukagon, Glukokortikoide, andere Steroidhormone und auch Wachstumshormone.

> **Änderungen in der Nahrungszufuhr nehmen einen direkten Einfluss auf den Fettzellstoffwechsel und können z. B. die Sensitivität gegenüber verschiedenen Hormonen beeinflussen.**

17.4 Sekretorische Funktion des Fettgewebes

In den letzten zehn Jahren hat sich die Vorstellung von der Funktion des Fettgewebes radikal geändert. Nach klassischer Sicht hielt man das Fettgewebe lediglich für ein passives Speicherorgan. Durch die Beobachtung, dass Fettzellen TNF-α synthetisieren, und die Entdeckung von Leptin, einem fettzellspezifischen Protein, das in die Blutbahn freigesetzt wird und nach Passage der Blut-Hirn-Schranke die Nahrungsaufnahme supprimiert, hat sich die Sichtweise geändert. Das Fettgewebe wird heute als endokrines Organ angesehen, das zahlreiche Faktoren – Proteine und andere Moleküle – produziert und sezerniert (◘ Abb. 17.2; Fischer-Posovszky et al. 2007). Bislang wurden etwa 100 Sekretionsprodukte charakterisiert, die sich unterschiedlichen Familien zuordnen lassen. Dabei ist zwischen Faktoren, die in der Zirkulation erscheinen und dort eine systemische Wirkung entfalten, und solchen, die primär auf lokaler Ebene wirksam sind, zu unterscheiden.

17.5 Regionale Unterschiede

Nach zahlreichen Studien wird das gesundheitliche Risiko adipöser Menschen maßgeblich von der Lokalisation der überschüssigen Fettdepots und damit dem Fettverteilungsmuster bestimmt. Vor allem vergrößerte viszerale Fettdepots sind eng mit der Entwicklung metabolischer und kardiovaskulärer Komplikationen assoziiert. Deshalb ist es von großem Interesse, auf Unterschiede in der sekretorischen Funktion von Fettzellen aus verschiedenen Körperregionen zu achten.

> Studien haben signifikante regionale Unterschiede in der Expression bestimmter Fettzellprodukte aufgedeckt.

Es fällt vor allem auf, dass Faktoren, die besonders eng mit Komplikationen der Adipositas verknüpft sind, in omentalen Fettzellen stärker exprimiert werden als in subkutanen Fettzellen (z. B. Angiotensinogen, Interleukin-6, PAI-1). Dies gilt allerdings nicht für alle Sekretionsprodukte. So ist z. B. die Expression von Leptin in subkutanen Fettzellen deutlich höher als in omentalen Fettzellen.

In diesem Kontext ist allerdings auch zu beachten, dass etwa 80% des Körperfetts in den subkutanen Depots lokalisiert ist und nur etwa 15% in den viszeralen Fettdepots, sodass sich die Frage nach der tatsächlichen Relevanz der sekretorischen Funktion im viszeralen Fettgewebe stellt. Dabei muss berücksichtigt werden, dass die Vaskularisierung und Innervierung der omentalen Fettdepots deutlich ausgeprägter ist, als die in den subkutanen Depots.

17.6 Kommunikation zwischen Fettgewebe und anderen Organsystemen

Nur ein Teil der vom Fettgewebe produzierten Faktoren sind als klassische, endokrine Botenstoffe anzusehen. Dennoch dürften die Sekretionsprodukte einen intensiven Crosstalk zwischen dem Fettgewebe und anderen Organsystemen ermöglichen. Dies dürfte von enormer klinischer Bedeutung

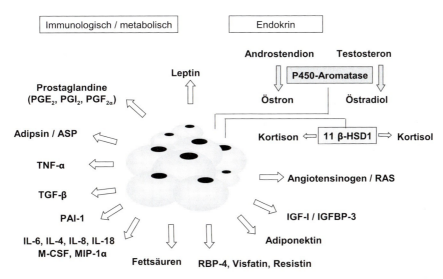

◘ Abb. 17.2. Wichtigste Sekretionsprodukte des Fettgewebes. *11β-HSD1* 11β-Hydroxysteroiddehydrogenase Typ 1, *ASP* «acylation-stimulating protein», *IGF-I* »insulin-like growth factor-1«, *IGFBP-3* »insulin-like growth factor binding protein 3«, *IL* Interleukin, *M-CSF* «macrophage colony-stimulating factor«, *MIP-1α* «macrophage inflammatory protein-1α», *PAI-1* Plasminogen-Aktivator-Inhibitor-1, *PG* Prostaglandin, *RAS* Renin-Angiotensin-System, *RBP-4* «Retinol-binding protein 4«, *TGF-β* «transforming growth factor β«, *TNF-α* Tumornekrosefaktor α. (aus Fischer-Posovszky u. Wabitsch, 2004)

> Bereits in den frühen 1970er Jahren wurde im Rahmen der Lipostasetheorie die Existenz eines zirkulierenden Sättigungsfaktors postuliert. Sie geht davon aus, dass vom Fettgewebe in Abhängigkeit vom Energiestatus lösliche Botenstoffe in die Blutbahn sezerniert werden, die im ZNS nach Bindung an einen Rezeptor zu einer Steigerung des Energieverbrauchs und einer Inhibition der Nahrungsaufnahme führen. Diese Theorie wurde durch sog. Parabioseexperimente unterstützt: koppelt man die Blutkreisläufe einer normalgewichtigen und einer adipösen Maus, führt das bei der adipösen Maus zu einer deutlichen Gewichtsabnahme (Coleman 1973). Erst 1994 gelang der Arbeitsgruppe um Friedman die Identifikation des »obese«-Gens (ob-Gen) und seines Genproduktes Leptin (leptos: dünn; Zhang et al. 1994).

sein, da die Adipositas mit vielen unterschiedlichen Begleit- und Folgeerkrankungen einhergeht, deren Pathophysiologie bislang ungeklärt ist. Derzeit laufen viele Untersuchungen, um der Frage nachzugehen, welche Bedeutung diese Sekretionsprodukte für die Entstehung der adipositastypischen Komplikationen haben. Eine bessere Kenntnis dieser Zusammenhänge könnte möglicherweise neue Optionen eröffnen, um die Komplikationen der Adipositas zu vermeiden oder zumindest zielgenauer therapieren zu können.

Im Folgenden sollen einige Sekretionsprodukte von Fettzellen, die insbesondere im Hinblick auf die Pathophysiologie der metabolischen und kardiovaskulären Komplikationen der Adipositas wichtig sein könnten, näher beleuchtet werden.

17.6.1 Leptin

Das wohl bekannteste Adipokin ist das 1994 entdeckte Leptin. Dieses den Zytokinen strukturell ähnliche Protein ist 16 kDa groß. Leptin wird von Adipozyten produziert und sezerniert. Seine Konzentration in der Zirkulation korreliert sowohl mit der Fettgewebsmasse als auch mit dem Ernährungsstatus. Während der Pubertät entwickelt sich ein Geschlechtsdimorphismus. Testosteron inhibiert die Produktion von Leptin, sodass man bei Jungen eine deutlich niedrigere Konzentration von Leptin im Serum findet als bei Mädchen. Die wohl wichtigste Funktion von Leptin ist die Regulation von Nahrungsaufnahme und Energieverbrauch.

Leptinrezeptoren (Ob-Rs) wurden im Nucleus arcuatus und Nucleus paraventricularis des Hypothalamus identifiziert. Die zentralnervöse Regulation der Nahrungsaufnahme und des Körpergewichtes wird ausführlich in ▶ Kap. 15 erläutert. Hier soll noch einmal darauf hingewiesen werden, dass die Sekretion von Leptin von der Fettgewebsmasse und dem Ernährungsstatus abhängt. In dem Maße, in dem die Fettdepots des Körpers reduziert werden, nimmt auch die Menge an im Körper zirkulierendem Leptin ab, was wiederum eine Zunahme des Appetits bewirkt.

Neben der Regulation des Körpergewichtes kommen Leptin einige weitere wichtige Aufgaben zu. Es spielt eine Rolle in der Pubertätsentwicklung, der Reproduktion und für die Funktion der Plazenta. Leptin ist wichtig für die angeborene und erworbene Immunität und spielt generell eine Rolle bei Entzündungsprozessen. So tragen z. B. alle Zellen des Immunsystems den Leptinrezeptor auf ihrer Oberfläche, ein Zeichen der engen Verknüpfung zwischen Energiespeicher und Infektionsabwehr.

Die kongenitale Leptindefizienz ist eine der seltenen monogenen Formen der Adipositas (▶ Kap. 16). Bei diesen Patienten findet man neben einer massiven Adipositas eine reduzierte Thermogenese und eine Insulinresistenz. Die Leptindefizienz verursacht außerdem einen Hypogonadismus. Die Symptome verbessern sich mit der Gabe von rekombinantem Leptin (Farooqi et al. 1999).

17.6.2 Adiponektin

Adiponektin wird ausschließlich von reifen Fettzellen produziert und in die Blutbahn sezerniert. Dort macht es mit einer Konzentration im Bereich von 5–20 µg/ml (abhängig von Alter und Geschlecht) ca. 0,01% des gesamten Serumproteins aus. Das 30 kDa große Protein kann in unterschiedlichen oligomeren Formen vorliegen als:
- niedrigmolekulare Form bestehend aus einem Adiponektintrimer,
- Hexamer mit mittlerem Molekulargewicht oder
- hochmolekulare Form aus 12–18 Adiponektineinzelmolekülen.

Das sog. globuläre Adiponektin ist ein proteolytisches Spaltprodukt und besteht nur aus der C-terminalen globulären Domäne. Wie bei Leptin findet man auch bei Adiponektin einen Geschlechtsdimorphismus, der sich während der Pubertät entwickelt, mit deutlich höheren Werten bei Frauen als bei Männern.

Während die Serumspiegel der meisten Adipokine mit der Fettgewebsmasse positiv korrelieren, findet man erstaunlicherweise bei adipösen Patienten erniedrigte Adiponektinserumspiegel .

> **Der Adiponektinspiegel korreliert stark mit Risikofaktoren und Komponenten des metabolischen Syndroms.**

So ist das Vorliegen von kardiovaskulären Erkrankungen oder einer Insulinresistenz ebenfalls mit einer reduzierten Plasmakonzentration assoziiert. Diese Reduktion scheint dem Auftreten der Erkrankungen voranzugehen. So scheint Adiponektin, vor allem in der hochmolekularen Form, als prognostischer Faktor für die Entstehung eines Diabetes mellitus Typ 2 oder von kardiovaskulären Erkrankungen zu stehen.

Durch eine Gewichtsreduktion oder durch die Gabe von Thiazolidindionen kann ein Anstieg der Adiponektinkonzentration, verbunden mit einer Verbesserung der Insulinsensitivität, erzielt werden. Polymorphismen im Adiponektingen sind verbunden mit
- Hypoadiponektinämie,
- Insulinresistenz und
- kardiovaskulären Problemen.

All diese Befunde verdeutlichen, dass Adiponektin eine wichtige Rolle bei der Pathogenese des metabolischen Syndroms spielt.

Adiponektin kann als ein körpereigener Insulinsensitizer bezeichnet werden. Man kennt zwei verschiedene Rezeptoren: AdipoR1 und AdipoR2. Es handelt sich um Rezeptoren mit 7 Transmembrandomänen, die aber an G-Proteine gekoppelt sind. Die Bindung von Adiponektin verursacht intrazellulär die Aktivierung von spezifischen Signalwegen, z. B. PPARalpha (»peroxisome proliferator-activated receptor«), AMPK (»AMP-activated protein kinase«) und p38 MAPK (»mitogen activated kinase«). Das führt zu einer Abnahme der Blutglukosespiegel durch eine vermehrte Glukoseaufnahme und gesteigerte Fettsäureoxidation im Muskel, wo hauptsächlich AdipoR1 exprimiert wird. In der Leber findet man ebenfalls eine gesteigerte Fettsäureoxidation und gleichzeitig eine Inhibition der Glukoneogenese.

Adiponektin scheint des Weiteren antiarteriosklerotische Eigenschaften zu besitzen. Es unterdrückt die endotheliale Expression von Adhäsionsmolekülen, z. B. ICAM-1 (»intracellular adhesion molecule-1«), VCAM-1 (»vascular cellular adhesion molecule-1«) und E-Selektin.

> Adiponektin inhibiert im Endothelium den proinflammatorischen NF$_\kappa$B-Signalweg; einer der wichtigsten Mechanismen, durch den die Adhäsion von Monozyten an die Gefäßwand verhindert wird.

In Makrophagen unterdrückt Adiponektin die Expression des Scavengerrezeptors der Klasse A Typ I und inhibiert die Proliferation und Migration von glatten Muskelzellen. Somit greift Adiponektin protektiv in wichtige Pathomechanismen der Arteriosklerose ein. Derzeit lässt sich jedoch noch nicht abschließend bewerten, welcher Stellenwert der verminderten Produktion von Adiponektin in der Pathogenese der adipositasassoziierten Arteriosklerose wirklich zukommt.

Eine weitere wichtige Rolle spielt Adiponektin in der angeborenen und erworbenen Immunität. Es induziert in Monozyten, Makrophagen und dendrischen Zellen die Produktion von wichtigen Zytokinen. Adiponektin kann die phagozytotische Kapazität von Makrophagen reduzieren, die T-Zell-Antwort vermindern und die B-Zell-Lymphopoese beeinflussen.

> Adiponektin ist somit ein wichtiger Suppressor von inflammatorischen Prozessen. Der paradoxe Abfall des Adiponektinserumspiegels bei Adipositas ist möglicherweise das Bindeglied zur Pathogenese adipositasassoziierter Begleiterkrankungen wie Insulinresistenz, Diabetes mellitus Typ 2 oder Arteriosklerose.

17.6.3 Plasminogenaktivatorinhibitor-1

Der Plasminogenaktivatorinhibitor-(PAI-)1 ist der stärkste endogene Inhibitor der Fibrinolyse. Er inhibiert die Aktivierung von Plasminogen durch tPA (Gewebeplasminogenaktivator) und uPA (Urokinaseplasminogenaktivator) und stört damit das empfindliche Gleichgewicht zwischen Koagulation und Fibrinolyse.

> In einer prospektiven klinischen Studie erwies sich PAI-1 als eigenständiger Risikofaktor für thrombembolische Komplikationen. Neuere Studien ergaben überraschenderweise, dass Fettzellen eine wichtige Produktionsstätte von PAI-1 sind (Hauner u. Wabitsch 2004).

Dabei zeigte sich, dass omentale Fettzellen eine deutlich höhere Synthese- und Sekretionsleistung aufweisen als subkutane Fettzellen. Die PAI-1-Synthese im Fettgewebe wird vor allem durch TGF-β und andere Zytokine sowie durch Angiotensin II hochreguliert. Da im omentalen Fettgewebe eine höhere Zytokinexpression vorherrscht und zudem mehr Monozyten bzw. Makrophagen vorhanden sind, könnte dies die höhere PAI-1-Produktion erklären. Mit zunehmender Fettgewebsmasse werden auch höhere zirkulierende Konzentrationen von PAI-1-Antigen bzw. -Aktivität gemessen. Nach neueren experimentellen Studien wird die PAI-1-Produktion in Fettzellen durch Pharmaka wie Thiazolidindione oder AT$_1$-Rezeptorantagonisten supprimiert. Eine Gewichtssenkung durch diätetische Maßnahmen geht ebenfalls mit einem Abfall der PAI-1-Konzentrationen einher.

17.6.4 Renin-Angiotensin-System

Im Fettgewebe exisitiert ein lokales Renin-Angiotensin-System (RAS).

Das RAS ist seit langem als wesentlicher Regulator des systemischen Blutdrucks und der renalen Elektrolythomöostase bekannt. Fettzellen exprimieren Angiotensinogen und alle Komponenten, die für die enzymatische Umwandlung in das biologisch aktive Angiotensin II benötigt werden.

Tierexperimentelle Untersuchungen hatten bereits Mitte der 1990er Jahre gezeigt, dass sich die Angiotensinogenexpression im Fettgewebe durch diätetische Maßnahmen modulieren lässt.

> Neuere Befunde zeigen, dass Fettzellen von adipösen Personen mehr Angiotensinogen mRNA enthalten als Fettzellen schlanker Personen und dass die Angiotensinogenexpression in omentalen Fettzellen höher ist als in subkutanen.

In einer klinischen Studie fand sich zudem eine positive Assoziation zwischen BMI und den zirkulierenden Konzentrationen von Angiotensinogen. Da Angiotensin II ein potenter Vasokonstriktor ist und mit steigendem BMI auch das Hypertonierisiko zunimmt, drängt sich die Hypothese auf, dass eine gesteigerte Produktion von Angiotensin II im Fettgewebe für die adipositasassoziierte Hypertonie mitverantwortlich sein könnte.

Neben den potenziellen systemischen Effekten findet man auch interessante lokale Wirkungen von Angiotenin II im Fettgewebe. So scheint Angiotensin II neben einer Vasokonstriktion auch verschiedene metabolische und proinflammatorische Effekte auszuüben. Angiotensin II interferiert mit der Insulinsignalübertragung in Fettzellen und trägt damit möglicherweise zur Entstehung einer lokalen Insulinresistenz bei. Darüber hinaus stimuliert Angiotensin II in einem NFκB-abhängigen Mechanismus die Expression von Sekretion von proinflammatorischen Molekülen wie z. B. Interleukin-(IL-)6 und IL-8. Dieser Effekt lässt sich durch Blockade des AT_1-Rezeptors aufheben. Die klinische Relevanz dieser Befunde ist derzeit noch unklar, mit ACE-Hemmern und AT_1-Rezeptorantagonisten stehen aber wirksame Pharmaka zur Verfügung, mit denen sich der inflammatorische Prozess im Fettgewebe adipöser Personen wenigstens partiell supprimieren lässt.

17.6.5 IGF-I-System

Neben der Leber ist das Fettgewebe beim Menschen der Hauptproduktionsort für IGF-I (»insulin-like growth factor-1«) und IGF-Bindungsproteine. IGF-I besitzt eine hohe Sequenzhomologie zu Insulin. Es ist ein sehr potentes Mitogen, das die Proliferation, die Differenzierung und auch den natürlichen Zelltod reguliert.

Systemisch scheint das aus dem Fettgewebe in die Zirkulation sezernierte IGF-I mit dem Wachstum und der Reifung des Skeletts zu interferieren. Diesbezügliche, bei Adipositas beobachtete Veränderungen werden ausführlich in ▶ Kap.16 behandelt.

> IGF-I und auch weitere Sekretionsprudukte spielen eine bedeutende Rolle für die Karzinogenese. Adipositas ist mit einem gehäuften Auftreten bestimmter Krebserkrankungen verbunden.

Ein lokal erhöhter IGF-I-Spiegel im Fettgewebe der Brust kann z. B. das Wachstum eines Mammakarzinoms fördern.

17.6.6 11β-Hydroxysteroid-Dehydrogenase Typ I

Zu den klassischen Hormonen, die im Fettgewebe nicht de novo synthetisiert, sondern metabolisiert werden, gehören die Steroidhormone.

Im Fettgewebe findet man das Enzym 11β-Hydroxysteroid-Dehydrogenase Typ I (11β-HSD1), das die Umwandlung von inaktivem Kortison in biologisch aktives Kortisol katalysiert. Das Enzym wird hauptsächlich im viszeralen Fettgewebe exprimiert und kann dort einen lokalen Anstieg des Kortisolspiegels verursachen, der systemisch nicht messbar ist. Da Kortisol die adipogene Differenzierung stimuliert, ist eine lokale Ausdehnung des Fettgewebes vorstellbar.

In der Tat zeigen transgene Mäuse, die das Gen der 11β-HSD1 im Fettgewebe überexprimieren, eine deutliche abdominelle Adipositas, während andere Fettgewebedepots kaum vom Zuwachs betroffen waren. Unter einer Hochfettdiät entwickeln sich bei diesen Mäusen eine Insulinresistenz, ein Diabetes mellitus Typ 2 und andere Komponenten des metabolischen Syndroms, wie z. B. eine Hypertriglyzeridämie oder Hypertonie.

Es wird bereits diskutiert, ob die Hemmung der Expression oder Aktivität der 11β-HSD1 – natürlich bei einer gleichzeitigen Ernährungsumstellung – eine neue Strategie zur Behandlung der abdominellen Adipositas darstellen könnte.

> Interessant ist, dass Thiazolindione, die zur Steigerung der Insulinsensitivität eingesetzt werden, zu einer Reduktion abdominellen Fettes führen und eine markante Reduktion der Aktivität von 11β-HSD1 in Fettzellen bewirken.

Neben den Glukokortikoiden können im Fettgewebe auch die Sexualsteroide metabolisiert werden. In Präadipozyten wird die P450-Aromatase exprimiert. Das Enzym der Zytochrom-P450-Superfamilie katalysiert den geschwindigkeitsbestimmenden Schritt der Östrogenbiosynthese, die Aromatisierung von z.B. Androstendion zu Östron bzw. von Testosteron zu Östradiol. Eine erhöhte Fettmasse kann daher mit einer Feminisierung des Mannes bzw. des heranwachsenden männlichen Jugendlichen einhergehen ([Pseudo-]Gynäkomastie) ▶ Kap. 16.

17.6.7 Adipokine und chronische Inflammation

Ein auffällig hoher Anteil der neuentdeckten Sekretionsprodukte gehört in die Familie der Zytokine und Chemokine. Dazu zählen z. B. TNF-α, TGF-β, IL-1, IL-4, IL-6, IL-8, IL-18, M-CSF und MIP-1α. Auch Faktoren des alternativen Komplementsystems, PAI-1 und Leptin lassen sich als Mediatoren einer inflammatorischen Aktivität definieren.

 Da die Produktion und Sekretion der meisten dieser Proteine mit steigendem Körpergewicht zunimmt, lässt sich Adipositas auch als ein Zustand einer chronischen Inflammation beschreiben.

Fettzellen und ihre Vorläuferzellen können dementsprechend als primitive Immunzellen betrachtet werden, die sogar die Fähigkeit zur Phagozytose besitzen.

Literatur

Arner P, Eckel RH (1998) Adipose tissue as a storage organ. In: Bray GA, Bouchard C (eds) Handbook of obesity. Dekker, New York, pp 379–339

Coleman DL (1973) Effects of parabiosis of obese with diabetes and normal mice. Diabetologia 9: 294–298

Farooqi IS, Jebb SA, Langmack G et al. (1999) Effects of recombinant leptin therapy in a child with congenital leptin deficiency. N Engl J Med 341: 879–884

Fischer-Posovszky P, Wabitsch M (2004) Entwicklung und Funktion des Fettgewebes. Monatsschr Kinderheilk. 152: 834–842

Fischer-Posovszky P, Wabitsch M, Hochberg Z (2007) Endocrinology of adipose tissue – an update. Horm Metab Res 39: 314–321

Hauner H, Wabitsch M (2005) Die endokrine Funktion von Fettzellen. In: Wabitsch M, Kiess W, Hebebrand J, Zwieauer K (Hrsg) Adipositas im Kindes- und Jugendalter – Grundlagen und Klinik. Springer, Berlin Heidelberg New York Tokio, 147–156

Stratz W (1902) Der Körper des Kindes. Emke, Stuttgart

Spalding KL, Arner E, Westermark PO et al. (2008) Dynamics of fat cell turnover in humans. Nature 453: 783–787

Zhang Y, Proenca R, Maffei M, Barone M, Leopold L, Friedman JM (1994) Positional cloning of the mouse obese gene and its human homologue. Nature 372: 425–432

18 Sinnvolle Diagnostik bei Adipositas

Thomas Reinehr, Martin Wabitsch

18.1 Grundlagen – 246

18.2 Bestimmung des Ausmaßes der Adipositas – 246

18.3 Ausschluss von Grunderkrankungen der Adipositas – 247
18.3.1 Endokrinologische Grunderkrankungen – 247
18.3.2 Syndromale Erkrankungen – 251

18.4 Erfassung der Folgeerkrankungen der Adipositas – 253
18.4.1 Glukosestoffwechselstörungen und Diabetes mellitus Typ 2 – 253
18.4.2 Das metabolische Syndrom – 254
18.4.3 Hyperandrogenämie/polyzystisches Ovarsyndrom – 255
18.4.4 Gastroenterologische Komplikationen – 255
18.4.5 Weitere Folgeerkrankungen – 255
18.4.6 Diagnostisches Vorgehen zur Erfassung der Folgeerkrankungen – 256

Literatur – 257

18.1 Grundlagen

Die Diagnostik der Adipositas im Kindes- und Jugendalter umfasst drei Schritte, die bei allen adipösen Kindern durchgeführt werden sollten (AGA 2009; Wabitsch 2000):
1. Bestimmung des Ausmaßes der Adipositas,
2. Ausschluss von ursächlichen Grunderkrankungen der Adipositas und
3. Erfassung der Folgeerkrankungen der Adipositas.

18.2 Bestimmung des Ausmaßes der Adipositas

Die Adipositas ist durch einen erhöhten Körperfettanteil an der Gesamtkörpermasse definiert. Die Dual-energy-X-ray-Absorptionsmetrie (DEXA) stellt die Methode der Wahl dar, um den Körperfettanteil zu beschreiben, ist jedoch sehr aufwendig, invasiv und somit für die Praxis ungeeignet. Daher wird entsprechend internationalen Empfehlungen Adipositas mithilfe des Körper-Massen-Indexes (Body-Mass-Index, BMI) definiert und folgendermaßen berechnet:

$$BMI = \text{Gewicht in Kilogramm} : (\text{Größe in Meter})^2.$$

Für Kinder und Jugendliche sind alters- und geschlechtsbezogene BMI-Perzentile erforderlich, wobei man bei Werten oberhalb des
- 90. Perzentils von Übergewicht,
- 97. Perzentils von Adipositas und
- 99,5. Perzentils von extremer Adipositas spricht.

Als Referenzdaten sollten in Deutschland die BMI-Perzentile der Arbeitsgemeinschaft Adipositas im Kindes- und Jugendalter (AGA) verwendet werden (◘ Abb. 18.1 u. Abb. 18.2; AGA 2009).

Nach dieser Definition ist zurzeit jedes sechste Kind in Deutschland übergewichtig (AGA 2009). Wie in allen Industrienationen ist nicht nur die Häufigkeit, sondern auch das Ausmaß der Adipositas steigend.

Das Ausmaß des Übergewichtes und seiner Veränderungen lässt sich anhand des »Standard deviation scores« des BMI (BMI-SDS) wissenschaftlich genau beschreiben, wobei hierbei mit der LMS-Methode korrigiert werden muss (▶ nachfolgende Gleichung), da der BMI nicht normal verteilt ist. Die komplizierte Berechnung kann im Internet erfolgen (www.mybmi.de).

$$BMI - SDS = \frac{[BMI \div M(t)]^{L(t)-1}}{L(t) \times S(t)}$$

Mithilfe von Hautfaltendickemessungen mittels eines Kalipers kann auf den Fettanteil des Körpers rückgeschlossen werden. Dieser wird bei Jungen bzw. Mädchen folgendermaßen berechnet (Slaughter et al. 1988):
- Jungen: % Körperfett = 0,783 × (Hautfaltendicke Subscapularis + Triceps in mm) + 1,6
- Mädchen: % Körperfett = 0,546 × (Hautfaltendicke Subscapularis + Triceps in mm) + 9,7

Diese Methode ist genauer als Bioimpedanzanalysen und »Körperfettwaagen«, zeigt jedoch eine hohe Untersucherabhängigkeit. Der Fettverteilungstyp wird anhand von Hüft- und Taillenumfang bestimmt, wobei für deutsche

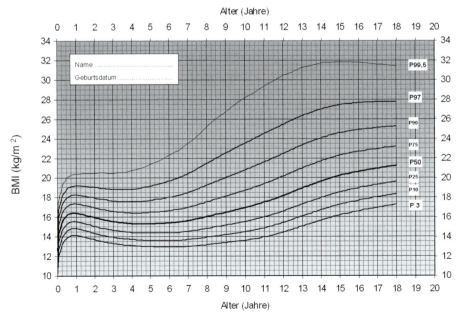

◘ **Abb. 18.1. BMI-Perzentile für deutsche Mädchen.** *BMI* Body-Mass-Index. (Nach Kromeyer-Hauschild et al. 2001)

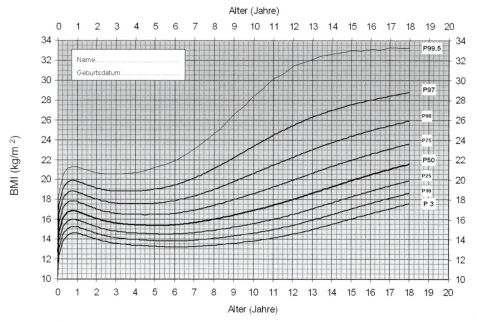

◘ **Abb. 18.2. BMI-Perzentile für deutsche Jungen.** *BMI* Body-Mass-Index. (Nach Kromeyer-Hauschild et al. 2001)

Kinder hierfür noch keine Normwerte vorliegen. Am ehesten eignet sich für deutsche Kinder die Verwendung der Perzentilenverteilung aus den Niederlanden (◘ Tab. 18.1). Vom zentralen, abdominellen oder androgenen Fettverteilungstyp, der mit einem erhöhten kardiovaskulären Risiko assoziiert ist, spricht man bei einem Taillenumfang oder einer »waist-to-hip ratio« (WHR) größer als 2 Standardabweichungen (◘ Tab. 18.1).

18.3 Ausschluss von Grunderkrankungen der Adipositas

Genetische Faktoren, menschliches Verhalten, Umwelt- und Lebensbedingungen sind multifaktoriell an der Entstehung der Adipositas beteiligt. In seltenen Fällen (1%) findet sich auch eine endokrinologische Grunderkrankung oder ein zugrunde liegendes Syndrom (◘ Tab. 18.2; Reinehr et al. 2007a) als Ursache von Übergewicht oder auch von Adipositas.

18.3.1 Endokrinologische Grunderkrankungen

Differenzialdiagnostisch kommen vor allem eine Hypothyreose, ein Wachstumshormonmangel, ein Cushing-Syndrom und ein Pseudohypoparathyreoidismus in Betracht.

> Am häufigsten unter den insgesamt sehr seltenen endokrinologischen Primärerkrankungen ist mit einer Autoimmunthyreoiditis mit Hypothyreose (Inzidenz 1–2:1.000 Schulkinder) gefolgt von einem Wachstumshormonmangel (Inzidenz 1:4.000–10.000) zu rechnen.

Andere hormonelle Erkrankungen inklusive des Cushing-Syndroms sowie des Pseudo- und Pseudopseudohypoparathyreoidismus (Inzidenz jeweils ca. 1:140.000) stellen Raritäten dar.

Hypothyreose

Schilddrüsenhormone beeinflussen maßgeblich den Zellstoffwechsel und den Grundumsatz. Daher führt eine Hypothyreose durch Herabsetzung des Stoffwechsels und Energieverbrauchs zur Adipositas. Eine Hypothyreose ist jenseits der Neugeborenenperiode am häufigsten durch eine Autoimmunthyreoiditis verursacht und geht meist mit einer **Struma** einher, wenn auch gelegentlich eine Thyreoiditis ohne Schilddrüsenvergrößerung auftreten kann. Weitere Symptome, die auf eine Hypothyreose hindeuten, sind, neben der **immer vorliegenden verminderten Wachstumsgeschwindigkeit**,

— Obstipation,
— Müdigkeit,
— mangelndes Konzentrationsvermögen,
— trockene oder teigig geschwollene Haut (Myxödem) und
— eine Hypercholesterinämie.

◘ Tab. 18.1. Referenzwerte für Taillenumfang, Hüftumfang und deren Verhältnis ; Grenzwert + 2 SD. (Mod. nach Fredriks et al. 2005; Übersetzung durch Lektorin)

Jungen									
Alter		WC [cm]			HC [cm]			WHR	
Jahre	−2 SD	0 SD	+2 SD	−2 SD	0 SD	+2 SD	−2 SD	0 SD	+2 SD
0,25	33,0	39,4	45,4	31,6	37,3	43,9	0,899	1,041	1,196
0,50	35,9	42,0	48,0	35,5	41,4	48,3	0,885	1,013	1,152
0,75	37,4	43,4	49,5	37,6	43,4	50,4	0,879	0,998	1,128
1,00	38,3	44,3	50,6	39,1	44,7	51,6	0,875	0,988	1,111
2,00	41,1	46,9	53,7	42,9	48,5	55,6	0,869	0,968	1,077
3,00	44,4	49,7	56,9	45,5	51,4	59,0	0,866	0,962	1,070
4,00	45,5	51,2	59,0	47,8	54,2	62,5	0,849	0,945	1,053
5,00	46,3	52,1	60,7	49,8	56,7	66,0	0,827	0,923	1,032
6,00	47,2	53,3	62,9	51,5	59,0	69,6	0,810	0,905	1,015
7,00	48,4	54,8	65,5	53,2	61,3	73,2	0,796	0,891	1,002
8,00	49,7	56,5	68,5	55,3	64,2	77,5	0,784	0,878	0,990
9,00	51,0	58,2	71,4	57,8	67,4	81,7	0,773	0,866	0,978
10,00	52,3	59,9	74,3	60,2	70,4	85,2	0,763	0,855	0,966
11,00	53,8	61,8	77,2	62,4	73,3	88,4	0,755	0,846	0,957
12,00	55,4	63,9	80,0	64,7	76,3	91,7	0,748	0,838	0,949
13,00	57,2	66,1	82,8	67,4	79,8	95,5	0,741	0,831	0,942
14,00	59,1	68,2	85,2	70,7	83,7	99,1	0,735	0,825	0,937
15,00	60,9	70,3	87,4	74,2	87,1	102,0	0,730	0,821	0,933
16,00	62,6	72,3	89,4	76,9	89,6	104,0	0,729	0,820	0,934
17,00	64,1	74,0	91,1	78,6	91,3	105,4	0,729	0,821	0,936
18,00	65,4	75,6	92,6	79,8	92,3	106,3	0,731	0,824	0,941
19,00	66,6	77,0	94,0	80,6	93,1	107,0	0,733	0,827	0,946
20,00	67,7	78,3	95,4	81,2	93,6	107,5	0,735	0,831	0,951
21,00	68,8	79,6	96,6	81,6	94,1	107,9	0,738	0,834	0,956

▼

Tab. 18.1 (Fortsetzung)

Mädchen

Alter	WC			HC			WHR		
Jahre	−2 SD	0 SD	+2 SD	−2 SD	0 SD	+2 SD	−2 SD	0 SD	+2 SD
0,25	32,1	38,4	44,2	31,4	36,8	43,7	0,885	1,031	1,174
0,50	35,0	41,0	47,0	35,5	41,1	48,4	0,868	0,997	1,128
0,75	36,4	42,3	48,5	37,2	43,1	50,4	0,863	0,982	1,105
1,0	37,4	43,2	49,6	38,5	44,4	51,6	0,863	0,973	1,091
2,0	40,9	46,4	53,0	42,3	48,4	55,8	0,864	0,959	1,063
3,0	43,5	49,2	56,6	45,4	52,0	60,1	0,856	0,946	1,047
4,0	44,6	50,6	58,7	47,6	54,8	63,9	0,835	0,923	1,028
5,0	45,1	51,3	60,4	49,2	57,0	67,0	0,809	0,899	1,008
6,0	45,9	52,5	62,7	51,0	59,6	70,9	0,788	0,879	0,993
7,0	47,1	54,0	65,5	53,0	62,4	75,3	0,772	0,863	0,981
8,0	48,3	55,7	68,5	55,1	65,5	80,0	0,757	0,849	0,970
9,0	49,6	57,3	71,4	57,6	69,0	85,0	0,743	0,834	0,958
10,0	50,9	59,0	74,2	59,9	72,1	89,4	0,730	0,820	0,946
11,0	52,3	60,6	76,9	62,2	75,2	93,2	0,716	0,806	0,934
12,0	53,8	62,4	79,3	65,1	79,0	97,2	0,703	0,792	0,922
13,0	55,3	64,1	81,4	68,5	83,2	101,2	0,691	0,779	0,911
14,0	56,6	65,6	83,2	71,4	86,6	104,3	0,681	0,768	0,903
15,0	57,8	66,8	84,6	73,5	89,0	106,4	0,673	0,760	0,898
16,0	58,8	67,9	85,7	74,9	90,6	107,9	0,667	0,755	0,897
17,0	59,6	68,8	86,7	76,1	91,9	109,1	0,664	0,752	0,898
18,0	60,3	69,5	87,5	77,1	93,0	110,3	0,662	0,750	0,900
19,0	60,9	70,2	88,3	77,8	93,8	111,0	0,661	0,750	0,904
20,0	61,4	70,8	88,9	77,9	93,9	111,2	0,661	0,750	0,908
21,0	61,9	71,3	89,5	78,5	94,5	111,7	0,660	0,750	0,912

HC Hüftumfang, *SD* Standardabweichung, *WC* Taillenumfang, *WHR* »waist-to-hip ratio« (Verhältnis Taillenumfang zu Hüftumfang)

Diese manifestieren sich jedoch häufig erst nach längerem Bestehen dieser Endokrinopathie. Die Diagnose wird durch Bestimmung der peripheren Schilddrüsenhormone (erniedrigt) sowie des thyreoideastimulierenden Hormons (TSH; erhöht) gesichert. Zu beachten ist, dass adipöse Kinder häufig grenzwertig erhöhte TSH-Werte (<10 mU/ml) bei hochnormalen T_3- und T_4-Werten zeigen, ohne dass eine Hypothyreose vorliegt (Reinehr et al. 2006). Am ehesten handelt es sich hier um einen Kompensationsmechanismus zur reaktiven Erhöhung des Grundumsatzes bei Übergewicht (Reinehr et al. 2006).

Wachstumshormonmangel

Wachstumshormon hat aufgrund seiner metabolischen Eigenschaften eine direkte lipolytische und eine antilipogenetische Wirkung (Wabitsch et al. 1994; Wabitsch u.

□ **Tab. 18.2.** Somatische und syndromale Primärerkrankungen der Kinder, die sich in der endokrinologischen Ambulanz der Vestischen Kinder- und Jugendklinik in den Jahren 1999–2005 mit einer Adipositas vorstellten (n=1.405). (Mod. nach Reinehr et al. 2007a)

Primärerkrankung	Anzahl Patienten (Prozentualer Anteil)
(Autoimmun-)Hypothyreose	4 (<1%)
Wachstumshormonmangel	1 (<1%)
Cushing-Syndrom	1 (<1%)
Pseudohypoparathyreoidismus	3 (<1%)
Prader-Willi-Syndrom	2 (<1%)
Klinefelter-Syndrom	1 (<1%)
Bardet-Biedel-Syndrom	1 (<1%)
Gesamt	**13 (1%)**

Heinze 1993). Ein Wachstumshormonmangel führt daher zu einer Vermehrung der Fettmasse. Kinder mit Wachstumshormonmangel haben ein puppenartiges Gesicht, kleine Hände und Füße und eine schwach ausgebildete Muskulatur, wobei diese Merkmale bei einem partiellem Wachstumshormonmangel weniger ausgebildet sein können. Leitsymptom ist die **verminderte Wachstumsgeschwindigkeit**.

> Bei Kindern mit erworbenem Wachstumshormonmangel muss immer an einen Tumor in der Hypophysen-/Hypothalamusregion gedacht werden.

Erniedrigte insulinähnliche Wachstumsfaktor-(IGF-)I-Serumspiegel können ein Hinweis auf einen Wachstumshormonmangel sein. Die Diagnose eines Wachstumshormonmangels ist jedoch nur durch entsprechende Stimulationstests zu stellen (▶ Kap. 19). Hierbei muss jedoch beachtet werden, dass adipöse Kinder in diesen Tests häufig eine verminderte Stimulierbarkeit von Wachstumshormon zeigen, ohne dass die klassischen Zeichen eines Wachstumshormonmangels vorliegen (Agente et al. 1997).

Cushing-Syndrom

Glukokortikoide sind starke lipogenetische Hormone, die sowohl die Differenzierung von humanen Adipozyten als auch die zelluläre Lipogenese stimulieren (Hauner et al. 1989). Klinische Hinweise für ein Cushing-Syndrom sind
— **Wachstumsstillstand**,
— **Vollmondgesicht**,
— **dünne Extremitäten** und
— **Büffelnacken**.

Die Gewichtszunahme tritt relativ rasch auf. Ein Cushing-Syndrom ist im Kindesalter meist durch einen cortisolproduzierenden Tumor der Nebennierenrinde oder seltener durch einen Tumor der Hypophyse (M. Cushing) bedingt. Besonders selten ist ein Tumor der Nebenniere, der sowohl Kortisol als auch Androgene produzieren kann, sodass die betroffenen Patienten neben der Adipositas durch ein Cushing-Syndrom auch eine Virilisierung und einen Großwuchs bei akzeleriertem Knochenalter zeigen können.

> Die Diagnose eines Cushing-Syndroms wird durch eine aufgehobene Tagesrhythmik der Kortisolspiegel sowie durch nicht supprimierbare Kortisolspiegel im Dexamethasonhemmtest gestellt (▶ Kap. 24).

Eine einfache Kortisolbestimmung ist nicht hilfreich, da adipöse Kinder z. T. erhöhte Kortisolspiegel (Reinehr et al. 2007a) oder auch erniedrigte Kortisolspiegel (Wabitsch et al. 1995) zeigen, ohne dass ein Cushing-Syndrom vorliegt.

Pseudohypoparathyreoidismus

Die Adipositas bei Pseudohypoparathyreoidismus wird auf den Defekt der Adenylatzyklase in den Fettzellen zurückgeführt. Pseudo- und Pseudopseudohypoparathyreoidismus sind charakterisiert durch die Herabsetzung der Aktivität und Konzentration der α-Einheit des stimulierenden G-Proteins (Gs-α) in Zellmembranen, wodurch die Wirkung der Adenylatzyklase herabgesetzt wird. Beim Pseudohypoparathyreoidismus findet sich eine Hypokalzämie, während die Serumkalziumwerte beim Pseudopseudohypoparathyreoidismus im Normbereich liegen. Beide Erkrankungen gehen mit erhöhten Spiegeln des intakten Parathormons einher. Leitsymptome dieser meist autosomal dominant vererbten Erkrankungen sind neben **Kleinwuchs** und Adipositas die Zeichen der hereditären Albright-Osteodystrophie wie Brachydaktylie (hier meist Verkürzung des 4. Strahls der Hände/Füße), kurzer Hals, subkutane Verkalkungen und z. T. geistige Retardierung.

Adipositas nach hirnorganischen Erkrankungen und nach Operationen im Bereich der Sella und der Hypothalamusregion

Eine Sonderform stellt die Adipositas nach hirnorganischen Erkrankungen **oder** Operationen im Bereich der Hypophyse dar. Diskutiert wird neben hormonellen Ursachen wie dem Wachstumshormonmangel oder der sekundären Hypothyreose auch ein fehlendes Sättigungsgefühl durch den hypothalamischen Defekt (▶ Kap. 15).

18.3 · Ausschluss von Grunderkrankungen der Adipositas

> **Leitsymptome endokrinologischer Grunderkrankung bei Adipositas**
> - Kleinwuchs (adipöse präpubertäre Kinder sind meist größer als ihre normalgewichtigen Altersgenossen)
> - verminderte Wachstumsgeschwindigkeit und
> - rasche Gewichtszunahme

Das diagnostische Vorgehen kann anhand der ◘ Abb. 18.3 durchgeführt werden. Ohne weitere Leitsymptome führt eine ungerichtete laborchemische endokrinologische Diagnostik bei Adipositas nur zu vielen falsch-positiven Befunden, die aufwendige unnötige diagnostische Verfahren nach sich ziehen (z. B. erhöhte Kortisolspiegel oder erhöhtes TSH als Folge der Adipositas; Reinehr et al. 2006, 2007a).

Bei **Kleinwuchs** und vor allem einer **verminderten Wachstumsgeschwindigkeit** sollte
- eine Hypothyreose (Schilddrüsenhormonbestimmung),
- ein Cushing-Syndrom (Dexamethasonhemmtest),
- ein Pseudohypoparathyreoidismus (Kalzium und Parathormon im Serum) und
- ein Wachstumshormonmangel (entsprechende Stimulationstests)

ausgeschlossen werden. Um bei adipösen kleinwüchsigen Kindern einen familiären Kleinwuchs auszuschließen, ist u. a. eine Bestimmung des Knochenalters erforderlich.

> Im Gegensatz zum familiären Kleinwuchs ist bei allen endokrinologischen Ursachen der Adipositas – mit Ausnahme des Pseudohypoparathyreoidismus – das Knochenalter retardiert.

Beim Pseudohypoparathyreoidismus zeigt das Röntgenbild der linken Hand den wegweisenden Befund einer Brachydaktylie.

Häufige klinische Begleitbefunde bei Adipositas im Kindes- und Jugendalter, die meist keiner weiteren Diagnostik bedürfen sind:
- Beschleunigung des Längenwachstums und der Skelettreife;
- Striae distensae bei rascher Gewichtszunahme;
- (Pseudo-)Gynäkomastie bei Jungen: Das Fettgewebe ist ein zentraler Ort der Aromatisierung von Steroidhormonen. Dies führt zur Hyperöstrogenämie und damit zu einer echten Gynäkomastie neben der Pseudogynäkomastie durch die Vermehrung des Fettgewebes bei Adipositas;
- Pseudohypogenitalismus bei Jungen: Eine Fettschürze über einem normal langen Genitale täuscht einen Hypogenitalismus vor.

18.3.2 Syndromale Erkrankungen

Leitsymptome syndromaler Grunderkrankungen bei Adipositas stellen Kleinwuchs, geistige Retardierung und Dysmorphiestigmata dar. Anhand der Körpergröße kann bei Verdacht auf syndromale Adipositas und psychomoto-

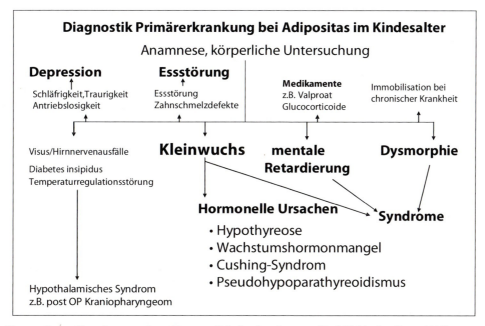

◘ **Abb. 18.3.** Diagnostisches Vorgehen zum Ausschluss von Primärerkrankungen. (Nach Wabitsch u. Kunze 2009)

rischer Entwicklungstörung zwischen verschiedenen Formen unterschieden werden.

Syndrome mit Kleinwuchs

> Das häufigste Syndrom bei vorliegender Adipositas ist das Prader-Willi-Syndrom.

Leitsymptome sind eine neonatale Muskelhypotonie und Trinkschwäche sowie eine Adipositas ab dem Kleinkindesalter, die vor allem durch ein fehlendes Sättigungsgefühl zustande kommt. Häufig liegen auch ein Wachstumshormonmangel und ein hypothalamischer Hypogonadismus vor.

Leitsymptom des Bardet-Biedel-Syndroms ist die postaxiale Hexadaktylie. Häufig sind die akzessorischen Finger in der Neonatalzeit operativ entfernt worden, sodass nach entsprechenden Narben gesucht werden sollte. Typisch sind auch Netzhautveränderungen und das Auftreten eines Diabetes mellitus Typ 2.

Schmale Hände und Füße, lange Finger und Zehen, offener Mund mit vorstehenden Schneidezähnen und eine Mikrozephalie deuten auf ein Cohen-Syndrom hin.

Syndrome ohne Kleinwuchs

Die Kombination von Hörschwäche, Sehverlust, Diabetes mellitus Typ 2 deuten auf ein Alström-Syndrom hin. Makrozephalie, rundes Gesicht und prominente Fingerspitzenpolster finden sich beim Weaver-Syndrom. Ein längliches Gesicht, akzeleriertes Knochenalter und große Hände und Füße sind typisch für ein Sotos-Syndrom. Das fragile X-Syndrom ist gekennzeichnet durch Makrozephalie, große Hoden und große Ohren. Ein eunuchoider Habitus, kleine Hoden und eine unvollständige Pubertätsentwicklung sind charakteristisch für das Klinefelter-Syndrom.

Genetische Erkrankungen

Eine polygene Vererbung liegt bei Adipositas häufig vor (ca. 50%) und multiple Polymorphismen werden im Zusammenhang mit einer Adipositas diskutiert, deren Einfluss auf das Gewicht jedoch meist sehr gering ist. Bei bis zu 5% der adipösen Kindern in verschiedenen Kohortenstudien fand sich eine monogene Vererbung, der autosomal dominant vererbte Melanokortin-4-Rezeptor-Defekt (*MC4R*).

Leitsymptom monogenetischer Erkrankung bei Adipositas ist eine familiäre, frühmanifeste extreme Adipositas durch Hyperphagie bei fehlendem Sättigungsgefühl.

Die meisten Mutationen im *MC4R* führen zu einem Ausfall des Sättigungsgefühls. Der Propiomelanokortigendefekt (POMC) wurde bisher nur bei wenigen Kindern beschrieben (Leitsymptom: rote Haare und sekundäre Nebennierenrindeninsuffizienz; Krude 2003). Eine Leptindefizienz oder Mutationen im zugehörigen Rezeptorgen konnten bisher nur bei sehr wenigen, extrem Adipösen identifiziert werden (Farooqi et al. 2003). Diese Patienten fallen zusätzlich durch einen hypothalamischen Hypogonadismus auf. Ein genetische Screening insbesondere auf MC4R-Mutation ist v. a. bei frühmanifester extremer Adipositas von mehreren Familienmitgliedern sinnvoll (Reinehr et al. 2007a) und kann bei einem positiven Befund helfen, die Familie von Vorwürfen durch die Umwelt zu entlasten.

Psychische Erkrankungen mit Adipositas

Auch psychische Erkrankungen können eine Adipositas auslösen oder unterstützen. Beispiele hierfür und ihre Leitsymptome finden sich in ▢ Abb. 18.4. Bei Vorliegen dieser Symptome sollte ein Kinder- und Jugendpsychiater hinzugezogen werden.

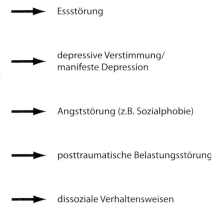

▢ **Abb. 18.4.** Leitsymptome psychiatrischer Grund- und Begleiterkrankungen bei Adipositas

Adipositas als Nebenwirkung von Medikamenten

Neben systemisch verabreichten Glukokortikoiden führen vor allem Psychopharmaka und Antiepileptika wie Valproat, Vigabactrin, Gabapentin und Carbamazepin zu einer deutlichen Gewichtszunahme, während z. B. das Antiepileptikum Topiramat mit einer Gewichtsreduktion einhergeht. Die Ursachen der Gewichtszunahme unter diesen Medikamenten sind unklar, jedoch wird vermutet, dass durch Absenkungen des Blutglukosespiegels Hunger induziert wird und vermehrt appetitanregende Neuropeptide ausgeschüttet werden.

18.4 Erfassung der Folgeerkrankungen der Adipositas

Übergewicht ist keineswegs nur ein kosmetisches Problem, sondern stellt die zurzeit bedeutendste Volkskrankheit in allen Industrienationen dar. Die Folgeerkrankungen des Übergewichtes belasten das deutsche Gesundheitssystem jährlich mit mehreren Milliarden Euro. Als Folgen der Adipositas sind kardiovaskuläre Risikofaktoren und bereits manifeste Folgeerkrankungen auch schon im Kindesalter zu beobachten.

Häufigkeit von Folgeerkrankungen

In einem deutschen Kollektiv mit über 1.000 übergewichtigen Kindern und Jugendlichen konnten bei einem Drittel der Kinder eine arterielle Hypertonie und bei einem Viertel Fettstoffwechselstörungen diagnostiziert werden (Reinehr et al. 2005a). Dieselben Häufigkeiten finden sich in der größten Adipositaspatientendatenbank (l'Allemand et al. 2008). Screeninguntersuchungen bei adipösen Jugendlichen zeigten eine Prävalenz des Diabetes mellitus Typ 2 von 1% (Wabitsch et al. 2004).

Diese kardiovaskulären Risikofaktoren frühen bereits im Kindesalter zu ersten Hinweisen auf arteriosklerotische Veränderungen (Bestimmung der Dicke der Intimamedia-Dicke der A. carotis mittels Ultraschall; Reinehr et al. 2006a).

18.4.1 Glukosestoffwechselstörungen und Diabetes mellitus Typ 2

Ein Nüchtern-Blutzucker >100 mg/dl entspricht dem Stadium der »impaired fasting glucose«, das schon mit kardiovaskulären Veränderungen einhergeht (Reinehr et al. 2006a). Ein Diabetes mellitus liegt bei einem Nüchtern-Blutzucker >126 mg/dl vor. Ein 2-h-Glukosewert von >200 mg/dl im oralen Glukosetoleranztest (1,75 g/kg Körpergewicht, maximal 75 g Glukose oral) bestätigt einen Diabetes mellitus, 2-h-Blutzuckerwerte zwischen 140 und 200 mg/dl sprechen für eine pathologische Glukosetoleranz. Wenn keine akute metabolische Dekompensation vorliegt, sollte ein pathologischer Befund durch eine erneute Untersuchung an einem anderen Tag bestätigt werden.

> Der Diabetes mellitus Typ 2 ist in den USA bereits für ein Drittel aller neuen Diabetesfälle bei Jugendlichen verantwortlich. Dieser Anstieg der Prävalenz des Diabetes mellitus Typ 2 erfolgte in den letzten Jahren parallel zum Anstieg der Adipositasprävalenz in dieser Altersgruppe.

Auch in Deutschland ist eine ansteigende Inzidenz des Diabetes mellitus Typ 2 zu verzeichnen (Reinehr 2005; Schober et al. 2005). In Deutschland zeigen verschiedene aktuelle Kohortenstudien, dass bei Kindern- und Jugendlichen mit Adipositas die Prävalenz des Diabetes mellitus Typ 2 bei 1% liegt (► oben; Reinehr et al. 2005b; Wabitsch et al. 2004). Ein Diabetes Typ 2 manifestiert sich meist erst ab Beginn der Pubertät, da in dieser Lebensphase die mitverantwortliche Insulinresistenz physiologischerweise zunimmt (Reinehr 2005). Fast alle Jugendliche mit Diabetes mellitus Typ 2 waren bei Diagnosestellung asymptomatisch, sodass ein Screening erforderlich ist. Deutschlandweit sind bei etwa 5.000 zu erwartenden Jugendlichen mit Diabetes mellitus Typ 2 nur etwas mehr als 400 bekannt (Kiess et al. 2003; Reinehr 2005), was die Notwendigkeit von Screeninguntersuchungen in Risikogruppen unterstreicht. Risikofaktoren für den Diabetes mellitus Typ 2 bei Jugendlichen sind (Wabitsch u. Kunze 2009; Reinehr 2005):

— Verwandte mit Diabetes mellitus Typ 2
— Zeichen der Insulinresistenz wie die Akanthosis nigricans und ein metabolisches Syndrom (► unten)
— bestimmte Ethnitäten (Afroamerikaner, Hispanier, Asiaten, Indianer).

Mikrovaskuläre Veränderungen können u. U. bereits bei Diagnosestellung eines Diabetes mellitus Typ 2 vorliegen. Daher ist es sinnvoll betroffene Jugendliche auf eine Retinopathie und Mikroalbuminurie bereits bei Diagnosestellung zu untersuchen.

> Die Therapie der Wahl bei Diabetes mellitus Typ 2 besteht wie bei allen Komorbiditäten der Adipositas in der Gewichtsreduktion. Falls dies nicht gelingt, ist Metformin das einzig zugelassene orale Antidiabetikum. Bei entgleister Stoffwechsellage sind Insulinapplikationen erforderlich.

18.4.2 Das metabolische Syndrom

> **Definition**
>
> Treten zentrale oder abdominelle Adipositas, Fettstoffwechselstörung (Hypertriglyceridämie und Hypo-HDL-Cholesterinämie), arterielle Hypertonie und Glukosestoffwechselstörungen gemeinsam auf, spricht man vom metabolischen Syndrom (MS).

Dieses Clustering von Risikofaktoren, deren gemeinsame pathogenetische Grundlage die Insulinresistenz darstellt, geht mit einem deutlich erhöhten Risiko für kardiovaskuläre Erkrankungen einher (Eckel u. Zimmet 2005). Die Prävalenz des MS bei adipösen Kindern und Jugendlichen schwankt zwischen 6% und 39%, je nachdem, welche Definition verwendet und welches Kollektiv untersucht wurde (Reinehr et al. 2007b).

Welche Kriterien sollen zur Definition des MS im Kindes- und Jugendalter verwendet werden?

Bei übergewichtigen Kindern konnte nachgewiesen werden, dass Dyslipidämie, Bluthochdruck und Glukosestoffwechselstörungen in direkter Beziehung zur Dicke der Intima media der A. Carotis communis (Reinehr et al. 2006a, 2008) stehen, die ihrerseits prädiktiv für das Auftreten von Herz-Kreislauf-Erkrankungen ist (Davis et al. 2001). Daher scheint eine Zusammenfassung dieser Faktoren in der Definition des MS auch im Kindes- und Jugendalter sinnvoll. Langzeitstudien, die nachweisen, dass diese Risikofaktoren im Kindes- und Jugendalter tatsächlich mit einer erhöhten Mortalität und Morbidität einhergehen, fehlen jedoch und sind auch nur sehr schwer durchzuführen (Reinehr et al. 2007b).

Definition der Insulinresistenz/Glukosestoffwechselstörung

> Einer der Hauptunterschiede zwischen den einzelnen Definitionen des MS im Kindes- und Jugendalter ist die Definition der Insulinresistenz und Glukosestoffwechselstörung.

Kliniker ziehen oftmals einfachere Verfahren wie die Bestimmung des Nüchtern-Blutzuckers vor. Jedoch weist nur etwa 1% der übergewichtigen Kinder unter der Verwendung der neuen WHO-Definition (100 mg/dl) einen erhöhten Wert für Nüchtern-Blutzucker auf (▶ Abschn. 18.4; Reinehr et al. 2007b). Als Alternative könnte zur Definition einer Insulinresistenz/Glukosestoffwechselstörung das HOMA-(»homeostasis model assessment«-)Modell verwendet werden. Jedoch fehlen allgemein akzeptierte alters- und pubertätsspezifische Normalwerte. Das liegt vor allem an der Tatsache, dass es zurzeit keine Standardisierung der Insulinbestimmungsmethoden gibt. Ferner müssten aufgrund der erheblichen intraindividuellen Variabilität der Werte für Nüchtern-Insulin Mehrfachbestimmungen erfolgen, was die Praktikabilität einschränken würde.

> Ein oraler Glukosetoleranztest scheint zur Definition der Insulinresistenz/Glukosestoffwechselstörung am besten geeignet, da hiermit auch asymptomatische Manifestationen des Diabetes mellitus Typ 2 im Kindes- und Jugendalter erfasst werden können, die weitreichende therapeutische Konsequenzen nach sich ziehen.

Definition der zentralen Adipositas

Die zentrale oder abdominelle Adipositas ist ein wesentliches Kriterium in der Definition des MS bei Erwachsenen, da der atherogene Faktor des abdominellen Fettgewebes wesentlich höher ist als der des subkutanen Fettgewebes. Für deutsche Kinder und Jugendliche stehen zurzeit noch keine Bauchumfangsperzentile zur Verfügung. Perzentilwerte aus europäischen Nachbarländern sind mit Vorsicht zu verwenden.

Welche Grenzwerte für die Einzelkriterien des MS sollen verwendet werden?

Eines der Hauptprobleme der Definition des MS ist die Verwendung von Normwerten für die einzelnen Risikofaktoren. Die Verwendung von Normwerten impliziert, dass Werte oberhalb der entsprechenden Norm ein deutlich erhöhtes Risiko beinhalten, wobei dies für das Kindes- und Jugendalter nie systematisch untersucht wurde (Davis et al. 2001). Darüber hinaus erscheint die dichotome Verwendung von Grenzwerten für Lipide, Taillenumfang und Blutdruckwerte inakkurat, da diese kontinuierliche Variablen darstellen. Tatsächlich weiß man nicht einmal, ob die Variablen sich linear auf das kardiovaskuläre Risiko auswirken, was ihre Wertung zusätzlich erschwert. Nach europäischen Referenzwerten wird von einer Dyslipidämie ab Triglyceridwerten oberhalb 110 mg/dl und bei HDL-Cholesterinwerten unter 40 mg/dl ausgegangen (Reinehr 2008).

Definition des MS für das Kindes- und Jugendalter

Da eine gestörte Glukosetoleranz bei Kindern und Jugendlichen mit Abstand am besten mit der Intima-media-Dicke als Surrogatparameter für spätere Herz-Kreislauf-Ereignisse korreliert (Reinehr et al. 2008), sollte diese immer bei der Definition des MS berücksichtigt werden. In die Definition des MS sollten zudem alle Parameter eingehen, die ein Zusammenhang mit der Intima-media-Dicke zeigen (Blutdruck, Dyslipidämie, Bauchumfang; Reinehr et al. 2006a, 2008). Da zurzeit noch keine Perzentilen für den

Taillenumfang bei deutschen Kindern und Jugendliche vorliegen, sollte alternativ der BMI bezogen auf Alters- und Geschlechtsperzentile verwendet werden, bis deutsche Bauchumfangsperzentile vorliegen. Daher ergibt sich in Zusammenschau mit den vorgeschlagenen Definitionen für das MS und unter Berücksichtigung von Schwellenwerte für deutsche Kinder- und Jugendliche die folgende Definition des MS (Reinehr et al. 2009):

> **Definition**
> **Definition des MS im Kindes- und Jugendalter:**
> Pathologische Glukosetoleranz (>140 mg/dl im 2-h-Wert im oralen Glukosetoleranztest) und mindestens zwei der folgenden drei Kriterien:
> - erhöhter Blutdruck,
> - BMI oder Bauchumfang >97. Alters- und Geschlechtsperzentil oder
> - Hypertriglyceridämie und/oder erniedrigtes HDL-Cholesterin.

Insgesamt ist diese Definition des MS für das Kindes- und Jugendalter als vorläufig zu betrachten, bis Endpunktstudien vorhanden sind.

18.4.3 Hyperandrogenämie/polyzystisches Ovarsyndrom

Adipöse jugendliche Mädchen leiden häufig unter einem Hirsutismus (Barthaare, Haare um die Brustwarzen und männlicher Schambehaarungstyp), der eine Vorform des polyzystischen Ovarsyndroms (PCOS) darstellen kann (Ehrmann 2005). Das PCOS ist definiert durch das Auftreten mindestens zwei der folgenden Kriterien:
- Zyklusstörung: Oligo-/Amenorrhö,
- Hyperandrogenämie oder
- LH/FSH >2.

Der Nachweis polyzystischer Ovarien fehlt meist zu Beginn der Krankheit. Ein PCOS tritt z. T. schon mit Beginn der Menarche auf und ist charakterisiert durch
- panzyklische Östrogenerhöhung,
- Gestagenmangel und
- Fehlen des Peaks der Gonadotropine.

> Die initiale Diagnosestellung eines PCOS ist häufig schwierig, da Zyklusstörungen in den ersten Jahren nach Menarche physiologisch sind. Differenzialdiagnostisch sollten immer androgenisierende Prozesse ausgeschlossen werden (Tumor der Nebenniere und »late onset« eines androgenitalen Syndroms).

Als Folgen des PCOS treten auf:
- Infertilität,
- erhöhtes Tumorrisiko (z. B. Mamma-/Endometriumkarzinom),
- Haarausfall,
- Akne und
- Hirsutismus.

Da ein PCOS meist mit einer Insulinresistenz assoziiert ist, sollte bei allen Mädchen mit PCOS eine Screening auf weitere Folgeerkrankungen aus dem Formenkreis des metabolischen Syndroms durchgeführt werden. Insbesondere findet sich gehäuft eine pathologische Glukosetoleranz (Ehrmann 2005).

18.4.4 Gastroenterologische Komplikationen

Ein gastroösophagealer Reflux sowie Magenentleerungsstörungen als Folge eines vermehrten intraabdominellen Drucks liegen bei adipösen Kindern häufiger vor als bei normalgewichtigen. Adipositas im Kindesalter erhöht das Risiko für Gallensteine um das bis zu 10fache insbesondere bei wiederholten Gewichtsabnahmen (Wabitsch 2006). Hinweise für das Vorliegen einer nichtalkoholischen Fettleber (NAFLD) kann bei bis zu 25% der Kinder und Jugendlichen mit Adipositas gefunden werden. Bei diesen Patienten liegen meist weitere Zeichen einer Insulinresistenz bzw. eines MS vor.

> Erhöhte Leberenzyme (insbesondere Alaninaminotransferase, ALT) sowie eine Echogenitätsvermehrung in der Sonografie sind Hinweise für eine NAFLD.

Die langfristige Bedeutung erhöhter Leberenzyme bzw. sonomorphologischer Veränderungen der Leber i. S. einer Fettleber bei Kindern und Jugendlichen mit Adipositas ist jedoch bislang aufgrund fehlender Verlaufsbeobachtungen noch unklar. Leberzirrhose und Leberkarzinome sind in Einzelfällen als Komplikation beschrieben. Schwierigkeiten bereitet die Abgrenzung der NAFLD von ihren Differenzialdiagnosen (Autoimmunhepatitis, virale Hepatitis, Stoffwechseldefekt, M. Wilson), da sie eine Ausschlussdiagnose darstellt.

18.4.5 Weitere Folgeerkrankungen

Orthopädische Störungen

Eine bislang weit unterschätzte Bedeutung haben orthopädische Veränderungen als Folge einer Adipositas (Günther u. Thielemann 2005). Neben häufigeren Zerrungen und Frakturen sind bei Kindern und Jugendlichen mit Adipositas folgende Befunde vermehrt zu finden:

- Genu valgum als Wegbereiter für eine spätere Gonarthrose,
- Fußfehlstellungen und
- Epiphyseolysis capitis femoris.

Letztere kann bei extrem adipösen Jugendlichen latent verlaufen und zu einer Dislokation des Hüftkopfes (»tilt-deformity«) und zu einer Koxarthrose führen. Bei Achsabweichungen im Knie- oder Fußgelenk und bei Schmerzen im Hüft- oder Kniegelenk sollten weitere Untersuchungen zusammen mit einem Kinderorthopäden durchgeführt werden.

Respiratorische Störungen

Adipöse Säuglinge und Kleinkinder leiden offenbar häufiger an obstruktiven Bronchitiden als normalgewichtige (Siegfried u. Netzer 2005). Von besonderer Bedeutung sind zudem Berichte über das Vorkommen des obstruktiven Schlafapnoesyndroms (OSAS) und dem sog. obstruktiven Schnarchen (»upper airway resistance syndrome«, UARS) mit nächtlicher Hypoventilation und Hypoxämien bei adipösen Kindern und Jugendlichen (Siegfried u. Netzer 2005).

> Neurokognitive Defizite und Schulleistungsstörungen können bei den adipösen Kindern und Jugendlichen bestehen, die ein Schlafapnoesyndrom aufweisen.

Bei Patienten mit extremer Adipositas sollte bei den klinischen Symptomen (Müdigkeit tagsüber, nächtliche Atemaussetzer, Schnarchen) immer eine Schlaflaboruntersuchung veranlasst werden, da eine nächtliche Nasen-CPAP-(»continuous positive airway pressure«-)Beatmung die Lebensqualität und Antriebsarmut wesentlich verbessert und somit auch das Übergewicht vermindern kann.

Dermatologische Störungen

Weitere körperliche Veränderungen, die zu einem Leidensdruck bei den Betroffenen führen, sind:
- monströse Formen des Panniculus adiposus,
- Striae distensae und
- intertriginöse Hautinfektionen.

Die Acanthosis nigricans, deren Vorkommen auf bis zu 25% bei deutlich übergewichtigen Jugendlichen geschätzt wird, findet bei der klinischen Befunderhebung meist keine Beachtung, stellt aber einen möglichen Hinweis für das Vorliegen einer gestörten Glukosetoleranz oder eines Diabetes mellitus Typ 2 dar. Die Acanthosis nigricans ist gekennzeichnet durch eine Hyperpigmentierung und vor allem eine Vergröberung des Hautreliefs, die sich vor allen in Hautfalten, Axilla und Nacken findet.

18.4.6 Diagnostisches Vorgehen zur Erfassung der Folgeerkrankungen

Die Komorbiditätsdiagnostik bei Adipositas im Kindes- und Jugendalter gliedert sich in
- eine klinische und laborchemische Diagnostik und
- eine psychologische, psychosoziale und Verhaltensdiagnostik.

Die psychologische, psychosoziale und Verhaltensdiagnostik ist ausführlich in den Leitlinien der Arbeitsgemeinschaft Adipositas im Kindes- und Jugendalter dargestellt (AGA 2009).

Die Leitlinien der Arbeitsgemeinschaft für Adipositas (AGA 2009) sehen zur Diagnostik der somatischen Folgeerkrankungen obligat folgende Untersuchungen vor:

Tab. 18.3. Leitsymptome und diagnostische Maßnahmen zur Erfassung von Begleiterkrankung bei adipösen Kindern

Symptom	Verdachtsdiagnose	Diagnostik
Acanthosis nigricans	Diabetes mellitus Typ 2	Orale Glukosetoleranz
Oligo-/Amenorrhö, Virilisierung, Hirsuitismus	PCOS, androgenisierende Prozesse (z. B. AGS, NNR-Tumor)	FSH, LH, Insulin, Abdomentestosteron, 17-Hydroxyprogesteron, ACTH-Test
Schnarchen, Tagesmüdigkeit, Enuresis nocturna	Schlafapnoesyndrom, Hypoventilation	Polysomnografie
Kopfschmerzen	Pseudotumor cerebri	Augenarzt, Magnetresonanztomografie des Schädels
Bauchschmerzen	Gallensteine	Abdomensonografie
Hüft-/Knieschmerzen	Epiphyseolysis capitis femoris	Orthopäde

ACTH adrenokortikotropes Hormon, *AGS* adrenogenitales Syndrom, *FSH* follikelstimulierendes Hormon, *LH* luteinisierendes Hormon, *PCOS* polyzyklisches Ovarsyndrom, *NNR* Nebennierenrinde

- Blutdruckmessung (Manschettenbreite bedeckt zu mindestens 80% den Oberarm) und
- Nüchtern-Bestimmung von Cholesterin, Triglyceride, HDL- und LDL-Cholesterin und Blutzucker sowie Transaminasen.

Der Blutdruck wird anhand alters-, größen- und geschlechtsspezifischer Perzentile bewertet (Reinehr 2008). Ein erhöhter Blutdruck sollte durch eine 24-h-Blutdruckmessung oder durch Heimmessungen bestätigt werden um einen »Weißkittelhypertonus« auszuschließen.

Ab Beginn der Pubertät sollte bei allen übergewichtigen Kindern mit Risikofaktoren (metabolisches Syndrom, arterielle Hypertonie, Acanthosis nigricans, erst- und zweitgradige Verwandte mit Diabetes mellitus Typ 2 sowie ethnische Minderheit wie Hispanier, Afroamerikaner und Asiaten) ein Diabetes mellitus Typ 2 mit einem oralen Glukosetoleranztest ausgeschlossen werden, da dieser sensibler ist als die Nüchtern-Glucose (AGA 2009; Reinehr 2005).

Bei spezifischen Symptomen sollte die Diagnostik entsprechend ◘ Tab. 18.3 erweitert werden.

Zur Therapie der Folgeerkrankungen der Adipositas wird auf die Leitlinien der AGA und entsprechende Fachbücher verwiesen (AGA 2009; Reinehr u. Wabitsch 2006).

> **Fazit für die Praxis**
> - Somatische Erkrankungen als Ursache der Adipositas sind sehr selten, sollten aber aufgrund der sich daraus ergebenden Therapiemöglichkeiten nicht übersehen werden
> - Leitsymptom endokrinologischer Grunderkrankungen der Adipositas stellen Kleinwuchs und vor allem eine verminderte Wachstumsgeschwindigkeit dar
> - Endokrinologische Veränderungen (z. B. moderat erhöhte Kortisol- und Schilddrüsenhormonspiegel) sind meistens die Folge und nicht die Ursache der Adipositas
> - Folgeerkrankungen der Adipositas sind bereits im Kindes und Jugendalter häufig und sollten konsequent erfasst und behandelt werden.

Literatur

AGA (Arbeitsgemeinschaft für Adipositas) (2009) Leitlinien der Arbeitsgemeinschaft für Adipositas im Kindesalter (AGA) zur Diagnostik, Therapie und Prävention der Adipositas. Verfügbar unter: http://www.a-g-a.de/Leitlinien/leitlinien.html. Gesehen 3. Juni 2009

Argente J, Caballo N, Barrios V, Pozo J, Muñoz MT, Chowen JA, Hernández M (1997) Multiple endocrine abnormalities of the growth hormone and insulin-like growth factor axis in prepubertal children with exogenous obesity: effect of short- and long-term weight reduction. J Clin Endocrinol Metab 82: 2076–2083

Davis PH, Dawson JD, Riley WA, Lauer RM (2001) Carotid intima-media thickness is related to cardiovascular risk factors measured from childhood through middle age: The Muscatine study. Circulation 104: 2815–2819

Eckel RH, Zimmet PZ (2005) The metabolic syndrome. Lancet 365: 1415

Ehrmann DA (2005) Polycystic ovary syndrome. N Engl J Med 352: 1223–1236

Farooqi IS, Keogh JM, Yeo GSH, Lank EJ, Cheetham T, O´Rahilly S (2003) Clinical spectrum of obesity and mutations in the melanocortin 4 receptor gene. N Engl J Med 348: 1085–1095

Fredriks AM, Buuren S van, Fekkes M, Verloove-Vanhorick SP, Wit JM (2005) Are age references for waist circumference, hip circumference and waist-hip ratio in Dutch children useful in clinical practice? Eur J Pediatr 164: 216–222

Günther KP, Thielemann F (2005) Orthopädische Komorbidität. In: Wabitsch M, Hebebrand J, Kiess W, Zwiauer K (Hrsg) Adipositas bei Kindern und Jugendlichen – Grundlagen und Klinik. Springer, Berlin Heidelberg New York Tokyo, S 205–212

Hauner H, Entenmann G, Wabitsch M, Gaillard D, Ailhaud G, Negrel R, Pfeiffer EF (1989) Promoting effect of glucocorticoids on the differentiation of human adipocyte precursor cells cultured in a chemically defined medium. J Clin Invest 84 (5):1663–1670

Kiess W, Bottner A, Raile K et al. (2003) Type 2 diabetes mellitus in children and adolescents: a review from a European perspective. Horm Res 59 (Suppl 1): 77–84

Kromeyer-Hauschild K, Wabitsch M, Kunze D et al. (2001) Percentiles of body mass index in children and adolescents evaluated from different regional German studies. Monatsschr Kinderheilkd 149: 807–818

Krude H, Biebermann H, Schnabel D, Tansek MZ, Theunissen P, Mullis PE, Grüters A (2003) Obesity due to proopiomelanocortin deficiency: three new cases and treatment trials with thyroid hormone and ACTH4-10. J Clin Endocrinol Metab 88 (10): 4633–4640

l`Allemand D, Wiegand S, Müller J, Reinehr T, Wabitsch M, Widhalm K, Holl RW (2008) Cardiovascular risk in 26008 European overweight children as established by a multicenter database. Obesity 16 (7): 1672–1679

Reinehr T (2005) Clinical presentation of Type 2 diabetes mellitus in children and adolescents. Int J Obes 29 (Suppl 2): S105–S110

Reinehr T (2008) Referenzwerte. In: Kiess W, Reinehr T, Hauner H (Hrsg) Das metabolische Syndrom im Kindes- und Jugendalter, 1. Aufl. Elsevier, München, S 151–167

Reinehr T, Wabitsch M (Hrsg) (2006) Adipositas in Praxi. Marseille, Wien

Reinehr T, Andler W, Denzer C, Siegfried W, Mayer H, Wabitsch M (2005a) Cardiovascular risk factors in overweight European children and adolescents: relation to gender, age and degree of overweight. Nutr Metab Cardiovasc Dis 2005; 15: 181–187

Reinehr T, Andler W, Kapellen T et al. (2005b) Clinical characteristics of type 2 diabetes mellitus in overweight European Caucasian adolescents. Exp Clin Endocrinol Diabetes 113: 167–170

Reinehr T, W. Kiess, G. de Sousa, B. Stoffel-Wagner, R. Wunsch (2006a) Intima–media thickness in childhood obesity: relations to inflammatory marker, glucose metabolism, and blood pressure. Metabolism 55: 113–118

Reinehr T, Sousa G de, Andler W (2006b) Hyperthyrotropinemia in obese children is reversible after weight loss and is not related to lipids. J Clin Endocrinol Metab 91: 3088–3091

Reinehr T, Hinney A, Sousa G de, Austrup F, Hebebrand J, Andler W (2007a) Definable somatic disorders in overweight children and adolescents. J Pediatrics 150: 618–622

Reinehr T, Sousa G de, Toschke AM, Andler W (2007b) Comparison of metabolic syndrome prevalence using eight different definitions: a critical approach. Arch Dis Child 92: 1067–1072

Reinehr T, Hauner H, Kiess W (2009) Die Definition des metabolischen Syndroms im Kindes- und Jugendalter. In: Kiess W, Reinehr T, Hauner H (Hrsg) Das metabolische Syndrom im Kindes- und Jugendalter, 1. Aufl. Elsevier, München, S 3–11

Reinehr T, Wunsch R, Sousa G de, Toschke AM (2008) Relationship between metabolic syndrome definitions for children and adolescents and intima-media thickness. Atherosclerosis 199 (1): 193–200. Epub 2007 Nov 26

Schober E, Holl RW, Grabert M et al. (2005) Diabetes mellitus type 2 in childhood and adolescence in Germany and parts of Austria. An estimate based on a prospective large quality-control database. Eur J Pediat 164: 705

Siegfried W, Netzer N (2005) Respiratorische Veränderungen und Schlaf-Apnoe. In: Wabitsch M, Hebebrand J, Kiess W, Zwiauer K (Hrsg) Adipositas bei Kindern und Jugendlichen – Grundlagen und Klinik. Springer, Berlin Heidelberg New York Tokio, S 200–204

Slaughter MH, Lohman TG, Boileau RA, Horswill CA, Stillman RJ, Van Loan MD, Bemben DA (1988) Skinfold equations for estimation of body fatness in children and youth. Hum Biol 60: 709–723

Wabitsch M (2000) Overweight and obesity in European children: definition and diagnostic procedures, risk factors and consequences for later health outcome. Eur J Pediatr 159 (Suppl 1): S8–13

Wabitsch M (2006) Diagnostik medizinischer Folgeerkrankungen. In: Reinehr T, Wabitsch M (Hrsg) Adipositas in Praxis. Marseille, Wien

Wabitsch M, Heinze E (1993) Body fat in GH-deficient children and the effect of treatment. Horm Res 40 (1–3): 5–9

Wabitsch M, Kunze D (2009) Leitlinien der Arbeitsgemeinschaft Adipositas im Kindes- und Jugendalter. www.a-g-a.de

Wabitsch M, Hauner H, Heinze E, Teller W (1994) In vitro effects of growth hormone in adipose tissue. Acta Paediatr Suppl 406: 48–53

Wabitsch M, Hauner H, Heinze E, Bockmann A, Benz R, Mayer H, Teller W (1995) Body fat distribution and steroid hormone concentrations in obese adolescent girls before and after weight reduction. J Clin Endocrinol Metab 80 (12): 3469–3475

Wabitsch M, Hauner H, Hertrampf M et al. (2004) Type II diabetes mellitus and impaired glucose regulation in Caucasian children and adolescents with obesity living in Germany. Int J Obes Relat Metab Disord 28: 307–313

Wachstum und Pubertät

19 Störungen des Wachstums – 261
Gerhard Binder

20 Störungen der Geschlechtsreife – 283
Berthold P. Hauffa

19 Störungen des Wachstums

Gerhard Binder

19.1 **Physiologie kindlichen Wachstums** – 262
19.1.1 Endokrine Regulation des kindlichen Wachstums – 262

19.2 **Erkrankungen** – 263
19.2.1 Kleinwuchs – 263
19.2.2 Hochwuchs – 276

Literatur – 280

19.1 Physiologie kindlichen Wachstums

Wachstum ist ein Prozess, der durch Zellvermehrung, Zellvergrößerung und kontrollierten Zelltod einen Zuwachs an messbarer Größe herbeiführt. Dieser Prozess ist kontrolliert, damit die erzielten Größen einen bestimmten vom Organismus als sinnvoll erachteten Rahmen nicht über- oder unterschreiten. Das menschliche Wachstum ist individuell verschieden und wird durch die genetische Ausstattung, durch Signalsysteme (die wesentlich vom Genotyp abhängen) sowie durch Ernährung und andere Umweltfaktoren kontrolliert. Die Zunahme an Körperhöhe ist kein linearer Prozess, es gibt verschiedene endogen getriggerte Phasen schnellen und langsamen Wachstums, die wiederum subtil moduliert werden durch andere Faktoren wie z. B. die Jahreszeit mit dem winterlichen Absinken der Wachstumsgeschwindigkeit.

Zum vereinfachenden Verständnis kann das kindliche Wachstum mathematisch in drei Phasen aufgeteilt werden, wie das ICP-Modell von Karlberg (1989) demonstriert:

- Die **Infancy-Komponente** kindlichen Wachstums, die eine dezelerierende Fortsetzung des fetalen Wachstums darstellt, dominiert in den ersten drei Lebensjahren. Der Säugling bzw. das Kleinkind wächst rapide und »normalisiert« dabei seine Körperlänge/-höhe in Orientierung an seinem genetischen Potenzial (Genotyp).
- Es folgt schon im ersten Lebensjahr die lang wirksame **Childhood-Komponente**, die durch eine abnehmende Wachstumsgeschwindigkeit charakterisiert ist.
- Die **Puberty-Komponente** mit ihrer sigmoiden Verlaufskurve beendet schließlich das menschliche Wachstum.

Diese drei Komponenten des kindlichen Wachstums werden durch unterschiedliche Faktoren wesentlich beeinflusst. In der ersten schnellen Infancy-Phase dominiert der Einfluss der Ernährung. Eine gestörte hormonelle Regulation der Wachstumshormon-IGF-I-Achse (»insulin-like growth factor«-I, IGF-I) manifestiert sich in dieser Phase nur bei sehr schweren Hormonmangelzuständen. Da die Geburtslänge unter starkem Einfluss der intrauterinen Versorgung steht, kommt es postnatal zu eindrucksvollen Veränderungen der Körperlänge/-höhe. Ehemalige hypertrophe Neugeborene wachsen in dieser Phase häufig langsamer, hypotrophe Neugeborene häufig schneller als die normotrophen Neugeborenen. In der Phase der Childhood-Komponente ist das Wachstumshormon (»growth hormone«, GH) – neben dem Schilddrüsenhormon – der wesentliche regulierende Faktor des kindlichen Wachstums. Der klassische Wachstumshormonmangel kann in diesem Alter zwischen dem 3. und 9. Lebensjahr, wenn die Childhood-Komponente dominierend ist, diagnostiziert werden. Das Timing der letzten Komponente ist höchst variabel (▶ Kap. 20). Späte Pubertät und stärkeres pubertäres Wachstum der Jungen sind ursächlich für den Größenunterschied von 12,5–13 cm zwischen den Geschlechtern. Die Sexualhormone sind in Kombination mit dem Wachstumshormon die wesentlichen Faktoren, die das Wachstum der Puberty-Komponente definieren. Die hohe Tempovariabilität dieses Wachstumsabschnitts macht ihn nicht nur für die betroffenen Kinder, sondern auch für den analysierenden Arzt zu einem der schwierigsten.

19.1.1 Endokrine Regulation des kindlichen Wachstums

Die endokrine Regulation des Wachstums erfolgt wesentlich durch das Zusammenspiel von Wachstumshormon und dem insulinähnlichen Wachstumsfaktor IGF-I. Andere Hormone spielen ebenfalls eine Rolle, häufig interagieren diese mit der Wachstumshormon-IGF-I-Achse. Wesentliche Gene, Proteine und Regulationswege des kindlichen Wachstums sind in ◘ Abb. 19.1 dargestellt.

Das Wachstumshormon wird pulsatil aus dem Vorderlappen der Hypophyse ausgeschüttet. Die Amplituden der messbaren Serumspitzen sind durch das hypothalamische »growth hormone releasing hormone« (GHRH) gesteuert, während die Serumkonzentrationen des Wachstumshormons durch den kontinuierlichen Effekt von Somatostatin bewirkt werden. Ghrelin, ein octanyliertes kleines Peptid mit orexigener Wirkung, unterstützt die Wirkung von GHRH an der somatotropen Zelle des Hypophysenvorderlappens.

Das Wachstumshormon ist ein Gemisch aus verschiedenen Proteinen, wobei die quantitativ dominierende Form das 22-kD-GH (80–90%) darstellt. Durch alternatives »splicing« entsteht 20-kD-GH (10–20%), das eine ähnliche biologische Aktivität wie das 22-kD-GH aufweist. Das Wachstumshormon bindet an den Wachstumshormonrezeptor (»growth hormone receptor«, GHR), der in zahlreichen Geweben exprimiert wird. Durch die Bindung kommt es zu einer Konformationsänderung des als Dimer vorliegenden GHR und einer Aktivierung von verschiedenen intrazellulären Signalwegen, von denen der JAK2-STAT5b-Signalweg besonders wichtig ist, da die Aktivierung dieser Kinasen für die wachstumshormonregulierte IGF-I-Produktion der Leber von herausragender Bedeutung ist. Ein Teil des extrazellulären Anteils des GHR wird durch geregelte Abspaltung vom Restprotein getrennt und fungiert als Bindungsprotein (»growth hormone-binding protein«, GHBP) für das Wachstumshormon im menschlichen Serum. Die »insulin-like growth factors«-I und -II (IGF-I und IGF-II) sind mit dem Proinsulin strukturell verwandt. Beide Faktoren sind relevant für das Wachstum des Feten. Postnatal scheint IGF-I, dessen Serumspiegel im Unterschied zu dem von IGF-II durch das Wachstumshormon reguliert ist, allein die Wachs-

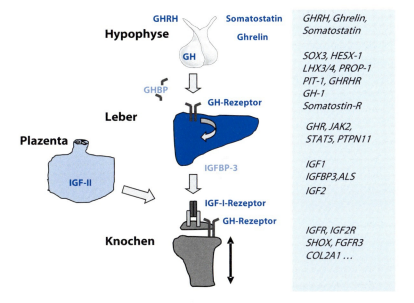

Abb. 19.1. Die Wachstumshormon-IGF-I-Achse und andere Faktoren, die menschliches Wachstum regulieren. Tafel (*rechts*) benennt relevante Gene

tumsregulation zu übernehmen. IGF-I ist im Serum fast vollständig an das Protein »insulin-like growth factor binding protein 3« (IGFBP-3) gebunden, dessen Lebersynthese ebenfalls durch Wachstumshormon reguliert ist. Die beiden Proteine bilden zusammen mit einem anderen Protein, der »acid-labile subunit« (ALS), einen ternären Komplex im Serum. Die Wirkungen von IGF-I und von IGF-II werden über den IGF-I-Rezeptor vermittelt, der dem Insulinrezeptor strukturell und funktionell sehr ähnlich ist. Auf der Endstrecke des regulierten Körperwachstums befindet sich der Knochen als Endorgan und Ziel der Hormonwirkung.

Die kleinste biologische Untereinheit des im Längenwachstum befindlichen Skeletts ist die Wachstumsfuge. Gemäß der Dual-effector-Theorie fördert das Wachstumshormon in der wachsenden Epiphysenfuge des Knochens die Differenzierung und IGF-I-Sensitivität von Chondroblasten, die dann von IGF-I klonal vermehrt werden. Dabei kann auch die lokale Produktion von IGF-I, die durch das Wachstumshormon reguliert ist, eine Rolle spielen. Wie das Wachstum, so variiert auch die Bereitstellung von Wachstumshormon und IGF-I von Kind zu Kind: In der Regel haben idiopathisch Kleinwüchsige niedrigere Spiegel dieser Hormone als idiopathisch Hochwüchsige.

Auf endokrine und parakrine Reize hin wandeln sich Knorpelstammzellen, die in begrenzter Anzahl in der sog. Ruhezone warten, in proliferierende Chondrozyten und in hypertrophierende Chondrozyten um, die schließlich in der Apoptose verkalken. Diese Vorgänge unterliegen einer intrinsischen, nichthormonellen Regulation, die eine effektive Differenzierung der Knochenvorläuferzellen mit dem Ziel der Generierung eines ausreichend langen, breiten und stabilen Knochens gewährleisten soll (Van der Eerden u. Wit 2003).

19.2 Erkrankungen

19.2.1 Kleinwuchs

Abweichungen von der normalen Körperhöhe sind ein häufiger Konsultationsgrund beim Kinderarzt. Eine sachgerechte Beurteilung setzt Erfahrung in der Bewertung des Wachstums und der körperlichen Reifung des Kindes mit seiner großen natürlichen Variationsbreite voraus. Die Methoden zur Erfassung und Beurteilung des kindlichen Wachstums sind im ▶ Kap. 4 dargestellt.

Alle Kinder, deren Körperlänge bzw. Körperhöhe unterhalb des 3. Perzentils (-1.88 SDS, »standard deviation score«) bezogen auf Geschlecht, Alter und Population liegt, sind per Definition kleinwüchsig. Dieses statistische Kriterium erfüllen bei Benutzung aktueller Perzentilen eben 3% aller deutschen Kinder. Kleinwuchs kann bei Geburt vorliegen oder entsteht später durch zu langsames oder zu früh endendes Wachstum. Nur etwa jedes vierte kleinwüchsige Kind hat eine mit den heutigen Mitteln diagnostizierbare Entität. Welches Kind mit Kleinwuchs krank und deshalb therapiebedürftig ist, hängt von der Ursache, dem Ausmaß der Normabweichung, dem individuell verspürten Leid und dem die Diagnose und die Therapie begleitenden gesellschaftlichen Konsens ab. Vermutlich sind psychosoziale Bedingungen dafür ausschlaggebend, dass kleinwüchsige Jungen sehr viel häufiger zur Vorstellung in die Wachstumssprechstunde kommen als kleinwüchsige Mädchen. Eine Auflistung wesentlicher Ursachen des Kleinwuchses zeigt die folgende ▶ Übersicht.

Wachstumsstörungen manifestieren sich durch pathologisches Wachstum mit verminderter Wachstumsgeschwindigkeit (<P25), die zu einem Durchwandern

> **Ursachen des Kleinwuchses im Kindes- und Jugendalter**
> - Familiärer oder idiopathischer Kleinwuchs
> - Kleinwuchs durch konstitutionelle Verzögerung von Wachstum und Pubertät
> - Syndromatischer Kleinwuchs (Kleinwuchs mit Minoranomalien)
>   - Ullrich-Turner-Syndrom
>   - Noonan-Syndrom
>   - Silver-Russell-Syndrom
>   - Prader-Willi-Syndrom
>   - Down-Syndrom
>   - u. a.
> - Skelettdysplasien (Kleinwuchs mit disproportioniertem Körperbau)
>   - Achondroplasie
>   - Hypochondroplasie
>   - Spondyloepiphysäre Dysplasie
>   - Dyschondrosteose (Leri-Weill-Syndrom)
>   - u. a.
> - Intrauteriner Kleinwuchs (SGA ohne Aufholwachstum)
> - Endokriner Kleinwuchs
>   - Wachstumshormonmangel
>   - Hypothyreose
>   - Cushing-Syndrom
>   - Hypogonadismus
>   - Laron-Syndrom (Wachstumshormonrezeptordefekt) und andere seltene Störungen der GH-IGF-I-Achse
>   - u. a.
> - Organischer Kleinwuchs
>   - Kardiale Ursachen
>   - Pulmonale Ursachen
>   - Lebererkrankungen
>   - Gastrointestinale Erkrankungen
>   - Renale Ursachen
>   - Chronische Anämien
>   - Muskuläre und neurologische Erkrankungen
>   - Chronisch entzündliche Erkrankungen
> - Kleinwuchs durch metabolische Störungen
>   - Störungen des Kalzium-Phosphat-Stoffwechsels
>   - Störungen des Kohlenhydratmetabolismus
>   - Störungen des Lipidmetabolismus
>   - Störungen des Aminosäuren- und Proteinmetabolismus
>   - Störungen des Knochenmetabolismus
> - Psychosozialer Kleinwuchs
>   - Psychosoziale Deprivation
>   - Anorexia nervosa
>   - Depression
> - Kleinwuchs durch iatrogene Ursachen
>   - Hochdosierte systemische Glukokortikoidtherapie
>   - Hochdosierte lokale Glukokortikoidtherapie (Inhalationen, intestinale Klysmen etc.)
>   - Schädel- oder Ganzkörperbestrahlung
>   - Chemotherapie

der Körperhöhen-Perzentilen nach unten führt; man spricht von perzentilenflüchtigem Wachstum oder auch von **Catch-down**-Wachstum. Pathologisches Wachstum ist nicht gebunden an die Körperhöhe des Kindes, verursacht aber auf Dauer Kleinwuchs. Man unterscheidet die
- primäre Wachstumsstörung, die bei Geburt schon vorhanden ist, von der
- sekundären Wachstumsstörung, deren Ursprung zeitlich nach der Geburt festzumachen ist.

Bei erfolgreicher Behandlung einer Wachstumsstörung beobachten wir ein **Catch-up**-Wachstum: Das Kind wächst solange beschleunigt, bis es seinen genetisch festgelegten familiären Zielbereich wieder erreicht hat.

Die Kriterien für eine sinnvolle Zuweisung von kleinen Kindern an eine spezialisierte Wachstumssprechstunde sind Gegenstand von epidemiologischer Forschung und wissenschaftlicher Diskussion. Jedes Zentrum hat seine Kriterien, wann es Kleinwuchs für abklärungsbedürftig erachtet. In der folgenden ▶ Übersicht sind evidenzbasierte Kriterien aus den Niederlanden genannt, denen das Ziel zugrunde liegt, therapiebedürftige Kinder früh zu erkennen und unnötige Untersuchungen von gesunden Kindern zu vermeiden (Grote et al. 2008).

> **Kriterien für die Zuweisung eines kleinen Kindes an eine spezialisierte Wachstumssprechstunde (Van der Eerden u. Wit 2003)**
> - Im Alter von 0–3 Jahren
>   - Körperlänge/höhe <-3 SDS und Geburtsgewicht >2500 g
>   - Körperlänge/höhe im Abstand von 6 Monaten gemessen <-2,5 SDS und Geburtsgewicht >2500g
> ▼

- Im Alter von 3–10 Jahren
  - Körperhöhe <-2,5 SDS
  - Körperhöhe <-2 SDS und Abstand zur familiären Zielgröße >2 SD
  - Pathologische Wachstumsgeschwindigkeit (<P25)
  - Körperhöhe <-2 SDS und SGA bei Geburt
- In jedem Alter
  - Alle Kinder mit auffälligem Wachstumsmuster und zusätzlichen auffälligen Symptomen wie z. B. Disproportion des Skeletts oder Minoranomalien, auch wenn sie keines der o. g. Kriterien erfüllen.

Zunächst sollen nun die häufigen Normvarianten des kindlichen Wachstums, der familiäre Kleinwuchs und die konstitutionelle Verzögerung von Wachstum und Pubertät, dargestellt werden.

Familiärer Kleinwuchs

Wachstumsverlauf und Endgröße sind nach heutigem Kenntnisstand vorwiegend genetisch determiniert. Das Wissen über die hierfür entscheidenden Gene ist auch nach Fertigstellung des humanen Genomprojekts noch extrem spärlich. Genomweite Screeninguntersuchungen von mehreren 1000 erwachsenen Individuen haben zur Identifikation einzelner Kandidatengene für die genetische Definition der Körperhöhe beigetragen, die für sich genommen allerdings bisher nur etwa 2% der Variabilität erklären (Lettre et al. 2008).

Das genetische Potenzial des Kindes kommt wesentlich in den Körperhöhen der biologischen Eltern zum Ausdruck. Die Zielgröße des Kindes nach Tanner ist die mittlere Körperhöhe beider Eltern, zu der bei Jungen 6,5 cm addiert und von der bei Mädchen 6,5 cm subtrahiert werden. Der Streubereich der 2-fachen Standardabweichungen (SD) wird mit ±8,5 cm angegeben (Tanner 1985), er definiert die obere und untere Grenze des Perzentilbereichs der Zielgröße. Dieser so definierte Zielgrößenbereich ist in der pädiatrischen Praxis ein sehr hilfreicher Orientierungsparameter für das normale Wachstum eines bestimmten Kindes, da perzentilenparalleles Wachstum im familiären Zielbereich – auch bei Kleinwuchs – eine ernsthafte Wachstumsstörung sehr unwahrscheinlich macht. In der Mehrzahl der Fälle liegt ein familiärer bzw. konstitutioneller Kleinwuchs vor, bei dem der Kleinwuchs der Eltern genetisch an das Kind weitergegeben wurde. Charakteristischerweise wird diese genetisch determinierte »Wahl« eines bestimmten Perzentilbereichs in Orientierung an der familiären Zielgröße in den ersten 2 (–3) Lebensjahren getroffen, also während die Infancy-Komponente das Wachstum dominiert (Modell nach Karlberg). Daher ist perzentilkreuzendes Wachstum **vor** dem dritten Lebensjahr nicht selten bei Säuglingen und Kleinkindern nachweisbar und häufig nicht pathologisch. Nach dem 3. Geburtstag verläuft der normale Körperhöhenzuwachs bis zum Beginn des pubertären Altersbereichs parallel zur Perzentilenschar.

Idiopathischer Kleinwuchs

Der Begriff idiopathischer Kleinwuchs bezeichnet den Kleinwuchs, der lediglich eine (genetische) Normvariante menschlichen Wachstums darstellt (Ranke 1996). Diese Definition schließt neben den Kindern mit familiärem Kleinwuchs auch Kinder ein, die außerhalb ihres familiären Zielbereichs wachsen. Gerade in Bezug auf diese Kinder ist die Diagnose idiopathischer Kleinwuchs eine Ausschlussdiagnose, die eine ausführliche Diagnostik voraussetzt.

Konstitutionelle Verzögerung von Wachstum und Pubertät

Eine Zeitvariante des Wachstums ist ein langsameres und längeres Wachstum in Kombination mit einem verspäteten Eintritt in die Pubertät. Die Häufigkeit der konstitutionellen Verzögerung von Wachstum und Pubertät beträgt definitionsgemäß 3% und kommt bei kleinwüchsigen, hochwüchsigen und normal großen Kindern vor. Mit dieser Problematik präsentieren sich Jungen häufiger als Mädchen. Der Leidensdruck der Jugendlichen mit konstitutioneller Verzögerung von Wachstum und Pubertät ist beträchtlich, da sie nicht nur kleiner, sondern auch häufig, im Unterschied zu ihrer Altersgruppe, ohne jede pubertäre Entwicklung sind.

> ❗ Die Diagnose der konstitutionellen Verzögerung von Wachstum und Pubertät ist eine Verdachtsdiagnose bis zu dem Zeitpunkt, an dem die Pubertät spontan einsetzt.

Die definitive Diagnose kann erst dann gestellt werden, wenn bei Jungen die Pubertät nach dem Alter von 13,6 Jahren spontan beginnt und zwar mit einer Zunahme des Hodenvolumens über 3 ml (Prader-Orchidometer); bei Mädchen sollte die Pubertät nach dem Alter von 13,3 Jahren spontan mit einer Brustentwicklung des Tanner-Stadiums B2 einsetzen (Largo 1983a,b). In den nachfolgenden klinischen Untersuchungen sollte eine spontane Weiterentwicklung der Pubertätsmerkmale bis zur vollen Geschlechtsreife dokumentiert sein (DD Hypogonadismus).

In vielen Fällen weist die Familienanamnese auf die Diagnose hin, da nicht selten auch Eltern oder ältere Geschwister eine konstitutionelle Verzögerung von Wachstum und Pubertät erlebt haben. Die Anamnese sollte daher auf jeden Fall das Menarchealter der Mutter und eine Frage nach einer späten körperlichen Entwicklung und spätem Körperwachstum des Vaters enthalten.

Das Wachstum von Jugendlichen mit einer konstitutionellen Verzögerung von Wachstum und Pubertät ist zum Zeitpunkt des normalen pubertären Wachstumsschubes vermindert, sodass ein Abweichen der Körperhöhe von dem früheren perzentilenparallelen Wachstum eintreten muss. Die meisten der heute verwendeten Wachstumskurven zeigen Körperhöhen, die sich auf einen normalen Pubertätsbeginn und einen normalen pubertären Wachstumsschub beziehen, da die Daten an Normalkollektiven erhoben wurden. Sie zeigen in der Regel nicht den Wachstumsverlauf von Jugendlichen an, die später in die Pubertät eintreten. Eine Ausnahme sind die Wachstumskurven von Tanner für nordamerikanische Kinder und Jugendliche mit verzögerter körperlicher Reifung (Tanner u. Davies 1985). Die Wachstumsgeschwindigkeit der Jugendlichen mit konstitutioneller Verzögerung von Wachstum und Pubertät muss daher mit den für diese Gruppe vorliegenden Referenzwerten von Tanner (Tanner u. Davies 1985) oder mit den extrapolierten Daten von Rikken (Rikken u. Wit 1992) verglichen werden. Eine pathologische Wachstumsgeschwindigkeit, die durch die konstitutionelle Verzögerung von Wachstum und Pubertät allein nicht zu erklären ist, liegt dann vor, wenn die Wachstumsgeschwindigkeit unter die für diese spezielle Gruppe mit -1 SD angegebene altersentsprechende mittlere präpubertäre Wachstumsgeschwindigkeit abfällt (◘ Tab. 19.1). Eine Indikation für eine weiterführende Diagnostik inklusive einer Wachstumshormonmangeldiagnostik (häufigste Differenzialdiagnose) sollte für Jugendliche mit konstitutioneller Verzögerung von Wachstum und Pubertät erst dann gestellt werden.

> In seltenen Fällen können auch Kinder und Jugendliche mit Tumoren des Zentralnervensystems (z. B. Kraniopharygeom) einen der konstitutionellen Verzögerung von Wachstum und Pubertät ähnlichen Wachstumsverlauf zeigen.

Therapie
- Bei **Jungen** mit konstitutioneller Verzögerung von Wachstum und Pubertät ist – bei Leidensdruck – eine befristete Behandlung mit Testosteron in Form von Testosteron-Enantat (50 mg/Monat i.m.für 3 Monate) möglich. Hierdurch werden eine erste pubertäre Reifung und ein beschleunigtes Wachstum induziert. Meistens stellt sich dann in Kürze die spontane Pubertät ein.
- Bei **Mädchen** mit konstitutioneller Verzögerung von Wachstum und Pubertät kann z. B. Estradiolvalerat (0,2 mg/Tag p.o. für 3–6 Monate) verabreicht werden.

Syndromatischer Kleinwuchs

Kleinwüchsige Kinder mit Minoranomalien wie Nageldysplasien, dysplastischen tiefsitzenden Ohren, Lidachsenfehlstellungen, tiefem oder inversen Haaransatz und anderen Auffälligkeiten sollten auf das Vorliegen eines Syndroms untersucht werden. Die häufigsten genetischen Syndrome sind das Ullrich-Turner-Syndrom und das Noonan-Syndrom.

Ullrich-Turner-Syndrom

Das Ullrich-Turner-Syndrom stellt mit einer Inzidenz von 1 auf 2000 weibliche Neugeborene die häufigste syndromatische Kleinwuchsstörung bei Mädchen dar (Ranke u. Saenger 2001). Vorgeburtlich ist die Störung noch sehr viel häufiger, da 99% aller Feten mit Ullrich-Turner-Syndrom spontan abortiert werden. Auf der Grundlage einer strukturellen Aberration oder des Fehlens eines X-Chromosoms (häufigster Karyotyp 45,X) kommt es zur Trias von Kleinwuchs, Gonadendysgenesie mit ovarieller Insuffizienz und verschiedenen typischen Minoranomalien wie Ptosis, Flügelfell, kurzer Hals, inverser Haaransatz, retrovertierte tiefsitzende Ohren, Metacarpalverkürzung IV, Schildthorax, Cubitus valgus, antimongoloider Lidachse und diversen anderen Auffälligkeiten. Die häufigsten Minoranomalien beim Ullrich-Turner-Syndrom sind der im Nacken tief unten beginnende inverse Haaransatz und Nageldysplasien jeder Art. Die Chromosomenstörung kann in allen Zellen oder als Mosaik, zusammen mit Zellen mit einem normalen Karyotyp, vorliegen. Gelegentlich ist auch ein Y-Chromosom vorhanden; in diesem Fall besteht ein erhöhtes Risiko für die Ausbildung eines Gonadoblastoms in den dysgenetischen Gonaden (Binder et al. 1995). Als kardiale Manifestation der Chromosomenstörung kann eine Aortenisthmusstenose assoziiert sein.

◘ **Tab. 19.1.** Normale mittlere Wachstumsgeschwindigkeiten (cm/Jahr) bei präpubertären Jungen im Alter von 10–15 Jahren und bei präpubertären Mädchen im Alter von 8–13 Jahren, ±1 SD. (Mod. nach Rikken u. Wit 1992)

Alter	Jungen		Mädchen	
[Jahre]	[cm]	[SD]	[cm]	[SD]
8	–	–	5,52	±0,83
9	–	–	5,10	±0,83
10	4,94	±0,70	4,68	±0,82
11	4,58	±0,70	4,26	±0,82
12	4,22	±0,69	3,84	±0,82
13	3,86	±0,69	3,42	±0,82
14	3,50	±0,69	–	–
15	3,14	±0,69	–	–

Die Mädchen haben eine fast normale Geburtslänge und wachsen als Kleinkind und Schulkind kontinuierlich diskret perzentilenflüchtig, sodass sie von Jahr zu Jahr gegenüber ihren Altersgenossen an Größe verlieren. Die Pubertät muss bei 80% der Mädchen wegen eines primären Versagens der Gonaden mit der Substitution von Östrogenen eingeleitet werden. Das Pubertätswachstum ist gegenüber gesunden Mädchen um ca. 5–10 cm reduziert. Die Endgröße von Mädchen mit Ullrich-Turner-Syndrom liegt mit durchschnittlich 145 cm 3 SD unterhalb der normalen Referenzpopulation (Ranke u. Saenger 2001).

Der Kleinwuchs, der beim Ullrich-Turner-Syndrom leicht disproportioniert ist, wird zu einem bedeutenden Teil durch das Fehlen eines *SHOX* (»short stature homeobox-containing gene«)-Allels bewirkt (Rao et al. 1997). Das *SHOX*-Gen liegt im telomerischen pseudoautosomalen Bereich des kurzen X- und Y-Chromosom-Arms (*Xp22.33*). Beim Ullrich-Turner-Syndom fehlt aufgrund der chromosomalen Aberration immer ein *SHOX*-Allel (*SHOX*-Haploinsuffizienz). *SHOX*-Haploinsuffizienz ist nicht nur eine wesentliche Ursache des Kleinwuchses beim Ullrich-Turner-Syndrom, sondern auch die Ursache der Dyschondrosteose (Leri-Weill-Syndrom), einer Skelettdysplasie, die einen mesomelen Kleinwuchs verursacht und mit einer Madelung-Deformität einhergeht (▶ Abschn. »ossärer Kleinwuchs«). Nicht selten finden sich auch subtilere Kleinwuchsstörungen durch *SHOX*-Haploinsuffizienz, die kaum von einem idiopathischen Kleinwuchs phänotypisch zu unterscheiden sind (Binder et al. 2003). Als eine weitere Ursache des Kleinwuchses beim Ullrich-Turner-Syndrom wird die Aneuploidie an sich angesehen, die zu einer Störung der Zellproliferation und des allgemeinen Wachstums beitragen soll. Die Diagnose des Ullrich-Turner-Syndroms verlangt eine Chromosomenanalyse.

> ❗ Da einige Mädchen mit Ullrich-Turner-Syndrom keine wesentlichen klinischen Merkmale aufweisen, sollte jedes Mädchen mit nichtfamiliärem unklarem Kleinwuchs eine Chromosomenanalyse erhalten.

Therapie
- Kleinwuchs beim Ullrich-Turner-Syndrom wird mit rekombinantem Wachstumshormon in einer Dosis von 45–50 µg/kg KG (Körpergewicht)/Tag therapiert. Die Therapie verursacht eine Wachstumsbeschleunigung und eine Vermehrung der Endgröße um 5–7 cm (Stephure 2005).

Nicht alle Mädchen profitieren von der Behandlung, die als Therapiemaßnahmen von den Krankenkassen anerkannt ist. Es gibt bisher keine allgemein akzeptierte Definition für einen ausreichenden oder befriedigenden Effekt der Wachstumshormontherapie auf das Wachstum (dies gilt für alle Therapieindikationen). In der Regel darf aber gelten, dass die Wachstumsgeschwindigkeit im ersten Therapiejahr oberhalb des 97. Perzentils der entsprechenden Altersgruppe liegen sollte, damit mit einem nachhaltigen Therapieeffekt gerechnet werden kann. Neben der Wachstumspromotion mit rekombinantem Wachstumshormon ist die altersentsprechende Induktion der Pubertät durch die Gabe von Östrogenen für das Selbstwertgefühl, die soziale Anpassungsfähigkeit und die sexuelle Entwicklung dieser Mädchen mit Gonadendysgenesie von großer Bedeutung (Carel et al. 2006; ▶ Kap. 20).

Noonan-Syndrom

Das Noonan-Syndrom betrifft beide Geschlechter, zahlreiche Stigmata des Ullrich-Turner-Syndoms finden sich auch hier. Häufig bestehen zusätzlich aber ein charakteristischer Hypertelorismus und eine valvuläre Pulmonalstenose (◘ Tab. 19.2).

Die Prävalenz des Noonan-Syndroms wird mit 1:1000 bis 1:2500 angegeben. Die Störung tritt in 50% der Fälle familiär auf und wird autosomal-dominant vererbt. Die syndromale Diagnose setzt voraus, dass man Kenntnis über die typische Facies dieser Kinder hat mit Hypertelorismus, tiefsitzenden retrovertierten Ohren mit verdickter Helix, antimongoloider Lidachse und schmalem Kinn. In diesem Fall kann mittels eines Scores von van der Burgt, die Diagnose klinisch gesichert werden (van der Burgt et al. 1994). Im Unterschied zum Ullrich-Turner-Syndrom handelt es sich hier um eine monogenische Störung, die bei ca. 70% aller

◘ **Tab. 19.2.** Vergleich der zwei häufigsten Kleinwuchssyndrome

	Noonan-Syndrom	Turner-Syndrom
Gesicht	»Typisch Noonan«	Kaum Hypertelorismus
Herz	Pulmonalstenose	Aortenisthmusstenose
Körperhöhe	< P3	<< P3
Brustwand	Pectus carinatus und excavatus	Schildthorax
Familienanamnese	Positiv	Negativ
Sonstiges	Mentale Retardierung + Kryptorchismus + Flügelfell	Keine Retardierung, + nur Mädchen + Flügelfell
Definitive Diagnose	Mutationen in *PTPN11, SOS1, KRAS, RAF1*	Aberration/Verlust des X-Chromosoms

Kinder charakterisiert werden kann. Die Mutationen von Signalproteinen bewirken eine Störung des Ras-MAP-Kinase-Signalweges mit erhöhtem Signaltransfer (Aoki et al. 2008). Wie dieser Mechanismus zu den einzelnen Charakteristika des Noonan-Syndroms beiträgt, ist unklar. Die Wachstumsstörung betrifft alle Phasen des kindlichen Wachstums (Ranke et al. 1988). Der Größenverlust gegenüber der familiären Zielgröße beträgt durchschnittlich 2 SD (mittlere Endgröße der Mädchen 155 cm, der Jungen 168 cm) (Shaw et al. 2007). Folglich ist etwa die Hälfte aller Kinder mit Noonan-Syndrom als Erwachsene kleinwüchsig.

Im Unterschied zu Mädchen mit Ullrich-Turner-Syndrom liegt beim Noonan-Syndrom keine Gonadendysgenesie vor, aber die Pubertät ist um etwa zwei Jahre bei beiden Geschlechtern verzögert. Jungen zeigen häufig eine späte und protrahierte Pubertät und entwickeln wohl häufig im Erwachsenenalter eine Infertilität, da eine Vererbung des Noonan-Syndroms über einen betroffenen Vater viel seltener beobachtet wird als über eine betroffene Mutter.

Therapie
- Behandlungsversuche des Kleinwuchses beim Noonan-Syndrom mit rekombinantem Wachstumshormon in der gleichen Dosis wie beim Ullrich-Turner-Syndrom ergaben divergente Ergebnisse in Bezug auf Beschleunigung des Wachstums in den ersten Therapiejahren (MacFarlane et al. 2001; Osio et al. 2005).
- Es gibt klinisch-laborchemische Hinweise für eine Störung der Wachstumshormonrezeptor-Signaltransduktion beim Noonan-Syndrom durch *PTPN11*-Mutationen (Binder et al. 2005).
- Die Behandlung mit Wachstumshormon wird zurzeit von den Kostenträgern in Deutschland nicht übernommen.
- Bei den Jungen mit Noonan-Syndrom kann eine Pubertätsinduktion mit Testosteron-Enantat bei erheblicher Verzögerung der Pubertät sinnvoll sein.

Fast 1000 syndromatisch definierte Störungen sind mit Kleinwuchs vergesellschaftet (OMIM 2008). Eine Diskussion von anderen syndromatischen Kleinwuchsformen wie dem Silver-Russell-Syndrom, dem Williams-Syndrom oder dem Aarskog-Syndrom würde den Rahmen dieses Lehrbuches sprengen. Generell gilt, dass die Wachstumsbeurteilung von Kindern mit syndromatischem Kleinwuchs mithilfe von syndromspezifischen Wachstumskurven erfolgen sollte. Nur so ist es möglich, Hinweise auf eine vom Syndrom unabhängige Störung des Wachstums zu erkennen.

Ossärer Kleinwuchs

Beim ossären Kleinwuchs verursachen Defekte regulatorischer Proteine des Knochens, seiner Matrixproteine sowie Störungen der Kalzium-Phosphat-Bereitstellung ein vermindertes Längenwachstum, eine Verformung oder eine Instabilität des Knochens.

Heute sind mehr als 200 verschiedene Skelettdysplasien beschrieben und in einer internationalen Klassifikation in 33 nosologische Gruppen eingeteilt worden (Superti-Furga u. Unger 2007). Am bekanntesten sind die Achondroplasie und die Hypochondroplasie, die mit einem rhizomelen Kleinwuchs einhergehen und durch heterozygote Mutationen im *FGFR3*-Gen verursacht sind. Inzwischen können die meisten Skelettdysplasien monogenisch definiert werden, der Erbgang ist meistens autosomal-dominant oder autosomal-rezessiv. Der Grad der Wachstumsstörung ist bei gleichem molekulargenetischem Defekt häufig sehr variabel, besonders bei Erkrankungen mit autosomal-dominantem Erbgang (nur ein defektes Allel). Das wesentliche klinische Kriterium der ossären Wachstumsstörung ist die differente Ausprägung der Störung in den verschiedenen Segmenten der Röhrenknochen (akromel = Hand/Fuß verkürzt vs. mesomel = Unterarm/Unterschenkel verkürzt vs. rizomel = Oberarm/Oberschenkel verkürzt) und in den verschiedenen Knochen des gesamten Skeletts (Röhrenknochen vs. Wirbelknochen vs. Kranium) (Mortier 2001). Die sichtbare Konsequenz ist eine Disproportion des Skeletts.

> ❗ Die objektive Erfassung von Disproportionen des Skeletts macht eine sorgfältige auxologische Untersuchung unabdingbar.

Hier sollte neben der Körperhöhe die Sitzhöhe und die Spannweite bestimmt werden und die subischiale Beinlänge (Differenz von Körperhöhe und Sitzhöhe) errechnet werden. Beim vorpubertären Schulkind entspricht die Spannweite in etwa der Körperhöhe (±3 cm) und die Sitzhöhe überragt die errechnete subischiale Beinlänge um 10 cm (±2 cm) (eigene Kalkulationen anhand von Daten aus der Züricher Longitudinalstudie). Neben diesen Berechnungen ist die Verwendung von Perzentilenkurven (z. B. Gerver), die Körpermaße zueinander in Beziehung setzen (z. B. Körperhöhe zu Sitzhöhe) hilfreich. Wo dominante Vererbung vermutet wird, sollte der betroffene Elternteil klinisch und ggf. radiologisch untersucht werden, da hier die ausgereifte Manifestation der Osteodysplasie vorliegt, die häufig klinisch einfacher zu charakterisieren ist.

> ❗ Im Unterschied zur Osteodysplasie bewirkt eine sekundäre Wachstumsstörung (wie z. B. der Wachstumshormonmangel) eine gleichmäßige Minderung des Wachstums in allen Knochen, sodass der Körperbau proportioniert bleibt.

Seltene Ausnahmen zu dieser Regel sind z. B. Flachwirbelbildung (Platyspondylie) bei Hypertransfusion oder nach spinaler Bestrahlung. Außerdem führt eine sekundäre

Hemmung des Wachstums sehr häufig zu einer pathologischen Retardierung der Skelettreifung, die bei ossären Wachstumsstörungen **nicht** regelhaft vorliegt.

Die Diagnose einer Skelettdysplasie ist durch folgende Probleme erschwert:
- Der Schweregrad der Skelettdysplasie ist variabel, selbst bei erstgradig Verwandten.
- Viele Skelettdysplasien werden wegen ihrer Seltenheit nur von wenigen Spezialisten genau erkannt und klassifiziert.
- Die Disproportion des Skeletts und die Verformung des Knochens treten gelegentlich spät im Wachstum in Erscheinung.

Letzteres trifft auf die Dyschondrosteose (Leri-Weill-Syndrom) zu, die nach heutigem Kenntnisstand wahrscheinlich die häufigste Skelettdysplasie des Menschen ist. Sie ist durch einen mesomelen Kleinwuchs und eine Madelung-Deformität der Handgelenke charakterisiert und wird dominant vererbt. Die genetische Ursache sind heterozygote Mutationen des *SHOX*-Gens (▶ Abschn. »Ullrich-Turner-Syndrom«). Die Madelung-Deformität ist eine ossäre Fehlbildung des Handgelenks, die durch eine distale Subluxation der Ulna nach dorsal (sog. Bajonett-Zeichen) und durch eine Supinationshemmung im Handgelenk definiert ist. Die Körperhöhenminderung durch die Dyschondrosteose (Leri-Weill-Syndrom) beträgt bei beiden Geschlechtern im Mittel 2 SD, sodass ca. 50% der Betroffenen eine normale Körperhöhe aufweisen (Binder et al. 2004a). In minderschweren Fällen und bei jüngeren Kindern kann die Diagnose nur radiologisch und durch eine genaue auxologische Untersuchung gestellt werden (Binder et al. 2003).

Es gibt verschiedene Empfehlungen für standardisierte Röntgenaufnahmen des Skeletts bei Verdacht auf disproportionierten Kleinwuchs, die nicht evidenzbasiert sind (▶ Übersicht). Generell geht es bei diesen Untersuchungen darum, repräsentative Knochen des Skeletts zur Darstellung zu bringen, um eine Diagnose stellen zu können. Die Befundung der Radiografien sollte durch einen Experten erfolgen. Eine gezielte molekulargenetische Untersuchung des für die klinisch-radiologische Verdachtsdiagnose bekannten Kandidatengens ist für eine genaue Diagnosestellung erforderlich.

> **Empfehlung für die diagnostische Radiologie von Kindern mit disproportioniertem Kleinwuchs**
>
> - Schädel p.-a. und lateral
> - (Lumbale) Wirbelsäule lateral
> - Becken a.-p.
> - Humerus und Femur a.-p.
> - Linke Hand und Handgelenk p.-a.

Therapie
- Wachstumsfördernde Behandlungen von Osteochondrodysplasien sind versucht worden. Die Ergebnisse mit pharmakologischen Dosen von Wachstumshormon waren aber in den meisten Fällen unbefriedigend.
- Ausnahme: Dyschondrosteose (Leri-Weill-Syndrom). In einer multizentrischen randomisierten kontrollierten Behandlungsstudie über zwei Jahre wurde gezeigt, dass die Wirksamkeit der Behandlung des Kleinwuchses bei Dyschondosteose mit Wachstumshormon vergleichbar war mit einem Kollektiv von Mädchen mit Ullrich-Turner-Syndrom, die in derselben Studie unter den gleichen Bedingungen behandelt wurden (Blum et al. 2007).
- Inzwischen wurde die Wachstumshormonbehandlung des Kleinwuchses bei molekulargenetisch gesichertem *SHOX*-Defekt von der europäischen Zulassungsbehörde »European Medicines Agency« (EMEA) anerkannt, sodass die Kassen diese Therapie übernehmen, wenn ein positiver molekulargenetischer Befund vorliegt. Die empfohlene Wachstumshormondosis liegt bei 45–50 µg/kg KG/Tag.

Intrauteriner Kleinwuchs

Das vorgeburtliche Gedeihen kann ganz erheblichen Einfluss auf den kindlichen Wachstumsprozess nehmen, deshalb sind die Geburtsmaße eines Kindes von erheblicher Wichtigkeit (Saenger et al. 2007). Eine intrauterine Störung des fetalen Wachstumsprozesses, die vom Gynäkologen sonomorphologisch erfasst werden kann, wird als intrauterine Wachstumsrestriktion bezeichnet und ist eine pränatale Diagnose. Die Ursachen sind multipel und bisher kaum systematisch untersucht: genetische Defekte bei Mutter und Kind, plazentare Defekte (genetisch, sekundär), Umweltfaktoren wie Infektionen, Unterernährung, schwerer Stress und Drogenabusus der Mutter. Die Folge der intrauterinen Wachstumsrestriktion ist die Geburt eines hypotrophen Neugeborenen, das SGA (»small for gestational age«) ist. Die endokrinologische Definition für die Hypotrophie des Neugeborenen ist aus strategischen Gründen strenger als die des Neonatologen. Eine Körperlänge und/oder ein Körpergewicht bei Geburt, die 2 SD unterhalb vom Mittelwert der Referenzpopulation für das Reifealter liegen, definieren das SGA-Neugeborene aus endokrinologischer Sicht.

Die hypotrophen Neugeborenen durchlaufen in ca. 85% der Fälle ein Aufholwachstum, das vor allem in den ersten 6 Lebensmonaten stattfindet und spätestens im 3. Lebensjahr abgeschlossen ist. Danach verläuft das Wachstum in der Regel bis zum Pubertätsalter perzentilenparallel. Es bleiben ca. 15% der Kinder, die intrauterin schon zu klein waren, auch später klein. Unter diesen Kindern hatte die Mehrheit bei Geburt eine Verminderung der Körperlänge. Wir sprechen dann von dem sog. intrauterinen Kleinwuchs (oder SGA-Kleinwuchs), der aus den o. g. Gründen keine Entität darstellt. Unter den SGA-Kindern finden sich Untergruppen mit syndromalen Charakteristika, solche mit Skelettdisproportionen und schließlich solche mit kleinwüchsigen Eltern. Hier konkurrieren ganz offensichtlich andere Diagnosen mit der »Sammeldiagnose« SGA-Kleinwuchs. Neben dem Kleinwuchs findet sich bei der Mehrheit dieser Kinder eine ausgeprägte Hypotrophie von Muskulatur und Fettgewebe (Schweizer et al. 2007). Eine Untergruppe dieser Kinder, die bei Geburt »SGA« waren, tragen ein hohes Risiko im späteren Leben an einem metabolischen Syndrom zu erkranken. Zu dieser Untergruppe gehören aber eher nicht die Kinder, die als Säugling und Kleinkind durch fehlendes Aufholwachstum auffallen und beim Endokrinologen wegen Kleinwuchs vorgestellt werden (Saenger 2007).

Therapie

- Bei Zustand nach SGA-Geburt (Geburtsgewicht oder -länge <-2 SDS), Vorliegen eines schweren Kleinwuchses (Körperhöhe mehr als 2,5 SD unter der mittleren altersentsprechenden Körperhöhe), fehlendem Aufholwachstum (Wachstumsgeschwindigkeit <0 SDS) und bei einer Abweichung der Körperhöhe von der familiären Zielgröße um mehr als 1 SD sind die auxologischen Bedingungen gegeben, die eine Behandlung mit rekombinantem Wachstumshormon in einer Dosis von 35 µg/kg KG/Tag in Deutschland ab einem Alter >4 Jahren ermöglichen.
- Studien zeigen, dass diese Kinder von dieser Behandlung einen ähnlichen Wachstumsprofit wie Mädchen mit Ullrich-Turner-Syndrom haben (Saenger et al. 2007).
- Die Indikation dieser Therapie sollte individuell gestellt und die Fortführung der Behandlung von einem messbaren Erfolg der Therapie abhängig gemacht werden (▶ Abschn. »Ullrich-Turner-Syndrom«, Erfolgskriterium).
- Der Effekt der Therapie ist interindividuell sehr unterschiedlich, was vor dem Hintergrund der Heterogenität von Kindern mit intrauterinem Kleinwuchs verständlich ist.

Kleinwuchs durch Wachstumshormonmangel

Zum Wachstumshormonmangel wurde kürzlich eine evidenz- und konsensusbasierte Leitlinie für die deutsche Kinderendokrinologie verabschiedet. Der Text dieser Leitlinie ist zu großen Teilen in die nun folgende Darstellung eingegangen (S2-Leitlinie; Binder et al. 2008).

Gewicht- und Größenentwicklung vollziehen sich in einem gesunden Kind harmonisch und in enger Bindung zueinander. Schlechtes Wachstum mit normaler oder gesteigerter Gewichtszunahme ist ein starker Indikator für eine endokrine Störung und bedarf der eingehenden Abklärung. Die häufigste endokrine Ursache von pathologischem Wachstum im Kindesalter ist der Wachstumshormonmangel. Dieser Mangel hat im Kindes- und Jugendalter eine geschätzte Prävalenz von 1:4000 bis 1:30.000 (Binder et al. 2008). Bei der überwiegenden Mehrzahl der betroffenen Kinder ist die Ursache des Wachstumshormonmangels idiopathisch. Die seltenen monogenischen Formen des Wachstumshormonmangels werden autosomal-dominant oder rezessiv vererbt und können isoliert oder in Kombination mit anderen hypophysären Hormonausfällen auftreten. Morphologische Fehlbildungen des Gehirns können mit einem Wachstumshormonmangel assoziiert sein, ausgeprägte morphologische Fehlbildungen der Hypophyse selbst sind es fast immer. Die Hypophyse und/oder der Hypothalamus können durch Trauma, Infektion, infiltrative (entzündliche oder tumoröse) Erkrankungen, kraniale Bestrahlung oder chirurgische Eingriffe so geschädigt werden, dass ein Wachstumshormonmangel erworben wird, der häufig mit anderen hypophysären Ausfällen kombiniert ist. Die Diagnostik des Wachstumshormonmangels ist ein facettenreicher Prozess, der initial eine gründliche klinische und auxologische Untersuchung mit radiologischen und biochemischen Tests kombiniert. Die bekannten Ursachen des Wachstumshormonmangels sind in der folgenden ▶ Übersicht aufgelistet.

Ursachen des Wachstumshormonmangels

- Kongenitale Fehlbildung von Hypophyse/Hypothalamus
  - Septooptische Dysplasie (de-Morsier-Syndrom)
  - Andere Mittellinienfehlbildungen
- Abnormale Morphologie der Hypophyse mit ektoper Neurohypophyse unklarer Ursache
- Bestrahlung von Hypophyse/Hypothalamus
- Trauma von Hypophyse/Hypothalamus
- Mutationen von Transkriptionsfaktoren der Hypophysen/Hypothalamus-Organogenese
  - *HESX1, SOX3, LHX3, LHX4*
  - *PROP1*
  - *PIT1*
- Mutationen des *GH-1*-Gens
- Mutationen des *GHRH*-Rezeptor-Gens
- Bioinaktives GH (Kowarski-Syndrom)

Beim Neugeborenen können schwere rezidivierende Hypoglykämien Hinweis auf einen schweren konnatalen Wachstumshormonmangel sein, der meist mit dem Ausfall anderer hypophysärer Hormone assoziiert ist. Die Ausfälle können die ACTH- und Kortisolsekretion oder die TSH- und Schilddrüsenhormonausschüttung betreffen. In der Hypoglykämiediagnostik des Neugeborenen müssen daher immer auch das Wachstumshormon und das Kortisol bestimmt werden. Die Körperlänge des Neugeborenen mit schwerem konnatalen Wachstumshormonmangel ist in der Regel nicht auffällig, da ein auffällig verlangsamtes Wachstum meist erst nach 6–12 Monaten beobachtet wird (Wit u. van Unen 1992).

> Die Auxologie ist die zentrale Basis der Diagnostik des Wachstumshormonmangels. In aller Regel schließt normales Wachstum einen Wachstumshormonmangel aus.

Der auxologische Verdacht auf eine durch einen Wachstumshormonmangel bedingte Wachstumsstörung beim Klein- und Schulkind besteht, wenn
- die Körperhöhe nach anfänglich normalem perzentilenparallelem Wachstum unter den Perzentilbereich der Zielgröße abfällt,
- die Körperhöhe bei fehlenden früheren Wachstumsdaten unterhalb des Perzentilbereichs der Zielgröße liegt und sich bei nachfolgenden Untersuchungen weiter von dem Perzentilbereich der Zielgröße und/oder des zuletzt erreichten Perzentils entfernt,
- die über einen Zeitraum von wenigstens 6 Monaten, am besten aber 12 Monaten, gemessene Wachstumsgeschwindigkeit unterhalb des 25. Wachstumsgeschwindigkeitperzentils liegt.

> **Ausnahme:** Bezogen auf die Beurteilung der Wachstumsgeschwindigkeit stellt die Gruppe der präpubertären Kinder und Jugendlichen mit dem anamnestischen und/oder klinischen Verdacht auf eine konstitutionelle Verzögerung von Wachstum und Pubertät eine Ausnahme dar: Sie wachsen in der Regel langsamer als die gleichaltrige Referenzkohorte (◘ Tab. 19.1).

Für die Diagnostik des Wachstumhormonmangels soll die Bestimmung des Skelettalters nach Greulich u. Pyle (1959) oder nach Tanner et al. (1975) zum Nachweis einer Reifungsverzögerung gegenüber dem chronologischen Alter angewendet werden, die im Alter zwischen 4 und 7 Jahren in der Regel mehr als ein 3/4 Jahr, im Alter über 7 Jahre mehr als 1 Jahr beträgt, entsprechend einer Reifungsverzögerung >1 SD.

Bei dokumentiertem Wachstumshormonmangel (▶ unten) soll eine Magnetresonanztomografie (MRT) der Hypothalamus-Hypophysen-Region zum Ausschluss eines Kraniopharyngeoms, eines anderen Tumors des Zentralnervensystems oder einer hypophysären Fehlbildung durchgeführt werden. Die charakteristische Fehlbildung der Hypophyse, die bei schwerem Wachstumshormonmangel in ca. 90% der Fälle anzutreffen ist, setzt sich zusammen aus Ektopie der Neurohypophyse, dünnem oder durchtrennt erscheinendem Hypophysenstiel und sehr hypoplastischer Adenohypophyse (Binder et al. 2002). Die Neurohypophyse liegt außerhalb der Sella turcica kaudal des Bodens des 3. Ventrikels. Die Pathogenese dieser Morphologie konnte bisher nur in wenigen Einzelfällen auf monogenische Defekte von Entwicklungsgenen (z. B. *Lhx4, Sox3, Hesx1*) zurückgeführt werden. Der biologische Mechanismus, der zu dieser Dissoziation von Vorder- und Hinterlappen der Hypophyse führt, ist ungeklärt.

Vor der Durchführung invasiver und aufwändiger Wachstumshormonstimulationstests soll die Messung der Konzentrationen von IGF-I und IGFBP-3 im Serum oder Plasma erfolgen (Binder et al. 2008), da die Produktion des wesentlichen kindlichen Wachstumsfaktors IGF-I wie auch seines Bindungsproteins IGFBP-3 in der Leber bei Mangel an Wachstumshormon vermindert ist.

Allerdings sind die beiden Proteine nicht im strengen Sinn Screeningparameter für den Nachweis eines Wachstumshormonmangels, da auch andere Erkrankungen und Normvarianten des Wachstums mit einer Verminderung der Konzentrationen von IGF-I und/oder IGFBP-3 einhergehen können. Hierzu gehören u. a. die Hypothyreose, ein Mangel an Sexualhormonen bei Hypogonadismus, die konstitutionelle Verzögerung von Wachstum und Pubertät, eine akute oder chronische Mangelernährung, chronische organische Erkrankungen, schwere Leberfunktionsstörungen, eine Adipositas, ein schlecht eingestellter Diabetes mellitus oder eine sekundäre Wachstumshormonresistenz im Rahmen anderer Erkrankungen (Binder et al. 2008). IGF-I- und/oder IGFBP-3-Werte <-2 SDS bezogen auf das chronologische Alter machen nach Ausschluss der o. g. interferierenden Ursachen eine Störung der Wachstumshormon-IGF-I-Achse wahrscheinlich. IGF-I- und IGFBP-3-Werte >-1 SDS machen einen Wachstumshormonmangel unwahrscheinlich, schließen ihn jedoch nicht vollständig aus (Binder et al. 2008).

Indikation für die Durchführung von Wachstumshormonstimulationstests

Laut S2-Leitlinie sollen Wachstumshormonstimulationstests bei Kindern durchgeführt werden, die die auxologischen, klinischen und radiologischen Kriterien für die Diagnose eines Wachstumshormonmangels erfüllen, wenn sie zusätzlich niedrige IGF-I- und/oder IGFBP-3-Werte (<-1 SDS) haben, die durch keine andere Störung zu erklären sind. Bei Kindern, die die auxologischen, klinischen, laborchemischen und radiologischen Kriterien **nicht** erfüllen, sollten keine Wachstumshormonstimulationstests durchgeführt werden (Binder et al. 2008, ◘ Abb. 19.2).

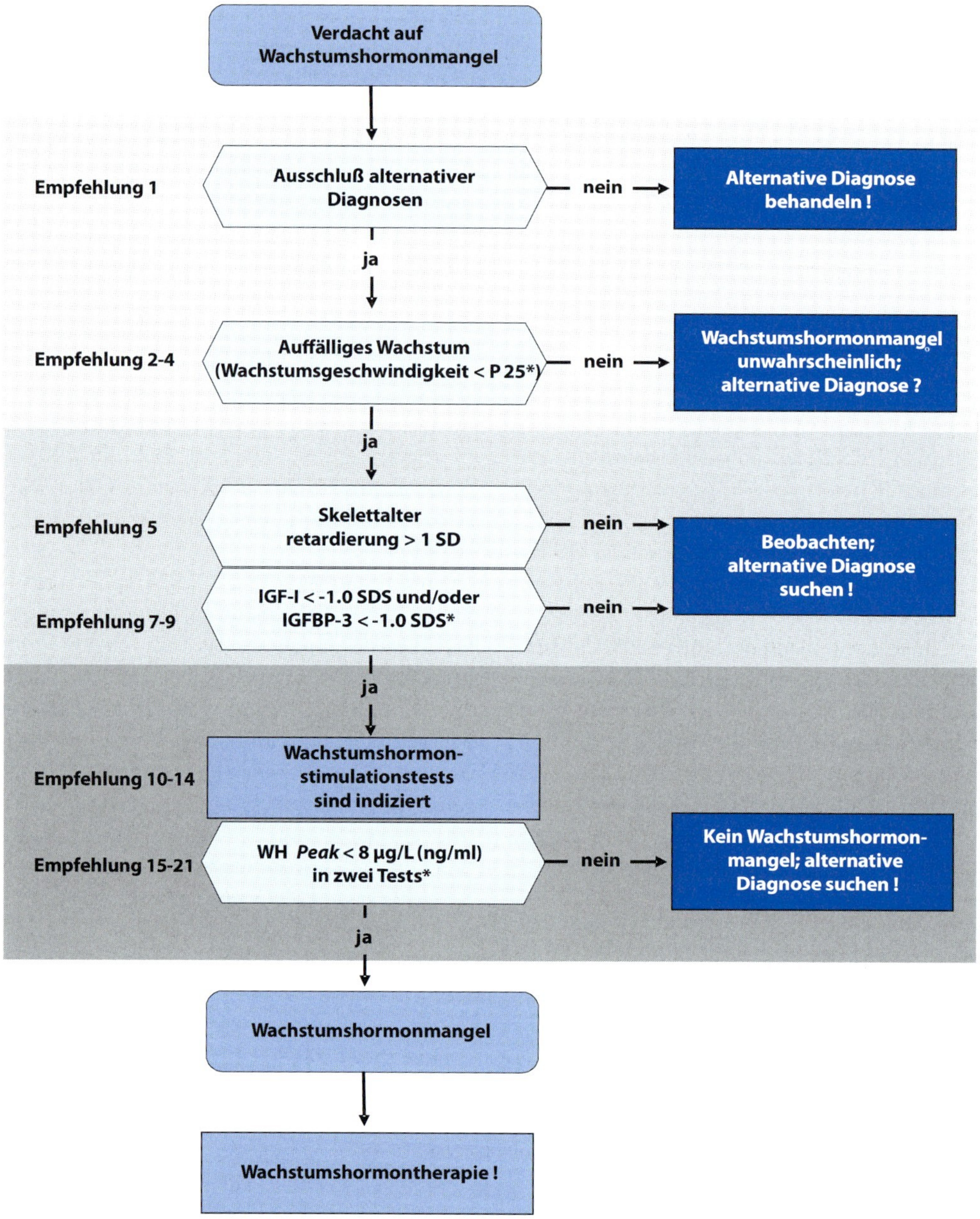

Abb. 19.2. Algorithmus für Kinder und Jugendliche mit Verdacht auf Wachstumshormonmangel.

```
Verdacht auf Wachstumshormonmangel
    ↓
Empfehlung 1: Ausschluß alternativer Diagnosen — nein → Alternative Diagnose behandeln!
    ↓ ja
Empfehlung 2-4: Auffälliges Wachstum (Wachstumsgeschwindigkeit < P 25*) — nein → Wachstumshormonmangel unwahrscheinlich; alternative Diagnose?
    ↓ ja
Empfehlung 5: Skelettalter retardierung > 1 SD — nein → Beobachten; alternative Diagnose suchen!
Empfehlung 7-9: IGF-I < -1.0 SDS und/oder IGFBP-3 < -1.0 SDS* — nein → Beobachten; alternative Diagnose suchen!
    ↓ ja
Empfehlung 10-14: Wachstumshormon-stimulationstests sind indiziert
Empfehlung 15-21: WH Peak < 8 µg/L (ng/ml) in zwei Tests* — nein → Kein Wachstumshormonmangel; alternative Diagnose suchen!
    ↓ ja
Wachstumshormonmangel
    ↓
Wachstumshormontherapie!
```

Die am *linken* Rand genannten Empfehlungen sind in der aktuellen Leitlinie nachzulesen. * Kinder mit konstitutioneller Verzögerung von Wachstum und Pubertät haben spezielle Referenzwerte für die Wachstumsgeschwindigkeit und die IGF-I- und IGFBP-3-Werte. Der Wachstumshormon-Cut-off-Wert von 8 µg/L (ng/ml) gilt für diese spezifische Gruppe nur nach Priming mit Sexualsteroiden (Binder et al. 2008)

Eine einmalige basale Bestimmung des Wachstumshormons sollte nicht durchgeführt werden, da die pulsatile Ausschüttung des Wachstumshormons starke physiologische Konzentrationsschwankungen dieses Hormons verursacht, sodass Einzelbestimmungen nicht aussagekräftig sind.

Bei Vorliegen einer Aplasie der Adenohypophyse und/oder einer ektop lokalisierten Neurohypophyse, eines Zustandes nach Resektion der Hypophyse, eines Zustandes nach Durchtrennung des Hypophysenstiels, eines monogenen Wachstumshormonmangels (*GH-1*, *GHRHR*, *PROP-1*, *PIT-1* u. a. gut charakterisierte Gendefekte) oder eines **eindeutigen** Nachweises des Mangels an zwei anderen hypophysären Hormonen kann zur Sicherung der Verdachtsdiagnose auch **nur ein einziger** Wachstumshormonstimulationstest durchgeführt werden.

> Kinder, die sich unmittelbar vor der Pubertät befinden oder übergewichtig sind, haben physiologisch eine geringere stimulierte Wachstumshormonausschüttung im Vergleich zu jüngeren, normalgewichtigen oder pubertierenden Kindern (Zadik et al. 1990; Marin et al. 1994; Molina et al. 2008).

Die Indikation zur Testung bei präpubertären Kindern sollte nur gestellt werden, wenn die Wachstumsgeschwindigkeit bei präpubertären Jungen im Alter von 10–15 Jahren und bei präpubertären Mädchen im Alter von 8–13 Jahren (<P25) unterhalb der altersentsprechenden Wachstumsgeschwindigkeit liegt (Abb. 19.1). Bei diesen präpubertären Kindern kann der übliche diagnostische Cut-off-Wert (▶ unten: Grenzwert für den Wachstumshormonspiegel) nur dann verwendet werden, wenn dem Wachstumshormonstimulationstest eine Vorbehandlung mit Sexualsteroiden (Priming) vorausgegangen ist (Marin et al. 1994; Molina et al. 2008). Deshalb soll eine Vorbehandlung mit Sexualsteroiden (Priming) vor Wachstumshormonstimulationstests bei präpubertären Jungen im Alter ≥10 Jahren und bei präpubertären Mädchen im Alter ≥8 Jahren durchgeführt werden, da nur dann der übliche Cut-off-Wert Gültigkeit hat. Das Priming sollte bei Jungen mit der intramuskulären Verabreichung von 50 mg Testosteron-Enantat i.m. einmalig 7 Tage vor der Testung und bei Mädchen mit der täglichen Gabe von 1 mg Estradiolvalerat p.o. in den letzten 3 Tagen vor der Testung durchgeführt werden.

Der Test soll nach mindestens 6-stündigem nächtlichen Fasten morgens am nüchternen, ruhenden Kind unter standardisierten Bedingungen und sorgfältiger Überwachung durchgeführt werden. Als Testsubstanzen sollten Arginin, Clonidin, Glukagon oder Insulin verwendet werden (Binder et al. 2008). Als alternativer Test zu einem Stimulationstest kann auch die nächtliche Spontansekretion des Wachstumshormons gemessen werden. Die Messung der spontanen Nachtsekretion ist nur dann sinnvoll, wenn entsprechende Erfahrungen und Referenzwerte vorliegen. Der GHRH-Test sollte wegen seiner geringen Sensitivität für die primäre Diagnose des Wachstumshormonmangels im Kindesalter nicht verwendet werden.

! Besondere Vorsicht muss bei der Testung von Kindern unter 4 Jahren oder bei Einsatz der Testsubstanzen Insulin und Glukagon gelten, da schwere Hypoglykämien auftreten können (Shah et al. 1992; LaFranchi et al. 1977; Binder et al. 2004b)!

Das Ergebnis eines Wachstumshormonstimulationstests im Kindes- und Jugendalter ist dann pathologisch, wenn die höchste gemessene Wachstumshormonkonzentration einen arbiträr festgelegten Cut-off-Wert unterschreitet, der in der Literatur mit Werten zwischen 3,3–10 µg/l (ng/ml) angegeben wird (Binder et al. 2008). Diese große Schwankungsbreite reflektiert den Mangel an geeigneten Studien zu dieser Fragestellung und die ausgeprägte Abhängigkeit der gemessenen Wachstumshormonkonzentration vom Nachweisverfahren (»Assay«) (Binder et al. 2008). Zur Vereinheitlichung der Diagnostik sollte Wachstumshormon nur mit Nachweisverfahren gemessen werden, die auf der Basis des rekombinanten 22-kD-Wachstumshormon-Proteins (Standards 88/624 oder 98/574, 1mg=3 IU) standardisiert sind.

Ein Cut-off-Wert für den labordiagnostischen Nachweis des Wachstumshormonmangels bei Kindern wurde erstmals in den 60er Jahren ermittelt und auf die Wachstumshormonaktivität von 20 mU/l bezogen. Mit der Einführung der ersten Referenzpräparation an hypophysärem Wachstumshormon im Jahre 1969 (Standard 66/217; 1IU=2 mg) konnte dieser Wert auf eine Wachstumshormonkonzentration von 10 µg/l (ng/ml) zurückgeführt werden. Diese 10 µg/l (ng/ml) wurden als Cut-off-Wert bis in die jüngste Vergangenheit empfohlen. Die Einführung der rekombinanten Standards 88/624 im Jahr 1994 (1 IU=3 mg) und 98/574 im Jahr 2000 (1 IU=3 mg) ließ eine Verringerung des Cut-off-Werts auf 67% dieses Wertes (entsprechend 6,7 µg/l (ng/ml)) erwarten. Die aktuell verwendeten Nachweisverfahren streuen allerdings auch bei einer vergleichbaren Standardisierung noch mit etwa 20% um den Cut-off-Wert (Hauffa et al. 2004). Unter Berücksichtigung dieses 20%igen Streubereichs wird die Wahl eines Cut-off-Werts von 8 µg/l (ng/ml) mit den aktuellen Messmethoden empfohlen:

Das Ergebnis eines Wachstumshormonstimulationstests im Kindes- und Jugendalter soll dann als normal gewertet werden, wenn die höchste gemessene Wachstumshormonkonzentration 8 µg/l (ng/ml) überschreitet.

Dieser Cut-off-Wert setzt die Messung mit einem Nachweisverfahren voraus, das den Standard 98/574 (1mg=3 IU) für rekombinantes Wachstumshormon als Kalibrator verwendet. Unter der arbiträren Festlegung des Cut-off-Werts von 8 µg/l (ng/ml) und bei Erfüllung der Eingangskriterien für die Testung ist von einer Sensitivität eines einzelnen Tests von ca. 80% und einer Spezifität von ca. 80% auszugehen. Dies sind Schätzwerte.

Die Diagnose des Wachstumshormonmangels soll nur dann gestellt werden, wenn bei Erfüllung der o. g. auxologischen, klinischen, radiologischen und laborchemischen Kriterien zwei pathologische Wachstumshormonstimulationstests vorliegen.

Beim Vorliegen eines der o. g. zusätzlichen Kriterien (z. B. Aplasie der Adenohypophyse und/oder ektop lokalisierte Neurohypophyse) ist ein einziger pathologischer Wachstumshormonstimulationstest ausreichend, um die Diagnose eines Wachstumshormonmangels zu sichern. Die Verdachtsdiagnose eines Wachstumshormonmangels soll im Falle von einem normalen Testergebnis oder zwei normalen Testergebnissen verworfen und nach alternativen Ursachen der Wachstumsstörung gesucht werden. Bei Persistenz der Wachstumsstörung (auxologische, klinische, laborchemische und radiologische Kriterien für einen Wachstumshormonmangel sind erfüllt) und dem Vorliegen normaler Wachstumshormonstimulationstests kann der Nachweis einer pathologischen spontanen Wachstumshormonnachtsekretion die Diagnose eines Wachstumshormonmangels im Rahmen einer sog. neurosekretorischen Dysfunktion begründen (Spiliotis et al. 1984). Eine Wiederholung der Wachstumshormonstimulationstests (Retestung) kann 12 Monate nach normalen Testergebnissen durchgeführt werden, wenn beim Fehlen einer anderen hinreichenden Erklärung der Wachstumsstörung weiterhin der dringende Verdacht auf einen Wachstumshormonmangel besteht.

Therapie

- Die Behandlung mit rekombinantem Wachstumshormon subkutan einmal täglich abends in einer Dosis von 25–35 µg/kg KG/Tag bewirkt häufig ein beeindruckendes Aufholwachstum über mehrere Jahre bei Kindern mit Wachstumshormonmangel.
- Wenn vor Einsetzen der Pubertät das Aufholwachstum abgeschlossen ist, wird in der Regel eine Körperhöhe im familiären Zielbereich erreicht. Die Erfahrungen von über 25 Jahren bestätigen, dass rekombinantes Wachstumshormon ein sehr sicheres Medikament ist.

Mögliche Nebenwirkungen der Therapie mit rekombinantem Wachstumshormon

Im Vergleich zu anderen herkömmlichen Medikamenten ist das Sicherheitsprofil von rekombinantem Wachstumshormon hervorragend.

- Der **idiopathische Hirndruck** (**Pseudotumor cerebri**) wurde nach neuen Ergebnissen der internationalen Anwendungsbeobachtung KIGS (n=57.986) in 1 von 1414 behandelten Kindern gemeldet (Darendeliler et al. 2007). In der altersentsprechenden Normalpopulation wird die **jährliche** Inzidenz mit 0,9 auf 100.000 angegeben (Gordon 1997). Der Pseudotumor cerebri ist definiert durch einen erhöhten zerebralen Druck, eine normale Liquorzusammensetzung und den Ausschluss von definierten hirnorganischen und systemischen Ursachen. Diese Problematik kann im ersten halben Jahr der Behandlung auftreten, gelegentlich aber auch erst im 5. Therapiejahr. Kinder mit Kraniopharyngeom und anderen zerebralen Tumoren, mit Niereninsuffizienz sowie mit konnatalem Wachstumshormonmangel scheinen etwas häufiger betroffen zu sein (Darendeliler et al. 2007). Die pathophysiologische Grundlage des erhöhten Hirndrucks unter Wachstumshormontherapie ist wie bei den meisten medikamentösen Auslösern unklar, es wird eine Störung der Liquorproduktion/-resorption als Ursache vermutet. Die auftretenden Symptome wie Kopfschmerzen (am häufigsten), Übelkeit, Müdigkeit, Sehstörungen und Erbrechen sind relativ unspezifisch und sollten den Eltern und den mitbehandelnden Kinderärzten bekannt sein. Bei Verdacht auf Pseudotumor cerebri sollte eine Fundoskopie zum Nachweis eines Papillenödems durchgeführt werden. Fehlinterpretationen des kindlichen Fundus können vermieden werden, wenn vor Therapiebeginn mit Wachstumshormon ein Ausgangsbefund des Augenfundus durch einen Ophthalmologen erhoben wird und ggf. vorliegende Normvarianten dokumentiert werden. Zur Abklärung bei dringendem Verdacht gehört eine subtile ophthalmologische und neurologische Abklärung, ein MRT des Schädels mit Kontrastmittel, um u. a. einen Tumor oder eine Sinusvenenthrombose ausschließen zu können, und eine nach Beurteilung des MRT durchgeführte Untersuchung von Liquordruck und Liquorzusammensetzung.
- Die Häufigkeit des Auftretens von **Epiphyseolysis capitis femoris** lag in der o. g. Anwendungsbeobachtung bei 1:1115 behandelten Kindern (Darendeliler et al. 2007). Etwas häufiger betroffen waren Mädchen mit Ullrich-Turner-Syndrom und Kinder mit Kraniopharyngeomen und anderen Hirntumoren. Die Inzidenz der spontanen Hüftkopflösung bei Kindern im Alter von 9–16 Jahren wurde in einer großen US-amerikanischen Studie mit 1:10.000 berechnet (Lehmann et al. 2006). Die Pathophysiologie dieser Kontinuitätsunterbrechung des Knochens innerhalb der Wachstumsfuge des schnell wachsenden Femurs im Adoleszenzalter ist unbekannt. Die Kinder klagen über Hüft-, Knie- oder Oberschenkelschmerzen, die zunächst einseitig auftreten, gelegentlich kommt es relativ akut zu einem hinkenden Gang. Die Diagnose kann in leichten Fällen von Hüftkopflösung schwierig sein, da die Symptome häufig diskret und die radiografischen Veränderungen minimal sein können. Die Behandlung wird in leichten Fällen konservativ, in allen anderen Fällen chirurgisch durchgeführt.
- Bei der Behandlung mit Wachstumshormon ist das gelegentliche Auftreten von einer **Insulinresistenz** beobachtet worden. In der Anwendungsbeobachtung KIGS wurden bei einer Gesamtzahl von 23.333 Kindern in 18 Fällen ein Diabetes mellitus Typ 2 und in 14 Fällen eine Glukoseintoleranz gemeldet, bezogen auf den Diabetes mellitus Typ 2 entsprach dies einer 6-fachen Risikoerhöhung (Cutfield et al. 2000). In der US-amerikanischen Anwendungsbeobachtung NCGS wurde eine derartige Risikoerhöhung allerdings nicht gemeldet.

Vor dem Hintergrund der physiologischen Effekte von Wachstumshormon auf den Glukosestoffwechsel wird eine Testung der oralen Glukosetoleranz vor Beginn einer pharmakologischen Therapie mit Wachstumshormon mit Dosen ≥35 µg/kg KG/Tag allgemein empfohlen. Ein Kind mit pathologischer Glukosetoleranz sollte in der Regel nicht hochdosiert mit Wachstumshormon behandelt werden.

- Die in allen Anwendungsbeobachtungen erhobenen Daten sprechen dafür, dass Kinder durch die Behandlung mit Wachstumshormon kein erhöhtes Risiko haben, eine Leukämie, ein anderes Malignom oder ein Rezidiv eines Malignoms zu erleiden. Dies gilt auch für Rezidive von Hirntumoren. Allerdings haben epidemiologische Studien der letzten Zeit in der allgemeinen (unbehandelten) Bevölkerung eine statistisch signifikante Assoziation zwischen hohen IGF-I-Serumkonzentrationen und der Inzidenz von Malignomen hergestellt (Hankinson et al. 1998). Die Messung der Serumkonzentrationen von IGF-I und IGFBP-3 zum Monitoring der Wachstumshormontherapie wird allgemein empfohlen. Es erscheint bei dem derzeitigen Kenntnisstand vernünftig, Wachstumshormon so zu dosieren, dass die IGF-I-Serumspiegel auch unter pharmakologischer Therapie langfristig im altersgemäßen Referenzbereich verbleiben. Insbesondere sollte eine Konstellation mit hohen IGF-I-Spiegeln und niedrigen Spiegeln des Bindungsproteins IGFBP-3 (hohe Konzentration an freiem IGF-I) vermieden werden.

Weitere berichtete Nebenwirkungen sind vorübergehende Hautirritationen im Bereich der Injektionsstelle, lokale Überempfindlichkeitsreaktionen auf das Lösungsmittel, initiale Knöchelödeme, Kopfschmerzen und transitorische Verhaltensänderungen. Generell ist davon auszugehen, dass die o. g. Nebenwirkungen eine Prädisposition voraussetzen, die allerdings beim derzeitigen Kenntnisstand kaum oder gar nicht individuell abschätzbar ist.

Kleinwuchs durch Hypothyreose

Die erworbene primäre Hypothyreose im Rahmen einer Hashimoto-Thyreoiditis verursacht eine Verminderung der Wachstumsgeschwindigkeit, die im Verlauf einen Kleinwuchs bewirken kann. Häufig stehen aber andere klinische Zeichen wie Struma, trockene Haut, kalte Akren, Obstipation, Gewichtszunahme, Müdigkeit etc. im Vordergrund und beschleunigen die Diagnose so, dass ein Kleinwuchs selten zur Manifestation kommt (▶ Kap. 22). In den seltenen Fällen, in denen eine konnatale Hypothyreose durch ein versäumtes oder fehlerhaftes Neugeborenenscreening erst nach der Neugeborenenzeit diagnostiziert wird, tritt immer eine erhebliche Wachstumsretardierung ein (▶ Kap. 22).

Kleinwuchs durch Cushing-Syndrom

Die häufigste Ursache gestörten Wachstums durch Exzess an Kortisol ist im Kindesalter das iatrogene Cushing-Syndrom. Die Störung tritt auch bei nichtsystemischer Verabreichung von Glukokortikoiden auf, z. B. bei Einsatz von potenten inhalativen Steroiden zur Asthmabehandlung. Hier kann sich initial das Cushing-Syndrom sehr subtil zeigen, mit Wachstumsstillstand und leichter Gewichtszunahme ohne weitere Symptome und Beschwerden des Cushing-Syndroms (▶ Kap. 24).

Kleinwuchs durch Hypogonadismus

Karlberg beschreibt in seinem ICP-Modell (»infancy-childhood-puberty«, ICP) des kindlichen Wachstums drei charakteristische Wachstumsphasen, nämlich die des Säuglingsalters (»infancy«), die der Kindheit (»childhood«) und die der Pubertät (»puberty«). Diese Phasen haben eine unterschiedliche Wachstumsdynamik, der unterschiedliche Ressourcen und Steuerungen zugrunde liegen. In der letzten, der pubertären Phase, sind die Sexualhormone neben dem Wachstumshormon der wesentliche Faktor für die beobachtete Wachstumsbeschleunigung. Bei Ausbleiben der Gonadarche kommt es regelhaft bei beiden Geschlechtern zu einem Absinken der Wachstumsgeschwindigkeit wie in ▶ Abschn. »Konstitutionelle Verzögerung von Wachstum und Pubertät« beschrieben. Der oder die Jugendliche verbleibt in der Wachstumsphase der Kindheit (»childhood«), die durch eine mit der Zeit abnehmende Wachstumsgeschwindigkeit charakterisiert ist. Bei Fortbestehen des Hypogonadismus kann der Epiphysenschluss nicht erfolgen mit der Konsequenz eines unbegrenzten, wenn auch extrem langsamen Wachstums, das schließlich zu einem eunuchoiden Hochwuchs mit auffällig langen Extremitäten führen kann (▶ Kap. 20).

Organischer Kleinwuchs

Kinder mit konsumierenden Erkrankungen wie zyanotischen Herzvitien, schwerem Asthma bronchiale, chronisch entzündlicher Darmkrankung, Kurzdarmsyndrom, Muskeldystrophie vom Typ Duchenne, Mukoviszidose, unbehandelter Zöliakie, renaler tubulärer Azidose u. a. haben häufig eine chronische Wachstumsstörung mit Verlangsamung des Längenwachstums und Verzögerung der Knochenreife und der pubertären Reifung. Endokrinologische Untersuchungen zeigen häufig eine normale oder gesteigerte Wachstumshormonsekretion und erniedrigte Serumspiegel von IGF-I, die eine periphere Wachstumshormonresistenz annehmen lassen. Nicht selten ist die Störung des Wachstums das erste und manchmal lange singuläre Symptom der Grunderkrankung.

Catch-up-Wachstum braucht eine korrekte Diagnose und effiziente Behandlung der Grunderkrankung. Da die klinische Untersuchung allein nicht sensitiv genug ist, um

Tab. 19.3. Empfehlungen für die laborchemische Routineuntersuchung zur Abklärung von Kleinwuchsstörungen

Laboruntersuchungen	Zum Nachweis von
Im Blut	
Differenzialblutbild, CRP, BSG, Ferritin, Eisen	Anämie, Infektion, Zöliakie, Mukoviszidose
GPT, GOT, γGT, AP, Albumin	Hepatopathie
Kreatinin, Harnstoff, Na, K, Ca, Ph, Astrup	Nephropathie
IgA-anti-Endomysium, IgA-anti-Gliadin, IgA-anti-Gewebeglutaminase, Gesamt-IgA	Zöliakie
TSH, fT$_4$	**Hypothyreose**
Karyotyp (bei Mädchen)	Ullrich-Turner-Syndrom
IGF-I, IGFBP-3	Wachstumshormonmangel
Im Urin	
pH, Glukose, Protein, Blut	Nephropathie

alle Differenzialdiagnosen des organischen Kleinwuchses zu erfassen, wird bei der Abklärung einer Wachstumsstörung im Kindesalter eine Laboruntersuchung empfohlen, deren Parameter in ◘ Tab. 19.3 dargestellt sind.

Die Ursachen der endokrinen Veränderungen bei organischem Kleinwuchs sind vielseitig. Von Relevanz sind eine verminderte Kalorienaufnahme und ein erhöhter Kalorienverbrauch, da u. a. die Wachstumshormonsensitivität der Leber insulinabhängig ist. Es spielen aber auch komplexe Interaktionen zwischen Faktoren der chronischen Inflammation und der Wachstumshormon-IGF-I-Achse eine Rolle. Bei Kindern mit chronischer rheumatoider Arthritis wurde Interleukin-6 als ein solcher Kandidat identifiziert.

Psychosozialer Kleinwuchs

In einem bedrückenden, lieblosen oder missbrauchenden Umfeld entwickeln Kinder aus bisher pathophysiologisch ungeklärten Gründen einen Wachstumshormonmangel, der eine Verminderung oder gar einen Stillstand des Wachstums bewirkt. Auffällige Interaktionen zwischen Eltern und Kind, sekundäre Enuresis und Enkopresis, untypische Hämatome oder reaktionsloses Tolerieren der Blutentnahme können Indizien für eine Kindesmisshandlung als Grundlage einer Wachstumsstörung sein. Die Kinder zeigen ein rasantes Aufholwachstum und eine Normalisierung ihrer Wachstumshormonsekretion, wenn sie aus ihrem häuslichen Milieu herausgenommen werden.

Kleinwuchs nach Bestrahlung, Chemotherapie und Knochenmarktransplantation

Mit dem zunehmenden Erfolg der Krebsbehandlung im Kindesalter erhöht sich die Prävalenz von Wachstumsstörung, die durch kraniale, kraniospinale oder Ganzkörperbestrahlung oder ggf. Chemotherapie hervorgerufen werden. Die Bestrahlung von Hypothalamus und Hypophyse setzt dosisabhängig einen Defekt, der sich als Hormonmangel erst nach einem symptomfreien Intervall von Jahren bis zu einem Jahrzehnt oder länger, manifestieren kann. Niedrige Bestrahlungsdosen können einen isolierten Wachstumshormonmangel, hohe Dosen multiple hypophysäre Ausfälle verursachen. In den ersten Jahren der Hormoninsuffizienz ist der Mangel häufig hypothalamisch begründet, da hier die Radiosensitivität deutlich höher ist als in der Hypophyse.

Pathologisches Wachstum kann auch durch ein vermindertes Längenwachstum der Wirbelsäule im Rahmen einer direkten Schädigung der Wachstumsfugen verursacht sein, die Kinder sind dann im Verlauf deutlich disproportioniert mit kurzem Rumpf. Kinder mit kranialer Bestrahlung in jungen Jahren neigen dazu eine Pubertas praecox zu entwickeln, die bei unzureichender Behandlung und frühzeitigem Epiphysenschluss ebenfalls zu einem Kleinwuchs im Erwachsenenalter beitragen kann.

Kinder nach einer Krebserkrankung mit nachgewiesenem Wachstumshormonmangel sind Kandidaten für eine Behandlung mit Wachstumshormon. Interessanterweise wurde gezeigt, dass Kinder nach kranialer Bestrahlung, die einen Wachstumshormonmangel entwickelten, mit dem Insulin-Hypoglykämie-Test bereits nach 5 Jahren, mit dem Arginin-GHRH-Test aber erst nach 10 Jahren sicher diagnostiziert werden können (Darzy et al. 2003).

Die Anwendungsbeobachtung dieser Kinder unter Wachstumshormontherapie hat keine Hinweise für eine erhöhte Gefahr eines Rückfalls ergeben. Allerdings fand eine aktuelle retrospektive Studie, in der 361 Kinder in Remission mit Wachstumshormon behandelt wurden, ein um den Faktor 2,15 (95% Konfidenzintervall; 1,3–3,5) erhöhtes Risiko für Zweittumoren gegenüber Kindern in Remission, die nicht mit Wachstumshormon behandelt wurden. Dieses erhöhte Risiko basierte wesentlich auf einer erhöhten Manifestationsrate von Meningeomen, die in allen Fällen nach kranialer Bestrahlung auftraten. Dieses leicht erhöhte Risiko sollte gegenüber der Bedürftigkeit einer Substitution von Wachstumshormon abgewogen werden (Ergun-Longmire et al. 2006).

19.2.2 Hochwuchs

Kinder und Jugendliche, deren Körperlänge oder -höhe oberhalb des 97. Perzentils (>+1,88 SDS) bezogen auf Geschlecht, Alter und Population liegt, sind per definitionem hochwüchsig. Dieses statistische Kriterium erfüllen bei Benutzung aktueller Perzentilen 3% aller deutschen Kinder. Hochwuchs kann schon bei Geburt vorliegen (Makrosomie, Hypertrophie) oder entsteht später durch dauerhaft zu schnelles oder zu spät endendes Wachstum. Die wesentlichen Ursachen des Hochwuchses sind in der folgenden ▶ Übersicht zusammengefasst. Die überwiegende Mehrzahl hochwüchsiger Kinder ist konstitutionell zu groß, d. h., sie haben große Eltern, die ihr genetisches Potenzial für den Hochwuchs weitergegeben haben. Selten sind syndromale, hormonelle oder metabolische Störungen ursächlich. Die Abklärung des hochwüchsigen Kindes erfordert eine sorgfältige Anamnese der bisherigen körperlichen und mentalen Entwicklung, eine Familienanamnese in Bezug auf Hochwuchs und eine ausführliche Erhebung des körperlichen Status einschließlich der Bestimmung der Proportionen (Sitzhöhe, Spannweite), des BMI, der pubertären Reife, von Minoranomalien und des Bindegewebsapparates (z. B. Zeichen für Marfan-Syndrom). Die seltenen syndromatischen und endokrinen Hochwuchsformen fallen vor allem durch eine Diskrepanz der Körperhöhe des hochwüchsigen Kindes zur Körperhöhe der Eltern auf. Dies muss allerdings in den seltenen Fällen einer dominanten Vererbung der Störung von einem Elternteil auf das Kind nicht der Fall sein (z. B. beim Marfan-Syndrom). Selten sind Laborbefunde bei der Hochwuchsabklärung zu erheben, eine Bestimmung des Skelettalters ist praktisch obligat.

Ursachen des Hochwuchses im Kindes- und Jugendalter

- Familiärer oder idiopathischer Hochwuchs
- Hochwuchs durch konstitutionelle Akzeleration von Wachstum und Pubertät
- Syndromatischer Hochwuchs mit numerischer Chromosomenaberration
  - Klinefelter-Syndrom
  - 47,XYY-Syndrom
  - 47,XXX-Syndrom
  - Fragiles X-Syndrom
  - u. a.
- Syndromatischer Hochwuchs mit erheblicher Skelettdisproportion
  - Marfan-Syndrom
  - Homozystinurie
  - u. a.
- Overgrowth-Syndrome
  - Sotos-Syndrom
  - Weaver-Syndrom
  - Simpson-Golabi-Behmel-Syndrom u. a.
- Hochwuchssyndrome mit partiellem/asymmetrischem Wachstum
  - Beckwith-Wiedemann-Syndrom
  - Klippel-Trenaunay-Weber-Syndrom
  - Proteus-Syndrom
  - u. a.
- Endokriner Hochwuchs
  - (Pseudo)Pubertas praecox
  - Adrenogenitales Syndrom
  - Wachstumshormonexzess
  - Hyperthyreose
  - Familiärer Glukokortikoidmangel
  - Intoxikation mit Sexualsteroiden
  - Hyperinsulinismus (+/-Adipositas)

Familiärer Hochwuchs

Der konstitutionelle oder auch familiäre Hochwuchs ist eine Normvariante menschlichen Wachstums und stellt – ähnlich wie der Kleinwuchs – keine eindeutige Indikation für eine Behandlung dar. Die psychosoziale Belastung des Hochwuchses wiegt bei Mädchen schwerer als bei Jungen, sodass diese häufiger dem Arzt vorgestellt werden. Wachstumshormon- und IGF-I-Spiegel sind bei hochwüchsigen Kindern häufig im oberen Normalbereich.

Nach klinischem Ausschluss von pathologischen Hochwuchsformen kommt der Skelettalterbestimmung zur Abschätzung der Endgrößenprognose neben der klinischen Bestimmung der Pubertätsreife die entscheidende Bedeutung zu. Da die Bestimmung der Knochenreife durch Radiologen oder Endokrinologen meistens mittels vergleichender Betrachtung vom Röntgenbild der linken Hand und einem »normativen« Atlasbild (Greulich u. Pyle 1959) erfolgt, sind interindividuelle und intraindividuelle Ungenauigkeiten von bis zu einem Jahr Differenz in der Bestimmung dieser Untersuchung systemimmanent. Neuere Techniken der Bildverarbeitung werden in Zukunft eine automatisierte Untersuchung des Röntgenbildes möglich machen und damit dieses Diagnostikum schärfen (Martin et al. 2009). Die Berechnung der Endgrößenprognose nach der Methode von Bayley u. Pinneau (1952) auf der Basis der Skelettalterbestimmung ermöglicht nach unserer retrospektiven Erhebung bei hochwüchsigen Mädchen recht zuverlässige Prognosen, während die Endgröße von hochwüchsigen Jungen im Durchschnitt um 2 cm überschätzt wird (Binder et al. 1997).

Therapie

- Die Therapie des Hochwuchses kann durch die Gabe von Sexualsteroiden erfolgen, die die Pubertät früh induzieren und erheblich beschleunigen. Die unterschiedliche Einschätzung der Effektivität der hochdo-

sierten Sexualsteroidtherapie reflektiert Unterschiede in der Prognoseberechnung und im Zeitpunkt der Endgrößenerfassung.
- Die Behandlung erfolgt beim Jungen in der Regel mit 500 mg Depottestosteron alle 2 Wochen i.m., beim Mädchen mit 7,5 mg konjugierten Östrogenen oder 0,1–0,3 mg Ethinylöstradiol täglich p. o.. Die hochdosierte Östrogentherapie bedarf einer begleitenden Gestagentherapie vom 15.–25. Zyklustag.
- Die Sexualsteroidtherapie bewirkt zunächst eine erhebliche Beschleunigung der pubertären Entwicklung und des Wachstums und schließt vermutlich durch den Effekt der hohen Östradiolspiegel (beim Jungen nach Aromatisierung des Testosterons) die Epiphysenfuge vorzeitig. Unsere Nachuntersuchungen haben ergeben, dass die überwiegende Mehrheit der behandelten hochwüchsigen Kinder im Erwachsenenalter der Behandlung auch retrospektiv eine hohe Akzeptanz entgegenbringt (Binder et al. 1997).
- Die Therapie mit einem Somatostatin-Analogon, das einen transitorischen Wachstumshormonmangel bewirkt, stellt ein alternatives Behandlungsprinzip dar, das aktuell erforscht wird.
- Eine weitere alternative Behandlungsform ist die beidseitige, Epiphyseodese der Knie, die in den meisten orthopädischen Zentren zur Korrektur von Beinlängenasymmetrien routinemäßig eingesetzt wird (Odink et al. 2006). Systematische Vergleiche der Ergebnisse mit der medikamentösen Therapie stehen allerdings noch aus.
- Wahrscheinlich können durch die Behandlung eher 25% als 50% des noch verbliebenen Restwachstums eingespart werden, sodass man bei einem spontanen Restwachstum von 20–30 cm von einer durchschnittlich zu erzielenden Körperhöhenreduktion von 5–7,5 cm ausgehen kann (Binder et al. 1997).
- Die Behandlung kann durchgeführt werden, wenn die Endgrößenprognose des Jungen signifikant über 200 cm oder die des Mädchens über 185 cm liegt und die Familie die Behandlung unbedingt wünscht. Eltern und Jugendliche sollten ausführlich über die Effektivität und Nebenwirkungen der Therapie aufgeklärt werden.

Mögliche Nebenwirkungen der Therapie
- Schwere Akne und schwere aggressive Verhaltensstörungen bei Jungen sowie tiefe Venenthrombosen bei Mädchen sind ernste Nebenwirkungen, die selten auftreten können.
- Ein positives Thrombophiliescreening (Faktor-V-Leiden: positiv) stellt eine relative Kontraindikation für die hochdosierte Östrogenbehandlung des weiblichen Hochwuchses dar. Langzeitstudien geben keinen Hinweis auf eine Störung der Spermatogenese und Testosteronproduktion nach Hochdosis-Testosteronbehandlung (Lemcke et al. 1996). Hingegen fand eine Studie aus Australien ein im Vergleich zu unbehandelten hochwüchsigen Frauen längeres Zeitintervall zwischen Kinderwunsch und erfolgter Konzeption, was auf eine eingeschränkte Fertilität der behandelten Mädchen hinzuweisen scheint (Venn et al. 2004).

Die Prognoseberechnung für die Indikationsstellung sollte bei Mädchen möglichst erfolgen, wenn sie eine Körperhöhe von 165 cm erreicht haben, bei Jungen bei 175 cm. Zu diesem Zeitpunkt ist die Prognose bei korrekter Beurteilung der Radiografie sehr zuverlässig und die Behandlung kann rechtzeitig eingeleitet werden (Binder et al. 1997).

Konstitutionelle Akzeleration von Wachstum und Pubertät

Der transitorische Hochwuchs im Rahmen der konstitutionelle Akzeleration von Wachstum und Pubertät ist Ausdruck einer Tempovariante, die genauso häufig ist (3% aller Kinder), wie die konstitutionelle Verzögerung von Wachstum und Pubertät. Diese Kinder haben vor ihrer Pubertät ein akzeleriertes Skelettalter (>1 Jahr älter als Lebensalter). Der früh-normale Eintritt der Pubertät bestätigt die Verdachtsdiagnose. Häufig ist ein Elternteil oder ein älteres Geschwisterkind von dieser Entwicklungsvariante ebenfalls betroffen. Übergewicht und Adipositas fördern die Manifestation dieser Normvariante des Wachstums.

Hochwuchssyndrome mit numerischen Chromosomenstörungen

Das Klinefelter-Syndrom tritt bei Neugeborenen im Verhältnis von ca. 1:1000 auf und ist definiert durch den 47,XXY-Karyotyp. Selten liegt ein 46,XY/47,XXY-Mosaik vor. Die Jungen sind ab der Kindergartenzeit moderat hochwüchsig (Aksglaede et al. 2008), haben eine leichte Lernschwäche und eine verzögerte Pubertät, die aber von den meisten normal durchschritten wird, sodass die Kinder nur selten wegen eines Hypogonadismus beim Kinderendokrinologen vorgestellt werden. Im jugendlichen Alter können die Jungen lange Extremitäten, eine eher feminine Körperausformung mit breitem Becken und schmalen Schultern und eine ausgeprägte Pubertätsgynäkomastie entwickeln. Die Endgröße liegt im Durchschnitt 1,0 SD über der familiären Zielgröße (Aksglaede et al. 2008).

Das 47,XYY-Syndrom ist genauso häufig wie das Klinefelter-Syndrom. Die Jungen werden selten diagnostiziert, können allerdings in Einzelfällen erhebliche Körperhöhen weit über 210 cm erreichen. Auch hier beginnt das beschleunigte Wachstum früh und ist begleitet von einer normalen oder leicht retardierten Pubertät. Die Endgröße liegt im Durchschnitt 2,5 SD über der familiären Zielgröße (Aksglaede et al. 2008).

Mädchen mit 47,XXX-Syndrom sind im Unterschied zu Jungen mit Klinefelter-Syndrom fertil. Die Prävalenz dieser numerischen Chromosomenstörung, die in der Gesamtpopulation bei 1:1000 liegen soll, ist unter den hochwüchsigen Mädchen einer Wachstumssprechstunde nach unserer Erfahrung verschwindend gering.

Hochwuchssyndrome mit erheblicher Skelettdisproportion

Das Marfan-Syndrom (Prävalenz von 1:10.000) wird autosomal-dominant vererbt und beruht auf heterozygoten Mutationen des Fibrillin-1-Gens auf 15q21.1. Die Kinder haben sehr lange, aber schmale Knochen. Sie sind disproportioniert mit auffällig langer Spannweite und relativ kleiner Sitzhöhe im Vergleich zur Körperhöhe. Es besteht außerdem eine ausgeprägte Überstreckbarkeit der kleinen und großen Gelenke. Trichterbrust, Skoliose oder Kyphose, hoher Gaumen und etwas abstehende Ohren sind typisch. Die Augenlinse kann dislozieren, sodass sie bei schnellen Augenbewegungen an die Iris schlägt und diese zum Schlottern bringt. Kardiologische Manifestationen sind Mitralklappenprolaps, Dilatation der Aortenwurzel und Aortenaneurysma. Der Hochwuchs entwickelt sich in früher Kindheit. Es gibt krankheitsspezifische Wachstumskurven. Mittlere Endgrößen werden mit 177 cm (Frauen) und 187 cm (Männer) angegeben.

> ❗ Bei klinischem Verdacht auf Marfan-Syndrom ist in jedem Fall eine kardiologische und augenärztliche Abklärung zu veranlassen.

Die Homocystinurie ist eine Phänokopie des Marfan-Syndroms. Sie ist aber vergleichsweise selten (ca. 1:250.000). Die Kinder leiden an einer autosomal-rezessiv vererblichen Störung der Cystathionin-Synthetase. Lernschwäche, Osteopenie und die Neigung zu gefährlichen Thromboembolien unterscheiden sie von Kindern mit Marfan-Syndrom. Die Diagnosestellung erfolgt über die Messung von erhöhten Homocystein- und Methioninspiegeln im Serum oder von erhöhten Homocysteinausscheidungen im Urin. Bei der Vitamin-B_6-responsiven Form der Stoffwechselstörung kann die Restaktivität des Enzyms durch hohe Gaben von Pyridoxin gesteigert werden. Die anderen Patienten benötigen diätetische Maßnahmen.

Overgrowth-Syndrome

Das Sotos-Syndrom ist charakterisiert durch eine angeborene Makrosomie. Die Ursache sind Mutationen im Nuclear-receptor-binding-SET-domain-1(*NSD1*)-Gen auf 5q. Sehr schnelles Wachstum in den ersten Lebensjahren und akzelerierte Knochenreife sind charakteristisch, die Endgröße liegt häufig nur leicht über der Norm. Es handelt sich um eine Blickdiagnose: Die Kinder haben einen langen hohen Kopf, eine vorspringende Stirn, ein schmales prominentes Kinn, eine antimongoloide Lidachse, einen hohen Gaumen und große Akren. Die Intelligenz ist unterdurchschnittlich. Eine hormonelle Störung kann nicht nachgewiesen werden.

Kinder mit Beckwith-Wiedemann-Syndrom sind bei Geburt makrosom und neigen in der Neugeborenenzeit zu rezidivierenden Hypoglykämien, die auf eine transitorisch erhöhte Insulinausschüttung zurückzuführen sind. Die Erkrankung beruht auf verschiedenen epigenetischen Störungen im Imprinting-Cluster auf 11p15, die alle eine Überproduktion von dem wichtigen fetalen Wachstumsfaktor IGF-II, dessen Gen physiologisch nur auf dem paternalen Allel abgelesen wird, hervorrufen sollen. Die Kinder haben ein erhöhtes Risiko für Tumoren wie z. B. den Wilms-Tumor. Neben der Makrosomie zeigen sie häufig eine Asymmetrie im Körperwachstum, Makroglossie sowie typische waagerechte Kerben in den Ohrmuscheln. Über den Wachstumsverlauf dieser Kinder und ihre Endgrößen ist wenig bekannt.

Sekundäre Hochwuchsstörungen durch Endokrinopathien

Die vorzeitige Exposition mit Sexualsteroiden ist bei Weitem die häufigste endokrine Ursache für eine sekundär auftretende Hochwuchsstörung im Kindesalter. Ursachen können eine Pubertas praecox, ein bei Geburt nichtdiagnostiziertes adrenogenitales Syndrom (vorzugsweise bei Jungen) oder selten eine Pseudopubertas praecox durch eine Gonadenautonomie oder einen endokrin aktiven Tumor von Nebenniere oder Gonade sein.

> ❱ Kinder, die ein pathologisch beschleunigtes Wachstum zeigen, sollen immer auf Zeichen einer vorzeitigen Pubertät wie prämature Thelarche, Pubarche oder Peniswachstum untersucht werden.

In diesen Fällen liegt in der Regel eine Skelettalterakzeleration um mehr als ein Jahr vor. Bei zu später oder unzureichender Behandlung resultieren ein vorzeitiger Epiphysenschluss und ein Kleinwuchs im Erwachsenenalter.

Auch die Hyperthyreose beschleunigt Wachstum und Knochenreifung. Dies sind aber nicht die frühen und auch nicht die zunächst vom Patienten wahrgenommenen Symptome der Störung. Chronische Übersubstitution der Hypothyreose kann diesen Effekt ebenfalls hervorrufen. Messung von freiem Thyroxin (fT_4) und thyreoideastimulierendem Hormon (TSH) sind diagnostisch.

Der Wachstumshormonexzess durch ein wachstumshormonproduzierendes Adenom der Hypophyse ist eine absolute Rarität. Die Kinder erreichen enorme Wachstumsgeschwindigkeiten und Körperhöhen, die interessanterweise nicht mit einer Knochenreifungsakzeleration einhergehen. Folglich sind gigantische Körperhöhen im Erwachsenenalter als Folge dieser Endokrinopathie möglich.

Zusätzlich zum extrem schnellen Längenwachstum kommt es zu einer Vermehrung von Muskulatur und Bindegewebe mit ähnlichen Aspekten wie bei der Akromegalie im Erwachsenenalter. Der IGF-I-Serumspiegel ist pathologisch erhöht, die Wachstumshormonspiegel sind ebenfalls sehr hoch und lassen sich im oralen Glukosetoleranztest (oGTT) nicht unter 1 oder 2 µg/l senken (Cave: Grenzwert ist abhängig vom gewählten Nachweisverfahren!). Das Adenom muss durch eine MRT lokalisiert und neurochirurgisch entfernt werden. Nach erfolgreicher Operation kommt es zu einem ausgeprägten Catch-down-Wachstum.

Eine weitere seltene Endokrinopathie, die mit exzessivem Hochwuchs und Hyperpigmentierung einhergeht, ist der autosomal-rezessiv vererbte familiäre Glukokortikoidmangel, der genetisch durch Mutationen im ACTH-Rezeptor definiert ist. Die Kinder haben sehr hohe ACTH-Spiegel zusammen mit einem Kortisolmangel. Substitution mit Hydrokortison normalisiert das Wachstum und mindert die Hyperpigmentierung.

Literatur

Aksglaede L, Skakkebaek NE, Juul A (2008) Abnormal Sex Chromosome Constitution and Longitudinal Growth: Serum Levels of Insulin-Like Growth Factor (IGF)-I, IGF Binding Protein-3, Luteinizing Hormone, and Testosterone in 109 Males with 47,XXY, 47,XYY, or Sex-Determining Region of the Y Chromosome (SRY)-Positive 46,XX Karyotypes. J Clin Endocrinol Metab 93: 169–176

Aoki Y, Niihori T, Narumi Y, Kure S, Matsubara Y (2008) The RAS/MAPK syndromes: novel roles of the RAS pathway in human genetic disorders. Hum Mutat 29(8): 992–1006

Bayley N, Pinneau SR (1952) Tables for predicting adult height from skeletal age: revised for use with the Greulich-Pyle hand standards. J Pediatr 40: 423–441

Binder G, Koch A, Wajs E, Ranke MB (1995) Nested polymerase chain reaction study of 53 cases with Turner's syndrome: is cytogenetically undetected Y mosaicism common? J Clin Endocrinol Metab 80(12): 3532–3536

Binder G, Grauer ML, Wehner AV, Wehner F, Ranke MB (1997) Outcome in tall stature. Final height and psychological aspects in 220 patients with and without treatment. Eur J Pediatr 156: 905–910

Binder G, Nagel BH, Ranke MB, Mullis PE (2002) Isolated GH deficiency (IGHD) type II: imaging of the pituitary gland by magnetic resonance reveals characteristic differences in comparison with severe IGHD of unknown origin. Eur J Endocrinol 147(6): 755–760

Binder G, Ranke MB, Martin DD (2003) Auxology is a valuable instrument for the clinical diagnosis of SHOX haploinsufficiency in school-age children with unexplained short stature. J Clin Endocrinol Metab 88(10): 4891–4896

Binder G, Renz A, Martinez A et al. (2004a) SHOX haploinsufficiency and Leri-Weill dyschondrosteosis: prevalence and growth failure in relation to mutation, sex, and degree of wrist deformity. J Clin Endocrinol Metab 89(9): 4403–4408

Binder G, Bosk A, Gass M, Ranke MB, Heidemann PH (2004b) Insulin tolerance test causes hypokalaemia and can provoke cardiac arrhythmias. Horm Res 62: 84–87

Binder G, Neuer K, Ranke MB, Wittekindt NE (2005) PTPN11 mutations are associated with mild growth hormone resistance in individuals with Noonan syndrome. J Clin Endocrinol Metab 90: 5377–5381

Binder G, Brämswig JH, Kratzsch J, Pfäffle R, Wölfle J (2008) S2-Leitlinie. Diagnostik des Wachstumshormonmangels im Kindes- und Jugendalter. http://www.awmf-leitlinien.de

Blum WF, Crowe BJ, Quigley CA et al. SHOX Study Group (2007). Growth hormone is effective in treatment of short stature associated with short stature homeobox-containing gene deficiency: Two-year results of a randomized, controlled, multicenter trial. J Clin Endocrinol Metab 92(1): 219–228

Carel JC, Elie C, Ecosse E et al. (2006) Self-esteem and social adjustment in young women with Turner syndrome--influence of pubertal management and sexuality: population-based cohort study. J Clin Endocrinol Metab 91(8): 2972–2979

Cutfield WS, Wilton P, Bennmarker H, Albertsson-Wikland K, Chatelain P, Ranke MB, Price DA (2000) Incidence of diabetes mellitus and impaired glucose tolerance in children and adolescents receiving growth-hormone treatment. Lancet 355 (9204): 610–613

Darendeliler F, Karagiannis G, Wilton P (2007) Headache, idiopathic intracranial hypertension and slipped capital femoral epiphysis during growth hormone treatment: a safety update from the KIGS database. Horm Res 68 (Suppl 5): 41–47

Darzy KH, Aimaretti G, Wieringa G, Gattamaneni HR, Ghigo E, Shalet SM (2003) The usefulness of the combined growth hormone (GH)-releasing hormone and arginine stimulation test in the diagnosis of radiation-induced GH deficiency is dependent on the post-irradiation time interval. J Clin Endocrinol Metab 88(1): 95–102

Ergun-Longmire B, Mertens AC, Mitby P, Qin J, Heller G, Shi W, Yasui Y, Robison LL, Sklar CA (2006) Growth hormone treatment and risk of second neoplasms in the childhood cancer survivor. J Clin Endocrinol Metab 91(9): 3494–3498

Gordon K (1997) Pediatric pseudotumor cerebri: descriptive epidemiology. Can J Neurol Sci 24(3): 219–221

Greulich WW, Pyle SI (1959) Radiographic atlas of skeletal development of the hands and wrists, 2nd edn. Stanford University Press, Stanford

Grote FK, van Dommelen P, Oostdijk W, de Muinck Keizer-Schrama SM, Verkerk PH, Wit JM, van Buuren S. (2008) Developing evidence-based guidelines for referral for short stature. Arch Dis Child Mar 93(3): 212–217

Hankinson SE, Willett WC, Colditz GA et al. (1998) concentrations of insulin-like growth factor-I and risk of breast cancer. Lancet 351 (9113): 1393–1396

Hauffa BP, Lehmann N, Bettendorf M et al. (2004) Central reassessment of GH concentrations measured at local treatment centers in children with impaired growth: consequences for patient management. Eur J Endocrinol 150: 291–297

Karlberg J (1989) A biologically-oriented mathematical model (ICP) for human growth. Acta Paediatr Scand Suppl 350: 70–94

LaFranchi SH, Lippe BM, Kaplan SA (1977) Hypoglycemia during testing for growth hormone deficiency. J Pediatr 90(2): 244–245

Largo RH, Prader A (1983a) Pubertal development in Swiss girls. Helv Paediatr Acta 38(3): 229–343

Largo RH, Prader A (1983b) Pubertal development in Swiss boys. Helv Paediatr Acta 38(3): 211–228

Lehmann CL, Arons RR, Loder RT, Vitale MG (2006) The epidemiology of slipped capital femoral epiphysis: an update. J Pediatr Orthop 26(3): 286–290

Lemcke B, Zentgraf J, Behre HM, Kliesch S, Bramswig JH, Nieschlag E (1996) Long-term effects on testicular function of high-dose testosterone treatment for excessively tall stature. J Clin Endocrinol Metab 81(1): 296–301

Literatur

Lettre G, Jackson AU, Gieger C et al. (2008) Identification of ten loci associated with height highlights new biological pathways in human growth. Nat Genet 40(5): 584–591

MacFarlane CE, Brown DC, Johnston LB et al. (2001) Growth hormone therapy and growth in children with Noonan's syndrome: results of 3 years' follow-up. J Clin Endocrinol Metab 86: 1953–1956

Marin G, Domené HM, Barnes KM, Blackwell BJ, Cassorla FG, Cutler GB Jr (1994) The effects of estrogen priming and puberty on the GH hormone response to standardized treadmill exercise and arginine-insulin in normal girls and boys. J Clin Endocrinol Metab 79: 537–541

Martin DD, Deusch D, Schweizer R, Binder G, Thodberg HH, Ranke MB (2009) Clinical application of automated Greulich-Pyle bone age determination in children with short stature. Pediatr Radiol 39(6): 598–607

Molina S, Paoli M, Camacho N, Arata-Bellabarba G, Lanes R (2008) Is testosterone and estrogen priming prior to clonidine useful in the evaluation of the growth hormone status of short peripubertal children? J Pediatr Endocrinol Metab 21: 257–266

Mortier GR (2001) The diagnosis of skeletal dysplasias: a multidisciplinary approach. Eur J Radiol 40: 161–167

Odink RJ, Gerver WJ, Heeg M, Rouwé CW, van Waarde WM, Sauer PJ (2006) Reduction of excessive height in boys by bilateral percutaneous epiphysiodesis around the knee. Eur J Pediatr 165(1): 50–54

OMIM (2008) http://www.ncbi.nlm.mih.gov/omim

Osio D, Dahlgren J, Albertsson Wikland K, Westphal O (2005) Improved final height with long-term growth hormone treatment in Noonan syndrome. Acta Paediatr 94: 1232–1237

Ranke MB (1996) Towards a consensus on the definition of idiopathic short stature. Horm Res 45 (Suppl 2): 64–66

Ranke MB, Saenger P (2001) Turner's syndrome. Lancet 358 (9278): 309–314

Ranke MB, Heidemann P, Knupfer C, Enders H, Schmaltz AA, Bierich JR (1988) Noonan syndrome: growth and clinical manifestations in 144 cases. Eur J Pediatr 148(3): 220–227

Rao E, Weiss B, Fukami M et al. (1997) Pseudoautosomal deletions encompassing a novel homeobox gene cause growth failure in idiopathic short stature and Turner syndrome. Nat Genet 16(1): 54–63

Rikken B, Wit J (1992) Prepubertal height velocity references over a wide age range. Arch Dis Child 67: 1277–1280

Saenger P, Czernichow P, Hughes I, Reiter EO (2007) Small for gestational age: short stature and beyond. Endocr Rev 28(2): 219–251

Schweizer R, Martin DD, Haase M et al. (2007) Similar effects of long-term exogenous growth hormone (GH) on bone and muscle parameters: a pQCT study of GH-deficient and small-for-gestational-age (SGA) children. Bone 41(5): 875–881

Shah AC, Stanhope R, Matthew D (1992) Hazards of pharmacological tests of growth hormone secretion in childhood. BMJ 18;304(6820): 173–174

Shaw AC, Kalidas K, Crosby AH, Jeffery S, Patton MA (2007) The natural history of Noonan syndrome: a long-term follow-up study. Arch Dis Child 92(2): 128–132

Spiliotis BE, August GP, Hung W, Sonis W, Mendelson W, Bercu BB (1984) Growth hormone neurosecretory dysfunction. A treatable cause of short stature. JAMA 251(17): 2223–2230

Stephure DK (2005) Canadian Growth Hormone Advisory Committee. Impact of growth hormone supplementation on adult height in turner syndrome: results of the Canadian randomized controlled trial. J Clin Endocrinol Metab 90(6): 3360–3366

Superti-Furga A, Unger S (2007) Nosology and classification of genetic skeletal disorders: 2006 revision. Am J Med Genet A 143(1): 1–18

Tanner JM (1985) Growth regulation and the genetics of growth. Prog Clin Biol Res 200: 19–32

Tanner JM, Davies P (1985) Clinical longitudinal standards for height and height velocity for North American children. J Pediatr 107: 317–329

Tanner JM, Whitehouse R, Marshall W et al. (1975) Assesment of skeletal maturity and prediction of adult height (TW2 Method). Academic Press, New York

van der Burgt I, Berends E, Lommen E, van Beersum S, Hamel B, Mariman E (1994) Clinical and molecular studies in a large Dutch family with Noonan syndrome. Am J Med Genet 53 (2): 187–191

Van der Eerden BC, Wit JM (2003) Systemic and local regulation of the growth plate. Endocr Rev 24: 782–801

Venn A, Bruinsma F, Werther G et al. (2004) Oestrogen treatment to reduce the adult height of tall girls: long-term effects on fertility. Lancet 364 (9444): 1513–1518

Wit J, van Unen H (1992) Growth of infants with neonatal growth hormone deficiency. Arch Dis Child 67: 920–924

Zadik Z, Chalew SA, Kowarski A (1990) Assessment of GH secretion in normal stature children using 24-hour integrated concentration of GH and pharmacological stimulation. J Clin Endocrinol Metab 71: 932–936

20 Störungen der Geschlechtsreife

Berthold P. Hauffa

20.1	Normale Geschlechtsreife	– 284
20.1.1	Biologische Voraussetzungen der Geschlechtsreife	– 284
20.1.2	Zeitlicher Ablauf der normalen Geschlechtsreife	– 284
20.1.3	Definition der normalen Geschlechtsreife	– 286
20.2	Vorzeitige geschlechtliche Reifeentwicklung	– 286
20.2.1	Normvarianten der vorzeitigen Reifeentwicklung	– 287
20.2.2	Formen krankhafter vorzeitiger Reifeentwicklung und ihre Ursachen	– 287
20.2.3	Diagnostik bei vorzeitiger geschlechtlicher Reifeentwicklung	– 292
20.2.4	Therapie der Formen vorzeitiger Reifeentwicklung	– 293
20.2.5	Teilformen der vorzeitigen Reifeentwicklung	– 296
20.3	Ausbleibende, verlangsamte oder zum Stillstand gekommene Reifeentwicklung (Pubertas tarda)	– 299
20.3.1	Normvarianten der Pubertas tarda	– 299
20.3.2	Formen einer krankhaft verspäteten, inkompletten oder ausbleibenden Reifeentwicklung und ihre Ursachen	– 299
20.3.3	Diagnostik der verspäteten, inkompletten oder ausbleibenden Reifeentwicklung	– 302
20.3.4	Therapie der Pubertas tarda	– 303
	Literatur	– 307

20.1 Normale Geschlechtsreife

Die Pubertät als Übergangsphase zwischen Kindheit und Erwachsenenalter ist der Lebensabschnitt, in dem sich die sekundären Geschlechtsmerkmale bis zur kompletten Ausprägung des adulten weiblichen oder männlichen Phänotyps entwickeln, der Pubertätswachstumsschub abläuft und die Fertilität erreicht wird. Diese Entwicklungsphase wird von tiefgreifenden psychischen Veränderungen begleitet.

20.1.1 Biologische Voraussetzungen der Geschlechtsreife

Die körperlichen und psychischen Veränderungen in der Pubertät sind normalerweise Ergebnis der Aufhebung hemmender zentralnervöser Einflüsse auf den hypothalamischen Gonadotropin-releasing-Hormon-(GnRH-)Pulsgenerator bei gleichzeitiger Abnahme der Sensitivität des hypothalamohypophysären negativen Feedbacksystems auf zirkulierende gonadale Steroide. Vorpubertär niedrige Plasmakonzentrationen von Östrogenen oder Testosteron bewirken dann nur noch eine schwache Inhibierung der Gonadotropinausschüttung. Beide Ereignisse bilden die Grundlage für eine verstärkte episodische GnRH-Sekretion, die wiederum eine pulsatile Sekretion von luteinisierendem Hormon (LH) und follikelstimulierendem Hormon (FSH) auslöst (◘ Abb. 20.1; Grumbach et al. 1974).

Mit steigender Amplitude und Frequenz der pulsatilen Gonadotropinsekretion nehmen die Keimdrüsen deutlich an Größe zu (◘ Abb. 20.2 und Tab. 20.1), die Plasmakonzentration der gonadalen Steroide (Estradiol, Testosteron) steigt an.

Dies führt zu den äußerlich erkennbaren und sonografisch erfaßbaren Änderungen der Geschlechtsmerkmale in Richtung auf einen adulten Phänotyp (► Kap. 4 und ◘ Tab. 20.2).

Beginn und Verlauf der Pubertät folgen einem zeitlichen Muster, das beeinflusst wird durch
- genetische Determinanten,
- die Ernährungssituation,
- das sozioökonomische Umfeld,
- den individuellen Gesundheitszustand,
- körperliche Aktivität.

20.1.2 Zeitlicher Ablauf der normalen Geschlechtsreife

Die Aktivierung der Hypothalamus-Hypophysen-Gonaden-Achse zu Beginn der Pubertätsentwicklung stellt kein neues Ereignis dar. Sie muss vielmehr als Wiederaufnahme einer erhöhten Aktivität nach einer Ruhephase angesehen werden, die sich zwischen dem 4. Lebensjahr und dem Beginn der Pubertät erstreckt (Styne u. Grumbach 2008).

Die Hauptereignisse der Pubertät und das mittlere Alter bei ihrem Eintreten gemäß den Daten der »1. Züricher longitudinalen Wachstumsstudie« sind in ◘ Abb. 20.3 dargestellt.

Erste Schambehaarung (Pubarche) tritt bei Mädchen im Mittel bei einem Alter von 10,4 Jahren auf und geht bei

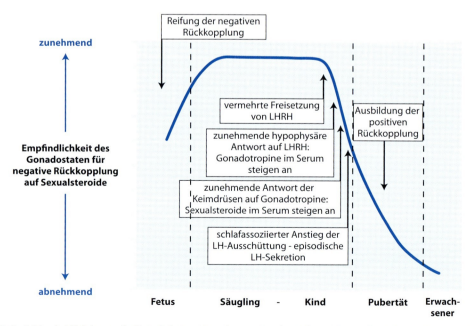

◘ **Abb. 20.1.** Ereignisfolge bei Aktivierung der Hypothalamus-Hypophysen-Gonaden-Achse zu Beginn der Pubertät. (Aus Grumbach et al., 1974)

20.1 · Normale Geschlechtsreife

Tab. 20.1. Normalwerte für die sonografische Darstellung der Ovarien im Verlauf der weiblichen Pubertät. (Mod. nach Salardi et al. 1985)

Ovarvolumen und -binnenstruktur				
Alter	Patienten- zahl	Ovar- volumen [ml]	Ovar- zysten <9 mm	Ovar- zysten ≥9 mm
[Jahre]		[m]	[1 SD]	[%]	[%]
2	5	0,75	0,41	–	–
3	6	0,66	0,17	–	–
4	14	0,82	0,36	14,3	–
5	4	0,86	0,03	–	–
6	9	1,19	0,36	11,1	–
7	8	1,26	0,59	25,0	–
8	10	1,06	0,58	20,0	–
9	11	1,98	0,76	54,5	–
10	12	2,22	0,69	50,0	–
11	12	2,52	1,30	58,3	–
12–13	10	3,95	1,70	60,0	20

m Mittelwert, 1 SD einfache Standardabweichung.

Tab. 20.2. Gestreckt gemessene Penislänge von gesunden Jungen und Männern. (Mod. nach Feldman u. Smith 1975; Flatau et al. 1975; Schonfeld u. Beebe 1942)

Alter	Mittelwert [cm]	1 SD	Mittelwert 2,5 SD [cm]
Frühgeborene (30 Wochen)	2,5	0,4	1,5
Frühgeborene (34 Wochen)	3,0	0,4	2,0
Reifgeborene	3,5	0,4	2,4
0–5 Monate	3,9	0,8	1,9
6–12 Monate	4,3	0,8	2,3
>1–2 Jahre	4,7	0,8	2,6
>2–3 Jahre	5,1	0,9	2,9
>3–4 Jahre	5,5	0,9	3,3
>4–5 Jahre	5,7	0,9	3,5
>5–6 Jahre	6,0	0,9	3,8
>6–7 Jahre	6,1	0,9	3,9
>7–8 Jahre	6,2	1,0	3,7
>8–10 Jahre	6,3	1,0	3,8
>10–11 Jahre	6,4	1,1	3,7
Erwachsene	13,3	1,6	9,3

SD Standardabweichung.

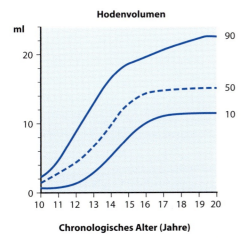

Abb. 20.2. Perzentilenkurven für das mit dem Orchidometer ermittelte Hodenvolumen bei Jungen im pubertätsreifen Alter. (Mod. nach Zachmann et al., 1974)

der Hälfte der Mädchen dem Beginn der Brustentwicklung voraus, meist um ein halbes Jahr. Schambehaarung kann im Zusammenhang mit dem Pubertätsbeginn auftreten, kann jedoch auch isoliert als prämature Teilentwicklung (prämature Pubarche) dem Pubertätsbeginn um Jahre vorauseilen. Der Pubertätsbeginn ist beim Mädchen daher klinisch eindeutig und ausschließlich definiert durch die Entwicklung einer subareolären Brustdrüsenknospe mit Erhebung der Brust und Papille über Thoraxniveau und Vergrößerung des Areolendurchmessers (Thelarche, Tanner-Stadium B2). Mit der Thelarche ist im Mittel mit 10,9 Jahren zu rechnen. Unmittelbar mit Pubertätsbeginn setzt beim Mädchen der Wachstumsspurt ein und erreicht seinen Höhepunkt schon ein Jahr später. Die Menarche ist als ein Ereignis der fortgeschrittenen Pubertät bei einem Alter von 13,4 Jahren zu erwarten. Sie tritt im Durchschnitt 2,2 Jahre nach Beginn der Brustentwicklung auf. Hat die Pubertätsentwicklung einmal begonnen, schreitet sie kontinuierlich voran. Der mittlere Zeitbedarf für das Durchlaufen der weiblichen Pubertät (B2–B5/P5) beträgt 3,1 Jahre. Die Pubertätsentwicklung des Mädchens ist mit einem mittleren Alter von 14,0 Jahren mit Erreichen eines adulten weiblichen Phänotyps (B5, P5) abgeschlossen.

Bei den Jungen ist das zuverlässigste Zeichen für den Pubertätsbeginn das Erreichen eines Hodenvolumens von

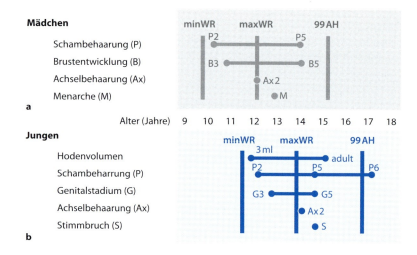

◘ Abb. 20.3a,b. Zeitlicher Ablauf der normalen Geschlechtsreife bei Mädchen (a) und bei Jungen (b). (Mod. nach Prader, 1983)

≥3 ml, im Mittel mit 11,8 Jahren. Oft ist bereits in den 6 Monaten zuvor eine Zunahme des Peniswachstums zu verzeichnen. Erste Schambehaarung tritt mit 12,2 Jahren auf. Auch bei Jungen kann die Schambehaarung als prämature Pubarche der Pubertätsentwicklung um Jahre vorangehen. Diese prämature Pubarche ist aber nicht von einem pubertären Hodenwachstum begleitet. Nach Einsetzen der Pubertät müssen die Jungen noch etwa 2,5 Jahre auf den Höhepunkt ihres Pubertätswachstumsspurts warten, sie werden dabei in ihrem Längenwachstum von den Mädchen oft überholt. Der mittlere Zeitbedarf für das Durchlaufen der männlichen Pubertät (G2–G5/adultes Hodenvolumen) beträgt 3,5 Jahre. Ein erwachsener männlicher Phänotyp ist bezüglich der Genitalentwicklung (G5) mit 14,7 Jahren, bezüglich des Hodenwachstums mit 15,3 Jahren erreicht.

20.1.3 Definition der normalen Geschlechtsreife

Innerhalb einer Population unterliegt das zeitliche Eintreten der Meilensteine der Pubertätsentwicklung einer natürlichen Streuung, die obigen Angaben stellen nur Mittelwerte dar. Die normalen Altersstreubereiche für das Auftreten einiger Pubertätsmerkmale bei Kindern in Zentraleuropa sind in ◘ Tab. 20.3 dargestellt. Diese Daten sind zur Beurteilung einer zu frühen oder ausbleibenden Pubertät heranzuziehen.

Unter Berücksichtigung des Menarchealters und anderer Meilensteine hat sich der Pubertätsbeginn in den letzten 140 Jahren um etwa 4 Jahre vorverlagert. Im gleichen Zeitraum ist es zu einer Erhöhung der mittleren Erwachsenengröße um etwa 14,5 cm gekommen. Diese Tendenz (»säkularer Trend«) wird den allgemein günstigeren Lebensbedingungen mit Verbesserung der Ernährungssituation und der Eindämmung von chronischen Krankheiten und Seuchen zugeschrieben. Es gibt Hinweise darauf, dass sich der säkulare Trend in den letzten Jahren verlangsamt hat (Gohlke u. Woelfle 2009). Daher sind die Referenzdaten der Züricher longitudinalen Wachstumsstudie auch heute noch für die klinische Beurteilung der Pubertät bei europäischen Kindern gut geeignet.

◘ Tab. 20.3. Normbereiche für das zeitliche Auftreten der Pubertätsmerkmale. (Mod. nach Largo u. Prader 1983a,b)

Pubertätsmerkmal	Mädchen [Jahre]	Jungen [Jahre]
Beginn Brustentwicklung (B2)	8,5–13,3	–
Beginn Hodenwachstum (≥3 ml)	–	10,0–13,6
Beginn Schambehaarung (PH 2)	7,4–13,4	8,5–15,9
Beginn Pubertätswachstumsschub	7,5–12,3	9,6–13,6
Höhepunkt Pubertätswachstumsschub	10,1–14,1	12,8–15,8
Erreichen von 99% der Erwachsenengröße	13,2–17,2	14,6–19,0
Menarche	11,2–15,6	–

B2, PH2 Pubertätsstadien nach Tanner.
Die Bereiche entsprechen ±2,0 SD (Schambehaarung: ±2,5 SD).

20.2 Vorzeitige geschlechtliche Reifeentwicklung

Eine vorzeitige Geschlechtsreife bei einem Mädchen ist anzunehmen bei der Entwicklung subareolären Brustdrüsengewebes (B2) – mit oder ohne Wachstum von Pubesbehaarung (P2), mit oder ohne Menarche – mit deutlicher Progressionstendenz vor einem chronologischen Alter von 8 Jahren. In wenigen Fällen ist eine isolierte prämature Menarche ohne sonstige begleitende Reifemerkmale das erste Zeichen einer vorzeitigen Reifeentwicklung.

Bei einem Jungen liegt eine vorzeitige Geschlechtsreife vor bei Vergrößerung des Penis (G2) und des Skrotums mit Rötung, Verdünnung und Fältelung der Skrotalhaut mit deutlicher Progressionstendenz vor einem Alter von 9 Jahren. Dies kann mit oder ohne Wachstum von Schambehaarung, mit oder ohne Zunahme des Hodenvolumens über 3 ml einhergehen. Das Ausbleiben einer pubertären Volumenzunahme des Hodens muss in Fällen der vorzeitigen Reifeentwicklung als Hinweis darauf gewertet werden, dass pubertäre Testosteronspiegel durch außerhalb der hypothalamohypophysären Regulation liegende Faktoren aufrechterhalten werden.

Bei Progredienz der Reifeentwicklung folgt das Wachstum der Kinder einem charakteristischen Muster. Unter dem Einfluss der gonadalen Steroide nimmt die Wachstumsgeschwindigkeit zu, die Wachstumskurve schneidet die Normperzentilen nach oben. Das Skelettalter nimmt überproportional zu. Ohne Behandlung erfolgt die Fusion der Wachstumsfugen verfrüht, das Längenwachstum wird meist vor Erreichen der Zielgröße im kleinwüchsigen Bereich beendet (◘ Abb. 20.4).

In Nordeuropa liegt die gemeinsame Prävalenz aller krankhaften Formen einer vorzeitigen Reifeentwicklung bei Mädchen bei 0,2%, bei Jungen unter 0,05%. Die Zahl der betroffenen Mädchen überwiegt die der Jungen im Verhältnis von 5–10:1. Bei Mädchen sinkt die Inzidenz ausgehend von 5:100.000 pro Jahr in den ersten beiden Lebensjahren zunächst ab, um dann in den beiden Jahren vor dem 8. Geburtstag auf 25 und 67:100.000 pro Jahr anzusteigen. Bei Jungen liegt die Inzidenz vor dem 8. Geburtstag unter 2:100.000 pro Jahr und steigt im Jahr vor dem 9. Geburtstag auf etwa 8:100.000 pro Jahr an (Teilmann et al. 2005).

20.2.1 Normvarianten der vorzeitigen Reifeentwicklung

Je näher der vorzeitige Pubertätsbeginn an der Altersgrenze für die normale Pubertät liegt, um so wahrscheinlicher ist es, dass eine Normvariante ohne Krankheitswert vorliegt. Bei einem Pubertätsbeginn zwischen 6 und 8 Jahren beim Mädchen und kurz vor Vollendung des 9. Lebensjahrs beim Jungen findet man häufig eine positive Familienanamnese für einen frühen Pubertätsbeginn. Die Kinder sind immer bei den Größten ihres Alters gewesen und weisen ein akzeleriertes Skelettalter auf. Bei Folgeuntersuchungen kann aber eine weitere überproportionale Zunahme der biologischen Reife nicht festgestellt werden. In diesem Fall spricht man von **konstitutioneller Entwicklungsbeschleunigung (KEB)**. Die betroffenen Kinder schließen ihre Pubertätsentwicklung früher ab als ihre Altersgenossen, haben ihr Längenwachstum früher beendet und erreichen ohne spezifische Therapie eine Endgröße im Streubereich der Zielgröße. Als Einflussfaktoren für das Enstehen einer konstituellen Entwicklungsbeschleunigung lassen sich Adipositas und vermehrte und verfrühte Sekretion adrenaler Androgene (prämature Adrenarche) ausmachen.

> ❗ Die konstitutionelle Entwicklungsbeschleunigung als nicht behandlungsbedürftige Normvariante ist eine Ausschlussdiagnose. Eine krankheitsbedingte vorzeitige Reifeentwicklung, der Tumorerkrankungen zugrundeliegen können, darf nicht übersehen werden.

20.2.2 Formen krankhafter vorzeitiger Reifeentwicklung und ihre Ursachen

Wichtigstes Hinweiszeichen auf eine krankhafte vorzeitige Reifeentwicklung ist ein früher Beginn und eine rasche Progredienz der Veränderungen. In Bezug auf die Krankheitsmechanismen und die später einzuschlagende therapeutische Strategie bietet sich eine Einteilung in GnRH-abhängige Formen (Pubertas praecox hypothalamica, Pu-

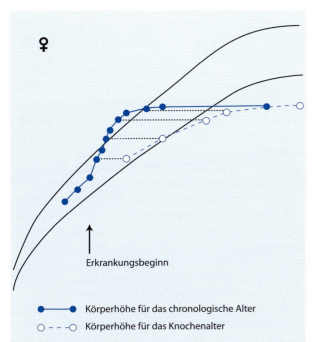

◘ **Abb. 20.4.** Wachstumskurve eines Mädchens mit nichtbehandelter Pubertas praecox hypothalamica. (Aus Hauffa, 2002)

bertas praecox vera) und GnRH-unabhängige Formen (Pseudopubertas praecox) an.

GnRH-abhängige Pubertas praecox

Die GnRH-abhängigen Formen entstehen durch vorzeitige Aktivierung des hypothalamischen GnRH-Pulsgenerators mit sich anschließender Aktivierung der gesamten Hypothalamus-Hypophysen-Gonaden-Achse. Die Reifeentwicklung erfolgt isosexuell. In 5% aller Fälle tritt die Pubertas praecox hypothalamica familiär auf, in einzelnen Patientenserien wird ein Anteil der familiären Formen von bis zu 27,5% berichtet. Autosomal-rezessive und autosomal-dominante Erbgänge mit geschlechtsabhängig reduzierter Penetranz sind beschrieben. Mit der Untersuchung informativer Familien ließen sich in Einzelfällen monogenische Formen der hypothalamischen Pubertas praecox identifizieren (aktivierende Mutationen der Gene für den Rezeptor GPR54 und seinen Liganden Kisspeptin) (Teles et al. 2008; Brito et al. 2008). Bei einigen Syndromen (Williams-Beuren-Syndrom u. a.) ist häufiger als bei gesunden Kindern mit dem Auftreten einer behandlungsbedürftigen zentralen Pubertas praecox zu rechnen, ohne dass der zugrundeliegende Mechanismus bekannt ist (Partsch et al. 2002). Untersuchungen des ZNS mit bildgebenden Verfahren zeigen bei zentraler Pubertas praecox in etwa 20–30% der Mädchen und über 50% der Jungen Fehlbildungen oder Läsionen. Bei vielen Kindern findet sich aber trotz Einsatz dieser und anderer aufwändiger Untersuchungsmethoden keine Ursache (idiopathische Pubertas praecox).

ZNS-Tumoren und ihre Therapie (ZNS-Bestrahlung) sowie nichttumoröse ZNS-Erkrankungen (Meningitis, Enzephalitis, vaskuläre ZNS-Erkrankungen, ZNS-Trauma, Neurofibromatose und andere Phakomatosen, granulomatöse Erkrankungen, Hydrozephalus, Myelomeningozele, Arachnoidalzysten, Zustand nach Hirnödem, Zustand nach neonataler Hypoxämie) können pubertätsinhibierende ZNS-Strukturen so schädigen, dass eine Pubertas praecox eintritt. Besonders Raumforderungen im Bereich des posterioren Hypothalamus führen zur Pubertas praecox. Bei jeder zentralen Pubertas praecox muss differenzialdiagnostisch an das Vorliegen eines ZNS-Tumors gedacht werden. Häufig handelt es sich um Optikusgliome, Astrozytome, Ependymome und primitive neuroektodermale Tumoren. Nach ZNS-Bestrahlung wegen Tumoren oder Leukämien, insbesondere im Dosisbereich unter 40 Gy, entsteht nicht selten eine zentrale Pubertas praecox in Kombination mit einem Wachstumshormonmangel. Diese Situation wird, beim Jungen mehr als beim Mädchen, klinisch-diagnostisch leicht verkannt, da bei Mitigierung eines vorzeitigen Pubertätswachstumsspurts durch einen koexistierenden Wachstumshormonmangel eine normale Wachstumskurve resultieren kann. Auch sind unter dem Einfluss der inadäquat erhöhten gonadalen Steroide die IGF-I-Konzentrationen im Serum nicht so erniedrigt, wie man dies beim isolierten Wachstumshormonmangel erwarten würde. Unbehandelt sind diese Kinder, bedingt durch vorzeitigen Schluss der Wachstumsfugen und unzureichendes Wachstum in der verfrühten Pubertätsphase, als Erwachsene sehr kleinwüchsig. Eine regelmäßige Untersuchung mit Dokumentation der Pubertätsstadien und des Skelettalters ermöglicht hier eine rechtzeitige Intervention.

Eine Sonderform von ZNS-Raumforderungen stellen die **Hamartome** dar. Diese liegen oft als gestielte Tumoren zwischen dem Tuber cinereum und den Corpora mamillaria. Es handelt sich um gutartige Fehlbildungstumoren ohne Wachstumsneigung, die über in ihnen enthaltene GnRH-Neurone und gliale Elemente eine zentrale Pubertät auslösen können. In Serien magnetresonanztomografisch untersuchter Kinder mit zentraler Pubertas praecox fand sich bei 18% der Mädchen und bis zu 33% der Jungen ein Hamartom (Ng et al. 2003; De Sanctis et al. 2000). Bei einigen Kindern mit Hamartom und Pubertas praecox treten gelastische Anfälle (Lachanfälle) auf.

Nach Beendigung einer Langzeitexposition mit exogenen Östrogenen oder Androgenen oder nach verspäteter Aufnahme einer Therapie mit Glukokortikoiden bei virilisierenden Formen des adrenogenitalen Syndroms kann es zur Entwicklung einer zentralen Pubertas praecox kommen. Man geht davon aus, dass dem durch extragonadale Steroide in der Reifung vorangeeilten Skelettalter auch eine vorangeeilte, pubertäre Reifung des Hypothalamus entspricht. Dieser nimmt nach Wegfall der inhibitorischen Wirkung der exogenen Steroide oder des aus adrenalen Quellen stammenden Testosterons dann vorzeitig seine pubertäre Funktion auf.

Kinder aus Ländern mit niedrigem Entwicklungsstand, die jenseits eines Alter von 3 Jahren, aber in der Vorpubertät in europäische Familien adoptiert werden, entwickeln überdurchschnittlich häufig eine zentrale Pubertas praecox (Virdis et al. 1998). Zum Zeitpunkt der Adoption oft nicht mehr klärbare Faktoren wie Pubertätseintritt der leiblichen Eltern, intrauterine Wachstumsretardierung oder Exposition im Herkunftsland mit Chemikalien, die als endokrine Disruptoren in die Funktion der Hypothalamus-Hypophysen-Gonaden-Achse eingreifen können, spielen möglicherweise eine Rolle. Dazu kommen eine im Vergleich zum Herkunftsland bessere Ernährungssituation, Gesundheitsvorsorge und verbesserte psychosoziale Situation, die auf die Kinder eine entwicklungsbeschleunigende Wirkung ausüben können.

GnRH-unabhängige Pubertas praecox

Grundlage der GnRH-unabhängigen Pubertas praecox (Pseudopubertas praecox) sind Vorgänge, die im kindlichen Organismus unter Umgehung des Hypothalamus eine vorzeitige Östrogen- oder Androgen-Wirkung im Sinne einer pubertären Umformung hervorrufen. Da bei Jungen und Mädchen unterschiedliche gonadale Steroide involviert sind, sind Ätiologie und Pathogenese der Pseudopubertas praecox meist geschlechtsspezifisch.

McCune-Albright-Syndrom
Eine Ausnahme bildet das bei beiden Geschlechtern vorkommende McCune-Albright-Syndrom (Dumitrescu u. Collins 2008). Das McCune-Albright-Syndrom kann im typischen Fall anhand der klassischen Trias klinisch diagnostiziert werden. Diese besteht aus einer monostotischen oder polyostotischen fibrösen Dysplasie im Bereich der langen Röhrenknochen oder des Keilbeins (◘ Abb. 20.5), unregelmäßig begrenzten großflächigen Café-au-lait-Flecken der Haut (◘ Abb. 20.6) und einer **gonadotropinunabhängigen** vorzeitigen Geschlechtsreife. Die fibröse Dysplasie des Knochens wird durch lokale Präosteoblastenproliferation hervorgerufen. Es entstehen zystische Umbauzonen des Knochens mit vermehrter Strahlentransparenz, die zu schmerzhaften Mikrofrakturen und chirurgisch schwer zu stabilisierenden pathologischen Spontanfrakturen neigen. Einige Patienten weisen nach Jahren der Krankheit große Knochendeformitäten mit Gliedmaßen- oder Gesichtsasymmetrie auf. Die Knochenherde sind meist multilokulär und können mittels Technetium-Skelettszintigrafie bereits entdeckt werden, bevor sie im Röntgenbild sichtbar werden. Weiteres radiologisches Zeichen des McCune-Albright-Syndroms ist eine Sklerose der Schädelbasis (◘ Abb. 20.7). Durch den dysplastisch proliferierenden Knochen kann es zu einer Einengung des Canalis N. optici mit Visusverlust kommen. Eine chirurgische Dekompression gestaltet sich schwierig, da durch operative Eingriffe am Knochen die Neigung zur Proliferation noch verstärkt wird (Lee et al. 2002).

Die vorzeitige Pubertätsentwicklung bei Mädchen mit McCune-Albright-Syndrom ist durch einen schubweisen Verlauf gekennzeichnet. Hormonelle Ruhephasen sind von Phasen der erhöhten ovariellen Aktivität gefolgt. In solchen Phasen kommt es für manchmal nur kurze Zeit zum Aufschießen östrogenproduzierender ovarieller Zysten. Diese sind zum Zeitpunkt der Untersuchung oft sonografisch bereits nicht mehr nachweisbar. Solange die Zysten bestehen, sind die Plasmaöstradiolkonzentrationen erhöht und die Gonadotropinkonzentrationen supprimiert. Nach Spontanrückbildung der Zysten kann es zu einer Abbruch-

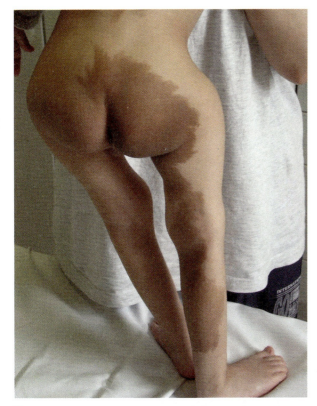

◘ **Abb. 20.5.** Knochen- und Hautmanifestationen beim McCune-Albright-Syndrom. Café-au-lait-Flecken und Oberschenkeldeformität

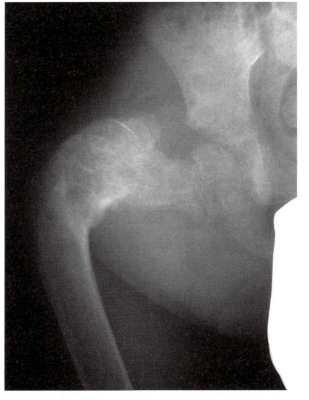

◘ **Abb. 20.6.** Knochen- und Hautmanifestationen beim McCune-Albright-Syndrom. Röntgenbild des Oberschenkels mit fibröser Dysplasie und beginnender Hirtenstabdeformität des Femurs (Klinik für Radiologie, Universität Duisburg-Essen)

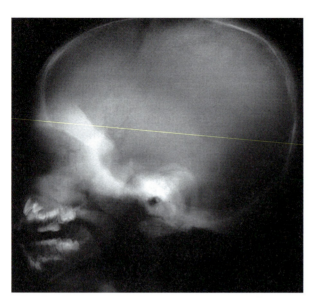

◘ **Abb. 20.7. Knochen- und Hautmanifestationen beim McCune-Albright-Syndrom.** Sklerose der Schädelbasis (Klinik für Radiologie, Universität Duisburg-Essen)

blutung kommen. Einige Mädchen berichten in der Zeit abfallender Östradiolkonzentrationen über Unruhe und Hitzewallungen. In der dann folgenden Ruhephase sind wieder normale präpubertäre Konzentrationen des Östradiols und der Gonadotropine anzutreffen. Bei manchen Mädchen folgen die Schübe erhöhter ovarieller Aktivität so schnell aufeinander, dass die Pubertätsentwicklung und das Skelettalter kontinuierlich fortschreiten. Bei Jungen mit McCune-Albright-Syndrom und Pseudopubertas praecox liegen dauerhaft erhöhte Testosteronkonzentrationen und supprimierte Gonadotropine vor. Die Hodenvolumina sind für den Stand der erreichten Pubertätsentwicklung meist zu klein.

Oligosymptomatische Formen des McCune-Albright-Syndroms mit isoliertem Haut-, Knochen- oder Gonadenbefall sind möglich.

Das McCune-Albright-Syndrom kann bei beiden Geschlechtern mit einer Anzahl anderer endokriner Überfunktionszustände vergesellschaftet sein. Dazu gehören eine Hyperthyreose (mit oder ohne intrathyreoidale Knoten), ein Hyperkortisolismus mit nodulärer Dysplasie, von den somatomammotropen Zellen des Hypophysenvorderlappens ausgehende, Wachstumshormon oder Prolaktin produzierende Adenome, ein Hyperparathyreoidismus sowie eine hypophosphatämische Rachitis. Diesen Überfunktionszuständen ist gemein, dass sie ohne Einfluss des zugehörigen glandotropen Hormons und anderer exogener Faktoren entstehen. Bei der Hyperthyreose ist das TSH supprimiert, aktivierende TSH-Rezeptor-Autoantikörper sind nicht nachweisbar. Beim Hyperkortisolismus ist das ACTH, bei der Überproduktion der gonadalen Steroide sind die Gonadotropine supprimiert. Zu den nichtendokrinologischen Manifestationen gehören eine cholestatische Lebererkrankung, Skelettmuskelmyxome und kardiale Arrhythmien.

Als gemeinsame Ursache aller Überaktivitätszustände fanden sich somatische aktivierende heterozygote Mutationen des *GNAS*-Gens auf Chromosom 20q13.2-13.3 (Weinstein et al. 2004), die in den betroffenen Zellen zu einer konstitutiven Aktivierung des intrazellulären Gsα-Proteins, des Vermittlers zwischen G-Protein-gekoppelten Rezeptoren und nachgeschalteter zellulärer Aktivität, führt. Diese Aktivierung wird bewirkt und aufrechterhalten durch eine Verminderung der intrinsischen GTPase-Aktivität des G-Proteins. In der Folge verhält sich die Zelle so, als sei der Rezeptor ständig aktiviert, auch wenn kein Ligand an den Rezeptor andockt. Die Zelle reagiert mit Überaktivität oder Hyperplasie. Die weite Verbreitung G-Protein-gekoppelter Rezeptoren im Organismus erklärt die Pleiotropie beim McCune-Albright-Syndrom. In einigen Geweben ist die Aktivierung offenbar selbstlimitierend. Damit könnte der Übergang in eine Pubertas praecox hypothalamica erklärt werden, der von einigen Patientinnen mit McCune-Albright-Syndrom berichtet wurde.

Sonstige Ursachen

Bei Jungen kommen weitere Ursachen für die GnRH-unabhängige Pubertas praecox in Frage. HCG aus hCG-sezernierenden Tumoren kann die Leydig-Zellen bei Jungen zur pubertären Testosteronproduktion anregen. Bei Kindern mit solchen Tumoren lassen sich erhöhte hCG-Konzentrationen im Serum oder im Liquor messen. HCG stimuliert die Leydig-Zellen, die nur etwa 6% des Hodenlumens ausmachen. Daher sind die Testes bei Pseudopubertas praecox durch hCG-produzierende Tumoren nur wenig über das präpubertäre Maß vergrößert. Bei den hCG-sezernierenden Tumoren handelt es sich Hepatome, Hepatoblastome oder Keimzelltumore (Schneider et al. 2004). Aus dieser Gruppe von biologisch außerordentlich unterschiedlichen Tumoren sind es vor allem die Chorionkarzinome und selten einmal Teratome, die hCG sezernieren. Bei den Lebertumoren und gemischten Keimzelltumoren mit Dottersackanteil wird oft zusätzlich eine Sekretion von α-Fetoprotein beobachtet. Unter dem Einfluss hoher hCG-Konzentrationen produziert das Hodengewebe neben Testosteron vermehrt Östradiol. Gelegentlich enthält der Keimzellanteil der Tumoren eine hohe Aromataseaktivität. Dann wird ein signifikanter Anteil des vorzeitig im Hoden gebildeten Testosterons im Tumor zu Estradiol aromatisiert. Beide Mechanismen können dazu führen, dass über die isosexuelle Pseudopubertas praecox hinaus noch Symptome der Feminisierung, meist eine Gynäkomastie, beobachtet werden kann. Zusätzlich zur Pseudopubertas praecox können die Lebertumoren klinisch durch eine tastbare Lebervergrößerung beim Kleinkind erkennbar werden. HCG-sezernierende Keimzelltumoren können bei intrakranieller Lage Hirndrucksymptomatik, neurologische Ausfallserscheinungen, einen Diabetes insipidus und Zeichen eines Hypohysenvorderlappenausfalls hervorrufen. Vom Hoden ausgehende Keimzelltumore können an einer asymmetrischen Hodenvergrößerung erkennbar werden.

Dass hCG-produzierende Tumoren über eine direkte hCG-Wirkung zur Pseudopubertas praecox bei Mädchen führen, ist nicht zu erwarten; präpubertäre Ovarien benötigen zur Aufnahme der Östrogenproduktion eine kombinierte Einwirkung von LH (hCG) und FSH.

Aus dem gleichen Grund führen LH-produzierende Mikroadenome der Hypophyse bei Mädchen nicht zu einer Pseudopubertas praecox, sie stellen bei Jungen als Auslöser einer Pubertas praecox eine Rarität dar (Snyder 1985).

In einigen Fällen konnten bei Jungen aktivierende Mutationen des LH-Rezeptors an den Leydig-Zellen des Hodens als Ursache der Pseudopubertas praecox ausgemacht werden. Die Leydig-Zellen verhalten sich bei dieser Erkrankungsform auch ohne LH-Bindung an den Rezeptor so, als würden sie ständig durch LH stimuliert. Diese Erkrankung wird autosomal-dominant geschlechtsgebunden männlich vererbt (Themmen u. Huhtaniemi 2000).

Formen des einfach virilisierenden adrenogenitalen Syndroms (AGS) vom Typ des 21- oder 11-Hydroxylase-Mangels (▶ Kap. 24) ähneln beim Jungen im Verlauf einer GnRH-unabhängigen Pubertas praecox, können aber anhand des typischen Präkursorsteroidmusters im Blut (Erhöhung der Leitsteroide 17-Hydroxyprogesteron und 21-Deoxykortisol beim 21-Hydroxylasemangels, des Leitsteroids 11-Desoxykortisol beim 11-Hydroxylasemangel) oder der Metaboliten im Urin identifiziert werden. Die bei diesen Erkrankungen vorkommenden Nebennierenresttumoren des Hodens entsprechen versprengten Nebennierenrindenresten, die bei schlechter medikamentöser Einstellung des AGS an Größe zunehmen und zu asymmetrischer Hodenvergrößerung führen (Claahsen-van der Grinten et al. 2009). Bei inaktivierenden Mutationen des Glukokortikoidrezeptor-Gens beim Jungen werden vermehrt Androgene bereitgestellt. Selten einmal kann die kongenitale Nebennierenhypoplasie infolge einer *DAX-1*-Mutation im frühen Kindesalter temporär mit einer GnRH-unabhängigen Pubertas praecox einhergehen (Landau et al. 2009). Im pubertätsreifen Alter liegt dagegen typischerweise ein hypogonadotroper Hypogonadismus vor (▶ Abschn. »Zentraler (hypogonadotropher) Hypogonadismus«).

> **Unilaterale oder bilaterale noduläre Vergrößerung der Hoden muss bei Fehlen der AGS-typischen biochemischen Veränderungen differenzialdiagnostisch immer an den seltenen Leydig-Zell-Tumor denken lassen.**

Rein virilisierende Nebennierenrindentumoren als Ursache einer Pseudopubertas praecox sind selten. Nebennierenrindentumore produzieren meist Glukokortikoide, gelegentlich auch Östrogene, sodass zusätzlich Zeichen eines Cushing-Syndroms und in wenigen Fällen auch eine Brustentwicklung gefunden werden.

Eine Exposition mit Androgenen ist sicher selten, ist aber akzidentell durch Kontamination mit im Haushalt vorhandenen transdermalen Testosteronpräparaten denkbar; sie kann durch genaue Anamnese herausgefunden werden.

Zu den Ursachen einer GnRH-unabhängigen Pubertas praecox bei Mädchen gehört die bei über längere Zeit unbehandelter, erworbener primärer Hypothyreose auftretende vorzeitige Pubertät. Diese wird als durch begleitend vermehrt sezerniertes LH und FSH im Gefolge der TSH-Erhöhung verursacht angesehen (Browne et al. 2008).

Eine weitere Ursache sind östrogenproduzierende Ovarialzysten, die auch isoliert außerhalb des Krankheitsbilds eines McCune-Albright-Syndroms auftreten können. Hierbei handelt es sich meist um autonome Follikelzysten.

Ovarielle östrogenproduzierende Tumoren sind bei präpubertären Mädchen selten. Granulosazelltumoren können oft schon sonografisch von einfachen Ovarialzysten abgegrenzt werden. Außer den hohen Östradiolkonzentrationen können bei diesen Tumoren Anti-Müller-Hormon (AMH) und Inhibin als biochemische Marker dienen. Selten können sich auch aus Streifengonaden entstandene Gonadoblastome, ovarielle Kystadenome und Karzinome durch verfrühte Östrogenproduktion bemerkbar machen. Östrogenproduzierende Tumoren kommen beim Peutz-Jeghers-Syndrom gehäuft vor. Nebennierenrindenadenome, die sich überwiegend über eine vermehrte Östrogenproduktion zu erkennen geben, sind eine Rarität.

Ebenso sind aktivierende Mutationen des Aromatase-Gens seltene Ursachen einer GnRH-unabhängigen Pubertas praecox (Martin et al. 2003).

Exposition mit exogenen Östrogenen kommt dagegen häufiger vor, wie Berichte über regionale Kontamination von Lebensmitteln und Trinkwasser mit östrogen wirksamen Substanzen belegen.

20.2.3 Diagnostik bei vorzeitiger geschlechtlicher Reifeentwicklung

Mit geeigneten diagnostischen Maßnahmen müssen mit vorzeitiger Reifeentwicklung einhergehende Störungen der Hypothalamus-Hypophysen-Gonaden-Achse von anderen endokrinen Erkrankungen abgegrenzt werden. Es muss zwischen Normvarianten und behandlungsbedürftigen Formen der Pubertas praecox sowie zwischen GnRH-abhängigen und unabhängigen Formen unterschieden werden. Die Quelle der verfrüht gebildeten gonadalen Steroide muss identifiziert und ein möglicherweise zugrundeliegender Tumor erkannt werden. Die dazu benötigten Verfahren sind in der folgenden ▶ Übersicht aufgeführt.

Diagnostische Checkliste bei vorzeitiger Geschlechtsentwicklung

— **Familienanamnese:** andere Familienmitglieder mit frühem Pubertätsbeginn (»Frühentwickler«), endokrinen oder ZNS-Erkrankungen, oder Syndromen (Peutz-Jeghers-Syndrom); Größe beider Eltern (aktuelle Messungen) mit Berechnung der Zielgröße; Pubertäts- und Wachstumsverlauf der Eltern, Menarche der Mutter <11 Jahre?
— **Eigenanamnese:** aus einem Land mit niedrigem Entwicklungsstand adoptiert? Zusammenstellung aller bisher vorgenommenen Körpermessungen (Kindervorsorgeuntersuchungsheft) in einer Wachstumskurve, Alter bei Thelarche, Pubarche, Beginn des Peniswachstums, Geschwindigkeit der Veränderungen, Pubertätswachstumsschub, Menarche? Bartwuchs? Vermehrte Erektionen, Vorkommen von Ejakulationen? Hormonmedikation (Anabolika, lokale Applikation östrogen- oder androgenhaltiger Externa, Behandlung eines AGS?), vermehrte tägliche Trinkmenge, erhöhte Urinmenge (nächtliches Wasserlassen), OP/Radiatio der Gonaden, des ZNS, ZNS-Trauma, ZNS-Erkrankungen? Kopfschmerzen, Visusverschlechterung, Nüchternerbrechen, unklare Lachanfälle?
— **Befund:** Körperhöhe, Gewicht, Pubertätsstadien nach Tanner, Virilisierung (Mädchen), Feminisierung (Jungen), Sekretion aus den Mamillen, Aspekt des äußeren Genitale: Introitus vaginae (Östrogeneinfluss? Ausfluss?), gestreckte Penislänge, Hodenvolumen, Palpationsbefund des Skrotalinhalts, Haut: Fibrome, Café-au-lait-Flecken, »white spots«; Knochendeformitäten, Gesichtsasymmetrie, Lebervergrößerung, abdomineller Tumor? neurologische Untersuchung, syndromverdächtige Zeichen, andere Zeichen endokriner Hyperaktivität
▼

— **Endokrinologische Laboruntersuchung:** TSH, freies T_4, LH, FSH, Östradiol/Testosteron, GnRH-Test, IGF-I, Kortisol, DHEA-S, 17-Hydroxyprogesteron, 11-Desoxykortisol; β-hCG, $α_1$-Fetoprotein; selten: Stufenkatheter mit hormoneller Probennahme.
— **Bildgebende Verfahren:** Röntgen linke Hand (Skelettalter, Wachstumsprognose); Knochenszintigrafie (okkulte Knochenbeteiligung bei. McCune-Albright-Syndrom), magnetresonanztomografische Untersuchung des Kopfes mit Darstellung der Hypothalamus-Sella-Region in Dünnschichttechnik mit und ohne Kontrastmittel, sonografische Untersuchung der Nebennierenregion und des kleinen Beckens/der Hoden: Uterusgröße, Konfiguration, Ovargröße, Binnenstruktur, Tumoren, Zysten, Mikrolithiasis testis?
— **Sonstige Untersuchungen:** Ophthalmologische Untersuchung (Augenhintergrund, Gesichtsfeldprüfung), EEG; ggf. kinder- und jugendgynäkologische Untersuchung; gezielt molekulargenetische Zusatzuntersuchungen (*GPR54*, *KISS1*, *LHR*, *GNAS*)

Das Fundament der Diagnostik bildet die sorgfältige Analyse der Wachstumskurve und die klinische Untersuchung. Mit wenigen Ausnahmen (▶ oben) geht eine signifikante vorzeitige Pubertätsentwicklung immer mit einer Beschleunigung des Längenwachstums einher. Zusätzlich zu den Stadien der Brustentwicklung nach Tanner ist beim Mädchen ein Östrogeneinfluss am Zustand der Schleimhaut des Introitus vaginae abzulesen: Ohne Östrogeneinfluss stellt sich die Scheidenschleimhaut hellrot und durchscheinend dar. Durch Epithelverdickung kommt es unter Östrogeneinfluss zu einem düsterroten, matt-lividen Erscheinungsbild. Basale Laboruntersuchungen bilden selbst fortgeschrittene Stadien der Pubertätsentwicklung oft nicht adäquat ab. Gebräuchliche Immunonachweisverfahren zur Messung von Estradiol sind für die höheren Plasmakonzentrationen erwachsener Frauen optimiert. Mit diesen Nachweisverfahren ist eine zeitgerechte Erfassung des Estradiolanstiegs zu Beginn einer vorzeitigen Pubertätsentwicklung nicht möglich. Die meisten LH- und FSH-Nachweisverfahren sind nicht sensitiv genug, um Unterschiede zwischen der normalen vorpubertären Situation und einer Suppression bei GnRH-unabhängiger Pubertas praecox zu entdecken. Testosteronanstiege erfolgen bei Pubertätsbeginn in den Vormittagsstunden, bei Nachmittagblutentnahme kann eine pubertäre Erhöhung verpaßt werden. Die klinisch begonnene Pubertät spiegelt sich bei den Basalwerten oft nur in einer Erhöhung von IGF-I wider. Daher ist bei klinischem Verdacht auf vorzeitige Geschlechtsentwicklung ein GnRH-Test angezeigt (▶ Kap. 6).

Damit kann zwischen Gonadotropinsuppression, präpubertärem Normalzustand und vermehrt stimulierbaren Gonadotropinen bei Pubertas praecox hypothalamica unterschieden werden. Die Bestimmung des Skelettalters informiert über den Einfluss der vorzeitigen Pubertät auf das Längenwachstum. Wiederholung dieser Untersuchungen in größeren, mindestens 6-monatigen Abständen kann Aufschluss über die Dynamik der Entwicklung geben.

Bei Nachweis einer GnRH-abhängigen Form muss sich immer eine Magnetresonanztomografie des Kopfes anschließen. Bei den GnRH-unabhängigen Formen muss unter Einsatz der Sonografie und anderer bildgebender Techniken auf die Suche nach dem Ursprung der Estradiol- oder Testosteronerhöhung gegangen werden. Gelegentlich kann dazu ein Stufenkatheter mit Probennahme zur Messung von Estradiol, Testosteron oder β-hCG nötig werden. Der differenzialdiagnostische Algorithmus in ◘ Abb. 20.8 und Abb. 20.9 gibt Hinweise zum zweckmäßigen Ablauf der Untersuchungen.

Die aktivierenden Mutationen des *GNAS*-Gens beim McCune-Albright-Syndrom finden sich im Exon 8 des Gens und führen zu einem Austausch der Aminosäure Arginin durch Zystein, Histidin, Glyzin oder Leuzin. Sie sind einer molekulargenetischen Diagnostik im Prinzip gut zugänglich. Wegen des unterschiedlichen Anteils betroffener Zellen im Gewebe müssen sensitive Methoden verwendet werden. Damit gelingt der Nachweis einer Mutation aus dem Blut bis zu 35%, aus dem Ovargewebe bis zu 66%, aus der Ovarflüssigkeit in 40–80% und aus Knochen in bis zu 70–80% (Kalfa et al. 2006).

20.2.4 Therapie der Formen vorzeitiger Reifeentwicklung

Die Therapie der vorzeitigen Reifeentwicklung soll den Ablauf der Pubertätsentwicklung bis zum Erreichen eines normalen pubertätsreifen Alters anhalten und die bestehenden Pubertätszeichen zurückbilden. Mit der Therapie sollen Konflikte aus der Diskrepanz zwischen fortgeschrittener körperlicher Reifung und nicht angepaßter psychosozialer Entwicklung vermieden werden. Das zu schnelle Fortschreiten der Knochenreifung soll unterbrochen, ein Kleinwuchs bei zu frühem Verschluss der Wachstumsfuge verhindert und das Erreichen einer normalen Erwachsenengröße ermöglicht werden. Die Therapie muss zugrundeliegende Tumorerkrankungen miteinbeziehen. Dabei soll eine spätere Fertilität erhalten werden. Bei Mädchen sollen zu frühe Schwangerschaften verhindert und das bei früher Menarche erhöhte Mammakarzinomrisiko vermindert werden.

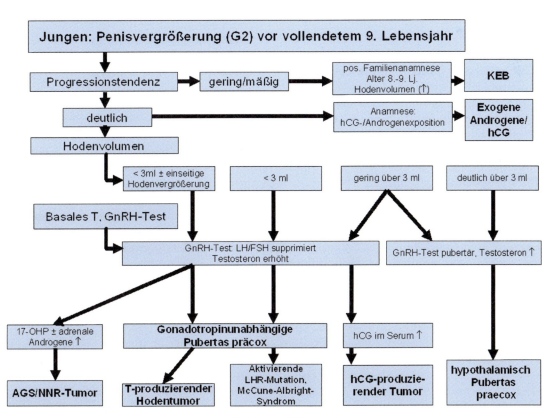

◘ **Abb. 20.8.** Diagnostischer Algorithmus bei vorzeitiger Pubertätsentwicklung bei Jungen

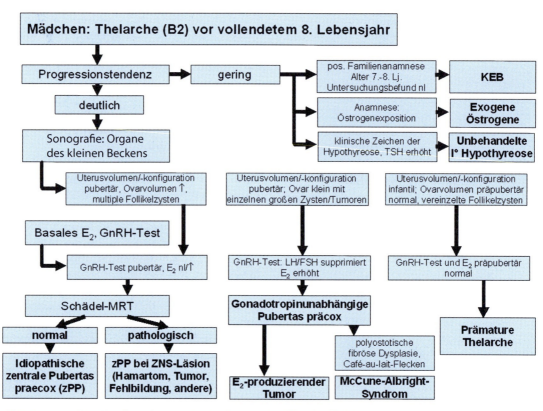

 Abb. 20.9. Diagnostischer Algorithmus bei vorzeitiger Pubertätsentwicklung bei Mädchen

Therapie der GnRH-abhängigen Pubertas praecox

Bei der Entscheidung zur Therapie müssen Geschwindigkeit und Ausmaß der Pubertätsentwicklung sowie die Akzeleration der Knochenreifung und das zu erwartende Ausmaß der Beeinträchtigung der Endlänge berücksichtigt werden. Kinder mit Pubertätsbeginn in zeitlicher Nähe zum normalen Altersbereich, geringer Progressionstendenz und normal bleibender Endlängenerwartung bedürfen meist keiner Therapie, sollten aber in Beobachtung bleiben.

Bei den GnRH-abhängigen Formen wird die Therapie mit GnRH-Superagonisten durchgeführt. Als Reaktion auf eine Langzeitexposition mit GnRH-Agonisten hoher Wirkstärke werden die GnRH-Rezeptoren der gonadotropen Zellen des Hypophysenvorderlappens internalisiert, die Anzahl der Rezeptoren auf der Zelloberfläche verringert sich. Für das endogene hypothalamische GnRH stehen dann nicht mehr genug Rezeptoren zur Verfügung. Die LH- und FSH-Sekretion sinkt, in der Folge sinken auch die Konzentrationen der gonadalen Steroide. Hoden-, Ovar- und Uterusvolumen gehen in den präpubertären Bereich zurück. Die suppressive Wirkung auf die Hypophysen-Gonaden-Achse hält nur so lange an, wie die Therapie fortgeführt wird. Es kommen mikroverkapselte Retardpräparate zum Einsatz (Tab. 20.4).

Ist zu Therapiebeginn die Zahl der Oberflächenrezeptoren noch nicht abgesunken, überwiegt für kurze Zeit der stimulierende Efekt der Superagonisten. In dieser Zeit kann es zu einer vorübergehenden Verstärkung der Pubertätssymptomatik kommen. Unter der initialen gonadotropen Stimulation können bei Mädchen Ovarialzysten auftreten, die zur Stieldrehung des Ovars Anlass geben können. Die Eltern müssen informiert werden, dass in den ersten Wochen der Therapie plötzlich auftretende Bauchschmerzen umgehend sonografisch abzuklären sind. Um diese Zeit zu verkürzen, werden die ersten 3–4 Injektionen im 2-Wochen-Abstand verabreicht. Nach Abfall der Östrogene in den präpubertären Bereich kann bei Mädchen mit längerer Krankheitsvorgeschichte und aufgebautem Endometrium eine Entzugsblutung auftreten. Eltern und Kinder müssen darauf vorbereitet sein. Bei unzureichendem Ansprechen muss die Dosis erhöht oder bei älteren Kindern das Dosierungsintervall auf 3 Wochen verkürzt werden.

Gegenüber der Endlängenerwartung zu Beginn der Therapie gewinnen die Kinder im Mittel 5–6 cm hinzu, der endlängenbewahrende Effekt der Therapie ist gut. Die Therapie wird gut vertragen. Gelegentlich kommt es zu lokalen Reaktionen an der Injektionstelle. Nach Beendigung der Therapie bei Erreichen eines pubertätsreifen Al-

Tab. 20.4. In der Therapie der Pubertas praecox eingesetzte GnRH-Superagonisten

Name	Hersteller	Aminosäuresequenz										Relative Wirkstärke	Dosierung
		1	2	3	4	5	6	7	8	9	10		
Natives GnRH		pGlu-	His-	Trp-	Ser-	Tyr-	Gly-	Leu-	Arg-	Pro-	Gly -NH$_2$		
Triptorelin	Ferring						D-Trp				-NH$_2$	36 (26–56)	KG <20 kg: 1,875 mg KG 20–30 kg: 2,5 mg KG >30 kg: 3,75 mg alle 4 Wochen s.c./i.m.
Leuprorelin	Takeda						D-Leu				-NEt	20	KG <20 kg: 1,875 mg KG ≥20 kg: 3,75 mg alle 4 Wochen s.c.

ters kehrt die Hypothalamus-Hypophysen-Achse nach wenigen Wochen bis Monaten in ihren altersentsprechenden Zustand zurück. Die Regel tritt im Mittel 1,2–1,5 Jahre nach Therapieende ein. Aus Nachuntersuchungen von Frauen bis zu 12 Jahren nach Therapieende ist keine Beeinträchtigung der reproduktiven Funktion durch die Therapie bekannt geworden. Ein signifikanter Einfluss auf die Knochendichte besteht bei normaler Therapiedauer nicht (Heger et al. 2006).

GnRH-Agonisten wirken bei zentraler Pubertas praecox mit Hamartom ebenso gut wie bei idiopathischer zentraler Pubertas praecox. Eine Operation der schwer zugänglichen Hamartome ist risikoreich, ein neurochirurgisches Vorgehen nur zur Behandlung der Pubertas praecox ist nicht indiziert. Einer medikamentösen Therapie nicht zugängliche gelastische Anfälle konnten durch Entfernung des Hamartoms geheilt werden. Damit kam es auch zu einer Remission der Pubertas praecox. Heute wird in der Epilepsiechirurgie der endoskopischen Diskonnektion dieser Tumoren der Vorzug gegeben. Über den Einfluss dieses Vorgehens auf die Pubertas praecox liegen keine Daten vor.

Therapie der GnRH-unabhängigen Pubertas praecox

Die Therapie bei Pseudopubertas praecox ist im Fall von Tumoren auf deren Beseitigung ausgerichtet und geschieht nach den Richtlinien der pädiatrischen Onkologie, (Neuro-) Chirurgie und Strahlenmedizin. Virilisierende Enzymdefekte der Nebennierenrinde sind einer Therapie mit Glukokortikoiden zugänglich (► Kap. 24). Die Pubertas praecox bei langzeitunbehandelter Hypothyreose verschwindet mit Aufnahme einer L-Thyroxin-Substitution. Unbeabsichtigte Exposition mit Östrogenen und Androgenen kann in der Regel aufgedeckt und dann vermieden werden.

Schwieriger ist die Therapie bei Mädchen und Jungen mit McCune-Albright-Syndrom, Jungen mit aktivierenden LH-Rezeptor-Mutationen und Kindern, bei denen hormonaktive Tumoren nicht völlig unter Kontrolle gebracht werden können. Hier kommen Substanzen zum Einsatz, die hemmend in die Biosynthese von Östrogenen und Testosteron eingreifen oder die Hormonwirkung am Rezeptor hemmen (Hauffa 2002).

Zur Klasse der Enzyminhibitoren gehören bei Mädchen die Aromatasehemmer (Anastrozol, Letrozol), bei Jungen Ketokonazol, bei beiden Geschlechtern Medroxyprogesteronazetat. Zur Klasse der Rezeptorantagonisten gehören bei Mädchen Antiöstrogene (Tamoxifen), bei Jungen die Antiandrogene Cyproteronazetat und Spironolakton. In allen genannten Einsatzbereichen gelingt die Kontrolle der vermehrten Wirkung der gonadalen Steroide nur schlecht, sodass meist eine Kombination von Enzyminhibitoren und Rezeptorantagonisten erforderlich ist. Anastrozol 1 mg/Tag p.o. kann die Östrogenwirkung bei McCune-Albright-Syndrom nur teilweise kontrollieren und wird deswegen gelegentlich mit Tamoxifen 10–20 mg/Tag p.o. kombiniert. Als Nebenwirkungen des Tamoxifens sind Hepatotoxizität und Hypertrichose bekannt. Medroxyprogesteronazetat wird in Dosen von 10–50 mg/Tag p.o. oder 50–100 mg alle 2 Wochen i.m. eingesetzt. Nebenwirkungen wie Ödeme, Kopfschmerz, Gewichtszunahme, Entwicklung von Striae rubrae und Nebennierenrindeninsuffizienz begrenzen die Anwendung. Auch Ketokonazol und Cyproteronazetat können zu Nebennierenrindeninsuffizienz führen: Ketokonazol direkt über eine Enzyminhibition, Cyproteronazetat über seine glukokortikoide Partialwirkung und ACTH-Suppression bei Beendigung der Therapie. Ketokonazol wird bei Jungen in einer Dosis bis 200 mg/Tag p.o. eingesetzt, Cyproteronazetat in Dosen von 50–150 mg/m²/Tag p.o. Gastrointestinale Unverträglichkeit kann bei beiden Substanzen den Einsatz limitieren.

20.2.5 Teilformen der vorzeitigen Reifeentwicklung

Brustdrüsenschwellung des Neugeborenen, prämature Thelarche

Die Brustdrüsenschwellung des Neugeborenen ist durch mütterliche Östrogene verursacht und als physiologisch anzusehen. Nichtentzündliche Sekretion aus den Mamillen, auch blutiges Sekret, ist meist vorübergehender Natur und harmlos. Gelegentlich geht die Brustdrüsenschwellung des Neugeborenen bei Mädchen in eine prämature Thelarche über. Sonstige Pubertätszeichen wie Wachstumsbeschleunigung, Skelettalterakzeleration und Schambehaarung fehlen. Erhöhte Östrogenkonzentrationen lassen sich nicht nachweisen. Die prämature Thelarche ist durch Fluktuation der Östrogenspiegel aus den in den ersten vier Lebensjahren hormonell sehr aktiven Ovarien bedingt, in Kombination mit einer individuell erhöhten Empfindlichkeit der Brustdrüsen gegenüber niedrigen Konzentrationen von Östrogenen.

Als Normvariante bedarf sie keiner Therapie, gewinnt jedoch ihre Bedeutung dadurch, dass sie in eine Pubertas praecox übergehen kann. Regelmäßige Kontrollen sind daher angezeigt.

Prämature Adrenarche

Ein isoliertes Auftreten von Schambehaarung (Pubarche), manchmal in Kombination mit Axillarbehaarung, Hautunreinheiten und Erwachsenenschweißgeruch ohne die oben genannten Zeichen der Geschlechtsreife kann der Pubertätsentwicklung zeitlich vorausgehen und ist dann als Zeichen für die Adrenarche zu werten. Als Adrenarche wird ein von der Pubertät unabhängiger physiologischer Wachstumsvorgang der Zona retikularis der Nebennierenrinde bezeichnet, der zwischen dem 6. und 8. Lebensjahr stattfindet und mit Mehrproduktion adrenaler Androgene, insbesondere DHEA-S einhergeht. Treten die biochemischen und klinischen Veränderungen vor dem 6. Lebensjahr auf, spricht man von prämaturer Adrenarche.

Bei prämaturer Adrenarche kommt es meist zu einer geringen Akzeleration der Knochenreifung und einer vorübergehenden leichten Wachstumsbeschleunigung. In ausgeprägten Fällen müssen ein »late-onset«-AGS vom Typ des 21- und 11-Hydroxylasemangels oder eines 3β-Hydroxysteroid-Dehydrogenase-/Δ4,Δ5-Isomerase-Mangels oder Hyperandrogenämien anderer Genese differenzialdiagnostisch in Erwägung gezogen werden (▶ Kap. 24). Regelmäßige klinische Kontrollen sind angezeigt, um den Übergang in eine Pubertas praecox nicht zu übersehen.

Pubertätsgynäkomastie

Diese Teilform der vorzeitigen Reifeentwicklung hat in der täglichen Praxis eine große Bedeutung.

Definition der Gynäkomastie und klinische Diagnose

Die **Gynäkomastie** ist ein Symptom. Es handelt sich um eine vom umliegenden Fettgewebe palpatorisch abgrenzbare oder mit sonstigen Methoden nachgewiesene benigne Vermehrung männlichen Brustdrüsengewebes. Wird bei adipösen Jugendlichen eine Brustdrüsenvergrößerung durch eine Fettvermehrung nur vorgetäuscht, spricht man von einer **Lipomakromastie**. Bei der Abgrenzung beider Formen hilft die vergleichende Palpation des perimamillären Bereichs mit dem Fettgewebe der vorderen Axillarfalte. Täuschen submamilläre Tumoren (z. B. Lipome) eine Gynäkomastie vor, spricht man von **Pseudogynäkomastie**. Die sonografische Untersuchung kann nur selten zur Unterscheidung beitragen und spielt, wie andere radiologische Verfahren, für die Diagnostik eine eher untergeordnete Rolle.

> ❗ Die Durchführung einer Mammografie in den initialen Stadien der Diagnostik einer Pubertätsgynäkomastie muss als Kunstfehler gelten.

Die **Pubertätsgynäkomastie** ist eine physiologisch in zeitlichem Zusammenhang mit der Pubertätsentwicklung neu auftretende, meist transiente Vergrößerung der männlichen Brustdrüse ohne Nachweis einer zugrundeliegenden Erkrankung. Der tastbare Drüsenkörper ist selten größer als 3,5 cm, der äußere Aspekt geht selten über ein Tanner-Stadium 2 hinaus.

Eine **klinisch signifikante Gynäkomastie**, die eine weitere Abklärung erfordert, liegt vor, wenn die Größe des tastbaren Drüsenkörpers 4 cm im Durchmesser überschreitet, der Drüsenkörper rasch an Größe zunimmt und begleitende Beschwerden oder Hinweise auf Begleiterkrankungen existieren.

Epidemiologie der Gynäkomastie im Jugendalter

Die Prävalenz der Gynäkomastie in der Gruppe der 14- bis 14,5-jährigen Jungen beträgt 65%. In der überwiegenden Mehrzahl handelt es sich in diesem Alter um die physiologische Pubertätsgynäkomastie. In etwa einem Viertel aller Fälle mit Pubertätsgynäkomastie beginnt die Vergrößerung einseitig. In einer großen Längsschnittuntersuchung war nach 2 Jahren der Anteil der Jungen mit tastbarem Brustdrüsengewebe von 55,8% auf 7,7% zurückgegangen (Nydick et al. 1961). Die Gynäkomastie im Jugendalter ist also in der Regel ein transitorisches Phänomen.

Endokrinologische Aspekte der Gynäkomastie

Auch für die männliche Brustdrüse sind Östrogene der wichtigste Wachstumsfaktor. Es stammen nur 15% des in den Blutkreislauf sezernierten Estradiols direkt aus dem Hoden; die größere Menge wird in der Körperperipherie durch Aromatisierung aus Testosteron gebildet. Eine weitere Östrogenquelle sind die als Substrat für die Aromatase dienenden adrenalen Androgene, insbesondere Androstendion.

Entscheidend für die trophische Stimulation der männlichen Brustdrüse ist das Verhältnis von Östrogen- und Androgenwirkung. So führen Erkrankungen mit gestörter Testosteronbiosynthese oder Testosteronwirkung, aber vermehrter Bereitstellung von Östrogenen zum relativen Überwiegen der Östrogenwirkung und damit zu einem Wachstumsreiz auf die Brustdrüse. Bei der Pubertätsgynäkomastie wird eine temporäre Östrogen-Testosteron-Imbalance als Ursache angenommen. Diese muss zum Zeitpunkt der Erstuntersuchung nicht mehr nachweisbar sein.

Prolaktin hat keine direkte Wirkung auf das Wachstum der männlichen Brustdrüse, seine Erhöhung kann aber auf zugrundeliegende Erkrankungen hinweisen.

Differenzialdiagnose der klinisch signifikanten Gynäkomastie im Jugendalter

Bei etwa 5% der Jugendlichen mit Pubertätsgynäkomastie erreicht diese ein klinisch bedeutsames Ausmaß.

Eine zahlenmäßig nicht unbedeutende Untergruppe stellen die Patienten mit Gynäkomastie bei hypergonadotropem Hypogonadismus dar. In diesem Rahmen ist das Klinefelter-Syndrom (Prävalenz 1:500–1:1000) eine der häufigsten Ursachen einer pathologischen Gynäkomastie in der Pubertät. Die dysgenetischen Testes beim Klinefelter-Syndrom sind klein und derb, ihr Volumen geht in der Pubertät selten über 6 ml hinaus. Eine als Folge der Tubulusdysgenesie erhöhte FSH-Konzentration lässt die Aromataseaktivität ansteigen und führt zu vermehrter Umwandlung von Testosteron in Östrogene. Bis zu 88% aller Klinefelter-Patienten haben eine Gynäkomastie, die meist recht ausgeprägt ist und bei Beginn einer Testosteronsubstitution noch zunehmen kann. Für die Diagnose beweisend ist ein XXY-Karyotyp, einschließlich Mosaike oder Varianten mit mehr X-Chromosomen. Die kongenitale Anorchie, aber auch erworbene Schädigungen beider Hoden nach Orchitis, Bestrahlung, mechanischem Trauma, bei neurologischen Erkrankungen und chronischer Niereninsuffizienz führen zu einer Gynäkomastie durch relatives Überwiegen der Östrogene nach Absinken der Testosteronproduktion.

Andere Ursachen einer pathologischen Gynäkomastie sind selten. Von den Enzymdefekten der Testosteronbiosynthese sind besonders der 3β-Hydroxysteroid-Dehydrogenase-Defekt und der 17-Ketosteroid-Reduktase-Defekt zu nennen. Hinweisend auf diese seltenen angeborenen Enzymdefekte sind begleitende Zeichen einer unvollständigen männlichen Differenzierung des Genitales, die unterschiedlich stark ausgeprägt sein können. Dies gilt auch für mäßig ausgeprägte Formen einer Androgenresistenz. Auch weniger ausgeprägte Hinweise auf eine unvollendete männlichen Differenzierung (Mikropenis, Hypospadien höheren Grades) bei einer Gynäkomastie in der Pubertät müssen deshalb Anlass zu weiterführender Diagnostik (▶ Kap. 25) sein.

Ein prolaktinproduzierender Tumor, der über eine Hemmung der Gonadotropine zu einer Verminderung der Testosteronsynthese und dadurch zu einer Gynäkomastie führt, ist in der Pubertät selten.

Eine Östrogenzufuhr durch Nahrung, Medikamente oder perkutane Aufnahme muss anamnestisch ausgeschlossen werden. Medikamente können über eine direkte Wirkung als Östrogen, über eine Steigerung der Östrogenbiosynthese, über eine Verlangsamung des Östrogenmetabolismus, über eine Verminderung der Androgenbiosynthese oder der Androgenwirkung eine Gynäkomastie verursachen. In vielen Fällen ist der Mechanismus nicht bekannt (▶ Übersicht).

Vielen Krankheiten ist eine erhöhte gonadale Östrogenproduktion gemeinsam. Gynäkomastie kann das erste Zeichen eines ansonsten klinisch okkulten Hodentumors sein. Bis zu 10% aller Patienten mit fortgeschrittenem Hodentumor haben eine Gynäkomastie. Keimzelltumoren – wie embryonale Karzinome, Chorionkarzinome, Teratome und weniger häufig Seminome – stimulieren über tumoreigenes hCG die testikuläre Östrogenproduktion. Hier stellen erhöhte β-hCG- oder $α_1$-Fetoprotein-Konzentrationen nützliche Tumormarker dar. Leydig-Zell- und Sertoli-Zell-Tumoren können über eine erhöhte Aromataseak-

Medikamente und Substanzen, bei deren Anwendung eine Gynäkomastie auftreten kann

- Substanzen mit Östrogenwirkung, Östrogenpräkursoren
  - Östrogene
  - aromatisierbare Androgene
  - Anabolika
  - Digitoxin
- Substanzen, die die Östrogenproduktion steigern
  - Gonadotropine
- Substanzen, die mit Androgenbiosynthese/dem Androgenrezeptor interferieren
  - Cimetidin
  - Cyproteronazetat
  - Etomidate
  - Flutamid
  - Ketokonazol
  - Metronidazol
  - Spironolakton
  - Ranitidin
  - Zytostatika (Kombinationschemotherapie)
- Substanzen mit unbekanntem Wirkmechanismus
  - Psychopharmaka
    - trizyklische Antidepressiva
    - Diazepam
    - Phenothiazine
    - Phenytoin
  - Tuberkulostatika
    - Ethionamid
    - Isonikotinsäurehydrazid (INH)
  - kardiovaskuläre Medikamente
    - Reserpin
    - Methyldopa
    - Kalziumantagonisten
    - Amiodaron
    - ACE-Hemmer
  - Rauschgifte
    - Marihuana
    - Heroin
    - Methadon
    - Amphetamine
    - Alkohol
  - Sonstige Medikamente
    - Metoclopramid
    - Penizillamin

tivität selbst Östrogene produzieren. Klinisch okkulte Tumoren, die der sorgfältigen Palpation entgehen, können in vielen Fällen durch Ultraschalluntersuchung des Hodens diagnostiziert werden.

Im Prinzip können alle ektop hCG-produzierenden Tumoren über erhöhte gonadale Östrogenproduktion zur Gynäkomastie führen. In Frage kommende Tumoren wie Hepatoblastom, Bronchialkarzinom und extragonadales Dysgerminom sind in der Pubertät jedoch eher selten.

Eine andere Gruppe differenzialdiagnostisch bedeutsamer Krankheiten führt zur vermehrten Östrogenproduktion über vermehrte Bereitstellung von Präkursorhormonen, die in peripheren Geweben des Körpers durch vorhandene Aromatase in Östrogene umgewandelt werden. Hierzu zählen neben hormonaktiven Nebennierentumoren und Enzymdefekten der Nebenniere vom 11-Hydroxylase-, seltener vom 21-Hydroxylase-Mangel-Typ, schwere Lebererkrankungen und die Hyperthyreose. Ein ähnlicher Mechanismus wird für die Gynäkomastie in der Erholungsphase nach einer Kachexie angenommen. Messung von spezifischen Vorläufersteroiden, Analyse der individuellen Urinsteroide, Messung der Schilddrüsenhormone oder leberspezifischer Laborparameter führt hier zur Diagnose.

In wenigen Fällen meist familiärer Gynäkomastie konnte man eine deutlich gesteigerte periphere Aromataseaktivität als Ursache für die gesteigerte Östrogenproduktion verifizieren. In vielen Fällen bleibt trotz sorgfältiger Untersuchungen die der Gynäkomastie zugrundeliegende Störung unbekannt.

Bei normalem Ausfall der Basisdiagnostik und Assoziation der Gynäkomastie mit dem Pubertätsbeginn kann eine Pubertätsgynäkomastie angenommen werden. In diesem Fall sind regelmäßige klinische Kontrollen zur Bestätigung einer Rückbildung im Pubertätsverlauf angezeigt.

Therapie der Gynäkomastie
Bei einer nur mäßig ausgeprägten Pubertätsgynäkomastie führt ein ausführliches Gespräch über die benigne, transiente Natur des Phänomens zur größeren Akzeptanz und Selbstsicherheit im Umgang des Jugendlichen mit der Brustdrüsenvergrößerung. Bei gleichzeitig bestehender Adipositas und Lipomakromastie ist eine Gewichtsreduktion anzustreben. Bei schmerzhafter Pubertätsgynäkomastie kann medikamentös behandelt werden: das in Deutschland für diese Indikation nicht zugelassene Antiöstrogen Tamoxifen (20 mg/Tag in zwei Dosen) führt nach 2–4 Wochen Behandlung zu einem Verschwinden der Schmerzen. In ausgeprägten Fällen mit starker psychischer Belastung kann eine chirurgische Entfernung des Drüsenkörpers erforderlich werden. Diese definitive Therapie sollte von einem mit plastisch-chirurgischen Verfahren vertrauten Chirurgen durchgeführt werden. Im Falle des Klinefelter-Syndroms stellt sie gleichzeitig eine Prophylaxe des bei dieser Erkrankung vermehrt vorkommenden Mammakarzinoms dar.

20.3 Ausbleibende, verlangsamte oder zum Stillstand gekommene Reifeentwicklung (Pubertas tarda)

Bei Jungen geht man vom Vorliegen einer Pubertas tarda aus, wenn jenseits eines chronologischen Alters von 14 Jahren noch keine Pubertätszeichen vorhanden sind, wenn der Zeitbedarf für das Durchlaufen der Pubertät von den ersten Zeichen bis zum Erreichen eines Tanner-Stadiums P5 G5 mehr als 5,5 Jahre beträgt oder wenn eine begonnene Pubertätsentwicklung länger als 18 Monate stillsteht.

Bei Mädchen spricht man von einer Pubertas tarda bei Fehlen von Zeichen einer Pubertätsentwicklung jenseits eines chronologischen Alters von 13,5 Jahren, einem Zeitbedarf für das Durchlaufen der Pubertät von den ersten Zeichen (B2) bis zur Menarche von mehr als 5 Jahren oder bei Stillstand einer begonnenen Pubertätsentwicklung von länger als 18 Monaten.

20.3.1 Normvarianten der Pubertas tarda

Den meisten Fällen einer Pubertas tarda liegt die Normvariante einer konstitutionellen Entwicklungsverzögerung zugrunde. Diese hat eine deutliche familiäre Komponente: Bei 80% aller Jungen und 75% aller Mädchen mit konstitutioneller Entwicklungsverzögerung gibt es Verwandte 1. Grades, die ebenfalls nach dem Muster einer Entwicklungsverzögerung gewachsen sind (Wehkalampi et al. 2008). Bei dieser Normvariante ist der Zeitbedarf bis zum Abschluss von Längenwachstum und Pubertät erhöht, die Meilensteine der Pubertät und des pubertären Wachstums sind auf der Zeitachse in Richtung eines höheren Alters verschoben. Die biologische Reife tritt verzögert ein, entsprechend ist das Skelettalter gegenüber dem chronologischen Alter retardiert. Die Synchronizität zwischen dem Skelettalter und den Pubertätsstadien ist jedoch erhalten. Die Wachstumsgeschwindigkeit kann besonders hinter dem der Altersgenossen zurückbleiben, wenn diese in ihren Pubertätswachstumsspurt eintreten. Die klinische Untersuchung fällt normal aus. Auch bei Laboruntersuchungen fehlen pathologische Befunde, wenn man die Patientendaten auf vorpubertäre Referenzwerte bezieht. Die Endgröße liegt gewöhnlich im unteren Drittel des Zielgrößenbereichs. Im pubertätsreifen Alter kann das Nichteintreten der pubertären Veränderungen bei den Jugendlichen mit konstitutioneller Entwicklungsverzögerung für psychisch erheblich belastende Konfliktsituationen sorgen.

> ❗ Die konstitutionelle Entwicklungsverzögerung als Normvariante ist eine Ausschlussdiagnose. Ein zugrundeliegender Wachstumshormonmangel oder ein Hypogonadismus dürfen nicht übersehen werden.

20.3.2 Formen einer krankhaft verspäteten, inkompletten oder ausbleibenden Reifeentwicklung und ihre Ursachen

Bei den krankhaften Formen der Pubertas tarda unterscheidet man zentrale Formen, die durch Störungen von Hypothalamus und Hypophyse entstehen, von peripheren Formen, die durch eine primär gonadale Störung bedingt sind. Bei der ersten Gruppe ist die pubertäre Aktivierung der GnRH-ergen Neurone des Hypothalamus oder der gonadotropen Zellen des Hypophysenvorderlappens gestört. Als Folge bleiben Gonadenwachstum und pubertäre Produktion gonadaler Steroide aus. Im Blut der Patienten sind die basalen Konzentrationen von LH, FSH und Estradiol/Testosteron altersinadäquat präpubertär niedrig (hypogonadotroper Hypogonadismus).

> ❯ Bei primär gestörter Gonadenfunktion ist die Funktion von Hypothalamus und Hypophyse und die Feedbackkommunikation zu diesen Strukturen gewöhnlich erhalten. Als Reaktion auf die unzureichende Produktion gonadaler Hormone steigen daher die Gonadotropine im Blut massiv an. Diese Kombination von massiv erhöhten Gonadotropinen und präpubertär niedrigen gonadalen Steroiden wird als hypergonadotroper Hypogonadismus bezeichnet.

Zentraler (hypogonadotroper) Hypogonadismus

ZNS-Tumoren, ZNS-Erkrankungen und ZNS-Traumen, die die Strukturen von Hypothalamus und Hypophyse zerstören, führen zu einem hypogonadotropen Hypogonadismus. Unter diesen Tumoren ist das meist zystisch wachsende, sich rasch intra- und suprasellär ausbreitende Kraniopharyngeom häufig. Germinome und intrakranielle Keimzelltumoren können bei hypothalamus- und hypophysennaher Lage durch Druckschädigung einen hypogonadotropen Hypogonadismus auslösen. Optikusgliome, Astrozytome und intrahypophysäre Adenome (z. B. Prolaktinome) kommen als Ursache in Frage, ebenso postinfektiöse oder durch Schädelhirntrauma verursachte Läsionen, Gefäßprozesse sowie eine Langerhans-Zell-Histiozytose. Eine Schädelbestrahlung mit Dosen >40 Gy ist mit einem hohen Risiko für einen hypogonadotropen Hypogonadismus vergesellschaftet. Angeborene Hirnfehlbildungen, insbesondere mit Mittelliniendefekten, und Mutationen der Gene einiger Transkriptionsfaktoren, die für die normale Entwicklung der hypothalamohypophysären Einheit bedeutsam sind, können einen hypogonadotropen Hypogonadismus verursachen (▶ Kap. 21). Die o. g. Erkrankungen schädigen nicht nur die gonadotrope Achse, sie gehen meist mit multiplen hypothalamohypophysären Hormonausfällen einher.

Ein isolierter Ausfall der gonadotropen Achse wird beim Kallmann-Syndrom durch einen GnRH-Mangel hervorgerufen. Diese Erkrankung kann mit Entwicklungsstörungen des Riechhirns und Anosmie oder Hyposmie einhergehen. Da den Patienten dieser sensorische Defekt oft nicht bewußt ist, muss er mit einem formellen Riechtest objektiviert werden. Häufig assoziiert finden sich zerebrale Anfälle, Kleinhirnataxie, Nystagmus, sensorischer Hörverlust, unilaterale Nierenagenesie und, bei der X-chromosomal vererbten Form, Spiegelbewegungen der oberen Extremität (bimanuelle Synkinesie). Mittlerweile sind 5 monogenische Defekte als Auslöser des Kallmann-Syndroms bekannt (Cadman et al. 2007). Inaktivierende Mutationen von Genen der KISS-GPR54-Achse, des GnRH-Rezeptors, des *LHβ*-Gens (Jungen) und des *FSHβ*-Gens (beide Geschlechter) sind als Ursachen des isolierten hypogonadotropen Hypogonadismus bekannt geworden (Kalantaridou u. Chrousos 2002). Ein hypogonadotroper Hypogonadismus begleitet die angeborene Nebennierenrindenhypoplasie bei *DAX1*-(*NR0B1*-)Gen-Mutationen.

Interessanterweise gehen die monogenischen Adipositasformen mit Ausnahme der Mutationen des *POMC*-Gens und des *MC4-Rezeptor*-Gens mit einem zentralen Hypogonadismus einher. Bei mehreren Syndromen (z. B. Prader-Willi-Syndrom) ist ein hypogonadotroper Hypogonadismus Bestandteil der Erkrankung.

Ein funktioneller Gonadotropinmangel ist schließlich Folge vieler chronischer Endokrinopathien und schwerer Allgemeinerkrankungen (einschließlich Ernährungsstörungen, Anorexia nervosa, Bulimie)

Hypergonadotroper Hypogonadismus
Hypergonadotroper Hypogonadismus bei Jungen

Mit einer Prävalenz von 1:500–1000 ist das Klinefelter-Syndrom die häufigste Ursache eines hypergonadotropen Hypogonadismus bei Jungen. Grundlage ist das Vorhandensein eines zusätzlichen X-Chromosoms. Bei 80% der Betroffenen liegt ein Karyotyp 47,XXY vor. Bei den anderen 20% der Klinefelter-Patienten finden sich Mosaike oder Varianten mit einer höheren Anzahl von X-Chromosomen. Die Häufigkeit und Schwere neurologischer Symptome nimmt mit steigender Zahl der X-Chromosomen zu. Einige Patienten werden im Rahmen einer Pränataldiagnostik diagnostiziert. Wegen der im pädiatrischen Altersbereich gering ausgeprägten, variablen Symptomatik wird ansonsten die Diagnose oft erst im Erwachsenenalter gestellt. Eine Klinodaktylie des 5. Fingers, Hypertelorismus, hoher Gaumen, Ellenbogendysplasie und ein reduzierter Muskeltonus sind häufig anzutreffende Befunde (Visootsak u. Graham, Jr. 2006). Bereits im vorpubertären Alter sind Hoden und Penis kleiner als bei den Altersgenossen. Jenseits eines Hodenvolumens von 2 ml ab einem Alter von 12 Jahren finden sich kaum mehr A_d-Spermatogonien in den Tubuli des Hodens, es entwickelt sich eine interstitielle Fibrose, eine hyaline Umformung der Tubuli mit Sertolizelldysfunktion und eine Leydig-Zell-Hypoplasie. Während die Testosteronkonzentrationen zu Pubertätsbeginn noch normal ansteigen, fallen die Inhibinkonzentrationen ab, das FSH im Serum steigt an. Das erhöht die Aromataseaktivität, Testosteron wird vermehrt in Östradiol umgewandelt. Die meisten Jungen entwickeln unter Einfluss dieses erhöhten Östradiol/Testosteron-Quotienten in der Pubertät eine hüftbetonte Fettverteilung und eine ausgeprägte rückbildungsresistente Gynäkomastie, aus der überdurchschnittlich häufig Mammakarzinome entstehen. Ab einem Pubertätsstadium 3 steigt auch das LH im Serum an. Darunter kann noch einige Zeit lang ein normaler Testosteronanstieg aufrechterhalten werden; schließlich stagnieren die Testosteronkonzentrationen unterhalb des adulten Normbereichs und sinken gelegentlich noch ab. Im Erwachsenenalter wird ein Hodenvolumen von 6 ml nur selten überschritten. Die Patienten sind infertil oder subfertil. In manchen Fällen kann in Lakunen des Hodens eine Spermatogenese erhalten sein, sodass dann bioptisch Spermien für eine spätere In-vitro-Fertilisierung gewonnen werden können (Lanfranco et al. 2004). Ein Hochwuchs bildet sich offenbar schon ab dem 2. Lebensjahr heraus, früher als bisher angenommen. Im pubertätsreifen Alter nimmt wegen zunehmender Beinlänge der Oberlängen-/Unterlängen-Quotient ab. Die Erwachsenengröße ist mit +0,6 SD gegenüber der Bevölkerung erhöht. Dies entspricht im Mittel einem Zuwachs von 6–7 cm, der ausschließlich durch den Zuwachs an Unterlänge bedingt ist (Schibler et al. 1974). Bei vielen Jungen sind Spracherwerb und psychomotorische Entwicklung verzögert, sie benötigen eine Sprachförderung und weisen im Schulalter Lernschwierigkeiten und Verhaltensstörungen auf. In der Mittellinie des Körpers liegende, hCG-produzierende Keimzelltumoren kommen bei Kindern und Jugendlichen mit Klinefelter-Syndrom gehäuft vor.

46,XX-Individuen mit männlichem Phänotyp weisen zu 80% eine Translokation Y-chromosomalen Materials, einschließlich des Testis-determinierenden Faktors (SRY), auf ein X-Chromosom auf und verhalten sich dann endokrinologisch wie Klinefelter-Männer.

Es hatten 90% der Feten, die im Rahmen einer Amniozentese mit einem Karyotyp 45,X/46,XY diagnostiziert wurden, bei Geburt einen normalen männlichen Phänotyp und anscheinend normale Hoden. Bei einigen 45,X/46,XY-Jungen entwickelt sich später im Rahmen einer testikulären Dysgenesie ein hypergonadotroper Hypogonadismus.

Das Noonan-Syndrom hat mit einer Reihe klinisch überlappender Syndrome den Kleinwuchs, ein charakteristisches Spektrum angeborener Herzfehler und kraniofaziale Auffälligkeiten gemein. Diese Gruppe von Erkrankungen ist durch Mutationen verursacht, die Komponenten der intrazellulären RAS-MAPK-Signalkaskade betreffen (Jorge et al. 2009). Bei Jungen mit Noonan-Syndrom liegt in 75% aller Fälle eine Pubertätsverzögerung vor. Das Spektrum der Veränderungen der Hypothalamus-Hypophysen-Gonaden-Achse ist variabel. Ein signifikanter Anteil der Jungen weist einen hypergonadotropen Hypogonadismus auf, der einerseits durch Sekundärschäden nach Hodenhochstand, andererseits durch eine primäre testikuläre Insuffizienz bedingt sein kann.

Bei einer große Gruppe von Jungen mit hypergonadotropem Hypogonadismus ist dieser das Resultat einer primären testikulären Insuffizienz bei Anorchie oder nach Noxen. Hierzu gehören Traumen, Infektionen (Orchitis), Exposition mit toxischen Substanzen, Radiatio und Kombinationschemotherapie. Eine komplette Leydig-Zell-Insuffizienz tritt bei einer Hodenbestrahlung erst ab Dosen von 30 Gy ein. Im Rahmen einer Kombinationschemotherapie weisen Alkylantien (Ifosfamid, BCNU, CCNU, Chlorambucil, Busulfan) und Procarbazin das höchste Risiko für eine Hodentoxizität auf. Von einer Strahlen- und Chemotherapietoxizität ist der Tubulusapparat des Hodens stets mehr betroffen als die Leydig-Zellen, sodass bei LH- und FSH-Anstieg nach Therapie im Kindesalter Vorhersagen über die Notwendigkeit eines späteren Testosteronersatzes schwierig sind.

Eine primäre testikuläre Insuffizienz kann auch Begleiterscheinung einer schweren chronischen Systemerkrankung sein. Gelegentlich sind die Hoden bei der autoimmun bedingten Polyendokrinopathie Typ 1 (mit und ohne Mutation der *AIRE*-Gens) oder Typ 2 beteiligt.

Partiell inaktivierende Mutationen des *LH-Rezeptor*-Gens und partielle Defekte der Testosteronbiosynthese führen beim Jungen mit erhaltenem männlichen Phänotyp zum hypergonadotropen Hypogonadismus.

Hypergonadotroper Hypogonadismus bei Mädchen

Bei Mädchen steht bei den Ursachen des hypergonadotropen Hypogonadismus mit einer Prävalenz von 1:2000–2500 weibliche Individuen das Ullrich-Turner-Syndrom und seine Varianten im Vordergrund. Der Phänotyp des Ullrich-Turner-Syndroms ist gekennzeichnet durch einen früh einsetzenden Kleinwuchs ohne Hinweise auf Wachstumshormonmangel, eine primäre Ovarialinsuffizienz und zusätzliche klinische Zeichen wie Epikanthus, Strabismus, Ptosis, Mikrognathie, hoher Gaumen, nach oben gerichteter Nackenhaaransatz, Pterygium colli, flacher Thorax mit lateralisierten Mamillen, multiple Pigmentnävi, steil ansetzende, hyperkonvexe Fingernägel, Lymphödeme der Fuß- und Handrücken im Neugeborenenalter, Cubitus valgus, kurzes 4. Metakarpale und Fehlbildungen des linken Herzens (bikuspide Aortenklappe, Aortenisthmusstenose, Aortenaneurysma) und der Nieren (»Hufeisenniere«, Fehlrotationen, Duplikationen). Endokrinologisch werden die Mädchen durch eine ausbleibende oder sistierende Pubertätsentwicklung oder eine primäre Amenorrhoe auffällig. Eine Autoimmunthyreopathie und ein Diabetes mellitus (Typ 1 und 2) kommen häufiger vor als bei nichtbetroffenen Gleichaltrigen.

Grundlage des Ullrich-Turner-Syndroms ist das Fehlen X-chromosomalen Materials. Bei 50% liegt ein 45,X-Karyotyp vor. Etwa 20% der Patientinnen weisen ein X-Isochromosom und 10% der Patientinnen ein Mosaik einer 45,X-Zelllinie mit einer 46,XX-Zelllinie auf. Varianten mit Y-chromosomalem Material werden in weniger als 5% angetroffen. Es sind 2/3 des Kleinwuchses von etwa -3 SD (entspricht -20 cm Unterschied zum Endgrößenmittelwert gesunder erwachsener Frauen) durch eine Haploinsuffizienz des *SHOX*-Gens in der pseudoautosomalen Region des X-Chromosoms (Xp22) bedingt (▶ Kap. 19). Dagegen sind für die prämature Ovarialinsuffizienz verantwortliche Gene auf dem distalen langen Arm des X-Chromosoms lokalisiert. Bis zur 18. Fetalwoche enthalten die Ovarien von Mädchen mit Ullrich-Turner-Syndrom eine normale Zahl von Keimzellen. Anschließend kommt es zu einer schnell fortschreitenden Keimzellapoptose, die bei den meisten Patientinnen vor dem Erreichen eines pubertätsreifen Alter zu einem vollständigen Keimzellverlust geführt hat. Die Ovarien sind zu bindegewebigen Strängen umgewandelt. Bei etwa 10–20% aller Mädchen mit UTS reicht vorhandenes Ovarrestgewebe für die Aufnahme einer spontanen Pubertätsentwicklung aus. Diese wird jedoch meist nicht zu ihrem Ende fortgeführt. Bei bis zu 7,6% aller Frauen mit Ullrich-Turner-Syndrom im gebärfähigen Alter wurden spontane Schwangerschaften berichtet. Hierbei handelt es sich aber überwiegend um Patientinnen mit Mosaiken vom Typ 45,X/46,XX und 46,XX mit Varianten im Sinne eines X-Isochromosoms (Gravholt 2004).

Im Gegensatz zu Jungen sind Mädchen mit Noonan-Syndrom selten von einer Ovarialinsuffizienz betroffen. Ähnlich wie bei Jungen führen bei Mädchen Noxen durch Traumen, Infektionen (Oophoritis), Exposition mit toxischen Substanzen, Radiatio und Kombinationschemotherapie, eine Galaktosämie sowie schwere chronische Systemerkrankungen oder eine autoimmun bedingte Polyendokrinopathie Typ 1 (mit und ohne Mutation der *AIRE*-Gens) oder Typ 2 zu primärer Ovarialinsuffizienz mit hypergonadotropem Hypogonadismus.

Partielle Defekte der Östradiolbiosynthese und speziell der Aromatasemangel gehören bei Mädchen zu den seltenen Ursachen der Pubertas tarda. Komplett inaktivierende Mutationen des LH-Rezeptor-Gens und vollständig ausgeprägte Defekte der Testosteronbiosynthese haben bei 46,XY Karyotyp einen weiblichen Phänotyp mit ausbleibender Pubertätsentwicklung zur Folge. Klinischer Hinweis auf das Vorliegen dieser Störungen ist das Fehlen von Uterus und Tuben (Sonografie, Laparoskopie) (▶ Kap. 25).

20.3.3 Diagnostik der verspäteten, inkompletten oder ausbleibenden Reifeentwicklung

Am Anfang der Diagnostik steht die Unterscheidung zwischen der Laborkonstellation eines hypogonadotropen und eines hypergonadotropen Hypogonadismus durch Messung der basalen Konzentrationen von LH, FSH und Testosteron/Estradiol. Es ist wichtig, zu berücksichtigen, dass in einem Alter zwischen 4 und 9 Jahren trotz völligem Fehlen von Gonadengewebe die typische Konstellation eines hypergonadotropen Hypogonadismus mit hohen Gonadotropinkonzentrationen und präpubertär niedrigen gonadalen Steroiden oft nicht nachweisbar ist. Dies wird durch in diesem Alter wirksame inhibierende zentralnervöse Einflüsse erklärt. Die Gonadotropine können vorübergehend präpubertär niedrig sein und eine normale Situation vortäuschen. Das darf bei klinischem Verdacht nicht von der Durchführung einer Chromosomenanalyse zum Nachweis einer numerischen Aberration der Geschlechtschromosomen (Ullrich-Turner-, Klinefelter-Syndrom) abhalten.

Im Fall niedriger Gonadotropine und gonadaler Steroide schließt sich ein GnRH-Agonist-Test an, der bei der differenzialdiagnostischen Abgrenzung von konstitutioneller Entwicklungsverzögerung und isoliertem hypogonadotropem Hypogonadismus dem GnRH-Test deutlich überlegen ist (Wilson et al. 2006). Offenbar ist die Stimulation durch den GnRH-Agonisten im Vergleich zu nativem GnRH stärker ausgeprägt und prolongiert, sodass es bei der konstitutionellen Entwicklungsverzögerung im Testverlauf zu einem signifikanten Gonadotropinanstieg kommt. Dieser bleibt beim hypogonadotropen Hypogonadismus aus. Das Testprotokoll ist in ◘ Abb. 20.10 dargestellt (▶ auch Kap. 6). Von den meisten Autoren wird ein LH-Anstieg nach 4 h um mehr als 4 IU/l als normal angesehen. Die Konzentrationen der gonadalen Steroide sind im Normalfall nach 24 h um mehr als 125% des Ausgangswerts angestiegen.

Im Falle eines hypogonadotropen Hypogonadismus ist immer die Durchführung einer magnetresonanztomografischen Untersuchung des Kopfes mit besonderer Darstellung von Hypothalamus, Hypophyse, Bulbi und Sulci olfactorii angezeigt. Bei einer Gonadotropinerhöhung des Jungen gibt ein hCG-Test über die funktionelle Leydig-Zell-Reserve Auskunft. Bei einer Gonadotropinerhöhung beim Mädchen kann bei Unklarheiten über eine erhaltene Ovarfunktion ein rhLH/rhFSH-Test (▶ Kap. 6) indiziert sein. Unterschreitet die prospektive Endlänge die Zielgröße oder sind auf eine Chromosomenaberration hinweisende klinische Zeichen vorhanden, ist bei beiden Geschlechtern eine Chromosomenanalyse angezeigt. Über weitere Untersuchungstechniken gibt die folgende ▶ Übersicht Auskunft.

> **Diagnostische Checkliste bei ausbleibender, verlangsamter oder zum Stillstand gekommener Geschlechtsentwicklung**
>
> — **Familienanamnese:** andere Familienmitglieder mit spätem Pubertätsbeginn (»Spätentwickler«), mit endokrinen oder ZNS-Erkrankungen, Größe beider Eltern (aktuelle Messungen): Berechnung der Zielgröße, Pubertäts- und Wachstumsverlauf der Eltern: Menarchealter der Mutter >15,5 Jahre?
> — **Eigenanamnese:** Zusammenstellung der Ergebnisse aller bisher vorgenommenen Körpermessungen (Kindervorsorgeuntersuchungsheft) in einer Wachstumskurve. Falls schon durchlaufen: Alter bei Thelarche, Pubarche, Pubertätswachstumsschub, Menarche? Rasieren? Vorkommen von Erektionen, Ejakulationen? Nahrungsaufnahme/Essverhalten, Wettkampfsport, Ausdauersportarten, Ballett? Tägliche Trinkmenge, Urinmenge (nächtliches Wasserlassen), OP/Radiatio der Gonaden, des ZNS? Zustand nach Chemotherapie? Riechkraft, Kopfschmerzen, Visusverschlechterung, Nüchternbrechen?
> — **Befund:** Körperhöhe, Armspanne, Oberlänge, Unterlänge (Proportionen), Gewicht, Pubertätsstadien nach Tanner, Virilisierung (Mädchen), Feminisierung (Jungen), gestreckte Penislänge, Hodenvolumen, Haut: Fibrome, Café-au-lait-Flecken, »white spots«, neurologische Untersuchung, Riechversuch, Hörtest, Mittelliniendefekte? Gaumenspalte? Andere syndromverdächtige Zeichen? Mukokutane Candidiasis? Klinische Hinweise auf weitere Hormonmangelzustände (Hypoparathyreoidismus, M. Addison)?
>
> ▼

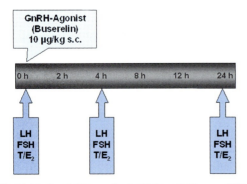

◘ **Abb. 20.10.** Durchführung des GnRH-Agonist-Tests zur Differenzialdiagnose von konstitutioneller Entwicklungsverzögerung und isoliertem hypogonadotropem Hypogonadismus

- **Laboruntersuchung:** TSH, freies T$_4$, Prolactin; LH, FSH, Östradiol/Testosteron; GnRH-Agonist-Test, hCG-/hMG-Test mit Steroidprofil (GC-MS, LC-MS/MS); weitere Hormonparameter nach klinischem Verdacht
- **Bildgebende Verfahren:** Röntgen linke Hand (Skelettalter); magnetresonanztomografische Untersuchung des Kopfes mit Darstellung der Hypothalamus-Sella-Region in Dünnschichttechnik mit und ohne Kontrastmittel, sonografische Untersuchung des kleinen Beckens/der Hoden: Uterusgröße, Konfiguration, Ovargröße, Binnenstruktur, Mikrolithiasis testis?
- **Sonstige Untersuchungen:** Ophthalmologische Untersuchung (Augenhintergrund, Gesichtsfeldprüfung), kinder- und jugendgynäkologische Untersuchung; ggf.. Laparoskopie; Chromosomenanalyse, molekulargenetische Zusatzuntersuchungen

Der differenzialdiagnostische Algorithmus in ◘ Abb. 20.11 und Abb. 20.12 gibt Hinweise zum zweckmäßigen Ablauf der Untersuchungen. Ein Riechversuch sollte die Einschränkung des Riechvermögens quantifizieren können. Untersuchungen mit geeigneten Riechbestecken werden in HNO-Kliniken angeboten. Eine sonografisch erfaßbare Mikrolithiasis testis gibt Hinweise auf abgelaufene testikuläre Noxen und findet sich häufig bei Hodenbeteiligung im Rahmen eines McCune-Albright-Syndroms (Wasniewska et al. 2004).

20.3.4 Therapie der Pubertas tarda

Eine Hormontherapie zur Pubertätsinduktion im pubertätsreifen Alter hat letztlich das zeitgerechte Erreichen eines adulten weiblichen oder männlichen Habitus zum Ziel, geht aber in vielen Aspekten darüber hinaus. Die Modalitäten der Therapie sollen die Physiologie des Pubertätsalters berücksichtigen und die physiologische Entwicklung so gut wie möglich nachbilden. Unter Substitutionstherapie soll ein normaler Pubertätswachstumsspurt durchlaufen und eine am genetischen Ziel orientierte normale Erwachsenengröße erreicht werden. Die Serumkonzentrationen gonadaler Steroide sollen über die gesamte Pubertät im altersphysiologischen Bereich liegen. Am Ende der Pubertätsinduktion soll eine bezüglich der fettfreien Körpermasse, der regionalen Fettverteilung und der Knochendichte normale Körperzusammensetzung er-

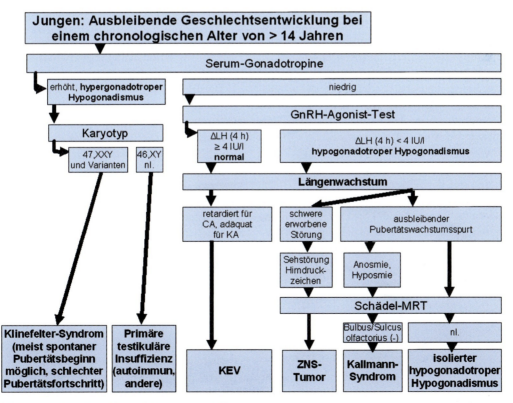

◘ **Abb. 20.11.** Diagnostischer Algorithmus bei Pubertas tarda bei Jungen

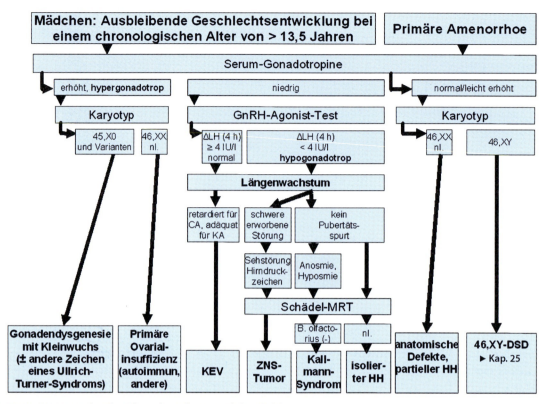

 Abb. 20.12. Diagnostischer Algorithmus bei Pubertas tarda bei Mädchen

reicht sein. Die Pubertätsinduktion soll eine altersgemäße psychosexuelle Entwicklung gewährleisten. Am Ende sollen normale Libido, Potenz und, wenn bei der jeweiligen Grunderkrankung möglich, Fertilität erreicht sein.

Beim zentralen Hypogonadismus hypothalamischer Genese ist es bereits im pubertätsreifen Alter prinzipiell möglich, mit langfristiger pulsatiler GnRH-Applikation (Pumpe) einen pubertären Anstieg der gonadalen Hormone, Gonadenwachstum und Keimzellreifung zu induzieren. Bei hypophysärer Ursache konnte der gleiche Effekt mit einer kombinierten LH-FSH-Therapie erzielt werden. Jenseits des Beweises der Wirksamkeit einer solchen Intervention haben diese technisch aufwendigen, teuren Therapieverfahren in der Pubertätsinduktion keine Bedeutung erlangt. Sie sind aber fester Bestandteil der Reproduktionsmedizin bei Erwachsenen mit zentralem Hypogonadismus und Kinderwunsch.

Im pubertätsreifen Alter werden wegen ihrer guten Steuerbarkeit und Verträglichkeit praktisch ausschließlich gonadale Steroide zur Substitution eingesetzt. Bezüglich der Therapiemodalitäten wird zwischen konstitutioneller Entwicklungsverzögerung, isoliert oder in Kombination mit anderen hypothalamohypophysären Ausfällen auftretendem hypogonadotropen Hypogonadismus, und einem hypergonadotropen Hypogonadismus unterschieden (Hauffa 2008).

Therapie der ausbleibenden Reifeentwicklung beim Jungen

Die Substitutionstherapie mit Testosteron zum Zweck der Pubertätsinduktion beim Jungen ist in Abb. 20.13 dargestellt.

Die Effektivität und Verträglichkeit alternativer Behandlungskonzepte ist ebenfalls belegt. So kann initial im niedrigen Dosisbereich oral verabreichbares Testosteron-Undecanoat in einer Dosis von 40 mg/Tag zur Pubertätsinduktion eingesetzt werden. Die erreichten Testosteronserumkonzentrationen variieren jedoch stark, die Therapiekosten der oralen Therapie liegen deutlich über denen der Therapie mit injizierbaren Testosteronestern. Die orale Testosterongabe sollte deshalb besonderen Situationen vorbehalten bleiben, in denen intramuskuläre Injektionen vermieden werden müssen (Erkrankungen mit erhöhter Blutungsneigung) (Ranke u. Dörr 2009). Alternativ könnte in solchen Situationen auch auf transdermale Präparate ausgewichen werden. Zumindest in Kurzzeitstudien ist belegt, dass damit im pubertätsreifen Alter konstante Testosteronserumkonzentrationen erreicht werden können (Mayo et al. 2004). Fehlen von Langzeiterfahrung und -studien sowie das Fehlen von Zubereitungen in niedrigen Dosierungsstufen, wie sie bei der Pubertätsinduktion erforderlich sind, haben bislang eine breite Anwendung der transdermalen Präparate verhindert.

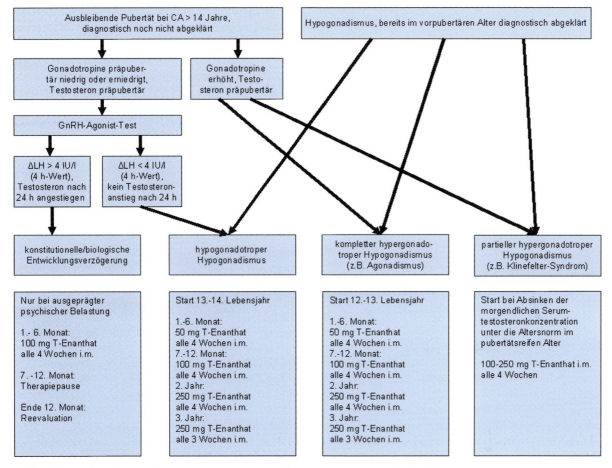

☐ Abb. 20.13. Praktische Durchführung einer Testosteronersatztherapie in der Pubertät. (Aus Hauffa, 2008)

Mit wenigen sehr seltenen Ausnahmen (schwerer 5α-Reduktase-Mangel, inkomplette Androgenresistenz) (► Kap. 24) ist die Wirksamkeit einer Testosteronersatztherapie praktisch immer vorhanden, wenn man als Endpunkt das Erreichen eines adulten männlichen Habitus ansieht. Probleme können sich aber auf dem Weg zu diesem Endpunkt ergeben, wenn dieser zu schnell (schmerzhafte Erektionen, starke Libido, beschleunigter Verschluss der Wachstumsfugen) oder zu langsam (hinter den Gleichaltrigen zurückbleibende Entwicklung) angesteuert wird. Als Maß für das richtige Tempo der Anhebung der Testosterondosis kann die klinische Pubertätsentwicklung und die Entwicklung des Skelettalters herangezogen werden. Die Pubertätsentwicklung sollte sich am physiologischen Zeitbedarf für das Durchlaufen der Pubertätsstadien orientieren.

Davon zu unterscheiden sind Probleme, die durch Interaktion der steigenden Testosteronserumspiegel mit vorbestehenden Verhaltensauffälligkeiten und psychiatrischen Komorbiditäten bedingt sind. Die monatliche Injektion eines Testosteronenanthatpräparats führt in den Tagen nach einer Injektion meist zu über den Altersnormbereich angehobenen Testosteronserumspiegeln, in den Tagen vor der nächsten Injektion liegen die Spiegel dann unter der Altersnorm. Bei empfindlichen Individuen können diese Schwankungen die Leistungsfähigkeit beeinflussen. Mit intramuskulär injizierbarem Testosteronundecanoat lassen sich stabile Testosteronserumspiegel im adulten Bereich über 10–14 Wochen aufrechterhalten (»3-Monats-Spritze«). Wegen dieser Eigenschaft ist diese Substanz zur Pubertätsinduktion nicht geeignet, stellt jedoch nach Abschluss der Pubertät und Beendigung des Längenwachstums eine vorteilhafte Therapiealternative dar.

Auch bei langjähriger Anwendung sind Nebenwirkungen der Testosteronsubstitution selten. Ein erhöhtes Risiko für die Entwicklung eines Prostatakarzinoms bei seit der Kindheit mit Testosteron substituierten hypogonadalen Männern ist nicht belegt.

Therapie der ausbleibenden Reifeentwicklung beim Mädchen

Estradiol ist das wirksamste der natürlichen, im menschlichen Organismus vorkommenden Östrogene. Es wird

Tab. 20.5. Partialwirkungen verschiedener Östrogenen. (Mod. nach Leidenberger et al. 2004)

Wirkungsort	Estradiol	Konjugierte Östrogene	Ethinylestradiol
Vaginalepithel	+++	+++	+++
Proliferation des Endometriums	++	(+)	+++
Suppression der Gonadotropine	+/++	(+)	+++
Leberproteine			
Bindungsproteine (TBG, CBG, SHBG)	+	+/(++)	+++
Gerinnungsfaktoren	+	+/(++)	+++
Renin-Angiotensin-System (Aktivierung)	+	+/(++)	+++

daher vorzugsweise, in seiner Form als Valeratester, zur Ersatztherapie im pubertätsreifen Alter benutzt. Erfahrungen bestehen auch mit dem Gebrauch konjugierter Östrogene (standardisiertes Gemisch variabler Zusammensetzung aus dem Harn schwangerer Stuten). Ethinylestradiol wird verzögert inaktiviert, hat in vielen Geweben eine deutlich höhere Wirkstärke als die vorgenannten Substanzen und hat ein ungünstigeres Partialwirkungsprofil (Tab. 20.5). Ethinylestradiol wird daher praktisch nur zur Zyklusstabilisierung in Ovulationshemmern (Ziel: Kontrazeption) eingesetzt.

Die Partialwirkungen auf andere Organe werden nicht nur durch die östrogene Substanz selbst, sondern auch durch den Aufnahmeweg beeinflusst. Nach der oralen Gabe von Estradiolvalerat haben die hohen Estradiolkonzentrationen während der ersten Leberpassage durchaus eine signifikante Wirkung auf den hepatischen Stoffwechsel. Bei einer transdermalen oder perkutanen Gabe sind die Blutspiegel, die die Leber erreichen, niedrig, die Stoffwechselwirkungen fallen geringer aus, die Verträglichkeit ist oft besser.

Bei längerer Gabe höherdosierter Östrogene müssen zusätzlich Gestagene eingesetzt werden. Gestagene bewirken die sekretorische Transformation des unter Östrogeneinfluss proliferierten Endometriums, haben aber noch eine Reihe meist positiver östrogenmodulierender Partialwirkungen in anderen Organsystemen. Es sind verschiedene Klassen synthetischer Gestagene verfügbar. Am besten verträglich sind neben mikronisiertem Progesteron die vom 17α-Hydroxyprogesteron abgeleiteten Derivate. Dazu gehören Chlormadinonazetat, Medroxyprogesteronazetat und Dydrogesteron.

Ein vielfach erprobtes Schema für die Ersatztherapie bei Pubertas tarda, bedingt durch weiblichen Hypogonadismus, ist in Tab. 20.6 dargestellt. Dieses Schema hat sich bezüglich der Geschwindigkeit der induzierten Pubertätsveränderungen und der Erhaltung des Längenwachstums bewährt. Während bei den niedrigen Anfangsdosierungen Erfahrungen mit Östrogenpflastern und -gelen gering sind, können bei Erreichen höherer Dosisstufen alternativ transdermale Systeme eingesetzt werden. Ein Vorteil des transdermalen Estradiols im Vergleich zur oralen Gabe bei Patientinnen mit Ullrich-Turner-Syndrom ist der signifikant bessere Einfluss dieser Therapieform auf die Uterusgröße (Nabhan et al. 2009). In Einzelstudien wurde eine durchgängig mit transdermaler Applikation von Estradiol durchgeführte Pubertätsinduktion bei Ullrich-Turner-Mädchen untersucht. In einer Studie wurde täglich Estradiolgel beginnend mit einer Dosis von 0,1 mg Estradiol/Tag appliziert. Diese Dosis wurde über 5 Jahre bis zu einer Enddosis entsprechend einem Wirkstoffgehalt von 1,5 mg Estradiol/Tag gesteigert (Piippo et al. 2004). Eine andere Empfehlung geht von einer Startdosis bestehend aus 1/4 Matrixpflaster mit 2 mg Estradiol 2-mal/Woche (entspricht einer täglichen Wirkstoffabgabe von 6,25 µg Estradiol) aus. Diese Dosis soll über einen Zeitraum von 3–4 Jahren auf eine tägliche Wirkstoffabgabe von 100–200 µg/Tag unter Verwendung geeigneter Matrixpflaster angehoben werden (Bondy 2007). Einschränkend ist zu sagen, dass eine Teilung des Matrixpflasters vom Hersteller auch in den zugelassenen Indikationen nicht vorgesehen ist, eine Teilung somit zum Wegfall der Herstellerhaftung führt.

Der Therapiestart sollte bei gesicherter Diagnose eines persistierenden Hypogonadismus ab dem 12. Lebensjahr in Erwägung gezogen werden und der Beginn möglichst nicht über das Ende des 13. Lebensjahr hinausgeschoben werden. Bei Aufnahme einer Therapie mit niedrigen Dosen zu diesem Zeitpunkt sind Beeinträchtigungen der Endlänge auch bei gleichzeitiger Wachstumshormontherapie nicht bekanntgeworden.

Unter Therapie sollten Körperhöhe, BMI und Tanner-Stadien in mindestens 6-monatlichen Abständen kontrolloliert werden. Alle 6–12 Monate ist eine Skelettalterbestimmung und eine sonografische Untersuchung des Uterus (Volumen, Konfiguration, Endometriumband) zu empfehlen. Damit lassen sich eine zu schnelle oder zu langsame Dosissteigerung vermeiden.

Ethinylestradiolhaltige Präparate sollten nur dort zum Einsatz kommen, wo eine Kontrazeption erforderlich ist. Diese Situation scheint zunächst bei Patientinnen mit der Notwendigkeit einer Östrogensubstitutionstherapie nicht gegeben zu sein. Bei einigen Patientinnen mit Ullrich-Turner-Syndrom (z. B. Mosaike) ist jedoch die Möglichkeit einer Schwangerschaft nicht ganz auszuschließen. In die-

Tab. 20.6. Schema zur Pubertätsinduktion und späteren Dauersubstitution bei Mädchen

Therapiezeitpunkt	Östrogene		Gestagene	
	Estradiolvalerat (mg/Tag) p.o.	Monatstag	Dydrogesteron[a] (mg/Tag) p.o.	Monatsstag
Bis 6. Monat	0,2[b]	Durchgehend	–	–
6.–12. Monat	0,5[b]	Durchgehend	–[c]	–
Im 2. Jahr	1,0–1,5	1–28	10	15–28
Ab 3. Jahr	2,0[d]	1–28	10	15–28

[a] Alternativ wahlweise 200 mg mikronisiertes Progesteron abends p.o., 2 mg Chlormadinonazetat p.o. oder 5 mg Medroxyprogesteronazetat p.o.
[b] Niedrige Dosisstufen von Estradiolvalerat sind nicht vorgefertigt erhältlich, sie müssen vom Apotheker aus Tabletten mit höherem Wirkstoffgehalt hergestellt werden.
[c] Im Fall von Schmierblutungen muss schon zu diesem Zeitpunkt ein Gestagen zugesetzt werden.
[d] Alternativ wahlweise ab dem 3. Jahr Estradiolmatrixpflaster mit Wirkstoffabgabe von 100–200 µg/Tag oder Estradiolgel 1,5 mg Estradiol/Tag.

sem Fall kann die Substitutionstherapie nach Abschluss einer Wachstumshormontherapie auf ethinylestradiolhaltige orale Kontrazeptiva umgestellt werden.

Literatur

Bondy CA (2007) Care of girls and women with Turner syndrome: A guideline of the Turner Syndrome Study Group. J Clin Endocrinol Metab 92: 10–25

Brito VN, Latronico AC, Arnhold IJ et al. (2008) Update on the etiology, diagnosis and therapeutic management of sexual precocity. Arq Bras Endocrinol Metabol 52: 18–31

Browne LP, Boswell HB, Crotty EJ et al. (2008) Van Wyk and Grumbach syndrome revisited: imaging and clinical findings in pre- and postpubertal girls. Pediatr Radiol 38: 538–542

Cadman SM, Kim SH, Hu Y et al. (2007) Molecular pathogenesis of Kallmann's syndrome. Horm Res 67: 231–242

Claahsen-van der Grinten HL, Otten BJ, Stikkelbroeck MM et al. (2009) Testicular adrenal rest tumours in congenital adrenal hyperplasia. Best Pract Res Clin Endocrinol Metab 23: 209–220

De Sanctis V, Corrias A, Rizzo V et al. (2000) Etiology of central precocious puberty in males: the results of the Italian Study Group for Physiopathology of Puberty. J Pediatr Endocrinol Metab 13 (Suppl 1): 687–693

Dumitrescu CE, Collins MT (2008) McCune-Albright syndrome. Orphanet J Rare Dis 3: 12

Feldman KW, Smith DW (1975) Fetal phallic growth and penile standards for newborn male infants. J Pediatr 86: 395–398

Flatau E, Josefsberg Z, Reisner SH et al. (1975) Penile size in the newborn infant. J Pediatr 87: 663–664

Gohlke B, Woelfle J (2009) Growth and puberty in german children: is there still a positive secular trend? Dtsch Arztebl Int 106: 377–382

Gravholt CH (2004) Epidemiological, endocrine and metabolic features in Turner syndrome. Eur J Endocrinol 151: 657–687

Grumbach MM, Roth JC, Kaplan SL et al. (1974) Hypothalamic-pituitary regulation of puberty in man: evidence and concepts derived from clinical research. In: Grumbach MM, Grave GD, Meyer FE (eds) Control of the onset of puberty. Wiley, New York, pp 115–181

Hauffa BP (2002) Normale und gestörte Pubertät. In: Wolf AS, Esser-Mittag J (Hrsg) Kinder- und Jugendgynäkologie. Atlas und Leitfaden für die Praxis, 2. Aufl. Schattauer, Stuttgart, S 73–94

Hauffa BP (2008) Entwicklung und derzeitige Empfehlungen zur Hormonersatztherapie bei Jungen. In: Ranke MB, Dörr HG (Hrsg) Hypogonadismus in der Adoleszenz. Therapien zur Optimierung von Feminisierung, Maskulinisierung und Wachstum. Wissenschaftliche Scripten, Auerbach, S 77–86

Heger S, Muller M, Ranke M et al. (2006) Long-term GnRH agonist treatment for female central precocious puberty does not impair reproductive function. Mol Cell Endocrinol 254–255: 217–220

Jorge AA, Malaquias AC, Arnhold IJ et al. (2009) Noonan syndrome and related disorders: a review of clinical features and mutations in genes of the RAS/MAPK pathway. Horm Res 71: 185–193

Kalantaridou SN, Chrousos GP (2002) Clinical review 148: Monogenic disorders of puberty. J Clin Endocrinol Metab 87: 2481–2494

Kalfa N, Philibert P, Audran F et al. (2006) Searching for somatic mutations in McCune-Albright syndrome: a comparative study of the peptidic nucleic acid versus the nested PCR method based on 148 DNA samples. Eur J Endocrinol 155: 839–843

Landau Z, Hanukoglu A, Sack J et al. (2009) Clinical and genetic heterogeneity of congenital adrenal hypoplasia due to NR0B1 gene mutations. Clin Endocrinol (Oxf)

Lanfranco F, Kamischke A, Zitzmann M et al. (2004) Klinefelter's syndrome. Lancet 364: 273–283

Largo RH, Prader A (1983a) Pubertal development in Swiss boys. Helv Paediatr Acta 38: 211–228

Largo RH, Prader A (1983b) Pubertal development in Swiss girls. Helv Paediatr Acta 38: 229–243

Lee JS, FitzGibbon E, Butman JA et al. (2002) Normal vision despite narrowing of the optic canal in fibrous dysplasia. N Engl J Med 347: 1670–1676

Leidenberger FA, Strowitzki T, Ortmann O (2004) Klinische Endokrinologie für Frauenärzte, 3. Aufl. Springer, Berlin Heidelberg New York Tokio

Martin RM, Lin CJ, Nishi MY et al. (2003) Familial hyperestrogenism in both sexes: clinical, hormonal, and molecular studies of two siblings. J Clin Endocrinol Metab 88: 3027–3034

Mayo A, Macintyre H, Wallace AM et al. (2004) Transdermal testosterone application: pharmacokinetics and effects on pubertal status, short-term growth, and bone turnover. J Clin Endocrinol Metab 89: 681–687

Nabhan ZM, DiMeglio LA, Qi R et al. (2009) Conjugated oral versus transdermal estrogen replacement in girls with Turner syndrome: a pilot comparative study. J Clin Endocrinol Metab 94: 2009–2014

Ng SM, Kumar Y, Cody D et al. (2003) Cranial MRI scans are indicated in all girls with central precocious puberty. Arch Dis Child 88: 414–418

Nydick M, Bustos J, Dale JH, Jr. et al. (1961) Gynecomastia in adolescent boys. JAMA 178: 449–454

Partsch CJ, Japing I, Siebert R et al. (2002) Central precocious puberty in girls with Williams syndrome. J Pediatr 141: 441–444

Piippo S, Lenko H, Kainulainen P et al. (2004) Use of percutaneous estrogen gel for induction of puberty in girls with Turner syndrome. J Clin Endocrinol Metab 89: 3241–3247

Prader A (1983) Pubertätsentwicklung: Was ist normal ? Was ist auffallend oder pathologisch ? Einige grundsätzliche Betrachtungen. Helv Paediatr Acta 38: 197–202

Ranke MB, Dörr HG (2009) Ersatztherapie mit Sexualsteroiden in der Adoleszenz bei Hypogonadismus. Monatsschr Kinderheilkd 157: 260–266

Salardi S, Orsini LF, Cacciari E et al. (1985) Pelvic ultrasonography in premenarcheal girls: relation to puberty and sex hormone concentrations. Arch Dis Child 60: 120–125

Schibler D, Brook CG, Kind HP et al. (1974) Growth and body proportions in 54 boys and men with Klinefelter's syndrome. Helv Paediatr Acta 29: 325–333

Schneider DT, Calaminus G, Koch S et al. (2004) Epidemiologic analysis of 1,442 children and adolescents registered in the German germ cell tumor protocols. Pediatr Blood Cancer 42: 169–175

Schonfeld WA, Beebe GW (1942) Normal growth and variation in the male genitalia from birth to maturity. J Urol 48: 759–777

Snyder PJ (1985) Gonadotroph cell adenomas of the pituitary. Endocr Rev 6: 552–563

Styne DM, Grumbach MM (2008) Puberty: Ontogeny, neuroendocrinology, physiology, and disorders. In: Kronenberg HM et al. (eds) Williams Textbook of Endocrinology. Saunders, Philadelphia, pp 969–1184

Teilmann G, Pedersen CB, Jensen TK et al. (2005) Prevalence and incidence of precocious pubertal development in Denmark: an epidemiologic study based on national registries. Pediatrics 116: 1323–1328

Teles MG, Bianco SD, Brito VN et al. (2008) A GPR54-activating mutation in a patient with central precocious puberty. N Engl J Med 358: 709–715

Themmen APN, Huhtaniemi IT (2000) Mutations of gonadotropins and gonadotropin receptors: Elucidating the physiology and pathophysiology of pituitary-gonadal function. Endocr Rev 21: 551–583

Virdis R, Street ME, Zampolli M et al. (1998) Precocious puberty in girls adopted from developing countries. Arch Dis Child 78: 152–154

Visootsak J, Graham JM, Jr. (2006) Klinefelter syndrome and other sex chromosomal aneuploidies. Orphanet J Rare Dis 1: 42

Wasniewska M, De LF, Bertelloni S et al. (2004) Testicular microlithiasis: an unreported feature of McCune-Albright syndrome in males. J Pediatr 145: 670–672

Wehkalampi K, Widen E, Laine T et al. (2008) Patterns of inheritance of constitutional delay of growth and puberty in families of adolescent girls and boys referred to specialist pediatric care. J Clin Endocrinol Metab 93: 723–728

Weinstein LS, Liu J, Sakamoto A et al. (2004) Minireview: GNAS: normal and abnormal functions. Endocrinology 145: 5459–5464

Wilson DA, Hofman PL, Miles HL et al. (2006) Evaluation of the buserelin stimulation test in diagnosing gonadotropin deficiency in males with delayed puberty. J Pediatr 148: 89–94

Zachmann M, Prader A, Kind HP et al. (1974) Testicular volume during adolescence. Cross-sectional and longitudinal studies. Helv Paediatr Acta 29: 61–72

Organbezogene endokrinologische Erkrankungen

21 Hypothalamus und Hypophyse – 311
Sabine Heger

22 Schilddrüse – 329
Annette Grüters

23 Endokrine Störungen des Mineralhaushaltes – 351
Olaf Hiort

24 Nebenniere – 365
Felix G. Riepe

25 Störungen der Geschlechtsentwicklung – 391
Paul-Martin Holterhus

26 Niere und Wasserhaushalt – 411
Jörg Dötsch

27 Knochen – 423
Oliver Fricke, Eckhard Schönau

21 Hypothalamus und Hypophyse

Sabine Heger

21.1 Anatomische und physiologische Grundlagen – 312
21.1.1 Hypothalamus – 312
21.1.2 Hypophyse – 312
21.1.3 Zirkumventrikuläre Organe – 312
21.1.4 Corpus pinealis – 313
21.1.5 Neuroendokrine Einheit – 313
21.1.6 Hormone – 313

21.2 Erkrankungen der hypothalamohypophysären Einheit – 316
21.2.1 Unterfunktion – 316
21.2.2 Überfunktion – 321
21.2.3 Sekundäre Störungen, Fehlbildungen, Tumore – 324

Literatur – 327

21.1 Anatomische und physiologische Grundlagen

21.1.1 Hypothalamus

Der Hypothalamus ist evolutionsgeschichtlich eine der ältesten Hirnregionen der Säugetiere. Er ist die übergeordnete Steuerungseinheit, die Informationen aus der Umwelt (Licht, Wärme, Schmerz, Geruch etc.), Informationen aus dem Körper (Blutdruck, Osmolarität, Blutzucker) und Informationen aus dem zentralen Nervensystem (ZNS) verarbeitet und steuert. Somit werden in diesem zentralen Steuerungszentrum unter anderem die Temperaturregulation, Kreislauffunktion, Nahrungs- und Flüssigkeitsaufnahme, Stressantwort, zirkadiane Rhythmik, Sexual- und Fortpflanzungsfunktion und das Wachstum reguliert.

Der Hypothalamus liegt im Bereich des Dienzephalons und ist bereits im 5 Wochen alten Embryo entwickelt. Der Durchmesser misst beim Erwachsenen 2,5 cm. Begrenzt wird der Hypothalamus im anterioren Bereich durch das Chiasma opticum und kaudal durch den Thalamus. Medial bildet er Anteile der Wand und des Bodens des 3. Ventrikels und geht dorsal im Bereich der Eminentia mediana am Tuber cinereum in das Infundibulum der Hypophyse über.

In den hypothalamischen Regionen des Nucleus arcuatus (ARC) sowie der Nuclei para- und periventricularis (PVH, PeVH) werden Releasing-Hormone produziert, die im Bereich der Eminentia mediana in das portale Blutgefäßsystem abgegeben werden, das somit den Hypothalamus mit der Adenohypophyse funktionell verbindet. In den Nuclei supraopticus und PVH befinden sich magnozelluläre Neurone, deren Axone in die Neurohypophyse reichen und dort für die Ausschüttung von antidiuretischem Hormon (ADH) und Oxytozin in das periphere Blutgefäßsystem verantwortlich sind. Ferner existieren hypothalamische Neurone im Bereich des ARC, PVH und lateralen Hypothalamus, die via ihrer Axone Kontakt mit dem sympathischen Präganglion halten.

21.1.2 Hypophyse

Die Hypophyse liegt nach topografischen Gesichtspunkten mit ihrem größeren Abschnitt im Bereich der Fossa hypophysialis, der Sella turcica. Der kleinere, proximale oder suprasselläre Anteil wird auch als Hypophysenstiel bezeichnet. Sowohl der intra- als auch der suprasselläre Anteil der Hypophyse sind aus einem adeno- und einem neurohypophysären Anteil aufgebaut. Die Hypophyse entwickelt sich aus der der sog. Rathke-Tasche.

In der Neurohypophyse (Hypophysenhinterlappen) werden von den Axonen der im Hypothalamus lokalisier-

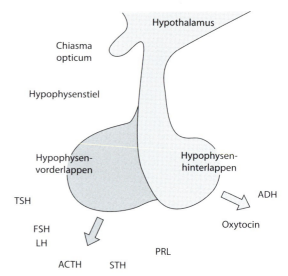

Abb. 21.1. Anatomie des hypothalamohypophysären Systems. *ADH* antidiuretisches Hormon, *ACTH* adrenokortikotrophes Hormon, *FSH* follikelstimulierendes Hormon, *LH* luteinisierendes Hormon, *PRL* Prolaktin, *STH* Somatotropin, *TSH* thyreoideastimulierendes Hormon

ten Zellkörper antidiuretisches Hormon (ADH) und Oxytozin ausgeschüttet.

In der Adenohypophyse (Hypophysenvorderlappen) befinden sich 5 Zelltypen, die insgesamt 6 verschiedene Hormone produzieren:
- Somatotropin (STH),
- Prolaktin (PRL),
- adrenokortikotrophes Hormon (ACTH),
- thyreoideastimulierendes Hormon (TSH) und
- Gonadotropin (luteinisierendes Hormon, LH; follikelstimulierendes Hormon, FSH)

Die Eminentia mediana ist die funktionelle Verbindung zwischen Hypothalamus und Adenohypophyse. Sie besteht aus zahlreichen Nervenendigungen und Blutgefäßen, dem portalen Blutgefäßsystem. Die Richtung des Blutflusses in den Anastomosen und Kapillaren des portalen Gefäßsystems erfolgt zur Adenohypophyse hin.

In Abb. 21.1 ist die Anatomie des hypothalamohypophysären Systems dargestellt.

21.1.3 Zirkumventrikuläre Organe

Die Blut-Hirn-Schranke schützt das ZNS vor äußeren Einflüssen. Makromoleküle können nicht passieren. Die zirkumventrikulären Organe sind umschriebene ependymale Abschnitte des 3. und 4. Ventrikels, die eine direkte Kommunikation peripherer Signale mit dem ZNS ermöglichen. Im Bereich des Organum vasculorum der Lamina terminalis, des Subfornikalorgan, des Subkommissuralorgan, der Eminentia mediana, der Neurohypophyse und der Area postrema besteht das Blutgefäßsystem aus gefensterten Kapillaren, die die freie Passage von Peptiden und Makromolekülen zulassen.

21.1.4 Corpus pinealis

Das Corpus pinealis ist ein epithalamischer Bereich, der aus photorezeptiven Zellen besteht. Sie verarbeiten Informationen über Licht und Helligkeit und koordinieren somit die zirkadiane Rhythmizität, die einigen neuroendokrinen Sekretionsmustern zugrunde liegt.

Das Corpus pinealis produziert neben biogenen Aminen, Peptiden und Gammaaminobuttersäure (GABA) hauptsächlich Melatonin, das aus Tryptophan über Serotonin synthetisiert wird. Die physiologische Bedeutung des Melatonins liegt in der Regulation des Pubertätsbeginns und der Reproduktionsfunktion. Bei Tieren steuert dieser Mechanismus die jahreszeitlich abhängige Fortpflanzung. Die Bedeutung für den Menschen wird noch wenig verstanden, jedoch scheint Melatonin ein wichtiger Botenstoff für die Steuerung des zirkadianen Rhythmus zu sein. Zur Anwendung beim Menschen kommt Melatonin derzeit bei der Behandlung der Symptome des Jetlags.

21.1.5 Neuroendokrine Einheit

Die Interaktion von neuronalem und endokrinem System, die funktionelle Einheit von ZNS, Hypothalamus und Hypophyse ist die Voraussetzung für die Steuerung vitaler Abläufe und Funktionen. Sie ermöglicht eine physiologische Antwort auf Umwelt und Umgebung und beinhaltet auch die wechselseitige Steuerung von Immunsystem und neuroendokrinem System (Kelley et al. 2007).

> **Neuroendokrine Zellen sind spezialisierte sekretorische endokrine oder neuronale Zellen, die Hormone, Neurotransmitter oder Neuromodulatoren ausschütten.**

Im Hypothalamus werden klassische Neurotransmitter wie Katecholamine, Serotonin, Dopamin, Histamin, Melatonin, Acetylcholin, Glutamat, GABA und andere Neurotransmitter produziert. Zur letztgenannten Gruppe zählen auch die neurohypophysären Hormone ADH und Oxytozin, die von Neuronen des Hypothalamus gebildet und über ihre Axone im Bereich des Hypophysenhinterlappens in die periphere Blutbahn abgegeben werden.

Eine Vielzahl von Neuropeptiden (Opioide, Neurokine, Kisspeptin, CART, Galanin, NPY, Orexin u. a.) und vasoaktiven Substanzen (Angiotensin II, atriales natriuretisches Peptid) sind an der Interaktion zwischen Hypothalamus und Hypophyse beteiligt.

Die spezifische Regulation der Ausschüttung der Hypophysenvorderlappenhormone erfolgt durch hypophyseotrope Hormone des Hypothalamus, den sog. Releasing- und Inhibiting-Hormonen:

- Thyreotropin-releasing-Hormon (TRH),
- Gonadotropin-releasing-Hormon (GnRH),
- Growth-hormone-releasing-Hormon (GHRH) und GHR-Peptide (GHRP),
- Kortikotroptin-releasing-Hormon (CRH),
- Somatostatin (Growth-hormone-release-inhibiting-Hormon, GHRIH).

21.1.6 Hormone

Hypothalamische Hormone
Thyreotropin-releasing-Hormon (TRH)

TRH ist ein aus 3 Aminosäuren (**Glu**taminsäure-**His**tidin-**Pro**lin) bestehendes Peptidhormon, das in seiner höchsten Konzentration im medialen periventrikulären Anteil des PVH, aber auch in anderen Bereichen des zentralen und peripheren Nervensystems sowie in nichtneuronalem Gewebe zu finden ist. TRH stimuliert unter physiologischen Gegebenheiten in gesunden Individuen die Ausschüttung von TSH und Prolaktin aus der Adenohypophyse. Es steigert jedoch auch die Ausschüttung von STH bei Patienten mit Akromegalie und die Ausschüttung von ACTH bei Patienten mit Cushing-Syndrom. Weitere Effekte von TRH auf das ZNS sind die Steuerung der Thermoregulation, des Schmerzempfindens, des Schlaf-Wach-Rhythmus, der Nahrungs- und Flüssigkeitsaufnahme und anderer vegetativer Funktionen (Lechan u. Fekete 2006). TRH ist der Ligand für den TRH-Rezeptor (TRHR), ein G-Protein-gekoppelter 7 transmembranäre Domänen umfassender Rezeptor, der intrazellulär den Inositol-Phospholipid-Kalzium-Protein-Kinase-C-Signalweg induziert. TRHR wird von laktotropen und thyreotropen Zellen exprimiert. Die negative Rückkopplung erfolgt durch periphere Schilddrüsenhormone.

> **Isolierte TRH-, TSH-Defizienz und TRHR-Defekte als Ursache einer Schilddrüsenunterfunktion sind extrem selten und werden auf 0,005% geschätzt.**

Seit es ultrasensitive Nachweisverfahren zur Bestimmung von TSH gibt, wird TRH zu diagnostischen Zwecken relativ selten verwendet. Es kann zur Unterscheidung zwischen hypothalamischem oder hypophysärem TSH-Mangel eingesetzt werden. Die Spezifität des Tests ist jedoch sehr gering.

Außerhalb endokrinologischer Indikationen findet TRH Anwendung bei der Behandlung von Kindern mit West-Syndrom, Lennox-Gastaut-Syndrom, früher infantiler epileptischer Enzephalopathie und therapierefraktärer Epilepsie (Takeuchi et al. 2001).

Gonadotropin-releasing-Hormon (GnRH)

GnRH ist ein Dekapeptid, das von GnRH-Neuronen synthetisiert wird. Es stimuliert die Ausschüttung der Botenstoffe LH und FSH.

Während der Embryogenese wandern die GnRH-Neurone entlang der olfaktorischen Plakode in den Hypothalamus. Die Zellkörper der ca. 1500–2500 GnRH-Neurone sind in diesem Bereich diffus verteilt. Ihre neurosekretorischen Axone finden in der Eminentia mediana Anschluss an das portale Blutgefäßsystem, wo ihr Hormonprodukt GnRH in pulsatiler Weise zunächst nachts und mit Fortschreiten der Pubertät auch tagsüber abgegeben wird. Die Pubertät wird durch eine Aktivitätszunahme der GnRH-Neurone initiiert (Wildt et al. 1981). Interessanterweise ist die Hypothalamus-Hypophysen-Gonaden(HHG)-Achse schon während der Fetalentwicklung aktiv. Klinisch kann bei Jungen bis zum Alter von 6 Monaten und bei Mädchen bis zum Alter von 2 Jahren die sog. Minipubertät auftreten. Diese Beobachtung legt nahe, dass die HHG-Achse bereits bei Geburt voll funktionsfähig ist, die GnRH-Neurone jedoch während der Kindheit bis zum Beginn der Pubertät in eine Ruhephase übergehen.

> Ein wichtiger exzitatorischer Regulator der GnRH-Neuronenfunktion ist Kisspeptin (auch unter dem Namen Metastin bekannt), ein aus 54 Aminosäuren bestehendes Genprodukt des *KiSS1*-Gens, das wegen seiner antimetastatischen Effekte primär als Tumorsuppressorgen beschrieben wurde.

Kisspeptin ist der Ligand für den G-Protein-gekoppelten GPR54-Rezeptor, der auch von GnRH-Neuronen exprimiert wird. Mutationen im *GPR54*-Gen führen beim Menschen zu hypothalamischem Hypogonadismus, konstitutiv aktivierende Mutationen zu zentraler Pubertas praecox.

Bisher wurden drei Transkriptionsfaktoren (*Oct-1*, *TTF-1*, *EAP-1*) identifiziert, die die neuroendokrinologische Regulation der GnRH-Neuronenfunktion steuern (Heger u. Ojeda 2007).

Growth-hormone-releasing-Hormon (GHRH), Somatostatin (GHRIH)

GHRH

Im menschlichen Hypothalamus werden zwei Formen von GHRH produziert, GHRH (1-44)-NH2 und GHRH(1-40)-OH. Beide Formen führen zur Freisetzung von STH aus der Adenohypophyse. Zusätzlich zur hypothalamischen GHRH-Produktion, wird GHRH noch in den Ovarien, dem Uterus und der Plazenta produziert, die physiologische Bedeutung ist bisher noch unbekannt.

Der GHRH-Rezeptor (GHRHR) gehört ebenfalls zur Familie der G-Protein-gekoppelten Rezeptoren. Nonsense Mutationen im humanen GHRHR sind die Ursache für seltene Fälle von familiärem Kleinwuchs. Heterozygote Mutationen hingegen haben keinen negativen Einfluss auf die Körpergröße, scheinen jedoch mit einer veränderten Körperzusammensetzung und einer gesteigerten Insulinsensitivität assoziiert zu sein.

Die intravenöse Verabreichung von GHRH führt bei gesunden Probanden zu einem raschen dosisabhängigen Anstieg von STH mit einer maximalen STH-Ausschüttung nach 15–90 min. GHRH fördert die Nahrungsaufnahme und scheint eine Rolle für die Regulierung des Schlafes zu spielen.

Somatostatin

Somatostatin ist ein Peptid, das die hypophysäre STH-Sekretion hemmt. Für die Regulation der STH-Ausschüttung fungiert es als Gegenspieler zum GHRH. Es inhibiert ebenfalls die TSH- und ACTH-Freisetzung. Neben hypophysären Effekten inhibiert Somatostatin endokrine und exokrine Funktionen des Pankreas und Magen-Darm-Traktes.

Die klinische Applikation von Somatostatinanaloga (Oktreotide, Lanreotide) umfasst die Therapie von Akromegalie und anderen neuroendokrinen Tumoren. Im Kindesalter ist die häufigste Anwendung die Behandlung des Insulinoms. Nebenwirkungen sind Verminderung der Galleproduktion mit Bildung von Sludge und Gallensteinen.

Kortikotropin-releasing-Hormon (CRH)

Das Kortikotropin-releasing-Hormon (CRH) besteht aus 41 Aminosäuren. Das Gen liegt auf Chromosom 8q13. CRH wird in den neuroendokrinen Zellen des PVH synthetisiert und gelangt über das portale Blutgefäßsystem zum Hypophysenvorderlappen. Dort stimuliert es die Produktion und Freisetzung von ACTH. CRH ist gemeinsam mit drei »CRH-like«-Peptiden (Urokortin I–III) der zentrale Mediator der neuroendokrinen und neuropsychologischen Antwort des Organismus auf Stress. Es aktiviert neben der hypothalamohypophysären-adrenalen Achse auch die sympathoadrenale Achse. Außerhalb des ZNS findet sich CRH im Rückenmark, dem Pankreas, dem Gastrointestinaltrakt, den Nebennieren, der Lunge, den Ovarien, der Leber, der Haut und der Plazenta.

CRH bindet an die CRH-Rezeptoren-1 und -2, die zur Familie der G-Protein-gekoppelten Rezeptoren gehören. Die Wirkung an der kortikotropen Zelle in der Hypophyse entfaltet CRH über den CRH-R1.

Urokortin und CRH haben dasselbe Wirkungsspektrum. Es umfasst die Regulation von Verhalten, Erregung, Stimmung, Angst, Bewegungsfähigkeit, Belohnung, Nahrungszufuhr und Steigerung des Sympathikotonus. Reguliert wird die CRH-Ausschüttung durch negatives Feedback via Kortisol, inflammatorische Prozesse sowie neuronale Kontrolle bei physiologischem Stress. Dabei werden Zytokine und Glukokortikoide freigesetzt, die in der akuten Stresssituation antiinflammatorisch wirken. Chronischer Stress dagegen kann zu – für den Organismus nachteiligen – Immunsuppression führen (Lightman 2008).

Die Verabreichung von CRH führt zur sofortigen Ausschüttung von ACTH. Eine klinische Anwendung von CRH, außer zu diagnostischen Zwecken, gibt es nicht.

Eine zirkadiane Rhythmik zeigt die Ausschüttung von ACTH und Kortisol mit maximalen Werten in den frühen Morgenstunden.

Es wird postuliert, dass verschiedene Neuropeptide die ACTH-Ausschüttung hemmen können. Kandidaten sind ANP und TRH, die physiologische Rolle ist bisher ungeklärt.

Hormone des Hypophysenvorderlappens

Zur neuroendokrinen Regulation von STH sei auf ▶ Kap. 19 verwiesen.

Thyreoideastimulierendes Hormon (TSH)

TSH wird von den basophilen Zellen der Hypophyse produziert. Es ist ein Glykoprotein und besteht aus zwei Untereinheiten, der α- und β-Kette. Die α-Kette ist bis auf 3-Aminosäuren mit der α-Untereinheit von humanem Choriongonadotropin (hCG), FSH und LH identisch, die β-Untereinheit ist TSH-spezifisch. Die Ausschüttung von TSH aus den thyreotropen Zellen der Hypophyse wird durch TRH stimuliert. TSH gelangt über das periphere Blutsystem zur Schilddrüse, wo es das Wachstum der Schilddrüse, die Jodaufnahme und die Produktion von Schilddrüsenhormonen bewirkt. In der Peripherie fördert es die Umwandlung von Thyroxin (T_4) in Trijodthyronin (T_3).

Luteinisierndes Hormon (LH), follikelstimulierendes Hormon (FSH)

Die Gonadotropine LH und FSH werden in den gonadotropen Zellen des Hypophysenvorderlappens gebildet. Sie sind Glykoproteine und teilen strukturelle Eigenschaften mit hCG und TSH. LH und FSH gelangen über die Blutbahn zu den Gonaden. Dort steuern sie die gonadale Produktion und Freisetzung der Sexualhormone. Beim Mädchen sind dies Östrogen und Gestagen und beim Jungen Testosteron. Die Sexualhormone bewirken, dass sich die sekundären Geschlechtsmerkmale, wie Brustdrüsenwachstum und Pubesbehaarung beim Mädchen und Schambehaarung, Bartwuchs und Stimmbruch beim Jungen ausprägen. Die Ausschüttung der Gonadotropine wird durch GnRH stimuliert (▶ Kap. 20).

Adrenokortikotropin (ACTH), Proopiomelanokortin (POMC) und melanozytenstimulierendes Hormon (MSH)

ACTH wird in den basophilen Zellen des Hypophysenvorderlappens produziert. Es besteht aus 39 Aminosäuren und besitzt strukturelle Ähnlichkeit mit α-Melanotropin (melanozytenstimulierendes Hormon, MSH). Die Produktion von ACTH wird durch CRH stimuliert. ACTH entsteht aus dem Prohormon POMC. In den kortikotrophen Zellen des Hypophysenvorderlappens entstehen aus POMC hauptsächlich ACTH und β-Lipotropin (LPH). In den melanotrophen Zellen der Pars intermedia der Hypophyse entstehen vornehmlich α-MSH, β-MSH, γ-MSH, »corticotropin-like intermediate lobe peptide« (CLIP) und β-Endorphin. ACTH stimuliert in der Nebennierenrinde die Produktion von Glukokortikoiden. Dieser Effekt wird durch den Melanokortinrezeptor (MCR), ein G-Protein-gekoppelter 7 transmembranäre Domänen umfassender Rezeptor vermittelt. Bisher wurden 5 Subtypen beschrieben. In der Nebennierenrinde wird vornehmlich der MCR-2 exprimiert.

POMC ist ein aus 267 Aminosäuren bestehendes Propeptid, das in der Hypophyse, dem ARC des Hypothalamus, im Solitärtrakt der Medulla und einigen peripheren Geweben synthetisiert wird. Das *POMC*-Gen liegt auf Chromosom 2p23.3. Die Regulation der POMC-Genexpression und posttranslationelle Prozessierung durch die Prohormonkonvertasen PC1 und PC2 ist gewebsspezifisch und resultiert in einer Vielzahl von Peptiden mit unterschiedlicher biologischer Aktivität. Im Hypophysenvorderlappen wird POMC durch CRH stimuliert und durch Glukokortikoide inhibiert. Im Lobus intermedialis wird POMC durch Dopamin reguliert. Im Hypothalamus erfolgt die Regulation durch verschiedene Steroidhormone, Neurotransmitter und Neuropeptide.

Bei α-MSH gibt es zwei unabhängige Funktionen:
- Ligand für MCR-1, der sich auf Melanozyten befindet und somit die Pigmentierung der Haut steuert,
- MCR-4, vermittelt hauptsächlich Nahrungsaufnahme und Energiebalance.

Prolaktin

Prolaktin (PRL) wird im Hypophysenvorderlappen von den laktotropen Zellen, die ca. 20–40% aller hypophysären Zellen ausmachen, produziert. Es besteht aus 227 Aminosäuren mit einem Molekulargewicht von 15,7 kd. Das *PRL*-Gen liegt auf Chromosom 6p22.2-p21.3. Es besitzt alternative gewebsspezifische Promotoren, die bewirken, dass neben der hypophysären Expression auch eine Expression in Lymphoblastoidenzellen und plazentaren Deziduazellen erfolgt. Während die hypophysäre transkriptionelle Regulation durch PIT1 erfolgt, ist die plazentare Expression an das Differenzierungsstadium der Deziduazellen gekoppelt.

PRL weist ein 58%ige Homologie zum Wachstumshormon auf. Im embryonalen Hypothalamus ist es bereits in der 5. SSW, im Blut in der 10. SSW nachweisbar.

Seine physiologische Bedeutung liegt in der Steuerung der Laktation sowie einer normalen ovariellen Funktion. Während der Pubertät steigert PRL die Expression von LH-Rezeptoren in den Ovarien und Testes. Prolaktinrezeptoren wurden in Lymphozyten, Corpus luteum, Brustdrüsengewebe, Plazenta und Fettgewebe nachgewiesen. PRL steuert über IGF-II die Entwicklung der Brustdrüse.

Regulation von Prolaktin

Die Sekretion von PRL wird durch hypothalamische und periphere Faktoren gesteuert. Dopamin, das im Nucleus tuberoinfundibularis produziert wird und über das portale Blutgefäßsystem zur Hypophyse gelangt, ist der wichtigste Inhibitor, aber auch GABA und Somatostatin hemmen die Ausschüttung. Periphere Faktoren sind hauptsächlich Kortisol und Schilddrüsenhormone. Stimulierende Einflüsse aus dem Hypothalamus erhält PRL durch TRH und Stress. Endogene als auch exogene Östrogene erhöhen die Prolaktinausschüttung. Neuere Ergebnisse legen nahe, dass PRL auch über das Prolaktin-releasing-Hormon (PRH) und seinen spezifischen Rezeptor stimuliert wird. PRH und PRHR wurden im ZNS, in der Hypophyse, Nebennierenrinde, in hypophysären Tumoren und im Phäochromozytom nachgewiesen. Die physiologische Bedeutung ist jedoch noch nicht abschließend geklärt. In Bezug auf die Prolaktinsekretion scheint PRH weniger potent als TRH zu sein.

Die Prolaktinausschüttung erfolgt pulsatil und unterliegt einer zirkadianen Rhythmik, mit einer maximalen Ausschüttung in den Morgenstunden. Postnatal sinken die bei Geburt hohen Werte von 200 ng/ml auf 15 ng/ml. Während der Schwangerschaft und Stillperiode steigen sie auf 200–300 ng/ml an. In Stresssituationen zeigt sich ein leicht erhöhter Wert, jedoch nur selten über 40 µg/l.

Hormone des Hypophysenhinterlappens
Antidiuretisches Hormon (ADH)

ADH, dessen Gen auf Chromosom 20p13 liegt, besteht aus 9 Aminosäuen. Das Protein besitzt eine ähnliche Proteinstruktur wie Oxytosin. Es wird in den Nuclei supraopticus und PVH gebildet. Über Axone, die den Tractus supraopticohypophysealis bilden, gelangt es in den hinteren Hypophysenlappen. An Neurophysin gebunden wird es dort in neurosekretorischen Granula gespeichert. Neurophysine sind Dipeptide, die in der Lage sind, 2 Moleküle ADH zu binden. ADH wird von den Sekretgranula direkt ins periphere Blutsystem abgegeben.

Die Abgabe von ADH wird über Osmo- und Barorezeptoren gesteuert. Osmorezeptoren registrieren Veränderungen der extrazellulären Osmolalität. Ein 2%iger Anstieg der Serumosmolalität führt zur Freisetzung von ADH. Ein 1,2%iger Abfall der Serumosmolalität verringert den Plasma ADH-Spiegel. Die ADH-Ausschüttung ist supprimiert, wenn die Plasmaosmolarität unter 280 mosmol/kg sinkt. Barorezeptoren befinden sich im Sinus caroticus, dem Aortenbogen und im linken Vorhof. Sie nehmen an der nichtosmolaren Regulation der ADH-Ausschüttung teil, d. h. sie regulieren die ADH-Ausschüttung über Veränderungen des Plasmavolumens. Eine 8–10%ige Abnahme des Plasmavolumens führt zu einer signifikanten ADH-Ausschüttung. Der übergeordnete Stimulus für ADH-Sekretion ist das effektive intravaskuläre Volumen, nicht die extrazelluläre Osmolalität (Ferry et al. 2001).

Über die Blutbahn gelangt ADH zu den Epithelzellen der distalen Tubuli und Sammelrohre der Niere. Dort bindet ADH an den Arginin-Vasopressin-Rezeptor-2 und setzt einen Prozess in Gang, der zum Einbau von Aquaporinen in die Lumen zugewandte Seite der Epithelzellen führt. Ihre Permeabilität für Wasser steigt, sodass dieses aus dem Primärharn rückresorbiert werden kann. ADH führt zur arteriellen Vasokonstruktion und zum Anstieg des Blutdrucks. Die Natriumausscheidung wird von ADH nicht reguliert.

Oxytozin

Wie ADH wird Oxytozin in den Nuclei supraopticus und paraventricularis gebildet und in neurosekretorischen Vesikeln des Hypophysenhinterlappens gespeichert.

Physiologische Bedeutung hat Oxytozin während der Geburt und Stillperiode. Es stimuliert die Kontraktion der Uterusmuskulatur, die während der Geburt auf Oxytozin um ein Vielfaches stärker anspricht. An der Brustdrüse bewirkt Oxytozin eine Kontraktion der myoepithelialen Zellen, die zum Milcheinschuss in die Drüsengänge führt. Durch das Saugen an der Brust wird die Oxytozinausschüttung stimuliert. Man nimmt an, dass Oxytozin auch eine gewisse Rolle für maternales Verhalten spielt.

21.2 Erkrankungen der hypothalamohypophysären Einheit

Erkrankungen des Hypothalamus führen zur hypophysären Dysfunktion, neuropsychiatrischen Verhaltensauffälligkeiten und zu Störungen der autonomen und metabolischen Regelkreise.

21.2.1 Unterfunktion

Zum STH-Mangel sei auf ▶ Kap. 19 verwiesen.

Sekundäre/tertiäre Hypothyreose

Definition
Als sekundäre bzw. tertiäre Hypothyreose wird einer Unterfunktion der Schilddrüse bezeichnet, die auf einer Funktionsstörung der hypophysären (TSH) bzw. hypothalamischen (TRH) Funktion beruhen. Die Schilddrüse selbst ist primär nicht gestört.

Klinik
Eine Unterfunktion resultiert in einer mentalen Retardierung und Kleinwuchs. Eine Hypothyreose aufgrund eines isolierten TSH-Mangels ist äußerst selten. In seltenen Fällen kann eine Mutation der TSH-β-Untereinheit nachgewiesen werden. Auch andere Endokrinopathien, wie z. B. der Pseudohypoparathyreoidismus, sind mit einer zentralen Hypothyreose assoziiert.

> ❗ Im Neugeborenenscreening wird TSH als Marker für eine konnatale Hypothyreose bestimmt. Patienten mit zentraler Hypothyreose haben kein erhöhtes TSH und werden somit im Neugeborenenscreening übersehen.

Diagnostik
Bei TSH-Defizienz ist die Bestimmung des basalen TSH-Wertes wenig hilfreich. TSH kann basal normal, erniedrigt und in seltenen Fällen sogar erhöht sein. Nach TRH Stimulation findet kein Anstieg von TSH statt. Freies T_4 (fT_4) ist erniedrigt.

Therapie
L-Thyroxin ist die Therapie der Wahl. Die Dosis wird so titriert, dass der fT_4-Wert im mittleren Normbereich liegt und klinisch eine Euthyreose erreicht wird.

Hypogonadotroper Hypogonadismus (Kallmann-Syndrom, idiopathischer hypogonadotroper Hypogonadismus)

Definition
Als hypogonadotroper Hypogonadismus wird die Unterfunktion der Gonaden bezeichnet, die durch eine unzureichende Produktion der hypophysären Gonadotropine LH und FSH oder durch hypothalamische Störungen, die zu einem Gonadotropinmangel führen, hervorgerufen wird. Die Gonaden selbst sind primär nicht gestört.

Klinik
Eine gestörte Gonadotropinsekretion kann in jedem Lebensalter auftreten. In ihrer kompletten Form führt sie bei Mädchen und Jungen zu fehlender Pubertätsentwicklung, die bei Mädchen mit primärer Amenorrhö einhergeht. Von einer Pubertas tarda spricht man bei Mädchen, wenn bis zum chronologischen Alter von 13,5 Jahren keinerlei Pubertätszeichen aufgetreten sind, bei Jungen, wenn klinische Pubertätszeichen bis zum Alter von 14,5 Jahren fehlen. Weitere Kriterien sind ein Zeitbedarf für das Durchlaufen der Pubertät, der länger als 5,5 Jahre benötigt, oder ein Stillstand der Pubertätsentwicklung nach zunächst begonnener Pubertätsentwicklung, der länger als 18 Monate andauert. Klinische Zeichen beim Jungen sind fehlende Körperbehaarung, fehlender Stimmbruch, hypoplastisches Genitale mit Penislänge ≤5 cm und einem Hodenvolumen ≤6 ml. Im Erwachsenenalter kann die sexuelle Dysfunktion sehr variabel sein (▶ Kap. 20).

Ätiologie
Der hypogonadotrope Hypogonadismus kann sowohl hypophysäre als auch hypothalamische Störungen zur Ursache haben. Hypothalamische Störungen, wie das Kallmann-Syndrom, Bestrahlung, Anorexia nervosa und exzessiver Stress führen zu einer unzureichenden GnRH-Sekretion.

Hypophysäre Störungen verursacht durch Tumore, Infarzierungen oder Hyperprolaktinämie bringen die Gonadotropinsekretion direkt zum Erliegen.

Genetische Ursachen wurden für einige Formen des hypogonadotropen Hypogonadismus beschrieben. Dies sind Gene, die für die Entwicklung und Funktion der HHG-Achse von Bedeutung sind.

Kallmann-Syndrom
Das Kallmann-Syndrom ist eine heterogene Gruppe von Erkrankungen, deren Defekt auf einer Störung der Migration der embryonalen GnRH-Neurone aus der olfaktorischen Plakode hinein in den Hypothalamus beruht. Derzeit unterscheidet man vier Formen des Kallmann-Syndroms, die unterschiedlichen Vererbungsmodi folgen.

1. Bei der X-chromosomalen Störung liegt eine Mutation im *KAL1*-Gen (Xp22.3) vor, das für Anosmin-1 codiert, ein Protein, das für die Entwicklung der Geruchsnerven und die Migration der GnRH-Neurone verantwortlich ist. Bei den betroffenen Patienten liegt neben dem kongenitalen Gonadotropinmangel eine Anosmie vor. Andere assoziierte Fehlbildungen können Nierenagenesie, bimanuelle Synkinesie, Gaumenspalten und Zahnanomalien sein. Der Phänotyp variiert innerhalb betroffener Familien erheblich. *KAL1*-Mutationen finden sich bei 14% der familiären und 11% der sporadischen Fälle.
2. Bei der autosomal dominanten Form des Kallmann-Syndroms (KAL2) liegt ebenfalls ein heterogenes variables Krankheitsbild vor. Die zugrunde liegende genetische Störung ist eine »Loss-of-function-Mutation« im *FGFR*-Gen (Dode et al. 2003) auf Chromosom 8p11.2-p12.

3. Bei der dritten Form des Kallmann-Syndroms (KAL3) liegen Mutationen im Prokineticin-Rezeptor-2 (*PKCR2*)-Gen, auf Chromosom 20p13, vor.
4. Die vierte Form des Kallmann-Syndroms (KAL4) umfasst Mutationen im PKCR2-Liganden Prokineticin-2 (*PKC2*). Das Gen ist auf Chromosom 3p21.1 lokalisiert.

GPR54/KiSS-1

Der *GPR54/KiSS-1*-Signalkomplex ist ein wichtiger Regulator für die GnRH-Neuronenfunktion. Es wurden Mutationen im *GPR54*-Gen bei Patienten mit idiopathischem hypogonadotropen Hypogonadismus und Normosmie beschrieben. Das *GPR54*-Gen liegt auf Chromosom 19p13.3

Weitere genetische Ursachen

Bei einigen Patienten wurden Mutationen im Nasal-embryonic-LHRH-factor (*Nelf*)-Gen (9q34.3) beschrieben, das während der embryonalen Differenzierung als Führungsmolekül in der olfaktorischen Plakode und den GnRH-Neuronen exprimiert wird. Auch Patienten mit Mutationen im GnRH-Rezeptor (*GnRHR*)-Gen haben einen normalen Geruchssinn. Der Phänotyp des hypogonadotropen Hypogonadismus reicht von sehr milden Formen, wie der des sog. fertilen Eunuchens bis hin zur kompletten GnRH-Resistenz, mit Maldescensus testis und unzureichender Entwicklung der externen Genitalia. Das Gen für den GnRHR ist auf Chromosom 4q21.2 lokalisiert.

Untersuchungen legen nahe, dass für den variablen Phänotyp des hypogonadotropen Hypogonadismus auch innerhalb von betroffenen Familien digenische Mutationen zugrunde liegen könnten.

Hypophysäre Störungen

Mutationen in Genen, die für Transkriptionsfaktoren codieren, die an der Embryogenese der Hypophyse beteiligt sind, können zu hypogonadotropem Hypogonadismus führen. Je nachdem, welche Transkriptionsfaktoren betroffen sind, kommt es neben dem Gonadotropinmangel auch zum Ausfall anderer Hormonachsen. Bei Mutationen im *PROP1*-, *HESX1*- und *LHX4*-Gen kommt es zum Panhypopituitarismus, bei Mutationen im *LHX3*-Gen ist die Hypophysen-Nebennieren-Achse nicht betroffen.

Andere Erkrankungen mit Auswirkung auf die Hypothalamus-Hypophysen-Funktion

Zahlreiche Grunderkrankungen und Dysmorphiesyndrome können zum Ausfall der Hypothalamus- und Hypophysenfunktion führen. Erwähnenswert ist in diesem Zusammenhang das Prader-Willi-Syndrom und der Pseudohypoparathyreoidismus-Typ-Ia (▶ Kap. 23).

Differenzialdiagnose des hypogonadotropen Hypogonadismus

Eine ausbleibende Pubertätsentwicklung kann durch Formen des hypergonadotropen Hypogonadismus (Turner-Syndrom, Klinefelter-Syndrom, Gonadendysgenesie) verursacht sein. Die wichtigste Differenzialdiagnose stellt jedoch die konstitutionelle Entwicklungsverzögerung (KEV) dar. Eine Therapie ist in diesen Fällen nur selten erforderlich.

Diagnostik

Das Ziel der Evaluation hypogonadaler Patienten sollte die Unterscheidung zwischen KEV und anderen Ursachen des Hypogonadismus sein. Eine Basisdiagnostik im Serum kann mit der Bestimmung von LH, FSH, Prolaktin, Testosteron, Östradiol, Androstendion, Nebennierenrindenparametern, Schilddrüsenparametern, IGF-I und IGFBP-3 erfolgen. Serumtestosteron bzw. Östradiol sind für das Alter erniedrigt. Die basale Bestimmung von LH und FSH lässt keine Rückschlüsse auf das Vorliegen eines hypogonadotropen Hypogonadismus zu, sind jedoch beim hypergonadotropen Hypogonadismus basal erhöht.

 Zur Differenzierung zwischen KEV und hypogonadotropem Hypogonadismus sind sowohl der GnRH- als auch hCG-Test wenig hilfreich. Hier kann der GnRH-Test mit einem langwirksamen GnRH-Analogon (z. B. Buserelin) Klärung schaffen (▶ Kap. 6).

Therapie

Beim Jungen: Ziele der Behandlung sind die Pubertätsentwicklung, das Hodenwachstum und eine normale Fertilität. Hierzu stehen drei Behandlungsmöglichkeiten zur Verfügung:

- **Substitution von Testosteron**: Sie stellt bei den pädiatrischen Patienten die Methode der Wahl da. Die intramuskuläre Applikation von z. B. Testosteronenantat ist für Kinder zugelassen und erfolgt einschleichend. Therapiebeginn mit Testosteronenantat 50 mg i.m. 1-mal monatlich. Die Dosis wird alle 6 Monate um 50 mg gesteigert. Ab dem 3. Jahr erfolgt die Gabe von 250 mg Testosteronenantat (Depot) i.m. alle 3–4 Wochen. Die transdermale Applikation von Testosteron als Gel hat sich im Erwachsenenalter gut etabliert, ist jedoch wegen der ungenauen Applizierbarkeit in niedrigen Dosen für die Pubertätsinduktion problematisch. Die orale Gabe von Testosteronundecanoat stellt eine Alternative dar.
- **Therapie mit hCG**: Diese Therapieform stimuliert das Hodenwachstum und kann aus psychologischen Gründen erwünscht sein. HCG wird 2- bis 3-mal pro Woche in einer Dosis von 500–1000 IE s.c. injiziert. Die Dosissteigerung auf 2500–5000 IE erfolgt nach Klinik und

Testosteronwerten. Eine häufige Nebenwirkung ist das Auftreten einer Pubertätsgynäkomastie.
- **Therapie mit pulsatiler GnRH-Gabe**: Bei dieser Therapieform wird mittels einer Pumpe in 2-stündigem Intervall GnRH in einer Dosis von 4–20 µg s.c. appliziert. Obwohl sie bei isoliertem hypogonadotropem Hypogonadismus die physiologische Behandlungsmethode darstellt, ist sie in der Kinderheilkunde doch wenig praktikabel und findet nur zur Spermatogenese bzw. bei Frauen zur Ovulationsauslösung bei Kinderwunsch Anwendung.

Interessanterweise zeigt sich nach dem Absetzen der Hormontherapie bei ca. 10% der Patienten mit idiopathischem hypogonadotropen Hypogonadismus eine bleibende pulsatile LH-Sekretion und Spermatogenese.

Beim Mädchen: Behandlung erfolgt vorzugsweise mit Östradiolvalerat in einer Dosierung von 0,2 mg/Tag für 6 Monate. Die Dosis wird auf 0,5 mg/Tag für weitere 6–12 Monate und im 2. Behandlungsjahr auf 1–1,5 mg/Tag gesteigert. Zusätzlich erfolgt im 2. Behandlungsjahr bzw. nach Erreichen von Tanner-Stadium B3 die Substitution mit einem Gestagen, z. B. Chlormadinonazetat, in einer Dosis von 2 mg/Tag von Tag 1 bis Tag 12. Ab dem 3. Behandlungsjahr erfolgt nochmals eine Dosissteigerung von Östradiolvalerat auf 2 mg/Tag. Als Therapeutika der 2. Wahl können auch konjugierte Östrogene anstelle von Östradiolvalerat eingesetzt werden.

ACTH-Mangel
Ätiologie
Insuffizienz des Hypophysenvorderlappens oder des Hypothalamus können zu einem ACTH-Mangel führen. Hypothalamische CRH-Defizienz aufgrund eines Mittelliniendefektes oder einer CRH-Genmutation als Ursache für einen ACTH-Mangel ist selten. Autoantikörper gegen den Hypophysenvorderlappen können isoliert aber auch in Kombination mit Polyautoendokrinopathien zu ACTH-Ausfall führen. Ein ACTH-Mangel findet sich in einigen Fällen als Residuum nach Resektion eines Hypophysenadenoms oder beim Panhypopituitarismus.

> **!** Nach Langzeitbehandlung mit Glukokortikoiden besteht bei abruptem Absetzen der Therapie die Gefahr einer akuten Addison-Krise.

Klinik
Die klinischen Zeichen eines hypothalamischen ACTH-Mangels entsprechen denen einer Nebennierenrindeninsuffizienz mit Schwäche, rascher Ermüdbarkeit, Gewichtsverlust, Hypotonie, Hypoglykämie bis hin zu krisenhafter Entgleisung mit Koma und Krampfanfall. Die Haut ist blass und pigmentlos. Liegt dem ACTH-Mangel jedoch eine gestörte Bildung von POMC zugrunde, so zeigen die Patienten neben der Nebennierenrindeninsuffizienz einen gesteigerten Appetit, sind übergewichtig und haben eine rötliche Haarfarbe.

> Ist der CRH- oder ACTH-Mangel schon im Neugeborenen- und Säuglingsalter manifest, so präsentieren sich diese Kinder mit Hypoglykämie, Hepatitis, Krampfanfall, ggf. mit Gesichtsdysmorphien und Agenesie des Corpus callosum. Unerkannt führt er zum Tod.

Diagnostik
Das morgendliche Kortisol ist bei niedrigem oder nicht messbarem ACTH niedrig. Nach CRH-Stimulation bleibt ein adäquater Anstieg von ACTH und Kortisol aus.

Therapie
Die Therapie liegt in der Substitution von Hydrokortison.

> Die Richtdosis für Hydrokortison ist 7,5–10 mg/m² Körperoberfläche pro Tag. Es empfiehlt sich eine Dosisverteilung von 50% früh morgens, 25% mittags und 25% abends. Bei akuter Stresssituation wie Krankheit, Fieber, Operation, muss die Dosis um das 3- bis 5-fache angehoben werden. Die Patienten müssen mit einem Notfallpass ausgestattet werden.

Ziel der Therapie ist die normale körperliche und geistige Entwicklung des Kindes. Es erfolgt eine individuelle Dosisfindung.

Kombinierte Ausfälle/Panhypopituitarismus
Definition
Unter Panhypopituitarismus versteht man den Ausfall einer oder mehrerer Hormonachsen des Hypophysenvorderlappens.

Ätiologie
Die Ursachen können vielfältig sein. Neben genetischen Ursachen kommen Tumore (Gliome, Germinome, Ependyome, Astrozytome, Chordome), Fehlbildungen, Entzündungsreaktionen (Meningitis, Sarkoidose, Histiozytose), Gefäßverletzungen, Infarkte und Bestrahlung in Betracht.

Kongenitale Fehlbildungen
Zu den kongenitalen Fehlbildungen der Adenohypophyse zählen die Aplasie, Hypoplasie und Ektopie. Eine gestörte Mittellinienentwicklung, wie sie bei gestörter Vorderhirnfaltung oder bei Corpus-callosum-Defekten vorkommt, führt zu strukturellen Hypophysenveränderungen. Kraniofaziale Anomalien, wie Anenzephalie, Lippen-Kiefer-Gaumenspalte, basale Enzephalozele, Hypertelorismus

und N. opticus Aplasie sind mit verschiedenen Ausprägungsgraden der Hypophysendysplasie oder -aplasie assoziiert.

Mithilfe von hochauflösenden MRT-Aufnahmen des ZNS werden anatomische Fehlbildungen wie eine Aplasie, partielle oder komplette Hypoplasie (»empty sella«) sichtbar. Ein fehlendes Infundibulum ist meist mit Hypophyseninsuffizienz assoziiert. Interessanterweise weisen ca. 40% der Patienten mit idiopathischem STH-Mangel eine Anomalie im Mittellinienbereich auf.

Genetische Störungen der Hypophysenfunktion

Mutationen verschiedener Transkriptionsfaktoren, die an der Entwicklung des Dienzephalons und der Hypophyse beteiligt sind, führen zu partiellem oder komplettem Ausfall der Hypophysenvorderlappenhormone.

> **Genetische Störungen der Hypophysenfunktion**
>
> **PROP1**
> Die *PROP1*-Gen-Expression ist erforderlich für die nachfolgende *PiT1*-Gen-Aktivierung. Das Gen, das auf Chromosom 5q35.5 lokalisiert ist, codiert ein 223 Aminosäuren umfassendes Protein, das in somatotrophen, thyreotrophen und prolaktinproduzierenden Zellen exprimiert wird. Mutationen beim Menschen führen zu Defizit der *PiT1* abhängigen hypophysären Hormone PRL, STH, TSH und zusätzlich zu einer gestörten FSH-, LH- und ACTH-Restfunktion. Der Vererbungsmodus erfolgt meist autosomal rezessiv.
>
> Klinische Zeichen des kombinierten Ausfalls der Hormone des Hypophysenvorderlappens beginnen in der Regel mit Kleinwuchs, sekundärer Hypothyreose und hypogonadotropem Hypogonadismus. Im Verlauf, häufig erst im jungen Erwachsenenalter, manifestiert sich eine Nebennierenrindeninsuffizienz.
>
> **POU1F1 (PiT1)**
> Das Gen des »pituitary specific transcription factor« (*PiT1*) liegt auf Chromosom 3q11.2. Mutationen führen zum Ausfall der somatotropen, gonadotropen und prolaktinproduzierenden Zellen. LH-/FSH-und ACTH-produzierende Zellen sind nicht betroffen.
>
> **LHX3 und LHX4**
> Mutationen im *LHX3*-Gen (Chromosom 9q34.3) und *LHX4*-Gen (Chromosom 1q25) sind sehr selten. Der Phänotyp ist variabel und umfasst den Ausfall von TSH, STH, LH/FSH und PRL. Beim *LHX3*-Defekt ist zusätzlich eine eingeschränkte Rotation des Halses auffällig, beim *LHX4*-Defekt ein Ausfall von ACTH und eine Arnold-Chiari-Variante.
>
> ▼

> **T-PIT**
> *T-PIT*-Mutationen führen zum frühen isolierten Ausfall von ACTH. Die Kinder fallen als Neonaten mit Hypoglykämien auf. Assoziiert können POMC-Defekte sein. Diese Patienten sind zusätzlich adipös und haben rötliche Haare.
>
> **HESX1**
> *HESX1* ist ein Transkriptionsfaktor, der in der frühen Phase der Hypophysenentwicklung exprimiert wird. Das Gen liegt auf Chromosom 3q21.1-21.2. Patienten mit Mutationen im *HESX1*-Gen weisen zusätzlich zum Panhypopituitarismus eine septooptische Dysplasie auf. Insgesamt ist der Phänotyp aber sehr variabel.
>
> **SOX3**
> *SOX3* wird primär in den Gonaden exprimiert. Das Gen liegt auf Xq26.3. Mutationen führen zu X-chromosomaler Retardierung und zur Hypoplasie des Hypophysenvorderlappens mit Panhypopituitarismus.

Diagnostik

Bei Verdacht auf das Vorliegen eines Panhypopituitarismus sollten die Hormonachsen mit entsprechenden Stimulationstests getestet werden. IGF-I und IGFBP-3 und Schilddrüsenhormone sind erniedrigt.

Therapie

Der Ausfall der Hormonachsen muss mit den entsprechenden Hormonen substituiert werden.

Diabetes insipidus neurohormonalis

Definition

Der Diabetes insipidus neurohormonalis wird durch eine verminderte oder fehlende Produktion des antidiuretischen Hormons (ADH) hervorgerufen.

Ätiologie

Die Ursachen können Tumore, Histiozytose sowie postoperative Läsionen im Bereich des Hypothalamus sein. Etwa 25% der Fälle sind idiopathisch und sporadisch auftretend.

Klinik

Die klinischen Zeichen des Diabetes insipidus im Neugeborenen- und Säuglingsalter sind infolge des vermehrten Flüssigkeitsverlustes und der Entwicklung einer hypernatriämischen Dehydratation Exsikkose und Durstfieber. Zusätzlich können Irritabilität, Erbrechen, Gedeihstörung und Obstipation auftreten. Es wird ein wasserheller, nichtkonzentrierter Urin ausgeschieden. Beim älteren Kind stehen Durstgefühl, sekundäre Enuresis, Polydipsie und Polyurie mit nächtlichem Wasserlassen im Vordergrund. Dursten führt zu hypertoner Dehydratation.

Diagnostik

Für die Diagnosestellung ist die Bestimmung von Plasma- und Urinosmolarität wegweisend. Beim Gesunden führt eine verminderte Flüssigkeitsaufnahme über die Osmoregulation zu einer adäquaten ADH-Sekretion mit nachfolgend verminderter Urinproduktion und Anstieg der Urinosmolarität (mosmol/l) bei normaler Plasmaosmolarität.

Beim erkrankten Säugling kommt es aufgrund der inadäquaten ADH - Produktion zu einem Anstieg der Plasmaosmolarität mit Hypernatriämie und zu einem fehlenden Anstieg der Urinomolarität. Das ältere Kind, das freien Zugang zu Flüssigkeit hat, kann über das vermehrte Trinken eine normale Plasmaosmolarität aufrechterhalten. Hier ist zu entscheiden, ob ein Durstversuch unternommen werden sollte. Dieser sollte nur unter adäquater Überwachung der Herz-Kreislauf-Parameter, Gewicht und Körpertemperatur des Kindes durchgeführt werden. Nach 12–14 Stunden Dursten sinkt die Urinproduktion beim Gesunden unter 0,5 ml/min, die Urinosmolarität steigt auf über 800 mosmol/l an, die Plasmaosmolarität steigt nicht über 300 mosmol/l an.

> ❗ Besondere Vorsicht beim Durchführen eines Durstversuches bei Säuglingen und Kleinkindern!

Bei zentralem Diabetes insipidus sollte ein MRT der Hypophysenregion durchgeführt werden, um Tumore oder eine Histiozytose auszuschließen.

Therapie

Es erfolgt die nasale Gabe des Vasopressinanalogons DDAVP (1-Desamino-D-Arginin-Vasopressin = Desmopressin = Minirin). Aufgrund der langen Halbwertzeit ist eine 2-mal tägliche Gabe in einer Dosierung von 2,5–20 µg/Tag in der Regel ausreichend. Die Dosis muss anhand von Diurese, Serumelektrolyten und Osmolarität individuell gesteuert werden. Überdosierung kann zur hyponatriämischen Hyperhydratation führen. Insbesondere bei Säuglingen besteht die Gefahr von relativ starken Schwankungen des Serumnatriumwertes (Rivkees et al. 2007). Die orale Applikation von DDAVP in Tablettenform hat sich bisher aufgrund der schlechten Steuerbarkeit nicht durchgesetzt. Für spezielle Indikationen kann DDAVP auch i.v. oder s.c. verabreicht werden.

21.2.2 Überfunktion

Zur Pubertas praecox vera (▶ Kap. 20) und zum hypophysären Gigantismus (▶ Kap. 19) sei auf die entsprechenden Kapitel verwiesen.

Morbus Cushing

Definition

Der Morbus Cushing (Storr et al. 2007) wird durch eine erhöhte Sekretion von ACTH hervorgerufen. Er kommt im Kindes- und Jugendalter sehr selten vor.

Ätiologie

In 80% der Fälle liegt ein ACTH-produzierendes Mikroadenom der Hypophyse vor, das nicht immer neuroradiologisch nachgewiesen werden kann. Das ACTH-produzierende hypophysäre Mikroadenom zeigt bei Kindern im Vergleich zu Erwachsenen einige Besonderheiten auf. Es kommt häufiger bei präpubertären Jungen als Mädchen vor, es zeigt eine häufigere Lateralisation und ein rascheres Ansprechen auf externe Radiotherapie. Makroadenome sind sehr selten, können jedoch den Sinus cavernosus infiltrieren und sich als eine frühe Manifestation des MEN Typ I (Wermer-Syndrom) oder McCune-Albright-Syndroms präsentieren.

Eine primäre hypothalamische Überfunktion ist selten.

Inzidenz

Die höchste Inzidenz liegt im Alter von 14 Jahren.

Klinik

Die meisten Kinder und Jugendlichen präsentieren sich mit typischen cushingoiden Symptomen, deren erste Anzeichen bei genauerer Suche jedoch häufig schon 2–3 Jahre vor Diagnosestellung bestehen. Die Kinder zeigen ein Vollmondgesicht, Büffelnacken, eine Plethora, Hirsutismus, Akne und Striae. Sie sind adipös, das Längenwachstum ist kompromittiert. Das Skelettalter ist meist verzögert. Zusätzlich haben etwa die Hälfte der Patienten einen arteriellen Hypertonus, emotionale Labilität und sind vermehrt müde. Muskelschwäche und Hämatomneigung sind seltene Symptome im Kindesalter.

Differenzialdiagnose

Als Differenzialdiagnosen kommen unter anderem die adrenale Hyperplasie bei McCune-Albright-Syndrom, adrenokortikale Tumore, ein ektopes ACTH-Syndrom und eine primär pigmentierte noduläre adrenokortikale Erkrankung in Betracht.

Diagnostik

Bei Patienten, bei denen ein Verdacht auf einen Morbus Cushing besteht, sollte zunächst die erhöhte Kortisolproduktion bestätigt werden. Hierzu erfolgt die Bestimmung der Kortisolexkretion im 24 h-Sammelurin und die Serumkortisolbestimmung im Tagesverlauf. Daran schließt sich ein niedrigdosierter Dexamethasonhemmtest an.

Zur Klärung der Ätiologie der Kortisolüberproduktion erfolgt die morgendliche ACTH-Bestimmung im Plasma.

Es erfolgt ein CRH-Test, der hilft zwischen Morbus Cushing und einer ektopen ACTH-Produktion zu unterscheiden. Beim ACTH-produzierenden Hypophysenadenom steigt nach Gabe von CRH in den meisten Fällen ACTH und Kortisol an, beim ektopen ACTH-Syndrom ist dies nicht der Fall.

Es wird ein MRT der Hypophyse angefertigt. Die meisten pädiatrischen ACTH-produzierenden Tumore sind Mikroadenome mit einem Durchmesser von weniger als 5 mm. Wenn sie im MRT sichtbar sind, stellen sie sich meist als hypointense Signale ohne Kontrastanreicherung nach Gadolinum dar.

> Die Technik der bilateralen Entnahme von ACTH aus den inferioren Sinus petrosi hilft, in einigen Fällen die Lateralisierung des Adenoms vorherzusagen. Sie kann jedoch aufgrund von Anastomosen zwischen beiden Seiten zu falschen Ergebnissen führen. Über die Notwendigkeit und Durchführung sollte mit dem Neurochirurgen beraten werden, da die Aussagekraft und die Gefahr möglicher unerwünschter Folgen miteinander abzuwägen sind.

Therapie

Die Therapie der Wahl ist die transsphenoidale Operation mit selektiver Entfernung des Adenoms. Dies kann technisch sehr schwierig sein und muss in die Hände eines erfahrenen Neurochirurgen gelegt werden. Die Erfolgsrate liegt zwischen 45–90%. Nach kompletter Entfernung des Mikroadenoms entwickeln die Patienten eine sekundäre Nebenniereninsuffizienz aufgrund des nun entstandenen ACTH-Mangels. Postoperativ muss eine Hydrokortisonsubstitution erfolgen. Die Erholung der hypophysären Achse kann Monate dauern und erfordert regelmäßige Kontrollen und langsames Absetzen der Hydrokortisontherapie, bis die eigene Kortisolproduktion normalisiert ist.

Postoperativer Panhypopituitarismus ist eine häufige Komplikation. Meist ist die Wachstumsrate postoperativ weiterhin vermindert. Der STH-Mangel kann entweder durch die Operation, den Tumor oder den Hyperkortisolizismus hervorgerufen sein. Die STH-Achse sollte 3 Monaten postoperativ getestet werden und gegebenenfalls eine Substitutionstherapie mit STH erfolgen. Viele Patienten bleiben adipös mit Erhöhung des viszeralen Fettanteils und einem erhöhten Risiko für die Entwicklung eines metabolischen Syndroms im Erwachsenenalter.

Bei Patienten, bei denen eine Hypophysenchirurgie kontraindiziert ist, kann in seltenen Fällen als Ultima Ratio eine beidseitige Adrenalektomie durchgeführt werden.

Eine weitere Therapieoption ist die externe hypothalamische Radiotherapie. Sie wird jedoch nur als Therapieoption zweiter Wahl eingesetzt. Erfahrungen bestehen in einigen wenigen europäischen Zentren.

Hyperprolaktinämie, Prolaktinom

Definition

Prolaktinome sind gutartige Neoplasien im Bereich der Hypophyse mit Verlust der dopaminergen Suppression von Prolaktin (Schlechte 2003; Keil u. Stratakis 2008).

Ätiologie

Die Sekretion von Prolaktin wird durch Dopamin gesteuert. Jeder Prozess, der mit der Dopaminausschüttung interferiert und verhindert, dass Dopamin in das portale Blutgefäßsystem ausgeschüttet wird, führt zu einer Hyperprolaktinämie. Dies kann durch Medikamente verursacht sein, die mit der Ausschüttung von Dopamin interferieren. Die Verabreichung von Östrogen, eine gesteigerte TSH-Produktion, Tumore im Bereich der Hypophyse, ein Kraniopharyngeom, Akromegalie, Schädelhirntrauma, granulomatöse Infiltrationen des Hypothalamus können ursächlich für eine Hyperprolaktinämie sein. Findet sich keine dieser Erkrankungen, so kann ein Prolaktiom vorliegen. Oftmals ist es jedoch zu klein, um radiografisch erkannt zu werden.

> Hypophysäre Tumore im Kindesalter sind selten. Zusammen mit den ACTH-produzierenden Adenomen sind Prolaktinome die häufigste Form des hypophysären Adenoms bei peripubertären Kindern und Jugendlichen. Der Erkrankungsgipfel liegt jedoch mit 20–50 Jahren jenseits des Kindes- und Jugendalters.

Klinik

Typische Symptome des Prolaktinoms sind Störungen der hypophysären-gonadalen Achse. Bei präpubertären Kindern können Wachstumsstörungen, Kopfschmerzen und Gesichtsfeldeinschränkungen auftreten. Häufige Symptome bei Mädchen sind primäre oder sekundäre Amenorrhö und Galaktorrhö. Bei den Mädchen ist der Tumor zum Zeitpunkt der Diagnose meist klein, Kopfschmerzen und neurologische Defizite sind selten. Bei Jungen wird der Tumor eher spät erkannt, das Tumorvolumen ist vergleichsweise größer als bei Mädchen. Es können neben den neurologischen Symptomen Gynäkomastie, Galakthorrhö, Osteopenie und Osteoporose auftreten.

Diagnostik

Die Prolaktinbestimmung im Serum gibt Aufschluss über das Vorliegen einer Hyperprolaktinämie. Ein Prolaktinwert unter 20 ng/ml gilt als normal. Häufig führt Stress bei der Blutentnahme zu grenzwertig erhöhten Werten, daher ist es sinnvoll, gleichzeitig Kortisol mitzubestimmen. Es sollte die Schilddrüsenfunktion bestimmt werden, da eine TSH-Erhöhung zu erhöhten Prolaktinspiegeln führen kann. Provokationstests sind nicht erforderlich. Prolaktinwerte über 150 ng/ml sprechen für ein Makroadenom (>10 mm), niedrigere Werte finden sich meist bei einem Mikroadenom (<10 mm). In der Regel korrespondiert die Höhe des Prolaktinspiegels mit der Tumorgröße. Sehr selten kann die Hyperprolaktinämie das erste Zeichen einer multiplen Neoplasie Typ I (MEN Typ I, Wermer-Syndrom), eines Carney-Komplexes oder eines familiär isolierten Hypophysenadenoms sein.

> Hat sich die Diagnose Hyperprolaktinämie bestätigt, so sollte eine MRT-Untersuchung mit Kontrastmittelgabe durchgeführt werden. Wichtig für die Therapie ist die Abgrenzung eines Prolaktinom von anderen Prozessen im Bereich des Hypophysenstils, die mit der inhibitorischen Dopaminwirkung auf laktotrope Zellen interferieren. Letztere zeigen meist eine mäßige Erhöhung des Prolakinwertes und sprechen auf eine Therapie mit Dopaminagonisten ungenügend an.

Therapie

Die primäre Therapie besteht in der Gabe eines Dopaminagonisten. Bei Kindern liegt die größte Erfahrung mit Bromocriptin vor. Es wird in einschleichender Dosierung bis zu einer Dosis von 2,5–10 mg/Tag verabreicht. Nebenwirkungen können Übelkeit, Benommenheit, Kopfschmerzen und Müdigkeit sein. Mit Einführung von Cabergolin steht ein Präparat mit langer Plasmahalbwertszeit von bis zu 65 Stunden zur Verfügung. Es wird 1- bis 2-mal wöchentlich verabreicht. Die Startdosis ist 0,25 mg. Meist reichen 0,5–2 mg/Woche aus, um eine suffiziente Normalisierung der Prolaktinwerte zu erreichen. Dopaminagonisten führen zu einer Reduktion der Tumorgröße und Normalisierung des Prolaktinwertes bei Mikroadenomen in 80–90% der Fälle und bei Makroadenomen bei ca. 70% der Patienten. Die medikamentöse Therapie sollte bei einem Mikroadenom für mindestens 2 Jahre und bei Makroadenom für mindestens 4 Jahre durchgeführt werden. Die Prolaktinwerte sollen im Referenzbereich liegen. Sie sollten in 4–8 wöchentlichem Abstand kontrolliert werden. Steigen die Prolaktinwerte erneut an, kann eine lebenslange Therapie mit Dopaminagonisten indiziert sein. Mädchen im gebärfähigen Alter sollten während der Therapie eine Schwangerschaftsverhütung durchführen. Die Therapie des Prolaktinoms mit Dopaminagonisten in niedriger Dosierung zeigt bisher keine Langzeitnebenwirkungen. Bei Patienten mit Morbus Parkinson, die mit Cabergolid und Pergolid jedoch in bis zu 20-fach höherer Dosierung behandelt werden, wurde über das Auftreten von Herzklappeninsuffizienzen berichtet.

Eine transsphenoidale operative Entfernung ist bei sehr großen extrasellär lokalisierten Tumoren, Dopamin resistenten Tumoren oder bei Patienten, die die medikamentöse Therapie aufgrund der Nebenwirkungen nicht tolerieren, indiziert.

Der Prolaktinmangel hat im Kindesalter kein klinisches Erscheinungsbild.

Inadäquate ADH–Ausschüttung
Definition
Das Syndrom der inadäquaten ADH-Ausschüttung (SIADH) wird definiert als Hyponatriämie und Hypoosmolalität aufgrund inadäquat gesteigerter ADH-Produktion trotz eines normalen bzw. erhöhten intravaskulären Volumens.

Pathophysiologie
Die zugrunde liegende Störung ist eine nicht vollständig supprimierbare ADH-Ausschüttung. Ein ADH-Überschuss resultiert in Wasserretention und Volumenzunahme, Gewichtszunahme und Natriurese. Die Serumosmolalität sinkt unterhalb des Referenzbereiches. Eine Hyponatriämie entwickelt sich nur, wenn der Patient Zugang zu freiem Wasser hat. Die Natriurese, die sich beim SIADH trotz Hyponatriämie entwickelt, kommt sekundär durch eine verminderte Natriumrückresorption im Bereich des proximalen Tubulus aufgrund der Expansion des extrazellulären Volumens zustande (Hypervolämie unterdrückt das Renin-Angoptensin-Aldosteron-System). Der Mediator der Natriurese ist wahrscheinlich das atriale natriuretische Peptid (ANP), das am proximalen Tubulus die Reabsorption von Natrium als Antwort auf das vergrößerte extrakorporale Volumen hemmt.

> SIADH kommt bei Kindern sehr selten vor. Meist sind andere Ursachen für eine Hyponatriämie verantwortlich. Exakte Inzidenzdaten liegen nicht vor. Es kann in jedem Alter auftreten, und ist die häufigste Form der normovolämischen Hyponatriämie.

Klinik
Die klinischen Symptome des SIADH hängen vom Ausmaß des zerebralen Ödems und der Hyponatriämie ab. Patienten, deren Serumosmolalität über 240 mosmol/kg liegt, sind meist asymptomatisch. Bei Kindern tritt ein SIADH meist nach ZNS-Infektionen, intrathorakalen Erkrankungen und postoperativ auf. Neonaten sind meist nach einer intrakraniellen Blutung betroffen. Die Symptome sind vage und unspezifisch und hängen vom Ausmaß der Hyponatriämie ab. Magen-Darmtrakt-Probleme wie Appetitlosigkeit, Übelkeit und Erbrechen können auftreten sowie neurologische Symptome wie Kopf-

schmerzen, Verschwommensehen, Lethargie, Apathie, Desorientierung, Agitation und Irritabilität. Beobachtete muskuläre Symptome sind Muskelschwäche und Muskelkrämpfe.

Oft wird das SIAD erst erkannt, wenn eine hypotone Hyponatriämie vorliegt. Klinisch findet sich keine Dehydratation, auch treten selten Ödeme auf. Manchmal ist eine Gewichtszunahme zu bemerken. Hautturgor und Blutdruck sind normal. Mit Steigerung des intrakraniellen Drucks können gesteigerte Reflexe (positiver Babinski-Reflex) und asymmetrische Pupillen auftreten. Steigt der intrakranielle Druck weiter, so kann es zur Cheyne-Stokes-Atmung und zu Krampfanfällen kommen.

Eine Korrelation zwischen der Schwere der Symptome und dem Grad der Hyponatriämie besteht nicht.

Als Ursache kann eine unangemessene Hypersekretion von ADH aus dem Hypothalamus oder eine ektope Produktion von ADH-ähnlichen Substanzen vorliegen. Bei Kindern ist Letzteres extrem selten. Einige Medikamente vermindern die renale Wasserausscheidung, indem sie entweder die ADH-Ausschüttung steigern oder die periphere Wirkung von ADH verstärken.

Differenzialdiagnose

Der zerebrale Salzverlust, der zur hyponatriämischen Dehydratation bei Patienten mit zerebralen Erkrankungen führt, ist die wichtigste Differenzialdiagnose, da er eine andere Therapie erfordert.

Weitere Erkrankungen sind die Nebenniereninsuffizienz, Hyponatriämie und auch Hypothyreose.

Diagnostik

Es finden sich Hyponatriämie, Hypoosmolalität und kontinuierlicher renaler Natriumverlust trotz Hyponatriämie. Harnstoff und Harnsäure sind erniedrigt. Normwertig sind Bikarbonat und Kalium. Auch Schilddrüsen- und Nebennierenrindenfunktionstests sind normal.

Eine MRT- oder CT-Untersuchung des Kraniums sollte zum Ausschluss eines intrakraniellen Ödems angefertigt werden.

Therapie

Die Therapie des SIADH hängt von den Symptomen, der Schwere der Hyponatriämie und ihrer Dauer ab. Asymptomatische Patienten erhalten in der Regel eine Flüssigkeitsrestriktion. Die Verabreichung von hypertoner Kochsalzlösung hat nur einen vorübergehenden Effekt und sollte nur bei schweren ZNS-Symptomen eingesetzt werden. Bei chronischer Hyponatriämie ist keine Therapie erforderlich, sondern kann im Gegenteil sogar schädlich sein. Thiaziddiuretika sollten nicht eingesetzt werden, da sie die Hyponatriämie verstärken.

Im pädiatrischen Bereich bestehen bisher nur limitierte Erfahrungen mit ADH-Rezeptorantagonisten (z. B. Conivaptan).

21.2.3 Sekundäre Störungen, Fehlbildungen, Tumore

Hypophysentumore

Hypophysentumore sind im Kindesalter selten. Die Prävalenz beträgt 1:1.000.000 Kinder. Sie machen 2–6% der chirurgisch zu behandelnden Tumore im Kindesalter aus. Hypophysäre Tumore sind selten maligne, haben jedoch aufgrund ihrer Lokalisation eine signifikante Morbidität (Keil u. Stratakis 2008). Knapp 3% der Tumore produzieren keine Hormone und werden deshalb erst spät als Makroadenome entdeckt.

Im Kindesalter finden sich hauptsächlich zwei Arten von hypophysären Tumoren:
— das Kraniopharyngeom, ein gutartiger Tumor, der aufgrund seines Wachstums das Hypophysengewebe komprimiert und somit zu Hormonausfällen führen kann und
— hypophysäre Adenome, die verschiedene Hormone, wie Prolaktin, ACTH oder STH produzieren können.

Die Ätiologie der Tumore ist meist unklar, eine genetische Ursache jedoch wahrscheinlich. Im Gegensatz zu Tumoren im Erwachsenen können sich hypophysäre Tumore im Kindesalter als Ausdruck einer genetischen Erkrankung wie dem MEN Typ I, Carney-Komplex, familiär isolierten Hypophysentumoren oder dem McCune-Albright-Syndrom manifestieren.

Adenome

ACTH-produzierende Adenome

Diese Tumorart findet sich häufig bei präpubertären Kindern. Kinder über 5 Jahre mit einem M. Cushing haben in 90–95% der Fälle einen ACTH-produzierenden Tumor im Bereich der Hypophyse. Nur 5% weisen einen ektop gelegenen ACTH-produzierenden oder CRH-produzierenden Tumor auf. Hyperkortisolizismus bei Kindern jünger als 5 Jahre hat meist eine andere Ursache als die eines ACTH-produzierenden Tumors.

Das Nelson-Syndrom (Vergrößerung eines hypophysären Adenoms nach beidseitiger Adrenalektomie) als Ursache für einen ACTH-produzierenden Tumor ist sehr selten, ebenso die ektope ACTH-Produktion, die bei Karzinoidtumoren, pankreatischen Inselzelltumoren, dem Phäochromozytom, Ganglioneurom und anderen neuroendokrinen Tumoren auftreten kann.

Am häufigsten kommt das ACTH-produzierende Adenom in der 3. bis 4. Lebensdekade vor. Frauen sind etwa

9-mal häufiger betroffen als Männer, meist zeigt sich ein Mikroadenom von einer Größe kleiner als 3 mm.

Kraniopharyngeom

Definition
Das Kraniopharyngeom (Keil u. Stratakis 2008; Müller 2008) ist ein langsam wachsender gutartiger Tumor im Bereich der Hypophyse und des Hypothalamus.

Ätiologie
Der Tumor entsteht aus embryonalem Restgewebe der Rathke-Tasche, das sich zwischen Adeno- und Neurohypophyse befindet. Die molekularen Entstehungsmechanismen eines Kraniopharyngeoms sind noch weitestgehend unbekannt. Man geht davon aus, dass es sich um monoklonales Tumorgewebe handelt.

Inzidenz
Das Kraniopharyngeom ist ein seltener Tumor mit einer Inzidenz von 0,5–2:1.000.000 Erkrankungen pro 100.000 Personen und Jahr. Er macht 1,2–15% aller intrakraniellen Tumoren im Kindesalter und ca. 89–90% aller Tumoren im Bereich der Hypophyse und des Hypothalamus aus. Ungefähr die Hälfte aller Patienten erkranken im Kindes- und Jugendalter (5–14 Jahre). Der zweite Manifestationsgipfel liegt in der 5. Lebensdekade.

Klinik
Die klinischen Symptome ergeben sich aus der Nähe zu anderen Gehirnanteilen, sind jedoch oft unspezifisch und bestehen schon über einen längeren Zeitraum, bevor die Diagnose gestellt wird. Steigerung des intrakraniellen Drucks führt zu Übelkeit, Erbrechen und Kopfschmerzen. Eine Kompression der Hirnnerven führt bei 42% der Patienten zu Visus- und Gesichtsfeldeinschränkungen, eine Schädigung der Hypophyse zu hormonellen Ausfällen. Bei 75% der Kinder wird ein Wachstumshormonmangel festgestellt, bei 40% ein Gonadotropin-, bei 25% ein ACTH-, bei 25% ein TSH-Mangel und bei 17% ein Diabetes insipidus. Eine Wachstumsstörung besteht meist schon ca. 1 Jahr vor Diagnosestellung. Gewichtszunahme ist ein spätes klinisches Zeichen des Kraniopharyngeoms. Infiltriert der Tumor den Hypothalamus, so kann es zu Wesensveränderungen wie emotionaler Labilität, Wutausbrüchen und abnormen sexuellen Verhalten, als auch zu Gedächtnisstörungen, Intelligenzminderung und Leistungsabfall kommen. Da das Tumorwachstum selten zur Kompression oder Zerstörung des Hypophysenstiels führt, findet sich nur bei ca. 20% der Patienten eine Hyperprolaktinämie.

Diagnostik
Bildgebung: Im CT und MRT stellt sich ein Kraniopharyngeom als ein meist zystischer supra- und/oder intrasellär gelegener Tumor dar. Er kann jedoch auch aus soliden und kalzifizierten Komponenten bestehen.

Endokrinologische Funktionstests: Vor Therapie sollte die Funktion der Hypophysenvorderlappenhormone geprüft werden. Wichtig ist die Dokumentation von Ausscheidung und Trinkmenge.

Weitere Untersuchungen: Es muss eine augenärztliche Untersuchung des Visus und Augenhintergrundes, sowie eine sorgfältige neurologische Untersuchung auf Hirnnervenausfälle erfolgen.

Therapie
Die chirurgische Resektion des Tumors ist die Therapie der Wahl und sollte in hierfür spezialisierten Zentren erfolgen. Sie erfolgt je nach Größe und Lokalisation von frontotemporal rechts oder transnasal. Stehen Hydrozephalus oder die Kompression der Liquorzirkulation durch eine Zyste im Vordergrund, so wird in einigen Fällen ein Shunt angelegt oder der Zysteninhalt drainiert. Ziel ist die komplette Resektion des Tumors. Ist nur eine partielle Entfernung möglich, so schließt sich in der Regel eine Bestrahlungstherapie an.

Folgeerkrankung/Nachsorge
Nach Resektion des Tumors kommt es nur selten zur vollständigen Restitutio der zuvor bestehenden endokrinen Ausfälle. Vielmehr sind bei 85–95% der Patienten multiple endokrine Achsen betroffen, nicht selten liegt ein Panhypopituitarismus vor. Die entsprechenden Hormone müssen substituiert werden. Ein Teil der Kinder mit nachgewiesenem STH-Mangel wächst dennoch, sodass eine Entscheidung zur Substitutionstherapie mit STH in diesen Fällen individuell getroffen werden sollte. Etwa die Hälfte der Patienten entwickelt aufgrund von Hyperphagie und Bewegungsmangel eine Adipositas. Ein standardisiertes Therapiekonzept besteht derzeit nicht.

Bei einem Drittel der Patienten mit kompletter Tumorresektion und 46% der Patienten mit Teilresektion, bei denen präoperativ eine Sehminderung vorlag, nimmt die Sehschärfe postoperativ zu, 36% haben eine Sehfeldeinschränkung, 30% ein normales Sehen.

Überlebensrate
Die 5-Jahresüberlebensrate liegt bei 91%, die 10-Jahresüberlebensrate bei 87%. Nach Teilresektion tritt nach alleiniger Operation bei 71–90% und nach Kombination von Operation und Chemotherapie bei 21% der Fälle ein Rezidiv auf.

Somatotropinom/Gigantismus

Definition
Gigantismus bezeichnet ein abnormes lineares Wachstum oberhalb von 2 SD der Altersnorm, es findet sich, wenn die Epiphysenfugen noch geöffnet sind. Eine Akromegalie tritt nach Epiphysenschluss auf. In beiden Fällen liegt eine IGF-I-Hypersekretion vor.

Pathologie
Als Pathomechanismen kommen drei Szenarien in Frage. Ursächlich kann ein Wachstumshormonexzess aus der Hypophyse, eine vermehrte GHRH-Ausschüttung aus dem Hypothalamus oder eine exzessive Produktion von IGFBP vorliegen, sodass die Halbwertszeit von IGF-I verlängert ist.

Am häufigsten kommt es zu einer stark erhöhten Ausschüttung von STH aus der Hypophyse, die in den meisten Fällen isoliert ist. Selten tritt sie im Rahmen von MEN Typ I, McCune-Albright-Syndrom, Neurofibromatose, tuberöser Hirnsklerose sowie dem Carney-Komplex auf.

Über eine Erhöhung der Mortalitätsrate von Kindern mit Gigantismus ist nichts bekannt. Erwachsene Patienten mit Akromegalie haben aufgrund kardiorespiratorischer Probleme ein schätzungsweise 2- bis 3-fach erhöhtes Mortalitätsrisiko.

Klinik
Bei Kindern mit noch offenen Epiphysenfugen findet sich ein abnormes lineares Wachstum, leichtes Übergewicht, Makrozephalus und Bindegewebshypertrophie. Nach Epiphysenschluss wachsen vornehmlich die Akren, sodass sich relativ grobe Gesichtszüge, Prognathie, große Hände und Füße entwickeln. Einige Patienten klagen vermehrt über Kopfschmerzen und leiden unter peripheren Neuropathien wie dem Karpaltunnelsyndrom. Im kardiovaskulären Bereich finden sich Hypertension und Linksherzhypertrophie. Assoziierte Endokrinopathien sind Hypogonadismus, Diabetes mellitus Typ 2, sowie Hyperprolaktinämie. Es finden sich vermehrt gutartige Tumore.

Laborchemisch ist IGF-I signifikant erhöht. Bei einem mammosomatotropen Tumor ist auch Prolaktin erhöht.

Ätiologie
Für den primären STH-Exzess können Adenome der somatotropen oder mammosomatotropen Zellen ursächlich sein. Sowohl Hypophysenmikro- als auch Makroadenome können vorkommen. Selten findet sich ein außerhalb der Sella gelegenes infiltratives Tumorwachstum.

Man vermutet, dass der funktionelle Verlust von Tumorsuppressorgenen (TSG) zu exzessiver STH-Produktion führt. So findet sich bei einigen STH-produzierenden Tumoren ein Verlust der 11q13 Heterozygotie, ein Bereich, der für ein TSG codiert. Es weisen 8% der STH-produzierenden Hypophysenadenome eine Keimbahnmutation im TSG *PRKAR1A* auf.

Sekundärer STH-Exzess kann durch intrakranielle oder ektope GHRH-Produktion verursacht sein. Die Verminderung des Somatostatintonus bei Neurofibromatose, Optikusgliom und Astrozytom kommt für eine vermehrte STH-Ausschüttung ebenfalls in Frage.

Differenzialdiagnose
Es muss an ein Beckwith-Wiedemann-Syndrom, kongenitale adrenale Hyperplasie, fragiles X-Syndrom, Hyperinsulinismus, Marfan-Syndrom, McCune-Albright-Syndrom, Pubertas praecox, Sotos-Syndrom (*NSD1*-Gen-Mutation), Weaver-Syndrom und Östrogenrezeptormutation gedacht werden.

Diagnostik
Laborchemisch findet sich ein erhöhtes IGF-I, die Messung des basalen STH ist aufgrund des pulsatilen Ausschüttungsmusters von STH nicht aussagekräftig. Im OGTT findet sich eine mangelnde Suppression von STH innerhalb von 3 Stunden nach der Testmahlzeit (norm ist <5 ng/dl). Prolaktin kann erhöht sein.

Ein MRT des Schädels ist indiziert. Wird eine ektope STH-Produktion vermutete, so sollten eine Röntgenaufnahme des Thorax und eine abdominelle Bildgebung durchgeführt werden.

Therapie
Das Ziel der Therapie ist eine Normalisierung der IGF-I und STH-Werte.

Die primäre Therapie besteht in der transspenoidalen Operation des hypophysären Tumors. Sie ist jedoch häufig nur unzureichend erfolgreich. Eine weitere Therapieoption besteht in der Verabreichung von Somatostatinanaloga wie Oktreotid. Eine Normalisierung von IGF-I wird in 65–75% der Fälle erreicht. Es kommt zu einer Tumorverkleinerung. Die Behandlung mit Depotpräparaten scheint Erfolg versprechend zu sein.

Dopaminagonisten zeigen nur einen 20%igen Erfolg bei STH-Exzess. Bei Erwachsenen wird der STH-Rezeptoragonist Pegvisomant (Somavert) eingesetzt, der in 90% der Fälle nach 3 Monaten zur Normalisierung der IGF-I-Spiegel führt. Bei Kindern gibt es bisher zu diesen Medikamenten keine Studien.

> **Kommt es trotz der oben aufgeführten Therapiemaßnahmen zu keinem Erfolg und erneutem Tumorwachstum, so kann eine Radiotherapie durchgeführt werden. Bei etwa der Hälfte der Patienten tritt jedoch 10 Jahre nach Bestrahlung ein Panhypopituitarismus auf.**

Literatur

Dode C, Levilliers J, Dupont JM et al. (2003) Loss-of-function mutations in FGFR1 cause autosomal dominant Kallmann syndrome. Nat Genet 33(4): 463–465

Ferry RJ, Jr, Kesavulu V, Kelly A, Levitt Katz LE, Moshang T, Jr (2001) Hyponatremia and polyuria in children with central diabetes insipidus: challenges in diagnosis and management. J Pediatr 138(5): 744–747

Heger S, Ojeda SR, Female Puberty in rodents (2007) In: Pescovitz OH, Walvoord EC (eds) When puberty is precocious: Scientific and clinical aspects. Humana Press, Totowa, NJ, pp 3–34

Keil MF, Stratakis CA (2008) Pituitary tumors in childhood: update of diagnosis, treatment and molecular genetics. Expert Rev Neurother 8(4): 563–574

Kelley KW, Weigent DA, Kooijman R (2007) Protein hormones and immunity. Brain Behav Immun 21(4): 384–392

Lechan RM, Fekete C (2006) The TRH neuron: a hypothalamic integrator of energy metabolism. Prog Brain Res 153: 209–235

Lightman SL (2008) The neuroendocrinology of stress: a never ending story. J Neuroendocrinol 20(6): 880–884

Muller HL (2008) Childhood craniopharyngioma. Recent advances in diagnosis, treatment and follow-up. Horm Res 69(4): 193–202

Rivkees SA, Dunbar N, Wilson TA (2007) The management of central diabetes insipidus in infancy: desmopressin, low renal solute load formula, thiazide diuretics. J Pediatr Endocrinol Metab 20(4): 459–469

Schlechte JA (2003) Clinical practice. Prolactinoma. N Engl J Med 349(21): 2035–2041

Storr HL, Chan LF, Grossman AB, Savage MO (2007). Paediatric Cushing's syndrome: epidemiology, investigation and therapeutic advances. Trends Endocrinol Metab 18(4):167–174

Takeuchi Y, Takano T, Abe J, Takikita S, Ohno M (2001) Thyrotropin-releasing hormone: role in the treatment of West syndrome and related epileptic encephalopathies. Brain Dev 23(7): 662–667

Wildt L, Hausler A, Marshall G et al. (1981) Frequency and amplitude of gonadotropin-releasing hormone stimulation and gonadotropin secretion in the rhesus monkey. Endocrinology 109: 376–385

22 Schilddrüse

Annette Grüters

22.1	Biochemische und physiologische Grundlagen	– 331

22.2	Erworbene Hypothyreose	– 333
22.2.1	Exogene Ursachen	– 333
22.2.2	Autoimmunthyroiditis	– 333
22.2.3	Zentrale Hypothyreose	– 334
22.2.4	Andere Ursachen	– 334
22.2.5	Diagnostik und Therapie der Hypothyreose	– 334
22.2.6	Nonthyroidal-illness-Syndrom	– 334
22.2.7	Jodmangel	– 335
22.2.8	Hypothyreose bei Hämangiomen	– 335
22.2.9	Euthyreote Struma	– 335
22.2.10	Subakute Thyreoiditis	– 335
22.2.11	Suppurative Thyreoiditis	– 335

22.3	Hyperthyreose	– 335
22.3.1	Morbus Basedow	– 335
22.3.2	TSH-abhängige Hyperthyreose	– 337
22.3.3	Adenome	– 337
22.3.4	Aktivierende TSH-Rezeptormutationen	– 338
22.3.5	Aktivierende G-Proteinmutationen	– 338

22.4	Schilddrüsenneoplasien	– 338
22.4.1	Klassifikation	– 338
22.4.2	Karzinome als Folge einer Strahlenexposition	– 338
22.4.3	Papillär-follikuläre Karzinome	– 338
22.4.4	Medulläre Karzinome	– 338
22.4.5	Diagnostisches Vorgehen bei Schilddrüsenknoten	– 339

22.5	Angeborene Schilddrüsenerkrankungen bei Neugeborenen und Kleinkindern	– 339
22.5.1	Schilddrüsenentwicklung	– 340
22.5.2	Jod und Schilddrüsenhormonmetabolismus	– 340
22.5.3	Reifung des Regelkreises	– 340
22.5.4	Schilddrüsenfunktion bei Frühgeborenen	– 341
22.5.5	Angeborene Hypothyreose	– 342
22.5.6	TSH-Rezeptormutationen	– 343
22.5.7	Natrium-Jod-Symporterdefekte	– 343
22.5.8	Peroxidase-Systemdefekte (Organifikationsdefekte)	– 343
22.5.9	Pendred-Syndrom	– 344

22.5.10	Defekte der Thyroglobulinsynthese	– 344
22.5.11	Jodotyrosin-Dejodinasedefekt (Dehalogenasedefekt)	– 344
22.5.12	Jodothyronin-Monodejodinasemangel (Dejodasemangel)	– 344
22.5.13	Schilddrüsenhormonresistenz	– 344
22.5.14	Zentrale Hypothyreose	– 345
22.5.15	Transiente angeborene Hypothyreose	– 345
22.5.16	Hyperthyrotropinämie	– 345
22.5.17	Diagnostik bei Neugeborenen mit auffälligem Screeningergebnis	– 345
22.5.18	Behandlung	– 347
22.5.19	Angeborene Hyperthyreose	– 348
22.5.20	Störungen des Schilddrüsenhormontransports	– 349
22.5.21	Der Fetus als Patient	– 349

Literatur – 350

22.1 Biochemische und physiologische Grundlagen

Das Schilddrüsenhormon besteht zu 60% aus Jod und Jodid, die das bestimmende Substrat für die Hormonsynthese sind.

> Die tägliche Zufuhr soll mindestens
> - 100 µg/Tag bei Jugendlichen und Erwachsenen (150 µg/Tag bei Schwangeren und stillenden Müttern),
> - 60–100 µg/Tag bei Kindern von 1–10 Jahren,
> - 40 µg/Tag bei Kindern von 6–12 Monaten und
> - 30 µg/Tag in den ersten 6 Lebensmonaten betragen.

Die Konzentration des Jods im Serum hängt von der Jodaufnahme mit der Nahrung und der Effizienz des Jodtransports ab. Die aktive Jodaufnahme erfolgt im Wesentlichen durch den Natrium-Jod-Symporter (NIS). Hohe Konzentrationen von Jodid im Serum können die Jodaufnahme durch NIS (Wolff-Chaikoff-Effekt) und die Thyroglobulin-(Tg-)Synthese und die Hormonsekretion hemmen. Schilddrüsenhormone sind Derivative des Tyrosins.

Biosynthese des aktiven Hormons
- Jodaufnahme in die Schilddrüse (NIS)
- Tg-Synthese
- Organifikation zu Jodotyrosinen (Monojodtyrosin, MIT und Dijodtyrosin, DIT)
- Kopplung der Jodotyrosine und Bildung von Jodothyroninen (Thyroxin, T_4 und Trijodthyronin, T_3) und Speicherung im Follikel
- Pinozytose und Hydrolyse des Tg und Sekretion von MIT, DIT, T_4 und T_3
- Dejodinierung von MIT und DIT

Die Tg-Serumspiegel liegen zwischen 1 und 30 ng/ml, im Median bei 5 ng/ml. Bei Frühgeborenen sind die Spiegel erhöht. Die Tg-Spiegel sind ebenfalls bei einigen Schilddrüsenerkrankungen (Struma, subakute Thyroiditis, Morbus Basedow, Schilddrüsenkarzinome und Knotenstruma) erhöht. Das hypophysäre thyreoideastimulierende Hormon (TSH) ist der wichtigste Regulator der Schilddrüsenfunktion. TSH wirkt über den TSH-Rezeptor, einen G-Protein-gekoppelten Rezeptor in der Schilddrüsenzellmembran. Auch TSH-rezeptorstimulierende Antikörper können an den TSH-Rezeptor binden und ihn stimulieren oder blockieren. TSH wird durch das hypothalamische Peptid TRH stimuliert, dessen Produktion durch zahlreiche zentrale und periphere Einflüsse reguliert wird (▶ Kap. 21).

Die Schilddrüsenhormone im Serum sind an thyroxinbindendes Globulin (TBG), Präalbumin (Transthyretin) und Albumin gebunden und sind in einem Equilibrium mit den freien Hormonen. Die TBG-Spiegel sind bei Kindern höher als bei Erwachsenen. Die Dejodierung der Jodtyrosine führt zu den aktiven Schilddrüsenhormonen, Thyroxin (T_4) und Trijodthyronin (T_3) und den inaktiven anderen Metaboliten durch die 3 Monodejodasen (MDI Typ I, MDI Type II und MDI Typ III. Monodejodierung des äußeren Rings führt zum T_3, das 3- bis 4-mal wirksamer ist als das T_4. Monodejodierung des inneren Rings führt zum Reverse-Trijodthyronin (rT_3), das inaktiv ist. Die Dejodierung findet in der Schilddrüse und peripheren Geweben, hauptsächlich in der Leber, statt. Schilddrüsenhormone werden nach Konjugierung und Sulfatierung mit dem Urin und dem Stuhl ausgeschieden.

> Schilddrüsenhormone sind wesentlich für die Entwicklung und das Wachstum, die Thermoregulation, die Funktion des ZNS, den Metabolismus sowohl von Kohlehydraten, Lipiden als auch Proteinen und beeinflussen die Sekretion und Funktion vieler anderer Hormone.

Die freien Hormone gelangen über spezifische Transporter der Plasmamembran von Zellen in das Zytoplasma (Integrine, »organic anion transporter« OATP, Aminosäuretransporter und Monokarboxylattransporter). T_3 hat die 10-fache Affinität des T_4 und bindet auch an Mitochondrienmembranen. Die Wirkung der Schilddrüsenhormone erfolgt über nukleäre Rezeptoren (TR), die im Wesentlichen als Transkriptionsfaktoren fungieren. Beim Menschen werden zwei genetisch distinkte Rezeptoren unterschieden, auf Chromosom 17 der α-Rezeptor (TRα) und auf Chromosom 3 der β-Rezeptor (TRβ). Alternatives »splicing« führt zur Produktion verschiedener Splicevarianten, so unterscheidet man die Formen TRα1, TRα2, TRβ1 und TRβ2, die Monomere, Homodimere und Heterodimere bilden, wie z. B. mit dem Retinoid-X-Rezeptor. Während der Präpubertät und Pubertät steigt der Bedarf an Schilddrüsenhormon und die Produktion steigt entsprechend an. Die Schilddrüsengröße nimmt in der Entwicklung entsprechend dem Wachstum des Körpers zu, von ca. 1 g bei Geburt bis zu 5 g mit 10 Jahren mit einer deutlichen Zunahme des Jodgehalts. In Jodmangelregionen sind die Schilddrüsen vergrößert und können bei Neugeborenen ein Gewicht von 2–3 g aufweisen. Die gesamten und freien Hormonspiegel des T_4 und T_3 nehmen über die Kindheit ab (◘ Tab. 22.1 und ◘ Tab. 22.2).

◘ **Tab. 22.1.** Serumkonzentrationen von T_4, TSH, TBG und Thyroglobulin (Tg)[a]

Alter	TSH[a] [µU/ml]		T_4[b] [µg/dl]		TBG[b] [mg/dl]		Tg[b] [ng/ml]	
Geburt	10,0	(1–20)	10,8	(6,6–15,0)	3,0	(0,8–5,2)	24	(2–54)
1–7 Tage	12,0	(1–39)	16,5	(11–22)	3,0	(0,8–5,2)	45	(1–110)
1–4 Wochen	2,3	(0,5–6,5)	12,7	(8,2–17)	2,8	(0,6–5,0)	–	–
1–12 Monate	2,3	(0,5–6,5)	11,1	(5,9–16)	2,6	(1,6–3,6)	–	–
1–5 Jahre	2,0	(0,6–6,3)	10,5	(7,3–15)	2,1	(1,4–2,8)	–	–
6–10 Jahre	1,9	(0,6–6,3)	9,3	(6,4–13)	2,1	(1,4–2,8)	35	(2–65)
11–15 Jahre	1,9	(0,6–6,3)	8,1	(5,5–12)	2,1	(1,4–2,8)	18	(2–36)
16–20 Jahre	1,5	(0,5–6,0)	8,0	(4,2–12)	2,1	(1,4–2,8)	18	(2.36)
21–50 Jahre	1,5	(0,5–6,0)	7,3	(4,3–12)	1,9	(1,2–2,6)	4	(2–25)

[a] Mittelwert und 2 SD Spannbreite.
[b] Mittelwert und 95% Spannbreite.
TSH thyreoideastimulierendes Hormon, T_4 Thyroxin, TBG thyroxinbindendes Globulin, Tg Thyroglobulin.

◘ **Tab. 22.2.** Serumkonzentrationen von T_3, rT_3, fT_4 und fT_3. (Mod. nach Delange 1993; Nelson et al. 1993)

	T_3[a] (ng/dl)	rT_3[a] ng/dl	fT_4[b] (ng/dl)	fT_3[b] (pg/ml)
Geburt	50 (14–86)	224 (100–501)	1,2–2,2	–
4–7 Tage	186 (36–316)	146 (34–258)	2,2–5,3	1,3–6,1
1–4 Wochen	225 (105–345)	90 (26–290)	–	–
1–12 Monate	125 (105–245)	40 (11–129)	–	–
1–5 Jahre	168 (105–269)	33 (15–71)	0,8–2,0	2,9–6,9
6–10 Jahre	150 (94–241)	36 (17–79)	0,8–2,0	2,9–6,9
11–15 Jahre	133 (83–213)	41 (19–88)	0,8–2,0	2,5–6,1
16–20 Jahre	130 (80–210)	41 (25–80)	0,8–2,0	2,5–6,1
21–50 Jahre	123 (70–204)	42 (30–80)	0,9–2,5	2,5–4,9

[a] Mittelwert und Spannbreite.
[b] 2 SD Spannbreite.
T_3 Trijodthyronin, rT_3 Reverse-Trijodthyronin, fT_4 freies Thyroxin, fT_3 freies Trijodthyronin.

Geschätzter T_4-Turnover

- Bei Kleinkindern <1 Jahr: 5–6 µg/kg/24 h
- Bei Kindern 1–3 Jahren: 4 µg/kg/24 h
- Bei 3–12 Jahren: 2–3 µg/kg/24 h
- Bei Erwachsenen: 1 µg/kg/24 h

Schilddrüsenerkrankungen bei Neugeborenen, Kindern und Jugendlichen

Angeborene Hypothyreose

- Schilddrüsendysgenesie
  - Idiopathisch (97–98%)
    - Athyreose
    - Hypoplasie
    - Ektopie
    - Hemithyreoidea
  - Genetisch (5%)
    - Athyreose
      - *TTF-1*-Mutationen
      - *TTF-2*-Mutationen
    - Hypoplasie
      - *PAX8*-Mutationen
      - TSH-Rezeptormutationen
- Biosynthesedefekte
  - Natrium-Jod-Symporterdefekt
  - Organifikationsdefekt
  - Tg-Defekt

▼

- Pendrindefekt (Pendred-Syndrom)
- Jodotyrosindejodinasedefekt (Dehalogenasedefekt)
- Hypothalamisch-hypophysäre Hypothyreose
  - Anenzephalie
  - Holoprosenzephalie
  - Septooptische Dysplasie
  - TSHβ-Mutation
  - *PIT1*-Mutation
  - *PROP1*-Mutation
  - *LHX3*-Mutation
  - Idiopathisch
- Transiente Hypothyreose
  - Mütterliche Antikörper
  - Thyreostatika
  - Jodexzess oder Jodmangel

Jodmangelkrankheiten
- Struma
- Mentale Retardierung
- Kretinismus

Schilddrüsenhormonresistenz
- TRβ Mutationen
- Schilddrüsenhormontransportstörungen

TSH-Rezeptor-Mutationen
- »loss of function«, Mutationen, Hypothyreose
- »gain of function«, Hyperthyreose

Autoimmunthyreoiditis
- Hashimoto-Thyreoiditis
- TSH-Rezeptorautoantikörperkrankheit
  - Stimulierende Antikörper, Morbus Basedow
  - Blockierende Antikörper, Hypothyreose (Myxödem)

Infektiöse Thyroiditis
- Suppurative Thyroiditis
- Subakute Thyroiditis

Nonthyroidal-illness-Syndrom
Schilddüsenneoplasie
- Adenom
- Papillär-folliculäres Karzinom
- Medulläres Karzinom
- Undifferenziertes Karzinom

Bindungsprotein Anomalien
- TBG-Mangel
- TBG-Exzess
- Transthyretin Varianten
- Familiäre dysalbuminämische Hyperthyroxinämie

22.2 Erworbene Hypothyreose

22.2.1 Exogene Ursachen

Zahlreiche Nahrungsinhalte und Substanzen haben einen Einfluss auf die Schilddrüsenfunktion und Schilddrüsengröße. Daher sollte bei jeder Anamnese zur Klärung einer Schilddrüsenstörung nach potenziellen Goitrogenen und den anderen Substanzen gefragt werden.

Substanzen, die die Schilddrüsenfunktion oder -größe beeinflussen
- Anionen
  - Jod
  - Perchlorat
  - Thiozyanat
- Kationen
  - Kobalt
  - Arsen
  - Lithium
- Medikamente
  - Propylthiouracil
  - Methimazol
  - Carbimazol
  - Aminosalizylsäure
  - Aminoglutethimid
  - Phenylbutazon
  - Amiodaron
- Chemikalien
  - Resorzin
  - 2,4-Dinitrophenol
  - Polychlorinated Biphenyle (PCB)
  - Polybrominated Biphenyle (PBB)
- Natürlich vorkommende Stoffe
  - Zytokine
  - Goitrin (1,5-vinyl-2-Thiooxazolidone) (in Gemüse v. a. Kohl enthalten)
  - Soja
  - Linamarin (Cassava-Glykosid)

22.2.2 Autoimmunthyroiditis

Die häufigste Form im Kindesalter ist die Hashimoto-Thyroiditis (HT) (chronische Thyroiditis). Es liegt eine genetische Prädisposition dokumentiert durch ein familiär gehäuftes Auftreten in 30–40% der Patienten vor, bislang sind jedoch keine Gendefekte gesichert. Mädchen sind häufiger betroffen und eine HT ist die häufigste Ursache einer Struma im Kindesalter. Die Symptomatik ist unterschiedlich, 5–10% der zumeist Jugendlichen haben Zeichen einer

Überfunktion (Tachykardie, Nervosität), aber in der Mehrzahl besteht eine klinische und biochemische Euthyreose, selten eine Hypothyreose. Die Schilddrüse ist vergrößert und bei der Palpation derb und fest. Ohne Behandlung kann es bei bis zu 30% der Patienten zur Spontanremission kommen, es kann sich aber auch eine behandlungsbedürftige Hypothyreose entwickeln bzw. persistieren.

Das Spektrum der Autoimmunthyreoiditis schließt auch den Morbus Basedow, die sporadische schmerzlose Thyreoiditis und das autoimmune polyglanduläre Syndrom (APS) ein. Hierbei ist die häufigste Form das APS 2b und umfasst einen Diabetes mellitus Typ 1 und eine Autoimmunthyreoiditis. Seltener ist mit ihr eine perniziöse Anämie und ein Vitiligo assoziiert. Ein APS 2a schließt eine Nebenniereninsuffizienz und einen Diabetes mellitus Typ 1 ein. Das APS 1 beruht auf Mutationen im *AIRE*-(»autoimmune regulator«-)Gen und ist nicht mit einer Thyreoiditis assoziiert.

30% aller Kinder mit Diabetes mellitus Typ 1 haben eine Autoimmunthyreoiditis und 10% dieser Kinder haben auch einen erhöhten TSH-Wert, der auf eine zeitweilig hypothyreote Stoffwechsellage hinweisend sein kann.

Die Diagnose einer Autoimmunthyreoiditis erfolgt mit dem Nachweis zirkulierender Autoantikörper (Anti-TPO, Anti-Tg, TSH-Rezeptorantikörper). Der Nachweis der Antikörper ist jedoch nicht pathognomonisch für eine Autoimmunthyreoiditis, denn sie werden auch bei bis zu 5% gesunder Kinder und Jugendlicher gefunden. Sowohl Patienten mit einer HT als auch mit Morbus Basedow weisen autoreaktive B- und T-Lmphozyten gegen Schilddrüsenzellen auf.

Die genetische Disposition für eine Autoimmunthyreoiditis ist auch durch Zwillingsstudien belegt, mit einer Konkordanz von 50% bei monozygoten Zwillingen. Eine erhöhte Prävalenz von *HLA-B8-*, *HLA-DR3-*, *HLA-DR5-*, *HLA-DR9-* und *DQA1-0501*-Antigenen wurde bei Patienten mit Morbus Basedow beschrieben. Bei HT fand sich eine Assoziation mit *HLA*, *DR3*, *DR4* und *DR5*.

22.2.3 Zentrale Hypothyreose

Eine zentrale Hypothyreose im Kindesalter kann auf einem Trauma, der Operation von Tumoren (z. B. Kraniopharyngeom) oder einer Bestrahlung beruhen, ein isolierter Mangel, der sich nicht bereits bei Geburt manifestiert, ist sehr selten (▶ Kap. 21).

22.2.4 Andere Ursachen

Die Hypothyreose oder ein erhöhter TSH-Spiegel ist Begleitsymptom zahlreicher definierter Syndrome. Die Ätiologie ist dabei nicht einheitlich. Während beim Turner-Syndrom, der Trisomie 21 und beim Noonan-Syndrom häufig eine Autoimmunthyreoiditis nachgewiesen wird, ist z. B. beim Williams-Beuren-Syndrom die Ätiologie der erhöhten TSH-Spiegel völlig ungeklärt. Auch bei der Zystinose ist häufig eine Hypothyreose vorhanden. Bei Kindern mit Adipositas finden sich häufig erhöhte TSH-Spiegel, die jedoch nicht Ausdruck einer Hypothyreose sind, sondern eine gesteigerte zentrale Stimulation reflektieren (▶ Kap. 16).

22.2.5 Diagnostik und Therapie der Hypothyreose

Eine länger anhaltende Hypothyreose geht mit einer Wachstumsverzögerung einher, dementsprechend muss im Rahmen einer Diagnostik wegen Kleinwuchs oder Wachstumsverlangsamung die Schilddrüsenfunktion untersucht werden, und das Abknicken der Wachstumskurve kann Rückschlüsse auf den Beginn der Hypothyreose zulassen. Das Gewicht nimmt zu und das Skelettalter ist retardiert. Die Muskeleigenreflexe sind verlangsamt und Zeichen eines Myxödems können vorhanden sein (Facies, gelbes Hautkolorit, Ödeme) sowie Funktionsstörungen von Herz und Leber. Die Pubertätsentwicklung ist verzögert oder sistiert. Selten besteht eine frühe Pubertät. Das FSH und Prolaktin ist bei diesen Patienten erhöht.

Die Diagnose einer Autoimmunthyreoiditis beruht auf dem Nachweis einer Struma (bei 80–90%) und Thyreoperoxidase-(TPO-)Antikörpern und/oder Thyroglobulin-(Tg)-Antikörpern (90–95%). Die TSH-Serumkonzentration ist nur bei 30–40% erhöht, eine manifeste Hypothyreose mit erniedrigten Schilddrüsenhormonspiegeln selten (5%).

Wenn sowohl T_4 als auch das TSH erniedrigt sind, sollte zum Ausschluss der Autoimmunaffektion der Hypophyse eine komplette Hypophysendiagnostik erfolgen. Ein MRT des Neurokraniums sollte zum Ausschluss eines Tumors oder einer Systemerkrankung veranlasst werden.

Die Therapie erfolgt entsprechend den Leitlinien einer Therapie bei angeborener Hypothyreose. In der Regel ist eine Substitution mit L-Thyroxin 100 µg/m^2 KO/Tag ausreichend. Manchmal ist das Aufholwachstum nicht komplett und ein Kleinwuchs und eine Entwicklungsstörung können nach länger dauernder Hypothyreose resultieren. Eine Überdosierung führt zu einem akzelerierten Wachstum und vorzeitigem Epiphysenschluss.

22.2.6 Nonthyroidal-illness-Syndrom

Während Phasen schwerer Erkrankung besteht ein selektiver Mangel an T_3. Dies wird auch als »euthyroid sick syndrome« bezeichnet. Gesamt und freies T_3 sind stark erniedrigt, T_4 niedrig oder normal, T_4-Sulfat erhöht, $(f)T_4$ und TSH normal. Dies wird bei kranken Frühgeborenen, Malnutrition, nach Operationen und zahlreichen anderen Erkrankungen des Kindes- und Jugendalters (Ketoazidose, Trauma, Nephrose) beobachtet. Wenn auch die T_4-Spiegel erniedrigt sind, ist die Mortalität erhöht. Eine Behandlung mit Schilddrüsenhormon ist in den meisten Fällen nicht indiziert, außer bei einigen Fällen mit Zustand nach Kardiochirurgie.

22.2.7 Jodmangel

> Weltweit ist der Jodmangel noch immer die häufigste Ursache einer Hypothyreose, obwohl in den letzten 40 Jahren in vielen Regionen der industrialisierten Länder, aber auch in Entwicklungs- und Schwellenländern, erhebliche Verbesserungen erzielt wurden.

Schätzungen gehen davon aus, dass immer noch 2 Mrd. einen Jodmangel haben, 740 Mio. eine Struma aufweisen und 43 Mio. eine mentale Retardierung entwickeln. In Europa wurden bei klinisch euthyreoten Kindern in Jodmangelregionen neuropsychointellektuelle Defizite im Vergleich zu ausreichend mit Jod versorgten Kindern beschrieben. In Deutschland ist der Jodmangel weitestgehend durch Anreicherung der Nahrungsmittel aufgehoben. Allerdings ist in Einzelfällen, insbesondere bei besonderen Ernährungsgewohnheiten, ein Jodmangel möglich.

Der TSH-Spiegel bei Jodmangel ist normal oder leicht erhöht, T_4 normal oder erniedrigt, der T_3 Spiegel normal. In Regionen mit schwerem Jodmangel dominieren die Jodmangelstruma, der Kleinwuchs und der Kretinismus, die Mortalität von Neugeborenen und Kindern ist erhöht. Bei moderatem Jodmangel (<100 µg Jodaufnahme) ist die Prävalenz einer transienten neonatalen Hypothyreose erhöht.

22.2.8 Hypothyreose bei Hämangiomen

Bei Hämangiomen kann die MDI Typ III aktiviert sein. Eine Hypothyreose mit erhöhten rT_3-Spiegeln wird bei großen Hämangiomen und Leberhämangioendotheliomen beobachtet. Die TSH-Spiegel sind erhöht, $(f)T_4$ und T_3 erniedrigt, rT_3 erhöht. Die Behandlung besteht in einer Therapie mit Thyroxin und der Therapie der ursächlichen vaskulären Malformation oder des Tumors. Eine Substitutionstherapie ist notwendig und erfordert häufig hohe Thyroxindosen.

22.2.9 Euthyreote Struma

Eine Struma bei Jugendlichen wird in Abhängigkeit zur Jodversorgung bei bis zu 5% beschrieben. Bei ausreichender Jodversorgung ist die häufigste Ursache eine Autoimmunthyreoiditis, bei einigen ist die Ätiologie jedoch ungeklärt. Eine autosomal-dominante Vererbung ist beschrieben, Mädchen sind häufiger betroffen. Die Ultraschalluntersuchung zeigt eine multinoduläre Struma und die Biopsie ergibt das histologische Bild einer »Kolloidstruma«. Die Vergrößerung kann spontan rückläufig sein und wird als milde Form einer Autoimmunthyreoiditis gedeutet, obwohl Antikörper in der Regel nicht nachweisbar sind.

22.2.10 Subakute Thyreoiditis

Dies ist eine sehr seltene Störung bei Kindern und Jugendlichen. Es handelt es sich um einen selbst limitierenden Entzündungsprozess, häufig nach einer Infektion der oberen Luftwege. Die Entzündung ist schmerzhaft und beginnt mit Fieber. Die Schilddrüse ist druckempfindlich, T_3 und T_4 sind erhöht, manchmal sind klinische Zeichen einer Hyperthyreose vorhanden. Die Radiojodaufnahme ist typischerweise niedrig. Der Verlauf ist langwierig (mehrere Monate). Die Behandlung besteht in der Verabreichung von Antiphlogistika und in schweren Fällen von Kortikosteroiden.

22.2.11 Suppurative Thyreoiditis

Bakterielle Infektionen sind sehr selten und sind auf embryologisches Restgewebe zurückzuführen. Meist ist der linke Lappen betroffen und die Entzündung erfolgt in Verbindung mit einer Infektion des Nasen-Rachen-Raums. Die Kinder haben eine schmerzhafte Schluckstörung, eine Schwellung der Schilddrüse und Fieber sowie lokale Schmerzen und es kann sich eine Abszedierung ausbilden. Die häufigsten Erreger sind Staphylococcus aureus, Streptococcus pyogenes und Streptococcus pneumoniae. Die Feinnadelbiopsie ist zur Stellung der Diagnose und zum Erregernachweis indiziert.

22.3 Hyperthyreose

22.3.1 Morbus Basedow

Ein Morbus Basedow ist die häufigste Ursache einer Hyperthyreose im Kindes- und Jugendalter. Der Morbus Basedow ist eine Autoimmunerkrankung der Schilddrüse, die auch die Augen und die Haut einschließen kann. Bei Kindern und Jugendlichen sind Augen- oder Hautmanifestationen extrem selten. Ein Morbus Basedow kann in jedem Alter auftreten, Kleinkinder sind jedoch signifikant seltener betroffen und das Hauptmanifestationsalter ist die Pubertät. Mädchen sind 6- bis 8-mal häufiger betroffen, häufig besteht eine positive Familienanamnese für einen Morbus Basedow. Die Konkordanz monozygoter Zwillinge beträgt 30–60%. Bestimmte HLA-Haplotypen, *HLA-B8* und *DR3* und linkage zu einigen Genorten (*CTL4*) wurde beschrieben, aber ein bestimmter Gendefekt ist bisher nicht nachgewiesen. Die Hauptantigene sind der TSH-Rezeptor, die TPO und das Tg. TSH-Rezeptorautoantikörper sind der Hauptpathomechanismus. Die Produktion der Antikörper erfolgt durch B-Lymphozyten als Antwort auf eine zellvermittelte Immunreaktion durch T-Lymphozyten.

Klinische Symptome

Der Beginn ist schleichend und wird oft nicht bemerkt, die Symptome sind eine stärkere Gereiztheit und Unruhe, Konzentrationsschwäche, Abfall der Schulleistungen und Bewegungsdrang. Häufig wird zunächst der Verdacht auf ein ADHS geäußert. Es besteht ein Gewichtsverlust trotz eines gesteigerten Appetits. Später kommen Ermüdbarkeit und Muskelschwäche hinzu. Viele Symptome sind auf eine Überaktivität des vegetativen Nervensystems zurückzuführen. Es können eine Tachykardie, eine Kardiomegalie und Herzrhythmusstörungen bestehen, die zur Herzinsuffizienz führen können. Ein Tremor, gesteigertes Schwitzen und eine Nykturie sind weitere Symptome. Eine Struma ist meistens vorhanden, häufig sehr ausgeprägt, ein Exophtalmus sehr selten. Die Augensymptome sind meistens durch eine Sympatikusstimulation bedingt (starrer, weiter Blick, seltener Lidschlag) und sind bei Besserung der Symptomatik rückläufig. Eine begleitende Entzündung ist ebenfalls selten, ein prätibiales Myxödem extrem selten.

Diagnostik

Die initiale Labordiagnostik beinhaltet die TSH-, (f)T$_4$- und T$_3$-Bestimmung im Serum. Das TSH ist supprimiert (<0,04 mU/l), die Schilddrüsenhormonspiegel sind erhöht. Der Nachweis erhöhter TSH-Antikörper bestätigt dann die Verdachtsdiagnose Morbus Basedow.

Behandlung

Die Behandlung hat die Herstellung einer euthyreoten Stoffwechselsituation zum Ziel. Hierzu stehen prinzipiell drei Verfahren zur Verfügung: die medikamentöse thyreostatische Therapie, die operative Schilddrüsenablation oder die Radiojodbehandlung.

Medikamentöse Therapie

Zur Behandlung einer schweren Thyreotoxikose werden als symptomatische Therapie β-Blocker eingesetzt. Der Wirkmechanismus der Thyreostatika ist zum einen die

Tab. 22.3. Thyreostatische Therapie. (Mod. nach Marchant et al. 1979)

Medikament	Initiale Dosis [mg/kg/Tag]	Erhaltungsdosis [mg/kg/Tag]	Prävalenz von Nebenwirkungen [%]
Methimazol	0,4–0,6	0,1–0,3	1,4
Carbimazol	0,4–0,6	0,1–0,3	0,5
Propylthiourazil	4–6	1–3	0,9

Hemmung der Jodoxidation und damit die Biosynthese der Schilddrüsenhormone. Carbimazol und Methimazol haben eine längere Halbwertszeit als PTU und brauchen daher nicht 3-mal täglich, sondern nur 1-mal pro Tag verabreicht werden, was bei der langen Dauer der Therapie ein entscheidender Vorteil ist. Je größer die Schilddrüse ist, desto verzögerter wird eine Euthyreose unter thyreostatischer Therapie erreicht.

Die thyresostatische Therapie (Tab. 22.3) eines Kindes oder Jugendlichen muss langfristig angelegt werden. In der Regel beträgt die Dauer der Therapie 2 Jahre, aber es können auch 4–5 Jahre resultieren, wenn es zu intermittierenden Rezidiven kommt oder der Zeitpunkt des Absetzens der Therapie mit dem Beginn der Pubertät zusammentrifft. Dennoch liegt die Quote der permanenten Remission sehr niedrig bei 20–30%. Die Kombination der thyreostatischen Therapie mit einer Gabe von L-Thyroxin verringert die Anzahl der notwendigen Kontrolluntersuchungen und hat keine höhere Nebenwirkungsrate. Überempfindlichkeitsreaktionen gegen PTU oder Carbimazol sind Hautreaktionen oder Gelenkschmerzen, die nach Absetzen oder Umsetzen auf die andere Substanzklasse verschwinden. Schwere Nebenwirkungen, die bei der PTU-Behandlung häufiger sind als bei der Carbimazolbehandlung sind ein toxisches Leberversagen oder eine Agranulozytose.

 Die primäre Therapie einer Hyperthyreose bei Kindern erfolgt mit Carbimazol oder Methamizol, da schwerwiegende Nebenwirkungen seltener sind als bei der Gabe von PTU und eine Einzeldosis pro Tag ausreichend ist.

Die initiale Dosierung von Thyreostatika

Nebenwirkungen

Die initiale Dosierung des PTU liegt zwischen 300 und 600 mg/Tag (175 mg/m^2 oder 2–6 mg/kg) in 6- bis 8-Stundenintervallen und für Methimazol/Carbimazol bei 10–30 mg/Tag (0,5–1 mg/kg KG/Tag). Hauterscheinungen werden bei 2% der mit PTU behandelten Patienten und bei 5% der mit Methimazol behandelten Patienten beobachtet.

Schwere Nebenwirkungen treten bei 0,5–1,4% auf. Eine Granulozytopenie tritt 4–8 Wochen nach Therapiebeginn auf, auch ein akutes toxisches Leberversagen, das bei PTU-Behandlung signifikant häufiger auftritt, setzt bald nach Therapiebeginn ein. Jod in hohen Dosen blockiert die Hormonsynthese, hemmt die Sekretion und Vaskularisierung der Schilddüse für eine Zeit von maximal 14–16 Wochen. Daher findet Jod in hoher Dosierung auch Einsatz bei thyrotoxischen Patienten oder in der präoperativen Vorbereitung. Jodhaltige Kontrastmittel (Ipodate oder Iopanoic Acid) wurden hierzu erfolgreich verwendet. Hierzu ist eine Dosis von 0,01 µg/mg/Tag oder 0,04–0,05 µg/kg alle 3 Tage erforderlich.

Radiojodbehandlung

Hinsichtlich der Dauer, der Kosten und auch der Sicherheit ist die Radiojodbehandlung der medikamentösen Therapie überlegen. In Deutschland kommt dieses Verfahren nur zögerlich zum Einsatz, vorzugsweise bei Patienten >14 Jahre, obwohl in anderen Ländern mehr als 20-jährige Erfahrungen vorliegen. Es werden 10–20% der Patienten ein Jahr nach der Behandlung hypothyreot. Radioaktives Jod wird in Deutschland seit Jahren eingesetzt und die Sicherheit hinsichtlich des Auftretens von Malignomen und Keimbahnschäden ist gewährleistet. Da die Schilddrüsen junger Versuchstiere nach Radiojodgabe eine höhere Rate an Schilddrüsenkarzinomen als bei älteren Tieren aufwiesen, besteht bei Kindern eine große Zurückhaltung, da die Bestrahlung auch eine häufige Ursache von Schilddrüsenkarzinomen bei Kindern ist. In den USA wurden seit 1950 mehr als 500 Kinder mit Radiojod behandelt und es gibt keinen Hinweis auf eine erhöhte Leukämie oder Schilddrüsenkarzinome oder teratogene Effekte. Dennoch wird eine Radiojodtherapie bei Kindern und Jugendlichen in Deutschland nicht vor dem 14. Lebensjahr angewendet und kommt nur dann zum Einsatz, wenn eine medikamentöse Therapie nicht zu einer dauerhaften Remission geführt hat. Es sollte aber immer eine ablative Radiojoddosis gewählt werden, um das Risiko für ein Schilddrüsenmalignom zu minimieren und wiederholte Gaben von Radiojod zu erübrigen.

Operation

Die Mortalität einer Schilddrüsenoperation ist sehr gering. Mit einer Operation kann eine rasche und vollständige Heilung erreicht werden. Eine Grundvoraussetzung ist jedoch ein erfahrener Schilddrüsenchirurg, da sonst mit einer hohen Rate an Komplikationen zu rechnen ist. Insbesondere eine Verletzung des Nervus recurrens und ein Hypoparathyreoidismus müssen vermieden werden, was ein spezielles operatives Herangehen erfordert. Angestrebt wird die totale oder »near total« Thyreoidektomie, um Rezidive zu vermeiden. Die Wahl des Therapieverfahrens bei Morbus Basedow ist eine individuelle Entscheidung und hängt in hohem Maße auch von der Verfügbarkeit einer mit Kindern und Jugendlichen erfahrenen Nuklearmedizin oder einer erfahrenen Schilddrüsenchirurgie ab. Patienten mit einer ausgeprägten Symptomatik und Patienten mit einer großen Struma sind resistent gegenüber einer thyreostatischen Therapie im Hinblick auf eine Langzeitremission. Aber ein Therapieversuch vor einer definitiven Therapie ist bei Kindern und Jugendlichen der Standard.

22.3.2 TSH-abhängige Hyperthyreose

Hypophysentumore

TSH-sezernierende Tumore der Hypophyse sind selten, wurden aber auch bei Kindern beschrieben. Im Vordergrund stehen jedoch die lokalen Symptome wie ein Visusverlust, Hydrozephalus und Stauungspapillen. Die Patienten sind hyperthyreot weisen aber TSH-Serumkonzentrationen von >1 mU/ml auf und eine starke Erhöhung der »α-subunit« des TSH im Serum. Eine MRT-Untersuchung des Neurokraniums sichert die Diagnose.

Schilddrüsenhormonresistenz

Eine Hyperthyreose mit Struma und messbaren TSH-Spiegeln kann auch bei Patienten ohne Hypophysentumor gesehen werden. Diese Patienten weisen eine Schilddrüsenhormonresistenz auf. Im Gegensatz zu Patienten mit TSH-Adenomen ist die »α-subunit« des TSH nicht erhöht messbar und Mutationen im TRβ sind nachweisbar. Die Behandlung ist schwierig. In manchen Fällen kann die Zufuhr von exogenem Schilddrüsenhormon eine Besserung erzielen, oder bei sehr prominenten Symptomen einer Hyperthyreose, die durch das Schilddrüsenhormon aggraviert werden, die Behandlung mit »2,5,3'-triiodothyroacetic acid« (TRIAC).

22.3.3 Adenome

Autonome Adenome sind bei Kindern und Jugendlichen eine extreme Rarität. Die Häufigkeit von Karzinomen in Adenomen mit einer Überfunktion ist unter 1%. In Adenomen können somatische Gain-of-function-Mutationen des TSH-Rezeptors oder des Gsα-Proteins gefunden werden. Die Diagnose wird durch die (Suppresions-) Szintigrafie gestellt. Die Behandlung besteht in der operativen Entfernung des Adenoms.

22.3.4 Aktivierende TSH-Rezeptormutationen

Die autosomale Vererbung von konstitutiv aktivierenden Mutationen des TSH-Rezeptors ist die häufigste Ursache einer nichtautoimmunen Hyperthyreose. Es besteht, z. T. schon in der Neugeborenenperiode, eine Struma, supprimierte TSH-Spiegel und eine hyperthyreote klinische Symptomatik. Bei diesen Patienten können Gain-of-function-Mutationen der Keimbahn nachgewiesen werden. Die Behandlung ist schwierig, meist ist eine frühe Thyreoidektomie erforderlich.

22.3.5 Aktivierende G-Proteinmutationen

Aktivierende Mutationen der »α-subunit« der Gs-Proteine führen zu einer vermehrten cAMP-Formation und Erkrankungen wie dem McCune-Albright-Syndrom. Eine Manifestation ist die Hyperthyreose, die bereits im frühen Kindesalter auftreten kann.

22.4 Schilddrüsenneoplasien

22.4.1 Klassifikation

Ein Schilddrüsenmalignom muss immer in Betracht gezogen werden, wenn ein Kind mit einem soliden Tumor in der Schilddrüsenregion auffällt, der in der Palpation eine andere Konsistenz als das umgebende Gewebe hat. Ein großer tastbarer, solitärer Knoten hat in den ersten beiden 10 Jahren des Lebens ein hohes Risiko für ein Malignom. Mädchen sind häufiger betroffen (2:1). Ein Schilddrüsenkarzinom ist mit 1,5% aller kindlichen Malignome ein seltener Tumor. 80% der solitären Knoten in der Schilddrüsenregion bei Kindern sind benigne Veränderungen (Zysten, kleine nicht funktionell relevante Adenome). Gutdifferenzierte follikuläre Karzinome machen 60–90% der Malignome aus. Man unterscheidet histologisch follikuläre, papilläre oder gemischt papillär-follikuläre Karzinome. Weitere Schilddrüsenmalignome sind die medullären Schilddrüsentumore, die von den C-Zellen ausgehen, Teratome, Lymphome und Metastasen.

22.4.2 Karzinome als Folge einer Strahlenexposition

Eine häufige Ursache des Schilddrüsenkarzinoms ist eine Strahlenexposition im frühen Kindesalter. In den 1950er Jahren hatten 80% der Patienten mit Schilddrüsenkrebs eine Anamnese mit Strahlenexposition wegen gutartiger Neubildungen und anderer Entitäten (Thymom, Hämangiom, Tonsillenhyperplasie, Akne) Die letzte epidemische Strahlenexposition erfolgte im Rahmen des Reaktorunfalls in Chernobyl 1986. Die dort erreichte Dosis lag bei 0,5–600 Rads (0,006–6 Gray). Bei Kindern wurden in der Folge vermehrt papilläre Karzinome beobachtet.

22.4.3 Papillär-follikuläre Karzinome

Bei 60–80% der Kinder mit Schilddrüsenkarzinomen findet sich eine tastbare Vergrößerung der Halslymphknoten, die Metastasen enthalten. Ein Drittel hat ein Überschreiten der Kapsel und 10% Fernmetastasen (Lunge). Die Feinnadelbiopsie sichert die Diagnose. Eine Feinnadelbiopsie muss bei folgenden Symptomen initiiert werden: Strahlenexposition, rasches Wachstum, derber Palpationsbefund, begleitende Lymphknotenschwellungen, Heiserkeit, Dysphagie.

Somatische Ras-Mutationen werden bei papillär-follikulären Karzinomen nachgewiesen und auch Aktivierungen der Tyrosinkinaserezeptoren (als RET/PTC) kommen vor. Zytogenetische Veränderungen sind mit RET/PTC und TRK-»Rearrangements« oder Translokationen assoziiert. RET/PTC-»Rearrangements« sind charakteristisch für papilläre Karzinome und haben einen aggressiveren Verlauf. Es kommen RET/PTC-3 häufiger nach Strahlenexposition vor und RET/PTC-1 und RET/PTC-2-Typ-»Rearrangements« sind bei spontanen, nicht strahleninduzierten Tumoren häufiger.

Die Prognose von Kindern mit papillär-follikulären Karzinomen ist sehr gut. Die Therapie ist die komplette operative Ablation mit folgender TSH-supprimierender Schilddrüsenhormonsubstitution.

22.4.4 Medulläre Karzinome

Medulläre Karzinome (MTC) haben ihren Ursprung in den C-Zellen der Schilddrüse. In den meisten Fällen ist die Familienanamnese positiv für Schilddrüsenkarzinome und die Vererbung ist autosomal-dominant. Viele Fälle sind mit einer multiplen endokrinen Neoplasie assoziiert (MEN). Man unterscheidet 3 Formen, MEN Typ I, MEN Typ IIa und MEN Typ IIb. Das MTC ist ein Bestandteil des MEN-Typ-II-Syndroms, das sich vom MEN Typ I (mit Nebenschilddrüsen-, Hypophysen- und Pankreastumoren) unterscheidet. Beim MEN Typ IIa finden sich das medulläre Schilddrüsenkarzinom, Phäochromozytome und ein Hyperparathyreoidismus, beim MEN Typ IIb das medulläre Schilddrüsenkarzinom, Phäochromozytome und eine Schleimhautfibromatose. Patienten mit MEN Typ IIb haben ein charakteristisches Aussehen mit wulstigen Lippen und einem marfanoidem Habitus. Medulläre Karzinome sezernieren exzessive Mengen am Kalzitonin. Der Kalzitonin-Serumspiegel ist ein valider biochemischer Marker für ein medulläres Schilddrüsenkarzinom. Die Normalwerte übersteigen selten 30 pg/ml. Bei Patienten mit MTC liegen die Kalzitonin-Serumkonzentrationen bei 100–1000 pg/ml.

Die Ursache für die Tumorentstehung sind Mutationen im Ret-Protoonkogen. Es liegen 98% der Mutationen bei MEN-Typ-IIa-Familien und 79% bei Familien mit isolierten Schilddrüsentumoren (FMTC) in der extrazellulären Rezeptordomäne vor. Seltenere Mutationen finden sich in den Exons 13 und 14 beim FMTC. Bei 95% der MEN-Typ-IIb-Fälle findet sich dieselbe Missense-Mutation im Codon 918 des Exon 16. Eine signifikante Assoziation besteht bei Mutationen im Codon 634 und dem Auftreten eines Phäochromozytoms und eines Hyperparathyroidismus, während Mutationen im Codon 768 und 804 mit einem FMTC assoziiert sind. Die gleichen Mutationen können zu einem MEN-Typ IIa oder FMTC führen.

Die Identifizierung einer RET-Protoonkogen-Mutation ergibt eine Wahrscheinlichkeit von über 90%, ein medulläres Schilddrüsenkarzinom zu entwickeln. Da Metastasen bereits vor dem 6. Lebensjahr auftreten, sollte bei Mutationsträger im Alter von 3–5 Jahren eine Thyreoidektomie erfolgen. Obwohl die Kalzitonin-Serumspiegel bei Patienten mit tastbaren Tumoren regelhaft erhöht sind, kann ein Tumor auch vor dem Tastbefund aufgrund der Serumspiegel des Kalzitonins detektiert werden.

Die anschließende Mutationsanalyse kann die Verdachtsdiagnose sichern und die Patienten mit agressiven Verläufen einer frühen Therapie zuführen. Die prophylaktische Thyroidektomie ist die Behandlung der Wahl für Kinder mit RET-Genmutationen.

22.4.5 Diagnostisches Vorgehen bei Schilddrüsenknoten

Schilddrüsenknoten bei Kindern und Jugendlichen sind selten (0,2–1,8%). Meist sind sie asymptomatisch und gutartig (folliküläre Adenome, Zysten, Threoglossuszysten, Threoiditis), bösartige Veränderungen finden sich bei maximal 20% der Veränderungen. Die Funktion ist euthyreot. Ein supprimiertes TSH kann auf ein Adenom hindeuten, ein erhöhter Kalzitoninspiegel ist pathogonomisch für ein medulläres Karzinom.

Die Diagnostik umfasst den Ultraschall, eine Szintigrafie, eine Feinnadelbiopsie und die diagnostisch/therapeutische operative Intervention. Bei entsprechender Expertise sind falsch negative Resultate der Feinnadelbiopsie (FNB) selten (1–2%) und eine Verlaufskontrolle ist bei normaler Biopsie möglich. Eine verdächtige Läsion in der FNB muss entfernt werden.

> **Klinische Kriterien, die auf ein Schilddrüsenmalignom hinweisen**
> - Anamnese einer Strahlenexposition
> - Familienanamnese eines medullären Karzinoms
> - Rasches Wachstum des Knotens
> - Derber Tastbefund
> - Fehlende Verschiebbarkeit
> - Heiserkeit
> - Dysphagie
> - Tastbare Lymphknoten

> Bei starkem Verdacht auf ein Malignom sollte gleich eine Operation durchgeführt und auf eine FNB verzichtet warden.

Wenn sich intraoperativ der Verdacht auf ein Karzinom bestätigt oder bereits vor OP bestätigt hat, muss eine totale Thyreoidektomie durchgeführt werden, da häufig Mikrokarzinome im anderen Lappen vorkommen, die der Inspektion entgehen. Die Resektion lokaler Lymphknoten ist sinnvoll, eine »neck dissection« wird nicht mehr durchgeführt.

Eine als Routine durchgeführte Strahlentherapie nach der Operation von papillär-follikulären Tumoren ohne Metastasen wird kontrovers diskutiert, bei Patienten mit Lymphknotenmetastasen und Residualgewebe ist sie jedoch Standard. Die Verlaufskontrolle erfolgt mit der Bestimmung des Serum-Thyroglobulin (Tg) als Tumormarker. Die Tg-Serumspiegel <1 ng/ml (1 µg/l) ergeben keinen Verdacht auf ein Rezidiv. Metastasen werden mit Radiojodtherapie behandelt. Eine hochdosierte L-Thyroxin-Therapie verhindert die Proliferation durch erhöhte TSH-Konzentrationen.

Auch beim medullären Karzinom wird eine totale Thyreoidektomie durchgeführt. Postoperativ erfolgt die engmaschige Verlaufskontrolle mit der Messung des Serum-Kalzitonins, der Durchführung einer CT oder einer MRT, nach postoperativer Strahlenbehandlung. Ohne Fernmetastasen und nach kompletter Tumorentfernung beträgt die 20-Jahre-Überlebensrate ca. 80%.

22.5 Angeborene Schilddrüsenerkrankungen bei Neugeborenen und Kleinkindern

In den letzten Jahren haben zahlreiche neue Ergebnisse das Verständnis zu den Störungen der Schilddrüsenfunktion bei Kindern und Jugendlichen verändert. Die Einführung des Neugeborenenscreenings zur Früherkennung der angeborenen Hypothyreose hat zu neuen Erkenntnissen hinsichtlich der Pathogenese, Diagnostik und Therapie des Krankheitsbildes geführt. Die Möglichkeiten der molekulargenetischen Diagnostik haben neue pathophysiologische Erklärungen geliefert und sind im Hinblick auf das Management seltener Schilddrüsenerkrankungen von zunehmender Bedeutung. Der folgende Abschnitt beschreibt die derzeitigen Vorstellungen zur Entwicklung der Schilddrüse und ihrer Funktion sowie zur Diagnostik und Therapie angeborener Schilddrüsenerkrankungen.

22.5.1 Schilddrüsenentwicklung

Im ersten Trimester entwickeln sich die Schilddrüse und ihre Regulation durch den hypothalamisch-hypophysären Regelkreis. Die Entwicklung des Regelkreises und der Zentren des ZNS ist abhängig von einer größeren Anzahl von Homeobox-Proteinen und anderen Transkriptionsfaktoren. Mutationen von *SHH*, *SIX3* and *ZIC1* wurden bei der Holoprosenzephalie identifiziert. Homozygote und heterozygote Mutationen von *HESX1* wurden bei Patienten mit Holoporenzephalie beschrieben. Weitere Transkriptionsfaktoren, die für die Entwicklung des Regelkreises der Schilddrüse eine Rolle spielen, sind: *SF-1*, *SIM1*, *SIM2*, *SIX3*, *SIX6*, *PAX6* und *BRN2*.

Das *PTX1*-Gen ist ein früher Faktor in der Entwicklung des hypothalamisch-hypophysären Regelkreises, spätere Entwicklungsschritte werden durch die Gene *TPIT*, *TTF-1*, *LHX3*, *LHX4*, *PROP1* and *PIT1* beeinflusst (▶ Kap. 21).

Die menschliche Schilddrüse entwickelt sich aus einer medianen Anlage aus dem Mundboden und lateralen Anlagen. Im Embryonalalter von 50 Tagen sind die medianen und lateralen Anlagen verschmolzen und der Ductus thyroglossalis unterbrochen. Mit etwa 70 Tagen kann bereits eine Jodaufnahme, die Expression des TSH-Rezeptors, Tg und Thyreoperoxidase (TPO) nachgewiesen werden. Die Entwicklung der Schilddrüse ist abhängig von der zeitlich und örtlich abgestimmten Expression von Transkriptionsfaktoren: *NKX2-1* (*TTF-1*) *NKX2-5*, *FOXE-1* (*TTF-2*) und *PAX8*. »Knock-out-Mäuse« für *NKX2-1* haben eine Athyreose, »Knock-out-Mäuse« für *PAX8* haben eine ausgeprägte Hypoplasie und »Knock-out-Mäuse« für *FOXE-1-null* haben eine Athyreose, Ektopie oder Hypoplasie der Schilddrüse. Mutationen dieser Gene wurden auch bei Menschen mit angeborener Hypothyreose nachgewiesen, aber diese Defekte sind nur für ungefähr 2% aller Fälle von Entwicklungsstörungen der Schilddrüse verantwortlich.

22.5.2 Jod und Schilddrüsenhormonmetabolismus

Eine ausreichende Jodversorgung ist die Grundvoraussetzung für eine normale Schilddrüsenhormonbiosynthese. Während der Schwangerschaft steigt der mütterliche Jodbedarf, da die Schwangere unter der Stimulation des humanen Choriongonadotropins (hCG) höhere Schilddrüsenhormonkonzentrationen aufweist und ein Mehrbedarf durch den entwickelten Feten besteht. Es besteht ein Jodgradient von Mutter zu Fetus von 5–9/1. Die menschliche Plazenta ist für Jod frei passierbar. Ob es aber für Jodid aktive Carrierprozesse gibt, ist im Einzelnen nicht geklärt. Für Schilddrüsenhormone stellt die Plazenta jedoch eine relative Barriere dar und für das TSH ist die Plazenta impermeabel, sodass sich die Regulation der fetalen Schilddrüse unabhängig vom mütterlichen Organismus entwickelt. Die plazentare Barriere besteht z. T. durch eine Jodothyronine-Monodejodinase (MDI), die Thyroxin (T_4) in den inaktiven Metaboliten Reverse-Trijodthyronin (rT_3) und T_3 in Dijodthyronin (T_2) umwandelt. Dennoch erreichen messbare mütterliche Konzentrationen von aktiven Schilddrüsenhormonen den Fetus.

> Eine mütterliche Hypothyroxinämie in den ersten Monaten der Schwangerschaft, d. h. vor der ausreichenden Funktion der fetalen Schilddrüse, beinhaltet das Risiko einer Entwicklungsstörung des Kindes.

Thyreotropin-releasing-Hormon (TRH) kann die Plazenta zwar ebenfalls frei passieren, aber die Konzentrationen im Plasma sind sehr gering. Die Plazenta produziert hingegen Pro-TRH, das identisch mit dem hypothalamischen TRH ist, die Funktion ist aber noch weitestgehend unklar.

Ebenso produziert die Plazenta eine TSH-ähnliche Aktivität. Die α-Untereinheit des TSH ist identisch mit der des hCG und die β-Untereinheit des hCG hat eine hohe strukturelle Homologie zur β-Untereinheit des TSH. Die biologische Potenz des hCG ist 0,01% des TSH und hCG hat keinen Einfluss auf die fetale Funktion.

22.5.3 Reifung des Regelkreises

Die Schilddrüsenhormonbiosynthese der fetalen Schilddrüse ist bis zur 18–20. Schwangerschaftswoche (SSW) gering. Danach steigt die Jodaufnahme durch die Follikelzellen und die T_4-Serumkonzentrationen steigen bis zum Ende der Gestation kontinuierlich an. Die fetalen T_3-Serumkonzentrationen bleiben bis zum Ende der Schwangerschaft niedrig und steigen erst kurz vor der Entbindung auf 50 ng/dl (0,77 nmol/l) im Nabelschnurblut an, bedingt

Tab. 22.4. Dejodasen

Enzym	Jodothyronine-Monodejodasen		
	Gewebe	Substrate	Produkte
Typ I	Leber, Niere, Schilddrüse	rT_3, T_4, T_2S, rT_3S	T_2, T_3, T_1S, T_2S
Typ II	ZNS, Hypophyse, braunes Fett, Plazenta	T_4S, T_3S, T_4, rT_3	rT_3S, T_2S, T_3, T_2
Typ III	Plazenta, ZNS, Haut	T_4, T_3	rT_3, T_2

T_1 Monojodthyronin, T_2 Dijodthyronin, T_3 Trijodthyronin, rT_3 Reverse-Trijodthyronin, T_4 Thyroxin.

durch die hohe Aktivität der Typ-III-Monodejodinase in der Plazenta. Postnatal steigen die T_3- und T_4-Serumkonzentrationen in den ersten 24–36 h an. Das fetale Serum-TSH steigt von niedrigen Spiegeln in der 20. SSW auf Spiegel von bis zu 10 mU/l zum Geburtstermin an. Unmittelbar nach der Geburt steigt es im Rahmen der Kälteadaptation akut auf bis zu 70 mU/l an und bleibt in den ersten 2 Tagen mit Werten bis zu 20 mU/l erhöht.

> Die Schilddrüsenfunktion Frühgeborener (vor der 30. bis 32. SSW) ist durch niedrige T_4- und fT_4-Serumkonzentrationen sowie niedrige oder normale TSH-Konzentrationen gekennzeichnet, die auf einen (physiologischen) TRH-Mangel hinweisen.

Somit ist die Reifung der Schilddrüsenfunktion durch eine Progression von einer primären und hypothalamischen Hypothyreose bis zur Mitte der Schwangerschaft zu einer milden hypothalamischen Hypothyreose am Ende der Schwangerschaft charakterisiert.

Während die Schilddrüse die einzige Quelle des T_4 ist, sind die T_3-Serumkonzentrationen auf die Monodejodierung in peripheren Geweben zurückzuführen. Bei Erwachsenen entstammen 70–90% des T_3 im Serum aus peripherer Konversion. Auch das zirkulierende Reverse-Trijodthyronin (rT_3) entstammt der peripheren Konversion und nur 2–3% stammen aus der Schilddrüse.

Die MDI Typ II ist vorwiegend im Gehirn, Plazenta, Muskel, Herz, Schilddrüse und braunem Fettgewebe exprimiert, während die MDI Typ I hauptsächlich in der Leber exprimiert wird. Die MDI Typ III wird in fetalen Geweben exprimiert und katalysiert die Metabolisierung von T_4 zu rT_3. Daher ist der fetale Schilddrüsenhormonmetabolismus durch die MDI-Typ-III-Aktivität bestimmt und durch hohe zirkulierende fetale rT_3-Konzentrationen gekennzeichnet. Die Expression der MDI Typ II im Gehirn stellt die lokale Versorgung mit aktivem Schilddrüsenhormon sicher. Thyroxinbindendes Globulin (TBG) ist das primäre Transportprotein für T_3 und T_4; ungefähr 70% der T_4- und 40–60% der T_3-Menge sind an TBG gebunden, der Rest an thyroxinbindendes Präalbumin (TBPA) und Albumin (Tab. 22.4).

Das Schilddrüsenhormon wird von den Zellen durch Transportproteine aufgenommen, die zu den Familien der Integrine, der organischen Anion Transporter, Aminosäuretransporter und Monocarboxylate Transporter gehören. Mutationen im *MCT8*-Transporter (*MCT8*) führen zu einem Krankheitsbild mit schwerer mentaler Retardierung bei erhöhten T_3-Konzentrationen im Serum.

Die Wirkung der Schilddrüsenhormone wird durch nukleäre Schilddrüsenhormonrezeptoren TRα and TRβ vermittelt. Die Schilddrüsenhormonrezeptoren (TR) wirken als Monomere, Homodimere und Heterodimere. In Abwesenheit von bioaktivem T_3 wirken die Rezeptoren in den meisten Zellen als Repressoren. Im ZNS sind TR bereits zur Mitte der Schwangerschaft vorhanden, während periphere Effekte erst am Ende der Schwangerschaft nachweisbar sind. Interessanterweise sind jedoch Neugeborene mit Athyreose hinsichtlich Länge, Gewicht, Aussehen, Verhalten und dem klinischen Verlauf der neonatalen Adaptation unauffällig.

Die postnatale Energiegewinnung in Säugetieren erfolgt im braunen Fettgewebe in Antwort auf die Stimulation durch Schilddrüsenhormone. Schilddrüsenhormone sind für eine Reihe von Reifungsprozessen des ZNS von Bedeutung: Sowohl ein Mangel als ein Überschuss an Schilddrüsenhormonen stören die normale Entwicklung des ZNS.

22.5.4 Schilddrüsenfunktion bei Frühgeborenen

»Very low birth weight infants«-(VLBW-)Frühgeborene (<30. SSW) sind durch eine erhebliche Unreife des hypothalamisch-hypophysären Regelkreises gekennzeichnet und haben außerdem eine hohe Prävalenz von Störungen z. B. Hypoxie, Sepsis, Malnutrition, Spurenelementmangel und cerebralen Blutungen, die die Entwicklung beeinträchtigen können.

Transiente Hypothyreose

Eine transiente Hypothyreose ist durch niedrige T_4- und hohe TSH-Konzentrationen charakterisiert und wird bei 15–20% der Frühgeborenen beschrieben. Die Jodausscheidung Frühgeborener ist häufig niedrig und trägt zur transienten Hypothyreose bei, die mehrere Wochen anhalten kann. Frühgeborene sind ebenfalls besonders empfindlich gegenüber hohen Joddosen, die zu einem Wolf-Chaikoff-Effekt mit Blockierung der Schilddrüsenfunktion führen können. Eine Jodkontamination kann durch mütterliche hohe Jodkonzentrationen durch Anwendung jodhaltiger Desinfektionsmittel vor oder unter der Geburt oder durch die Anwendung beim Neugeborenen (Antiseptika, Kontrastmittel) führen.

Transiente Hypothyroxinämie

Im Vergleich zu Reifgeborenen haben Frühgeborene niedrigere TBG-Serum- und T_4-Gesamtkonzentrationen und sie weisen keinen postnatalen Anstieg auf. Das Ausmaß des Unterschieds ist mit dem Gestationsalter negativ korreliert. Bei VLBW-Neugeborenen (<30. SSW) sind die T_4-Serumkonzentrationen postnatal nach 7–10 Tagen maximal erniedrigt. Die fT_4-Konzentrationen sind variabel und die TSH-Serumspiegel sind in den ersten 4 Wochen inadäquat niedrig in Korrelation zu den T_4-Konzentrationen. Die hohe Prävalenz neonataler Erkrankungen bei diesen unreifen Neugeborenen aggraviert die niedrigen Schilddrüsenhormonspiegel.

Der Einfluss der Hypothyroxinämie auf die ZNS-Entwicklung ist nicht geklärt. Die Behandlung mit Schilddrüsenhormon bei einer kleinen Zahl Frühgeborener von der 25. bis 26. SSW war zwar in den ersten beiden Jahren mit einem besseren »Outcome« korreliert, aber im Vorschulalter war der Effekt nicht mehr nachweisbar.

> Eine generelle Empfehlung der Schilddrüsenhormonsubstitution Frühgeborener kann daher nicht gegeben werden und die Prüfung dieser Frage erfolgt derzeit im Rahmen kontrollierter klinischer Studien.

22.5.5 Angeborene Hypothyreose

Neugeborenenscreening

Das Neugeborenenscreening ist eine Routinemaßnahme industrialisierter Länder und wird in der Regel in getrockneten Vollblutproben durchgeführt. Die meisten Screeningprogramme evaluieren die Konzentration des TSH, da dies der zuverlässigste Parameter zum Nachweis einer Hypothyreose ist. Der Grenzwert, der auf eine Hypothyreose hinweisend ist, beträgt je nach angewandter Bestimmungsmethode 15–25 mU/l (15–25 μU/ml). Der bevorzugte Zeitpunkt der Probenentnahme ist der 3. bis 4. Tag nach der Geburt. Eine frühere Blutentnahme, besonders in den ersten 24 h, hat den Nachteil einer hohen Prävalenz erhöhter TSH-Werte. Daher haben einige Programme für die ersten 24 Lebensstunden höhere Grenzwerte für eine Kontrolluntersuchung eingeführt.

In allen Programmen konnte gezeigt werden, dass eine Anzahl Neugeborener mit angeborener Hypothyreose nicht erfasst wird (5%). Meistens handelt es sich um logistische Probleme bei der Entnahme oder dem Probenversand, Fehler in der Labordiagnostik sind selten. Die Häufigkeit der angeborenen Hypothyreose beträgt 1:3000 bis 1:4000 Neugeborene. Die Ursachen sind Störungen der Organentwicklung (80%) (Aplasie, Hypoplasie, Ektopie, Hemithyroidea), Schilddrüsenhormonbiosynthesedefekte (20%) und eine zentrale Hypothyreose (1:50.000) (TRH- oder TSH-Mangel). Modifikationen des Screenings haben versucht, auch die Patienten mit verzögert ansteigenden TSH-Spiegeln oder zentraler Hypothyreose zu erfassen.

Störungen der Schilddrüsenentwicklung

Eine gestörte Schilddrüsenentwicklung ist die häufigste Ursache einer angeborenen Hypothyreose. Bei 2/3 der Kinder ist funktionierendes Restgewebe vorhanden, sodass hinsichtlich der Symptome und der Prognose ein breites Spektrum besteht. Ein subnormaler oder deutlich messbarer Spiegel an Schilddrüsenhormon legt die Anwesenheit von funktionierendem Restgewebe nahe. Ebenso weist ein messbarer Thyreoglobulinspiegel auf Schilddrüsengewebe hin.

Eine Entwicklungsstörung der Schilddrüse tritt in der Regel sporadisch und bei Mädchen häufiger als bei Jungen (2:1) auf. Die Ursache ist in den meisten Fällen ungeklärt. In seltenen Fällen ist eine Entwicklungsstörung der Schilddrüse genetisch bedingt und auf Mutationen im *TTF-1*- (*NKX 2,1*), *TTF-2*- (*FOXE1*-) oder *PAX8*-Gen zurückzuführen. Autosomal-rezessive Störungen der TSH-Bindung und -Funktion (TSH-Rezeptordefekte) wurden bei Kindern mit schwerer Hypoplasie oder normal entwickelter Schilddrüse beschrieben. Auch bei Patienten mit Trisomie 21 wurden Entwicklungsstörungen der Schilddrüse beschrieben. Bei Kindern mit angeborener Hypothyreose wird auch eine hohe Prävalenz von anderen Fehlbildungen beschrieben (10%). Die häufigsten Fehlbildungen sind Anomalien des Herzens und der großen Gefäße, es kommt aber auch zu Nierenfehlbildungen, Gaumenspalten und Entwicklungsstörungen des Auges. Verwandte von Kindern mit angeborener Hypothyreose weisen häufig Entwicklungsstörungen der Schilddrüse (persistierende Zysten des Ductus thyroglossalis, Lobus pyramidalis, Hemithyreoidea oder Ektopien) bei normaler Schilddrüsenfunktion auf.

Defekte der Schilddrüsenhormonbiosynthese

Eine gestörte Funktion bei normal entwickelter Schilddrüse haben 15–20% der Neugeborenen mit angeborener Hypothyreose. Die klinische Manifestation ist ähnlich den Schilddrüsendysgenesien, außer einem häufiger familiär gehäuftem Vorkommen und der Tendenz zur Entwicklung einer Struma (z. B. bei schlechter Compliance). Allerdings kann sich eine Struma bereits intrauterin oder postnatal entwickeln und zu speziellen Risiken oder Symptomen führen.

Eine Übersicht über die angeborenen Schilddrüsenstörungen und Prävalenzen gibt ◘ Tab. 22.5.

22.5.6 TSH-Rezeptormutationen

Die Antwort der Follikelzelle auf TSH beruht in einer Stimulierung der Adenylatzyklase und zahlreichen Veränderungen, die zu einer Steigerung der Hormonproduktion und Proliferation führen. Patienten mit TSH-Rezeptormutationen haben erhöhte TSH- und niedrige T_4-Konzentrationen.

> Der TSH-Rezeptor ist ein G-Protein-gekoppelter Rezeptor. Konstitutionell aktivierende Mutationen gehen mit einer Hyperthyreose, Loss-of-function-Mutationen mit einer Hypothyreose einher. Handelt es sich um Keimbahnmutationen, so resultieren angeborene Erkrankungen der Schilddrüse.

Keimbahnmutationen des TSH-Rezeptors wurden bei angeborenen Schilddrüsenerkrankungen mit Unterfunktion und Überfunktion beschrieben. Viele dieser »compound«-heterozygoten Defekte mit einem Funktionsverlust des Rezeptors führen zu einer asymptomatischen isolierten TSH-Erhöhung (Hyperthyreotropinämie). Selten sind auch schwere angeborene Hypothyreosen mit fehlender Jodaufnahme im Szintigramm beschrieben (»apparent athyrosis«), bei denen in der Ultraschalldiagnostik Restgewebe im Sinne einer Hypoplasie nachgewiesen wurde.

22.5.7 Natrium-Jod-Symporterdefekte

Die Schilddrüse, aber auch andere Organe (Speicheldrüsen, Brustdrüse, Plexus choroideus, Plazenta) sind in der Lage Jod gegen einen Konzentrationsgradienten zu akkumulieren. Bislang sind ca. 50 Fälle von Patienten mit angeborener Hypothyreose und einer Jodaufnahmestörung beschrieben. Die meisten Patienten haben eine Struma und eine fehlende Jodaufnahme im Szintigramm. Hohe Joddosen (z. B. Lugol-Lösung) können die Schilddrüsenfunktion verbessern. Die Klonierung des Natrium-Symporter-Gens war die Grundlage für die Identifizierung der molekularen Ursache des Jodaufnahmedefektes. In der Folge wurden Natrium-Jod-Symporterdefekte bei Patienten mit angeborener Hypothyreose meistens mit Struma beschrieben.

22.5.8 Peroxidase-Systemdefekte (Organifikationsdefekte)

Die Organifikation von Jodid umfasst zwei Schritte: Die Oxidation von Jodid und die Jodination der thyroglobulingebundenen Tyrosine. Die Schilddrüsenperoxidase ist ein membrangebundenes Haem-Protein. Mehr als 200 Patienten mit Organifikationsdefekten sind beschrieben. Der komplette Defekt kann in einem Perchlorat-Discharge-Test bewiesen werden. Es wird 1–2 h nach einer Perchloratdosis Radiojod verabreicht und bei Vorliegen eines Organifikationsdefektes wird ein schneller Radiojodverlust aus der Schilddrüse verzeichnet. Mehr als 20 verschiedene Mutationen wurden beschrieben.

Kürzlich wurden zwei weitere Gene, die für NADPH-Oxidasen codieren, identifiziert (*THOX1* und *THOX2*).

◘ **Tab. 22.5.** Angeborene Schilddrüsenstörungen und Prävalenz

Schilddrüsenstörungen	Prävalenz
Schilddrüsenentwicklungsdefekte – Agenesie – Hypoplasie – Ektopie	1:3500
Biosynthesedefekte – TSH-Resistenz – Natrium-Jod-Symporterdefekt – Organifikationdefekt – Thyroglobulindefekt – Jodotyrosine-Dejodinasedefekt	1:40.000
Hypothalamisch-hypophysäre Hypothyreose – Hypothalamisch-hypophysäre Anomalie – Panhypopituitarismus – Isolierter TSH-Mangel	1:50.000
Schilddrüsenhormonresistenz	Selten
Jodothyronine-Monodejodinasemangel	Selten
Transiente Hypothyreose – Thyreostatika – Mütterliche Antikörper – Idiopathisch – TSH-Rezeptordefekt	1:10.000
Angeborene Hyperthyreose	1:50.000
Hormontransportdefekte	1:2000

Inaktivierende Mutationen von *THOX2* (*DUOX*) wurden bei Patienten mit einer transienten und permanenten angeborenen Hypothyreose diagnostiziert.

22.5.9 Pendred-Syndrom

Mit dem Begriff »Pendred-Syndrom« werden Fälle von familiärer Struma und angeborener Innenohrschwerhörigkeit beschrieben, die autosomal-rezessiv vererbt werden. Die Häufigkeit beträgt 1,5–3 Fälle auf 100.000 Kinder. Ein Drittel der Patienten weist das Vollbild auf, die übrigen entweder eine isolierte Schwerhörigkeit oder eine Struma. Diagnostisch ist ein positiver Perchlorate-Discharge-Test bei normaler Thyreoideaperoxidase-(TPO-)Aktivität hinweisend. Die Ursache des Pendred-Syndroms sind Mutationen eines Chlorid-Jodid-Transportproteins (Pendrin).

22.5.10 Defekte der Thyroglobulinsynthese

Thyroglobulin ist ein essenzielles Substrat für die Organifikation des Jodids und ein Protein, das exklusiv im Schilddrüsenkolloid vorhanden ist. Die Häufigkeit der Thyroglobulinsynthese-Defekte beträgt 1:80.000 bis 1:100.000 Neugeborene, die eine angeborene Struma mit Hypothyreose aufweisen.

22.5.11 Jodotyrosin-Dejodinasedefekt (Dehalogenasedefekt)

Ein Mangel an Jodotyrosin-Dejodinase kann eine angeborene Hypothyreose mit Struma verursachen. Dass Unvermögen Monojodtyrosin (MIT) und Dijodtyrosin (DIT) zu dejodinieren führt zu einem Jodmangel, da jodhaltiges MIT und DIT mit dem Urin ausgeschieden werden.

Die ursprünglich beschriebenen Patienten hatten eine schwere angeborene Hypothyreose mit Struma. Eine geringere Symptomatik kann durch eine relative hohe Jodzufuhr begründet sein. Mutationen des *DEHAL1*-Gens wurden bei Patienten mit angeborener Hypothyreose identifiziert.

22.5.12 Jodothyronin-Monodejodinasemangel (Dejodasemangel)

Bis heute wurden keine Dejodasendefekte als Ursache der angeborenen Hypothyreose identifiziert. Dejodasen sind Enzyme die Selenozysteine beinhalten. In einer großen konsanguinen Familie mit Hyperthyroxinämie, niedrigem T_3, erhöhtem rT_3 und leicht erhöhten TSH wurden Mutationen in einem Selenbindungsprotein (SECISBP2) nachgewiesen.

22.5.13 Schilddrüsenhormonresistenz

Schilddrüsenhormonrezeptordefekte

Patienten mit einer Schilddrüsenhormonresistenz werden aufgrund der ungewöhnlichen Laborwertkonstellation erhöhter T_4- und T_3-Serumkonzentrationen bei normalen (nichtsupprimierten) oder erhöhten TSH-Serumkonzentrationen identifiziert. Selten werden diese Patienten bereits durch das Neugeborenenscreening gefunden. Die Defekte sind selten und werden auf 1:40.000 Neugeborene geschätzt. Man unterscheidet klinisch die generalisierte Resistenz (GRTH), eine hypophysäre Resistenz (PIT RTH) und eine periphere Resistenz. Bis auf einen einzigen autosomal-rezessiven Fall ist ein autosomal-dominanter Erbgang beschrieben. Die meisten Patienten sind asymptomatisch, aber 20–40% weisen eine Innenohrschwerhörigkeit oder ein ADHS auf. Einige Patienten haben einen Kleinwuchs, eine verzögerte Skelettreife und eine Entwicklungsverzögerung. Andere Patienten – zumeist mit hypophysärer Resistenz – haben häufig auch hyperthyreote Symptome, u. a. eine Gedeihstörung und eine hyperkinetische Bewegungsstörung.

Die Ursache der Schilddrüsenhormonresistenz sind Mutationen im Schilddrüsenhormonrezeptor, wobei zwei Gene für die Rezeptoren (TR) codieren: ein TRα-Gene auf Chromosom 17 und ein TRβ-Gen auf Chromosom 3. Darüber hinaus gibt es alternative Splice-Varianten: (TRα1, TRα2, TRβ1, TRβ2). Der TRβ1 ist der funktionell wichtigste Rezeptor mit Expression im Gehirn, Leber, Niere und Herz. Alle Patienten mit einer Schilddrüsenhormonresistenz weisen Mutationen im TRß1-Gen auf und mehr als 90% haben eine Punktmutation oder Deletion in der hormonbindenden Domäne des Rezeptors, die einen dominant-negativen Effekt verursacht. Auch Patienten mit einer isolierten hypophysären Resistenz weisen Mutationen im TRß1-Rezeptor auf, sodass diese keine eigene Entität, sondern eine Erweiterung des klinischen Spektrums der TRß1-Mutationen darstellen.

Schilddrüsenhormontransporterdefekte

Entgegen früherer Annahmen haben Untersuchungen der letzten Jahre zu der Erkenntnis geführt, dass der Transport der Schilddrüsenhormone durch die Zellmembran ein aktiver Prozess ist, der auf spezifischen Schilddrüsenhormontransportern beruht, insbesondere auf den »organic anion transporting polypeptide« (OATP) und den Monocarboxylattransportern (*MCT8*). Mutationen und Deletionen im *MCT8*-Gen (SLC16A2), das X-chromosomal codiert ist, führen zu einem komplexen Syndrom aus mentaler Retardierung und atypischer Schilddrüsenhormonkonstellation im Serum (T_4 erniedrigt, T_3 stark erhöht, TSH normal).

Die Patienten weisen eine extreme Muskelhypotonie und eine schwere mentale Retardierung auf. Bei Patienten mit einem Allan-Herndon-Dudley-Syndrom, das ebenfalls durch eine mentale Retardierung gekennzeichnet ist, wurden ebenfalls Mutationen im *SLC16A2*-(*MCT8*-)Gen beschrieben. Eine Behandlung ist derzeit nicht möglich.

22.5.14 Zentrale Hypothyreose

Eine angeborene zentrale Hypothyreose aufgrund eines Mangels an TRH/TSH ist mit 1:20.000 bis 1:50.000 Neugeborene sehr selten. Da die meisten Screeningprogramme auf einer TSH-Bestimmung beruhen, wird die Diagnose nicht durch das Screening gestellt, da die Tests nicht genügend sensitiv sind. Nur Programme, die auf einer initialen T_4- und/oder T_4/TBG-Messung beruhen, sind in der Lage zentrale Hypothyreosen zu erfassen. Die häufigste Ursache ist eine hypothalamisch/hypophysäre Entwicklungsstörung, ein isolierter TSH-Mangel ist weitaus seltener. Unterschiedliche Transkriptionsfaktor Defekte können eine Hypothyreose verursachen (*SHH, ZIC2, SIX3, HESX1,Gli3, LHX3, LHX4, PROP1* und *PIT1*).

TRH-Mangel

Bislang sind keine Mutationen im *TRH*-Gen beschrieben. Die TRH-»Knockout-Maus« hat eine milde zentrale Hypothyreose und eine Hyperglykämie. Es wurde eine Familie mit »Compound-heterozgoten-loss-of-function«-Mutationen des TRH-Rezeptorgens und schwerer angeborener Hypothyreose und mentaler Retardierung beschrieben.

TSH-Mangel

Ein isolierter TSH Mangel ist sehr selten. T_4- und TSH-Serumkonzentrationen sind erniedrigt, während die übrigen hypophysären Funktionen unbeeinträchtigt sind. Die Ursache sind autosomal-rezessiv vererbte Mutationen des TSHβ-subunit-Gens. Die häufigste Mutation [eine 1-bp-Deletion im Codon 105 (C105V)] wurde in unterschiedlichen Populationen gefunden. Eine zentrale Hypothyreose wird durch eine inadäquate Antwort des TSH auf eine Gabe von TRH (7 μg/kg) gesichert. Die Therapie dieser Kinder ist analog der Therapie bei primärer Hypothyreose.

22.5.15 Transiente angeborene Hypothyreose

Eine transiente konnatale Hypothyreose liegt bei 5–10% der Neugeborenen vor, die durch das Screening identifiziert werden. Einige Neugeborene weisen nur einen erhöhten TSH-Spiegel bei normalen Schilddrüsenhormonkonzentrationen auf (Hyperthyreotropinämie).

> Die häufigste Ursachen einer transienten Hypothyreose sind jodhaltige Agentien (PVP-Jod, Kontrastmittel), mütterliche Thyreostatika oder mütterliche Schilddrüsenantikörper. Daher ist die Erhebung der mütterlichen Anamnese bezüglich einer bekannten Autoimmunthyreoiditis bzw. einer Jodkontamination und ggf. die Bestimmung der Antikörper wichtig.

Eine transiente Hypothyreose dauert in der Regel nicht länger als 1–2 Wochen, z. B. bei mütterlichen Thyreostatika, oder 1–2 Monate bei mütterlichen Antikörpern an. Dauert die Hypothyreose länger als 10 Tage an, ist eine vorübergehende Substitution mit Schilddrüsenhormon indiziert.

22.5.16 Hyperthyrotropinämie

Eine Hyperthyrotropinämie ist nicht selten (1:8000 Neugeborene) und kann transient sein oder permanent. In 50% der Fälle ist eine Jodkontamination verantwortlich. Weitere Gründe sind TSH-Rezeptordefekte, die durch eine gesteigerte TSH-Sekretion kompensiert werden, milde Biosynthesedefekte, definierte Syndrome (z. B. Trisomie 21, Williams-Beuren-Syndrom) oder gering ausgeprägte Entwicklungsdefekte der Schilddrüse. In der Regel werden diese Kinder bei normalen peripheren Schilddüsenhormonspiegeln beobachtet, nachdem eine primäre Hypothyreose durch Bildgebung und erweiterte Diagnostik ausgeschlossen ist (Tab. 22.6).

22.5.17 Diagnostik bei Neugeborenen mit auffälligem Screeningergebnis

Ein auffälliges Screeningergebnis erfordert die umgehende Untersuchung des Neugeborenen mit einer ausführlichen Anamnese, einer eingehenden Untersuchung, einer Labordiagnostik mit der Bestimmung von T_4 und TSH sowie einer Ultraschalluntersuchung der Schilddrüse. Die Anamnese einer mütterlichen Autoimmunthyreoiditis sollte eine Bestimmung der Schilddrüsenantikörper initiieren. Eine Familienanamnese bezüglich einer angeborenen Hypothyreose ist hinweisend auf einen autosomal-rezessiven Biosynthesedefekt.

● **Tab. 22.6.** Angeborene Störungen der Schilddrüsenhormonbiosynthese und Schilddrüsenhormonwirkung

Störung	Prävalenz	Vererbung	Symptome							Genetik
			Hypoth.	Struma	T_4	TSH	Tg	RAIU	Bemerkung	
Familiärer TSH-Mangel	Selten	AR	Ja	Nein	↓	↓	↓	↓	–	$TSH\beta$-Genmutation
Hypopituitarismus	Unklar	AR	Ja	Nein	↓	N oder ↓	↓	↓	–	PIT1/PROP1-Mutation
TSH-Resistenz	Selten	AR	Ja	Nein	↓	↑	↓	N	Kein »uptake« im Szintigramm möglich	TSH-Rezeptorgenmutation
Jodaufnahmedefekt	Selten	AR	Ja	Ja	↓	↑	↑	↓	Fehlende Jodaufnahme durch Speicheldrüsen	NIS-Mutationen
Organifikationsdefekte	1:40.000	AR	Ja	Ja	↓	↑	↑	↑	Positiver Perchlorate Dischargetest	TPO- und DUOX-Mutationen
Pendred-Syndrom	1:50.000	AR	Ja/Nein	Ja	N,↑	↑	↑	↑	Innenohrschwerhörigkeit	Pendrin-Mutationen
Thyroglobulindefekte	1:40.000	AR	Ja	Ja	↓	↑	↓↑	↑	Tg sehr niedrig oder nicht nachweisbar, manchmal normal oder erhöht	Tg-Mutationen
Iodotyrosinedeiodinasedefekt (Dehalogenasedefekt)	Selten	AR	Ja	Ja	↓	↑	↑	↑	Erhöhte MIT, DIT im Serum	DEHAL1-Mutationen
Schilddrüsenhormonresistenz	1:100.000	AD	V	Ja	↑	N,↑	↑	↑	–	$TR\beta$-Mutationen
Schilddrüenhormontransporterdefekt	Selten	X-linked		Nein	↓	N,↑	N	N	Schwere Retardierung	MCT8-Mutationen
Jodothyronine-Dejodinasemangel	Selten	AR	Nein	Nein	↑	↑	N-↑	N-↑	–	SECISBP2-Genmutation
Nichtautoimmune Hyperthyreose	Selten	AD	Nein	Ja	↑	↓	↑	↑	Fehlende Antikörper	TSH-Rezeptormutationen

AR autosomal-rezessiv, *CH* kongenitale Hypothyreose, *Tg* Serum-Thyroglobulin, *RAIU* Radiojodaufnahme.

Die körperliche Untersuchung ist gerichtet auf den Nachweis von subtilen Symptomen wie einer offenen kleinen Fontanelle (>1 cm), eines verlängerten Ikterus (>7 Tage), einer vergrößerte Zunge, einer Nabelhernie oder einer Struma. Obwohl weniger als 5% der Neugeborenen aufgrund von Symptomen bereits vor Erhalt des Screeningergebnisses einen Verdacht auf eine angeborene Hypothyreose hervorrufen, weisen 15–20% der Neugeborenen mit Hypothyreose bei eingehender Untersuchung Symptome auf.

Die Diagnose wird durch die Bestimmung von T_4 (fT_4) und TSH gesichert. Bei Neugeborenen in einem Alter von 2–4 Wochen ist ein T_4-Spiegel unter 84 nmol/l (6,5 ug/dl) hinweisend auf eine Hypothyreose. Allerdings sind Test- und altersspezifische Normbereiche zugrunde zu legen. Es weisen 90% der Kinder mit gesicherter Hypothyreose einen TSH-Spiegel >50 mU/l und 75% einen T_4-Spiegel <84 nmol/l (6,5 µg/dl) auf. Bei Kindern mit mäßigen TSH-Erhöhungen (10–30 mU/l) sind meistens wiederholte Untersuchungen bis zur Diagnosesicherung notwendig. Ein TRH-Test ist nicht hilfreich.

Die Diagnose einer zentralen Hypothyreose ist schwieriger. Bei einem Kind mit niedrigen $(f)T_4$- und niedrigen TSH-Spiegeln müssen weitere Tests zum Ausschluss eines Mangels anderer Hypophysenhormone durchgeführt werden. Im TRH-Test weist ein subnormaler TSH-Anstieg auf eine hypophysär bedingte Hypothyreose hin.

Bei allen Kindern mit gesicherter Hypothyreose sollte eine Ultraschalluntersuchung der Schilddrüse durchgeführt werden. Ein Szintigramm ist in der Regel nicht erforderlich. Die Ultraschalluntersuchung ist nicht in der Lage ektopes Gewebe, z. B. am Zungengrund nachzuweisen, kann aber hypoplastische Schilddrüsen, die aufgrund fehlender Jodaufnahme im Szintigramm nicht zu sehen wären, darstellen. Jedoch muss bei nachweisbarem Schilddrüsenhormon oder Tg-Spiegeln und fehlender Darstellung im Ultraschall rückgeschlossen werden, dass Schilddüsengewebe in ektoper Lokalisation vorhanden ist. Eine Skelettalterbestimmung (Röntgen oder Ultraschalluntersuchung des Knies) gibt Hinweise auf eine fetale Hypothyreose.

◘ Tab. 22.7 gibt eine Übersicht über altersentsprechende Normalwerte der Schilddrüsenfunktion.

◘ **Tab. 22.7.** Altersentsprechende Normalwerte der Schilddrüsenfunktion

2–6 Wochen

Parameter	Normalbereich
T_4	84–210 nmol/l (6,5–16,3 ug/dl)
T_3	1,5–4,6 nmol/l (100–300 ng/dl)
$(f)T_4$	10–30 pmol/l (0,9–2,2 ng/dl)
TSH	1,7–9,1 mU/l (1,9–9,1 mU/ml)
TBG	160–750 nmol/l (1,0–4,5 mg/dl)
Tg	15–375 pmol/l (10–250 ng/ml)

T_4 Thyroxin, T_3 Trijodthyronin, $(f)T_4$ freies Thyroxin, TSH thyreoideastimulierendes Hormon, TBG thyroxinbindendes Globulin, Tg Thyroglobulin.

22.5.18 Behandlung

Die initiale Diagnosesicherung sollte möglichst in einem Tag abgeschlossen sein. Der Beginn einer Behandlung darf durch die Diagnostik nicht verzögert werden. Das Ziel muss eine frühe und adäquate Therapie sein. Die bevorzugte Therapie erfolgt mit L-Thyroxin. Die Dosis ist so zu wählen, dass seine Normalisierung der $(f)T_4$- und TSH-Spiegel so schnell wie möglich erfolgt. Die T_4-Spiegel sollten im obersten Bereich für das Lebensalter liegen, sodass bei Neugeborenen T_4-Spiegel von 130–210 nmol/l (10–16,3 µg/dl) erreicht werden. Auch die angestrebten $(f)T_4$-Spiegel liegen im obersten Normbereich von 40–45 pmol/l.

Um diese Zielbereiche zu erreichen, sind Thyroxindosisbereiche von 10–15 µg/kg/Tag bei Reifgeborenen notwendig. Persistierend hohe TSH-Spiegel (3–10 mU/l) sind im ersten Lebensjahr relativ häufig, was hinweisend auf eine Unreife des Regelkreises ist. Die TSH-Erhöhung ist besonders in den ersten Monaten deutlich, kann aber auch in 5–10% der Patienten über das erste Lebensjahr hinaus persistieren. Dennoch ist der TSH-Spiegel in Relation zu den altersentsprechenden Normwerten der beste Parameter zur Überprüfung der Therapie.

Bei Kindern mit angeborener Hypothyreose ist das Wachstum und die Entwicklung bei frühzeitiger und adäquater Therapie normal. Auch die IQ-Messungen ergeben bei den meisten Patienten normale Werte. Dennoch werden in Einzelfällen eine gestörte motorische Entwicklung oder subnormale IQ-Werte trotz früher und adäquater Therapie beschrieben. Diese Befunde sind häufiger bei Kindern mit schwerer Hypothyreose (mit sehr niedrigen T_4-Spiegeln vor Therapie), insbesondere wenn geringe initiale T_4-Dosen verabreicht werden oder ein später Therapiebeginn erfolgt. Eine frühe Therapie in den ersten 14 Lebenstagen mit einer Dosis von 10–15 µg/kg/Tag bei Reifgeborenen reduziert das Risiko einer subnormalen Entwicklung. Bei einigen Patienten mit einer verzögerten oder gestörten Entwicklung, trotz früher und adäquater Therapie, konnte ein Funktionsverlust von Transkriptionsfaktoren, die sowohl in der Schilddrüsenentwicklung als auch in der ZNS-Entwicklung eine Rolle spielen, für die Entwicklungsstörung und neurologische Störung verantwortlich gemacht werden. Eine zu hohe Schilddrüsenhormondosis kann zu Tachykardien und Unruhe führen, die bei Dosisreduktion reversibel ist. Eine längerfristige Therapie mit sehr hoher Dosis und nachweisbaren erhöhten Schilddrüsenhormonkonzentrationen ist zu vermeiden, um eine Kraniosynostose oder eine Akzeleration des Skelettalters zu verhindern.

Wird eine transiente Hypothyreose vermutet, z. B. weil die Mutter Thyreostatika eingenommen hat oder blockierende Antikörper nachweisbar sind, sollte eine Therapie begonnen werden, wenn die hypothyreote Stoffwechsellage länger als 2 Wochen andauert. Eine notwendig gewordene Therapie kann nach 8–12 Wochen unterbrochen werden, wenn eine transiente Hypothyreose sehr wahrscheinlich ist (Nachweis von Antikörpern, mütterliche Anamnese).

> Eine Mutter darf auch bei thyreostatischer Therapie stillen, da die Thyreostatika nur in geringer Konzentration in der Muttermilch nachweisbar sind.

Kinder mit einer Schilddrüsenhormonresistenz sind schwierig zu behandeln, eine Therapie muss immer an den individuellen Konstellationen ausgerichtet werden. Einige Patienten sind durch die TSH-vermittelte Hyperthyroxinämie euthyreot, bei manchen Patienten reicht die TSH-Kompensation nicht aus und es besteht eine variable Resistenz und Mangelsituation von Gewebe zu Gewebe. Der TSH-Serumspiegel kann normal oder erhöht sein. Eine verzögerte Entwicklung kann einen Therapieversuch nötig machen. Hierzu sind jedoch T_4-Dosen notwendig, die das 3- bis 6-fache der Substitutionsdosis betragen. In der Kindheit überwiegt jedoch oft eine eher hyperthyreote Symptomatik mit Hyperexzitabilität und einer ADHS-ähnlichen Symptomatik.

22.5.19 Angeborene Hyperthyreose

Angeborener Morbus Basedow

Eine angeborene Hyperthyreose ist sehr selten (in 1:70 Fällen einer Schwangerschaft mit Hyperthyreose). Die Ursache liegt in der transplazentaren Passage von stimulierenden TSH-Rezeptorantikörpern (TSI) bei Schwangeren mit Morbus Basedow. Hierbei muss keine aktive Hyperthyreose der Mutter vorliegen, da Antikörper in hoher Konzentration auch bei Zustand nach Ablation durch Operation oder Radiojodbehandlung langfristig persistieren können. Die Wahrscheinlichkeit einer neonatalen Hyperthyreose steigt mit der Höhe der TSI- oder TRAK-Serumkonzentrationen. Selten findet eine Passage sowohl von stimulierenden als blockierenden Antikörpern statt, wobei die Anwesenheit der blockierenden Antikörpern zunächst die Stimulation kompensiert und eine Late-onset-Hyperthyreose aufgrund einer längeren Halbwertszeit der stimulierenden Antikörper resultiert.

Neben einer angeborenen Hyperthyreose haben die Neugeborenen von Müttern mit Morbus Basedow weitere Risiken. Bei 230 Schwangerschaften mit Morbus Basedow wurde eine Prävalenz von Schilddrüsenfunktionsstörungen (16,3%) beschrieben (permanente Hyperthyreose von 5,6% und transiente Hypothyreose von 10,7%). Auch die thyreostatische Therapie kann die fetale und neonatale Schilddrüsenfunktion beeinträchtigen (◘ Tab. 22.8).

> Eine fetale Hyperthyreose ist ein Risiko für jede Schwangerschaft bei mütterlichem Morbus Basedow, auch nach Entfernung der Schilddrüse. Eine Überwachung mit CTG (Herzfrequenz), Ultraschall zur Bestimmung der Schilddrüsengröße und Nachweis der mütterlichen Antikörper ist daher notwendig.

Bei Verdacht auf eine fetale Hyperthyreose, z. B. bei fetaler Tachykardie, ist eine Kordozentese indiziert. Normwerte für unterschiedliche Gestationsalter sind verfügbar. Eine fetale Hyperthyreose macht eine thyreostatische Therapie oder Intensivierung der Therapie der Mutter trotz mütterlicher Euthyreose erforderlich. Die Therapie der fetalen Hyperthyreose besteht somit in der adäquaten mütterlichen thyreostatischen Therapie.

Die Symptomatik einer neonatalen Thyreotoxikose umfasst eine Hyperexzitabilität, Gedeihstörung, Tachykardie, eine Struma und evtl. einen Exophthalmus. Eine Thrombozytopenie, Hepatosplenomegalie und eine Hyperbilirubinämie sind weitere Symptome. Die Diagnose ist durch hohe Schilddüsenhormonkonzentrationen im Nabelschnurblut oder im Serum des Neugeborenen zu sichern. Eine neonatale Hyperthyreose durch mütterliche

◘ **Tab. 22.8.** Prävalenz von Störungen der Schilddrüsenfunktion bei Neugeborenen von Müttern mit Morbus Basedow (n=230). (Mod. nach Mitsuda et al.1992)

Störung	n	%
Thyreotoxikose		
▪ Schwer	6	2,6
▪ Mild	7	3,0
Hypothyreose, transient		
▪ Komplett	5	2,1
▪ Hyperthyreotropinämie, zentral	18	7,8
	2	0,8
Total	38	16,3

Autoantikörper hat prinzipiell eine Spontanremission, wenn die mütterlichen Antikörper aus der Zirkulation eliminiert sind (in der Regel nach 3–4 Monaten), dennoch ist eine Therapie notwendig, um bleibende Schäden zu vermeiden. Die symptomatische Therapie eines Neugeborenen mit Hyperthyreose besteht in der Behandlung mit β-Blockern und ggf. in einer Digitalisierung.

> Die kausale Therapie besteht in der Behandlung mit Thyreostatika (Methimazol 0,5–1 mg/Tag oder PTU 5–10 mg/Tag). Bei akuter und lebensbedrohlicher Symptomatik kann Lugol-Lösung (126 mg J/ml) in einer Dosierung von 3-mal täglich einem Tropfen (8 mg) verabreicht werden.

Autosomal-dominante nichtimmunogene Hyperthyreose

Eine nichtimmunogene Hyperthyreose wird autosomal-dominant vererbt und ist durch die Abwesenheit von Schilddrüsenantikörpern gekennzeichnet.

Die betroffenen Kinder werden auffällig durch eine klinische Hyperthyreose mit erhöhten Schilddrüsenhormonkonzentrationen bei supprimierten TH-Spiegeln ohne Nachweis von Autoantikörpern. Als Ursache dieser Konstellation wurden TSH-Rezeptorgenmutationen nachgewiesen.

Die meisten Patienten werden im Neugeborenenalter oder in der frühen Kindheit diagnostiziert. Die Behandlung ist schwierig und eine thyreostatische Therapie ist selten auf lange Zeit erfolgreich. Daher ist häufig eine frühe definitive Schilddrüsenablation durch Operation oder Radiojodtherapie notwendig.

22.5.20 Störungen des Schilddrüsenhormontransports

Verschiedene genetische Defekte des Schilddrüsenhormontransports, die bereits bei Geburt manifest sind, sind beschrieben worden. Diese umfassen einen kompletten TBG-Mangel, einen partiellen TBG-Mangel, einen Überschuss an TBG, Varianten des Transthyretin (TTR) (Präalbumin) und die familiäre dysalbuminämische Hyperthyroxinämie (FDH). Alle Störungen gehen mit einer Euthyreose einher, aber die biochemische Diagnostik führt häufig zu falschen Interpretationen.

TBG-Mangel

Zahlreiche TBG-Varianten sind bekannt diese beinhalten TBG-CD, TBG-CD5, TBG-CD6, TBG-CDJ (Japan), TBG-CDY (Yonago), TBG-CDB (Buffalo), TBG-CDBe (Bedouin) and TBG-CDK (Kankakee). Die Häufigkeit des TBG-Mangels liegt bei 1:5.000 bis 1:12.000 Neugeborene.

Der TBG-Mangel wird X-chromosomal vererbt. Die TBG-Serumkonzentrationen sind erniedrigt und sind in Überträgerinnen auf die Hälfte reduziert. Das TSH ist nicht erhöht.

TBG-Exzess

Ein angeborener Exzess des TBG wird mit einer Häufigkeit von 1:40.000 Neugeborene geschätzt. Hierbei finden sich erhöhte T_4-Gesamtwerte bei normalen $(f)T_4$-Werten. Die Stoffwechsellage ist euthyreot. Als Ursache wird eine erhöhte TBG-Produktion auf bis zu 5-fache Konzentrationen angenommen, die X-gebunden vererbt wird. Es konnte gezeigt werden, das die erhöhte Produktion auf eine Genamplifikation auf dem X-Chromosom beruht.

Transthyretinvarianten

Hierbei werden erhöhte T_4- und normale $(f)T_4$-Serumspiegel sowie normale T_3- und TSH- Konzentrationen im Serum nachgewiesen. TBG-Serumspiegel und Albuminspiegel sind normal, aber in der Radioimmunoelektrophorese werden erhöhte TBPA-Konzentrationen gefunden. Die erhöhten TBPA-Spiegel sind auf eine autosomal-dominante Vererbung zurückzuführen.

Familiäre dysalbuminämische Hyperthyroxinämie

Die familiäre dysalbuminämische Hyperthyroxinämie (FDH) ist die häufigste Form einer euthyreoten Hyperthyroxinämie. Das abnorme Protein führt zu erhöhten T_4 im Serum bei normalen T_3- und TSH-Konzentrationen. Auch diese Störung wird autosomal-dominant vererbt und Missense-Mutationen des Albumingens wurden nachgewiesen.

22.5.21 Der Fetus als Patient

Die Fortschritte der Medizin haben die Möglichkeiten der pränatalen Therapie eröffnet. Hierzu gehören die Verbesserungen der fetalen Ultraschalldiagnostik und die Möglichkeiten der fetalen Zytogenetik und Molekulargenetik aber auch die sichere Durchführung einer Kordozentese, die durch direkte biochemische Analytik im fetalen Blut Stoffwechseldefekte und Hormonstörungen diagnostizieren kann. Auch eine fetale Therapie durch die Substitution von Hormonen in das Fruchtwasser ist möglich. Die Behandlung angeborener und bereits vor der Geburt erkennbarer Schilddrüsenerkrankungen ist daher wiederholt diskutiert worden.

Es ist bekannt, dass eine schwere mütterliche Hypothyreose mit einer gestörten mentalen Entwicklung der Kinder einhergeht, da der Fetus im ersten Trimenon auf die Versorgung mit mütterlichem Schilddrüsenhormon angewiesen ist. Bei Kindern mit schwerer angeborener Hypothyreose ist auch im 2. und 3. Trimenon die Versorgung mit mütterlichem Hormon wesentlich, da hierdurch bleibende Schäden bei >90% der Kinder vermieden werden. Somit hat die Kombination einer mütterlichen und fetalen Hypothyreose ein hohes Risiko für eine gestörte Entwicklung des Kindes. Bei einer Schwangerschaft einer Mutter mit Hypothyreose muss die Schilddrüsenhormonsubstitution entsprechend angepasst werden (+20%), um die Versorgung des Feten sicherzustellen. Aufgrund der normalen Entwicklung von Kindern mit einer angeborenen Hypothyreose ist bei Gewährleistung einer normalen Schilddrüsenhormonkonzentration im Serum der Mutter keine pränatale Therapie notwendig. Mögliche Indikationen sind eine mütterliche Autoimmunerkrankung oder eine hochdosierte thyreostatische Therapie, die mit einer Hypothyreose der Mutter und des Feten einhergehen. Eine weitere Indikation ist die Entwicklung einer fetalen Struma, z. B. aufgrund eines Biosynthesedefektes. Die Therapie erfolgt durch eine intraamniale Injektion von Levothyroxin.

Literatur

DeFelice M, DiLauro R (2004) Thyroid development and its disorders: genetics and molecular mechanisms. Endocrine Rev 25: 722

Delange (1993) Pediatric endocrinology. Williams, Baltimore & Wilkins, pp 242–251

Fisher DA (2000) The importance of early management in optimizing IQ in infants with congenital hypothyroidism (editorial). J Pediat 136: 273

Friesema ECH, Grueters A, Biebermann H et al. (2004) Association between mutations in a thyroid hormone transporter and severe x-linked psychomotor retardation. Lancet 364: 1435

Kaplan EL (2005) Surgery of the thyroid. In: DeGroot LJ, Jameson JL (eds) Endocrinology, 5th edn. Saunders, Philadelphia, pp 2239–2260

Marchant B, Lees JFH, Alexander WD (1979) Antithyroid drugs. In: Hershman JM, Bray GA (eds) The thyroid: Physiology and treatment of disease. Pergamon Press, Oxford, pp 209–252

Mitsuda N, Tamaki H, Amino N et al. (1992) Risk factors for developmental disorders in infants born to women with Graves' disease. Obstet Gynecol 80: 359

Nelson JC, Clark SJ, Borut DL et al. (1993) Age related changes in serum free thyroxine during childhood and adolescence. J Pediatr 123: 899

Pearce SHS, Kendall-Taylor P (2005) Genetic factors in thyroid disease. In: Braverman LE, Utiger RD (eds) The thyroid, 9th edn. Lippincott Williams & Wilkins, Philadelphia, pp 407–421

Rivkees SA, Sklar C, Freemark M (1998) The management of Graves' disease in children with special emphasis on radioiodine treatment. J Clin Endocrinol Metab 83: 3767

van Wassenaer AG, Briet JM, van Baar A et al. (2002) Free thyroxine levels during the first weeks of life and neurodevelopmental outcome until the age of 5 years in very preterm infants. Pediatrics 109: 534

Vulsma T, Gons MH, DeVijlder JJM (1989) Maternal fetal transfer of thyroxine in congenital hypothyroidism due to a total organification defect or thyroid agenesis. N Engl J Med 321: 13

23 Endokrine Störungen des Mineralhaushaltes

Olaf Hiort

23.1 Endokrine Regulation des Kalzium-Phosphat-Stoffwechsels – 352
23.1.1 Kalzium und Phosphat – 352
23.1.2 Parathormon – 352
23.1.3 Vitamin D – 353
23.1.4 Fibroblasten-Wachstumsfaktor-23 – 354

23.2 Störungen des Kalzium-Phosphat-Stoffwechsels – 355
23.2.1 Hyperkalzämie – 355
23.2.2 Hypokalzämie – 356
23.2.3 Rachitis – 359
23.2.4 Störungen der alkalischen Phosphatase – 363

Literatur – 364

23.1 Endokrine Regulation des Kalzium-Phosphat-Stoffwechsels

23.1.1 Kalzium und Phosphat

Kalzium und Phosphor sind die hauptsächlichen mineralischen Elemente des Knochens. Dadurch sind diese beiden Metabolite – bezogen auf die im Körper vorhandene Gesamtmenge – fast gänzlich (zu 99%) dem Knochen zuzuordnen, obwohl sie zudem in vielen anderen Kompartimenten eine gewichtige Rolle spielen. Kalzium wird sowohl extrazellulär als auch intrazellulär als Kofaktor für verschiedene enzymatische Reaktionen verwendet und stellt einen bedeutsamen intrazellulären Botenstoff zur Signalvermittlung dar. Dies gilt insbesondere für die neuromuskuläre Signalübertragung. Im Serum liegt Kalzium etwa zur Hälfte an spezifische Trägerproteine oder Albumin gebunden vor; nur die ionisierte Fraktion ist als biologisch aktiv anzusehen. Phosphor liegt meist als Phosphat vor, davon ist wiederum der überwiegende Teil im Skelett verankert, während etwa 15% des Phosphats als organische oder anorganische Fraktionen intrazellulär oder extrazellulär zu finden sind. Das organische Phosphat spielt eine wesentliche Rolle im Aufbau von vielen Molekülen, so z. B. in Phosphoproteinen, bei Energieträgern wie Adenosintriphosphat (ATP) und anderen Molekülen der intrazellulären Signalübertragung.

Die Spiegel von Kalzium und Phosphat in den verschiedenen Kompartimenten werden eng kontrolliert. Hierbei spielen sowohl endokrine Regulationsmechanismen eine entscheidende Rolle als auch die Relation zu anderen Mineralien, insbesondere zum Magnesium. Magnesium ist sowohl im Knochen als auch in Muskelgewebe und anderen Organen vorhanden und hat weitreichende Aufgaben bei verschiedenen zellulären Funktionen. Magnesium kann die Kontrolle des Kalzium-Phosphat-Stoffwechsels über indirekte hormonelle Regulation, insbesondere des Parathormons (PTH), mit beeinflussen.

Kalzium und Phosphat werden überwiegend mit der Nahrung über den Darm aufgenommen. Die Aufnahme hängt von der Gesamtzufuhr ab, die für Kalzium bei etwa 0,5–1,5 g pro Tag liegen sollte, in besonderen Situationen, wie z. B. in der Schwangerschaft und Stillzeit, jedoch höher sein muss. Die Ausscheidung erfolgt über den Darm, verschiedene Körperflüssigkeiten (Schweiß, Speichel, Magensaft), insbesondere auch über die Milch in der Stillzeit sowie über den Urin. Kalzium wird nach initialer glomerulärer Filtration fast ausschließlich im renalen Tubulussystem reabsorbiert und zwar zunächst überwiegend passiv im proximalen Tubulus, während ein kleinerer Anteil durch einen aktiven, PTH-kontrolliertenTransportmechanismus im distalen Nephron reabsorbiert wird. Somit kann die Gesamtausscheidung von Kalzium durch die Filtrationsmenge als auch die Reabsorption gesteuert werden. Phosphat wird hauptsächlich im proximalen renalen Tubulus reabsorbiert. Normalerweise wird die fraktionierte tubuläre Reabsorption von Phosphat (TRP) etwa 90% betragen, jedoch kann dies im Kindesalter erheblich variieren und Neugeborene und Säuglinge sind zu einer fast 100%igen Reabsorption fähig. Eine noch zuverlässigere Bestimmung der renalen Steuerung der Phosphatspiegel ist durch die Berechnung der Nierenschwellwerte für Phosphat bezogen auf die glomeruläre Filtrationsrate (GFR) möglich (Transportmaximum für Phosphat/GFR). Diese Parameter haben ihre Bedeutung in der Feststellung einer pathologisch veränderten Reabsorption von Phosphat, wie sie unter anderem bei den hereditären hypophosphatämischen Rachitiden vorliegt.

> Die wesentlichen endokrinen Regulatoren des Kalzium-Phosphat-Stoffwechsels sind neben dem PTH vor allem 1,25-(OH)$_2$-Vitamin D$_3$ und der Fibroblasten-Wachstumsfaktor-23 (FGF-23).

Die Regulation zwischen PTH und Vitamin D innerhalb des Kalziumstoffwechsels ist in ◘ Abb. 23.1 dargestellt.

23.1.2 Parathormon

Parathormon (PTH) ist ein Peptidhormon, das die schnelle Bereitstellung von Kalzium kontrolliert. Es wird aus größeren Propeptiden zu einem aus 84 Aminosäuren bestehendem Peptid geschnitten, das in den vier Nebenschilddrüsen in Vesikeln bereitgestellt wird. Die Sekretion aus den Nebenschilddrüsen in die Zirkulation erfolgt durch Signalgebung des Spiegels an ionisiertem Kalzium durch dessen Bindung an einen Kalzium-Sensing-Rezeptor (CaR). Dabei führen höhere Kalziumspiegel zu einer geringeren Ausschüttung von PTH, verminderte Kalziumspiegel zu einer raschen erhöhten Sekretion von PTH. Der Nachweis dieses hochsensitiven Systems mit einem eigenen Rezeptor für Kalzium hat Letzterem auch Funktionen eines Hormons zugewiesen, das seinen eigenen Serumspiegel kontrolliert.

Die PTH-Stimulation erfolgt ebenfalls durch erhöhte Phosphatspiegel im Serum, da dadurch erniedrigte Kalziumspiegel und erniedrigte 1,25-(OH)$_2$-Vitamin-D$_3$-Spiegel wahrscheinlich über eine Stimulation des FGF-23 hervorgerufen werden. PTH seinerseits reguliert die Synthese des 1,25-(OH)$_2$-Vitamin D$_3$ in den Nieren, sodass zwischen diesen beiden Hormonen eine direkte bidirektionale Abhängigkeit besteht.

Die Wirkung von PTH wird über einen Membranrezeptor vermittelt,, ebenso wie bei Kalzium und vielen anderen Peptidhormonen. Der PTH-Rezeptor gehört zu den G-Protein-gekoppelten-7-fach-membrangängigen Rezep-

23.1 · Endokrine Regulation des Kalzium-Phosphat-Stoffwechsels

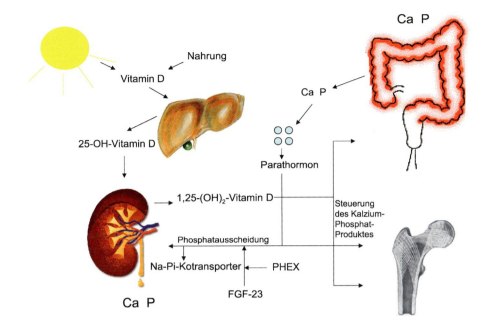

Abb. 23.1. Kalziumstoffwechsel. Regulation zwischen PTH und Vitamin D

toren. Nach Bindung von PTH kommt es zur Initiierung einer intrazellulären Signalkaskade, bei der insbesondere das stimulierende G-Protein (Gs) eine Rolle spielt. Durch Austausch eines Guanosin-Triphosphats (GTP) durch Guanosin-Diphosphat (GDP) an der α-Untereinheit von Gs wird diese vom Rezeptor und von den βγ-Untereinheiten dissoziiert. In der Folge aktiviert Gsα eine Adenylatzyklase, wodurch aus Adenosintriphosphat (ATP) zyklisches Adenosinmonophosphat (cAMP) gebildet wird; cAMP führt dann zur Aktivierung von Proteinkinase A und damit zur Zellantwort (Abb. 23.2).

In einer Vielzahl von Geweben, insbesondere in der fetalen Nebenschilddrüse und in der laktierenden Brust, wird ein dem PTH verwandtes Peptid, das »PTH-related peptide« (PTHrP) exprimiert. Das PTHrP hat eine Übereinstimmung mit PTH in den aminoterminalen Aminosäuren und kann ebenfalls über den PTH-(PTHrP)-Rezeptor seine Wirkung ausüben. Es wirkt vor allem lokal in Assoziation an seine Bildungsstätten und hat dann wohl andere biologische Wirkungen als PTH. In der Fetalzeit und während der Stillperiode hat PTHrP aber durchaus eine kalzitrope Wirkung.

23.1.3 Vitamin D

Vitamin D ist ein fettlösliches Steroidhormon und kein Vitamin, da es durch Eigensynthese gebildet werden kann. Durch UV-Strahlung wird in der Haut 7-Dehydrocholesterin fotochemisch gespalten. Das Prävitamin D ist thermolabil und kann zu Cholekalziferol (Vitamin D_3) und Ergokalziferol (Vitamin D_2) oder aber Abbauprodukten umgewandelt werden. Neben der Sonnenexposition spielt die Aufnahme von Vitamin D durch den Darm eine wesentliche Rolle. Es ist insbesondere in Milchprodukten, aber auch in anderen tierischen Produkten wie Eiern und Fischöl enthalten. Vitamin D wird im Blut an spezifische Trägerproteine gebunden. In der Leber erfolgt eine Hydroxylierung an Position 25 durch ein mitochondriales Enzym. Dadurch verlängert sich die Halbwertszeit erheblich auf mehrere Wochen. Zuletzt wird 25-Hydroxy-Vitamin D in der Niere durch eine 1α-Hydroxylase weiter reduziert, um das aktive $1,25\text{-}(OH)_2$-Vitamin D_3, auch Kalzitriol genannt, zu synthetisieren (Abb. 23.3). Die Synthese des $1,25\text{-}(OH)_2$-Vitamin D_3 und sein Abbau durch die 24,25-Hydroxylase können aber auch in verschiedensten anderen Geweben stattfinden, sodass eine lokale Bereitstellung von

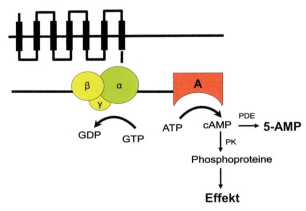

Abb. 23.2. Zelluläre Wirkung von Parathormon

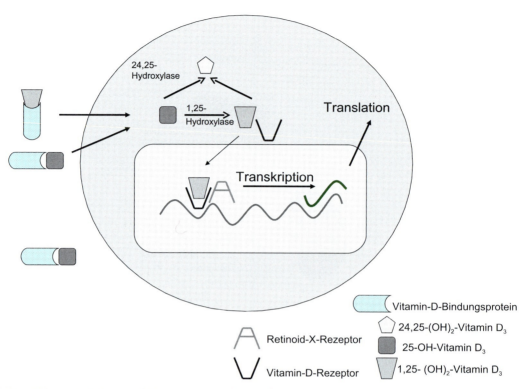

Abb. 23.3. Zellulärer Metabolismus und Wirkungsweise von Vitamin D

aktiven Vitamin-D-Metaboliten für unterschiedliche Stoffwechselwege eine Bedeutung hat.

Die Wirkungsvermittlung des 1,25-(OH)$_2$-Vitamin D erfolgt, wie für Steroidhormone typisch, über einen intrazellulären Rezeptor. Nach Aufnahme in die Zielzelle bindet das Hormon an den Rezeptor, dieser dimerisiert mit dem Retinoid-X-Rezeptor und das Dimer transloziert in den Zellkern, um dort an spezifischen Zielgensequenzen die Transkription und Translation von Zielgenen zu regulieren.

23.1.4 Fibroblasten-Wachstumsfaktor-23

Der Fibroblasten-Wachstumsfaktor-(FGF-)23 wurde erst kürzlich als wichtiger hormoneller Regulator der Phosphatausscheidung über die Niere entdeckt. FGF-23 ist wahrscheinlich das lange gesuchte »Phophatonin«, das durch das Produkt des *PHEX*-Gens und durch DMP-1 reguliert wird (Abb. 23.4) und als elementar für die endokrine Signalgebung des Phosphatstoffwechsels in der Kommunikation zwischen Knochen und Niere gilt. Der FGF-23 inhibiert den natriumabhängigen Phosphattransport in der Niere und im Darm, in dem es die Natrium-Phosphat-Kotransporter herunterreguliert. Auch wird der Serumspiegel von 1,25-(OH)$_2$-Vitamin D$_3$ durch FGF-23 vermindert, ein Umstand, der bei den hypophosphatämischen Rachitiden eine wichtige Rolle spielt. Der FGF-23 vermittelt seine zelluläre Wirkung über Rezeptoren in Abhängigkeit vom Transportprotein Klotho, das mit dem FGF-Rezeptor-1 Dimere bildet.

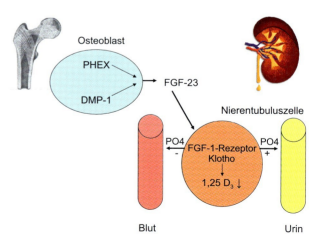

Abb. 23.4. Das Protein des *PHEX*-Gens zusammen mit Dentin-Matrix-Protein-(DMP-)1 reguliert die Bereitstellung von FGF-23, das in der Niere an den FGF-Rezeptor-1 bindet und so die Phosphatrückresorption und gleichzeitig auch die Synthese von 1,25-(OH)$_2$-Vitamin D$_3$ inhibiert

23.2 Störungen des Kalzium-Phosphat-Stoffwechsels

Die klinischen Symptome von Störungen des Kalzium-Phosphat-Stoffwechsels können sich sehr variabel präsentieren. Dazu gehören Notfallsituationen wie Tetanie oder hypokalzämisch bedingte zerebrale Krampfanfälle. Des Weiteren müssen rachitische Skelettdeformitäten insbesondere mit Genua vara oder valga der unteren Extremität an eine akute Störung des Kalzium-Phosphat-Stoffwechsels denken lassen; ebenso muss auch die Brachymetacarpie als Symptom der hereditären Albright-Osteodystrophie (AHO) zu einer entsprechenden Abklärung führen. Kinder mit chronischer Niereninsuffizienz haben häufig einen 1,25-$(OH)_2$-Vitamin-D_3-Mangel. Heutzutage wird bei Kindern nach Chemotherapie, bedingt durch eine onkologische Erkrankung, zunehmend ein sekundär erworbener Nierentubulusschaden diagnostiziert und ein konsekutiver renaler Phosphatverlust. Hier steht häufig eine Wachstumsstörung im Vordergrund.

> Im Kindesalter sollte immer an eine mögliche genetische Störung gedacht werden und die Familienanamnese muss entsprechend sorgfältig erhoben werden.

Im Folgenden sollen die Störungen anhand ihrer Leitsymptome Hyperkalzämie, Hypokalzämie und Rachitis (hypokalzämisch oder hypophosphatämisch) erklärt werden. Dem spezifischen Knochenstoffwechsel und damit auch der Osteoporose und den Besonderheiten im Kindes- und Jugendalter ist ein eigenes Kapitel gewidmet (▶ Kap. 27).

23.2.1 Hyperkalzämie

Die Hyperkalzämie ist im Kindes- und Jugendalter ein seltenes Ereignis. Auch hier gilt es, hereditäre Erkrankungen mit einzubeziehen und eine gewissenhafte Familienanamnese zu erheben. Die genetisch bedingten Erkrankungen können sich bereits im Neugeborenenalter manifestieren, jedoch gilt es auch bei einer Hyperkalzämie im Jugendalter an einen genetisch bedingten Hyperparathyreoidismus, z. B. durch eine maligne endokrine Neoplasie (MEN), meist Typ I, zu denken.

Im Vordergrund stehen Erkrankungen, die mit einem Hyperparathyreoidismus einhergehen. Während der primäre Hyperparathyreoidismus meist durch ein Adenom einer Nebenschilddrüse verursacht wird, ist der sekundäre Hyperparathyreoidismus reaktiv, z. B. bedingt durch einen Vitamin-D-Mangel.

Eine Sonderform stellt der tertiäre Hyperparathyreoidismus dar. Hierbei handelt es um eine Autonomie der Nebenschilddrüsen nach langdauernder Stimulation, wie sie u. a. bei langanhaltender Monotherapie mit Phosphat bei hypophosphatämischer Rachitis vorkommen könnte, oder aber bei einer (unentdeckten) Niereninsuffizienz.

Klinik

Vielfach ist die Symptomatik sehr gering und die Hyperkalzämie wird durch Zufall im Rahmen anderer Abklärungen entdeckt. Eine Hyperkalzämie kann jedoch allgemeine Symptome wie Obstipation, Enuresis, neuromuskuläre und psychische Auffälligkeiten und eine Gedeihstörung auslösen. Spezifische Symptome können Nierensteine (Kalziumoxalat), Knochenschmerzen und Skelettveränderungen mit einem ausgeprägten Knochenumbau durch vermehrte Osteoklastentätigkeit, als Ostitis fibrosa cystica bezeichet, sein. Die Ostitis fibrosa cystica ist im Kinder- und Jugendalter äußerst selten.

Diagnose

Zur differenzialdiagnostischen Einordnung müssen zunächst Kalzium, Phosphat, alkalische Phosphatase (AP), PTH, 25-OH-Vitamin D_3, nur gelegentlich auch 1,25-$(OH)_2$-Vitamin D_3 im Serum sowie die Kalzium- und Phosphatausscheidung im Urin bestimmt werden. Eine Nierensonografie sollte zur Beurteilung einer Nephrokalzinose bzw. -lithiasis durchgeführt werden.

> Die Darstellung eines Nebenschilddrüsenadenoms bzw. einer -hyperplasie erfolgt meist durch chirurgische Exploration, da sich bildgebende Verfahren als nicht sehr sensitiv ergeben haben.

Hereditäre Störungen
Parathormonabhängige Störungen

Sowohl Nebenschilddrüsenadenome als auch die -hyperplasie können durch genetische Faktoren bedingt sein. Hieran sollte bei früh auftretenden familiär bedingten Formen des primären Hyperparathyreoidismus gedacht werden. Erst im Jugendalter, meist sogar noch später, tritt der primäre Hyperparathyreodismus der Malignen-endokrinen-Neoplasie-(MEN-)Syndrome auf. MEN Typ I wird im Kindes- und Jugendalter selten gesehen, die Tumoren treten ebenfalls erst im Erwachsenenalter auf, beim MEN Typ II finden wir jedoch sehr früh schon maligne Tumoren der C-Zellen der Schilddrüse (▶ Kap. 22).

Eine Rarität stellt der Morbus Jansen dar, eine Erkrankung mit schwerer metaphysärer Skelettdysplasie mit disproportioniertem Kleinwuchs. Laborchemisch liegt eine massive Hyperkalzämie bei gleichzeitig supprimiertem PTH vor; es bestehen auch eine massive Hyperkalziurie, eine vermehrte Ausscheidung von cAMP und interessanterweise auch erhöhte 1,25-$(OH)_2$-Vitamin-D_3-Werte. Als Ursache wurden aktivierende Mutationen im PTH-Rezeptor nachgewiesen, sodass die PTH-Wirkung imitiert wird.

Nicht PTH-abhängige Störungen

Die Konstellation einer Hyperkalzämie bei normalem oder nur leicht erhöhtem PTH, normalem oder nur leicht erniedrigtem Phosphat im Serum sowie normalen Vitamin-D-Metaboliten und einer geringen Kalziumausscheidung im Urin sollte an eine familiäre hypokalziurische Hyperkalzämie (FHH) denken lassen. Diese Störung wird autosomal-dominant vererbt und beruht auf inaktivieren Mutationen im CaR. Durch die Mutation wird die Rückkoppelung der Kalziumspiegel durch den CaR sowohl in der Nebenschilddrüse als auch in der Niere gestört. Daher kommt es zu einer Heraufregulierung der Serumkalziumspiegel bei normalem PTH und gleichzeitig zur verminderten renalen Kalziumausscheidung. Die Erkrankung ist als gutartig einzustufen und sollte keine therapeutischen Maßnahmen, insbesondere keine Operation der Nebenschilddrüsen, nach sich ziehen. Sehr selten sind allerdings auch homozygote Formen der Erkrankung beschrieben worden, bei denen ein lebensbedrohlicher neonataler Hyperparathyreoidismus mit Atem- und Herzrhythmusstörungen vorlag. Die FHH wird heutzutage durch direkte molekulargenetische Untersuchung des *CaR*-Gens verifiziert.

Eine bislang ungeklärte Hyperkalzämie ohne Hinweis auf eine Störung im PTH oder Vitamin-D-Metabolismus kann beim Williams-Beuren-Syndrom gefunden werden. Kinder mit diesem Syndrom weisen eine typische »Elfen«-Fazies auf, haben häufig Herzfehler, meist eine supravalvuläre Aortenisthmusstenose und zeigen einen Kleinwuchs sowie eine psychomotorische Retardierung. Auch hier kann der zugrundeliegende Gendefekt auf Chromosom 7 heutzutage diagnostisch nachgewiesen werden. Manchmal zeigen sich die typischen klinischen Zeichen der Hyperkalzämie, die die Entwicklung der Kinder erheblich beeinträchtigen können.

> Bei einer solch klinisch relevanten Hyperkalzämie kann eine Akuttherapie mit Bisphosphonaten zu einer drastischen Senkung der Serumkalziumspiegel führen.

Erworbene Störungen

Bei Neonaten und Säuglingen sollte immer an eine Vitamin-D-Intoxikation durch falsche Gabe der Vitamin-D-Prophylaxe gedacht werden. Hierbei liegen dann eine Hyperkalzämie, teilweise Hypophosphatämie bei supprimiertem PTH sowie eine Hyperkalziurie vor. Die Diagnose wird durch die Anamnese sowie durch die laborchemisch deutlich erhöhten Vitamin-D-Spiegel im Serum gestellt. Die Vitamin-D-Gaben sollten dann natürlich sofort abgesetzt werden. Gegebenenfalls muss eine symptomatische Therapie der Hyperkalzämie erfolgen.

Sehr selten im Kindes- und Jugendalter sind eine tumorassoziierte Hyperkalzämie sowie eine Hyperkalzämie bedingt durch Hyperthyreose oder eine granulomatöse Erkrankung, wie Sarkoidose, Tuberkulose. Bei diesen Erkrankungen wird eine extrarenale 1,25-$(OH)_2$-Vitamin-D_3-Synthese als Ursache der Hyperkalzämie angenommen. Die Serumspiegel für 25-OH-Vitamin D_3 sind unauffällig.

Therapie

Die Therapie hängt von der Ursache der Hyperkalzämie ab. Bei geringgradiger Hyperkalzämie kann oftmals abgewartet werden, bei der FHH ist eine Therapie sogar kontraindiziert. Für eine Therapie sprechen Gedeihstörung sowie Hyperkalziurie mit der Gefahr einer Einschränkung der Nierenfunktion. Bei einem primären Hyperparathyreoidismus steht die Operation im Vordergrund. Besteht eine Nebenschilddrüsenhyperplasie, so sollten alle vier Nebenschilddrüsen entfernt werden, jedoch ein Teil des Gewebes an eine andere Stelle, z. B. am Arm, transplantiert werden, um keinen Hypoparathyreoidismus (HPT) zu induzieren.

Die Hyperkalziurie sollte durch forcierte Hydrierung behandelt werden und kann dann durch Gabe von Diuretika mit beeinflusst werden. Furosemid kann eine Hyperkalziurie auch mit verstärken und bedarf deshalb einer engmaschigen Kontrolle. Eine relevante Hyperkalzämie kann durch den Einsatz von Bisphosphonaten therapiert werden. Im Kindesalter ist vorwiegend Pamidronat in einer Dosierung von 0,5–3 mg/kg Körpergewicht (KG) eingesetzt worden. Als Nebenwirkungen treten Fieber und grippeähnliche Symptome auf.

23.2.2 Hypokalzämie

Ursachen einer Hypokalzämie können eine verminderte PTH-Sekretion oder -Wirkung, eine verminderte Verfügbarkeit oder Wirkung von 1,25-$(OH)_2$-Vitamin D_3, oder aber auch eine Hyperphosphatämie, durch Niereninsuffizienz oder Phosphatfreisetzung (aus Tumoren) etc. sein.

> Der Hypoparathyreoidismus als Ausdruck der verminderten PTH-Sekretion ist vom Pseudohypoparathyreoidismus mit gestörter Wirkungsvermittlung des PTH abzugrenzen.

Neben den Laborauffälligkeiten unterscheiden sich auch Klinik und Therapie. Auch die verschiedenen Formen des hereditären und erworbenen Vitamin-D-Mangels und der Vitamin-D-Resistenz werden unterschiedlich therapiert (◘ Abb. 23.5). Störungen des Vitamin-D-Stoffwechsels werden im ▶ Abschn. 23.2.3 »Rachitis« abgehandelt.

Hypoparathyreoidismus

Eine verminderte PTH-Synthese führt zu einer Hypokalzämie und einer Hyperphosphatämie, denn die Kalziumresorption aus dem Darm wird als Folge der durch den

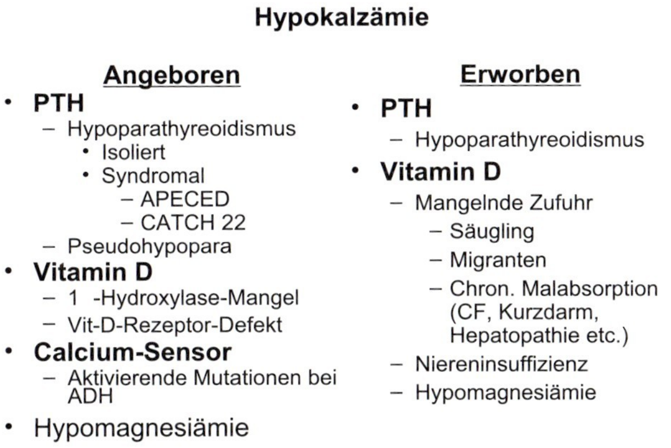

Hypokalzämie

Angeboren
- **PTH**
  - Hypoparathyreoidismus
    - Isoliert
    - Syndromal
      - APECED
      - CATCH 22
  - Pseudohypopara
- **Vitamin D**
  - 1-Hydroxylase-Mangel
  - Vit-D-Rezeptor-Defekt
- **Calcium-Sensor**
  - Aktivierende Mutationen bei ADH
- **Hypomagnesiämie**

Erworben
- **PTH**
  - Hypoparathyreoidismus
- **Vitamin D**
  - Mangelnde Zufuhr
    - Säugling
    - Migranten
  - Chron. Malabsorption (CF, Kurzdarm, Hepatopathie etc.)
  - Niereninsuffizienz
  - Hypomagnesiämie

Abb. 23.5. Differenzialdiagnostik der Hypokalzämie

PTH-Mangel verminderten 1,25-$(OH)_2$-Vitamin-D_3-Synthese herabgesetzt. Gleichzeitig ist die renale Kalziumrückresorption vermindert. Die Hyperphosphatämie entsteht durch die Hypokalzämie selbst, aber auch durch die verminderte Hemmung der Phosphatrückresorption durch den PTH-Mangel. Ein Hypoparathyreoidismus kann durch hereditäre Störungen verursacht sein oder aber erworben, z. B. durch Trauma, Tumoren, Operationen (z. B. nach Strumektomie). Ein transitorischer Hypoparathyreoidismus kann bei Neugeborenen als Folge eines Magnesiummangels oder aber auch bei einem primären Hyperparathyreoidismus der Mutter auftreten. Die fetale PTH-Synthese in der Nebenschilddrüse wird durch die mütterliche Hyperkalzämie gehemmt.

Diagnostik

Im Vordergrund steht das gleichzeitige Auftreten einer Hypokalzämie mit einem verminderten oder inadäquat »normwertigen« PTH. Gleichzeit besteht häufig eine Hyperphosphatämie. Im Urin ist auf die kreatininbezogene Kalziumausscheidung zu achten, die bei der autosomaldominanten Hypokalzämie (ADH, ► unten) häufig inadäquat hoch oder »normwertig« ist. In der differenzialdiagnostischen Abklärung sollte immer auch das Magnesium mit bestimmt werden. In Abgrenzung zu den Rachitisformen ist die AP normwertig. In Abhängigkeit von Klinik und laborchemischen Werten sind eventuell genetische Untersuchungen sinnvoll, um angeborene Formen zu differenzieren.

Hereditäre Formen

Genetisch bedingte isolierte Formen des Hypoparathyreoidismus durch Mutationen im *PTH*-Gen sind selten. Häufiger hingegen ist die ADH, bei der eine spiegelbildliche Störung zur FHH besteht. Bei der ADH wurden heterozygote aktivierende Mutationen im CaR nachgewiesen. Diese bleiben oft asymptomatisch, jedoch kann es bei ausgeprägter Hypokalzämie auch zu Krampfanfällen kommen. Laborchemisch besteht häufig die Trias aus Hypokalzämie, messbarem, aber inadäquat niedrigem PTH und gleichzeitig ebenfalls inadäquat im mittleren altersgemäßen Referenzbereich liegender Kalziumausscheidung im Urin. Die Kinder weisen keine besonderen Stigmata auf und entwickeln sich normal. Die Störung ist, genauso wie die FHH, in den meisten Fällen nicht behandlungsbedürftig. Wenn wegen hypokalzämischer Krampfanfälle doch eine Therapie mit Vitamin-D-Metaboliten erfolgt, so ist eine engmaschige Kontrolle der renalen Kalziumausscheidung angezeigt, da es häufig zur Induktion einer deutlichen Hyperkalziurie und dadurch bedingter Nephrokalzinose kommt.

> Angeborene Nierenerkrankungen, die die renale Magnesiumrückresorption beeinträchtigen, führen über die Hemmung der PTH-Synthese zu einem sekundären Hypoparathyreoidismus und zu einer Hypokalzämie. Dazu gehören komplexe tubuläre Erkrankungen wie das Fanconi-, das Gitelmann- und das Bartter-Syndrom, aber auch seltene isolierte renale Magnesiumverlustsyndrome.

Ein Hypoparathyreoidismus kann selbst Teil eines komplexen Syndroms sein. Das bekannteste wird durch eine Mikrodeletion auf dem Chromosomenabschnitt 22q11 hervorgerufen und wird auch als CATCH 22 (»**c**ardiale« Auffälligkeiten, **a**uffällige Fazies, **T**hymushypo- oder aplasie, Gaumenspalten »**c**left palate« und **H**ypokalzämie) und früher als DiGeorge-Syndrom bezeichnet. Ursächlich sind durch die genetischen Defekte induzierte Störungen der Differenzierung des 3. und 4. Kiemenbogens während der Embryonalzeit. Damit ist oftmals auch die Anlage der Nebenschilddrüsen gestört. Die Patienten weisen häufig auch eine mentale Entwicklungsverzögerung auf. Die Leitsymptome müssen aber nicht alle vorhanden sein und es gibt viele Patienten mit einer Mikrodeletion 22q11, die keine relevante Hypokalzämie entwickeln.

Andere syndromale Erkrankungen, die mit einem Hypoparathyreoidismus assoziiert sein können, sind das MELAS-Syndrom (**M**yopathie, **E**nzephalopathie, **La**ktatazidose, **s**chlaganfallähnliche Symptome) und das Kearns-Sayre-Syndrom (Ophthalmoplegie, Pigmentdegeneration der Retina, Schwerhörigkeit, kardiale Auffälligkeiten). Eine Besonderheit der syndromalen Formen des Hypoparathyreoidismus stellen die Autoimmunendokrinopathien dar (► Kap. 24), bei denen es durch Mutationen im *AIRE*-Gen zu multiplen Ausfällen endokriner Organe kommt. Bei einem im Kindes- und Jugendalter auftretendem Hypoparathyreoidismus, zunächst ohne sonstige Begleitstörungen, sollte immer auch an eine Autoimmunendokrinopathie gedacht werden und eine entsprechende Abklärung und regelhafte Untersuchung der Patienten erfolgen.

Erworbene Formen

Die Nebenschilddrüsen können durch Operationen, Traumata oder in Sekundärfolge anderer Krankheiten geschädigt werden. Ein Hypoparathyreoidismus, sowohl transitorisch als auch permanent, tritt manchmal nach Schilddrüsenoperationen auf. Man nimmt an, dass eine, wenn auch kurzzeitige, Durchblutungsstörung eher als eine Verletzung der Nebenschilddrüsen hierfür verantwortlich ist. Die Eisenbeladung bei Hämosiderose ist eine bekannte Ursache für einen sekundär verursachten Hypoparathyreoidismus.

Therapie

Zum Einsatz kommen im Kindesalter weiterhin Vitamin-D-Metabolite, obwohl mittlerweile rekombinant hergestelltes synthetisches PTH zur Verfügung steht. Letzteres ist aber teurer und muss subkutan verabreicht werden. Verwendet wird entweder 1,25-$(OH)_2$-Vitamin D_3 (Kalzitriol) oder 1α-(OH)-Vitamin D_3 (1α-Diol), vor allem wegen des hohen Wirkpotenzials, aber auch wegen der kürzeren Halbwertszeit und der damit besseren Steuerbarkeit als Vitamin D_3 selbst. Die Dosierung liegt bei etwa 15 ng/kg KG, mit dem Ziel, das Serumkalzium in den unteren Referenzbereich anzuheben. Im Gegensatz zum Pseudohypoparathyreoidismus besteht eine größere Gefahr, durch die Therapie eine relevante Hyperkalziurie zu induzieren.

Pseudohypoparathyreoidismus

Beim Pseudohypoparathyreoidismus (PHP) liegt eine Endorganresistenz gegenüber PTH vor. In ◘ Abb. 23.2 ist die Signalkaskade der Wirkungsvermittlung von PTH über den PTH-Rezeptor und die intrazelluläre Kopplung über Gsα-Protein und Adenylatzyklase bis hin zur Generierung von cAMP beschrieben. Normalerweise verursacht eine PTH-Erhöhung einen kräftigen Anstieg der renalen cAMP-Ausscheidung. Beim Hypoparathyreoidismus ist dieser Anstieg nach Gabe von PTH unauffällig, beim PHP Typ I bleibt er aus. Beim PHP Typ II wird hingegen angenommen, dass es zu einem normalen cAMP-Anstieg kommt, jedoch die Phosphatexkretion – wie beim PHP Typ I – gestört ist (◘ Abb. 23.6). Der PHP Typ II konnte bislang jedoch ätiopathogenetisch nicht aufgeklärt werden, auch das klinische Bild ist bislang unzureichend beschrieben. Beim PHP Typ II kann eine ausgeprägte Akrodysostose vorliegen in Zusammenhang mit Kleinwuchs und den laborchemischen Auffälligkeiten des PHP mit normaler Gsα-Aktivität, hoher cAMP-Ausscheidung im Urin und hoher tubulärer Phosphatrückresorption.

Der PHP Typ I ist in 3 Gruppen eingeteilt, wobei Typ Ia und Ic jeweils durch das Vorliegen einer AHO gekennzeichnet sind und wahrscheinlich nur durch eine technische Auffälligkeit der Gsα-Aktivität fälschlich unterschieden wurden. Dem PHP Typ Ia liegen heterozygote Mutationen im *GNAS*-Gen (Locus 20q13.11) mit einem autosomal-dominanten Erbgang zugrunde, die die Gsα-Aktivität beeinträchtigen. Diese wird dann in einem Nachweisverfahren mit Messung der Proteinaktivität an isolierten Erythrozytenmembranen durch den Umsatz von ATP zu cAMP unter Zuhilfenahme einer vom Truthahn isolierten Adenylatzyklase bestimmt. Die Interaktion von Gsα mit dem PTH-Rezeptor kann mit dieser Methode also nicht analysiert werden. Beim PHP Typ Ic finden sich aber manchmal Mutationen im *GNAS*-Gen, die für die Interaktion von Gsα mit dem PTH-Rezeptor codieren. Deshalb wird in diesen Fällen bei PHP Typ Ic eine normale Gsα-Aktivität gefunden bei gleichzeitigem Nachweis einer relevanten *GNAS*-Mutation. Daher wird der PHP Typ Ic nur noch als eine molekulare Sonderform des PHP Typ Ia bezeichnet.

Mutationen im *GNAS*-Gen führen nicht nur zu einer isolierten PTH-Resistenz, sondern sind auch mit anderen Peptidhormonresistenzen assoziiert. Meist haben Patienten mit PHP Typ Ia auch eine Erhöhung des TSH, manche einen Wachstumshormonmangel durch gestörte Wirkung des »growth hormone releasing hormone« (GHRH) sowie eine verspätete oder leicht beeinträchtige Pubertätsentwicklung. Ungeklärt ist bislang, wie die Störung des Gsα das klinische Bild der AHO erklärt. Die Patienten zeigen einen relativen Kleinwuchs zur elterlichen Zielgröße, einen gedrungenen Körperbau, oftmals mit Adipositas und eine psychomotorische Retardierung variablen Ausmaßes. Zudem kann es zu subkutanen Verkalkungen kommen (Calcinosis cutis). Ein besonderes Zeichen ist die Brachymetacarpie und Brachymetatarsie, die meist den 4. und 5. Strahl betrifft (◘ Abb. 23.7). Ein ähnliches klinisches Bild vergleichbar mit AHO jedoch ohne Störung des Kalziumstoffwechsels und ohne Beeinträchtigung der Gsα-Aktivität wurde bei Patienten mit einer Deletion im Bereich von Chromosom 2q37 beschrieben.

Die klinischen Zeichen der AHO treten auch beim Pseudopseudohypoparathyreoidismus (PPHP) auf. Pati-

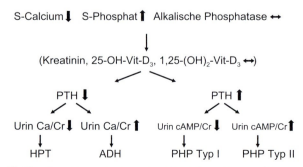

◘ **Abb. 23.6.** Unterschied zwischen HPT, ADH und PHP. *HPT* Hypoparathyreoidismus, *ADH* autosomal-dominante Hypokalzämie, *PHP* Pseudohypoparathyreoidismus

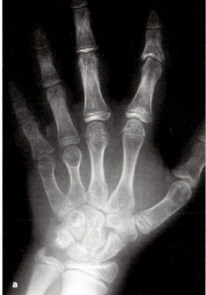 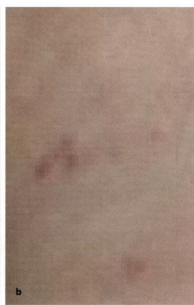

Abb. 23.7. **a** Brachymetacarpie des 4. Strahles, **b** subkutane Verkalkungen mit oberflächlicher Rötung

enten mit PPHP weisen im Gegensatz zu Patienten mit PHP Typ Ia keine Endokrinopathien auf, haben aber ebenfalls eine nachweisbar gestörte Gsα-Aktivität in Blutzellen und tragen ebenfalls Mutationen im *GNAS*-Gen, das klinische Bild der AHO ist zudem etwas geringer ausgeprägt. Der PHP Typ Ia und PPHP entstehen durch ein unterschiedliches Imprinting des *GNAS*-Locus. Wird die *GNAS*-Mutation auf dem väterlichen Allel vererbt, so kommt es beim Kind zu einem PPHP, bei Mutation des mütterlichen Allels zum PHP Typ Ia. Imprinting führt zu einer unterschiedlichen Expression des Gsα vom mütterlichen oder väterlichen Allel in verschiedenen Körperzellen, in Blutzellen wird jedoch biallel exprimiert, daher der Nachweis der erniedrigten Gsα-Aktivität sowohl beim PHP als auch beim PPHP.

Beim PHP Typ Ib findet sich kein Anhalt für das Vorliegen einer AHO. Die Patienten sind phänotypisch unauffällig und auch geistig normal. Laborchemisch findet sich die Konstellation eines PHP mit Hypokalzämie bei hohem PTH ohne Nachweis eines Vitamin-D-Mangels bei gleichzeitig verminderter cAMP-Ausscheidung im Urin. Die Gsα-Aktivität in Blutzellen ist jedoch normal. Dennoch ließ sich die genetische Grundlage ebenfalls dem *GNAS*-Gen zuordnen. Hier liegen gewebespezifische Imprintingdefekte vor, die durch Methylierungsstörungen unterschiedlicher Promoter im *GNAS*-Locus oder eine Deletion in einem vorgeschalteten Gen *STX-16* hervorgerufen werden. In den seltensten Fällen ist der PHP Typ Ib hereditär, meist finden sich isolierte Fälle. Durch molekulargenetische Analysen können der Methylierungsdefekt und auch die Deletion von *STX-16* nachgewiesen werden.

Therapie

Zur Vermeidung von Hypokalzämien werden die Patienten ähnlich wie beim Hypoparathyreoidismus mit hochaktiven Vitamin-D-Metaboliten (Kalzitriol oder 1α-Diol) behandelt. Allerdings sollte der Zielbereich für das Kalzium im Serum durchaus im mittleren Referenzbereich liegen, denn das Risiko für eine Hyperkalziurie durch die Therapie ist beim PHP geringer als beim Hypoparathyreoidismus.

23.2.3 Rachitis

Rachitis bezeichnet ein gestörtes Kalzium-Phosphat-Produkt im Serum mit Beteiligung der Wachstumsfuge. Eine Rachitis kann daher streng genommen nur während der Wachstumsphase auftreten. Im Erwachsenenalter kommt es zu einer isolierten Osteomalazie mit mangelhafter Mineralisation von Spongiosa und Compacta, während im Kindesalter beide Erkrankungen vorkommen.

> Es werden zwei große Gruppen der Rachitiden unterschieden, nämlich die kalzipenische Rachitis und die phosphopenische Rachitis, wobei in beiden Gruppen hereditäre und erworbene Formen vorkommen.

Die kalzipenischen Rachitiden beruhen auf einem Kalziummangel entweder aufgrund mangelnder Bildung oder Wirkung von 1,25-(OH)$_2$-Vitamin D$_3$ mit einer konsekutiv gestörten Aufnahme von Kalzium. Bei den phosphopenischen Rachitiden steht hingegen meist eine gestörte

Phosphatrückresorption in der Niere im Vordergrund. Ein Phosphatmangel kommt praktisch nur bei gestillten Neugeborenen (Frühgeborenen) durch den relativen Phosphatmangel der Muttermilch vor.

Kalzipenische Rachitiden

Es wird zwischen erworbenen und angeborenen Formen unterschieden. Alle diese Störungen führen durch eine nicht ausreichende Stimulation durch 1,25-$(OH)_2$-Vitamin D_3 zu einer verminderten intestinalen Kalziumaufnahme. Die verminderte 1,25-$(OH)_2$-Vitamin-D_3-Bereitstellung oder -Wirkung führt konsekutiv zu einer Erhöhung des PTH, wodurch es zu einer Anhebung des Kalziumspiegels im Serum und zu einer vermehrten 1α-Hydroxylierung von 25-OH Vitamin D_3 kommt (Stadium I). Durch das erhöhte PTH kommt es zu einer Hemmung der Phosphatrückresorption, sodass eine Hypophosphatämie resultiert (Stadium II). Schließlich kann auch die PTH-Erhöhung die Serumkalziumspiegel nicht mehr ausgleichen, es resultieren sowohl Hypokalzämie als auch Hypophosphatämie (Stadium III). Da das Kalzium im Wesentlichen aus dem Knochenreservoir kommt, steigt auch die AP im Serum als Ausdruck der gesteigerten Osteoblastentätigkeit und des vermehrten Knochenumsatzes in allen Stadien an. Laborchemisch stehen also die Veränderung von Kalzium und Phosphat, das erhöhte PTH und die erhöhte AP bei gleichzeitig erniedrigtem 25-OH-Vitamin-D_3-Spiegel im Vordergrund. Nur bei Nierenerkrankungen (erworbener 1α-Hydroxylasemangel) und dem sehr seltenen hereditären 1α-Hydroxylasemangel (VDDR I) ist die Bestimmung von 1,25-$(OH)_2$-Vitamin D3 richtungsweisend.

Klinik

Im Säuglings- und Kleinkindalter steht oftmals die Hypokalzämie mit Tetanie oder Krampfanfällen im Vordergrund. Dann fallen die Skelettveränderungen, insbesondere Auftreibungen der Hand- und Fußgelenke, Genua valga oder vara, Craniotabes oder ein rachitischer Rosenkranz auf. Bei älteren Kindern (Migrantenrachitis) wird oftmals eine Myopathie mit Muskelhypotonie und -schmerzen beobachtet. Bei schwerem Vitamin-D-Mangel kann es zu kardialen Problemen mit Reizleitungsstörungen kommen und durch das Fehlen der immunmodulatorischen Wirkung des Vitamin D auch zu vermehrten Infekten. Radiologisch findet man Auftreibungen und Becherungen der metaphysären Wachstumsfugen. Die Kalkarmut des Skeletts durch Osteomalazie kann dann zu erheblichen Deformitäten führen (◘ Abb. 23.8).

Erworbene kalzipenische Rachitiden

Hier stehen drei wesentliche Mechanismen im Vordergrund:

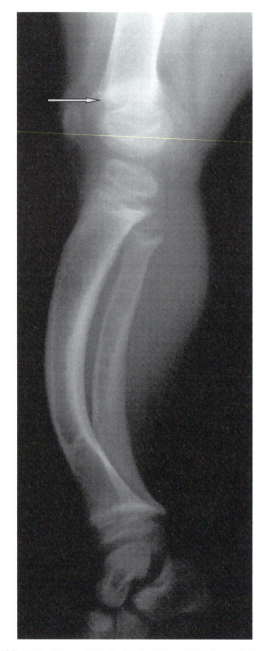

◘ **Abb. 23.8.** Ausgeprägte Rachits bei einem 2-jährigen Mädchen mit hereditärem 1α-Hydroxylasemangel. Röntgenaufnahme des rechten Beines. Es besteht eine deutliche Rachitis mit Auflockerungen im Bereich der Wachstumsfuge. Durch die Osteomalazie ist es bereits zur Ausbildung einer »Säbelscheidentibia« gekommen

1. Die mangelhafte Zufuhr von Vitamin D und Vermeidung von Sonnenlicht,
2. verminderte oder gestörte intestinale Aufnahme von Vitamin D mit mangelhafter Umwandlung in der Leber, dann
3. die verminderte Umwandlung zu 1,25-$(OH)_2$-Vitamin D3 in der Niere.

Die Vitamin-D-Mangelrachitis im Säuglingsalter beruht auf einer mangelhaften Zufuhr von Vitamin D_3 während der Phase rapiden Wachstums mit hohem Vitamin-D- und Kalziumbedarf. Ein solcher Vitamin-D-Mangel kann auch durch den gesteigerten Bedarf während der Pubertät beobachtet werden.

> Im ersten Lebensjahr wird in Deutschland weiterhin die Gabe von 500 IE Vitamin D_3 empfohlen. Ausreichend wäre nach verschiedenen Studien wahrscheinlich schon die Supplementierung von 200–400 IE Vitamin D_3 bei ausgewogener Ernährung.

Bei Kindern mit streng vegetarischer oder sogar veganischer Ernährung besteht ein höherer Supplementierungsbedarf. Zunehmend wird der erworbene Vitamin-D-Mangel bei Kindern und Jugendlichen besonders mit Herkunft vom indischen Subkontinent oder aus Afrika beobachtet (Migrantenrachitis). Hier kommen zum einen die mangelhafte Sonnenexposition bei dunkler Hautpigmentierung und besonderen Kleidungsformen, aber auch besondere Ernährungsgewohnheiten zum Tragen, die die Eigensynthese und die intestinale Aufnahme von Vitamin D behindern.

Gastrointestinale und hepatobiliäre Erkrankungen prädisponieren ebenfalls für einen Vitamin-D-Mangel.

> ! Besonders gefährdet sind Kinder mit einem Kurzdarmsyndrom, chronisch-entzündlichen Darmerkrankungen oder zystischer Fibrose.

Auch eine Therapie mit Phenytoin oder Phenobarbital kann über eine intestinale Hemmung der Kalziumaufnahme zu einem Vitamin-D-Mangel führen. Regelmäßige Kontrollen des Kalzium-Phosphat-Stoffwechsels sind bei diesen chronischen Erkrankungen angezeigt und eine adäquate Supplementierung von Vitamin D_3 sollte erfolgen. Eine seltenere Ursache des Vitamin-D-Mangels im Kindes- und Jugendalter stellt die renale Osteopathie dar. Sie entsteht bei zunehmender Niereninsuffizienz durch die mangelhafte Synthese von 1,25-$(OH)_2$-Vitamin D_3 aus 25-OH-Vitamin D_3. Hier sollte eine Therapie mit 1α-hydroxyliertem Vitamin D_3 oder Kalzitriol erfolgen (▶ Kap. 26).

Therapie

Bei einer Vitamin D-Mangelrachitis ohne chronische Begleiterkrankung sollte eine Therapie mit Vitamin D_3 vorgenommen werden. Im Allgemeinen führt die Zufuhr von 5000 IE/Tag Vitamin D_3 plus adäquater Kalziumzufuhr (500–1500 mg/Tag) über 3 Wochen zu einer Ausheilung der Rachitis. Initial kann es sogar zu einer verstärkten Hypokalzämie kommen, da das Kalzium vermehrt in den Knochen eingebaut wird. Dadurch steigt auch die AP an. Es werden Kontrolluntersuchungen am Ende des Therapiezyklus und nach 3 Monaten empfohlen, um ein Rezidiv rechtzeitig zu erkennen. Bei Migranten ist häufig eine längere Therapie notwendig. Teilweise sollte sogar eine Dauersubstitution, z. B. mit 1000 IE Vitamin D_3 während der Wachstumsphase vorgenommen werden, da die Ernährungsgewohnheiten sich meist nicht ändern lassen.

Bei Patienten mit chronischen Erkrankungen des Gastrointestinaltraktes muss häufig eine Dauersubstitution mit 500–1000 IE Vitamin D_3 vorgenommen werden. Alternativ kann, gerade bei kleinen Kindern, eine Therapie mit Kalzitriol oder 1α-Diol erfolgen, da diese durch die kürzere Halbwertszeit der Metabolite besser steuerbar ist. Die Einstellung ist laborchemisch anhand der Werte von PTH und AP sowie der kreatininbezogenen Kalziumausscheidung im Urin zu überprüfen. Zudem sollte halbjährlich bis jährlich eine Nierensonografie zur Beurteilung einer sich eventuell entwickelnden Nephrokalzinose durchgeführt werden. Bei der renalen Osteopathie wird Kalzitriol oder 1α-Diol in einer Dosis wie beim Hypoparathyreoidismus eingesetzt, also 15–25 ng/kg KG. Auch hier muss eine Überprüfung anhand der Kalzium-, Phosphat- und PTH-Spiegel erfolgen.

Erbliche kalzipenische Rachitiden

Hereditäre Störungen des Vitamin-D-Stoffwechsels sind selten. Zwei Formen sind in der Vergangenheit als Vitamin-D-abhängige Rachitis Typ I und Typ II bezeichnet worden. Diese Bezeichnungen sind eigentlich irreführend und sollten heutzutage durch die Erkenntnisse der molekularen Grundlagen als Vitamin-D-Resistenz durch 1α-Hydroxylasemangel und als Vitamin-D-Resistenz durch Vitamin-D-Rezeptor-Defekt bezeichnet werden.

Der 1α-Hydroxylasemangel (vormals: Vitamin D-abhängige Rachitis Typ I, »Vitamin D-dependent rickets type I«, VDDR I) beruht auf einem Enzymdefekt der renalen Umwandlung von 25-OH-Vitamin D_3 in 1,25-$(OH)_2$-Vitamin D_3. Die Kinder fallen mit typischen Rachitiszeichen sowohl klinisch als auch radiologisch und laborchemisch im Säuglingsalter auf, jedoch finden sich normale Spiegel für 25-OH-Vitamin D_3 während das 1,25-$(OH)_2$-Vitamin D_3 erniedrigt ist. Die Störung wird autosomal-rezessiv vererbt und kann heutzutage molekulargenetisch durch Sequenzierung des Gens auf Chromosom 12q13.3 verifiziert werden. Die Therapie besteht in der Gabe von 10–50 ng/kg KG 1α-Diol oder Kalzitriol. Vitamin D_3 ist zur Therapie nicht geeignet.

Der Vitamin-D-Rezeptor-Defekt (vormals: Vitamin D-abhängige Rachitis Typ II, »Vitamin D-dependent rickets type II«, VDDR II) wird ebenfalls autosomal-rezessiv vererbt und gilt als sehr selten in Europa. Eine Häufung findet sich im Nahen Osten. Früh kommt es zu ausgeprägten Rachitiszeichen, zusätzlich jedoch auch zu einer Alopecia totalis und häufigen Infektionen durch einen assoziierten Immundefekt. Schwer betroffene Kinder versterben im Kindes- und Jugendalter meist an Pneumonien. Verschiedene Mutationen im codierenden Gen für den Vitamin-D-Rezeptor sind beschrieben worden. Die Diagnose ergibt sich aus dem klinischen Bild mit laborchemisch bei Hypokalzämie, hohem PTH und hoher AP, normalen bis sogar erhöht messbaren Spiegeln für 25-OH-Vitamin D_3 und 1,25-$(OH)_2$-Vitamin D_3 im Serum. Auf Vitamin D oder Kalzitriol-Gaben in den üblichen Dosen findet sich kein Ansprechen. In einigen Fällen hat sich eine sehr hochdosierte Kalzitriolgabe bis zu 50–80 μg/Tag mit intravenösen Kalziumgaben (zentraler Zugang) als erfolgreich erwiesen.

Phosphopenische Rachitiden

Die hypophosphatämische Rachitis kann von der kalzipenischen Rachitis laborchemisch unterschieden werden. Zum einen bestehen normale Kalziumwerte im Serum bei gleichzeitig auftretender Hypophosphatämie. Bei erhöhter AP ist das PTH normal zu messen. Im Urin ist die kreatininbezogene Kalziumausscheidung normal, während die tubuläre Phosphatrückresorption erniedrigt ist. Klinisch ist das Bild ähnlich, im Vordergrund stehen die Skelettauffälligkeiten und die radiologischen Zeichen der Rachitis. Bei Kindern mit der häufigen hereditären X-chromosomal vererbten hypophosphatämischen Rachitis imponiert meist ein Scaphocephalus.

Erworbene hypophosphatämische Rachitis

Erworbene hypophosphatämische Rachitiden sind selten. Bei Früh- und Neugeborenen gestillter Mütter lässt sich manchmal eine relevante Phosphopenie nachweisen, die sich meist mit einer Craniotabes manifestiert und laborchemisch eine Hypophosphatämie, eine erhöhte AP und gleichzeitig eine maximale, fast 100%ige Phosphatrückresorption im Urin aufweist. Hier ist dann eine alleinige Phosphatsupplementierung mit 1–1,5 mmol Natriumglyzerophosphat/kg KG/Tag sinnvoll. Unter stationären Bedingungen sollte während der Therapie das Ausscheidungsverhältnis von Kalzium und Phosphat im Urin überprüft werden, das idealerweise 1:1 beträgt.

Mit den Erfolgen der onkologischen Therapie werden zunehmend Überlebende von Krebserkrankungen im Kindes- und Jugendalter gesehen, die durch die Therapie einen Nierentubulusschaden erworben haben. Die Kinder zeigen meist ein vermindertes Wachstum, relevante rachitische Zeichen fehlen. Laborchemisch zeigen sich die gesteigerte Osteoblastentätigkeit durch Erhöhung der AP und der renale Phosphatverlust mit Verminderung der Phosphatrückresorption im Urin. Auf einen möglichen tubulären Verlust weiterer Metabolite muss geachtet werden. Eine Supplementierung mit Phosphat und Kalzitriol oder 1α-Diol führt zu einer laborchemischen Besserung und einer Normalisierung des Wachstums (sofern keine anderen Ursachen dies behindern). Eine hypophosphatämische Rachitis durch einen Tumor selbst ist im Kinder- und Jugendalter äußerst selten. Die Tumorrachitis wird durch mesenchymale Tumoren hervorgerufen, die in hohem Maße FGF-23 synthetisieren. Die Messung von FGF-23 ist dann sinnvoll, eventuell kann eine Oktreotid-Szintigrafie den Tumor lokalisieren. Mit Entfernen des Tumors bildet sich die Symptomatik zurück.

Hereditäre hypophosphatämische Rachitiden

Diese vererbbaren Erkrankungen sind früher als »Vitamin-D-resistente Rachitis« bezeichnet worden. Damit war das fehlende Ansprechen auf Vitamin D gemeint, jedoch nicht die oben beschriebene Vitamin-D-Resistenz. Der Begriff ist irreführend und sollte deshalb nicht mehr benutzt werden. Mittlerweile sind vier verschiedene Formen der hereditären hypophosphatämischen Rachitis beschrieben worden, wahrscheinlich werden in Zukunft weitere Untergruppen entdeckt werden. Die Beschreibung der verschiedenen Erkrankungsformen hat zu einem neuen Verständnis für die Regulationsmechanismen des Phosphatstoffwechsels geführt und unter anderem das FGF-23 als wichtigen »phosphaturischen Faktor« identifiziert.

Am weitaus häufigsten ist die X-chromosomal dominante hypophosphatämische Rachitis (»X-linked hypophosphatemic rickets«, XLHR), die mehr als 90% aller Fälle betrifft und eine Wahrscheinlichkeit von etwa 1:20.000 Neugeborenen hat. Durch den X-chromosomal dominanten Erbgang sind doppelt so viele Mädchen als Jungen betroffen, wobei das klinische Bild bei Mädchen weniger ausgeprägt sein kann (aber nicht sein muss). Die Störung wird durch Mutationen im *PHEX*-Gen hervorgerufen, führt dadurch zu einem verminderten Abbau von FGF-23 und deshalb zu einer Hemmung der Phosphatrückresorption und gleichzeitig zu einem fehlenden Anstieg der 1,25-$(OH)_2$-Vitamin-D_3-Synthese. Klinisch wird sie meist im 2. Lebensjahr durch rachitische Beindeformitäten auffällig. Dann lässt sich auch die laborchemische Konstellation aus Hypophosphatämie, erhöhter AP bei normalem PTH sowie einer verminderten Phosphatrückresorption nachweisen. Heutzutage ist eine direkte molekulargenetische Untersuchung des *PHEX*-Gens möglich. Ob es aber eine Genotyp-Phänotyp-Korrelation gibt, die eine Prognose über den weiteren Verlauf erlaubt, ist fraglich. Bei Kindern aus Familien mit bekannter XLHR lässt sich die Diagnose ab der 6. bis 12. Woche nach Geburt aufgrund der laborchemischen Konstellation ableiten. Bei Neugeborenen mit XLHR ist die Phosphatrückresorption jedoch noch normal.

Die Therapie besteht in der Phosphatsupplementierung sowie der Gabe von Kalzitriol oder 1α-Diol, um dem sekundären Hyperparathyreoidismus entgegenzuwirken.

Bei Kindern mit bekannter XLHR fängt der Autor im Rahmen eines Heilversuches schon nach dem 3. Lebensmonat mit der Therapie an, um die Beindeformitäten zu vermeiden. Da Phosphat abdominelle Beschwerden hervorrufen kann, wird die Therapie mit zunächst 10 mg/kg KG an elementarem Phosphor eingeschlichen und wöchentlich um 10 mg/kg KG bis zu einer Dosis von 30–40 mg/kg KG gesteigert. Phosphat als Brausetablette ist zurzeit nur in der Schweiz von der Fa. Sandoz erhältlich. Die Tabletten enthalten 500 mg Phosphor und werden mit Wasser zu einer Lösung mit 10 mg/ml zubereitet. Für ältere Kinder und Jugendliche gibt es in Deutschland das Produkt Reducto spezial als Kapseln. Eine Kapsel enthält 200 mg elementaren Phosphor. Die Supplementierung mit Kalzitriol oder 1α-Diol sollte in einer Anfangsdosis von 15 ng/kg KG erfolgen. Eine Dosisanpassung muss von den Laborwerten abhängig gemacht werden.

Die anderen Formen der hereditären hypophosphatämischen Rachitiden sind außerordentlich selten und bislang nur in wenigen Fällen beschrieben. Die autosomal-dominante Form ADHR wird durch eine aktivierende Mutation im FGF-23 hervorgerufen, wodurch der Abbau von FGF-23 gestört wird und damit dessen Aktivität und die Phosphaturie induziert wird. Auch diese Störung kann molekulargenetisch diagnostiziert werden. Der klinische Verlauf ist wahrscheinlich milder, vielleicht wird die Erkrankung deshalb seltener diagnostiziert. Kruse (2001) berichtete sogar von einer laborchemischen »Spontanheilung«. Da durch die Aktivitätssteigerung des FGF-23 wiederum die Synthese von 1,25-$(OH)_2$-Vitamin D_3 gehemmt wird, muss auch hier die Supplementierung von Phosphat und Kalzitriol oder 1α-Diol erfolgen.

Eine solche Therapie mit Vitamin-D-Metaboliten ist bei der hypophosphatämischen Rachitis mit Hyperkalziurie unbedingt zu vermeiden. Hier liegt der primäre Defekt im Natrium-Phosphat-Kotransporter IIc, also in der Nierentubuluszelle selbst. Dadurch wird der Metabolismus von FGF-23 und 1,25-$(OH)_2$-Vitamin D_3 nicht beeinträchtigt. Deshalb kommt es mit der Phosphaturie zu einer konsekutiven Synthesesteigerung des 1,25-$(OH)_2$-Vitamin D_3 und in der Folge zu einer Hyperkalziurie. Klinisch können die Patienten sogar primär durch eine Nephrokalzinose oder Nephrolithiasis auffallen und die Rachitis manifestiert sich später. Der klinische Verlauf ist sehr variabel und reicht von einem unauffälligen Skelettbild bis hin zu einer schweren Rachitis und Osteomalazie. Die Therapie besteht in der alleinigen Gabe von Phosphat, um sowohl die Rachitis zu therapieren als auch durch Veränderung des Kalzium-Phosphat-Produktes die Hyperkalziurie günstig zu beeinflussen. Erst kürzlich wurde eine autosomal-rezessive Form der hypophosphatämischen Rachitis beschrieben, die durch Mutationen im Dentin-Matrix-Protein-(DMP-)1 verursacht wird und dadurch ebenfalls eine vermehrte FGF-23-Synthese oder Bereitstellung mit konsekutiver Phosphaturie hervorruft (◘ Abb. 23.4).

Ein renal-tubulärer Phosphatverlust kann auch im Rahmen einer komplexen Tubulopathie auftreten. Hierzu gehören verschiedene hereditäre Krankheitsbilder, so das Lowe-Syndrom, das Dent-Syndrom u. a. Es kommt häufig zu einer Glukosurie, generalisierter Aminoazidurie sowie, je nach Krankheitsbild, zum Verlust von Bikarbonat und Kalium im Sinne einer renal-tubulären Azidose.

> **Der renale Phosphatverlust kann mit einer schweren hypophosphatämischen Rachitis einhergehen und muss dann im Rahmen des gesamten Krankheitsbildes ebenso wie die XLHR mit Phosphat und aktiven Vitamin-D-Metaboliten therapiert werden.**

Hier sollten dann enge Absprachen zwischen pädiatrischen Endokrinologen und pädiatrischen Nephrologen zur optimalen Therapieführung erfolgen. Meist kommt es durch eine Niereninsuffizienz zu einer Hyperkalziurie, sodass der Einsatz von Thiaziddiuretika zu diskutieren ist.

23.2.4 Störungen der alkalischen Phosphatase

An dieser Stelle soll kurz auf die Hyperphosphatasie und die Hypophosphatasie eingegangen werden. Die Bedeutung der AP als Marker der Osteoblastentätigkeit ist oben bereits beschrieben worden. Bei der Rachitis kommt es durch den erhöhten Knochenumsatz fast regelhaft, zumindest in Stadium II und III, zu einer bisweilen massiven Erhöhung der AP. Die folgende Therapie orientiert sich meist daran, die AP wieder in den altersgemäßen Referenzbereich zu bringen als Zeichen der Normalisierung des Knochenstoffwechsels. Hierzu eignen sich auch andere Knochenparameter, so die Ausscheidung des Deoxypyridinolins im Urin.

Eine Erhöhung der AP wird jedoch auch bei anderen Erkrankungen beobachtet, denn es sind mehrere Isoenzyme bekannt. Bei gastrointestinalen Störungen kann es bisweilen zu massiven Erhöhungen verschiedener Isoenzyme kommen, sodass die Gesamt-AP mit Werten von über 10.000 IU/l gemessen wird. Die übrigen Parameter des Kalzium-Phosphat-Stoffwechsels sind dann unauffällig und auch ein Leberschaden wird nicht beobachtet. Bei diesem gutartigen Krankheitsbild der transitorischen Hyperphosphatasie fällt die AP binnen weniger Wochen wieder in den Referenzbereich ab.

Die hereditäre Hypophosphatasie ist gekennzeichnet durch einen genetischen Defekt der gewebeunspezifischen AP. Die Patienten können Knochenschmerzen haben, die die Mobilität erheblich beeinträchtigen. Richtungsweisend wird die AP meist deutlich unterhalb des altersentsprechenden Referenzbereiches gemessen. Klinisch liegt außerdem eine metaphysäre Hypermineralisation vor, die wahrscheinlich im Zusammenhang mit der gestörten Knochenstruktur steht. Außerdem weisen die Patienten systemisch erhöhte Prostaglandine auf. Eine Therapie mit nichtsteroidalen Antiphlogistika hat sich als hilfreich erwiesen, da dies die Synthese der Prostaglandine hemmt.

Literatur

Bastepe M, Jüppner H (2005) GNAS locus and pseudohypoparathyroidism. Horm Res 63: 65–74

Girschick HJ, Schneider P, Haubitz I et al. (2006) Effective NSAID treatment indicates that hyperprostaglandinism is affecting the clinical severity of childhood hypophosphatasia. Orphanet J Rare Dis 1: 24

Holick MF, Chen TC (2008) Vitamin D deficiency: a worldwide problem with health consequences. Am J Clin Nutr 87: 1080S–1086S

Kruse K, Woelfel B, Strom TM (2001) Loss of renal phosphate wasting in a child with autosomal dominant hypophosphatemic rickets caused by FGF23 mutation. Horm Res 55: 305–308

Strom TM, Jüppner H (2008) Phex, FGF23, DMP1 and beyond. Curr Opin Neprol Hypertens 17: 357–362

24 Nebenniere

Felix G. Riepe

24.1 Embryologie und Anatomie der Nebenniere – 366

24.2 Hormone der Nebennierenrinde – 366
24.2.1 Biosynthese, Wirkung und Metabolismus – 366

24.3 Primäre Nebenniereninsuffizienz – 368
24.3.1 Adrenogenitales Syndrom – 368
24.3.2 Andere Formen der primären Nebenniereninsuffizienz – 380
24.3.3 Autoimmunadrenalitis – 383
24.3.4 Exogene Ursachen einer primären Nebenniereninsuffizienz – 384
24.3.5 Therapie der Nebenniereninsuffizienz – 384

24.4 Nebennierenüberfunktion – 386
24.4.1 Glukokortikoidexzess – 386
24.4.2 Virilisierende und feminisierende Nebennierentumore – 388
24.4.3 Mineralokortikoidexzess – 388

24.5 Hormone des Nebennierenmarks – 389
24.5.1 Biosynthese, Wirkung und Metabolismus – 389

24.6 Erkrankungen des Nebennierenmarks – 389
24.6.1 Tumoren des chromaffinen Systems – 389

Literatur – 390

24.1 Embryologie und Anatomie der Nebenniere

Die Nebenniere besteht embryologisch und anatomisch aus zwei Anteilen: der Nebennierenrinde und dem Nebennierenmark. Die Nebennierenrinde ist mesodermalen Ursprungs. Hingegen ist das Nebennierenmark neuroektodermaler Herkunft. Die ersten Vorläufer der Rindenzellen kann man als Verdickung des Zölomepithels neben der primitiven Nierenanlage ungefähr in der 4. Woche post conceptionem identifizieren. Diese Zellen sind der Ursprung der steroidbildenden Zellen der Nebenniere und der Gonaden. Nach der Teilung der Nebennieren- und Gonadenanlage wandern die primitiven adrenalen Zellen zum Oberpol des Mesonephros, bevor es in der 8. Woche zur Einwanderung neuroektodermaler Zellen in die unreife Nebenniere kommt, die später das Mark bilden werden. Die fetale Nebennierenrinde besteht aus einer äußeren definitiven Zone und einer inneren fetalen Zone. Die letztere ist um ein Vielfaches größer und stellt die Synthese von Dehydroepiandrosteron und Dehydroepiandrosteronsulfat sicher, das für die plazentare Synthese von Östriol genutzt wird. Nach der Geburt kommt es bis zum 6. bis 12. Lebensmonat zur Involution der fetalen Rinde. Die Entwicklung der Nebenniere ist durch verschiedene Transkriptionsfaktoren gesteuert. Durch Untersuchungen von Patienten mit Nebennierenentwicklungsstörungen ist bekannt, dass der Wnt-Signalweg, das Tumorsuppressorgen *WT-1*, die Transkriptionsfaktoren SF-1 und DAX-1, Koregulatoren wie *CITED2* oder Telomerasefaktoren wie *ACD* eine Rolle spielen. Weiter sind die trophischen Effekte von adrenokortikotropem Hormon (ACTH) und ACTH-Rezeptorsignaltransduktion wichtig für die Nebennierenrindenentwicklung.

Die Nebennieren befinden sich im Retroperitoneum oberhalb der Nierenoberpole. Die arterielle Versorgung stammt aus der Aorta, den Nierenarterien und der A. phrenica. Die Venen drainieren links in die Nierenvene und rechts in die V. cava inferior. Der Blutstrom innerhalb des Organs ist zentripetal, sodass das Mark hohen Steroidkonzentrationen ausgesetzt ist. Histologisch kann man die adulte Nebennierenrinde in drei Zonen unterteilen. Unterhalb der Organkapsel befindet sich die Zona glomerulosa, gefolgt von der Zona fasciculata und der zum Mark orientierten Zona reticularis. Im frühen Kleinkindalter ist die Differenzierung noch unvollständig. Die Zona retikularis differenziert sich erst eindeutig in der Adoleszenz, obwohl die adrenale Androgensynthese früher beginnt.

24.2 Hormone der Nebennierenrinde

24.2.1 Biosynthese, Wirkung und Metabolismus

Biosynthese

Die Hormone der Nebennierenrinde gehören zur Gruppe der Steroidhormone. Grundsubstanz der Steroidbiosynthese ist Cholesterin (◘ Abb. 24.1). Mithilfe des StAR-Proteins kann Cholesterin die äußere und innere Mitochondrienmembran passieren. Unter Abspaltung der Cholesterinseitenkette durch das Cytochrom-P450-Enzym 20,22-Desmolase [P450SCC-(»side chain cleavage«-)Enzym] entsteht Pregnenolon, das die Vorstufe der Mineralokorti-

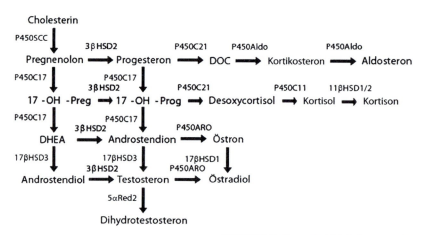

◘ **Abb. 24.1.** Steroidbiosynthese. Unterschiede der Syntheseleistungen der Nebennierenrinde, der Gonaden und peripherer Gewebe bestehen aufgrund der unterschiedlichen Enzymausstattung. **Steroide**: *DOC* 11-Desoxykortikosteron, *17-OH-Preg* 17-Hydroxypregnenolon, *17-OH-Prog* 17-Hydroxyprogesteron, *DHEA* Dehydroepiandrosteron. **Trivialnamen der Enzyme**: *P450SCC* 20,22-Desmolase, *3βHSD2* 3β-Hydroxysteroiddehydrogenase Typ II, *P450C17* 17-Hydroxylase/17,20-Lyase, *P450C21* 21-Hydroxylase, *P450Aldo* Aldosteronsynthase, *P450C11* 11-Hydroxylase, *17βHSD1* 17β-Hydroxysteroiddehydrogenase Typ I, *17βHSD3* 17β-Hydroxysteroiddehydrogenase Typ III, *5αRed2* 5α-Reduktase Typ II, *P450ARO* Aromatase

koidsynthese ist. Über die Hydroxylierungen und Oxidierungen durch die 3ß-Hydroxysteroiddehydrogenase Typ II (3ßHSD2), die 21-Hydroxylase (P450C21) und die Aldosteronsynthase (P450AS) entsteht das Endprodukt Aldosteron. Die Mineralokortikoidbiosynthese läuft in der Zona glomerulosa ab.

Pregnenolon wird durch die 17-Hydroxylase (P450C17) hydroxyliert und ist als 17-Hydroxypregnenolon Ausgangssubstanz der Glukokortikoidsynthese. Über die Aktivität der 3β-Hydroxysteroiddehydrogenase Typ II (3βHSD2) entsteht 17-Hydroxyprogesteron, das durch die 21-Hydroxylase (P450C21) weiter zu 11-Desoxykortisol katalysiert wird. Das 11-Desoxykortisol wird durch die 11β-Hydroxylase (P450C11) zu Kortisol als aktivstem Glukokortikoid hydroxyliert. Kortisol kann durch die 11β-Hydroxsteroiddehydrogenase Typ II lokal in der Zielzelle in Kortison inaktiviert werden. Glukokortikoide werden in der Zona fasciculata synthetisiert.

Eine 17,20-Lyase-Reaktion (P450C17) erzeugt aus 17-Hydroxypregnenolon Dehydroepiandrosteron (DHEA) als Grundsubstanz der adrenalen Androgensynthese. Über die 3β-Hydroxysteroiddehydrogenase (3βHSD2) entsteht Androstendion, das durch die 17β-Hydroxysteroiddehydrogenase Typ III (17βHSD3) vor allem gonadal in Testosteron verstoffwechselt wird. Syntheseort der adrenalen Androgene ist die Zona reticularis.

Die Enzyme der Nebennierenrinde gehören zu den NAD-abhängigen kurzkettigen Dehydrogenasen (3β-Hydroxysteroiddehydrogenase Typ II) und den Zytochrom-P450-Enzymen (P450SCC, P450C21, P450C11, P450AS, P450C17). Enzyme der Zytochromgruppe 1 (P450SCC, P450C11, P450AS) benötigen zur Übertragung der Elektronen von NAD(P)H die beiden Kofaktoren Adrenodoxin und Adrenodoxinreduktase. Die Enzyme P450C21 und P450C17 gehören zur Klasse 2 der Zytochromenzyme. Diese benötigen für den Elektronentransport von NAD(P)H als Kofaktoren das Enzym Oxidoreduktase (P450OR) sowie das Zytochrom b5.

Plasmatransport

Die meisten zirkulierenden Steroidhormone sind an Plasmaproteine gebunden. Hier spielen Transkortin, Albumin und das saure α1-Glykoprotein eine relevante Rolle. Etwa 90% der Steroide werden von Transkortin gebunden. Da die relevanten Endprodukte der Steroidhormone wasserlöslich sind, stellen die Proteine keine eigentlichen Transportproteine dar, sondern entsprechen eher einem Speicher.

> Über die biologische Aktivität der Steroidhormone entscheidet die lokale Aktivierung oder Deaktivierung der Steroide in den Zielorganen.

Beispiele hierzu sind die lokale Aktivierung von Testosteron zu Dihydrotestosteron sowie die lokale Inaktivierung von Kortisol zu Kortison.

Regulation

Die Glukokortikoidsynthese der Nebenniere unterliegt einem Hypothalamus-Hypophysen-Nebennierenrinden-Regelkreis. Im Nucleus paraventricularis des Hypothalamus wird das Kortikotropin-releasing-Hormon (CRH) synthetisiert; CRH ist ein Aminopeptidhormon von 41 Aminosäuren; es führt zur Freisetzung von ACTH aus der Hypophyse und zur Neusynthese von Proopiomelanokortin (POMC). ACTH wird aus dem Prohormon POMC proteolytisch abgespalten und wirkt an der Nebennierenrinde über den ACTH-Rezeptor (MC2R) und erhöht so die Steroidsynthese. Für weitere Details ▶ Kap. 21.

> Die Sekretion von ACTH und Kortisol unterliegt einem zirkadianen Rhythmus. Die höchsten ACTH-Spiegel lassen sich zwischen 4.00 und 6.00 Uhr morgens messen. In der Folge finden sich die höchsten Kortisolspiegel gegen 8.00 Uhr morgens.

Die zirkadiane Sekretion von ACTH und Kortisol etabliert sich zwischen dem 6. Lebensmonat und dem 3. Lebensjahr. Bei Zeitumstellungen dauert es bis zu 3 Wochen, bis sich der zirkadiane Rhythmus der Kortisolsekretion ebenfalls angepasst hat.

Renin spaltet enzymatisch aus Angiotensinogen das Dekapeptid Angiotensin I ab. Dieses wird durch Angiotensin-Converting-Enzym (ACE) weiter in das Oktapeptid Angiotensin II überführt. Dieses hat wiederum die Fähigkeit, an spezifischen Angiotensinrezeptoren der Nebennierenrinde zu binden und die Aldosteronbiosynthese zu erhöhen. Weiter hat Angiotensin II eine vasokonstriktorische Wirkung. Neben dem Renin-Angiotensin-System kann auch eine Stimulation durch ACTH zur vermehrten Sekretion von Aldosteron führen. Renin ist eine Serinprotease, die vornehmlich im juxtaglomerulären Apparat der Niere gebildet wird. Blutdruckabfall, Hyponatriämie, Hyperkaliämie, Opiate und β-Adrenergika führen zur Reninfreisetzung.

Die adrenalen Androgene DHEA, DHEA-S und Androstendion können peripher zu Testosteron umgewandelt werden. Während der DHEA-S-Spiegel post partum zügig abfällt, steigt er im Alter von 7–8 Jahren wieder an. Das klinische Korrelat ist die sog. Adrenarche, die zur Pubarche führt. ACTH hat einen permissiven Effekt, ist jedoch nicht der alleinige Regulator der adrenalen Androgensynthese. Die weitere Regulation der Androgenausschüttung ist unklar.

Wirkung

Die Hormone der Nebennierenrinde werden anhand ihrer Wirkung in drei Gruppen eingeteilt: Glukokortikoide, Mineralokortikoide und Androgene. Hierbei handelt es sich um keine absolute Trennung, denn viele Steroide sind neben ihrer überwiegenden typspezifischen Wirkung auch im Sinne der anderen Gruppen wirksam.

Glukokortikoide steigern die hepatische Kohlenhydratsynthese aus Aminosäuren und Fettsäuren. Somit wirken sie glukoneogenetisch in der Leber aber peripher eiweiß- und fettkatabol. Die hepatische Proteinsynthese wird im Gegensatz zum peripheren Eiweißverlust durch Glukokortikoide stimuliert. Glukokortikoide fördern die Kalzium- und Phosphatausscheidung, wirken natriumretinierend und kaliuretisch. Weiter entfalten Glukokortikoide in pharmakologischen Dosen suppressive Wirkungen auf Immun- und Entzündungsreaktionen und hemmen gleichzeitig die Skelettreifung, das Längenwachstum und die pubertäre Entwicklung.

> Eine indadäquat niedrige Glukokortikoidproduktion führt zu Müdigkeit, Apathie, verminderter Stresstoleranz, Hypoglykämien und einer erhöhten Infektneigung.

Aldosteron als aktivstes Mineralokortikoid führt zur Ausscheidung von Protonen und Kalium und begünstig die Rückresorption von Natrium. Hierüber wird das extra- und intrazelluläre Volumen maßgeblich reguliert. Hauptwirkorte des Aldosterons sind der Nierentubulusapparat, der Darm sowie Speichel- und Schweißdrüsen.

> Eine unzureichende Mineralokortikoidsynthese führt zur Hyperkaliämie, Hyponatriämie, metabolischer Azidose und zum Blutdruckabfall.

Bis zu 70% der zirkulierenden Androgene der Frau stammen aus der adrenalen Synthese. Sie verursachen beim Mädchen und der erwachsenen Frau die Pubes- und Axillarbehaarung. Des Weiteren gibt es Hinweise, dass adrenale Androgene Funktionen als Neurosteroide übernehmen könnten. Eine übermäßige intrauterine Synthese führt direkt und durch Aktivierung der schwachen Androgene in Testosteron und Dihydrotestosteron zur Virilisierung der äußeren Genitalorgane. Postnatal führt ein Androgenexzess zu einer beschleunigten Reifung der Knochen, einem vorübergehenden Hochwuchs mit verminderter Erwachsenengröße, zu einer Klitorishypertrophie bzw. Makrogenitosomie, Akne, Stimmbruch und Bartwuchs.

Katabolismus

Weniger als ein Prozent der zirkulierenden Plasmasteroide finden sich unverändert im Urin wieder. Die lipophilen Steroide werden hepatisch inaktiviert. In den meisten Fällen werden zusätzliche Hydroxylgruppen angefügt, Sulfatierungen vorgenommen oder Glukuronide gebildet. Hierdurch werden die Substanzen besser wasserlöslich und können über die Nieren ausgeschieden werden.

24.3 Primäre Nebenniereninsuffizienz

Verschiedene Erkrankungen verursachen eine primäre Insuffizienz der Nebenniere. Dabei kann man genetisch fixierte Erkrankungen von erworbenen Erkrankungen unterscheiden. Klinisch trennt man die akute Nebenniereninsuffizienz von der chronischen Nebenniereninsuffizienz. Dabei handelt es sich bei den akuten Formen meistens um chronische Erkrankungen, die sich im Rahmen von ausgeprägtem Stress manifestieren.

> **Symptome der Nebenniereninsuffizienz**
>
> **Akute Insuffizienz:** Bauchschmerzen, Fieber, Hypoglykämien mit Krampfanfällen, Schwäche, Abgeschlagenheit, Übelkeit, Erbrechen, Gedeihstörung, Hyponatriämie, Hyperkaliämie, metabolische Azidose, Hypotension, Schock und Tod
>
> **Chronische Insuffizienz:** verminderte oder fehlende Axillar- und Pubesbehaarung, Durchfälle, Hyperpigmentation und Gewichtsverlust

24.3.1 Adrenogenitales Syndrom

Der Begriff »adrenogenitales Syndrom« (AGS) wird in diesem Kapitel für die Beschreibung genetisch bedingter Störungen der Steroidbiosynthese der Nebennierenrinde benutzt, denen eine Störung der Geschlechtsdifferenzierung gemein ist (Tab. 24.1). Die Folge dieser Gruppe von Störungen ist eine eingeschränkte oder fehlende Synthese von Glukokortikoiden und Mineralokortikoiden. Dieses führt zu einer dauerhaften Aktivierung des Hypothalamus-Hypophysen-Nebennieren-Regelkreises und somit zu einer gesteigerten, jedoch bezüglich des Endproduktes insuffizienten Steroidbiosynthese. Der genetisch bedingte Synthesedefekt führt entweder zur vermehrten prä- und/oder postnatalen Bildung von Androgenen mit isosexueller Pseudopubertas praecox beim Jungen oder heterosexueller Pseudopubertas praecox beim Mädchen. Es kann auch zur unzureichenden Synthese männlicher Steroidhormone mit konsekutiver Störung der Geschlechtsentwicklung beim Jungen bzw. fehlender Synthese weiblicher Steroidhormone bei Mädchen mit Störungen der Pubertätsentwicklung wie z. B. Pubertas tarda und primärer Amenorrhö kommen.

20,22-Desmolasemangel
Pathophysiologie

Das Enzym 20,22-Desmolase oder P450SCC katalysiert die Umwandlung von Cholesterin in Pregnenolon. Die 20,22-Desmolase-Reaktion findet an der inneren Mito-

24.3 · Primäre Nebenniereninsuffizienz

Tab. 24.1. Typische klinische und laborchemische Befunde bei adrenalen Enzymdefekten

	20,22-Desmolase-mangel	StAR-Mangel	3βHSD-Mangel	21-Hydroxylase-mangel	11β-Hydroxylase-mangel	Aldosteron-synthasemangel	17α-Hydroxylase-mangel	Oxidoreduktase-mangel
Gen	CYP11A1	StAR	HSD3B2	CYP21A2	CYP11B1	CYP11B2	CYP17A1	POR
Chromosom	15q24.1	8p11.2	1p13.1	6p21.3	8q24.3	8q24.3	10q24.3	7q11.2
Inzidenz	Selten	Selten	Selten	1:13–15.000	1:200.000	Selten	Selten	Selten
Störung der Geschlechts-entwicklung	Bei 46,XY	Bei 46,XY	Bei 46,XY bei 46,XX	Bei 46,XX	Bei 46,XX	–	Bei 46,XY	Bei 46,XY Bei 46,XX
Addison-Krise	+	+	+	+	Selten	–	–	–
Salzverlustkrise	+	+	+	+	–	+	–	–
ACTH	↑	↑	↑	↑	↑	Normal	↑	(↑)
Renin	↑	↑	↑	(↑)	↓	↑	↓	Normal
Glukokortikoide	↓	↓	↓	↓	↓	Normal	(↓)	Normal
Mineralokortikoide	↓	↓	↓	(↓)	↑	Normal	↑	Normal
Androgene	↓	↓	↓ Bei 46,XY ↑ Bei 46,XX	↑	↑	Normal	↓	→
Östrogene	↓	↓	↓	(↓)	(↓)	Normal	↓	→
Blutdruck	↓	↓	↓	↓	↑	↓	↑	Normal
Natrium	↓	↓	↓	↓	↑	↓	↑	Normal
Kalium	↑	↑	↑	↑	↓	↑	↓	Normal
pH	↓	↓	↓	↓	(↑)	↓	(↑)	Normal
erhöhte Steroide im Plasma	keine	keine	Preg 17-OH-Preg DHEA(-S)	P, 17-OH-Prog, Andro	DOC, S, Andro	B, 18-OH-B, 18-OH-DOC	DOC, B	17-OH-Prog, P
erhöhte Steroide im Urin (Auswahl)	Keine	Keine	Pregnentriol DHEA	Pregnantriol	TH-DOC, TH-S	TH-B	TH-DOC, TH-B	Pregnantriol, TH-B

+ ja, – nein, ↑ erhöht, (↑) teilweise erhöht, ↓ supprimiert, (↓) teilweise supprimiert, Preg Pregnenolon, 17-OH-Preg 17-Hydroxypregnenolon, DHEA(-S) Dehydroepiandrosteron(-Sulfat), P Progesteron, 17-OH-Prog 17-Hydroxyprogesteron, Andro Androstendion, DOC Desoxycorticosteron, S Desoxycortisol, B Corticosteron, 18-OH-B 18-Hydroxycorticosteron, 18-OH-DOC 18-Hydroxydesoxycorticosteron, TH-DOC Tetrahydrodesoxycorticosteron, TH-S Tetrahydrodesoxycortisol, TH-B Tetrahydrocorticosteron.

chondrienmembran statt, die für Cholesterin kaum permeabel ist.

> Das Fehlen der 20,22-Desmolase-Aktivität verhindert die adrenale und gonadale Synthese von sämtlichen Steroidhormonen.

Auch die plazentare Steroidbiosynthese benötigt 20,22-Desmolase. Nach einer initialen Synthese von Progesteron im maternalen Corpus luteum übernimmt ab der 7. Schwangerschaftswoche zunehmend die fetale Plazenta die Synthese von Progesteron im Sinne des »luteo-plazentaren shifts«.

Klinik

Aufgrund des proximalen Biosynthesestopps handelt es sich beim 20,22-Desmolase-Mangel um die schwerwiegendste Form der angeborenen Nebenniereninsuffizienz. Die bis jetzt beschriebenen Fälle mit 20,22-Desmolasemangel manifestierten sich zwischen einem Alter von einer Woche und 9 Monaten. In mehreren Familien ist es zu gehäuften Aborten gekommen. Klinisch zeigten sich ein schweres Salzverlustsyndrom und krisenhafte Symptome der sog. Addison-Krankheit. Die fehlende Synthese von Androgenen führt zu einer Störung der Geschlechtsentwicklung mit äußerlich komplett weiblichem Phänotyp bei einem 46,XY-Karyotyp. Das Anti-Müller-Hormon (AMH) führt jedoch zur Regredienz der Müller-Strukturen. Im Gegensatz zur kongenitalen Lipoidhyperplasie können bei 20,22-Desmolasemangel mit der Magnetresonanztomografie (MRT) in der Regel keine oder kleine Nebennieren detektiert werden.

Diagnostik

Die Verdachtsdiagnose kann bei deutlich erniedrigten adrenalen und gonadalen Steroidhormonen und bei global fehlendem Anstieg nach Stimulation durch ACTH und durch humanes Choriongonadotropin (hCG) gestellt werden. Weitere Voraussetzungen zur Diagnosestellung sind eine Klärung des Karyotyps und der Situation der inneren Genitalorgane und Nebennieren mittels Ultraschall oder MRT. Eine Sicherung der Diagnose gelingt erst durch eine genetische Untersuchung.

Genetik

Die 20,22-Desmolase wird durch das Gen *CYP11A1* codiert. Dieses befindet sich auf dem langen Arm von Chromosom 15. Bisher wurden acht verschiedene Mutationen beschrieben. Das Vererbungsmuster ist autosomal-rezessiv, wobei auch bei einem Patienten eine heterozygote Mutation mit klinischer Manifestation festgestellt werden konnte.

Therapie

Die Therapie besteht aus einer substitutiven Medikation mit Hydrokortison und Fludrokortison. Zur Beurteilung der Therapiegüte sind klinische Parameter wie Wachstum, Gewicht, Skelettreifung und laborchemische Parameter wie ACTH, Renin und Elektrolyte im Plasma oder freies Kortisol im Urin sinnvoll. Mit einem Skelettalter von ca. 12 Jahren sollte eine Pubertätseinleitung mit Östrogenen und im Verlauf zyklischen Gestagenen begonnen werden (▶ Kap. 20). Obwohl bisher bei keinem Patienten mit 20,22-Desmolasemangel eine maligne Entartung der Gonaden beschrieben worden ist, wird derzeit die Gonadektomie bei 46,XY-Karyotyp aufgrund eines Gonadoblastomrisikos empfohlen.

Kongenitale Lipoidhyperplasie (»Steroid-acute-regulatory-protein-Mangel«)

Pathophysiologie

Der primäre Schritt der adrenalen und gonadalen Steroidbiosynthese findet an der inneren Mitochondrienmembran statt, da hier das Enzym 20,22-Desmolase und seine Koenzyme Adrenodoxinreduktase und Adrenodoxin lokalisiert sind. Die Mitochondrienmembran erlaubt nur einen eingeschränkten passiven Transport von Cholesterin, sodass das Steroid-acute-regulatory-Protein (StAR) zur Steigerung des transmembranösen Cholesterintransports notwendig ist. Die Folge des Mangels an funktionellem StAR-Protein ist die Akkumulation von Cholesterin und Cholesterinestern in der steroidsynthetisierenden Zelle, die zum histologischen Bild der adrenalen Lipoidhyperplasie führt. Makroskopisch sind die Nebennieren vergrößert und von gelb-weißer Farbe. Histologisch zeigen sich ein Verlust der normalen Schichtung der Nebenniere, vergrößerte, vakuolisierte Nebennierenrindenzellen sowie eine intrazelluläre Akkumulation von Fetten. Die Cholesterineinlagerungen scheinen zur Aggravierung des Krankheitsbildes beizutragen, da es im Säuglingsalter noch eine eingeschränkte Steroidbiosynthese gibt, die im Weiteren abnimmt. Die plazentare Steroidbiosynthese erfordert kein StAR-Protein für den intrazellulären Cholesterintransport, sodass die Schwangerschaft bei fetalem StAR-Mangel grundsätzlich unauffällig verläuft, der StAR-Mangel wohl aber durch niedrige Östriolwerte im Plasma der Mutter erkannt werden kann.

Klinik

Die generelle Insuffizienz der Steroidbiosynthese führt zur frühen Manifestation einer Nebenniereninsuffizienz mit Addison-Krise und Salzverlustsyndrom. Eine nicht unerhebliche Anzahl der beschriebenen Fälle manifestierte erst nach dem dritten Lebensmonat. Der weitere klinische Verlauf sowie die Diagnostik gleicht dem 20,22-Desmolasemangel. Die unzureichende Synthese von Androgenen führt zu einer Störung der Geschlechtsentwicklung. Ausnahmen hiervon sind die extrem seltenen nichtklassischen Formen des StAR-Mangels bei 46,XY-Karyotyp, bei denen das äußere Genitale komplett männlich sein kann. Patienten mit einem 46,XX-Karyotyp können aufgrund einer Restsyntheseleistung in den Gonaden mit niedrig normalen Östrogenspiegeln eine spontane Brustentwicklung, Menarche und unregelmäßige Zyklen aufweisen. Sonografisch oder über eine MRT finden sich große fettreiche Nebennieren.

Diagnostik

 In den ersten 3 Lebensmonaten können basal teilweise adäquate Konzentrationen adrenaler und gonadaler Steroidhormone gemessen werden.

Meist finden sich jedoch erhöhte Werte für ACTH und Renin. Es fehlt ein ausreichender Anstieg der adrenalen Steroide nach Stimulation durch ACTH. Die Diagnosesicherung erfordert eine genetische Untersuchung.

Genetik

StAR wird durch das Gen *StAR* codiert. Dieses befindet sich auf dem kurzen Arm von Chromosom 8. Bisher wurden mehr als 34 verschiedene Mutationen beschrieben. Alle Missense-Mutationen befinden sich im carboxyterminalen Anteil, in dem sich die StART-(»steroid acute regulatory protein-related lipid transfer«-)Domäne befindet. Das Vererbungsmuster ist autosomal-rezessiv.

Therapie

Ziel der Terapie ist die Substitution von Glukokortikoiden, Mineralokortikoiden und Sexualsteroiden. Eine Notfalltherapie bei Infekten, Fieber, Operationen etc. muss durchgeführt werden. Sowohl bei einem 46,XY- als auch 46,XX-Karyotyp muss die Induktion der Pubertät bzw. der normale Progress der Pubertät mit Östrogenen und Gestagenen unterstützt werden. Die Gonadektomie ist bei einem 46,XY-Karyotyp mit weiblichem Phänotyp aufgrund eines Gonadoblastomrisikos gegenwärtig Standard. Inwieweit es bei nichtklassischen Fällen mit männlichem Karyotyp und Phänotyp zu einem spontanen Pubertätsbeginn kommt, bleibt abzuwarten.

3β-Hydroxysteroiddehydrogenasemangel
Pathophysiologie

Die 3β-Hydroxysteroiddehydrogenase Typ II wird in den Nebennieren und Gonaden exprimiert. Das zu über 90% homologe Isoenzym 3β-Hydroxysteroiddehydrogenase Typ I wird hingegen in der Plazenta, der Haut, der Brustdrüse, der Prostata und verschiedenen anderen peripheren Geweben translatiert. Das Nikotinamid-Adenin-Dinukleotid (NAD$^+$) abhängige membrangebundene Enzym katalysiert die sequenzielle Oxidation und Δ5- zu Δ4-Isomerisierung der Δ5-Steroidpräkursoren Pregnenolon, 17-Hydroxypregnenolon, Dehydroepiandrosteron und Androstendiol in die entsprechenden Δ4-Steroide Progesteron, 17-Hydroxyprogesteron, Androstendion und Testosteron. Das Typ II Isoenzym ist essenziell für die Biosynthese aller wirksamen Steroidhormone in den Nebennieren und Gonaden.

Klinik

Der klassische 3β-Hydroxysteroiddehydrogenasemangel kann in den salzverlierenden und den nichtsalzverlierenden 3β-Hydroxysteroiddehydrogenasemangel unterteilt werden. Die eingeschränkte Glukokortikoidbiosynthese bedingt kompensatorisch eine vermehrte Ausschüttung von ACTH, das sukzessive zur Hyperplasie der Nebennieren führt. Folge des Kortisolmangels ist im Extremfall eine Addison-Krise. Genetisch männliche Patienten haben aufgrund der insuffizienten Androgensynthese eine Störung der Geschlechtsentwicklung, die sich in Form einer perinealen oder perineoskrotalen Hypospadie äußert. Häufig findet sich gleichzeitig ein Hodenhochstand. Im Gegensatz dazu findet sich keine wesentliche Differenzierungsstörung des äußeren weiblichen Genitales bei weiblichem Kerngeschlecht. Durch die periphere Konversion des schwachen Androgens Dehydroepiandrosteron (DHEA) durch das Typ-I-Isoenzym kommt es allenfalls zu einer leichten Klitorishypertrophie.

Die lebensbedrohliche salzverlierende Form wird in den ersten Lebenswochen diagnostiziert werden. Auch eine nichtsalzverlierende Form fällt bei Jungen durch die genitalen Veränderungen bei Geburt auf. Im Gegensatz hierzu kann sie bei Mädchen auch bis zum vorzeitigen Eintritt der Adrenarche oder bis zur fehlenden Thelarche unentdeckt bleiben. Es scheint eine recht große Varianz des Phänotyps zu geben, da kürzlich auch ein Fall eines Mädchens mit normaler, isosexueller Pubertätsentwicklung, Menarche und Zyklus beschrieben wurde. Ebenso gibt es Berichte, in denen betroffene Männer nachweislich eigene Kinder gezeugt haben.

Diagnostik

Die Diagnose kann anhand spezifischer Veränderungen der Plasmasteroide bzw. Urinsteroide gestellt werden. Im Plasma findet sich eine Erhöhung der Δ5-Steroide bei erniedrigten Δ4-Steroiden.

 Als sicher kann die Diagnose bei einer Erhöhung von 17-Hydroxypregnenolon auf mehr als 100 nmol/l nach ACTH-Stimulation gelten.

Aufgrund peripherer Konversion der Steroidpräkursoren durch das Typ-I-Isoenzym finden sich bei den »klassischen« Patienten erhöhte Werte für 17-Hydroxyprogesteron, Androstendion und andere Δ4-Steroide. Durch eine Analyse des *HSD3B2*-Gens kann die Diagnose gesichert werden.

Genetik

Die beiden Isoenzyme 3β-Hydroxysteroiddehydrogenase Typ I und II werden durch die Gene *HSD3B1* und *HSD3B2* codiert. Beide Gene befinden sich auf Chromosom 1p13.1. Des Weiteren gibt es fünf inaktive Pseudogene. Beim 3β-Hydroxysteroiddehydrogenasemangel finden sich ausschließlich Mutationen des *HSD3B2*-Gens. Bisher wurden ca. 50 Mutationen detektiert. Der Schweregrad des Salzverlustes korreliert mit der Restaktivität des mutierten Enzyms. Ein solcher Zusammenhang findet sich jedoch nicht für das Virilisierungsdefizit bei Jungen.

Therapie

Patienten mit 3β-Hydroxysteroiddehydrogenasemangel benötigen eine suppressive Therapie mit Glukokortikoiden und Mineralokortikoiden. Aufgrund des Glukokortikoidmangels kommt es über eine vermehrte ACTH-Stimulation zur Einschleusung von 17-Hydroxypregnenolon in die Androgensynthese.

> Zum Therapiemonitoring eignet sich neben einem 24-h-Urinsteroidprofil die Bestimmung von ACTH, Renin, 17-Hydropregnenolon und der adrenalen Androgene im Plasma.

Sowohl beim Jungen als auch beim Mädchen muss u. U. der Pubertätsbeginn bzw. der normale Fortschritt der Pubertät mit Androgenen bzw. Östrogenen und Gestagenen unterstützt werden. Beim Jungen kann die kurzfristige lokale Applikation von DHT das Phalluswachstum günstig beeinflussen. Dieses kann vor allem vor einer operative Korrektur der genitalen Fehlbildung hilfreich sein, die bis zum Abschluss des 2. Lebensjahres erfolgen sollte.

21-Hydroxylasemangel

Pathophysiologie

Bei über 95% der adrenalen Steroidbiosynthesestörungen handelt es sich um einen 21-Hydroxylasemangel. Das Enzym 21-Hydroxylase katalysiert sowohl die Hydroxylierung von 17-Hydroxyprogesteron zu 11-Desoxykortisol in der Glukokortikoidbiosynthese als auch von Progesteron zu 11-Desoxykortikosteron in der Mineralokortikoidbiosynthese. Somit führt ein Mangel an 21-Hydroxylase zur Einschränkung der Synthese von Kortisol und Aldosteron. Ob ein klinisch manifester Aldosteronmangel besteht, hängt von der Restaktivität der veränderten 21-Hydroxylase ab. Aufgrund der unzureichenden Kortisolbiosynthese fehlt die Rückkopplung im Hypothalamus-Hypophysen-Nebennieren-Regelkreis. ACTH führt zur adrenalen Hyperplasie und zur Anschoppung der proximal des Enzymdefektes entstehenden Kortisolpräkursoren Progesteron und 17-Hydroxyprogesteron. Diese werden vermehrt in die adrenale Androgensynthese eingeschleust, wodurch es zur gesteigerten Synthese von DHEA, Androstendion und Testosteron kommt. Durch die unzureichende endogene Kortisolbiosynthese kommt es beim klassischen 21-Hydroxylasemangel zu einer Störung der Nebennierenmarkentwicklung. Die Folge ist eine unzureichende Synthese von Adrenalin. Da die Noradrenalinsynthese nicht eingeschränkt ist, hat der Adrenalinmangel keine offensichtlichen Folgen. Es ist jedoch vorstellbar, dass er eine Hypoglykämieneigung verstärken und metabolische Probleme wie einen Hyperinsulinismus und eine Hyperleptinämie aggravieren kann.

Klinik

Historisch teilt man den 21-Hydroxylasemangel in ein klassisches AGS und ein nichtklassisches oder »late-onset« AGS ein. Die klassischen AGS-Formen sind definiert durch die antenatale Virilisierung weiblicher Feten und werden weiter getrennt in einen 21-Hydroxylasemangel mit Salzverlust und einen »unkomplizierten« oder auch einfach virilisierenden 21-Hydroxylasemangel. Tatsächlich handelt es sich um ein Kontinuum mit fließenden Übergängen zwischen den klassischen und nichtklassischen Formen.

Klassischer 21-Hydroxylasemangel

Die fetale adrenale Kortisolbiosynthese ist bereits im ersten Trimenon mit Maximum in der 8. bis 9. postkonzeptionellen Woche nachweisbar. Der hypothalamisch-hypophysäre Regelkreis ist ebenfalls etabliert. Der adrenale Enzymdefekt beim klassischen 21-Hydroxylasemangel hat somit bereits intrauterin während der Schwangerschaft Folgen für die Geschlechtsdifferenzierung. Die gesteigerte Bildung adrenaler Androgene führt im ersten Trimenon zu einer Virilisierung der äußeren Geschlechtsorgane beim Mädchen mit einer Fusion der Labien und der Ausbildung eines gemeinsamen Sinus urogenitalis. Während der weiteren Schwangerschaft kommt es durch den Androgenexzess zum vermehrten Klitoriswachstum. Die Bandbreite der Virilisierung des äußeren Genitales erstreckt sich von einer leichten Klitorishypertrophie bis hin zur kompletten Fusion der Labioskrotalfalten mit Ausbildung einer penisartigen Klitoris auf deren Glans die Urethra mündet. Zur Beschreibung der Genitalveränderungen hat sich die Klassifikation nach Prader durchgesetzt (◘ Abb. 24.2). Das innere Genitale ist immer komplett weiblich. Männliche AGS-Kinder sind bei Geburt weitestgehend unauffällig. Sie weisen allenfalls ein hyperpigmentiertes und relativ großes äußeres Genitale auf.

Beim Mädchen mit unbehandeltem klassischem 21-Hydroxylasemangel kommt es postnatal aufgrund des persistierenden adrenalen Androgenexzesses zur heterosexuellen Pseudopubertas praecox. Die hohen Androgenspiegel bedingen, dass unbehandelte Mädchen primär amenorrhoisch sind und keinen regelmäßigen Zyklus entwickeln.

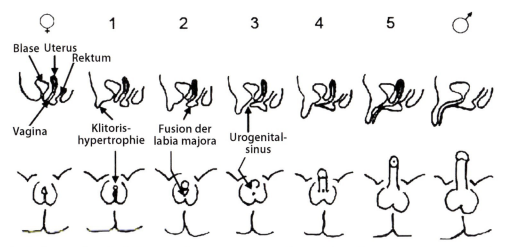

Abb. 24.2. Stadieneinteilung der Virilisierung des äußeren Genitales nach Prader. Sagittale Ansicht (*obere Reihe*), perineale Ansicht (*untere Reihe*). Die Bandbreite ist ein Kontinuum von einer leichten Klitorishypertrophie (Prader 1) bis hin zur kompletten Fusion der Labioskrotalfalten mit Ausbildung einer phallusartigen Klitoris, auf deren Glans die Urethra mündet (Prader 5). Die inneren Genitalorgane sind bei fehlendem Anti-Müller-Hormon bei 46,XX-Karyotyp komplett weiblich

Unbehandelte Jungen mit klassischem 21-Hydroxylasemangel entwickeln postnatal aus gleichem Grunde eine isosexuelle Pseudopubertas praecox. Die Folge der Skelettalterakzeleration und des persistierenden Androgenexzesses ist für beide Geschlechter ein deutlich ausgeprägter Kleinwuchs im Erwachsenenalter.

> Beim klassischen 21-Hydroxylasemangel mit Salzverlust kann es aufgrund der Störung der Mineralokortikoidbiosynthese ab der 2. Lebenswoche zu einem potenziell lebensbedrohlichen Salzverlust kommen.

Vorher verhindern wahrscheinlich Steroide der fetalen Nebenniere und die Umwandlung von Kortison in Kortisol einen manifesten Salzverlust. Die Neugeborenen fallen durch unspezifische Symptome wie Trinkschwäche, Erbrechen und eine zunehmende Apathie auf. Es zeigt sich eine schwere Hyponatriämie, eine Hyperkaliämie und eine metabolische Azidose. Aufgrund des konsekutiven Wasserverlustes kommt es zur arteriellen Hypotonie. Auch über die Neonatalperiode hinaus sind Patienten mit salzverlierendem 21-Hydroxylasemangel lebenslang in Gefahr, bei unzureichender Therapie eine Salzverlustkrise zu erleiden. Des Weiteren sind die Patienten aufgrund der inadäquaten Glukokortikoidproduktion durch Addison-Krisen gefährdet. Zu den klinischen Symptomen zählen Müdigkeit, Apathie, verminderte Stresstoleranz, arterielle Hypotonie und vor allem in der Säuglings- und Kleinkindperiode Hypoglykämien.

Nichtklassischer 21-Hydroxylasemangel

Der nichtklassische 21-Hydroxylasemangel unterscheidet sich durch die fehlende pränatale Virilisierung von den klassischen Fällen. Die Einschränkung der Glukokortikoid- und Mineralokortikoidbiosynthese hat außer der Verursachung einer vermehrten ACTH Sekretion keine klinische Relevanz. Ursächlich für den nichtklassischen 21-Hydroxylasemangel ist ein milder Enzymdefekt, der klinisch in der Regel bis in das frühe Schulalter ohne Symptome bleibt. Vor der klinischen Manifestation ist es nur mit detaillierter Diagnostik (ACTH-Test und Genetik) möglich, das Vorliegen des »late-onset« AGS zu beweisen. Bei Mädchen sind die ersten klinischen Manifestationen eine prämature Pubarche, Akne und ein relativer Hochwuchs bei akzeleriertem Skelettalter. Da die klinische Ausprägung teilweise sehr subtil ist, wird die Diagnose auch nicht selten erst im Erwachsenenalter gestellt. Betroffene Frauen können eine Oligomenorrhö sowie Zeichen eines Androgenexzesses aufweisen. Beim Jungen fällt die klinische Manifestation eines nichtklassischen AGS nicht selten mit dem Pubertätsbeginn zusammen, sodass klinisch die Diagnose häufig erst retrospektiv gestellt wird, nachdem ein relativer Kleinwuchs nach frühnormaler, rasch ablaufender Pubertät vorliegt. Vor Abschluss des Längenwachstums können betroffene Jungen durch einen relativen Hochwuchs mit Skelettalterakzeleration und eine prämature Pubarche auffallen.

Häufigkeit

Die Häufigkeit des klassischen 21-Hydroxylasemangels lässt in Deutschland sich anhand des bundesweiten Neugeborenenscreenings bestimmen. Die Inzidenz liegt zwischen 1:13.000–1:15.000, woraus sich eine Heterozygotenfrequenz von ca. 1:55 errechnen lässt. Somit sind fast 2% der Bevölkerung Überträger des AGS. Da im Neugeborenenscreening die nichtklassischen Fälle nicht regelhaft erkannt werden, muss insgesamt von einer noch höheren Frequenz von Betroffenen und Heterozygoten ausgegangen werden.

Diagnostik

Nach Einführung des flächendeckenden Neugeborenenscreenings kann theoretisch jeder klassische 21-Hydroxylasemangel innerhalb der 1. Lebenswoche diagnostiziert werden. Im Screening wird die Konzentration von 17-Hydroxyprogesteron als Marker des 21-Hydroxylasemangel-AGS aus Trockenblut bestimmt.

> Problematisch ist vor allem bei Frühgeborenen und anderweitig gestressten Neugeborenen ein nicht unerhebliches Maß an falsch positiven Screeningergebnissen.

Die Diagnosebestätigung erfolgt durch eine Messung von 17-Hydroxyprogesteron aus einer venösen Blutprobe. Ein ACTH-Test ist bei Verdacht auf einen klassischen 21-Hydroxylasemangel nicht zwingend erforderlich. Die Kontrolle der adrenalen Androgene empfiehlt sich zur weiteren Absicherung. Um eine Salzverlustkrise zu erkennen, muss unbedingt eine Kontrolle der Elektrolyte erfolgen. Hinweise auf eine drohende Salzverlustkrise kann man durch die Bestimmung der Plasmareninaktivität oder des direkten Renins erhalten. Die Diagnose eines 21-Hydroxylasemangels kann auch über die Bestimmung von Urinsteroiden erfolgen. Für die Diagnose eines nichtklassischen 21-Hydroxylasemangels benötigt man einen ACTH-Test, da unstimuliert die Nebennierensteroide häufig im Normbereich sind. In der Regel finden sich jedoch erhöhte adrenale Androgene. Im Neugeborenenscreening lässt sich das nichtklassische AGS nur in wenigen Fällen erkennen.

Genetik

Die 21-Hydroxylase gehört zu den Zytochrom-P450-Enzymen und wird durch das Gen *CYP21A2* codiert. Dieses befindet sich in Serie mit einem aufgrund verschiedener Mutationen inaktiven Pseudogen (*CYP21A1*) auf dem kurzen Arm des Chromosoms 6. In der gleichen Region befinden sich die Gene des humanen Leukozytenantigensystems (HLA). Dieser Bereich unterliegt zur Erzeugung der genetischen Individualität einer hohen Rekombinations- und Mutationsrate. Wahrscheinlich kommt es hierdurch auch häufiger zum Austausch von genetischem Material zwischen aktivem und inaktivem 21-Hydroxylase-Gen. Der 21-Hydroxylasemangel wird durch die Übertragung von Punktmutationen aus dem Pseudogen auf das aktive Gen oder durch eine vollständige Deletion oder Konversion des aktiven Gens verursacht. Da das Pseudogen innerhalb einer Population die gleichen inaktivierenden Mutationen trägt, erklärt sich die Häufigkeit weniger, sog. pseudogenspezifischer *CYP21A2*-Mutationen. Wesentlich seltener sind de novo Mutationen des aktiven Gens.

Die Restaktivität des mutierten Enzyms ist verantwortlich für den klinischen Schweregrad der Erkrankung. Somit erlaubt die genetische Analytik mit gewisser Sicherheit eine Vorhersage, ob z. B. ein manifester Salzverlust zu erwarten ist. Entsprechend der Restaktivität werden die Mutationen in verschiedene Mutationsklassen eingeteilt. Zur Gruppe 0 gehören Enzyme ohne relevante Restaktivität, die zu einem klassischen 21-Hydroxylasemangel mit Salzverlust führen. Hierzu gehören Genkonversionen, Deletionen und Punktmutationen (z. B. Clustermutationen in Exon 6, F306+t, Q318X oder R356W). In der Gruppe A befindet sich die Intron-2-splice-site-Mutation, die bei 1% Restaktivität meistens einen 21-Hydroxylasemangel mit Salzverlust verursacht, aber selten auch zu einem einfach virilisierenden 21-Hydroxylasemangel führen kann. Die Mutation I172N in der Gruppe B führt hingegen aufgrund der bestehenden Restaktivität von bis zu 5% zu einem einfach virilisierenden klassischen 21-Hydroxylasemangel. Das nichtklassische AGS wird durch Mutationen der Gruppe C mit einer Restaktivität von bis zu 50% verursacht. Hierzu zählen unter anderem die Punktmutationen P30L, V281L und P453S. Meistens befinden sich die Mutationen nicht in homozygoter Form, sondern in Form einer »Compound-Heterozygotie«. Das bedeutet, dass beide *CYP21A2*-Allele durch unterschiedliche Mutationen inaktiviert sind. Über den klinischen Schweregrad der Erkrankung entscheidet dann die Mutation mit der höheren Restaktivität.

Therapie

Ziele der AGS-Therapie sind die Vermeidung von lebensbedrohlichen Addison- und Salzverlustkrisen sowie die Normalisierung der adrenalen Androgene. Entsprechend besteht die Therapie aus einer lebenslangen suppressiven Medikation mit einem Glukokortikoid und bei klassischem AGS auch mit einem Mineralokortikoid. Zur Therapiesteuerung sind sowohl klinische als auch laborchemische Parameter heranzuziehen. An klinischen Parametern sind Gewicht, Körperlänge, Wachstumsgeschwindigkeit, Blutdruck und Reifestatus nach der Tanner-Klassifikation hilfreich. Weiter sollte einmal jährlich eine Bestimmung des Skelettalters erfolgen, um die langfristige Androgeneinwirkung abzuschätzen. Bei Jungen sollte auch vor der Pubertät eine regelmäßige Sonografie der Hoden erfolgen, um versprengtes NNR-Gewebe aufzuspüren, das sich tumorartig vergrößern und die Fertilität beeinträchtigen kann. Zur laborchemischen Überprüfung der medikamentösen Einstellung kann man verschiedene Methoden und Parameter benutzen. Einen Überblick über die Suffizienz der Tagesdosis ergibt die Bestimmung von Pregnantriol im 24-h-Sammelurin.

> **Der Zielbereich für Pregnantriolausscheidung im Urin pro 24 h**
> - 50–200 µg/Tag für Säuglinge
> - 80–500 µ/Tag für Kleinkinder
> - 200–1500 µg/Tag für Schulkinder (300–3000 für menstruierende Mädchen)
> - 500–4000 µg/Tag für Erwachsene

Mit dem Quotienten von Pregnantriol zu Tetrahydrokortison (normal <1) erhält man einen Überblick über die Compliance der Patienten, da Tetrahydrokortison der Metabolit des zugeführten Hydrokortisons ist. Um die Verteilung der Einzeldosen über den Tag zu beurteilen, hat sich die Messung von 17-Hydroxyprogesteron im Speichel im Sinne eines Tagesprofils bewährt. Die Bestimmung von Plasmasteroiden wie 17-Hydroxyprogesteron, Androstendion oder DHEA-S und von ACTH kann als weiterer Therapieparameter herangezogen werden. Die Dosierung der Mineralokortikoidsubstitution ist anhand des Blutdruckes, der Elektrolyte und der Plasmareninaktivität oder des direkten Renins zu steuern. Da alle Patienten mit klassischem 21-Hydroxylasemangel einen subklinischen Salzverlust haben, können auch solche ohne manifesten Salzverlust von einer Mineralokortikoidmedikation profitieren.

> **Patienten mit Nebennierenrindeninsuffizienz wie dem 21-Hydroxylasemangel sind bei Stress von einer Addison-Krise bedroht. Eine sofortige Dosissteigerung von Hydrokortison auf das 3- bis 5-fache der Erhaltungstherapie bei Infekten, Fieber, Operationen etc. muss zur Prophylaxe einer solchen Krise erfolgen.**

Für weitere Einzelheiten der Notfallmedikation ▶ Abschn. 24.3.5.

Bei optimaler Kontrolle und Compliance der Patienten sollte es theoretisch möglich sein, einen 21-Hydroxylasemangel mit einer alleinigen Therapie mit Hydrokortison und Fludrokortison therapieren zu können. Wegen des wachstumsbegrenzenden Effektes der adrenalen Androgene und der Suppression der endogenen Wachstumshormonausschüttung durch die Steroidtherapie kann es jedoch zu einer eingeschränkten Endgröße kommen. Aus diesem Grunde gab es in den letzten Jahren weitergehende Therapieüberlegungen, die jedoch noch nicht abschließend beurteilt werden können und daher als experimentell bezeichnet werden müssen. Beschrieben wurden der additive Einsatz von Antiandrogenen und Aromataseinhibitoren, die beidseitige Adrenalektomie sowie eine kombinierte Therapie mit pubertätshemmenden GnRH-Agonisten und Wachstumshormon.

Es besteht derzeit der Konsens bei pränatal virilisierten Mädchen eine korrigierende, feminisierende Operation des äußeren Genitales durchzuführen. Gründe hierfür sind die weiblichen inneren Geschlechtsorgane beim Mädchen mit virilisierendem 21-Hydroxylasemangel, die Erreichbarkeit der Fertilität unter adäquater Therapie und die Datenlage zum psychischen Geschlecht (▶ Kap. 25). Ein solcher definitiver Eingriff sollte eingehend im Team von Kinderendokrinologen, Kinderchirurgen, Kinderpsychologen und Eltern abgestimmt und vorbereitet werden. Momentan wird eine frühe, einzeitige Korrektur mit Klitorisreduktionsplastik und Vaginaleingangsplastik im ersten Lebenshalbjahr favorisiert, wobei es erst beschränkte Langzeitergebnisse hierzu gibt.

Pränatale Diagnostik und Therapie

Bei genetisch gesichertem Indexfall oder gesichertem Konduktorenstatus der Eltern ist bei drohendem klassischen 21-Hydroxylasemangel eine Therapie zur Vermeidung der pränatalen Virilisierung der Mädchen möglich. Die pränatale Gabe von plazentagängigem Dexamethason an die Mutter supprimiert die fetale Hypothalamus-Hypophysen-Nebennieren-Achse und vermindert oder verhindert so die pränatale Virilisierung.

> Die empfohlene Dosis liegt bei 20 µg Dexamethason/kg Körpergewicht (KG)/Tag verteilt auf drei gleiche Einzeldosen.

Die Therapie ist nur erfolgreich, wenn sie so früh wie möglich, am besten vor der 6. SSW begonnen wird. Zu diesem Zeitpunkt gibt es bislang noch keine sichere Möglichkeit einer pränatalen Diagnostik, sodass die Therapie zunächst in Unkenntnis des Genotyps erfolgen muss. Die Diagnose wird heute durch eine DNA-Analyse aus einer Chorionzottenbiopsie in der 9. bis 11. SSW gesichert. Einer pränatalen Therapie und Diagnostik sollte unbedingt eine genetische Beratung vorausgehen. Bei weiblichem Karyotyp mit nachgewiesenem 21-Hydroxylasemangel wird die pränatale Therapie bis zur Geburt durchgeführt. In allen anderen Fällen, also auch bei einem betroffenen Jungen, wird die Therapie sofort nach der Diagnostik beendet.

In Studien wurden für die Mütter als Nebenwirkungen eine gesteigerte Gewichtszunahme, Ödeme und Striae registriert, die nach Geburt wieder rückläufig waren. Die Kinder zeigen keine signifikant erhöhte Fehlbildungsrate. Erste kleine Studien zur Erkennung langfristiger Auswirkungen der pränatalen Dexamethasontherapie zeigen, dass es diskrete Einschränkungen des Wortverständnisses und -Gedächtnisses sowie einiger sozialer Kompetenzen geben könnte. Umfangreichere Untersuchungen zu dieser Thematik sind jedoch erforderlich.

> **Die pränatale Therapie bei 21-Hydroxylasemangel muss auch heute noch als experimentell betrachtet werden und sollte nur im Rahmen von Studien durchgeführt werden.**

Prognose, Fertilität und Psychologie

Die Prognose des 21-Hydroxylasemangels ist heute bei adäquater Therapie gut. Allerdings gibt es nach wie vor eine leicht erhöhte Mortalität, die oberhalb der Mortalität des Diabetes mellitus Typ 1 im Kindesalter liegt und meist durch Organisations- und Therapiefehler zu erklären ist. Eine detaillierte Schulung der Eltern und später dann der Kinder im Umgang mit der Nebenniereninsuffizienz ist daher dringend erforderlich. Die Längen- und Pubertätsentwicklung kann bei früh diagnostiziertem und optimal behandeltem 21-Hydroxylasemangel heute im Bereich der Bevölkerungsnorm liegen.

Patienten mit klassischem AGS haben ein erhöhtes Risiko für ein metabolisches Syndrom. Hierzu zählt man die Symptomkombination aus Adipositas, Insulinresistenz, polyzystischem Ovarsyndrom mit Hyperandrogenämie und erhöhtem Blutdruck. All diese Befunde sind unabhängige Risikofaktoren für kardiovaskuläre Erkrankungen. Aufgrund unzureichender Daten aus dem Erwachsenenalter ist allerdings bisher unklar, ob es eine erhöhte Morbidität bei AGS-Patienten gibt.

Die Fertilität ist insbesondere beim klassischen 21-Hydroxylasemangel mit Salzverlust reduziert. In der Literatur schwanken die Fertilitätsraten bei Frauen mit klassischem AGS zwischen 7 und 60%. Dieses liegt u. a. am Genitalstatus nach operativer Korrektur, einer persistierenden Hyperandrogenämie oder der Entwicklung eines polyzystischen Ovarsyndroms. Bei Männern kann man mit einer Wahrscheinlichkeit von 50–95% adrenale Resttumoren im Hoden entdecken, die die Spermiogenese einschränken und zur Infertilität führen können. Diese Tumoren können sich zum Teil mit einer hochdosierten Glukokortikoidtherapie zurückbilden. Ist dies nicht der Fall, wird die Enukleation dieser Tumoren empfohlen, wobei normales Hodengewebe geschont werden muss.

Studien zum Geschlechtsrollenverhalten, zur Geschlechtsidentität und zur sexuellen Orientierung sowie deren Störungen bei klassischen 21-Hydoxylasemangel sind nur sehr begrenzt vorhanden. Aus dem eher männlichen Spielverhalten der Mädchen mit 21-Hydroxylasemangel lässt sich kein Problem der Geschlechtsidentität ableiten. Bis zu 5% der 46,XX-Frauen und bis zu 12% der 46,XX-Männer mit klassischem 21-Hydroxylasemangel berichten über Probleme mit der Geschlechtsidentität. Dabei scheint es jedoch keine Korrelation mit dem Schweregrad des genitalen Phänotyps zu geben.

11β-Hydroxylasemangel
Pathophysiologie

Die adrenale 11β-Hydroxylase katalysiert die Hydroxylierung von 11-Desoxykortisol in Kortisol und von 11-Desoxykortikosteron in Kortikosteron. Ein Mangel an 11β-Hydroxylase führt zu einem Kortisolmangel. Der Mangel an Kortisol führt zur Aktivierung der Hypophysen-Hypothalamus-Nebennieren-Achse und somit zu einer vermehrten Synthese der Präkursoren 11-Desoxykortikosteron und 11-Desoxykortisol, die in der adrenalen Androgensynthese zur Bildung von DHEA, Androstendion und Testosteron verwendet werden. 11-Desoxykortikosteron und bestimmte aus ihm entstehende Metaboliten wie 19-Nor-Desoxykortikosteron haben mineralokortikoide Wirkung und führen hierdurch zum klinischen Bild des Hypertonus.

Häufigkeit

Der klassische 11β-Hydroxylase ist mit 5–8% aller Fälle die zweithäufigste Ursache des AGS. Die Inzidenz wird auf 1:200.000 geschätzt. Die nichtklassische Form ist allenfalls sporadisch beschrieben worden. Angaben zur Inzidenz liegen nicht vor.

Klinik

In Analogie zum 21-Hydroxylasemangel kann man auch beim 11β-Hydroxylasemangel eine klassische Form von einer nichtklassischen Form unterscheiden. Auch hier wird die klassische Form durch ihr Potenzial der pränatalen Virilisierung von der nichtklassischen Form getrennt. Der nichtklassische 11β-Hydroxylasemangel hat weiterhin keinen oder allenfalls einen milden Hypertonus.

Klassischer 11β-Hydroxylasemangel

Beim klassischen 11β-Hydroxylasemangel kommt es bereits intrauterin durch die dauerhafte Stimulation der Nebennierenrinde durch ACTH zur vermehrten adrenalen Androgensynthese. Diese führt beim weiblichen Feten zur Virilisierung des äußeren Genitales. Die Ausprägung und der Schweregrad gleichen dem 21-Hydroxylasemangel. Die inneren Geschlechtsorgane sind aufgrund des fehlenden Anti-Müller-Hormons rein weiblich. Aus diesem Grunde sollten auch virilisierte Mädchen eine weibliche Geschlechtszuweisung erhalten. Das männliche Genitale ist postnatal weitestgehend unauffällig (▶ Abschn. »21-Hydroxylasemangel«). Postnatal führt der Androgenexzess bei beiden Geschlechtern zur Wachstumsbeschleunigung mit Skelettalterakzeleration und konsekutivem Kleinwuchs im Erwachsenenalter. Zusätzlich entwickeln die Jungen eine isosexuelle Pseudopubertas praecox. Mädchen zeigen eine heterosexuelle Pseudopubertas praecox mit Zeichen des Androgenexzesses. Eine unbehandelte Pseudopubertas praecox kann bei Jungen und Mädchen mittelfristig eine Pubertas praecox centralis induzieren. Aufgrund der mineralokortikoiden Wirkung von 11-Desoxykortikosteron und seiner Metaboliten und der glukokortikoiden Wirkung von Kortikosteron stellen Salzverlustkrisen oder Addison-Krisen kein häufiges Problem des 11β-Hydroxylasemangels dar. Die Mineralokortikoidpräkursoren unterliegen jedoch keiner direkten Regulation durch ACTH und somit ist keine Steigerung der Syntheseraten als Reaktion auf zusätzliche Stressoren zu erwarten.

Nichtklassischer 11β-Hydroxylasemangel

Weibliche Patienten mit nichtklassischen 11β-Hydroxylasemangel werden mit einem weitestgehend normalen äußeren Genitale geboren. Einige Fälle mit isolierter milder Klitorishypertrophie sind beschrieben. Im weiteren Verlauf entwickeln sich bei beiden Geschlechtern hyperandrogene Symptome wie Wachstumsbeschleunigung, prämature Pubarche, Hirsutismus, Akne. Das klinische Bild gleicht somit dem nichtklassischen 21-Hydroxylasemangel. Patienten mit nichtklassischem 11β-Hydroxylasemangel entwickeln nur selten einen milden Hypertonus.

Diagnostik

Im Plasma sind die Präkursorsen 11-Desoxykortikosteron und 11-Desoxykortisol die Leitsteroide. Zur Diagnose des klassischen 11β-Hydroxylasemangels reicht eine basale Plasmaprobe. Neben den erhöhten Markersteroiden finden sich niedrige Werte für Kortisol, neben einem stimulierten ACTH und einem aufgrund der mineralokortikoiden Wirkung von 11-Desoxykortikosteron niedrigen Renin. Im Neugeborenenalter kann der Reninspiegel auch normal sein. Der 11β-Hydroxylasemangel wird nicht direkt im Neugeborenenscreening erfasst. Häufig kann er allerdings indirekt durch ein leicht erhöhtes 17-Hydroxyprogesteron erkannt werden, das aufgrund eines Substratrückstaus anschoppt. Neben der Plasmaanalytik erlaubt auch die Urinsteroiddiagnostik die Sicherung eines 11β-Hydroxylasemangels. Für einen 11β-Hydroxylasemangel sprechen erhöhte Werte für Tetrahydrodesoxykortisol und Tetrahydrodesoxykortikosteron. Für die Diagnose eines nichtklassischen 11β-Hydroxylasemangels benötigt man die Messung eines Steroidspektrums nach Stimulation der Nebennierenrinde durch ACTH. Hierbei gibt es im Gegensatz zum 21-Hydroxylasemangel jedoch keinen Konsens für die Diagnosekriterien.

Genetik

Das Enzym 11β-Hydroxylase wird codiert durch das *CYP11B1*-Gen, das auf Chromosom 8q24 liegt. In enger Nachbarschaft befindet sich das *CYP11B2*-Gen, das die Aldosteronsynthase codiert und eine 95%-Sequenzhomologie zum *CYP11B1*-Gen aufweist. Die Ursache des 11β-Hydroxylasemangels sind Mutationen im *CYP11B1*-Gen. Diese zeigen ein autosomal-rezessives Vererbungsmuster. Momentan sind mehr als 30 verschiedene Mutationen beschrieben, die in allen Bereichen des Enzyms zu finden sind. Mutationen, die zu einem klassischen 11β-Hydroxylasemangel führen, weisen keine relevante Aktivität auf. Hingegen zeigen die Mutationen N133H, T319M und P42S eine gewisse Restaktivität und wurden bei Patienten mit nichtklassischem 11β-Hydroxylasemangel detektiert.

Therapie

Die Therapie des 11β-Hydroxylasemangels hat wie die Therapie des 21-Hydroxylasemangels das Ziel, die Glukokortikoidhormone zu substituieren und dadurch die exzessive Synthese von Androgenen zu unterdrücken. Hinzu kommt beim 11β-Hydroxylasemangel die Notwendigkeit, die Synthese der Mineralokortikoidvorstufen zur Therapie des Hypertonus zu supprimieren. Die notwendige Glukokortikoiddosis liegt oft höher als beim 21-Hydroxylasemangel.

> Empfohlene Glukokortikoiddosen liegen bei 10–20 mg/m² Körperoberfläche(KOF)/Tag, die auf 3 Einzeldosen verteilt werden sollten.

Mineralokortikoide sind aufgrund der beschriebenen Pathophysiologie nicht erforderlich. Zur Überwachung der Therapie eignen sich Steroidhormonmessungen aus 24-h-Urin und Plasma. Hierbei werden die Metaboliten Tetrahydrodesoxykortisol, Tetrahydrodesoxykortikosteron und Tetrahydrokortison verwendet bzw. 11-Desoxykortikosteron und 11-Desoxykortisol. Für den Speichel sind keine Normbereiche definiert. Der Autor empfiehlt auch beim 11β-Hydroxylasemangel aufgrund der fehlenden endogenen Synthesereserve eine Stressmedikation. Da virilisierte Mädchen normale innere Geschlechtsorgane haben und bei entsprechender medikamentöser Therapie die theoretische Möglichkeit haben fertil zu sein, ist auch beim 11β-Hydroxylasemangel die übereinstimmende Meinung, dass eine feminisierende Operation des äußeren Genitale indiziert ist. Aufgrund der Häufigkeit des 11-Hydroxylasemangels können nur Protokolle und Ergebnisse des Vorgehens bei 21-Hydroxylasemangel übertragen werden. Günstig erscheint somit die Totalkorrektur im ersten Lebensjahr. Bei bekanntem Indexfall ist auch beim 11-Hydroxylasemangel eine pränatale Diagnostik möglich. In der Literatur gibt es einzelne Berichte über eine erfolgreiche pränatale Therapie mit Dexamethason zur Vermeidung einer Virilisierung.

17α-Hydroxylasemangel/17,20-Lyasemangel
Pathophysiologie

Der 17α-Hydroxylasemangel ist eine sehr seltene Form der Steroidbiosynthesestörung. Die meisten Fälle finden sich in konsanguinen Familien. Die 17α-Hydroxylase katalysiert die Hydroxylierung von Pregnenolon in 17-Hydroxypregnenolon sowie von Progesteron in 17-Hydroxyprogesteron. Zum anderen vermittelt die 17,20-Lyaseaktivität des Enzyms die Konversion von 17-Hydroxypregnenolon in DHEA und von 17-Hydroxyprogesteron in Androstendion. Somit führt ein 17-Hydroxylasemangel zu einem Mangel an Glukokortikoiden und Sexualsteroiden. Der Glukokortikoidmangel führt zur vermehrten Ausschüttung von ACTH, das zum Anstau von Präkursoren der

Mineralokortikoidbiosynthese führt. Die Aldosteronvorstufen Desoxykortikosteron und Kortikosteron binden auch am Glukokortikoidrezeptor. Die gesteigerte Mineralokortikoidsynthese führt zum Hypertonus.

Klinik

Auch beim 17α-Hydroxylasemangel unterscheidet man zwei klinische Verläufe. Beim klassischen 17α-Hydroxylasemangel sind beide Enzymqualitäten gestört. Hingegen ist beim 17,20-Lyasemangel nur die Umwandlung der 17-hydroxylierten Steroide in adrenale Androgene gestört.

17α-Hydroxylasemangel

Mädchen mit klassischem 17α-Hydroxylasemangel werden mit einem normalen weiblichen äußeren und inneren Genitale geboren. Hingegen werden Kinder mit einem 46,XY-Karyotyp mit einem weiblichen äußeren Genitale geboren. Müller-Strukturen sind nicht vorhanden. Die Hoden befinden sich intraabdominell oder im Leistenkanal.

> Bei beiden Geschlechtern ist beim kompletten 17α-Hydroxylasemangel die primäre Amenorrhö und der fehlende Pubertätsbeginn Ausdruck der Sexualhormonsynthesestörung.

Bei partieller Inaktivierung des Enzyms sind bei 46,XX-Mädchen gewisse Merkmale einer zentralen Pubertät wie eine Brustentwicklung möglich. Hingegen können partielle Defekte bei männlichem Kerngeschlecht zu einem unzureichend virilisierten männlichen Genitale führen. Die Überproduktion der Mineralokortikoidvorstufen verursacht sehr häufig einen Hypertonus. Renin ist konsekutiv supprimiert. Die meisten Patientinnen werden erst im späten Schulalter aufgrund der fehlenden Pubertätsentwicklung oder Menarche diagnostiziert. Der Hypertonus hat eine individuell sehr unterschiedliche Ausprägung. Aufgrund der glukokortikoiden Wirkung der Aldosteronvorstufen beobachtet man in der Regel keine Addison-Krisen.

17,20-Lyasemangel

Eine noch seltenere Variante der Steroidbiosynthese stellt der 17,20-Lyasemangel dar. Hierbei ist die 17-Hydroxylaseaktivität weitestgehend konserviert. Die Patienten haben somit eine isolierte Störung im Bereich der Sexualsteroidsynthese. Der Phänotyp entspricht dem klassischen 17α-Hydroxylasemangel, ohne dass ein Glukokortikoidmangel oder Hypertonus vorliegen würde.

Diagnostik

Die Kombination einer primären Amenorrhö mit einem Hypertonus bei supprimiertem Renin sollte an einen 17α-Hydroxylasemangel denken lassen. Im Plasma einer Patientin mit 17α-Hydroxylasemangel findet man erhöhte Spiegel von Pregnenolon, Progesteron, Desoxykortikosteron und Kortikosteron bei gleichzeitig niedrigen Werten für 17-Hydroxypregnenolon, 17-Hydroxyprogesteron, 11-Desoxykortisol und Kortisol. Ein ACTH-Test kann in manchen Fällen die Diagnose deutlicher machen. Gleichzeitig führt der Mineralokortikoidexzess zur hypokaliämischen metabolischen Alkalose und zu supprimiertem Renin. Der Mangel an Sexualsteroiden führt im Pubertätsalter zur Erhöhung von luteinisierendem Hormon (LH) und follikelstimulierendem Hormon (FSH) im Sinne eines hypergonadotropen Hypogonadismus.

Genetik

Ursache des 17α-Hydroxylasemangels und des 17,20-Lyasemangels sind inaktivierende Mutationen des *CYP17A1*-Gens. Das Gen befindet sich auf Chromosom 10q24.3. Die 17α-Hydroxylase ist ein P450-Typ II-Enzym, das NADPH als Kofaktor und P450-Oxidoreduktase als Elektronendonator benötigt. Zurzeit sind mehr als 30 Mutationen beschrieben. Varianten, die zu einem 17α-Hydroxylasemangel führen, inaktivieren das Enzym komplett. Hingegen befinden sich die wenigen Mutationen, die einen 17,20-Lyasemangel verursachen, im Bereich der Bindungsstelle für den Kofaktor Zytochrom-b5, der für die Generierung von DHEA aus 17-Hydroxypregnenolon benötigt wird.

Therapie

Durch die suppressive Therapie mit Glukokortikoiden wird die Stimulation durch ACTH reduziert, was zum Abfall der Aldosteronpräkursoren führt. Wie bei den anderen Steroidsynthesestörungen ist im Wachstumsalter Hydrokortison Medikament der Wahl, das nach Abschluss des Wachstums gegen Prednison oder Dexamethason ausgetauscht werden kann. Die individuell zu titrierende Dosis liegt im supprimierenden Bereich.

Nahezu alle Patientinnen mit 17α-Hydroxylasemangel werden im weiblichen Geschlecht aufwachsen, da die Diagnose meistens erst in der Adoleszenz gestellt wird. In diesen Fällen muss beim männlichen Karyotyp die Gonadektomie diskutiert werden. Zur Induktion der Pubertät ist die Gabe von Östrogenen und später Gestagenen erforderlich. Im Falle einer frühen Diagnose ist das Vorgehen in einem Team aus hierin erfahrenen Kinderendokrinologen, Chirurgen und Psychologen mit den Eltern und ggf. dem Patienten zu diskutieren.

Oxidoreduktasemangel
Pathophysiologie

Beim Oxidoreduktasemangel handelt es sich um eine kombinierte Störung von 21-Hydroxylase und 17α-Hydroxylase. Dieses führt zur Erhöhung von 17-Hydroxyprogesteron, bei niedrigen Sexualsteroiden und uneingeschränkter Mineralokortikoidbiosynthese. In den meisten Fällen reicht die basale Glukokortikoidbiosynthese aus, jedoch liegt eine unzureichende Stressantwort in vielen Fällen vor. Zusätzlich zu den adrenalen Auffälligkeiten ist die Sterolbiosynthese durch eine Hemmung der 14α-Demethylase eingeschränkt. Oxidoreduktase agiert als Elektronendonor für P450-Klasse-2-Enzyme. Zu diesen Enzymen gehören die 21-Hydroxylase, 17α-Hydroxylase und Aromatase. Das erklärt die kombinierte Steroidhormonbiosynthesestörung. Neben der Steroidhormonbiosynthese stellt die Oxidoreduktase ebenfalls Elektronen für hepatische P450-Enzyme bereit, die für Entgiftung von Medikamenten und anderen Substanzen benötigt werden.

Klinik

Beim Oxidoreduktasemangel finden sich bei beiden Geschlechtern genitale Auffälligkeiten. Betroffene Mädchen können eine signifikante Virilisierung des äußeren Genitale aufweisen. Gleichsam sind Virilisierungserscheinungen bei der Schwangeren wie Akne, Hirsutismus oder gar ein Stimmbruch möglich. Postnatal kommt es allerdings aufgrund der niedrigen zirkulierenden Androgenspiegel zu keinem Fortschritt der Virilisierung. Jungen mit Oxidoreduktasemangel können ein Virilisierungsdefizit aufweisen, das eine Bandbreite zwischen einem grenzwertigen Mikropenis und einer perineoskrotalen Hypospadie hat.

> Die Differenzierungsstörung des Genitales bei beiden Geschlechtern ist eine Besonderheit des Oxidoreduktasemangels. Theoretische Überlegungen lassen vermuten, dass eine verminderte fetale DHEA-S-Produktion zum Virilisierungsdefizit des Jungen führt und die niedrigen Östriolwerte der Schwangeren erklären kann. Die Virilisierung der Mädchen könnte über einen nur fetal aktiven alternativen Androgensyntheseweg erklärt werden.

Über die pubertäre Entwicklung von Patienten mit Oxidoreduktasemangel ist nur sehr wenig bekannt. Die vorherrschende Störung scheint der Mangel an Sexualsteroiden zu sein, der zu einer unzureichenden Pubertätsentwicklung führt. Interessanterweise finden sich bereits präpubertär bei Mädchen mit Oxidoreduktasemangel bilaterale Ovarialzysten, die jedoch aufgrund des genetischen Defektes nicht mit einer erhöhten Androgensynthese verbunden sind.

Neben dem adrenalen und gonadalen Phänotyp können Patienten mit Oxidoreduktasemangel auch einen skeletalen Phänotyp aufweisen. Hierzu gehören kraniofaziale Dysmorphien mit tief sitzenden Ohren, einer Mittelgesichtshypoplasie, Kraniosynostosen, Choanalatresie, Arachnodaktylie, Klinodaktylie oder radiohumeralen Synostosen. Die Ursache dieser Veränderungen ist nicht klar. Vermutet wird jedoch ein Zusammenhang mit der eingeschränkten Sterolsynthese.

Diagnostik

Die Diagnose des Oxidoreduktasemangels kann am verlässlichsten über 24-h-Urin-Analyse gestellt werden. Hier finden sich charakteristischerweise erhöhte Pregnenolon- und Progesteronmetabolite in Verbindung mit niedrigen Androgenmetaboliten und erhöhten 17-Hydroxyprogesteronmetaboliten. Die Diagnose kann auch durch Messung von Plasmasteroiden gestellt werden, jedoch sind hier die Konzentrationsunterschiede der verschiedenen Parameter sehr variabel, sodass auch Fehldiagnosen als 21-Hydroxylasemangel berichtet sind. Bei heterozygoten Anlageträgern können gleichsam erhöhte Pregnenolon- und Progesteronmetabolite im Urin detektiert werden. Im Falle einer Schwangerschaft mit einem betroffenen Kind finden sich im maternalen Serum niedrige Östriolwerte als Zeichen der plazentaren Insuffizienz sowie ein charakteristisches Urinspektrum. Zum Teil kommt es zur Virilisierung der Schwangeren.

Genetik

Der Oxidoreduktasemangel wird durch Mutationen des *POR*-Gens verursacht. Das *POR*-Gen befindet sich auf Chromosom 7q11.2. Bisher wurden mehrere Mutationen beschrieben, die sich über das gesamte Gen verteilen.

Therapie

Da man beim Oxidoreduktasemangel von einer eingeschränkten Syntheseleistung der Glukokortikoide ausgehen muss, sollte jeder Patient zumindest bei Fieber, Infektionen oder Operationen eine Hydrokortison Stressdosis erhalten. Sollte eine dauerhafte Glukokortikoidsubstitution erforderlich sein, reichen substitutive Dosen wie z. B. beim StAR-Mangel aus, da keine Androgensynthese supprimiert werden muss. Eine Therapie mit Mineralokortikoiden ist nicht erforderlich.

Zur Einleitung einer normalen weiblichen Pubertätsentwicklung müssen nach individueller Einschätzung Östrogene und Gestagene eingesetzt werden. Für die männliche Pubertätsentwicklung werden systemische Androgene erforderlich sein. Bei einem Mikrogenitale erscheint auch die lokale Applikation von Dihydrotestosteron sinnvoll. Geschlechtsangleichende Operationen sollten mit Eltern und falls möglich Betroffenen im Team von Endokrinologen, Chirurgen und hierin erfahrenen Psychologen abgewogen werden.

Familiäre Glukokortikoidresistenz

Die familiäre Glukokortikoidresistenz ist eine äußerst seltene Erkrankung. Ursache sind partiell inaktivierende Mutationen des Glukokortikoidrezeptorgens. Hierbei sind sowohl homozygote Missense-Mutationen als auch heterozygote Gendeletionen beschrieben.

> Allen genetischen Veränderungen gemein ist eine verbleibende Restaktivität des Glukokortikoidrezeptors. Komplett inaktivierende Mutationen sind nicht mit dem Überleben vereinbar.

Die relative Resistenz des Glukokortikoidrezeptors führt zur signifikant erhöhten ACTH-Sekretion, die zum einen zur Erhöhung der Plasmakortisolspiegel als auch zur Erhöhung des Mineralokortikoid- und Androgenspiegels führt. Symptome, die bei den Patienten beobachtet werden, sind Müdigkeit, Hypertonus und Hyperandrogenämie. Laborbefunde wie eine hypokaliämische Alkalose könnten in Verbindung mit dem Hypertonus ein Mineralokortikoidexzesssyndrom vermuten lassen.

Aldosteronsynthasemangel
Pathophysiologie
Das Enzym Aldosteronsynthase katalysiert die letzten Schritte der Mineralokortikoidbiosynthese. Desoxykortikosteron wird in der Zona glomerulosa der Nebennierenrinde durch die Aldosteronsynthase in Kortikosteron hydroxyliert und über 18-Hydroxykortikosteron in Aldosteron umgewandelt. Das Enzym katalysiert somit zwei Reaktionen. Ein Mangel an Aldosteronsynthase führt zur insuffizienten Aldosteronsynthese mit der Folge des renalen Natriumverlustes. Verlässliche Angaben zur Häufigkeit der Erkrankung liegen nicht vor. Die Inzidenz des Aldosteronsynthasemangels ist erhöht in genetisch isolierten Bevölkerungen.

Klinik
Bei den Patienten manifestieren sich während der ersten Lebenswochen häufiges Erbrechen, Gedeihstörungen und auch lebensbedrohliche Salzverlustkrisen. Viele Patienten zeigen über mehrere Jahre eine Verbesserung des klinischen Erscheinungsbildes. In nicht wenigen Fällen persistieren die messbaren hormonellen Veränderungen bis in die Adoleszenz oder das Erwachsenenalter.

Diagnostik
Das typische hormonelle Bild des Aldosteronsynthasemangels besteht aus einem inadäquat niedrigen Aldosteronspiegel mit erhöhten Mineralokortikoidpräkursoren wie Kortikosteron oder 11-Desoxykortikosteron. Durch die unzureichende Aldosteronsynthese kommt es zur vermehrten Synthese und Sekretion von Renin. Die Glukokortikoidbiosynthese ist nicht beeinträchtigt und kann bei krisenhaften Salzverlusten aufgrund des vorhandenen Stresses kompensatorisch erhöht sein. Neben der Plasmaanalytik kann die Diagnose gleichfalls aus einem 24-h-Urin mit Bestimmung eines spezifischen Steroidprofils gestellt werden.

Genetik
Der Aldosteronsynthasemangel wird durch inaktivierende Mutationen des *CYP11B2*-Gens verursacht. Dieses liegt in einer seriellen Anordnung mit dem *CYP11B1*-Gen, das die 11β-Hydroxylase codiert, auf Chromosom 8q24. Beide Enzyme gehören zusammen mit der 20,22-Desmolase zur Gruppe der P450-Klasse-1-Enzyme. Die Mutationen verteilen sich über das gesamte *CYP11B2*-Gen.

Therapie
Die Therapie besteht aus der oralen Substitution des Mineralokortikoidmangels mit Fludrokortison in einer Dosis von 100–300 µg/m² KOF/Tag. In der Neonatalperiode und im Kleinkindalter ist auch die orale Supplementation von NaCl hilfreich. In der Adoleszenz oder im Erwachsenenalter ist eine kontinuierliche Fortführung der Therapie nicht immer erforderlich, sollte aber regelmäßig überprüft werden. Ursache hierfür sind möglicherweise alternative, aldosteronunabhängige Möglichkeiten der Salzretention.

Kortisonreduktasemangel
Der Kortisonreduktasemangel ist eine sehr seltene genetische Störung der 11β-Hydroxysteroiddehydrogenase Typ I. Dieses Enzym wird vor allem in der Leber und im Fettgewebe exprimiert und ist verantwortlich für die Aktivierung von Kortison in Kortisol. Defekte der 11β-Hydroxysteroiddehydrogenase Typ I behindern den Kortisolfeedback an der Hypothalamus-Hypophysen-Nebennieren-Achse und führen zum ACTH-Exzess und zur vermehrten Synthese von adrenalen Androgenen, die zu einer Hyperandrogenämie, Pseudopubertät und polyzystischen Ovarien führen. Ein klinisch ähnliches Bild entsteht durch Mutationen des Kofaktors der 11β-Hydroxysteroiddehydrogenase Typ I, der Hexose-6-Phophat-Dehydrogenase. Die Diagnose kann über eine Bestimmung des Kortisol-Kortison-Quotienten in Plasma oder im 24-h-Urin erfolgen.

24.3.2 Andere Formen der primären Nebenniereninsuffizienz

Kongenitale Nebennierenhypoplasie
Die kongenitale Nebennierenhypoplasie ist eine genetische Störung der Nebennierenrindenentwicklung. Es gibt verschiedene Vererbungsmuster der Erkrankung sowie isolierte Formen oder solche, die mit weitergehenden Fehlbildungen verbunden sind.

X-chromosomale Form der kongenitalen Nebennierenhypoplasie/DAX-1-Mangel
Die X-chromosomale Form der kongenitalen Nebennierenhypoplasie ist bedingt durch disruptive Mutationen des *DAX-1-*(*NR0B1-*)Gens. Dieses befindet sich auf dem

kurzen Arm des X-Chromosoms. Das *DAX-1*-Gen codiert für einen nukleären Rezeptor, dessen Liganden man bisher nicht kennt. Aufgrund des Vererbungsmusters sind nur Jungen von der Erkrankung betroffen, wohingegen die weiblichen Konduktorinnen symptomfrei sind. Neben Punktmutationen, kleinen Insertionen oder Deletionen sind auch größere Gendeletionen bzw. »Contigeous-gene-Syndrome« beschrieben. Hierbei handelt es sich um Deletionen größerer Chromosomenbereiche, die dann z. B. die Loci für Glyzerolkinase, Ornithintranscarbamylase oder Duchenne-Muskeldystrophie umfassen können und so zu komplexeren klinischen Bildern führen.

Der DAX-1-Mangel führt zu einer ausbleibenden Entwicklung der definitiven Zone der Nebennierenrinde. Die fetale Zone der Nebenniere erscheint aufgelockert, mit vakuolisierten, großen Zellen. Aus diesem Grunde bezeichnet man diese Form der primären Nebenniereninsuffizienz auch als zytomegale Form. Die Patienten manifestieren in der Neonatal- oder Säuglingsperiode mit dem klassischen Bild einer globalen Nebenniereninsuffizienz. Die Entwicklung der äußeren männlichen Geschlechtsorgane ist nicht gestört. Allerdings ist das *DAX-1*-Gen auch in Hypothalamus und Gonaden exprimiert, was die Entwicklung eines hypogonadotropen Hypogonadismus in der Adoleszenz erklärt. Zusätzlich kann eine Spermiogenesestörung vorliegen. Erstaunlicherweise haben die Kinder aber erhöhte Gonadotropine und Androgene im Rahmen der sog. Babypubertät. Bei wenigen Patienten ist die Entwicklung einer Pseudopubertas praecox mit erhöhten Testosteronwerten, Akne, Schambehaarung und Skelettalterakzeleration beschrieben worden.

> Für die Diagnose ist ein männlicher Säugling mit Hypokortisolismus und Mineralokortikoidmangel typisch.

Dabei sind die Hypothalamus-Hypophysen-Nebennieren-Achse und das Renin-Angiotensin-System maximal stimuliert. Sonografisch müssen die Nebennieren initial nicht auffällig erscheinen. Bei entsprechendem Verdacht empfiehlt sich die genetische Klärung. In Ausnahmefällen kann es zu einer späteren Manifestation des Defektes kommen.

Die Patienten lassen sich gut auf eine substitutive Glukokortikoid und Mineralokortikoidtherapie einstellen. Bisher gibt es keine Berichte, dass Patienten mit DAX-1-Mangel fertil geworden wären oder dass eine Therapie mit Gonadotropinen Vorteile erbracht hätte.

Weitere Formen der kongenitalen Nebennierenhypoplasie

Neben dem relativ häufigen DAX-1-Mangel sind weitere seltenere Formen der Nebennierenhypoplasie beschrieben. Diese Formen werden u. a. verursacht durch Mutationen im *SF-1*-Gen (*NR5A1*). Bei dieser Form liegt eine Störung der Geschlechtsentwicklung (DSD) vor, d. h. ein weibliches Genitale bei 46,XY-Karyotyp. Das *SF-1*-Gen stellt einen frühen embryonalen Transkriptionsfaktor in der Gonaden- und Nebennierengenese dar. Es sind heterozygote Mutationen bei Patienten mit Virilisierungsdefizit ohne Nebenniereninsuffizienz beschrieben.

Das IMAGe-Syndrom stellt eine Assoziation von intrauteriner Wachstumsretardierung, metaphysärer Dysplasie, Nebennierenhypoplasie und urogenitalen Fehlbildungen dar. Die genetische Ursache ist unklar.

Familiärer Glukokortikoidmangel (ACTH-Insensitivitätssyndrom)

Das ACTH-Insensitivitätssyndrom wird durch eine Störung des ACTH-Rezeptors oder der ACTH-Rezeptor-Signaltransduktion verursacht. Hierdurch kommt es zu insuffizienten Glukokortikoidbiosynthese bei meist uneingeschränkter Mineralokortikoidbiosynthese.

> Das klinische Bild besteht aus einer Nebenniereninsuffizienz, die meist in der Folge von Infekten im frühen Kindesalter manifest wird.

Neben einer Gedeihstörung sind die Patienten hyperpigmentiert und bedroht durch Hypoglykämien. Bisher hat man Defekte in zwei unterschiedlichen Genen sichern können. Beim familiären Glukokortikoidmangel Typ I finden sich inaktivierende Mutationen im *MC2R*-Gen, das den ACTH-Rezeptor codiert. Es sind ungefähr 20 unterschiedliche Mutationen beschrieben worden. Beim familiären Glukokortikoidmangel Typ II liegen Mutationen im Gen des »Melanocortin-2-rezeptor-accesory«-Proteins (MRAP) vor. Das MRAP scheint eine Rolle bei der Translokation des ACTH-Rezeptors vom endoplasmatischen Retikulum in die Zellmembran zu spielen. Bei ca. 50% der Patienten mit ACTH-Insensitivität können keine Mutationen im *MC2R*- oder *MRAP*-Gen gefunden werden. Die Therapie der ACTH-Insensititätssyndrome besteht aus einer substitutiven Gabe von Glukokortikoiden. Die Kortisolausscheidung im Urin scheint der beste Parameter für die Therapieführung zu sein.

Triple-A-(Allgrove-)Syndrom

Der Name Triple-A-Syndrom kommt durch die Symptomkombination von Alakrimie, Achalasie und adrenaler Insuffizienz zustande. In bis zu 15% der Fälle liegt neben einem Glukokortikoidmangel auch eine Mineralokortikoidinsuffizienz vor. Außerdem finden sich bei den Betroffenen progressive neurologische Symptome wie Intelligenzdefizite, Taubheit, Hirnnervenlähmungen, Optikusatrophien, Morbus Parkinson oder autonome Neuropathien. Meistens ist die Nebenniereninsuffizienz nicht das klinisch führende Zeichen. Ebenso gibt es Varianten, bei denen nur ein Hauptsymptom vorliegt. Ursache der Erkrankung sind Mutationen im *AAAS*-Gen, das das ALADIN-Protein codiert. Dieses Eiweiß ist Teil des nukleären Importkomplexes. Es ist allenfalls eine symptomatische Therapie möglich.

Primäre Xanthomatose (Wolman-Syndrom)

Die Wolman-Erkrankung oder primäre Xanthomatose wird durch eine genetische Störung der Cholesterinesterase verursacht. Das codierende Gen (*LIPA*) und entsprechende Mutationen sind identifiziert. Cholesterinesterase ist für die Spaltung von Cholesterinestern aus intrazytoplasmatischen Lipidspeichern verantwortlich. Durch die mangelnde Mobilisation von Cholesterin steht nur unzureichend Substrat für die Steroidhormonsynthese zur Verfügung.

> Das klinische Erscheinungsbild umfasst Erbrechen, Steatorrhö, Gedeihstörung und eine Hepatosplenomegalie. Typisch sind intraadrenale Verkalkungen, die unter Umständen bereits pränatal im Ultraschall sichtbar sind.

Die Diagnose erfolgt anhand charakteristischer Schaumzellen im Knochenmark. Die Cholesterinesteraseaktivität kann in Fibroblasten, Leukozyten und in Knochenmarkzellen gemessen werden. Eine kausale Therapie ist nicht möglich.

Peroxisomale Erkrankungen
Adrenoleukodystrophie und Adrenomyeloneuropathie

Die X-chromosomale Adrenoleukodystrophie ist die häufigste Form der peroxisomalen Erkrankungen. Angaben zur Inzidenz schwanken zwischen 1:15.000 und 1:100.000. Anhand des Erkrankungsbeginns, der beteiligten Organe und der Progression der Symptome kann man das Krankheitsbild in mindestens sechs Unterformen einteilen. Die phänotypische Varianz ist selbst innerhalb einer Familie extrem groß. Ursache der Formen der Adrenoleukodystrophie sind inaktivierende Mutationen des ABCD1-Gens auf Chromosom Xp28. Das Gen codiert das »ATP-binding-cassette-transporter«-Protein ALD, das in zelluläre Transportvorgänge involviert ist. Das ALD-Protein transportiert langkettige Fettsäuren (C16-18) oder Acyl-CoA in die peroxisomale Matrix. Bei entsprechend verändertem Protein ist somit die peroxisomale β-Oxidation gestört.

Die zerebrale Verlaufsform kann sich sowohl im Kleinkindalter, der Adoleszenz oder im Erwachsenenalter manifestieren. Nebenniereninsuffizienz und neurologische Dysfunktionen treten mehr oder weniger parallel auf. Das Endstadium ist nach einer zügigen Verschlechterung der Symptome innerhalb von 2–4 Jahren ein dezerebrierter, vegetativer Status. Die Adrenomyeloneuropathie manifestiert sich hingegen in der 2. bis 4. Lebensdekade. Führend sind hier Störungen der Rückenmarkfunktionen. Zwei Drittel der Patienten leiden an einer Nebenniereninsuffizienz, die Hälfte der Patienten entwickelt langfristig eine zerebrale Verlaufsform. Nur ca. 10% der Patienten mit *ABCD1*-Mutation haben einen alleinigen Morbus Addison. Ein weiterer kleiner Teil von Trägern einer *ABCD1*-Mutation ist asymptomatisch. Mehr als die Hälfte der heterozygoten Frauen haben neurologische Defizite. Die Konduktorinnen haben ein Krankheitsbild, das einer milden Adrenomyeloneuropathie entspricht und nur eine sehr langsame Progressionsrate aufweist. Eine zerebrale Beteiligung oder Nebenniereninsuffizienz ist selten.

Die Diagnose kann anhand des klinischen Erscheinungsbildes, der zerebralen Bildgebung und der Bestimmung der überlangkettigen Fettsäuren erfolgen. In der kraniellen magnetresonanztomografischen Diagnostik finden sich charakteristische Läsionen in der weißen Substanz. Im Plasma lassen sich sowohl absolut als auch in Relation zu C22:0-Fettsäuren erhöhte Spiegel für C24:0- und C26:0-Fettsäuren nachweisen.

Eine kausale Therapie ist nicht möglich. Versuche mit der Gabe von Glyceroltrioleat und Glyceroltrierucat (»Lorenzos Öl«) die neurologische Progression bzw. endokrine Dysfunktion zu beeinflussen, waren nicht erfolgreich. Genauso wenig konnte eine immunsuppressive Therapie eine signifikante Verbesserung erreichen. Hingegen ist die allogene Knochenmarkstransplantation möglicherweise eine Therapieoption.

Zellweger-Formenkreis

Zu den peroxisomalen Störungen zählen weiterhin das Zellweger-Syndrom, die neonatale Adrenoleukodystrophie, das Refsum-Syndrom und die rhizomele Chondrodysplasia punctata. Der klinische Phänotyp umfasst eine generalisierte Entwicklungsverzögerung, muskuläre Hypotonie, Taubheit, Optikusatrophie und faziale Dysmorphien. Eine Nebenniereninsuffizienz liegt bei einem Anteil der Patienten vor. Die Diagnose wird durch die Bestimmung der überlangkettigen Fettsäuren gestellt (C26:1 messbar, C26:0 erhöht, Quotient C26:C22 und C24:C22 erhöht). Die meisten Kinder versterben innerhalb von zwei Jahren, nur wenige überleben länger.

Smith-Lemli-Opitz-Syndrom

Beim Smith-Lemli-Opitz-Syndrom handelt es sich um eine Störung der Cholesterinbiosynthese, die durch einen genetischen Defekt der Sterol-Δ7-Reduktase verursacht wird, die durch das Gen *DHCR7* codiert wird. Bei einem gewissen Anteil von Patienten findet sich unter Belastung eine Nebenniereninsuffizienz, die durch einen Substratmangel erklärt wird. Assoziierte Fehlbildungen sind eine Mikrozephalie, faziale Dysmorphien, tiefsitzende Daumen, Syndaktylien zwischen den 2. und 3. Zehen, Herzvitien und Störungen der Genitalentwicklung. Die Diagnose kann anhand der Bestimmung von 7-Dehydrocholesterin im Blut erfolgen sowie durch den Nachweis einer fehlenden Sterol-Δ7-Reduktaseaktivität oder durch eine genetische Analyse. Eine kausale Therapie ist nicht möglich. Experimentelle Therapien benutzen Cholesterin und Simvastatin.

Pseudohypoaldosteronismus Typ I

Das Krankheitsbild des Pseudohypoaldosteronismus ist klinisch durch krisenhafte Salzverluste trotz hoher Aldosteronspiegel definiert.

> Man unterscheidet eine autosomal-rezessive Form von einer autosomal-dominanten Form. Bei beiden Formen kommt es in der Neonatalperiode oder der frühen Säuglingszeit zur Gedeihstörung, Erbrechen, Hyponatriämie und Hyperkaliämie.

Die autosomal-rezessive Form wird durch inaktivierende Mutationen der drei Untereinheiten des epithelialen Natriumkanals (ENaC) verursacht. Da dieser in allen exokrinen Organen exprimiert wird, kommt es zum Salzverlust über die Niere, die Haut, die Schweißdrüsen und den Darm. Das Krankheitsbild ist somit häufig schwerwiegender als die autosomal-dominante Form, die durch inaktivierende Mutationen des Mineralokortikoidrezeptors verursacht wird. Hierbei handelt es sich um eine isolierte renale Störung. Die rezessive Verlaufsform erfordert die lebenslange Substitution von Kochsalz in hohen Dosen. Bei der dominanten Form kommt es hingegen ähnlich dem Aldosteronsynthasemangel zur Besserung der Symptomatik, sodass eine initiale Kochsalztherapie meist im Alter von 2–3 Jahren beendet werden kann. Differenzialdiagnostisch muss der Pseudohypoaldosteronismus Typ III ausgeschlossen werden, der bei Kleinkindern durch Harnwegsinfekte oder obstruktive Uropathien das Bild des Typ I imitieren kann.

24.3.3 Autoimmunadrenalitis

Isolierte Autoimmunadrenalitis/ Morbus Addison

Pathophysiologie

Die primäre Ursache der isolierten Autoimmunadrenalitis ist nicht bekannt. Es handelt sich um eine chronische, immunologisch bedingte Zerstörung der Nebennierenrinde. Die Erkrankung ist assoziiert mit spezifischen HLA-Haplotypen und mit Polymorphismen im zytotoxischen T-Lymphozyten assoziierten Antigen 4 (*CLTA4*), was für eine genetische Prädisposition der Betroffenen gegenüber Autoimmunerkrankungen spricht. Aus diesem Grunde finden sich bei ungefähr der Hälfte der Patienten mit Autoimmunadrenalitis auch Antikörper gegen andere Organsysteme.

Klinik

Die Autoimmunadrenalitis hat ihren Erkrankungsgipfel in der Gruppe der 25- bis 45-Jährigen, wobei bis zu 70% Frauen betroffen sind. Klinische Zeichen der Nebennierendestruktion sind Gedeihstörungen, Gewichtsverlust, Kraftlosigkeit, Müdigkeit, Hypotension, Hyponatriämie, Hyperkaliämie, Azidose, häufige Infekte, Übelkeit und unspezifische gastrointestinale Beschwerden. Die abnehmende Glukokortikoidsynthese führt zur vermehrten Synthese und Ausschüttung von ACTH und anderer POMC-Peptide wie dem melanozytenstimulierenden Hormon (MSH), was zur vermehrten Pigmentation der Haut führt.

> Bei interkurrenten Erkrankungen, Operationen oder Unfällen kann es auch zu einer akuten, lebensbedrohlichen Nebennierenkrise kommen, ohne dass eindeutige klinische Anzeichen zuvor erkannt wurden.

Diagnostik

Geeignete diagnostische Methoden hierzu sind die morgendliche Bestimmung von Kortisol und ACTH. Zur Sicherung des Verdachts empfiehlt sich ein ACTH-Stimulationstest, der einen ausbleibenden oder deutlich zu niedrigen Anstieg von Kortisol zeigt. Zum Nachweis eines Mineralokortikoidmangels empfiehlt sich die Bestimmung von Natrium und Kalium sowie von Aldosteron und Renin. Assoziierte Hinweise sind eine Azidose, Anämie, Eosinophilie, Lymphozytose und Hypoglykämie. Die Diagnose der Autoimmunadrenalitis kann durch die Messung von Antikörpern gegen adrenale Antigene gestellt werden. Es werden vor allem Antikörper gegen P450SCC, P450C17 und P450C21 gefunden. Histologisch sieht man in Sektionspräparaten eine lymphozytäre Infiltration der Nebenniere.

Therapie

Die Therapie besteht aus einer substitutiven Therapie mit Glukokortikoiden und Mineralokortikoiden. In Stresssituationen oder bei geplanten operativen Eingriffen muss die Glukokortikoidsubstitution zügig angepasst werden (▶ Abschn. 24.3.5).

Morbus Addison bei Autoimmunpolyendokrinopathien

Autoimmunpolyendokrinopathie Typ I (APECED)

Die Autoimmunpolyendokrinopathie Typ I wird auch als Autoimmunpolyendokrinopathie-Candidiasis-ektodermale-Dystrophie (APECED) bezeichnet. Neben der autoimmun bedingten Nebenniereninsuffizienz findet sich eine chronische mukokutane Candidiasis in Kombination mit einem Hypoparathyroidismus. Die Kombination aus zwei dieser Hauptsymptome sollte an die Diagnose denken lassen. Die chronische Candidiasis ist meistens das erste Symptom in der frühen Kindheit und betrifft vor allem die Nägel und Mundschleimhäute. Der Hypoparathyreoidismus tritt meist erst im späteren Kindesalter auf, wie auch die Nebenniereninsuffizienz in der Regel erst in der Adoleszenz zu finden ist. Ungefähr 5% der Patienten zeigen als erstes Symptom eine autoimmune Nebenniereninsuffizienz. Weitere autoimmunologisch bedingte Phänomene sind eine Alopezie, Vitiligo, Gastritis mit oder ohne perniziöse Anämie, hämolytische Anämien, chronische Durchfälle oder ein hypergonadotroper Hypogonadismus. Seltener treten Hepatitis, Thyreoiditis, Nephritis, Myositis, Zahnschmelzhypoplasien, Autosplenektomien oder ein Diabetes mellitus Typ 1 auf. Gefürchtet ist hingegen das Auftreten einer Keratokonjunktivits oder einer oralen oder ösophagealen Neoplasie.

> Die Ausprägung und das zeitliche Auftreten der Symptome sind höchst variabel, wodurch die Diagnose sehr erschwert werden kann.

Ursache von APECED sind inaktivierende Mutationen des im lymphatischen Gewebe exprimierten *AIRE*-Gens, das autoimmun-regulatorische Funktionen aufweist. In der deutschen Bevölkerung sind genetisch gesicherte Formen sehr selten. In anderen Ländern werden hingegen Prävalenzen von 1:15.000 bis zu 1:9000 beobachtet.

Autoimmunpolyendokrinopathie Typ II (Schmidt-Syndrom)

Die Autoimmunpolyendokrinopathie Typ II umfasst die relativ häufige Kombination einer Autoimmunadrenalitis mit einer Thyreoiditis und/oder einem Diabetes mellitus Typ 1. Die Erkrankung scheint bei Frauen häufiger aufzutreten. Das Schmidt-Syndrom ist mit den gleichen HLA-Haplotypen assoziiert wie die Autoimmunadrenalitis. In bis zu 25% der Fälle gibt es eine Assoziation mit einer primären Ovarialinsuffizienz.

24.3.4 Exogene Ursachen einer primären Nebenniereninsuffizienz

Infektionen

Die Tuberkulose der Nebennierenrinde ist der Prototyp einer durch Infektionen verursachten primären Nebenniereninsuffizienz. Heute spielt die Tuberkulose jedoch keine wesentliche Rolle mehr in der Differenzialdiagnose der adrenalen Insuffizienz. Eine gewisse Relevanz haben Pilzinfektionen (Histoplasmose, Coccidiomykose) oder virale Erreger wie CMV und HIV, die eine akute oder chronische Nebenniereninsuffizienz auslösen können.

Blutungen

Nebennierenblutungen werden gelegentlich nach traumatischen Geburten vor allem bei makrosomen Kindern beobachtet. Die Diagnose kann am einfachsten sonografisch gestellt werden und muss von einer renalen Affektion wie einer Nierenvenenthrombose abgegrenzt werden. Hierbei ist die Untersuchung des Urins hilfreich.

> Die häufigste Ursache für Nebennierenblutungen im weiteren Kindesalter ist eine Meningokokkensepsis (Waterhouse-Friedrichsen-Syndrom).

Falls das Krankheitsbild überlebt wird, verbleibt gelegentlich zumindest eine partielle chronische Nebenniereninsuffizienz.

24.3.5 Therapie der Nebenniereninsuffizienz

Zwei grundlegende Therapieprinzipien kann man als substitutive und suppressive Steroidtherapie bei Nebenniereninsuffizienz bezeichnen. Die substitutive Therapie kann bei allen Erkrankungen angewendet werden, die zu keiner übermäßigen Androgen- oder Mineralokortikoidbiosynthese führen. Es handelt sich hierbei um eine reine Ersatzbehandlung der fehlenden Glukokortikoide bzw. Mineralokortikoide. Ziel der suppressiven Therapie ist die Unterdrückung einer vermehrter Androgen- bzw. Mineralokortikoidsynthese. In der Folge werden bei dieser Therapieform höhere Glukokortikoidmengen benutzt. Nebenwirkungen sind bei dieser Therapieform somit eher zu erwarten.

Substitutive Therapie

Das physiologische Hydrokortison (= Kortisol) ist vor Abschluss des Längenwachstums das Glukokortikoid der Wahl. Die Richtdosis für Hydrokortison liegt bei ca. 7,5 mg/m^2 KOF/Tag, entsprechend der endogenen Syntheserate. Zur Imitierung der zirkadianen Kortisolausschüttung empfiehlt sich ab dem Kleinkindalter eine Dosisverteilung von 50% frühmorgens, 25% mittags und 25% spätnachmittags. Bei Neugeborenen und jungen Säuglingen sollte die Dosis gleich verteilt auf drei Gaben gegeben werden. Als Mineralokortikoid steht Fludrokortison zur Verfügung. Die Richtdosis liegt altersabhängig zwischen 100 und 300 µg/m^2 KOF/Tag in 1–3 Einzeldosen. Je jünger die Kinder sind, umso höher ist der Mineralokortikoidbedarf. Die zusätzliche Gabe von Kochsalz in den ersten 6 Lebensmonaten kann unter Umständen hilfreich sein (Dosis: 0,5–1 g/Tag).

> **Substitutive Steroidtherapie bei Kindern im Wachstumsalter**
> Hydrokortison: 7,5–10 mg/m² KOF/Tag in 3 Einzeldosen (50%–25%–25%)
> Fludrokortison: 100–300 µg/m² KOF/Tag in 1–3 gleichen Einzeldosen

Suppressive Therapie

Auch hier ist Hydrokortison vor Abschluss des Längenwachstums Mittel der Wahl. Als Richtdosis sind 10–15 mg/m² KOF/Tag anzunehmen, die auf 3 Einzeldosen verteilt werden sollten. Bei Neugeborenen ist in den ersten beiden Lebenswochen auch eine höhere Dosierung vertretbar. Später führen zu hohe Dosierungen zur Beeinträchtigung des kurzfristigen und langfristigen Wachstums. In Anlehnung an den zirkadianen Rhythmus erscheint eine Dosisverteilung von 50%–25%–25% sinnvoll, wobei die morgendliche Dosis möglichst früh gegeben werden sollte. Zur Vereinfachung der Therapie und Verbesserung der Compliance kann nach Abschluss des Längenwachstums die Therapie auf das länger und stärker wirksame Prednison (2–4 mg/m² KOF/Tag) oder Dexamethason (0,125–0,375 mg/m² KOF/Tag) umgestellt werden. Zur Substitution des Mineralokortikoidmangels steht Fludrokortison zur Verfügung. Die benötigte Dosis ist altersabhängig und individuell zu titrieren. Die Richtdosis liegt zwischen 100 und 300 µg/m² KOF/Tag. Die zusätzliche Gabe von Kochsalz in den ersten 6 Lebensmonaten kann nötig sein (Dosis: 0,5–1 g/Tag). Patienten mit nichtklassischem Enzymdefekt (▶ Abschn. »nichtklassischer 21-Hydroxylasemangel«) benötigen in der Regel Hydrokortison in einer Dosis von 7,5–10 mg/m² KOF/Tag, die als morgendliche Einzelgabe verabreicht werden kann. Eine Mineralokortikoidgabe ist nicht erforderlich.

> **Suppressive Steroidtherapie bei Kindern im Wachstumsalter**
> - Globale Insuffizienz
>   - Hydrokortison: 10–15 mg/m² KOF/Tag in 3 Einzeldosen (50%–25%–25%)
>   - Fludrokortison: 100–300 µg/m² KOF/Tag in 1–3 Einzeldosen
> - Partielle Insuffizienz (nichtklassische Enzymdefekte)
>   - Hydrokortison: 7,5–10 mg/m² KOF/Tag in einer morgendlichen Einzeldosis

Stressmedikation und Notfalltherapie

Patienten mit Nebennierenrindeninsuffizienz sind im Stress von einer Addison-Krise bedroht. Studien zeigen, dass Kinder bei körperlichen Anstrengungen auch durch Hypoglykämien gefährdet sein könnten.

> Eltern und Patienten müssen geschult werden, dass in Phasen körperlichen Stresses (Infekte, Fieber, Operationen etc.) die Hydrokortisondosis eigenständig und kurzfristig auf das 3- bis 5-fache erhöht werden muss. Des Weiteren muss auf die regelmäßige Zufuhr von Kohlenhydraten geachtet werden.

Die Patienten müssen wissen, dass eine parenterale Glukokortikoidgabe erforderlich ist, falls eine orale Aufnahme oder Resorption (z. B. bei Gastroenteritis) nicht möglich ist. Regelhaft erhalten die Patienten einen Notfallausweis sowie Notfallmedikamente wie Prednison-Suppositorien und Hydrokortisonampullen für die häusliche i.m.-Injektion.

> **Die Therapie darf niemals unterbrochen werden!**

Für größere geplante operative Eingriffe bei manifester Nebennierenrindeninsuffizienz ist eine gut geplante perioperative medikamentöse Prophylaxe einer Addison- und Salzverlustkrise mit Hydrokortison erforderlich. Folgendes prinzipielles Vorgehen hat sich bewährt:

> **Perioperative Hydrokortisontherapie zur Prophylaxe einer Nebennierenkrise bei Operationen**
> - prä OP-Tag: 2 mg/kg/Tag Hydrokortison in drei gleichen Einzeldosen, oral oder i.v.
> - OP-Tag: 4 mg/kg/Tag Hydrokortison in drei gleichen Einzeldosen, oral oder i.v.
> - 1. post OP-Tag: 3 mg/kg/Tag Hydrokortison in drei gleichen Einzeldosen, oral oder i.v.
> - 2.-3. post OP-Tag: 2 mg/kg/Tag Hydrokortison in drei gleichen Einzeldosen, oral oder i.v.
> - 4.-5. post OP-Tag: 1 mg/kg/Tag Hydrokortison in drei gleichen Einzeldosen, oral oder i.v.
> - ab 6. post OP-Tag: bisheriger Erhaltungsbedarf, oral

Diese Vorgabe kann in Abhängigkeit der Art und Länge der Operation, bestehender Schmerzen oder Komplikationen an den Einzelfall adaptiert werden. Weiter sind regelmäßige Kontrollen der Elektrolyte und des Blutzuckers erforderlich. Eine begleitende Infusion wie z. B. Glu 10%/NaCl 0,9% 1:1 kann länger erforderlich sein.

Eine manifeste Addison-Krise und/oder Salzverlustkrise bedarf der intensivmedizinischen Therapie. Neben allgemeinen Maßnahmen wie Volumenexpansion und Natriumsubstitution ist die Zufuhr von Hydrokortison essenziell. Ist kein Hydrokortison vorhanden, sollte Prednison verwendet werden, bei dem allerdings eine höhere Natriumsubstitution nötig ist. Schwere Hyperkaliämien müssen mit Kalzium, Salbutamol, Glukose/Insulin, Ionenaustauschern oder im Extremfall per Dialyse behandelt werden.

> **Hydrokortisontherapie bei manifester Addison-Krise und Salzverlustkrise**
> 1. Initialer Hydrokortison Bolus
>   - <6 Monaten 25 mg i.v.
>   - 6 Monate bis 6 Jahre 50 mg i.v.
>   - >6 Jahre 100 mg i.v.
> 2. Hydrokortisondauerinfusion mit 150 mg/m² KOF/Tag

Zur sekundären Nebenniereninsuffizienz sei auf ▶ Kap. 21 verwiesen.

24.4 Nebennierenüberfunktion

24.4.1 Glukokortikoidexzess

Den Glukokortikoidexzess kann man anhand seines Ursprungs unterteilen in eine ACTH-abhängige Form und eine ACTH-unabhängige Form. Die häufigste Ursache eines Glukokortikoidexzesses ist die iatrogene Applikation von Glukokortikoiden. Bei Kindern jünger als 7 Jahre stehen die adrenalen Tumoren als zweithäufigste Ursache im Vordergrund. Bei Kindern, die älter als 7 Jahre sind, ist die zweithäufigste Form der Morbus Cushing, die ACTH-abhängige Glukokortikoidproduktion durch eine erhöhte hypophysäre ACTH-Sekretion.

ACTH-Exzess
ACTH-produzierende Hypophysenadenome (Morbus Cushing)

Einen durch ACTH-produzierende Hypophysenadenome bedingten Hyperkortisolismus bezeichnet man als Morbus Cushing. Die häufigste Ursache sind Mikroadenome der Hypophyse. Die ACTH-Produktion und Sekretion in diesen Zellen unterliegt nicht der Rückkopplung des Hypothalamus-Hypophysen-Nebennierenrinden-Regelkreises, sodass es zur unkontrollierten ACTH-Produktion kommt mit den Folge einer bilateralen Nebennierenrindenhyperplasie und einer erhöhten Glukokortikoidproduktion.

Glukokortikoidexzess durch ektope ACTH-Synthese

Eine ektope ACTH-Produktion als Ursache eines Glukokortikoidexzesses im Kindesalter ist eine Rarität. Berichte zeigen eine Assoziation zu Neuroblastomen, Phäochromozytomen und Inselzellkarzinomen.

Erhöhte periphere Glukokortikoidbiosynthese (Cushing-Syndrom)
Makronoduläre Nebennierenrindenhyperplasie

Die makronoduläre Nebennierenhyperplasie kann unilateral und bilateral vorliegen. Sie ist eine sehr seltene Ursache des Cushing-Syndroms. Es finden sich multiple, große, wenig pigmentierte Knoten mit einem Durchmesser von mehr als 5 mm. Die Diagnose kann letztendlich nur durch histologische Aufarbeitung der entfernten Nebennieren gelingen. Die Knoten haben kein malignes Entartungspotenzial. Die Ursache der makronodulären Nebennierenrindenhyperplasie ist letztlich unklar. In einigen Fällen konnten aktivierende Mutationen in der Gsα-Untereinheit im Rahmen eines McCune-Albright-Syndroms gesichert werden. Weiter gibt es Assoziationen zur multiplen endokrinen Neoplasie Typ I (MEN Typ I).

Mikronoduläre Nebennierenrindenhyperplasie und Carney-Komplex

Die mikronoduläre Nebennierenrindenhyperplasie ist ebenfalls eine seltene Erkrankung, die zum Glukokortikoidexzess führt. Meistens steht sie in Verbindung mit dem sog. Carney-Komplex. Der Carney-Komplex gehört in den Formenkreis der multiplen endokrinen Neoplasien und besteht aus einem Zusammentreffen von multiplen Lentigines, bläulichen Nävi im Gesicht, den Lippen und Konjunktiven sowie verschiedenen Tumoren wie Wachstumshormon sezernierenden Hypophysenadenomen, Schwannomen, atrialen Myxomen, Leydig-Zell-Tumoren, Sertoli-Zell-Tumoren oder medullären Schilddrüsenkarzinomen. Die Vererbung erfolgt autosomal-dominant. Der Carney-Komplex ist genetisch eine heterogene Erkrankung. Bei bis zu 80% der Patienten konnten Mutationen in der regulatorischen Untereinheit R1A der Proteinkinase A (*PRKAR1A*) auf Chromosom 17q22-24 als Ursache detektiert werden. Eine weitere Kopplung besteht mit einer Region auf Chromosom 2p16.

Adrenale Tumore

Glukokortikoidproduzierende Tumoren der Nebenniere sind eine Seltenheit im Kindesalter. Bei Kindern sind die meisten Tumoren Karzinome. Meistens bilden Karzinome außerdem adrenale Androgene und stellen so Mischtumoren dar. Karzinome kommen häufiger bei Mädchen vor. Adenome sezernieren Glukokortikoide, aber meist nur geringe Mengen an Mineralokortikoiden oder Geschlechtshormonen. Adrenale Adenome und Karzinome kommen häufiger beim Wiedemann-Beckwith-Syndrom oder dem Li-Fraumeni-Syndrom vor.

Klinik des Glukokortikoidexzesses

Im Kindesalter sollte bei der Konstellation eines übergewichtigen Kindes mit einer Wachstumsstörung differenzialdiagnostisch immer an einen Glukokortikoidexzess gedacht werden. Ursache der Wachstumsstörung sind der supprimierende Effekt von Glukokortikoiden auf die hypothalamische Wachstumshormonsekretion und die Bildung von »insulin-like growth factor I« (IGF I) sowie direkt inhibierende Effekte an den Wachstumsfugen. Zu den klinischen Zeichen des Hyperkortisolismus gehören eine stammbetonte Adipositas, ein gerötetes »Vollmondgesicht«, eine dünne Haut, Striae distensae, Akne, ein »Büffelnacken«, Bluthochdruck, Muskelschwäche und psychische Auffälligkeiten wie Stimmungsschwankungen, zwanghaftes Verhalten oder eine Depression. Weiter lassen sich häufig eine gestörte Glukosetoleranz und eine Osteoporose sichern. Bei Mischtumoren kann es zur Pseudopubertas praecox bei beiden Geschlechtern kommen. In diesen Fällen kann der wachstumsfördernde Einfluss der Androgene die wachstumshemmenden Effekte der Glukokortikoide übertreffen, sodass die Wachstumsstörung als klinisches Zeichen fehlen kann.

Diagnostik bei Glukokortikoidexzess

Die Diagnostik muss zunächst den Hyperkortisolismus sichern und dann im weiteren Verlauf die Ursache desselben sichern. Neben den klinischen Verdachtsmomenten findet sich in der unspezifischen Labordiagnostik häufig eine Lymphopenie im Differenzialblutbild, ein niedriges Kalium im Plasma und vor allem bei der ektopen ACTH-Synthese eine hypokaliämische Alkalose.

> Da eine absolute Erhöhung von ACTH und Kortisol im Kindesalter eher selten ist, empfiehlt sich sowohl die Bestimmung des freien Kortisols in mehreren 24-h-Sammelurinen als auch die Durchführung eines Kortisoltagesprofils im Plasma oder Speichel.

Der Kortisolspiegel im Speichel um 22.00 Uhr erlaubt mit höchster Sensitivität und Spezifität die Diagnose eines Hyperkortisolismus. Sollten die Sammelurinuntersuchung und oder das Tagesprofil pathologisch ausfallen, sind weitere Tests indiziert (Abb. 24.3). In der Folge sollte entsprechend der hormonellen Diagnostik eine entsprechende

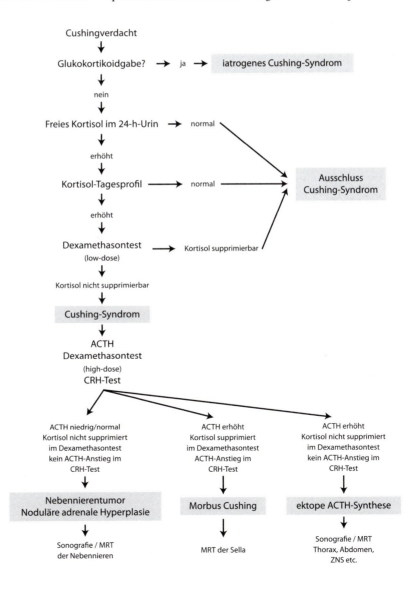

Abb. 24.3. Flussdiagramm zur Differenzialdiagnose des Hyperkortisolismus

Bildgebung mittels Sonografie und MRT durchgeführt werden. Die Indikation zur Durchführung eines Sinuspetrosus oder Sinus-cavernosus-Sampling zur differenzialdiagnostischen Klärung der Quelle der ACTH-Synthese oder zur Seitenlokalisation in der Hypophyse muss wegen einer nicht geringen Komplikationsrate sehr zurückhaltend gestellt werden. Sollte in einer hochauflösenden MRT-Diagnostik kein Adenom gesichert werden können, kann durch eine intraoperative Zytologie der Tumor häufig trotzdem lokalisiert und entfernt werden. Zur Lokalisationsdiagnose einer ektopen ACTH-Synthese kann die Oktreotidszintigrafie helfen.

Therapie des Glukokortikoidexzesses

Die kausale Therapie des Morbus Cushing besteht aus einer operativen Entfernung des hypophysären Mikroadenoms. Die 5-Jahresheilungsrate liegt bei ungefähr 70%. Ein Rezidiv eines Morbus Cushing ist auch noch nach längerer Zeit noch möglich. Postoperativ ist eine ausreichende substitutive Therapie mit Hydrokortison erforderlich, bis sich die Hypophysen-Hypothalamus-Nebennieren-Achse normalisiert hat, was bis zu 6 Monate dauern kann. Eine Folge radikaler Operationen ist der Ausfall weiterer hypophysärer Achsen. Sollte die initiale transsphenoidale Operation nicht erfolgreich gewesen sein, kann ein erneuter Versuch unternommen werden. Alternative Methoden wären die Hypophysektomie, Bestrahlung oder die beidseitige Adrenalektomie. Hypophysektomie und Bestrahlung führen zur Insuffizienz der Hypophysen- bzw. Hypothalamusfunktion. Durch die Adrenalektomie kann die Ausbildung eines Nelson-Tumors provoziert werden. Der Nelson-Tumor ist ein hypophysäres Makroadenom, das aufgrund des raumfordernden Wachstums zu Optikusatrophien führen kann und über die Produktion von großen Mengen ACTH und MSH zur dunklen Pigmentierung der Haut führt. Alternativ kann versucht werden, durch adrenolytische Medikamente die Glukokortikoidproduktion zu unterdrücken. Bei einer ektopen ACTH-Synthese stellt die Entfernung des krankheitsauslösenden Tumors die Therapie der Wahl dar. Bei nodulären Hyperplasien und Nebennierentumoren ist die vollständige Entfernung der Nebenniere bzw. des Nebennierentumors indiziert. Postoperativ muss eine substitutive Glukokortikoidtherapie durchgeführt werden, da die kontralaterale Nebenniere supprimiert ist. Malignitätskriterien sind große Tumoren, Kapseldurchbrüche, Invasion von Gefäßen und Metastasen. In diesen Fällen ist die Prognose meistens infaust. Im Kindesalter ist in Deutschland ein Protokoll zur adjuvanten Chemotherapie mit Mitotane vorhanden (GPOH-MET 97).

24.4.2 Virilisierende und feminisierende Nebennierentumore

Die meisten virilisierenden und feminisierenden Nebennierentumore im Kindesalter sind Karzinome. Adenome führen nur selten zur Sexualhormonsynthese. Virilisierende Tumoren führen bei Jungen zur isosexuellen Pseudopubertas praecox. Bei Mädchen kommt es zur Klitorishypertrophie. Die Diagnose wird anhand der Bestimmung erhöhter Androgene, der supprimierten Gonadotropine und der bildgebenden Untersuchungen gestellt. Die Therapie ist die chirurgische Entfernung des Tumors.

> Feminisierende Tumoren sind eine Rarität, weil das Enzym Aromatase, das für die Konversion von Androgenen in Östrogene verantwortlich ist, normalerweise nicht in der Nebenniere exprimiert wird.

Weibliche Hormone aus dem Tumor führen beim Mädchen zur Pseudopubertas praecox. Bei Jungen kann die Differenzialdiagnose zur Pubertätsgynäkomastie schwierig sein. Die Diagnose gelingt wiederum durch Hormondiagnostik und Bildgebung. Die Therapie ist chirurgisch.

24.4.3 Mineralokortikoidexzess

Conn-Syndrom

Der primäre Hyperaldosteronismus wird als Conn-Syndrom bezeichnet. Während die Inzidenz im Erwachsenenalter relativ hoch ist, ist der primäre Hyperaldosteronismus im Kindesalter eine extreme Rarität. Als klinische Zeichen finden sich ein erhöhter Blutdruck, eine Polyurie und Polydipsie, Kopfschmerzen, Muskelschwäche und Gedeihstörung. Laborchemisch ist eine hypokaliämische Alkalose und eine supprimierte Plasma-Renin-Aktivität bei erhöhten Aldosteronwerten nachweisbar. Die primäre Form muss von der sekundären Form mit erhöhten Reninspiegeln abgegrenzt werden, die z. B. durch intestinale oder renale Salzverluste, Kaliumretention, renal-tubuläre Azidose, Diuretikatherapie, Ascites oder größere Blutverluste zustande kommt. Ursache des Conn-Syndroms sind kleine Nebennierenrindenadenome, die meist unilateral gelegentlich aber auch bilateral auftreten. Deren Diagnose ist am besten mittels einer MRT möglich. Bei negativer Bildgebung stehen als Reserveverfahren die Szintigrafie und die Katheterisierung der Nebennierenvenen zur Bestimmung der Aldosteron- und Kortisolkonzentration zur Verfügung. Die Therapie besteht aus einer operativen Entfernung der betroffenen Nebenniere. Bei multiplen Adenomen kann eine Therapie mit Aldosteronantagonisten erfolgreich sein.

Glukokortikoid-supprimierbarer Hypertonus

Der Glukokortikoid-supprimierbare Hypertonus wird durch eine Rekombination des *CYP11B1*- und des *CYP11B2*-Gens verursacht. Durch genetischen Austausch entsteht ein Hybridgen, das ein Protein codiert, das im aminoterminalen Bereich aus einem Anteil 11β-Hydroxylase besteht und im carboxyterminalen Bereich aus Teilen der Aldosteronsynthase. Das Gesamtgen ist unter der Kontrolle des *CYP11B1*-Promotors und untersteht somit der Regulation durch ACTH. Durch ACTH-Stimulation kommt es jetzt jedoch nicht zur Glukokortikoidsynthese, sondern zur Bildung von Aldosteron, was zu einem Hypertonus führt, der in seiner Konstellation und seiner Klinik dem primären Hyperaldosteronismus entspricht. Die Therapie dieser seltenen genetischen Störung besteht in einer suppressiven Gabe von Glukokortikoiden, um die ACTH-Sekretion und damit die Aldosteronsynthese zu unterdrücken.

24.5 Hormone des Nebennierenmarks

24.5.1 Biosynthese, Wirkung und Metabolismus

Das Nebennierenmark stellt ein peripheres sympathisches Ganglion dar, das nach Einwanderung sympathischer Nervenzellen in das Primordium der Nebennierenrinde ab der 7. Gestationswoche hormonelle Funktion erhält. Die wesentlichen Hormone des Nebennierenmarks sind die Katecholamine. Zu dieser Gruppe gehören die Substanzen Adrenalin, Noradrenalin und Dopamin. Grundsubstanz der Katecholaminbiosynthese ist Dihydroxyphenylalanin (Dopa), das durch die Tyrosinhydroxylase aus Tyrosin gebildet wird. Die Dopa-Decarboxylase bildet aus Dopa Dopamin, das durch eine weitere Hydroxylierung durch die Dopamin-β-Hydroxylase zu Noradrenalin katalysiert wird. Unter dem parakrinen Einfluss der adrenalen Glukokortikoide kommt es zur Induktion der Phenylethanolamin-N-Methyltransferase, die Noradrenalin in Adrenalin umwandelt. Katecholamine werden im Nebennierenmark, im gesamten chromaffinen System, im Gehirn und in den Synapsen des Sympathikus als gebildet. Adrenalin wird nur im Nebennierenmark gebildet. Adrenalin steigert die Pulsfrequenz, den systolischen Blutdruck und das Herzminutenvolumen. Gleichzeitig senkt Adrenalin den peripheren Gefäßwiderstand und damit den diastolischen Blutdruck. Noradrenalin verlangsamt die Pulsfrequenz gering und steigert den peripheren Gefäßwiderstand, wodurch der Blutdruck ansteigt. Beide Hormone erhöhen den Sauerstoffbedarf des Myokards. Vor allem Adrenalin steigert die Glykogenolyse und senkt den peripheren Glukoseverbrauch, wodurch es zum Blutzuckeranstieg kommt. Katecholaminmetabolite werden in Form von Vanillinmandelsäure, Homovanillinsäure, Metanephrin und Normetanephrin im Urin ausgeschieden.

24.6 Erkrankungen des Nebennierenmarks

24.6.1 Tumoren des chromaffinen Systems

Zu den Tumoren neuroektodermalen Ursprungs gehören die meistens hormonell aktiven Phäochromozytome, Neuroblastome, Ganglioneuroblastome und Ganglioneurome. Trotz einer erhöhten Katecholaminsekretion ist eine entsprechende Symptomatik bei Ganglioneuroblastomen oder Neuroblastomen meist nur gering ausgeprägt oder fehlend. Das Phäochromozytom führt jedoch häufig zu Symptomen, die durch die Hormonsekretion erklärt werden können.

Das Phäochromozytom tritt mit einer Inzidenz von 1–2 Fällen je 100.000 auf. Dabei ist es bei Erwachsenen wesentlich häufiger als im Kindes- und Jugendalter. Der Tumor tritt vor allem im Alter zwischen 9–12 Jahren auf, wobei Jungen häufiger betroffen sind als Mädchen. In 50% der Fälle findet sich eine meist autosomal-dominante Vererbung im Rahmen einer multiplen endokrinen Neoplasie (MEN) Typ IIA bzw. IIB. Die MEN Typ II wird durch Punktmutationen im *Ret*-Protoonkogen auf Chromosom 10q11.2 verursacht. Neben der MEN Typ II treten Phäochromozytome häufiger bei Phakomatosen auf. Hierzu zählen die Neurofibromatose Typ I und das von Hippel-Lindau-Syndrom.

Im Kindesalter sind etwa zwei Drittel der Phäochromozytome intraadrenal und ein Drittel extraadrenal im Bereich des gesamten chromaffinen Systems vorwiegend entlang des paraaortalen N. sympathicus lokalisiert. Die extraadrenalen Tumore bezeichnet man als Paragangliome. Sie sezernieren vorwiegend Noradrenalin. Bei familiären Fällen findet man Mutationen im *SDHB*-Gen. Bilaterale und multiple Tumoren oder maligne Phäochromozytome sind bei Kindern häufiger als bei Erwachsenen.

Zu den klinischen Zeichen eines Phäochromozytoms gehört ein kontinuierlich oder krisenhaft erhöhter Blutdruck, Kopfschmerzen und Schweißausbrüche, Übelkeit, Erbrechen, Gewichtsabnahme, Bauchschmerzen, Obstipation, Polyurie und Polydipsie und kühle Extremitäten. Die Kinder zeigen weiter psychische Alteration wie Hyperaktivität oder Angstzustände. In schweren Fällen kommt es zur hypertensiven Enzephalopathie mit zerebralen Anfällen. Stresssituationen, plötzliche Bewegungen oder eine tiefe Palpation des Abdomens können krisenhafte Blutdruckerhöhungen auslösen.

Zur Diagnosestellung bestimmt man die Katecholamine Adrenalin und Noradrenalin im 24-h-Urin sowie deren Abbauprodukte Metanephrin und Normetanephrin im Plasma. Eine einmalige Bestimmung der Katecholamine im Plasma ist für die Diagnostik nicht geeignet. Bei fraglichem Befund und zur Bestätigung kann der Clonidinsuppressionstest durchgeführt werden. Die orale Gabe von Clonidin (150 µg/m^2 KOF) führt bei Gesunden innerhalb von 3 Stunden zum Absinken der basalen Katecholaminspiegel im Plasma um mehr als 50%. Beim Phäochromozytom dagegen lassen sich die Katecholamine nicht supprimieren oder steigen sogar an. Die Lokalisationsdiagnostik ist mittels Abdomensonografie und MRT sowie durch eine ^{123}J-Methyliodobenzylguanidin-(MIBG-)Szintigrafie möglich.

Therapie der Wahl ist die operative Entfernung des Tumors. Nach Sicherung der Diagnose sollte bis zur Operation eine Therapie mit α-Blockern wie Phenoxybenzamin (0,5–1 mg/kg KG/Tag) und Kalziumantagonisten erfolgen. Morphinpräparate sind wegen der Möglichkeit der Katecholaminfreisetzung zu vermeiden. Intraoperativ können hypertensive Krisen mit Phentolamin oder Nitroprussid beherrscht werden. Die Tumorentfernung führt häufig zur reflektorischen Hypotonie, die durch Volumensubstitution behandelt werden kann. Zum Ausschluss multipler oder rezidivierender Tumoren sind Kontrollen von Blutdruck, Urinkatecholaminen und Sonografie postoperativ in regelmäßigen Abständen empfehlenswert. Sollte eine bilaterale Adrenalektomie erforderlich geworden sein, ist eine Dauersubstitution mit Hydrokortison und Fludrokortison indiziert. Die Prognose des malignen Phäochromozytoms ist bei inkompletter Entfernung ungünstig.

Literatur

Betterle C, Dal Pra C, Mantero F, Zanchetta R (2002) Autoimmune adrenal insufficiency and autoimmune polyendocrine syndromes: Autoantibodies, autoantigens, and their applicability in diagnosis and disease prediction. Endocr Rev 23: 327–364

Clark AJL, Metherell LA, Cheetham ME, Huebner A (2005) Inherited ACTH insensitivity illuminates the mechanisms of ACTH action. Trend Endocrinol Metab 16: 451–457

Fujieda K, Okuhara K, Abe S, Tajima T, Mukai T, Nakae J (2003) Molecular pathogenesis of lipoid adrenal hyperplasia and adrenal hypoplasia congenita. J Steroid Biochem Mol Biol. 85: 483–489

GPOH-MET 97. http://www.gpoh.de. Gesehen 7 Okt 2009

Kruse K (1999) Pädiatrische Endokrinologie, 2. Aufl. Thieme, Stuttgart

Lehnert H (2008) Rationelle Diagnostik und Therapie in der Endokrinologie, Diabetologie und Stoffwechsel, 2. Aufl. Thieme, Stuttgart

Merke DP, Bornstein SR (2005) Congenital adrenal hyperplasia. Lancet 365: 2125

Riepe FG (2007) Pseudohypoaldosteronism. Expert Rev Endocr Metab 2: 407–419

25 Störungen der Geschlechtsentwicklung

Paul-Martin Holterhus

25.1 Embryologie – 392
25.1.1 Geschlechtliche Determinierung – 392
25.1.2 Geschlechtliche Differenzierung – 392

25.2 Psychisches Geschlecht – 394

25.3 Störungen der Geschlechtsentwicklung – 395
25.3.1 DSD durch numerische Aberrationen der Geschlechtschromosomen – 395
25.3.2 46,XY-DSD – 397
25.3.3 46,XX-DSD – 404

25.4 Diagnostik von Störungen der Geschlechtsentwicklung – 405
25.4.1 Anamnese – 405
25.4.2 Klinische Untersuchung – 405
25.4.3 Bildgebende Diagnostik – 405
25.4.4 Zytogenetische Diagnostik und Chromosomenanalyse – 406
25.4.5 Hormonelle Diagnostik – 406

25.5 Therapie bei Störungen der Geschlechtsentwicklung – 407
25.5.1 Multidisziplinäres Management – 407
25.5.2 Geschlechtszuweisung – 408
25.5.3 Hormonelle bzw. medikamentöse Therapie bei DSD – 408
25.5.4 Genitale Operationen – 408

Literatur – 409

25.1 Embryologie

25.1.1 Geschlechtliche Determinierung

Mit der Befruchtung der Eizelle durch das Spermium wird der Karyotyp des Embryos festgelegt. Man spricht von einem 46,XY-Karyotyp oder von einem 46,XX-Karyotyp. Die Anlage der Gonaden (Keimdrüsen) erfolgt beim etwa 4 Wochen alten Embryo in Form sog. Genitalleisten zwischen Urniere und dorsalem Mesenterium. Die Gonadenanlagen sind zunächst ontogenetisch bipotent, d. h., ihre weitere Differenzierung kann grundsätzlich sowohl in die männliche als auch in die weibliche Richtung erfolgen. Bis zur 6. Woche post conceptionem existieren im menschlichen Embryo wahrscheinlich noch keine geschlechtsspezifischen morphologischen Unterschiede. In Gegenwart des 46,XY-Karyotyps kommt es zur Expression des hodendeterminierenden Faktors »sex determining region Y« (SRY). Dadurch wird ein einzigartiges genetisches Entwicklungsprogramm initiiert, das den geschlechtlichen Dimorphismus des Menschen einleitet indem es bis zur 7. Woche post conceptionem zur Entwicklung des männlichen Hodens führt. Es umfasst eine Vielzahl dem SRY nachgeschalteter Gene, die zumeist als Transkriptionsfaktoren wirken, z. B. *SOX9* (»SRY-related HMG-box gene 9«), *WT1* (»Wilms tumor 1 gene«), *SF1* (»steroidogenic factor 1«), *DMRT1* (»doublesex- and MAB3-related transcription factor 1«), *DHH* (»desert hedgehog«). Sie sind Teil eines komplexen Netzwerks mit zusätzlichen Faktoren der Gonadenentwicklung (*WNT4*, *DAX1*, *CXorf6*) und modulieren gegenseitig ihre Expression in einem zeitlich und örtlich fein abgestimmten Programm.
◘ Abb. 25.1 zeigt eine vereinfachte Übersicht der Zuordnung der genannten Transkriptionsfaktoren zur Ontogenese der Keimdrüsen. Mutationen in Genen der Gonadenentwicklung können die empfindlichen Abläufe der Gonadendeterminierung beeinträchtigen und konsekutiv zu einer Gonadendygenesie als Ursache einer Störung der Geschlechtsentwicklung (»disorder of sex development«, DSD) führen. Die besonderen gewebespezifischen Expressionsmuster gonadaler Entwicklungsgene können typische Kombinationen funktioneller Störungen und Fehlbildungen (z. B. Wilms-Tumor, Nebenniereninsuffizienz, Skelettdysplasie, Neuropathie) im Zusammenhang mit Gonadendysgenesien verursachen, die im Einzelfall klinisch wegweisend sein können.

Bei Abwesenheit von SRY im Rahmen der normalen weiblichen Entwicklung kommt es nicht zur Aktivierung der testikulären Entwicklungskaskade. Stattdessen entwickelt sich die indifferente Gonadenanlage ab der 10. Woche post conceptionem zum Ovar. Im Gegensatz zur testikulären Entwicklung ist die Anzahl der Gene, denen eine aktive Rolle bei der Ovarialentwicklung zugeschrieben wird, bislang begrenzt. Ein interessantes Beispiel ovariell determinierender Gene ist *WNT4* (»wingless-type MMTV integration site family, member 4«), das aktiv die Hodenentwicklung durch Suppression der Entwicklung von Leydig-Zellen inhibiert und damit die Differenzierung der Gonadenanlage zum Ovar bei der weiblichen Entwicklung fördert. Im Tiermodell genetisch weiblicher Mäuse verursachen inaktivierende Mutationen von *WNT4* eine Virilisierung des Genitales. Beim Menschen führt umgekehrt die Genduplikation von *WNT4* in Anwesenheit eines 46,XY-Chromosomensatzes zu einer Störung der Geschlechtsentwicklung durch fehlende Virilisierung (46,XY-DSD). Genduplikationen von *DAX1* (»DSS-AHC critical region on the X chromosome 1, gene 1«) führen über eine verstärkte Antagonisierung von SRY zu einer Unterdrückung der Hodenentwicklung und folglich ebenfalls zu 46,XY-DSD.

25.1.2 Geschlechtliche Differenzierung

Als geschlechtliche Differenzierung werden diejenigen Vorgänge der Embryonalentwicklung des inneren und äußeren Genitales zusammengefasst, die unter Kontrolle der Biosynthese der Sexualhormone und ihrer zellulären und gewebespezifischen Wirkungsvermittlung stattfinden. Dabei spielt die An- oder Abwesenheit der ungestörten Bildung von Testosteron in den Leydig-Zellen des embryonalen Hodens und dessen Aktivierung zu Dihydrotestosteron in den genitalen Zielgeweben sowie von Anti-Müller-Hormon (AMH), das in den Sertoli-Zellen gebildet wird, eine zentrale Rolle. Bei der männlichen sexuellen Differenzierung kommt es dadurch zu einer irreversiblen Änderung der ontogenetischen Entwicklungsrichtung der zunächst bipotent angelegten Genitalgewebe (◘ Abb. 25.2). Für die weibliche sexuelle Differenzierung ist primär die Abwesenheit von Androgenen und AMH entscheidend,

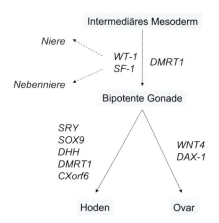

◘ **Abb. 25.1.** Embryonale Entwicklung und geschlechtliche Determinierung der Gonaden. (Mod. nach Holterhus, 2008)

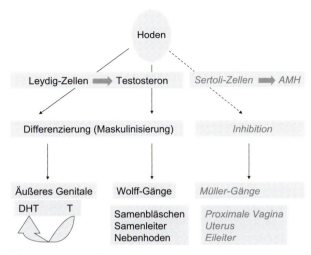

Abb. 25.2. Männliche geschlechtliche Differenzierung

während ovarielle Hormone (z. B. Östradiol) nach heutigem Kenntnisstand hierfür nicht notwendig sind.

Inneres Genitale

Sowohl beim 46,XY-Karyotyp als auch beim 46,XX-Karyotyp finden sich in der frühen Embryogenese zunächst 2-paarige Geschlechtsgänge, aus denen im Verlauf das innere männliche oder innere weibliche Genitale entsteht. Dabei handelt es sich um die Wolff-Gänge und die Müller-Gänge. Aus den Wolff-Gängen entwickeln sich beim Jungen Samenleiter, Nebenhoden, Samenbläschen und Prostata. Ab etwa der 7. Schwangerschaftswoche wird in den Sertoli-Zellen des Hodens beim Jungen das Peptidhormon Anti-Müller-Hormon (AMH) gebildet. Das AMH wirkt über den membranständigen AMH-Rezeptor und unterdrückt dadurch die weitere Differenzierung der Müller-Gänge. Wenn kein Hoden vorhanden ist, wie dies bei der normalen weiblichen Entwicklung aber auch bei einer kompletten Gonadendysgenesie der Fall ist, kommt es zu einer Rückbildung der Wolff-Gänge, während sich die Müller-Gänge zu Eileiter, Uterus und oberem Drittel der Vagina differenzieren.

Äußeres Genitale

Wie die Gonaden und das innere Genitale, so ist auch die äußere Genitalanlage des Menschen vor der 7. Woche post conceptionem noch geschlechtlich indifferent. Über die entwicklungsgenetischen Mechanismen dieser frühen bipotenten Entwicklungsstadien ist beim Menschen nur wenig bekannt. Tierexperimente zeigen, dass Homeoboxgene (*Hoxd13*, *Hoxa13*), Fibroblastenwachstumsfaktoren und ihre Rezeptoren (FGF-8, FGF-10 sowie FGFR-2), Bone Morphogenetic Protein (BMP-4, BMP-7) und »sonic hedgehog« (Shh) über komplexe epitheliomesenchymale Interaktionen in die Entstehung des indifferenten Genitalhöckers involviert sind.

> Mutationen in den genannten Genen, die auf die Relevanz beim Menschen hinweisen würden, sind bisher nur für *HOXA13* beschrieben worden (Hand-foot-genital-Syndrom).

In einer kürzlich publizierten Studie an 60 Kindern mit Hypospadien konnten keine sicher pathogenen Mutationen in den Genen für FGFR-2, FGF-10, FGF-8 und BMP-7 identifiziert werden.

Die männliche Differenzierung des äußeren Genitales kann im weiteren Verlauf nur dann stattfinden, wenn eine normale Testosteronbiosynthese in den Leydig-Zellen des embryonalen Hodens ab der 7. Schwangerschaftswoche vorhanden ist, Testosteron in den genitalen Zielgeweben durch die 5α-Reduktase Typ II zu Dihydrotestosteron aktiviert wird und die Androgene schließlich ihre zellulären Wirkungen über einen funktionsfähigen Androgenrezeptor vermitteln können. Aus dem Genitalhöcker entwickelt sich unter diesen Bedingungen der spätere Penis. Die Urethralfalten und Labioskrotalwülste verschmelzen in der Mittellinie und bilden Corpus cavernosum und Skrotum. Diese Entwicklungsvorgänge sind bis zur 12. Woche post conceptionem abgeschlossen. Interessanterweise scheinen frühe genitale Entwicklungsgene wie *HOXA13* und frühe gonadale Entwicklungsgene wie *WT1* unter bestimmten Bedingungen Einfluss auf die Expressionshöhe des Androgenrezeptors im Genitalgewebe und damit dessen lokale Sensitivität für Androgenwirkungen zu haben. Möglicherweise können ähnliche Mechanismen unter bestimmten Bedingungen klinische Beobachtungen bei 46,XY-Patienten mit Virilisierungsstörungen erklären, die ein Virilisierungsdefizit trotz anscheinend normaler Testosteronbiosynthese (normaler hCG-Test) und trotz fehlendem Hinweis für eine Androgenrezeptormutation aufweisen.

Nach der 12. Woche endet das wichtige morphogenetisch sensitive Zeitfenster für die androgenabhängigen Verschmelzungsvorgänge in der genitalen Mittellinie. Androgene können danach zwar zu weiterem Phallus- und Prostatawachstum führen, jedoch weisen die genitalen Gewebe keine ausreichende Pluripotenz mehr auf, die eine bis dahin nicht vorhandene oder unvollständige Fusion der genitalen Mittellinie noch ermöglichen könnte. Eine verminderte Androgenbiosynthese oder eine verminderte Androgenwirkung in der kritischen Entwicklungsphase zwischen der 7. und 12. Schwangerschaftswoche führt deshalb bei 46,XY-Karyotyp zu einer gestörten Differenzierung des äußeren Genitales mit einem Maskulinisierungsdefizit (46,XY-DSD). Umgekehrt führt ein Androgenexzess bei weiblichem 46,XX-Karyotyp, z. B. beim adrenogenitalen Syndrom (AGS), (▶ Kap. 24) in diesem Zeitfenster zu einer genitalen Maskulinisierung mit unterschiedlichem Grad der labioskrotalen Fusion (46,XX-DSD). Sind keine funktionsfähigen Hoden vorhanden, z. B. bei der normalen weiblichen Entwicklung oder bei einer kompletten Gonadendysgenesie, so persistiert der phänotypisch weibliche Aspekt des äußeren Genitales. Der Genitalhöcker entwickelt sich später zur Klitoris, die Labioskrotalwülste differenzieren sich zu den späteren großen Labien.

Extragenitaler geschlechtlicher Dimorphismus

Die geschlechtsspezifische Entwicklung des Menschen wird an der Genitalentwicklung besonders deutlich. Gleichwohl muss aber davon ausgegangen werden, dass nahezu alle Gewebe und Organe einschließlich des Gehirns in einer organspezifischen Weise einer geschlechtsdimorphen somatischen Entwicklung unterliegen. In einer an Mäusen durchgeführten genomweiten Genexpressionsstudie an Lebergewebe, Fettgewebe, Muskulatur und Gehirn ließ sich zeigen, dass etwa 600–10.000 Gene eine signifikant geschlechtsdimorphe Genexpression aufweisen.

> **Bezogen auf die Gesamtzahl aller exprimierten Gene in den jeweils untersuchten Geweben unterlagen damit zwischen 13–72% (!) aller Gene einem nachweisbaren geschlechtlichen Dimorphismus, was eindrucksvoll die Bedeutung der geschlechtsspezifischen Genexpression auch außerhalb des Genitales unterstreicht.**

Ursächlich dürften sowohl die Geschlechtschromosomen als auch embryonal abgelaufene und aktuell postnatal stattfindende Sexualsteroidwirkungen sein. Genomweite Expressionsuntersuchungen an kultivierten genitalen Fibroblasten gesunder Jungen und Männer im Vergleich mit phänotypisch weiblichen 46,XY-DSD-Individuen mit Androgenresistenz weisen experimentell auf programmierende Langzeiteffekte durch Androgene im Sinne eines ontogenetisch dauerhaft »geprägten« geschlechtsspezifischen Expressionsphänotyps hin. Es ist davon auszugehen, dass eine Vielzahl geschlechtsspezifischer biologischer Phänomene beim Menschen bis hin zur geschlechtswendigen Inzidenz, dem Verlauf und dem Therapieerfolg bei Erkrankungen vor diesem Hintergrund einzuordnen sind.

25.2 Psychisches Geschlecht

Im Tierexperiment führen Androgene, insbesondere die An- oder Abwesenheit einer perinatalen Androgenexposition, zu einer irreversiblen geschlechtsspezifischen Differenzierung des Gehirns. Androgeneffekte auf das Gehirn werden bei der Ratte durch Östradiol, das zuvor im Hirngewebe durch Aromatisierung aus Testosteron entstanden ist, bewirkt. Morphologisch lassen sich geschlechtsdimorph differenzierte Kerngebiete, z. B. der androgenabhängige »sexually dimorphic nucleus of the preoptic area« (SDN-POA) nachweisen. Auch beim Menschen lässt sich die Existenz geschlechsdimorph differenzierter Kerngebiete zeigen. Funktionell führt eine differenzielle perinatale Androgenexposition der Ratte vor allem zur hormonellen Langzeitprägung geschlechtsspezifischen Verhaltens (»hormonal imprinting«). Werden genetisch männliche Rattenfeten perinatal kastriert oder mit Antiandrogenen behandelt, so verlieren sie ihr späteres männliches geschlechtsspezifisches Paarungsverhalten (»Demaskulinisierung«). Erhalten sie als ausgewachsene Tiere Östrogene, so zeigen sie weibliches Sexualverhalten (»Feminisierung«). Umgekehrt führt die perinatale Androgenexposition genetisch weiblicher Rattenfeten zu einer »Defeminisierung«, d. h., sie verlieren ihr weibliches Sexualverhalten. Eine spätere Androgenexposition ausgewachsener Tiere führt dann zu männlichem Paarungsverhalten (»Maskulinisierung«).

> **Beim Menschen ist die Situation weit komplexer, da das psychische Geschlecht neben dem geschlechtsspezifischen Verhalten (Geschlechtsrollenverhalten) weitere Kategorien wie die sexuelle Orientierung und die Geschlechtsidentität umfasst und zudem das soziale und das kulturelle Umfeld Berücksichtigung finden muss.**

Unter Geschlechtsidentität versteht man die subjektive Überzeugung einer Person, einem bestimmten Geschlecht zuzugehören, sich also als Mann oder Frau (oder dazwischen) zu erleben. Geschlechtsrollenverhalten umfasst demgegenüber die soziokulturell erwarteten Verhaltensweisen, Interessen, Einstellungen und Persönlichkeitszüge, die in einer Gesellschaft mit Männlichkeit oder Weiblichkeit assoziiert sind. Die sexuelle Orientierung bezieht sich schließlich auf die bevorzugte Wahl eines Sexualpartners. Selbstverständlich verbieten sich beim Menschen aus ethischen Gründen jegliche prä- und perinatalen hormonellen Manipulationen, sodass die Rolle von Geschlechtshormonen bei der Entwicklung des psychischen Geschlechts des Menschen nicht experimentell untersucht werden kann. Wichtige Hinweise kommen jedoch von Beobachtungen an Menschen mit unterschiedlichen Formen von Störungen der Geschlechtsentwicklung.

Beim adrenogenitalen Syndrom (AGS) ▶ Kap. 24 kommt es durch den Mangel der 21-Hydroxylase zu einem adrenalen Androgenexzess des Embryos bzw. Feten. Bei genetisch weiblichen Embryos entsteht dadurch eine variable Virilisierung des äußeren Genitales. Gleichzeitig entwickeln sich auch die übrigen Organe einschließlich des Gehirns unter der ständigen Anwesenheit erhöhter Plasmaandrogenspiegel. Mädchen mit AGS weisen im Vergleich zu gesunden Mädchen signifikant vermehrt männliche Verhaltensmuster auf (»Tomboy«-Verhalten). Darüber hinaus scheint bei AGS-Frauen häufiger eine homosexuelle geschlechtliche Orientierung vorzuliegen. Diese Beobachtungen sprechen für einen langzeitig prägenden Effekt der Androgene auf das menschliche Gehirn. Die geschlechtliche Identität entspricht bei genetisch weiblichen AGS-Patientinnen jedoch auch bei starker pränataler Virilisierung fast immer ihrem weiblichen Kerngeschlecht, sie ist also weiblich, sodass zusätzliche Faktoren die Geschlechtsidentität des Menschen beeinflussen müssen.

Eine in vielerlei Hinsicht inverse Konstellation im Vergleich zum AGS liegt bei der kompletten Androgenresistenz vor. Die Hoden verursachen bei betroffenen Individuen mit 46,XY-Karyotyp zwar normale bis erhöhte Testosteronspiegel, die Zielgewebe sind jedoch gegenüber der Testosteronwirkung resistent. Dementsprechend findet sich bei XY-Mädchen mit kompletter Androgenresistenz ein typisch weibliches Spielverhalten und erwachsene Frauen mit kompletter Androgenresistenz weisen normalerweise eine ungestörte weibliche Geschlechtsidentität auf. Die Tatsache, dass bei Androgenresistenz die Aromatisierung von Testosteron zu Östradiol nicht beeinträchtigt ist, spricht im Gegensatz zum oben diskutierten Rattenmodell gegen Östrogenwirkungen als Mechanismus der Maskulinisierung des Gehirns des Menschen. Der 5α-Reduktase-Typ-II-Mangel beleuchtet die differenziellen Wirkungen unterschiedlicher Androgene. Beim 5α-Reduktase-Typ-II-Mangel liegt ein Mangel an Dihydrotestosteron vor, das das entscheidende Androgen für die Virilisierung des äußeren Genitales ist. 46,XY-Neugeborene mit dieser Diagnose können daher bei Geburt völlig weiblich aussehen oder ein uneindeutiges Genitale aufweisen. Sie entwickelten sich als Feten jedoch in einer Umgebung mit hohen männlichen Testosteronspiegeln. In der Pubertät kommt es im Spontanverlauf zu einer signifikanten Virilisierung. Es wundert daher aus biologischer Perspektive nicht, dass sich in einer retrospektiven Literaturanalyse 56% (62 von 110 Individuen) der als Mädchen aufgewachsenen Patientinnen mit 5α-Reduktase-Typ-II-Mangel später für eine Änderung zum männlichen Geschlecht entschieden haben. Besondere soziokulturelle Umgebungsfaktoren, wie sie in einer isolierten Bevölkerungsgruppe mit 5α-Reduktase-Typ-II-Mangel in der Dominikanischen Republik vorkommen, unterstützen einen derartigen Geschlechtsrollenwechsel, während dies in den westlichen Kulturen Europas und in den USA normalerweise nicht akzeptiert ist.

> Diese und andere Beobachtungen zeigen, dass zur Entwicklung des psychischen Geschlechts des Menschen neben genetischen und hormonellen Faktoren auch die familiären, sozialen und kulturellen Umgebungsfaktoren beitragen müssen.

25.3 Störungen der Geschlechtsentwicklung

Störungen der Geschlechtsentwicklung (»disorders of sex development«, DSD) sind seltene, angeborene Abweichungen von der normalen männlichen oder weiblichen Determinierung der Keimdrüsen und/oder der geschlechtsspezifischen Differenzierung des inneren und äußeren Genitales. In Deutschland werden etwa 150 Kinder pro Jahr mit einer Störung der Geschlechtsentwicklung geboren. Etwa 1/3 der Fälle weisen weitere relevante Malformationen auf.

> Die frühere Bezeichnung »Intersexualität« wird heutzutage nicht mehr durchgehend verwendet, da sie von vielen Betroffenen als zu sehr den genitalen sexuellen Aspekt herausstellend und damit als stigmatisierend und »sexualisierend« empfunden wird.

Die aktuelle Bezeichnung »disorders of sex development, DSD« ist gleichzeitig Teil einer umfassenden Neuordnung der Einteilung von Störungen der Geschlechtsentwicklung. Sie wurde im Jahr 2006 im Rahmen einer internationalen Konsensuskonferenz erarbeitet (◻ Tab. 25.1). Die Zuordnung des Klinefelter-Syndroms und des Ullrich-Turner-Syndroms zu den Störungen der Geschlechtsentwicklung ist nicht unumstritten. Die beiden Erkrankungsbilder werden im Kapitel ▶ Kap. 20 behandelt.

25.3.1 DSD durch numerische Aberrationen der Geschlechtschromosomen

Gemischte Gonadendysgenesie
Pathophysiologie und Klinik
Die 45,X/46,XY-Mosaike bzw. verwandte Chromosomenaberrationen (45,X/47,XXY; 45,X/46,XY/47,XXY etc.) führen zu einem breiten klinischen Spektrum der gemischten Gonadendysgenesie. Die Fähigkeit des Hodens, Testosteron zu synthetisieren ist in einem variablen Ausmaß vermindert, sodass klinische Bilder mit überwiegend männlichen Phänotypen über intersexuelle äußere Genitalien bis hin zu überwiegend – oder komplett – weiblichem äußeren Erscheinungsbild beobachtet werden. Die AMH-Sekretion ist ebenfalls in unterschiedlichem Ausmaß vermindert, sodass variable Konstellationen persistierender Müller-Derivate gefunden werden. Die endokrinen Hodenfunktionen sind vielfach asymmetrisch vermindert, was zu den typischen seitendifferenten Befunden für inneres und äußeres Genitale führt. Viele Patienten sind ähnlich wie beim Ullrich-Turner-Syndrom kleinwüchsig. Das Risiko für die Entstehung gonadaler Keimzelltumoren (Gonadoblastom) wurde in unterschiedlichen Studien auf

Tab. 25.1. Einteilung der Störungen der Geschlechtsentwicklung

Störungen der Geschlechtsentwicklung durch numerische Aberrationen der Geschlechtschromosomen	Störungen der Geschlechtsentwicklung mit 46,XY-Karyotyp	Störungen der Geschlechtsentwicklung mit 46,XX-Karyotyp
A: 47,XXY Klinefelter-Syndrom und Varianten **B: 45,X** Ullrich Turner Syndrom und Varianten **C: 45,X/46XY-Mosaik** Gemischte Gonadendysgenesie **D: 46,XX/46XY** Chimerismus	**A:** Störungen der Gonaden/Hodenentwicklung Ovotestikuläre Störung der Geschlechtsentwicklung Komplette oder partielle Gonadendysgenesie (z. B. SRY, SOX9, SF1, WT1, DHH, WNT4-Duplikation, DAX1-Duplikation u. a.) Gonadenregression **B:** Störungen der Androgenbiosynthese oder der Androgenwirkung Störungen der Androgenbiosynthese a) Mit Nebennierenrindeninsuffizienz — »Steroidogenic -acute-regulatory-Protein (StAR) — P450-»side chain cleavage« (SCC) — 3ß-Hydroxysteroiddehydrogenase Typ II — 17α-Hydroxylase/17,20-Lyase — P450-Oxidoreduktase b) Ohne Nebennierenrindeninsuffizienz — Smith-Lemli Opitz-Syndrom (Einzelfälle **mit** Nebennierenrindeninsuffizienz beschrieben) — LH-Rezeptor (Leydig-Zell-Hypoplasie) — 17ß-Hydroxysteroiddehydrogenase Typ III — 5α-Reduktase Typ II — Störungen der Androgenwirkung — Komplette und partielle Androgenresistenz — Endokrine Disruptoren **C:** Andere — Syndromale Formen — Kloakenfehlbildungen — Arskog-Syndrom — Hand-foot-genital-Syndrom u. a. Syndrom der persistierenden Müller-Gänge (Störungen von AMH- und AMH Rezeptor) Vanishing-Testis-Syndrom Isolierte Hypospadie Kryptorchismus u. a.	**A:** Störungen der Gonaden/Ovarentwicklung Gonadendysgenesie Ovotestikuläre Störung der Geschlechtsentwicklung Testikuläre Störung der Geschlechtsentwicklung (z. B. SRY+, SOX9-Duplikation) **B:** Androgenexzess — Fetaler Androgenexzess — 3ß-Hydroxysteroiddehydrogenase Typ II — 21-Hydroxylase — P450-Oxidoreduktase — 11ß-Hydroxylase — Glukokortikoidresistenz Fetoplazentarer Androgenexzess — Aromatasemangel — P450-Oxidoreduktase Maternaler Androgenexzess — Virilisierender Tumor (Luteom) — Einnahme androgenwirksamer Substanzen **C:** Andere — Syndromale Formen — Kloakenfehlbildungen — u. a. Agenesie/Hypoplasie der Müller-Strukturen (MURCS) Vaginalatresie (McKusick-Kaufmann-Syndrom) Labiensynechie u. a.

durchschnittlich 12%, in manchen Beobachtungen auf bis zu 30% eingeschätzt. Viele Keimzelltumoren bei Gonadendysgenesien treten bereits im jungen Alter auf und können sogar bei Geburt vorhanden sein. Das Risiko für die Entwicklung von Keimzelltumoren hängt vom Vorhandensein eines Y-Chromosoms ab, ist aber nicht Folge des Vorhandenseins von SRY. Vielmehr scheint das *TSPY*-Gen (»testis-specific protein Y«) mit dem Risiko für Keimzelltumoren assoziiert zu sein.

Besondere Aspekte der Diagnostik

Klinisch weist die Konstellation aus asymmetrischer oder symmetrischer Virilisierungsstörung im Zusammenhang mit persistierenden Müller-Derivaten (Sonografie) auf eine Gonadendysgenesie hin. Bei Mädchen im pubertätsreifen Alter bleiben Brustentwicklung und Menarche aus. Eine spontane Brustentwicklung kann auf einen östrogenbildenden Gonadentumor hinweisen. Hormonell findet sich ein verminderter Testosteronanstieg im HCG-Test sowie im pubertätsreifen Alter ein hypergonadotroper Hypogonadismus. Der 45X/46,XY-Karyotyp oder seine Varianten erlauben im Zusammenhang mit der klinischen Befundkonstellation die Diagnosestellung.

Besondere Aspekte der Therapie

Aufgrund des relevant erhöhten Entartungsrisikos der dysgenetischen Gonaden wird bei weiblicher Geschlechtszuweisung die frühzeitige Gonadektomie empfohlen. Damit wird zudem eine unerwünschte pubertäre Virilisierung im Falle einer endokrinen Restfunktion der dysgenetischen Gonaden verhindert. Bei Patienten mit männlicher Geschlechtszuweisung wird empfohlen, eine Gonadenbiopsie vorzunehmen, über den Zeitplan besteht jedoch kein allgemeiner Konsens. Da die Hoden bei männlicher Geschlechtszuweisung ggf. auch operativ in das Skrotum verlagert werden müssen, bietet sich in diesem Rahmen die Durchführung der Hodenbiopsie an. Müller et al. (1999) schlagen vor, normalerweise keine Hodenbiopsie vor der Pubertät vorzunehmen und stattdessen jährliche Hodensonografien ab dem 10. Lebensjahr durchzuführen. Eine bilaterale Hodenbiopsie sollte dann entweder am Pubertätsbeginn oder nach abgeschlossener Pubertät durchgeführt werden.

25.3.2 46,XY-DSD

Ovotestikuläre Störung der Geschlechtsentwicklung

Pathophysiologie und Klinik

Eine ovotestikuläre Störung der Geschlechtsentwicklung (früher »echter Hermaphroditismus«) liegt vor, wenn gleichzeitig ovarielles und testikuläres Gewebe vorhanden sind. Meistens findet sich ein 46,XX-Karyotyp oder ein 46,XX/46,XY-Chimärismus, selten ein 46,XY-Karyotyp. Eine Chimäre entsteht als Folge der Doppelbefruchtung einer Eizelle oder sie kann durch Fusion zweier befruchteter Eizellen zustande kommen. Beim 46,XX-Karyotyp ohne Nachweis von SRY in der genomischen DNA peripherer Blutleukozyten ließ sich die Expression von SRY in ovotestikulärem Gewebe nachweisen. Insgesamt handelt es sich um eine sehr seltene Form von DSD. Verschiedene Kombinationen im Hinblick auf den gonadalen Phänotyp sind möglich:

— Hoden auf der einen Seite, Ovar auf der kontralateralen Seite,
— testikuläres Gewebe und ovarielles Gewebe kommen gemeinsam auf beiden Seiten vor und bilden sog. Ovotestes,
— testikuläres und ovarielles Gewebe kommen gemeinsam auf einer Seite vor, während sich auf der kontralateralen Seite entweder ein Hoden oder ein Ovar befindet.

Der genitale Phänotyp ist variabel und kann von überwiegend männlich über ambivalente Genitalbefunde bis hin zu weiblichen äußeren Genitalien reichen. Aufgrund der Asymmetrie der Gonaden finden sich in etwa der Hälfte der Patienten asymmetrische Befunde für die Labioskrotalfalten. Vielfach lässt sich auf einer Seite eine Gonade im Bereich des Leistenkanals oder in der Labioskrotalfalte tasten. Entsprechend der Differenzierung der Gonaden und ihrer lokalen AMH- und Testosteronsekretion finden sich variable Befunde für Wolff- und Müller-Strukturen. Meistens liegt eine Vaginalanlage vor und ein Uterus ist vorhanden, der jedoch lateralisiert, asymmetrisch oder stark unterentwickelt sein kann. In bis zu 50% der Fälle bei ovotestikulärer Störung der Geschlechtsentwicklung werden Leistenhernien beobachtet. Im Rahmen der Pubertät kommt es häufig zu Brustentwicklung durch Östrogenbildung im ovariellen Gewebeanteil.

Besondere Aspekte der Diagnostik

Diagnostisch ist der funktionelle Nachweis von testikulärem Gewebe durch den HCG-Test und von ovariellem Gewebe durch den HMG-Test wegweisend (▶ Kap. 6).

Besondere Aspekte der Therapie

Die Geschlechtszuordnung bei ovotestikulären Störungen der Geschlechtsentwicklung muss vielfältige Aspekte berücksichtigen.

> Bei 46,XX-Karyotyp sind die zyklische Sekretion von luteinisierendes Hormon (LH) und luteinisierendes Hormon (FSH), Regelblutungen, Ovulationen, Schwangerschaften und Geburten nicht ungewöhnlich und daher wichtig für die klinische Entscheidungsfindung im Einzelfall.

Das operative Vorgehen im Hinblick auf das Genitale und die Gonaden richtet sich nach der Geschlechtszuweisung. Falls möglich, sollte die Entscheidungsreife des Kindes abgewartet werden. Bei männlicher Geschlechtszuweisung wird die Entfernung des ovariellen Gewebes und der Müller-Derivate empfohlen, bei weiblicher Geschlechtszuweisung entsprechend die Entfernung des testikulären Gewebes zur Prävention einer pubertären Virilisierung sowie einer malignen Entartung. Das Entartungsrisiko des testikulären Gewebes bei ovotestikulärer Störung der Geschlechtsentwicklung wurde auf etwa 3% geschätzt.

Komplette und partielle Gonadendysgenesien

Mutationen, Deletionen oder Duplikationen von Transkriptionsfaktoren und Entwicklungsgenen der Gonadendeterminierung können zu einer kompletten (reinen) oder partiellen Gonadendysgenesie führen (◘ Tab. 25.1). Bei der kompletten Gonadendysgenesie liegen keine funktionsfähigen Gonaden vor, sondern stattdessen finden sich lediglich bindegewebige »streaks« ohne Restfunktion.

Gonadendysgenesie durch SRY-Mutationen (Yp11.3)
Pathophysiologie und Klinik
In ungefähr 10% der Fälle von kompletter Gonadendysgenesie liegen Mutationen im *SRY*-Gen vor. Die reine Gonadendysgenesie mit 46,XY-Karyotyp wird auch als Swyer-Syndrom bezeichnet. Aufgrund der fehlenden embryonalen Androgenproduktion haben Betroffene ein äußerlich komplett weibliches Genitale, eine Klitorishypertrophie kann jedoch vorhanden sein. Vielfach besteht ein Hochwuchs. Durch die fehlende AMH-Produktion sind die Müller-Strukturen nicht zurückgebildet, sodass Uterus und Eileiter persistieren. Im pubertätsreifen Alter bleiben Brustentwicklung und Menarche aus.

Besondere Aspekte der Diagnostik
Betroffene Mädchen kommen häufig erst in der Pubertät wegen der ausgebliebenen Regelblutung oder fehlendem Brustwachstum zur Vorstellung. Klinisch weist der 46,XY-Karyotyp zusammen mit persistierenden Müller-Derivaten in der Sonografie ohne Nachweis von Ovarien an typischer Stelle auf die Gonadendysgenesie hin. Die endokrine Situation entspricht einem hypergonadotropen Hypogonadismus. Inhibin B und AHM sind als Sertoli-Zellmarker typischerweise erniedrigt. Die Diagnosesicherung erfolgt über den Mutationsnachweis im *SRY*-Gen.

Besondere Aspekte der Therapie
Die dysgenetischen Gonaden haben ein den gemischten Gonadendysgenesien vergleichbares Entartungsrisiko, daher wird die Gonadektomie empfohlen.

Gonadendysgenesie durch SF1-Mutationen (9q33)
Pathophysioloige und Klinik
Das *SF1*-Gen wird während der Embryonalentwicklung der Gonaden, der Nebennieren, des Hypothalamus und der gonadotropen Zellen des Hypophysenvorderlappens exprimiert (▶ Kap. 24). Mutationen des *SF1*-Gens wirken sich insbesondere auf die Gonaden- und Nebennierenentwicklung aus. 46,XY-Individuen mit *SF1*-Mutationen weisen typischerweise eine Nebennierenrindeninsuffizienz durch Nebennierenrindenhypoplasie in Kombination mit einer genitalen Virilisierungsstörung auf. Der Phänotyp kann äußerlich komplett weiblich sein mit persistierenden Müller-Strukturen und Streakgonaden. Darüber hinaus sind Mutationen des *SF1*-Gens im Zusammenhang mit nur partieller Untervirilisierung und vollständig rückgebildeten Müller-Strukturen beschrieben worden. Betroffene Patienten wiesen im bisher beobachteten Verlauf keine Nebennierenrindeninsuffizienz auf.

Besondere Aspekte der Diagnostik
Klinisch liegt die Konstellation eines 46,XY-Karyotyps mit fehlender oder verminderter Virilisierung durch eine mangelnde Testosteronbildung, die diagnostisch im HCG-Test gezeigt wird, vor. Eine neonatale Nebennierenrindeninsuffizienz ist charakteristisch, aber nicht durchgehend vorhanden. Auch die Persistenz von Müller-Strukturen, wie sie sonst für Gonadendysgenesien typisch ist, muss nicht zwingend vorliegen. Die Diagnosesicherung erfolgt durch Sequenzierung des *SF1*-Gens. Die pathophysiologische Relevanz neu identifizierter Mutationen sollte im Einzelfall kritisch bewertet werden.

Besondere Aspekte der Therapie
Falls eine Nebennierenrindeninsuffizienz vorliegt, steht zunächst die Behandlung mit Glukokortikoiden, Mineralokortikoiden und ggf. NaCl im Vordergrund (▶ Kap. 24). Zur Pubertätsentwicklung erfolgt die Behandlung mit Sexualhormonen (▶ Kap. 20).

Gonadendysgenesie durch WT1-Mutationen (11p13)
Pathophysiologie und Klinik
Mutationen im *WT1*-Gen (Wilms-Tumor-Suppressor-1-Gen) führen zu unterschiedlichen klinischen Erscheinungsbildern. Neben der Störung der gonadalen Determinierung kann die Nierenanlage gestört sein (Nephropathie) und es kann zur Entwicklung von Wilms-Tumoren oder Gonadoblastomen kommen. Das *WT1*-Gen entfaltet seine Wirkung auf der Ebene der Entstehung der bipotenten Gonadenanlage. Darum kann eine Gonadendysgenesie sowohl bei 46,XX- als auch bei 46,XY-Individuen auftreten. Eine Störung der Geschlechtsentwicklung wird durch den Androgenmangel nur bei 46,XY-Kindern beobachtet und führt zu unterschiedlich stark ausgeprägter genitaler Fehlentwicklung, z. B. Hypospadie. Durch die frühe Anlagestörung der Keimdrüsen kommt es bei *WT1*-Mutationen jedoch bei beiden Geschlechtern in der Pubertät zu einer fehlenden oder verminderten Ausprägung sekundärer Geschlechtsmerkmale. Unterschiedliche Genveränderungen des *WT1*-Gens resultieren in spezifischen Entitäten. Das Denys-Drash-Syndrom (Wilms-Tumor, schwere Nierenerkrankung mit mesangialer Sklerose, Gonadendysgenesie) beruht auf einer Störung im Bereich der Zinkfingermotive durch heterozygote Punktmutationen. Beim Frasier-Syndrom (komplette Gonadendysgenesie, spät einsetzender Glomerulumschaden mit fokaler Glomerulosklerose, erhöhtes Gonadoblastomrisiko im Gegensatz zum Auftreten von Wilms-Tumoren) liegt eine heterozygote Mutation im Bereich der »donor splice site« von Intron 9

vor, was zu einer Imbalance der beiden Splicevarianten +KTS/-KTS führt. Als WAGR-Syndrom bezeichnet man schließlich die Kombination aus Wilms-Tumor, Aniridie, genitaler Fehlbildung und mentaler Retardierung.

Besondere Aspekte der Diagnosik

Ein normaler HCG-Test schließt bei 46,XY-DSD das Vorliegen einer *WT1*-bedingten, partiellen Gonadendysgenesie nicht aus. Die Diagnosesicherung erfolgt durch Sequenzanalyse des *WT1*-Gens.

Gonadendysgenesien durch Deletion des *DMRT1*-Genlokus (9p-)
Klinik und Pathophysiololige

Die Deletion von Abschnitten des kurzen Armes der Chromosoms 9 (9p-) führt zu einer Kombination aus 46,XY-DSD mit einem phänotypisch variablen Virilisierungsdefizit des äußeren Genitales sowie einer unter Umständen schweren mentalen Retardierung. Die 9p-Region enthält den DMRT1-Lokus (»double sex, mab3, related transcription factor 1«), der in die Entwicklung der zunächst bipotenten Gonadenanlage und später in die Entwicklung des Hodens eingebunden ist. Klinisch finden sich zudem kraniofaziale Auffälligkeiten mit Mikrozephalus, Hypertelorismus, Epikanthus, tiefliegenden Ohren und ein langes Philtrum. Als weitere Fehlbildungen sind der Vorhofseptumdefekt und der Ventrikelseptumdefekt beschrieben worden.

Besondere Aspekte der Diagnostik

Die Verdachtsdiagnose wird durch die Chromosomenanalyse oder eine FISH-Analyse (»fluorescence in situ hybridization«) erhärtet, die den Deletionsnachweis erbringt.

Besondere Aspekte der Therapie

Es sind mehrere Fälle von Gonadoblastomen bei DMRT1-Deletionen publiziert worden, sodass von einem relevanten Entartungsrisiko ausgegangen werden muss. Das klinische Management sollte neben den Fragen zur Geschlechtszuordnung und der gonadalen Entartung auch die assoziierten klinischen Probleme berücksichtigen und im Rahmen eines interdisziplinären Betreuungsansatzes insbesondere die mentale Entwicklung im Blick haben.

SOX9 (17q24), DAX1 (Xp21.3), DHH (12q13.1), WNT4 (1p35)

Das *SOX9*-Gen ist in der männlichen Gonadendeterminierungskaskade unmittelbar dem *SRY*-Gen nachgeschaltet und somit ein zentrales Gen der Hodenentwicklung. Wie *SRY* wird es in den embryonalen Sertoli-Zellen exprimiert. Zusätzlich wird *SOX9* in den Knorpelvorläuferzellen gebildet. Heterozygote Mutationen von *SOX9* führen zur kampomelen Dysplasie in Kombination mit 46,XY-DSD aufgrund einer Gonadendysgenesie. Duplikationen des X-chromosomalen *DAX1*-Gens führen zu einer Unterdrückung der normalen Hodenentwicklung und resultieren daher trotz Anwesenheit von *SRY* bei 46,XY-Karyotyp in einer Gonadendysgenesie und somit einer Störung der Geschlechtsentwicklung.

> Das *DHH*-Gen (»desert hedgehoc«) wird in den Sertoli-Zellen der embryonalen Maus exprimiert und spielt eine wichtige Rolle bei der Entwicklung von Leydig-Zellen durch die Heraufregulation der *SF1*-Expression.

Beim Menschen wurde eine homozygote Mutation des *DHH*-Gens bei einem Fall von 46,XY-DSD mit partieller Gonadendysgenesie im Zusammenhang mit einer Polyneuropathie beschrieben. Das *WNT4*-Gen (»wingless-type mouse mammary tumor virus integration site, family member 4«) wird während der Embryogenese geschlechtsspezifisch in den Gonadenanlagen exprimiert. Während es in den Hoden herunter reguliert wird, wird seine Expression in den Ovarien aufrechterhalten und inhibiert dort die Entwicklung von Leydig-Zellen. Beim Menschen wurde die Duplikation von *WNT4* bei einer Patientin mit 46,XY-DSD beschrieben.

Störungen der Androgenbildung oder der Androgenwirkung

Die ersten Schritte der Steroidhormonbiosynthese betreffen Nebennieren und Gonaden gemeinsam, können also zu DSD in Kombination mit einer Nebennierenrindeninsuffizienz führen. In ▶ Kap. 24 werden das Smith-Lemli-Opitz-Syndrom, der StAR-Defekt, der P450scc-Mangel, der 3ßHSDII-Mangel, der 17αHydroxylasemangel und der P450-Oxidoreduktasedefekt beschrieben.

LH-Rezeptor-Defekt (2p21)
Pathophysiologie und Klinik

Autosomal-rezessive, inaktivierende Mutationen des LH-Rezeptors führen zu einer isolierten Störung der gonadalen Testosteronbildung ohne Beteiligung der Nebennieren. Die Leydig-Zellen sind resistent gegenüber der Wirkung von HCG bzw. LH. In der Folge kommt es außerdem zu einer Störung der Leydig-Zell-Entwicklung (Leydig-Zell-Aplasie bzw. Leydig-Zell-Hypoplasie) und schließlich zu einer verminderten Virilisierung beim 46,XY-Chromosomensatz. Der genitale Phänotyp ist variabel und reicht von überwiegend männlichen Phänotypen mit Mikropenis über Zwischenformen bis hin zum komplett weiblichen Erscheinungsbild, das in den meisten Fällen von Leydig-Zell-Hypoplasie vorliegt. Weil die AMH-Bildung ungestört verläuft, liegen keine Müller-Derivate vor. Wolff-Strukturen sind, abhängig von der verbliebenen Kapazität der Leydig-Zellen, Testosteron zu synthetisieren, durchaus rudimentär differenziert, selbst bei äußerlich komplett weiblichem Phänotyp. Das weist darauf hin, dass bei der Leydig-Zell-Hypoplasie die parakrine Testosteronsynthese im Gegensatz zu den systemischen Wirkungen am äußeren Genitale unterschiedlich betroffen ist. Die Gonaden (Hoden) können intraperitoneal oder im Leistenkanal liegen oder bei männlichem Phänotyp sogar normal in das Skrotum deszendiert sein.

Besondere Aspekte der Diagnostik

Hormonell findet sich eine deutlich reduzierte oder fehlende Testosteronantwort im HCG-Test. Patienten im Pubertätsalter weisen erhöhte Plasmakonzentrationen von LH und FSH sowie ein verstärktes Ansprechen im LHRH-Test auf. Gonadenbiopsien zeigen das Fehlen oder die deutliche Verminderung von Leydig-Zellen. Die Diagnosesicherung erfolgt nach endokrinologischer Diagnostik durch Sequenzierung des LH-Rezeptor-Gens.

Besondere Aspekte der Therapie

Das klinische Management hängt vom Ausmaß der Virilisierung des Genitales und vom Alter bei Diagnosestellung ab. Bei komplett weiblichem Phänotyp bei Geburt kommen die Patientinnen häufig erst aufgrund der ausbleibenden pubertären Entwicklung mit fehlender Brustentwicklung und fehlender Menarche in die kinderendokrinologische Sprechstunde. Bei äußerlich weiblichem Phänotyp besteht in der Regel an der Entscheidung für ein Aufwachsen bzw. Beibehalten des weiblichen Geschlechts kein Zweifel.

> Aufgrund der Möglichkeit einer residualen Aktivität der Leydig-Zellen mit möglicher Virilisierung wird in diesem Fall eine präpubertäre Gonadektomie empfohlen.

Das Entartungsrisiko der Gonaden wird als niedrig eingestuft. Durch die Behandlung mit Östrogenen kommt es zur Ausbildung weiblicher sekundärer Geschlechtsmerkmale. Bei partiellen Formen mit deutlicher Virilisierung kann auch eine männliche Geschlechtszuweisung mit den entsprechenden lokalen und systemischen hormonellen sowie den operativen Maßnahmen erfolgen.

17β-Hydroxysteroiddehydrogenase-Typ-III Defekt (9q22)

Pathophysiologie und Klinik

Das Enzym 17β-Hydroxysteroiddehydrogenase Typ III (17βHSD Typ III) katalysiert die Reduktion von Androstendion zu Testosteron. Patienten mit homozygoten oder compound-heterozygoten inaktivierenden Mutationen des *17βHSD-Typ-III*-Gens (*HSD17B3*) sind deshalb nicht in der Lage, Androstendion ausreichend zu Testosteron zu metabolisieren. Die allermeisten betroffenen 46,XY-Individuen weisen bei Geburt ein überwiegend weibliches oder komplett weibliches äußeres Genitale auf, die Hoden sind im Inguinalkanal lokalisiert, Wolff-Derivate (Ductus deferens und Nebenhoden) sind typischerweise angelegt, der Vaginalkanal ist verkürzt und endet blind. Aufgrund der normalen AMH-Bildung liegen keine Müller-Derivate vor. Während der Pubertät kommt es im Spontanverlauf typischerweise zu einer relevanten Virilisierung der Patienten, die durch deutliches Phalluswachstum (bis zu 8 cm), Stimmvertiefung sowie Entwicklung typisch männlicher Körper- und Gesichtsproportionen gekennzeichnet ist. Ähnlich wie beim 5α-Reduktase-Typ-II-Mangel kann es in der Pubertät in bestimmten Kulturkreisen (z. B. im Gaza-Streifen) oder bei sehr später Diagnosestellung in einer bereits spontan sehr weit fortgeschrittenen männlichen Pubertät zu einem Wechsel von der weiblichen Geschlechtsrolle zur männlichen Geschlechtsrolle kommen.

> Ursächlich für die starke pubertäre Virilisierung dürften einerseits die erhöhten Konzentrationen der schwach androgenwirksamen Hormone Androstendion und DHEA sein, andererseits vor allem die deutlich erhöhten Testosteronspiegel, die sogar im männlichen Referenzbereich liegen können.

Besondere Aspekte der Diagnostik

Im HCG-Test zeigt sich typischerweise ein erhöhter Androstendion-Testosteron-Quotient (A:T>1). Die Diagnosesicherung erfolgt durch Sequenzierung des *HSD17B3*-Gens.

Besondere Aspekte der Therapie

Die Entscheidungsfindung im Hinblick auf die Zuweisung zum männlichen oder weiblichen Geschlecht ist beim 17β-HSD-Typ-III-Mangel schwierig und sollte im Kontext eines erfahrenen Zentrums für Störungen der Geschlechtsentwicklung stattfinden.

Aufgrund des meistens komplett weiblichen äußeren Genitales bei Geburt wachsen betroffene 46,XY-Kinder normalerweise zunächst als Mädchen auf. In der Pubertät kommen die Kinder aufgrund der beginnenden Virilisierung zu unterschiedlichen Zeitpunkten in die pädiatrisch-endokrinologische Sprechstunde. Bedeutsam für das weitere Vorgehen ist, dass die Patientinnen zu diesem Zeitpunkt bereits ein hohes Maß an Entscheidungsreife aufweisen. Um Zeit für eine sorgfältige Diagnostik und Exploration im Hinblick auf die Entscheidungsfindung zu gewinnen, kann die Pubertätsentwicklung zunächst durch GnRH-Analoga (z. B. Triptorelin, Decapeptyl oder Leuprorelin, Enantone Monatsdepot) angehalten werden (▶ Kap. 20). Bei Beibehaltung der weiblichen Geschlechtsrolle sollte eine Gonadektomie zur Prävention der weiteren

Virilisierung erfolgen. Die Wahrscheinlichkeit der malignen Entartung wird bei 17ßHSD-Typ-III-Mangel als intermediär angesehen. Weitere operative Maßnahmen (Vaginoplastik) sind zunächst nicht dringlich und müssen sich nach entsprechender Aufklärung und Information im Verlauf an den Wünschen der Patientin orientieren. Zur Induktion und Aufrechterhaltung sekundärer weiblicher Geschlechtsmerkmale erfolgt die Behandlung mit Östrogenen.

Bei partieller Virilisierung bei Geburt ist großzügig die Entscheidung für die männliche Geschlechtsrolle zu erwägen.

> Nach vollständigem Abschluss der Diagnostik und nach Entscheidungsfindung kann zur Vergrößerung des Phallus eine Testosterontherapie mit 25 mg oder 50 mg Testosteron als Depotpräparat i.m. einmal pro Monat über 3 Monate erfolgen.

Die operative Korrektur findet bis zum 2. Lebensjahr statt. Die funktionellen Resultate sind nicht durchweg zufriedenstellend und hängen wie bei den anderen DSD-Diagnosen wesentlich von der Erfahrung des Zentrums bzw. des Operateurs ab.

5α-Reduktase-Typ-II-Defekt (2p23)
Pathophysiologie und Klinik

Das Enzym-5α-Reduktase Typ II wird im Gewebe des äußeren Genitales exprimiert und metabolisiert Testosteron zu dem noch weit aktiveren Androgen Dihydrotestosteron. Homozygote oder compound-heterozygote Mutationen des 5α-Reduktase-Typ-II-Gens (SRD5A2) führen zum autosomal-rezessiv vererbten 5α-Reduktase-Typ-II-Mangel, bei dem somit die Umwandlung von Testosteron zu Dihydrotestosteron vermindert oder aufgehoben ist. Patienten mit 46,XY-Karyotyp weisen ein variables genitales Virilisierungsdefizit auf, das bei Geburt von komplett weiblich bis hin zu intersexuellen Phänotypen mit Hypospadie, Chorda, bipartiertem Skrotum oder überwiegend männlichen Phänotypen reichen kann. Da die AMH-Bildung ungestört verläuft, sind die Müller-Derivate zurückgebildet. Die Testosteronbildung und -Wirkung sind völlig unbeeinträchtigt. Da die Differenzierung der Wolff-Gänge von der parakrinen Wirkung des Testosterons, nicht aber von Dihydrotestosteron abhängig ist, finden sich auch ein Ductus deferens, Samenbläschen und ein Nebenhoden. Die Hoden befinden sich im Leistenkanal oder sie sind in die Labioskrotalfalten deszendiert. Im Pubertätsalter kommt es zu einem Anstieg des Plasmatestosterons in den männlichen Referenzbereich. Konsekutiv kommt es auch zu einem gewissen Anstieg von Dihydrotestosteron. Klinische Folge ist eine erhebliche Virilisierung mit Zunahme der Phallusgröße, Rugierung und Pigmentierung der Skrotalhaut, Entwicklung männlicher Körperformen mit Zunahme der Muskelmasse sowie männlicher Gesichtskonturen und Stimmbruch. Eine Gynäkomastie tritt nicht auf. Die männliche Sekundärbehaarung bleibt schwach ausgeprägt. Die Spermiogenese ist meistens beeinträchtigt; über Fertilität nach Hypospadiekorrektur wurde jedoch berichtet.

Besondere Aspekte der Diagnostik

Im HCG-Test fällt ein erhöhter Testosteron-Dihydrotestosteron-Quotient auf (T:DHT>16, häufig weit höher), wobei Grenzwerte nicht sicher validiert sind und vom verwendeten HCG-Testprotokoll (▶ Kap. 6), der Spezifität des Nachweisverfahrens der Testosteron- und Dihydrotestosteronbestimmung und bei Neugeborenen und Säuglingen vom zeitlichen Bezug zur »Minipubertät« abhängen dürften. Die Diagnosesicherung erfolgt durch molekulargenetische Untersuchung des *SRD5A2*-Gens. Vor Identifikation der molekularen Grundlagen des 5α-Reduktase-Typ-II-Mangels konnte durch Messung einer verminderten Enzymaktivität der 5α-Reduktase-Typ-II in kultivierten genitalen Hautfibroblasten die Diagnose gesichert werden.

Besondere Aspekte der Therapie

Die Überlegungen zum klinischen Management decken sich vielfach mit denjenigen bei 17ßHSD-Typ-III-Mangel, jedoch finden sich bei Geburt weit häufiger deutlich virilisierte genitale Phänotypen. Bei Zuweisung zum männlichen Geschlecht führt eine Behandlung mit transdermal appliziertem Dihydrotestosteron zu einer signifikanten Größenzunahme des Phallus (etwa 25 mg DHT/Tag über 3–4 Monate präoperativ in Form eines 2,5%igen Gels – entsprechend etwa 1 g Andractim-Gel/Tag). Bei weiblicher Geschlechtszuweisung bei Geburt sollte Zurückhaltung mit irreversiblen operativen Maßnahmen im Sinne einer Feminisierung geübt werden und wenn möglich die Entscheidungsreife des Kindes abgewartet werden (▶ Abschn. 25.2).

Störungen der Androgenwirkung
Molekularer Mechanismus der normalen Androgenwirkung

Der Androgenrezeptor ist ein intrazellulärer Steroidhormonrezeptor, der als Transkriptionsfaktor androgenregulierter Gene wirkt und somit die Endstrecke der Androgenwirkung vermittelt. Er weist eine modulare Molekülstruktur auf. Die N-terminale transkriptionsregulierende Domäne wird durch Exon 1 des Androgenrezeptorgens codiert. Exon 2 und 3 codieren für eine Doppelzinkfingerdomäne, die die DNA-Bindung vermittelt. Exon 4–8 codieren schließlich für die Ligandenbindungsdomäne. Sowohl Testosteron als auch Dihydrotestosteron können über die Ligandenbindungsdomäne an den zunächst zytoplasmatisch lokalisierten Androgenrezeptor binden. Es kommt sodann zu einer Translokation des Hormon-Rezeptor-Komplexes vom Zytoplasma in den Zellkern. Hier findet eine Rezeptordimerisierung mit funktionell relevanter intramolekularer Interaktion von N-terminalen und C-terminalen Androgenrezeptoranteilen statt. Es erfolgt eine Bindung des Rezeptors im Bereich von Konsensus-DNA-Sequenzen (»hormonresponsive Elemente«) im Promoterbereich androgenregulierter Zielgene. In der Folge kommt es zu einer gesteigerten oder verminderten Transkription der Zielgene, die nach Translation in ihre entsprechenden Proteine ihre biologischen Effekte entfalten.

Androgenresistenz (Xq11-12)

Bei Kindern mit 46,XY-Karyotyp ist der X-chromosomal-rezessive Androgenrezeptordefekt durch inaktivierende Mutationen im Androgenrezeptorgen die häufigste Störung der sexuellen Differenzierung.

Molekulare Mechanismen der Androgenresistenz

Unterschiedliche Mutationen des Androgenrezeptorgens können zu einer sehr variablen Beeinträchtigung der Androgenwirkung führen. Es kommen sowohl Punktmutationen, Missense- und Nonsense-Mutationen, Splice-site-Mutationen als auch kleinere und größere Deletion von Rezeptoranteilen oder des gesamten Rezeptors vor. Alle Rezeptorfunktionen, also die Transkriptionsregulation, die DNA-Bindung und die Ligandenbindung können betroffen sein. Neuere Untersuchungen haben zudem gezeigt, dass bestimmte Mutationen die Interaktion mit Koaktivatoren (»transcription intermediary factor 2«, TIF2) beeinträchtigen und dadurch die intramolekulare Interaktion zwischen C-Terminus und N-Termins stören. In etwa 1/3 der Fälle von Androgenresistenz liegen Neumutationen vor. In wiederum 1/3 der Fälle mit Neumutationen treten diese postzygotisch auf und können zu einem pathophysiologisch relevanten somatischen Mosaik mit gleichzeitiger Expression des Wildtyprezeptors und des mutierten Rezeptors in den genitalen Zielgeweben führen.

Komplette Androgenresistenz
Pathophysiologie und Klinik

Bei der kompletten Androgenresistenz (»complete androgen insensitivity syndrome«, CAIS) liegt bei Geburt ein komplett weibliches äußeres Genitale vor. Durch die normale AMH-Produktion der Hoden finden sich keine Müller-Derivate. Dementsprechend endet die Vaginalanlage blind. Die Hoden sind entweder intraabdominell lokalisiert oder es liegen Leistenhoden vor, die bei der Vorsorgeuntersuchung U1 oder U2 erkannt werden können. Wolff-Derivate sind bei der kompletten Androgenresistenz definitionsgemäß nicht angelegt. Dennoch gibt es äußerlich komplett weibliche Individuen, bei denen aufgrund einer minimalen Restfunktion des Androgenrezeptors dennoch Wolff-Rudimente (histologisch) zu finden sind. Im Pubertätsalter kommt es durch die gesteigerte Androgenbiosynthese im Hoden zu einer verstärkten Aromatisierung zu Östradiol. Dies führt zu einer Feminisierung mit weiblichen Körperproportionen und Brustentwicklung (»testikuläre Feminisierung«). Genitalbehaarung und Achselbehaarung fehlen bei der kompletten Androgenresistenz typischerweise vollständig (»hairless women«) oder sie sind minimal vorhanden, dann vermutlich als Folge der beschrieben minimalen Restfunktion des mutierten Androgenrezeptors. Bei XY-Mädchen mit kompletter Androgenresistenz wird normalerweise ein typisch weibliches Spielverhalten beobachtet und erwachsene Frauen mit kompletter Androgenresistenz weisen eine ungestörte weibliche Geschlechtsidentität auf.

Partielle Androgenresistenz
Pathophysiologie und Klinik

Bei der partiellen Androgenresistenz (»partial androgen insensitivity syndrome«, PAIS) sind alle Zwischenformen der verminderten Virilisierung über überwiegend weibliche Phänotypen mit Klitorishypertrophie, ambivalente Genitalbefunde mit partieller labioskrotaler Fusion bis hin zu überwiegend männlichen Phänotypen mit Hypospadie oder Mikropenis möglich. Es kann auch eine isolierte Infertilität als einziges klinisches Merkmal der partiellen Androgenresistenz beobachtet werden (»minimal androgen insensitivity syndrome«, MAIS). Während der Pubertät kommt es auch bei PAIS zu einer gesteigerten Aromatisierung, sodass durch Östradiol eher weibliche Körperformen entstehen und typischerweise eine Gynäkomastie auftritt.

Besondere Aspekte der Diagnostik

Bei PAIS ist das ambivalente Genitale bei Geburt typisch. Hormonell sind die Erhöhung von Testosteron und LH (erhöhtes LH × Testosteron-Produkt) charakteristisch, die auf den gestörten Regelkreis durch den Rezeptordefekt hinweisen.

> **Kommt es beim CAIS nicht im Rahmen der U2 durch tastbare Gonaden oder durch einen Leistenbruch zu weitergehender Diagnostik, so führt im Pubertäts- und Adoleszentenalter häufig die ausbleibende Regelblutung zu einer kinderendokrinologischen Vorstellung.**

Hormonell liegen dann ebenfalls normale bis erhöhte Gonadotropine und ein normales bis deutlich erhöhtes Testosteron vor. Sonografisch ist bei der Androgenresistenz kein Uterus nachweisbar. Die Diagnosesicherung der Androgenresistenzformen erfolgt durch DNA-Sequenzierung des Androgenrezeptorgens. Typisch für die Androgenresistenz ist, dass gleiche Mutationen im Androgenrezeptorgen mit sehr unterschiedlichen Graden der verminderten Androgenwirkung einhergehen können, selbst innerhalb der gleichen Familie, was die individuelle Prognose erschwert. Funktionell »verschieben« somatische Androgenrezeptormosaike durch postzygotische Mutationen den erwarteten Phänotyp in Richtung einer stärkeren Virilisierung der Betroffenen. Die Identifikation von Mosaikkonstellationen erfordert eine hohe Expertise in der molekularen Diagnostik und sehr sorgfältiges Arbeiten mit vielfältigen Kontrollen zum Ausschluss von Kontaminationen, denn sie hat weitereichende Konsequenzen für das klinische Management. Das Wiederholungsrisiko ist bei Neumutationen bzw. Mosaiken nicht erhöht (Ausnahme: Keimzellmosaik der Mutter) und bei einem Mosaik muss insbesondere bei weiblicher Geschlechtszuordnung an eine unerwünschte pubertäre Virilisierung gedacht werden, was zur Empfehlung einer präpubertären Gonadektomie führt.

Besondere Aspekte der Therapie

CAIS und PAIS erfordern ein unterschiedliches klinisches Management. Bei CAIS liegt normalerweise eine ungestörte weibliche Geschlechtsidentität vor und betroffene Individuen leben in der weiblichen Geschlechtsrolle. Während der Kindheit sind zumeist keine spezifischen Maßnahmen erforderlich (Ausnahme: Leistenbruch). Das Entartungsrisiko der Gonaden wird derzeit als niedrig eingeschätzt. Die Hoden werden daher bis zum Abschluss der Pubertät in situ belassen, sodass es über den Mechanismus der Aromatisierung zu einer spontanen Pubertätsentwicklung kommen kann. Über das spätere Vorgehen herrscht kein allgemeiner Konsens, jedoch sollten die Gonaden, falls sie auch weiter in situ belassen werden, in regelmäßigen Abständen durch bildgebende Verfahren dargestellt werden. In früheren Zeiten gonadektomierte Patientinnen erhalten Östrogene bzw. Östrogen/Gestagenpräparate zur Aufrechterhaltung der sekundären Geschlechtsmerkmale. Theoretisch wäre auch eine Behandlung mit Testosteron denkbar, die bislang jedoch klinisch nicht durchgeführt wurde. Genitale Korrekturoperationen (Vaginoplastik) sind in der Kindheit nicht dringlich und müssen sich später nach den individuellen anatomischen Gegebenheiten und Wünschen der Patientinnen richten.

Bei PAIS richtet sich das Vorgehen, also das Aufziehen des Kindes im weiblichen oder männlichen Geschlecht, nach dem klinischen Grad der Virilisierungsstörung. Dieses sollte sich nicht nur auf die operativen Möglichkeiten bei einer geschlechtsangleichenden Operation beziehen, sondern auch das Ausmaß der pränatalen Androgenwirkung auf das Gehirn berücksichtigen. Ein weiterer Punkt ist die Abschätzung der individuellen Restfunktion des Androgenrezeptors und damit das prospektive Ansprechen des Genitalgewebes auf Androgene zum Zeitpunkt der Pubertät bzw. auf eine hochdosierte Androgentherapie. Hierzu wurden verschiedene Methoden vorgeschlagen. Wie oben ausgeführt, besteht bei der Androgen-resistenz eine schlechte Genotyp-Phänotyp-Korrelation. Dennoch können in vitro Untersuchungen zur Transaktivierungskapazität des Androgenrezeptors (»Reportergenassays«) eine gewisse Abschätzung der Rezeptorrestfunktion ermöglichen. In vivo ist die Herunterregulation des sexualhormonbindenden Globulins (SHBG) nach oraler Einnahme von 0,2 mg/kg des anabolen Androgens Stanozolol über 3 Tage etabliert worden. Verglichen wird die SHBG-Konzentration vor Stanozololeinnahme mit der minimalen Konzentration an den Tagen 5–8. Bei normalem Androgenrezeptor findet sich eine Herunterregulation auf 35,6–62,1%, während bei der kompletten Androgenresistenz jegliche Veränderung ausbleibt (92,4–129% der Ausgangskonzentration; ▶ Kap. 6). Nachteil dieses einzigen In-vivo-Rezeptorfunktionstests ist die Tatsache, dass Stanozolol nicht mehr auf dem deutschen Markt zugelassen ist und dass der Regulationsmechanismus zellbiologisch nicht gut bekannt ist. Bei Rezeptormosaiken kann der Test irreführende Ergebnisse aufweisen.

Aufgrund der mangelnden prospektiven Responsivität der Zielgewebe werden Kinder mit partieller Virilisierung häufiger dem weiblichen Geschlecht zugewiesen. Im Einzelfall muss abgewogen werden, ob bereits vor dem 2. Lebensjahr eine irreversibel feminisierende Genitaloperation (Vulvaplastik) notwendig ist, oder ob es der Genitalbefund zulässt, die spätere Entscheidungsreife des Kindes abzuwarten ohne die psychosexuelle Entwicklung als Mädchen zu gefährden. Bei PAIS wird im Gegensatz zu CAIS von einem relevanten Entartungsrisiko für die Gonade ausgegangen, sodass bei weiblicher Geschlechtszuweisung eine Gonadektomie empfohlen wird. Dieses ist auch deshalb erforderlich, weil es beim Mädchen sonst zu einer unerwünschten pubertären Virilisierung käme. Bei männlicher Geschlechtszuweisung erfolgen die Korrektur von Hypospadie und die Penisaufrichtung normalerweise bis zum 2. Lebensjahr. Durch hochdosierte Androgenbehandlung ist je nach Rezeptordefekt ein Ansprechen des Phallus möglich. Eine hochdosierte Testosteronbehandlung im Pubertätsalter kann die Gynäkomastie verstärken, denkbar ist die gleichzeitige Behandlung mit einem Aromataseinhibitor, z. B. Arimidex (Anastrozol), für die es jedoch keine gesicherte Evidenz gibt.

> Bei erheblichem Leidensdruck und ausgeprägtem Lokalbefund sollte auch vor Erreichen des 18. Lebensjahrs eine plastische Operation der Gynäkomastie angeboten werden.

Syndrom der persistierenden Müller-Gänge
Pathophysiologie und Klinik

Das Syndrom der persitierenden Müller-Gänge (»persistent müllerian duct syndrome«, PMDS) entsteht als Folge einer mangelnden AMH-Sekretion oder einer mangelnden AMH-Wirkung am AMH-Typ-II-Rezeptor, der im Mesenchym der embryonalen Müller-Anlagen exprimiert wird. Ursächlich sind Mutationen in den jeweils codierenden Genen. Betroffene 46,XY-Individuen weisen ein normal virilisiertes männliches Genitale mit normal entwickelten Wolff-Gängen (Ductus deferens, Nebenhoden) und normal entwickelten Hoden auf. Typisch für das PMDS sind Leistenhernien, wobei der Hoden sowohl deszendiert als auch im Leistenkanal lokalisiert sein kann. Zusätzlich liegen ein Uterus und Eileiter vor, die meist zufällig im Rahmen der Operation einer Leistenhernie (in denen sich dann Tuben und Uterus befinden können), einer Orchidopexie oder einer Operation im Bereich des Abdomens auffallen. In manchen Fällen finden sich beide Hoden und beide Tuben in einem Bruchsack. Alternativ können undeszendierte Bauchhoden vorliegen.

Besondere Aspekte der Diagnostik
AMH-Gen-Defekte gehen hormonell mit nicht messbar niedrigen AMH-Konzentrationen einher, während beim AMH-Rezeptordefekt normale oder gar erhöhte AMH-Konzentrationen messbar sind.

Besondere Aspekte der Therapie
Die Müller-Derivate werden operativ entfernt und die Hoden durch Orchidopexie im Skrotum fixiert.

Vanishing-testis-Syndrom
Pathophysiologie und Klinik
Das Vanishing-testis-Syndrom ist nicht eindeutig definiert. Es handelt sich um Zustände, bei denen bei 46,XY-Karyotyp keinerlei Rudimente von Gonaden mehr nachweisbar sind. Von einigen Autoren werden Phänotypen mit Virilisierungsstörung des äußeren Genitales hinzugezählt. Hier muss im Einzelfall von einer Überlappung mit nicht vollständig charakterisierten Formen von Gonadendysgenesien ausgegangen werden, bei denen jedoch im Rahmen einer Laparoskopie keinerlei Gonadengewebe mehr nachweisbar ist. Typischerweise wird unter »vanishing testis« die Konstellation aus äußerlich normal männlichem Phänotyp und nicht nachweisbaren Gonaden (Anorchie) verstanden. Insofern kann es erst nach der 12. bis 14. Schwangerschaftswoche zum Gonadenuntergang gekommen sein, während vorher eine ausreichende Hodenfunktion vorgelegen haben muss. Möglicherweise spielt eine pränatale Torsion und die konsekutive Infarzierung eine ursächliche Rolle.

Besondere Aspekte der Diagnostik
Die Gonadotropine sind erhöht während AMH und Inhibin B deutlich erniedrigt sind. Im Pubertätsalter entwickelt sich ein hypergonadotroper Hypogonadismus. Im HCG-Test findet sich kein Testosteronanstieg. Bei Laparoskopien finden sich an entsprechender Stelle sog. »nubbins«, »Körnchen«, ohne histologische Hinweise für Gonadengewebe.

Besondere Aspekte der Therapie
Die Pubertätsinduktion erfolgt mit Testosteron, die später in eine Hormonersatztherapie übergeht. Das Entartungsrisiko der »nubbins« ist wahrscheinlich sehr niedrig, sodass die Entfernung nach Abschluss der Pubertät beim Einsatz von Hodenprothesen erfolgen kann.

25.3.3 46,XX-DSD

Von 46,XX-DSD wird gesprochen, wenn es zu einer vermehrten Virilisierung des weiblichen äußeren Genitales durch eine verstärkte Androgenbildung kommt (◘ Tab. 25.1). In ▶ Kap. 24 werden als wichtigste Formen das 21-Hydroxylasemangel-AGS und das 11ß-Hydroxylasemangel-AGS sowie die seltene familiäre Glukokortikoidresistenz beschrieben. Bestimmte Steroidbiosynthesestörungen können sowohl zu 46,XY-DSD als auch zu 46,XX-DSD führen (3ßHSDII-Mangel, P450-Oxidoreduktasedefizienz, ▶ Kap. 24). Gonadendysgenesien mit 46,XX-Karyotyp werden formal ebenfalls den Störungen der Geschlechtsentwicklung zugerechnet. Sie sind klinisch durch eine mangelnde weibliche Pubertät oder eine vorzeitige Ovarialinsuffizienz gekennzeichnet (premature ovarian failure, POF).

Mayer-Rokitansky-Küster-Hauser-Syndrom
Als Mayer-Rokitansky-Küster-Hauser-Syndrom bezeichnet man die Konstellation aus hypoplastischer oder fehlender Vagina sowie hypoplastischen, fehlangelegten oder vollständig fehlenden Müller-Derivaten einschließlich des Uterus bei 46,XX-Karyotyp. Aufgrund der Fehlbildung liegt eine primäre Amenorrhö vor, die Ovarialfunktion ist jedoch normal. Es findet eine normale Brustentwicklung statt. Die adrenalen Steroidhormone sind normal. In 25% der Fälle können Hörstörungen vorliegen. Außerdem sind Fehlbildungen der ableitenden Harnwege häufig.

Plazentarer Aromatasemangel (CYP19)
Pathophysiologie und Klinik
Enzymatische Störungen der Östrogenbildung sind extrem selten. Bekannt ist der plazentare Aromatasedefekt, der die Umwandlung von Testosteron zu Östradiol und von Androstendion zu Östron behindert und damit zu einer embryonalen Virilisierung unterschiedlichen Grades beim Mädchen mit Klitorishypertrophie und Sinus urogenitalis führen kann. Das innere Genitale ist normal weiblich, d. h., es sind Müller-Strukturen und Ovarien vorhanden. Zum Zeitpunkt der Pubertät entsteht ein zunehmender hyper-

gonadotroper Hypogonadismus, da der endokrine Regelkreis intakt ist und keine ausreichende gonadale Östrogenproduktion möglich ist. Dementsprechend findet sich eine verminderte Ausbildung weiblicher sekundärer Geschlechtsmerkmale (verminderte Brustentwicklung). Durch den Enzymblock und die Aktivierung der Gonaden kommt es zu einer Hyperandrogenämie (Androstendion und Testosteron) mit Hirsutismus und Virilisierung sowie zu polyzystischen Ovarien.

Besondere Aspekte der Diagnostik
Charakteristisch ist eine Virilisierung der Mutter während der Schwangerschaft. Diagnostisch ist die Erhöhung von Androstendion und Testosteron bei normalem 17α-Hydroxyprogesteron (Ausschluss AGS) im Zusammenhang mit einem 46,XX-Karyotyp wegweisend.

Besondere Aspekte der Therapie
Im Pubertätsalter erfolgt die Substitution der fehlenden Östrogene.

Virilisierung durch transplazentare Androgene und Gestagene

Die Einnahme von Androgenen oder Gestagenen (19-Nortestosteron, Danazol) durch die Mutter während des entwicklungsbiologisch sensitiven Zeitfensters im ersten Trimenon kann zu einer Virilisierung des genetisch weiblichen Feten führen.

> Anamnestisch ist die Frage nach Medikamenteneinnahme während der Schwangerschaft und Virilisierung der Mutter deshalb immer wichtig und wegweisend. Neben der Einnahme kann jedoch auch die vermehrte Bildung von Androgenen im Rahmen eines nicht gut eingestellten AGS, bei androgenbildendem Ovarialtumor oder Nebennierenrindentumor zu einer Virilisierung des Feten führen.

Da die Androgenzufuhr auf den transplazentaren Weg beschränkt ist, endet die Hyperandrogenämie bei Geburt, sodass keine nachfolgende hormonelle Therapie erforderlich ist. Gegebenenfalls durchzuführende operative Maßnahmen richten sich nach dem Phänotyp.

25.4 Diagnostik von Störungen der Geschlechtsentwicklung

Die Diagnostik zielt darauf ab, die zugrunde liegende Störung zeitnah zuzuordnen und eine drohende Stoffwechselentgleisung durch eine Nebennierenrindeninsuffizienz mit Salzverlustkrise rechtzeitig zu erkennen und zu behandeln (▶ Kap. 24). Eine sorgfältige Diagnostik ist die Grundlage für die Beratung, Behandlungsplanung und das langfristige klinische Management.

25.4.1 Anamnese

Beim Neugeborenen mit DSD sollte zunächst eine Schwangerschaftsanamnese der Mutter durchgeführt werden. Wichtig sind Fragen nach Einnahme von Medikamenten mit potenziell androgener Wirkung: Anabolika, Androgene, Salben, androgenwirksame Gestagene. Eine Virilisierung der Mutter während der Schwangerschaft kann auf einen plazentaren Aromatasemangel, einen P450-Oxidoreduktasemangel, einen androgenbildenden Tumor der Nebennierenrinde oder der Ovarien bzw. ein Schwangerschaftsluteom hinweisen. Aufgrund der genetischen Grundlage der meisten Formen von DSD ist die Erhebung eines Familienstammbaums essenziell (Indexfälle?). Insbesondere ist nach Konsanguinität zu fragen (autosomal-rezessiver Erbgang) oder nach Hinweisen für einen X-chromosomalen Erbgang (Androgenresistenz).

25.4.2 Klinische Untersuchung

Die körperliche Untersuchung umfasst die klinische Erhebung des Genitalbefundes sowie einen allgemeinen pädiatrisch-internistischen Status. Dabei ist besonders auf assoziierte Fehlbildungen und Dysmorphien zu achten. Ein interdisziplinärer Ansatz unter Einbeziehung eines klinischen Humangenetikers kann bei der Einordnung syndromaler und chromosomaler Formen hilfreich sein. Die Untersuchung des äußeren Genitales muss den Grad der Virilisierung dokumentieren (◘ Abb. 25.3, ▶ Kap. 24, ◘ Abb. 24.2).

Auf das Vorhandensein eines Sinus urogenitalis sollte geachtet werden (gemeinsame Öffnung von Urethra und Vaginalanlage). Es sollte gezielt nach palpablen Gonaden gesucht werden (z. B. in den Labioskrotalfalten), bei denen es sich dann um Testes handeln muss. Exprimierbares Scheidensekret weist auf das Vorhandensein eines Uterus hin.

25.4.3 Bildgebende Diagnostik

Die sonografische Darstellung des inneren Genitales ist im Hinblick auf das Vorhandensein von Müller-Derivaten (Uterus, obere Vagina) von zentraler differenzialdiagnostischer Bedeutung. Dabei sollte auch versucht werden, die Gonaden darzustellen, was jedoch nicht stets möglich ist. Aufgrund der Assoziation der Gonadenentwicklung mit der Entwicklung der Nieren und der ableitenden Harn-

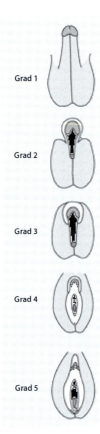

◘ **Abb. 25.3.** Virilisierungsgrad des äußeren Genitales bei 46,XY-Karytyp. (Aus Holterhus, 2008, Springer; mod. nach Sinnecker et al. 1997)

25.4.4 Zytogenetische Diagnostik und Chromosomenanalyse

Die Klassifikation von DSD und damit auch alle weiteren differenzialdiagnostischen Überlegungen richten sich entscheidend nach dem vorhandenen Kerngeschlecht des Patienten (◘ Tab. 25.1). Der rasche Nachweis von Y-spezifischem Genmaterial kann durch die Bestimmung von SRY mittels FISH oder PCR auf Basis genomischer DNA aus Blutleukozyten oder Zellen der Wangenschleimhaut erfolgen. Dennoch sollte auch eine klassische Chromosomenanalyse zur definitiven Bestimmung des Karyotyps durchgeführt werden. Die Chromosomenanalyse kann neben der Diagnose des genetischen Geschlechts und Hinweisen auf ein geschlechtschromosomales Mosaik (gemischte Gonadendysgenesie) Strukturanomalien aufdecken, z. B. die 9p-Deletion, die den DMRT1-Lokus umfasst und zu einer Gonadendysgenesie führt.

25.4.5 Hormonelle Diagnostik

Der dringlichste hormonelle Parameter bei einem Neugeborenen mit DSD ist 17α-Hydroxyprogesteron, damit ein klassisches AGS als häufigste Differenzialdiagnose mit potenziell drohender Salzverlustkrise zeitnah ausgeschlossen werden kann (▶ Kap. 24). Wird das Kind später vorgestellt, sollte der Befund des Neonatalscreenings dokumentiert werden. Die Bestimmung von Na, K, Blutgasanalyse und Glukose sollten im Hinblick auf eine möglicherweise vorliegende Nebennierenrindeninsuffizienz beim Neugeborenen ebenfalls durchgeführt werden. Die weitergehende hormonelle Diagnostik dient der Eingrenzung der Störungsebene im Hinblick auf die adrenale und gonadale Steroidhormonbiosynthese und der zellulären Wirkungsvermittlung von Testosteron. Zu den wichtigsten basalen Hormonwerten gehören neben 17α-Hydroxyprogesteron (AGS?), Kortisol (Nebennierenrindeninsuffizienz?), Testosteron (Biosynthesestörung?), Östradiol (ovarielles Gewebe?) sowie LH und FSH (erhöht bei partieller Androgenresistenz?).

ACTH-Test

Bei Verdacht auf adrenalen Steroidbiosynthesedefekt sollten die relevanten Steroidhormone sowohl basal als auch nach Stimulation mit ACTH in Form eines Steroidprofils bestimmt werden (▶ Kap. 24 und Kap. 6).

HCG-Test

Der HCG-Test wird verwendet bei Verdacht auf Störung der Androgenbiosynthese oder eines 5α-Reduktase-Typ-II-Mangels (▶ Kap. 6). Ein verminderter Testosteronanstieg wird bei Gonadendysgenesien oder beim LH-Rezep-

wege müssen auch diese sonografisch untersucht werden. Weiterhin sollte eine Darstellung der Nebennieren erfolgen. Eine MRT-Untersuchung des Abdomens kann zur weitergehenden Klärung hilfreich sein. Eine Vaginoskopie mit Zystoskopie in Narkose kann notwendig sein, um bei unklaren Befunden zu einer eindeutigen Beschreibung der anatomischen Verhältnisse des äußeren Genitales zu kommen. In der gleichen Narkose kann je nach Konstellation das innere Genitale laparoskopisch genau inspiziert und dokumentiert werden. Bei dieser Gelegenheit können die Gonaden einerseits makroskopisch beschrieben werden, andererseits eine Gonadenbiopsie zur Diagnosesicherung und Malignitätsausschluss entnommen werden (Histologie). Der vergleichsweise hohen Invasivität der Vaginoskopie/Zystoskopie/Laparoskopie steht die hohe Aussagekraft der Untersuchung gegenüber, sodass belastende, wiederholte genitale Inspektionen der Patienten auf ein Minimum reduziert werden können. Mittels Genitografie kann eine Kontrastmitteldarstellung der urogenitalen Ausführungsgänge vorgenommen werden und so das Ausmaß der Virilisierung des Sinus urogenitalis und die anatomischen Beziehungen eingeschätzt werden.

tordefekt als Ausdruck der fehlenden oder eingeschränkten Leydig-Zell-Funktion bzw. -Differenzierung gefunden. Ein erhöhter Anstieg von Androstendion bei vermindertem Testosteronanstieg ist typisch für den 17ßHSDIII-Defekt (Quotient >1). Ein verminderter Anstieg von Dihydrotestosteron trotz gutem Testosteronanstieg (Quotient >16) kann auf einen 5α-Reduktase-Typ-II-(SRD5A2-)Defekt hinweisen.

HMG-Test

Der HMG-Test (▶ Kap. 6) kann bei Verdacht auf eine ovotestikuläre Störung der Geschlechtsentwicklung Hinweise für ovarielles Gewebe durch Anstieg von Östradiol liefern.

Inhibin B und AMH

Inhibin B und AMH sind Marker der Sertoli-Zell-Funktion. Erniedrigte Werte werden bei Gonadendysgenesien gefunden.

Molekulargenetische Diagnostik

Eine molekulargenetische Untersuchung sollte erst nach vorheriger klinischer und endokrinologischer Evaluation durchgeführt werden. Für viele Formen von DSD sind heute die genetischen Grundlagen bekannt, sodass eine Diagnosesicherung durch Gensequenzierung möglich ist. Die Bewertung molekulargenetischer Analysen muss von dem die Analyse durchführenden Labor vorgenommen werden. Bei bisher nicht bekannten Missense-Mutationen muss die funktionelle Relevanz zurückhaltend interpretiert werden. Dies stellt einen Überlappungsbereich zwischen Patientenversorgung und wissenschaftlichen Fragestellungen dar. Molekulargenetische Befunde müssen im Rahmen einer humangenetischen Beratung besprochen werden.

Genitalhautbiopsie und funktionelle Untersuchungen

Die Genitalhautbiopsie war vor Klonierung des Androgenrezeptorgens Ende der 1980iger Jahre ein wichtiges diagnostisches Instrument, da durch die Bestimmung einer verminderten Androgenbindung die Diagnose einer Androgenresistenz gestellt werden konnte. Nur Androgenrezeptordefekte, die die Ligandenbindungsdomäne umfassen, können auf diese Weise detektiert werden, während z. B. die DNA-Bindung nicht erfasst wird. Durch die Bestimmung der 5α-Reduktase-Typ-II-Aktivität lässt sich im gleichen Zellsystem funktionell die Diagnose eines 5α-Reduktasemangels stellen. Da die Diagnosesicherung beider genannten Entitäten heute molekulargenetisch erfolgt, ist die diagnostische Genitalhautbiopsie in der Regel nicht mehr indiziert. In Einzelfällen kann jedoch die Genitalhautbiopsie auch heute noch zur Diagnosesicherung beitragen. Sollte bei einem DSD-Patienten eine genitale Operation erfolgen, so ist, insbesondere bei unklarer Diagnose, die gleichzeitige Durchführung einer Genitalhautbiopsie zur Anlage einer Fibroblastenkultur zu empfehlen. Standardmäßig erfolgt die Biopsie immer aus labioskrotalem Gewebe, nicht jedoch aus der Vorhaut.

25.5 Therapie bei Störungen der Geschlechtsentwicklung

25.5.1 Multidisziplinäres Management

Das klinische Vorgehen bei Kindern mit DSD hängt vom Alter und vom Untersuchungsbefund bei der Erstvorstellung ab. Bei Neugeborenen mit ambivalentem Genitale sollte eine Geschlechtszuordnung so lange vermieden werden, bis eine Evaluation durch einen Experten erfolgt ist. Betreuung, Evaluation und Diagnosemitteilung sollen in einem Zentrum für DSD durch ein multidisziplinäres Team durchgeführt werden. Das Team sollte aus Kinder- und Jugendendokrinologen, Kinderchirurgen oder Kinderurologen, Psychologen und/oder Kinder- und Jugendpsychiatern sowie Gynäkologen, Genetikern, ggf. Neonatologen und Sozialarbeitern sowie Medizinethikern bestehen. Die jeweilige Zusammenstellung richtet sich nach den individuellen Gegebenheiten.

> Ein DSD-Team muss Erfahrung im Umgang mit Kindern, Jugendlichen und Familien mit DSD haben, um professionell beraten und schlüssige Entscheidungswege aufzeigen zu können.

Der Erstkontakt mit den Eltern eines Kindes mit DSD ist von sehr großer Wichtigkeit, da der erste Eindruck und die erste Beratung von Familien als richtungweisend empfunden werden. In der weiteren Behandlung sollte dem Alter des Kindes angepasst eine kontinuierliche Aufklärung der betroffenen Kinder und Jugendlichen, aber auch eine Information der Familie sichergestellt werden. Das Prinzip des »informed consent« erfordert es, die Familie und die Betroffenen (je nach Alter des Kindes) möglichst in alle Entscheidungen so weit wie möglich aktiv mit einzubeziehen. Vor allem vor irreversiblen operativen Maßnahmen sollte überlegt werden, ob die medizinische Situation ein Abwarten der Entscheidungsreife des Kindes gestattet. Wegen der Seltenheit von DSD, der Heterogenität der klinischen Symptome und der großen Unterschiede hinsichtlich der chirurgischen und medizinischen Behandlungsverfahren gibt es noch keine evidenzbasierten Leitlinien, d. h., die Behandlung ist noch weitgehend an den Erfahrungen und Einstellungen der Experten orientiert.

25.5.2 Geschlechtszuweisung

Die Geschlechtszuordnung muss sich an einer möglichst exakten Einordnung der zugrunde liegenden endokrinen oder genetischen Störung orientieren. Überlegungen, die in den Entscheidungsprozess einbezogen werden, sind – neben der endokrinen Diagnose – das Aussehen des Genitales, chirurgische Therapieoptionen, die Notwendigkeit einer lebenslangen Hormonersatztherapie, Fertilität sowie familiäre, gesellschaftliche und kulturelle Gegebenheiten. Es muss berücksichtigt werden, dass genetische und hormonelle Faktoren abhängig von der zugrunde liegenden Diagnose zu einer sehr unterschiedlichen Beeinflussung des psychischen Geschlechts und damit der Geschlechtsidentität der Betroffenen führen (z. B. AGS, Androgenresistenz, 5α-Reduktasemangel, 17ßHSD-Typ-III-Mangel). Die Entscheidungsfindung bei der Geschlechtszuweisung darf die Diagnose DSD somit nicht auf die genitale Entwicklungsstörung und ihre rein operativen oder hormonellen Behandlungsmöglichkeiten reduzieren. Ziel der »richtigen« Geschlechtszuweisung sollte eine optimale soziokulturelle Adaptation des Individuums mit guter gesellschaftlicher Integration und maximaler gesundheitsbezogener Lebensqualität sein. Das persönliche Erleben der Behandlung spielt bei diesem Prozess eine wichtige Rolle.

25.5.3 Hormonelle bzw. medikamentöse Therapie bei DSD

Neugeborene und Säuglinge mit DSD

Bei Neugeborenen ist eine medikamentöse Therapie nur indiziert, wenn eine Geschlechtsentwicklungsstörung mit einer Nebennierenrindeninsuffizienz einhergeht ▶ Kap. 24. Eine systemische oder lokale Behandlung des Genitales mit Testosteron (z. B. 25–50 mg Testosteron i.m. alle 3–4 Wochen, maximal 3 Dosen) oder mit Dihydrotestosterongel (2,5% Dihydrotestosterongel, Andractim) kann beim Säugling mit geplanter Zuweisung zum männlichen Geschlecht in Frage kommen, um das Ansprechen des Phallus auf Androgene zu prüfen oder um eine präoperative Phallusvergrößerung bei geplanter Hypospadiekorrektur zu erreichen.

Pubertätsreifes Alter, Aufwachsen im weiblichen Geschlecht

Eine partielle oder komplette Sexualhormonersatztherapie ist erst ab dem pubertätsreifen Alter erforderlich. Dabei erfolgt je nach Diagnose ein differenziertes Vorgehen. Bei kompletter Androgenresistenz kommt es bei Belassung der Gonaden in situ zu einer spontanen weiblichen Pubertätsentwicklung durch die Aromatisierung des pubertär vermehrt in den Hoden gebildeten Testosterons (testikuläre Feminisierung). Bei weiblicher Geschlechtszuweisung und fehlender Möglichkeit zur gonadalen Sexualhormonsynthese (z. B. bei StAR-Defekt, P450scc-Defekt oder CYP17-Defekt) oder bei Zustand nach präpubertärer Gonadektomie (z. B. bei partieller Androgenresistenz, bei Gonadendysgenesie, bei 17ßHSDIII- oder 5α-Reduktasemangel), ist ab ca. 12 Jahren eine pubertätseinleitende Therapie mit Östrogenen indiziert (▶ Kap. 20). Ob bei fehlendem Uterus die zyklische Gabe mit Medikamentenpause Vorteile hat und ob die Kombination mit zyklischem Gestagen erforderlich ist, ist nicht klar.

Pubertätsreifes Alter, Aufwachsen im männlichen Geschlecht

Bei Zuweisung zum männlichen Geschlecht wird in den meisten Fällen bei Geburt eine relevante Virilisierung des Genitales vorhanden gewesen sein, die auf eine signifikante Restfunktion der Leydig-Zellen oder – bei partieller Androgenresistenz – auf eine relevante Restfunktion des Androgenrezeptors in den genitalen Zielgeweben hinweist. Somit ist ein spontaner Pubertätsbeginn grundsätzlich zunächst möglich. Vielfach wird man sich jedoch für eine pubertätseinleitende Therapie mit Testosteron (▶ Kap. 20) entscheiden, um eine adäquate und zeitgerechte Entwicklung sicherzustellen. Diese beginnt im Alter von etwa 12–13 Jahren. Die Therapiekontrolle orientiert sich am Pubertätsfortschritt unter besonderer Berücksichtigung des Genitalwachstums, Entwicklung der sekundären Geschlechtsbehaarung und später dem beginnenden Bartwuchs und Stimmbruch. Bei Androgenresistenz können deutlich höhere Dosierungen zur Überwindung des Rezeptordefektes notwendig sein. Bei ausgeprägter Gynäkomastie kann die zusätzliche Gabe eines Aromataseinhibitors (z. B. Anastrozol, Arimidex) erwogen werden. Bei Jugendlichen und Adoleszenten sollte auch die Sexualität gezielt angesprochen werden. Dies spielt nicht nur für Überlegungen zur Testosterondosis eine Rolle, sondern bestehende Ängste und Unsicherheiten zur Sexualität sollten im Rahmen der DSD-Sprechstunde bearbeitet werden können. Gelegentlich sollten Kontrollen des Testosteronspiegels und des sexualhormonbindenden Globulins erfolgen und helfen bei der Interpretation der klinischen Befunde.

25.5.4 Genitale Operationen

Äußeres Genitale

Im Neugeborenenalter ist in der Regel keine chirurgische Therapie des Genitales indiziert. Die Ziele der chirurgischen Therapie bei DSD umfassen das Aussehen und die Funktion des Genitales, eine mögliche Fertilität sowie die potenzielle maligne Entartung der Gonaden. Grundsätzlich werden genitale Korrekturoperationen jeglicher Art kontrovers diskutiert, da kontrollierte Studien nicht vorliegen und insbesondere Untersuchungen zur langfristigen Prognose unzureichend sind. Klassischerweise erfolgt bei ambivalentem Genitalbefund und Entscheidung zur männlichen Geschlechtszuordnung eine Maskulinisierungsoperation. Dies bedeutet die Aufrichtung des Phallus sowie die Korrektur der Hypospadie (Harnröhrenplastik). Nach Abschluss der Diagnostik liegt der Operationszeitpunkt normalerweise vor dem 2. Lebensjahr. Die Gonaden werden in das Skrotum verlagert. Der Zeitrahmen sollte sich wenn möglich an den Empfehlungen zum Hodenhochstand orientieren, d. h., die Hoden sollten bis zum Abschluss des 1. Lebensjahres in das Skrotum verlagert worden sein.

Bei uneindeutigem Genitalbefund und Zuordnung zum weiblichen Geschlecht erfolgt eine Feminisierungsoperation (Klitorisreduktionsplastik, Labienplastik, Vaginalplastik). Während aus chirurgischer Sicht ein früher Operationszeitpunkt einschließlich Vaginalplastik aus technisch-anatomischen Gründen bevorzugt wird, spricht die Vermeidung psychisch belastender regelmäßiger vaginaler Bougierungen beim Kind für ein zweizeitiges Vorgehen. Bei Mädchen mit AGS erfolgt üblicherweise die Feminisierungsoperation vor dem 6. Lebensmonat.

> Aufgrund der vielfach unsicheren Langzeitprognose sollte jede Operationsindikation zurückhaltend gestellt werden.

Da die Größe der Klitoris bereits im Normalfall einer erheblichen Variabilität unterliegt, sollte bei Feminisierungsoperationen im Einzelfall abgewogen werden, ob nicht die Entscheidungsreife des Kindes abgewartet werden kann.

Gonaden

Eine häufige Operationsindikation bei DSD ist die mögliche Entartung der Gonaden. Die Literaturangaben zum Risiko gonadaler Tumore sind jedoch spärlich. Das höchste Tumorrisiko haben (▶ Abschn. 25.3.1) Y-(TSPY-)positive Gonadendysgenesien und Patienten mit partieller Androgenresistenz und intraabdominellen Gonaden. Bei der Gonadendysgenesie und weiblicher Zuordnung sollte eine frühzeitige Gonadektomie erfolgen, da bereits im Säuglingsalter Gonadoblastome beschrieben worden sind. Bei Gonadendysgenesie und Zuordnung zum männlichen Geschlecht sollte eine Verlagerung der Gonaden in das Skrotum erfolgen. Zudem ist eine Gonadenbiopsie erforderlich. Über den optimalen Zeitpunkt herrscht kein allgemeiner Konsens, jedoch bietet sich die Gonadenbiopsie im Rahmen einer Orchidopexie an. Der Autor selbst führt dann jährliche Ultraschallkontrollen der Hoden durch. Spätestens zum Abschluss der Pubertät sollte eine erneute Gonadenbiopsie erfolgen. Ein wahrscheinlich geringes Risiko für eine gonadale Entartung besteht bei DSD durch Ullrich-Turner-Syndrom, komplette Androgenresistenz, ovotestikulärem DSD, 5α-Reduktase-Typ-II-Mangel und LH-Rezeptordefekten. Bei Testosteronbiosynthesedefekten sowie bei partieller Androgenresistenz und Aufwachsen im weiblichen Geschlecht, insbesondere bei Vorliegen eines somatischen Mosaiks, sollte die Gonadektomie vor dem Pubertätsalter zur Vermeidung einer unerwünschten Virilisierung erfolgen.

Literatur

Cools M, Drop SL, Wolffenbuttel KP, Oosterhuis JW, Looijenga LH (2006) Germ cell tumors in the intersex gonad: old paths, new directions, moving frontiers. Endocr Rev 27: 468–484

Hiort O, Holterhus PM (2004) The molecular basis of male sexual differentiation. Eur J Endocrinol 142: 101–110

Holterhus P-M (2008) Grundlagen und Klinik der Geschlechtsentwicklung. Monatsschr Kinderheilkd 156: 217–225

Hughes IA, Houk C, Ahmed SF, Lee PA (2006) Consensus statement on management of intersex disorders. Arch Dis Child 91: 554–563

Müller J, Ritzén EM, Ivarsson SA et al. (1999) Management of males with 45,X/46,XY gonadal dysgenesis. Horm Res 52: 11–14

Sinnecker GHG, Hiort O, Nitsche EM, Holterhus P-M, Kruse K (1997) Functional assessment and clinical classification of androgen sensitivity in patients with mutations of the androgen receptor gene. Eur J Pediatr 156 : 7–14

26 Niere und Wasserhaushalt

Jörg Dötsch

26.1 Allgemeine Funktionen – 412

26.2 Niere als endokrines Steuerorgan – 412
26.2.1 Erythropoetin – 412
26.2.2 Knochenstoffwechsel bei chronischer Niereninsuffizienz – 413
26.2.3 Wachstumsstörungen bei chronischer Niereninsuffizienz – 415
26.2.4 Pubertätsstörungen bei chronischer Niereninsuffizienz – 416
26.2.5 Renin-Angiotensin-Aldosteron-System – 417

26.3 Niere als Effektororgan der endokrinen Steuerung – Regulation des Wasserhaushaltes – 417
26.3.1 Erhöhter Wasserverlust – 417
26.3.2 Verstärkte Wasserretention – 420

Literatur – 421

26.1 Allgemeine Funktionen

Die Niere ist einerseits ein Steuerorgan, das einen wesentlichen Anteil an der endokrinen Regulation von Erythropoese, Blutdruck und Knochenstoffwechsel spielt. Daneben werden durch die renale Funktion Wachstum und Pubertät modifiziert. Andererseits ist die Niere, v. a. auf Tubulus und Sammelrohrebene, das wesentliche Effektororgan bei der Regulation von Salz- und Wasserhaushalt.

Während Defekte der renalen Steuerfunktion v. a. bei chronischer Niereninsuffizienz auftreten, sind Störungen der Effektorfunktion naturgemäß durch Dysfunktion der entsprechenden Steuerorgane oder auf renaler Ebene zu sehen.

26.2 Niere als endokrines Steuerorgan

Die Niere ist eines der vielfältigsten endokrinen Steuerorgane. Der Pädiater und der Kinderendokrinologe sollten daher ein grundlegendes Verständnis dieser Abläufe, ihrer Störungen und der therapeutischen Optionen haben. Der Großteil der endokrinen Störungen der Nierenfunktion entsteht infolge eines fortschreitenden Verlustes der Nierenfunktion, d. h. einer chronischen Niereninsuffizienz. Naturgemäß muss bei nephrologischen Details auf die entsprechende Fachliteratur verwiesen werden.

> Verschiedene Mechanismen sind ursächlich an den endokrinen Störungen bei chronischer Niereninsuffizienz beteiligt:
> - Die Sekretion von Hormonen ist gestört und die Funktion der zugehörigen Rezeptoren verändert. So wird z. B. durch die Urämie eine verstärkte Freisetzung von Parathormon bedingt, während die Synthese von Wachstumshormon supprimiert ist. Auch die Konversion von L-Thyroxin zu Triiodthyronin wird inhibiert. Für die Insulin- und Wachstumshormonsignaltransduktion konnte ebenfalls eine Störung bei der Urämie gezeigt werden.
> - Die Synthese von essenziellen endokrinen Regulatoren sinkt bei der chronischen Niereninsuffizienz mit einer Abnahme der funktionellen Nierenmasse. Beispiele hierfür sind die verminderte Synthese von Erythropoetin und Kalzitriol.
> - Die renale Clearance verschiedener Hormone, Bindungsproteine oder Hormonfragmente ist reduziert. So steigt z. B. die Konzentration von »Insulin-like-growth-factor-binding"-Proteinen (IGFBP) mit sinkender glomerulärer Filtrationsrate an, was eine Reduktion des aktiven »insulin-like growth factor I« (IGF-I) zur Folge hat. Leptin und Ghrelin im Serum steigen gleichzeitig an. Andererseits ist auch die Exkretion inaktiver Hormonfragmente reduziert, was eine Verfälschung der endokrinen Messergebnisse bewirken kann (◘ Abb. 26.1).

26.2.1 Erythropoetin

Das Glykoprotein Erythropoetin wird in den peritubulären interstitiellen Zellen des inneren Nierenkortex und der äußeren Medulla gebildet. Die Überproduktion von Erythropoetin ist im Kindes- und Jugendalter eine extreme Rarität, sodass im Folgenden ausschließlich die mangelnde Synthese besprochen wird.

Pathogenese
Die gestörte Synthese von Erythropoetin ist die Hauptursache der Anämie bei chronischer Niereninsuffizienz. Verstärkt wird die Anämie darüber hinaus durch Blutverluste bei der Hämodialyse, eine verkürzte Lebenszeit der Erythrozyten, einer Suppression der Erythropoese infolge der Urämie und einen Eisenmangel. In der Regel kommt es zu einer Manifestation einer klinisch bedeutsamen Anämie, sobald die glomeruläre Filtrationsrate unter 20–35 ml/min/1,73 m^2 gefallen ist.

Klinik und Diagnostik
Die klinischen Zeichen einer durch Erythropoetinmangel bedingten Anämie unterscheiden sich nicht von anderen Anämien. Diagnostisch wegweisend ist die nichtregeneratorische Anämie mit niedrigen Retikulozyten und normwertigem oder hohem Ferritin. Die eingeschränkte Nierenfunktion ist obligat. Eine direkte Bestimmung von Erythropoetin ist entbehrlich. Ein Ansteigen der Retikulozyten auf subkutane Erythropoetingaben bestätigt die Diagnose.

Therapie
Durch die Einführung der parenteralen Therapie mit rekombinantem humanem Erythropoetin ist die Indikation zur Transfusion von chronisch niereninsuffizienten Kindern nur noch selten gegeben. Die Applikation von Erythropoetin kann subkutan, intravenös (Hämodialyse) oder intraperitoneal (Peritonealdialyse) erfolgen. In der Regel werden 100–200 IE/kg Körpergewicht (KG) und Woche, in Einzelfällen jedoch auch deutlich höhere Dosen, zur Aufrechterhaltung einer adäquaten Blutbildung benötigt. Meist wird ein Hämoglobinwert >11 g/dl angestrebt.

26.2 · Niere als endokrines Steuerorgan

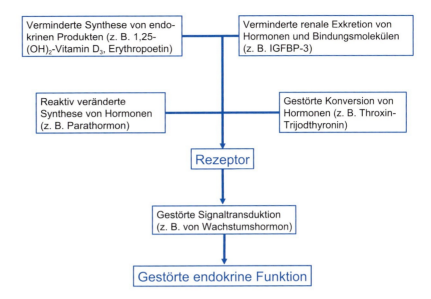

Abb. 26.1. Ebenen der endokrinen Störungen bei eingeschränkter Nierenfunktion (chronische Niereninsuffizienz). Durch Niereninsuffizienz unmittelbar induzierte Veränderungen sind in *schwarzer Schrift* dargestellt

> Hierbei ist insbesondere darauf zu achten, dass eine ausreichende Substitution mit Eisen aufrecht erhalten wird. Anzustreben sind Ferritinserumkonzentrationen von über 100 µg/l.

Durch die Therapie mit rekombinantem Erythropoetin lässt sich klinisch eine Verbesserung von Appetit, Herzfunktion und Leistungsfähigkeit erreichen. Ebenso kommt es zu einem Abschwächen der progressiven Arteriosklerose bei chronischer Niereninsuffizienz. Das Auftreten von Pruritus ist vermindert, vor allem aber lassen sich die bekannten Nebenwirkungen häufiger Transfusionen vermeiden. Die häufigsten mit der Anwendung von Erythropoetin verbundenen Nebenwirkungen sind Eisenmangel und erhöhte Hypertonieinzidenz.

26.2.2 Knochenstoffwechsel bei chronischer Niereninsuffizienz

Der Knochenstoffwechsel unterliegt einer komplexen endokrinen und mechanischen Regulation (▶ Kap. 23 und 27). Bei der chronischen Niereninsuffizienz verändern sich mehrere für die Kontrolle des Knochenstoffwechsels wichtige Einflussgrößen (◻ Abb. 26.2).

Die schwere renale Osteodystrophie aufgrund eines sekundären Hyperparathyreoidismus ist heute aufgrund der Möglichkeit zur Substitution von 1,25-(OH)$_2$-Vitamin D$_3$ selten geworden. Es wird hingegen zunehmend eine relative Vitamin-D-Überdosierung beobachtet, zumal wenn wenig praktische Erfahrungen in der Überwachung der Therapie bzw. ihrer Nebenwirkungen bestehen. Hierdurch kann das heutzutage lebenserwartungsentscheidende Problem der prämaturen Arteriosklerose bei chronisch niereninsuffizienten Patienten deutlich verstärkt werden. Daher ist eine Kenntnis der Grundlagen der renalen Osteopathien auch für den angehenden Kinderendokrinologen von entscheidender Bedeutung.

Pathogenese
High-turnover-Osteodystrophie (mit sekundärem Hyperparathyreoidismus)

Diese Knochenstoffwechselstörung ist in erster Linie durch eine erhöhte Resorption von Knochensubstanz als Folge eines sekundären Hyperparathyreoidismus charakterisiert. Zu den Faktoren, die zur Entwicklung eines sekundären Hyperparathyreoidismus führen, gehören die defiziente

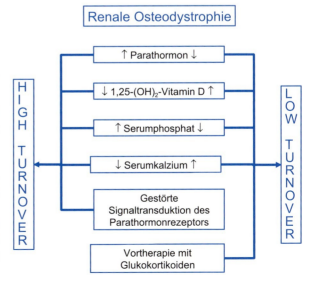

Abb. 26.2. Endokrine Einflussfaktoren der Entstehung einer renalen Osteopathie

Synthese von 1,25-(OH)$_2$-Vitamin D$_3$, die Retention von Phosphat, die Hypokalzämie und Veränderungen in der Sekretion und Rezeptorfunktion des Parathormons. Laborchemische und radiologische Zeichen eines sekundären Hyperparathyreoidismus können sich bereits in einem sehr frühen Stadium der Niereninsuffizienz (glomeruläre Filtrationsrate, GFR, 50–80 ml/m^2) manifestieren.

Im Einzelnen erklären sich die laborchemischen Veränderungen wie folgt (◘ Abb. 26.2): Sobald die Nierenfunktion auf 25–30% gefallen ist, steigt infolge der reduzierten renalen Phosphatelimination die Phosphatserumkonzentration. Dies verstärkt Hypokalzämie und Hyperparathyreoidismus. Letzterer wird über verschiedene Mechanismen induziert: Einerseits wird die Parathormon Sekretion durch transkriptionelle und posttranskriptionelle Vorgänge verstärkt, andererseits führt erhöhtes Phosphat zur Proliferation der Nebenschilddrüsen. Durch alimentäre Phosphatrestriktion lassen sich diese Vorgänge antagonisieren. Eine Senkung der Phosphatserumkonzentrationen steigert darüber hinaus die renale Synthese von 1,25-(OH)$_2$-Vitamin D$_3$.

Die 1,25-(OH)$_2$-Vitamin-D$_3$-Synthese findet vor allem im proximalen Tubulus der Niere durch das Enzym 1α-Hydroxylase statt, das damit limitierend für die Synthese von aktivem Vitamin D ist. Das Enzym wird durch Parathormon, Hypokalzämie und Hypophosphatämie stimuliert und durch Hyperphosphatämie und Urämie gehemmt. Die Hypokalzämie stimuliert entsprechend die Parathormonsekretion.

> **Veränderungen in der Ausschüttung des Parathormons und Hyperplasie der Nebenschilddrüsen sind die zwei wesentlichen Determinanten der erhöhten Parathormonserumkonzentrationen.**

Der jeweilige Anteil dieser beiden Komponenten an der Genese des sekundären Hyperparathyreoidismus ist jedoch noch umstritten. Es wird jedoch von einer Erhöhung des »Setpoints« für die kalziuminduzierte Suppression der Parathormonfreisetzung bei Urämie ausgegangen, sodass erst höhere Kalziumserumkonzentrationen eine Senkung der Plasmaparathormonkonzentration bewirken.

Von besonderem Interesse für die zukünftige Therapiegestaltung der renalen Osteodystrophie ist die Rolle des Kalzium-Sensing-Rezeptors (CaR), der außer in der Nebenschilddrüse auch in zahlreichen peripheren Organen wie der Niere exprimiert ist. Die Stimulation des CaR der Nebenschilddrüse durch die entwickelten Kalzimimetika könnte dazu beitragen, den sekundären Hyperparathyreoidismus effektiver zu therapieren.

Low-turnover-Osteodystrophie (Osteomalazie)

Im Gegensatz zur High-turnover-Osteodystrophie findet sich bei dieser Störung ein reduzierter Knochenstoffwechsel. In den 1970er und zu Beginn der 1980er Jahren lag die Hauptursache dieser Erkrankung in der toxischen Wirkung aluminiumhaltiger Dialysatlösungen und Phosphatbindner. Aber auch heute in der »Post-Aluminium-Ära« beträgt die Prävalenz der adynamen Osteodystrophie 30–40% für die pädiatrischen Dialysepatienten.

Das Auftreten der Erkrankung wird heutzutage durch eine Reihe von prädisponierenden Faktoren beeinflusst:
- Vorbehandlung mit Kortikosteroiden,
- langdauernde Therapie mit kalziumhaltigen Phosphatbindern,
- Dialysatlösungen mit hohem Kalziumgehalt,
- aggressive Vitamin-D-Therapie mit der Folge niedriger bis normaler Parathormonwerte als Zeichen eines relativen Hypoparathyreoidismus (◘ Abb. 26.2).

Klinik und Diagnostik

Die klinische Manifestation der Osteodystrophie ist als Spätzeichen anzusehen und sollte bei adäquater Diagnostik und Therapie heute unbedingt verhindert werden. Neben unspezifischen Knochen- und Muskelschmerzen werden als stärkste skelettale Veränderungen bei renaler Osteodystrophie die Epiphysiolysis capitis femoris, Genua vara und – bei Kindern unter 4 Jahren – Zeichen einer floriden Rachitis angetroffen.

Extrarenale Zeichen einer renalen Osteopathie betreffen bei inadäquater Einstellung die Verkalkung von Gefäßen und Herzklappen. Daneben sind Kalziumphosphateinlagerungen in Gelenke und in die Konjunktiven bei bis zu 10% der Dialysepatienten beschrieben.

Die charakteristischen radiologischen Befunde bei sekundärem Hyperparathyreoidismus spiegeln die verstärkte Knochenresorption wider. Hauptsächlich findet die Resorption subperiostal endostal im Bereich des Knochenkortex, z. B. im Bereich der Hand, statt. Im Gegensatz hierzu sind die Veränderungen bei der Low-turnover- oder adynamen Osteodystrophie wesentlich diskreter. Eine Sicherung lässt sich letztendlich erst bioptisch erreichen.

Die Parathormonserumkonzentration korreliert mit dem Ausmaß der Knochenresorption. Die alkalische Phosphatase, insbesondere die Knochenisoform, eignen sich auch für die Einschätzung eines erniedrigten Knochenstoffwechsels wie bei der Low-turnover-Osteodystrophie. Initial finden sich häufig erniedrigte Kalziumserumkonzentrationen. Nach Beginn der Vitamin-D-Substitution kommt es dann immer häufiger zum Auftreten einer Hyperkalzämie. Diese sind durch eine relative Überdosierung von Vitamin D zu erklären. Die Phosphatserumkonzentrationen sind stark von der alimentären Zufuhr (Proteinaufnahme) abhängig.

Therapie der renalen Osteodystrophie

Der frühe Beginn einer zielgerichteten Therapie ist zur Vermeidung der beiden Formen der Osteodystrophie von entscheidender Bedeutung. Ein wesentlicher Aspekt der Behandlung ist die diätetische Einschränkung der Phosphatzufuhr auf ca. 800 mg/Tag, ohne hierdurch eine Proteinmangelsituation zu erzeugen. Hierdurch kann der Entwicklung eines sekundären Hyperparathyreoidismus vorgebeugt werden. Gleichzeitig kommt es zu einer Verlangsamung der Progression der Nierenerkrankung. Falls die alimentäre Senkung der Phosphatserumkonzentrationen nicht ausreicht oder zu einer Proteinmalnutrition führen würde, ist die Applikation von Phosphatbindern mit den Mahlzeiten angezeigt.

> Die aluminiumhaltigen Phosphatbinder sind hierbei aufgrund der oben beschriebenen Toxizität im Kindes- und Jugendalter kontraindiziert. Die besten Erfahrungen liegen mit den kalziumhaltigen Phosphatbindern vor. Hierbei sind Kalziumazetat und Kalziumkarbonat im Hinblick auf ihre Effizienz als gleichwertig zu betrachten.

Die Hauptkomplikation dieser Therapie liegt in der Gefahr einer Hyperkalzämie, der unter Hämo- und Peritonealdialyse durch die Verwendung von Dialysatlösung mit niedriger Kalziumkonzentration entgegen gewirkt werden kann. Der Einsatz von nichtkalziumhaltigen, polymeren Phosphatbindern wie dem Sevelamer kann, wie klinische Studien zeigen, zumindest einen Teil der kalziumhaltigen Phosphatbinder erfolgreich ersetzen.

Ein wesentlicher Bestandteil in der Therapie des sekundären Hyperparathyreoidismus ist die frühzeitige Substitution von $1,25\text{-}(OH)_2\text{-Vitamin D}_3$. Ein wichtiges Problem dieser Therapie besteht in der Entstehung einer Hyperkalzämie, die vermieden werden muss, um eine Verschlechterung der Nierenfunktion zu verhindern. Daneben besteht die Gefahr einer fortschreitenden Koronarverkalkung schon im jungen Lebensalter. Um eine Low-turn-over-Osteopatie zu verhindern, ist darüber hinaus ein Parathormonspiegel im 2- bis 3-fachen Referenzbereich anzustreben. Aufgrund der Gefahr einer Hyperkalzämie wurden unterschiedliche Vitamin-D-Analoga in die Therapie des sekundären Hyperparathyreoidismus wie das Paracalcitol eingeführt. Klinische Studien zeigen weniger Hyperkalzämieepisoden und ein niedrigeres Kalzium-Phosphat-Produkt.

Eine neue Klasse von Medikamenten verspricht eine mögliche Verbesserung der Therapiemöglichkeiten des sekundären Hyperparathyreoidismus. Die Kalzimimetika stimulieren den in der Urämie z. T. resistenten CaR und führen damit zu einer Verminderung der Parathormonfreisetzung. Beim Erwachsenen zeigt sich eine signifikante Senkung der Parathormonspiegel und des Kalzium-Phosphat-Produktes durch den Einsatz von Kalzimimetika. Jedoch sind sowohl im Hinblick auf Sicherheitsaspekte als auch auf die Wirksamkeit keine genügenden Erfahrungen im Kindesalter vorhanden.

26.2.3 Wachstumsstörungen bei chronischer Niereninsuffizienz

Wachstumsstörungen bei Patienten mit chronischer Niereninsuffizienz sind multifaktorieller Genese. Da ca. 40% des postnatalen Wachstums bis zum Alter von 4 Jahren erfolgen, ist eine adäquate Therapie in dieser Phase von besonderer Bedeutung. Für den angehenden Kinderendokrinologen ist die Kenntnis des Zusammenwirkens unterschiedlicher ineinandergreifender Faktoren bei niereninsuffizienzbedingten Störungen des Wachstums (◘ Abb. 26.3) und die Unterscheidung der unmittelbar endokrin verursachten Wachstumsstörungen (▶ Kap. 19) von essenzieller Bedeutung.

Pathophysiologie

Bei Säuglingen ist vor allem der Mangel an Kalorien mit der Folge einer Gedeihstörung zu nennen. Diese wird vor allem durch die urämisch bedingte Inappetenz bedingt. Daher ist mit allen Mitteln eine ausreichende kalorische

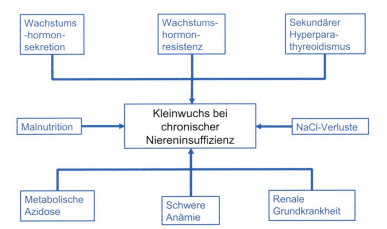

◘ **Abb. 26.3.** Einflussfaktoren für die Entstehung eines Kleinwuchses bei chronischer Niereninsuffizienz

Versorgung anzustreben, z. B. mithilfe einer Gastrostomie. Dazu kommt der häufige Verlust von Kochsalz bei Säuglingen mit bilateraler Dysplasie, der die Proteinbiosynthese erschwert. Durch die metabolische Azidose kommt es zu einer weiteren Einschränkung der Proteinsynthese und einer reduzierten Wachstumshormonsynthese. Zudem findet sich eine Störung der Signaltransduktion des GH-Rezeptors mit der Konsequenz einer insuffizienten IGF-I-Synthese. Schließlich ist auch die Funktion des IGF-I-Rezeptors durch die Urämie gestört.

Weitere Einflussfaktoren der Wachstumsstörung sind die renale Osteopathie und eine unbehandelte Anämie. Schließlich ist noch der Einfluss der jeweiligen Grundkrankheit zu bedenken. Komplexe Tubulopathien, z. B. das Fanconi-Syndrom führen zu Elektrolytverlusten, die hochdosierte Glukokortikoidtherapie des nephrotischen Syndroms bremst das Wachstum.

Diagnose

Wesentlich ist bei der Diagnosestellung der urämisch bedingten Wachstumstörung der Ausschluss alternativer Ursachen. Dabei muss bedacht werden, dass IGFBP-3-Konzentrationen durch die fehlende Exkretion deutlich erhöht sind. Zwar ist die IGF-I-Synthese durch verminderte Wachstumshormonsekretion und -insensitivität vermindert, dennoch kann sich hinter niedrigen IGF-I-Konzentrationen ein Wachstumshormonmangel verbergen. Daher gelten in der Abklärung des Kleinwuchses bei chronischer Niereninsuffizienz die gleichen diagnostischen Prinzipien wie bei nichturämischen Patienten. Zusätzlich sollten unbedingt die verschiedenen Faktoren des multifaktoriellen Kleinwuchsgeschehens beachtet werden (◘ Abb. 26.3).

Therapie

Nach Ausschluss extrarenaler Ursachen der Wachstumsstörung müssen die unterschiedlichen Einflussfaktoren des Kleinwuchses bei chronischer Niereninsuffizienz adressiert werden. Hochkalorische Diät, Ausgleich des Säure-Basen-Haushaltes, adäquate Kochsalzzufuhr, Kalzitriol und Erythropoetin müssen substituiert werden. Bei terminaler Niereninsuffizienz ist durch eine frühzeitige Nierentransplantation (unter 4 Jahren) eine deutliche Verbesserung der Wachstumsprognose zu erzielen. Ältere Kinder und Jugendliche profitieren hinsichtlich Ihrer Endgrößenprognose wesentlich weniger von der Nierentransplantation. Natürlich beeinflussen auch schlechte Transplantatfunktion und hohe Glukokortikoiddosen die Wachstumsprognose negativ.

Falls bei optimierter konservativer Therapie die Wachstumsgeschwindigkeit unter dem 25. Perzentil bleibt, sollte eine Behandlung mit rekombinantem Wachstumshormon begonnen werden. Hiermit lässt sich ein Körperhöhenzugewinn von durchschnittlich 1,4 SDS (»standard deviation score«) erreichen, während chronisch niereninsuffiziente Kinder und Jugendliche einen weiteren Körperhöhenverlust von 0,6 SDS erleiden. Da es sich ähnlich wie bei der Behandlung von Patientinnen mit Ullrich-Turner-Syndrom oder SGA nicht um eine Hormonersatztherapie, sondern eine pharmakologische Therapie handelt, wird mit Injektion von 0,35 mg Wachstumshormon/kg KG und Woche begonnen.

26.2.4 Pubertätsstörungen bei chronischer Niereninsuffizienz

Bei Jugendlichen mit chronischem Nierenversagen sind Pubertätsbeginn und Pubertätswachstumsspurt häufig verspätet. Zusätzlich findet sich in vielen Fällen ein um bis zu 50% verkürzter Pubertätswachstumsspurt, der den Verlust an Endgröße noch verstärkt. Junge Frauen mit chronischem Nierenversagen leiden häufig unter Störungen im Menstruationszyklus und an Infertilität. Bei jungen Männern ist die Zahl an Spermien reduziert. Schließlich überleben 50–80% der Feten von Müttern an der Dialyse, von denen viele intrauterin wachstumsretardiert zur Welt gekommen sind.

Pathophysiologie

Nach wie vor sind die exakten Mechanismen der Pubertätsinitiierung unbekannt ► Kap. 20. Ein entscheidendes Signal ist jedoch die charakteristische Veränderung der pulsatilen Sekretion von Gonadotropin-releasing-Hormon (GnRH). Diese führt zu einer pulsatilen Freisetzung von luteinisierendem Hormon (LH) und follikelstimulierendem Hormon (FSH). Die Serumkonzentration von LH und FSH bei Patienten mit chronischer Niereninsuffizienz ist normal oder erhöht. Allerdings findet sich ein pathologisches Sekretionsprofil für LH mit einer Reduktion der Pulsamplitude. In der Folge ändern sich die Konzentration von LH im Serum von Patienten mit terminaler Niereninsuffizienz kaum.

Zusätzlich werden Pubertät und Fertilität negativ durch die erhöhten Prolaktinkonzentrationen bei chronischer Niereninsuffizienz beeinflusst. Hyperprolaktinämie stört die Funktion des GnRH-Pulsgenerators in ähnlicher Weise wie bei Prolaktinompatienten. Nach erfolgreicher Nierentransplantation findet sich auch eine Normalisierung der Funktion des GnRH-Pulsgenerators.

Diagnose

Die Diagnose der Pubertas tarda erfolgt analog zu den nichtniereninsuffizienten Patienten im Alter von 14 Jahren (Mädchen) bzw. 15 Jahren (Jungen). Wesentlich ist der Ausschluss nichtnephrogener Ursachen. Daher sind neben einer genauen Familienanamnese und dem Ausschluss syndromaler Ursachen auch an das Vorliegen einer primären oder durch Inappetenz bei Urämie bedingten sekundären Anorexie zu denken.

Die Durchführung eines GnRH-Testes hilft bei der Absicherung der Diagnose: Bei der durch chronische Niereninsuffizienz bedingten Pubertas tarda findet sich ein hypogonadotroper Hypogonadismus. Liegt neben dem irreversiblen Nierenfunktionsverlust eine gonadale Störung wie beim durch *WT1*-Mutation verursachten Frasier-Syndrom vor (▶ Kap. 25), so findet sich ein hypergonadotroper Hypogonadismus.

Behandlung

Es gibt keine gut etablierte Therapie für die Pubertas tarda bei chronischer Niereninsuffizienz. Eine kurzfristige Therapie mit konjugierten Östrogenen oder Testosteron führt zu einer Pubertätsinduktion, jedoch nicht zu einem Zugewinn an Endgröße. Ebenso ist unklar, ob die Behandlung zu einem Gewinn an »peak bone mass« führt. Jedoch sollte eine Induktion erwogen werden, falls ein hoher Leidensdruck der Patienten besteht.

Es ist unbekannt, ob eine Verlängerung des Pubertätswachstumsspurts in einem Zugewinn an Endgröße resultiert. Nur eine kleine auf vier Patienten basierende Studie konnte keinen Zugewinn an Endgröße durch den simultanen Einsatz eines GnRH-Agonisten und rekombinantem Wachstumshormon zeigen.

26.2.5 Renin-Angiotensin-Aldosteron-System

Das Renin-Angiotensin-Aldosteron-System (RAAS) ist ein wesentliches System in der Kontrolle von Natriumausscheidung und Blutdruck. Ein sinkendes zirkulierendes Blutvolumen führt zu einer verminderten Nierenperfusion, diese zu einer erhöhten Reninfreisetzung, sodass vermehrt Angiotensin II entsteht. Angiotensin II wiederum verstärkt eine Vasokonstriktion, Proliferationsvorgänge an der Niere und eine vermehrte adrenale Aldosteronfreisetzung. Letztere bewirkt an der Niere dann wieder eine Verminderung der renalen Natriumrückresorption. Abgesehen von Veränderungen in der Endstrecke des Systems, die meist die Nebenniere betreffen (▶ Kap. 24), ist eine vermehrte Reninfreisetzung bei Störungen der renalen Funktion pathogenetisch häufig für die vermehrte Wirkung von Angiotensin II und Aldosteron verantwortlich. Da die meisten Störungen im Zusammenhang mit einer chronischen Niereninsuffizienz stehen, ist die Therapie mit einem ACE-Inhibitor oder Angiotensinrezeptorantagonisten indiziert.

26.3 Niere als Effektororgan der endokrinen Steuerung – Regulation des Wasserhaushaltes

Die Regulation des Wasserhaushaltes ist vor allem im Säuglingsalter von überragender Bedeutung. Ein erhöhter Wasserverlust, renal oder extrarenal, stellt aufgrund des hohen Anteils an extrazellulärer Flüssigkeit und aufgrund des hohen Wasserumsatzes (ca. 40–50% des extrazellulären Wassers pro Tag beim Säugling im Gegensatz zu ca. 15% beim Erwachsenen) eine besonders akute Bedrohung dar. Daher ist die Regulation des Wasserhaushaltes von elementarer Bedeutung.

In jüngsten Untersuchungen konnten durch die Aufklärung der Funktion der Vasopressinrezeptoren und der mit ihnen interagierenden Aquaporine Vorgänge zur Regulation des Wasserhaushaltes besser erklärt werden.

26.3.1 Erhöhter Wasserverlust

Abgesehen vom nicht an der Niere stattfindenden Wasserverlust (z. B. im Rahmen von Diarrhö) können die renalen Wasserverluste eingeteilt werden in Erkrankungen der Steuerorgane und in Erkrankungen auf Effektor-, d. h. Nierenebene (◘ Abb. 26.4). Zusätzlich können Salzverluste einen Wasserverlust sekundär bedingen.

Pathophysiologie
Erkrankungen des Steuerorgans: Diabetes insipidus centralis

Unter physiologischen Bedingungen wird Arginin-Vasopressin (AVP, synonym antidiuretisches Hormon, ADH) im Hypothalamus synthetisiert und über den Hypophysenhinterlappen in die Zirkulation abgegeben. Die Freisetzung erfolgt in erster Linie als Antwort auf einen Anstieg der Serumosmolalität. Da die Serumosmolalität im Wesentlichen durch Natrium und sein Hauptanion Chlorid determiniert ist, gibt die Serumnatriumkonzentration in der Regel einen guten Anhaltspunkt. Die Osmorezeptoren reagieren ab einer Serumosmolalität von ca. 280 mosmol/l bereits auf Schwankungen von 1%. Während akuter Blutdruck- oder Volumenschwankungen sowie während des Menstruationszyklus kann es zu Störungen des sonst sehr stabilen Systems kommen.

Eine vergleichsweise untergeordnete Rolle in der Stimulation der ADH-Sekretion spielen über die Volumenrezeptoren vermittelte Veränderungen. Erst eine Volumenänderung von 5–10%, die damit blutdruckwirksam wird, ist relevant. Zudem wird die ADH-Freisetzung durch Übelkeit, akute Hypoglykämie und Hypokortisolismus stimuliert.

Der Diabetes insipidus centralis ist durch eine verminderte oder abwesende Sekretion von ADH gekennzeich-

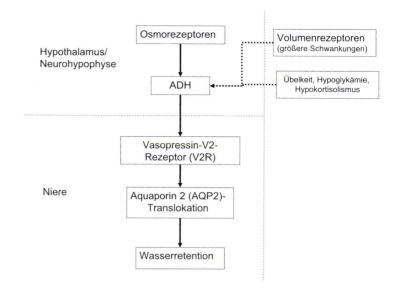

◘ Abb. 26.4. **Regulationsebenen der Wasserretention.** Wesentlicher Sensor sind die hypothalamischen Osmorezeptoren, die bereits auf Veränderungen der Serumosmolalität von 1% reagieren

net. Das ADH wird im Hypothalamus gemeinsam mit seinem Trägerprotein Neurophysin II synthetisiert, um dann in Granula verpackt in den Hypophysenhinterlappen transportiert zu werden. Mutationen im gemeinsamen Vorläufermolekül von ADH und Neurophysin II führen zum autosomal-dominanten Diabetes insipidus centralis. Der schleichende Beginn der Symptomatik ist durch die allmähliche Zerstörung der Neurone durch die toxischen Genprodukte zu verstehen. Als angeborene Ursachen kommen zudem ZNS-Fehlbildungen infrage. In der Kindheit muss vor allem an das Vorliegen eines Kraniopharyngeoms oder einer Histozytose (kann sich teilweise erst nach Jahren in der ZNS-Schnittbildgebung zeigen) gedacht werden. Eine weitere Ursache stellen neurochirurgische Eingriffe dar.

Erkrankungen des Effektororgans: Diabetes insipidus renalis

ADH wirkt einerseits über V1a-Rezeptoren, die an verschiedenen Zellen lokalisiert sind und an Gefäßmuskelzellen Vasokonstriktion und Zellproliferation bewirken. Die V1b-Rezeptoren sind am Hypophysenvorderlappen lokalisiert und erleichtern die Freisetzung von ACTH.

Wesentlich für den Wasserhaushalt sind jedoch die V2-Rezeptoren, die sich an vaskulären Endothelzellen und an der basolateralen Membran der Hauptzellen in den Sammelrohren finden (◘ Abb. 26.5). Die endothelialen V2-Rezeptoren bewirken eine Freisetzung des Von-Willebrand-Faktors, was die Wirkung des synthetischen ADH-Analogons Desmopressin (DDAVP) zur Blutstillung erklärt. An der Niere kommt es durch Stimulation der V2-Rezeptoren zu einer G-Protein-vermittelten Translokation des Aquaporin-2-(AQP2-)Wasserkanals von zytoplasmatischen Vesikeln zur apikalen Membran. Die wasserdichten Membranen werden hieraufhin permeabel. Wasser folgt dem osmotischen Gradienten und verlässt die Zelle durch an der basolateralen Membran konstitutiv exprimierte AQP3- und AQP4-Wasserkanäle. Sinkt der ADH-Serumspiegel, werden die AQP2-Proteine ubiquitiniert und wandern so markiert zurück in die zytoplasmatischen Vesikel (◘ Abb. 26.5).

Der nephrogene Diabetes insipidus kann entweder durch ein vermindertes Ansprechen eines defekten V2-Rezeptors auf ADH oder ein defektes AQP2 zustande kommen. Da das codierende Gen für den V2-Rezeptor auf dem X-Chromosom zu finden ist, liegt ein X-chromosomaler Erbgang vor. Bislang konnten über 180 verschiedene Mutationen identifiziert werden, die alle eine gestörte Signaltransduktion nach sich ziehen. Von besonderem Interesse für zukünftige Therapien könnten sich die zahlreichen

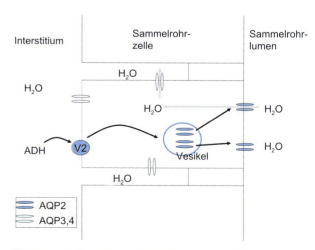

◘ Abb. 26.5. **Vereinfachte Darstellung einer renalen Sammelrohrzelle.** Der Wasserkanal AQP2 wird durch ADH-Wirkung an die apikale Membran verlagert und erlaubt den Durchtritt von Wasser durch die Zellmembran, das dann über AQP3- und AQP4-Wasserkanäle ins Interstitum gelangt

Misssense-Mutationen erweisen, die lediglich einen adäquaten Transport des V2-Rezeptorproteins zur Zelloberfläche verhindern. Mithilfe von V2-Rezeptorantagonisten könnte es in Zukunft gelingen, die Proteine intrazellulär zu binden und damit an die Zelloberfläche zu leiten.

Defekte der AQP2-Funktion folgen entweder einem autosomal-rezessiven oder -dominantem Erbgang oder können erworben sein, z. B. durch persistierende Hyperkalzämie oder Hypokaliämie.

Habituelle Polydipsie

Lange ging man davon aus, dass die habituelle Polydypsie durch ein Auswaschen des osmotischen Gradienten im Nierenmark verursacht wird. Heute mehren sich die Anzeichen, dass es sich um eine reversible Minorform des nephrogenen Diabetes insipidus handelt: Durch die dauerhaft hohe Flüssigkeitszufuhr kommt es zu einer dauerhaften Suppression der Aktivierbarkeit der AQ2-Wasserkanäle, sodass die Polyurie auch bei Flüssigkeitskarenz zunächst anhält und erst allmählich wieder normalisiert werden kann. Betroffen sind häufig Kleinkinder.

Tubulär bedingte Wasserverluste: Salzverlusttubulopathien

Neben der Wasserrückgewinnung ist der Tubulusapparat wesentlich für die Vermeidung exzessiver Salzverluste. Andererseits ziehen Salzverluste unweigerlich Wasserverluste nach sich, da die Wasserrückresorption stark an den Elektrolyttransport geknüpft ist. Eine detailiertere Darstellung der Physiologie würde den Umfang eines endokrinologischen Lehrbuchs sprengen. Wichtig erscheint jedoch das grundlegende Wissen um Salzverluste am Tubulusapparat, um diese in die Differenzialdiagnose der Polyurie einbeziehen zu können.

Die klassische endokrine Ursache eines tubulären Salzverlustes ist der Salzverlust aufgrund fehlender Mineralokortikoidsynthese, z. B. beim adrenogenitalen Syndrom (▶ Kap. 24). Auf tubulärer Ebene lassen sich angeborene und erworbene Ursachen unterscheiden. Die hereditären Salzverlusttubulopathien konnten in den letzten Jahren weitgehend molekular aufgeklärt werden. Von besonderer Bedeutung ist das Bartter-Syndrom. Mehrere Ionentransporterdefekte sind beschrieben worden. Man unterscheidet das Bartter-Syndrom Typ I, aufgrund eines defekten Furosemid-sensiblen NaK2Cl-Kotransporter (NKCC2), das Bartter-Syndrom Typ II bei defektem Kaliumkanal (ROMK) sowie Störungen des basolateralen Chloridkanals (CLCN-Kb; Bartter-Syndrom Typ III + IV). Klinisch kann z. T. bereits pränatal eine so ausgeprägte Polyurie bestehen, dass das resultierende Polyhydraminion ein hohes Risiko für Frühgeburten bewirkt. Postnatal findet sich beim Bartter-Syndrom eine massive Polyurie verbunden mit Hypokaliämie, Hyponatriämie und kompensatorischer metabolischer Alkalose.

Ebenfalls angeboren, aber weniger spezifisch ist der Salz- und Wasserverlust bei Nierendysplasie, oft assoziiert mit einer obstruktiven Uropathie. Zu den erworbenen Ursachen zählen interstitielle Nephritiden (u. a. auch die akute Pyelonephritis), die polyurische Phase eines akuten Nierenversagens, die Anwendung von Diuretika und tubulotoxische Medikamente wie das Cisplatin.

Nichtrenaler Wasserverlust

Im Kindesalter ist die Gastroenteritis eine der wesentlichen Ursachen des Wasserverlustes, meist verbunden mit einem ausgeprägten Natriumverlust. Selbst eine hypertone Dehydratation zeigt lediglich an, dass der intestinale Wasserverlust den Salzverlust übersteigt. Bei Säuglingen mit Erbrechen muss an eine Pylorusstenose gedacht werden. Auch an einen Diabetes mellitus oder fehlende Flüssigkeitszufuhr muss differenzialdiagnostisch gedacht werden.

Diagnose

Bei einer Dehydration sollten zunächst extrarenale Ursachen, z. B. gastrointestinale Genese und ein Diabetes mellitus, ausgeschlossen werden. Ist das geschehen, hat die Natriumserumkonzentration bzw. das Ausmaß der tubulären Natriumexkretion (fraktionelle Natriumexkretion) eine zentrale Bedeutung. Ist der Natriumverlust hoch, so ist von einem tubulären Salzverlust mit konsekutivem Wasserverlust auszugehen, der nun weiter differenziert werden muss (Mineralokortikoidmangel, angeborene oder erworbene Tubulopathie). Ist das Serumnatrium in einer Phase der Dehydration hoch, signalisiert dies einen ausschließlichen Wasserverlust. Um nun zu prüfen, ob ein Diabetes insipidus vorliegt, wird stationär ein Dursttest durchgeführt. Komplikationen können durch eine gute Vorbereitung des Patienten und gründliche Überwachung vermieden werden (▶ Kap. 6).

> ❗ Bei einem Gewichtsverlust >5% oder Fieber muss der Dursttest aus Sicherheitsgründen abgebrochen werden!

Erfolgt die Diagnose eines Diabetes insipidus centralis, so ist eine Magnetresonanztomografie (MRT) der Hypophyse indiziert, die gegebenenfalls jährlich für 5 Jahre zum Ausschluss einer Histiozytose wiederholt werden muss. Ebenso kann die molekulargenetische Diagnostik bei der Differenzierung der Ursache von Diabetes insipidus centralis und renalis helfen.

Die direkte Bestimmung von ADH spielt heute meist keine große Rolle mehr. Lediglich zur Differenzierung der habituellen Polydipsie und des partiellen Diabetes insipidus centralis kann nach Infusion einer hypertonen Kochsalzlösung (5%ige NaCl-Lösung mit 0,05 ml/kg/min über 2 h) die Bestimmung der ADH-Konzentration bei der Unterscheidung helfen. Häufig wird heute jedoch bei Erreichen einer Urinosmolalität von 500–600 mosmol/kg eine probatorische Flüssigkeitsrestriktion durchgeführt. Ein nach einigen Wochen normaler Flüssigkeitszufuhr durchgeführter Durstversuch erbringt dann ein normales Konzentrationsvermögen.

Einen differenzialdiagnostischen Algorithmus zur Abklärung eines erhöhten Wasserverlustes zeigt ◘ Abb. 26.6.

Behandlung

Die Therapie des Diabetes insipidus centralis erfolgt durch die 2-mal tägliche Applikation von DDAVP, in der Regel beginnend mit 2-mal 100 μg p.o. Gegebenenfalls muss auf Einzelgaben von 200 μg erhöht werden. Alternativ steht die Applikation von jeweils 10 μg DDAVP i.n. zur Verfügung. Jedoch ist insbesondere bei nasalen Infekten eine veränderte Resorption zu befürchten.

Zur Therapiesteuerung dient in erster Linie die Urin- bzw. Trinkmenge. Falls unter der Therapie eine Hyponatriämie auftritt, muss ggf. auch eine Reduktion bzw. Umverteilung der Flüssigkeitszufuhr nachgedacht werden.

Der renale Diabetes insipidus ist derzeit hinsichtlich des Symptoms der Polyurie nur eingeschränkt zu behandeln. Die Kombination von Hydrochlorothiazid (beginnend mit 0,5 mg/kg KG, ggf. bis auf 2 mg/kg KG) und Indometazin (2–3 mg/kg KG) ermöglicht in der Regel vor allem beim AQP2-Defekt ein ausreichendes Gedeihen. Bei den V2-Rezeptor-Mutationen könnte in Zukunft der Einsatz von Rezeptorantagonisten, die den Rezeptortransport an die Zelloberfläche gestatten, eine neue therapeutische Option darstellen.

Auf die Therapie des renalen Salzverlusts kann an dieser Stelle nicht eingegangen werden. Der Mineralokortikoidmangel wird in ▶ Kap. 24 dargestellt; Tubulopathien sind Thema der nephrologischen Lehrbücher.

26.3.2 Verstärkte Wasserretention

Pathophysiologie
SIADH

Das Syndrom der inadäquaten ADH-Sekretion (SIADH) stellt im Kindesalter eine absolute Rarität dar. Zu den zugrunde liegenden Erkrankungen zählt z. B. die bakterielle

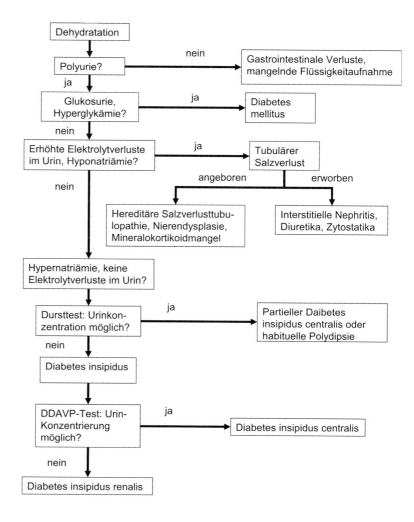

◘ **Abb. 26.6.** Differenzialdiagnostischer Algorithmus zur Abklärung eines erhöhten Wasserverlustes

Meningitis. Jedoch ist heutzutage die Strategie der präventiven Flüssigkeitsrestriktion bei Meningitis als veraltet anzusehen, da die Gefahr einer Dehydration durch Erbrechen, Fieber und Sepsis weit schwerer wiegt. Diagnostisch wegweisend sind neben der Hyponatriämie das Fehlen einer Hypovolämie und eine erhöhte Urinosmolalität. Therapeutisch ist eine Flüssigkeitsrestriktion indiziert.

Häufig mit einem SIADH verwechselt wird die reaktive ADH-Freisetzung bei intravasalem Volumenmangel durch Erkrankungen, die mit einer generalisierten Ödembildung einhergehen, wie der Herzinsuffizienz, dem nephrotischen Syndrom oder der hepatischen Synthesestörung. Bei diesen Erkrankungen zeigt sich zwar eine Hyponatriämie, die für das SIADH essenzielle Eu- oder Hypervolämie ist aber nicht anzutreffen. Behandelt werden muss die jeweilige Grunderkrankung.

Nichtendokrine Ursachen der Wasserüberladung

Hauptursache für eine Wasserüberladung ist beim stationären Patienten ist eine zu intensive Infusionstherapie. Sonst tritt eine Wasserüberladung auf bei insuffizienter Ausscheidung (Niereninsuffizienz) oder intravasaler Volumendepletion, wie sie bei Erkrankungen mit Ödembildung zu finden ist. Beispiele hierfür sind die Herzinsuffizienz, das nephrotische Syndrom oder die hepatische Synthesestörung. Zudem kann eine erhöhte Salzretention wie bei der akuten Glomerulonephritis Wasserüberladung und Ödembildung auslösen.

Literatur

Cheetham T, Baylis PH (2002) Diabetes insipidus in children: pathophysiology, diagnosis and management. Paediatr Drugs 4: 785–796

Dötsch J, Plank C, Bosch B, Dörr HG, Rascher W (2002) Endokrine Störungen bei chronischer Niereninsuffizienz. Pädiat Prax 61: 435–446

Dötsch J, Nüsken K, Benz K, Dittrich K, Plank C, Sauerstein K, Rascher W (2004) Endocrine dysregulation in adolescents with chronic renal failure. Transplantationsmedizin 16: 19–25

Dötsch J, Plank C, Rascher W (2004) Molekulare Ursachen von Anomalien der Nieren und Harnwege bei Neugeborenen. In: Ganten D, Ruckpaul K (Hrsg) Handbuch der Molekularen Medizin. Springer, Berlin Heidelberg New York Tokio, S 183–197

Drüeke TB (2005) Treatment of secondary hyperparathyroidism of dialysis patients with calcimimetics as a valuable addition to established therapeutic means. Pediatr Nephrol 20: 399–403

Peters HP, Robben JH, Deen PM, Wetzels JF (2007) Water in health and disease: new aspects of disturbances in water metabolism. Neth J Med 65: 325–332

Rascher W (1997) Hormonregulation des Salz- und Wasserhaushaltes. In: Stolecke H: Endokrinologie des Kindes- und Jugendalters. Springer, Berlin Heidelberg New York Tokio, S 267–285

Salusky IB (2005) Are new vitamin D analogues in renal bone disease superior to calcitriol? Pediatr Nephrol 20: 393–398

27 Knochen

Oliver Fricke, Eckhard Schönau

27.1 Grundlagen – 424

27.2 Knochenerkrankungen mit dem Leitsymptom gehäufter Frakturen – 425
27.2.1 Definitionen und pathogenetische Grundlagen – 425
27.2.2 Osteogenesis imperfecta (Glasknochenerkrankung) – 425
27.2.3 Osteopetrose (Albers-Schönberg-Krankheit) – 426
27.2.4 Idiopathische juvenile Osteoporose – 427
27.2.5 Inaktivitätsosteoporose – 427

27.3 Spezielle diagnostische Verfahren in der pädiatrischen Osteologie – 428

27.4 Therapie der Osteoporose – 431

Literatur – 432

27.1 Grundlagen

Die Entwicklung des muskuloskelettalen Systems war und ist in allen Kulturen und Epochen eng mit den Lebensgewohnheiten der Menschen verbunden. Bis zu den 1930er Jahren stand in unseren Breiten vor allem die Mangelernährung mit Kalzium und Vitamin-D bei der Entwicklung von metabolischen Knochenerkrankungen im Vordergrund. Alimentärer Kalzium- und Vitamin-D-Mangel sind heute in der westlichen Industriegesellschaft, nicht zuletzt aufgrund der ubiquitär durchgeführten Vitamin-D-Prophylaxe, eine Rarität. Heute stehen vor allem die Auswirkungen einer relativen Bewegungsarmut unserer Gesellschaft und sekundäre Effekte chronischer Erkrankungen bei der Entwicklung muskuloskelettaler Störungen im Vordergrund.

> **Einteilung der Knochenerkrankungen**
> — Metabolische Störungen der Mineralisation
> — Rachitis beim sich entwickelnden Skelett und Osteomalazie beim ausgereiften Skelett
> — Störungen in der Bildung von Knochenmatrix

Ein Mangel an Knochenmatrix kann in einem Mangel an funktionell nicht ausreichendem Material – wie z. B. aufgrund eines Strukturdefektes bei der Osteogenesis imperfecta oder in einer zu geringen Bildung von »gesunder« Knochenmatrix – begründet sein. Die erstere Ursache wird als »Primäre Knochenerkrankung«, die zweite als »sekundäre Knochenerkrankung« bezeichnet. Diese Unterscheidung begründet sich auf unserem aktuellen Verständnis der Knochenformation unter Einfluss mechanischer Faktoren auf das Skelettsystem. Im 19. Jahrhundert formulierte Wolff das »Transformationsgesetz« der Biomechanik, in dem die Knochenformation in ihrer Struktur der biomechanischen Inanspruchnahme folgt. Dieser Gedanke wurde vom US-amerikanischen Orthopäden und Unfallchirurgen Frost in der zweiten Hälfte des 20. Jahrhunderts wieder aufgenommen und einer detaillierteren Ausarbeitung unterzogen. Zahlreiche wissenschaftliche Befunde der vergangenen 25 Jahre stützen Frosts Vorstellungen vom »Mechanostaten«, der ein theoretisches Konstrukt zum Verständnis der Knochenformation und Resorption ist. Der Mechanostat wird in einem Regelkreis beschrieben (◘ Abb. 27.1), in dem die Knochenfestigkeit durch Auf- und Abbau von Knochensubstanz geregelt ist. Hohe Verformungsraten führen zu einer verstärkten Aktivität der Osteoblasten, sodass durch perichondrale Ossifikation neuer Knochen entsteht, der Umfang des Knochens zunimmt und die Knochenfestigkeit erhöht wird (»Modeling« des Knochens). Das »Modeling« des Knochens kann durch unterschiedliche biologische Faktoren, wie z. B. Östrogene der Frau, modifiziert werden. Aus Sicht der Regelungstechnik verändern diese Einflüsse die Sensitivität des Sensors (z. B. Östrogene) oder modifizieren die Amplifikation des aus der Verformung des Knochens resultierenden Signals. Niedrige Verformungsraten bewirken eine Reduktion der Knochenformation und eine endostale Resorption von Knochen, sodass die Knochenmasse abnimmt. Die geregelte Größe ist in diesem Kreis die Knochenfestigkeit, die von den Parametern Knochenmasse und Krümmung des

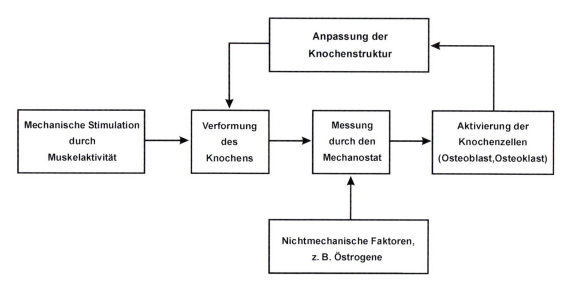

◘ **Abb. 27.1. Das Modell des Mechanostaten zur Regelung von Knochenformation und Resorption.** Kräfte, die am Skelettsystem angreifen und vor allem muskulärer Natur sind, führen zur Verformung des Knochens, die auf Ebene der Mikroanatomie vom Netzwerk der Osteozyten erfasst wird

Knochens im Querschnitt abhängig ist (Prinzip des »Ei des Columbus«: Eine starke Krümmung trägt bei gleicher Masse weniger zur Festigkeit bei als eine geringe Krümmung). Die Verformung des Röhrenknochens ist von den an ihm angreifenden mechanischen Kräften abhängig. Diese Kräfte entspringen in unserem Alltag überwiegend der muskulären Aktivität. Aus diesem Grund ist der Zusammenhang von Knochenmasse und Geometrie zur Muskelkraft ein universales Prinzip der menschlichen Physiologie, das man in jedem Lebensalter beim Menschen als relevant betrachten kann und als muskuloskelettale Interaktion bezeichnet.

27.2 Knochenerkrankungen mit dem Leitsymptom gehäufter Frakturen

27.2.1 Definitionen und pathogenetische Grundlagen

Dem gehäuften Auftreten von Frakturen liegt eine reduzierte Knochenfestigkeit zugrunde, die durch einen Mangel an Knochen, veränderten Materialeigenschaften der Knochensubstanz oder wenig Knochen bei veränderten Materialeigenschaften bedingt sein kann. Das Verhältnis zwischen Knochenmatrix und Mineralisation ist beim Knochenmangel annähernd normal, im Gegensatz zu den Mineralisationsstörungen des Knochens (Rachitis, Osteomalazie). Ein Mangel an Knochen ohne ein signifikant erhöhtes Frakturrisiko wird als Osteopenie, ein Mangel mit Auftreten von Frakturen als Osteoporose bezeichnet. Osteopenie und Osteoporose werden durch Störungen in der Kollagensynthese (z. B. Osteogenesis imperfecta), Störungen der biomechanischen Adaptation im Regelkreis des Mechanostaten (z. B. Östrogenmangel) und durch eine verminderte mechanische Stimulation (Inaktivitätsosteoporose) verursacht. Als primäre Knochenerkrankungen können die ersten beiden Ursachen bezeichnet werden, da die Ätiologie der Erkrankung primär im Knochen liegt. Der Knochenmangel durch mangelnde körperliche Aktivität, z. B. im Rahmen einer Muskelerkrankung, wird als sekundäre Knochenerkrankung bezeichnet, da die Ursache des Mangels außerhalb des Knochens liegt und die Regulation der Knochenformation intakt ist. Eine wichtige Differenzialdiagnose kindlicher Frakturen ist die Kindesmisshandlung (»battered child syndrome«), die bei Vorliegen typischer Charakteristika (Hämatome, »Parierverletzungen« im Bereich der Unterarme, Existenz von Frakturen unterschiedlichen Alters, retinale Blutungen, Hygrome im Bereich des Frontalhirns) wahrscheinlich ist.

27.2.2 Osteogenesis imperfecta (Glasknochenerkrankung)

Die Osteogenesis imperfecta (OI), auch Glasknochenerkrankung genannt, besitzt stark unterschiedliche Phänotypen, denen meist Punktmutationen in den Genen der beiden Ketten des Typ-I-Kollagen zugrunde liegen. Die Vererbung unterliegt vor allem einem autosomal-dominanten Erbgang und in seltenen Fällen einem rezessiven Vererbungsmuster. Für alle Subtypen der OI besteht eine Prävalenz von 4–10:10.000.

Die Leitsymptome der Erkrankung sind eine erhöhte Knochenbrüchigkeit mit dem Auftreten von Frakturen, Skelettdeformitäten und ein reduziertes Längenwachstum (◘ Abb. 27.2). Die OI verläuft sehr variabel im Beginn und auch in der Ausprägung ihrer Symptome. Aufgrund klinischer Kriterien können nach Sillence u. Rimoln (Sillence 1981) vier Subtypen der OI unterschieden werden (◘ Tab. 27.1), die aktuell noch durch drei weitere Subtypen (V–VII) aufgrund histologischer Kriterien ergänzt werden. Neben den Leitsymptomen treten weitere klinische Charakteristika der OI auf, die die Existenz von Schaltknochen der Kalotte, eine Dentinogenesis imperfecta, eine generalisierte Bindegewebsschwäche mit Schlaffheit der Bänder, Blutungsneigung, blaue Skleren, Myopie, Hernien und

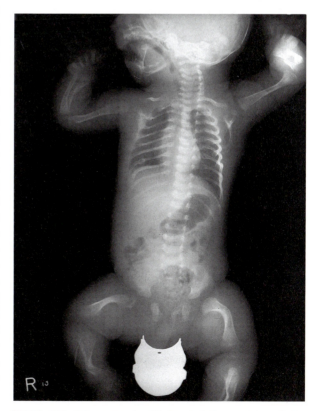

◘ **Abb. 27.2.** Babygramm eines Kindes mit Osteogenesis imperfecta

Tab. 27.1. Modifizierte Klassifikation des Phänotyps der Osteogenesis imperfecta. (Mod. nach Silence et al. 1993)			
Typ	Klinische Charakteristika	Genotyp/ molekularer Phänotyp	Effekt auf Kollagenbildung
I	Normale Körpergröße oder geringer Kleinwuchs; blaue Skleren; keine Dentiogenesis imperfecta	Vorzeitiges Stop Codon in COL1A1	Quantitativer Kollagendefekt
II	Viele Frakturen und Skelettdeformitäten ab Geburt; weicher Schädel; dunkle Skleren	Substitution von Glyzin in COL1A1 oder COL1A2	Qualitativer Kollagendefekt
III	Geringe Körpergröße; Skoliose; dreieckige Fazies; graue Skleren; Dentiogenesis imperfecta	Substitution von Glyzin in COL1A1 oder COL1A2	Qualitativer Kollagendefekt
IV	Geringe Körpergröße; Skoliose; graue oder weiße Skleren, Dentiogenesis imperfecta	Substitution von Glyzin in COL1A1 oder COL1A2	Qualitativer Kollagendefekt
V	Hyperplastische Kallusbildung; Kalzifizierung interossärer Membranen und Ligamente	Unbekannt	Unbekannt
VI	Verdicktes Osteoid, Mineralisationsdefekte	Unbekannt	Unbekannt
VII	Geringe Körpergröße mit Rhizomelie	Unbekannt	Unbekannt

eine Mittelohrschwerhörigkeit umfassen. Neugeborene mit OI fallen z. T. durch eine ausgeprägte muskuläre Hypotonie auf.

Die Diagnose einer OI stützt sich neben den klinischen Befunden vor allem auf radiologische Kriterien und molekulargenetische Untersuchungen. In der Röntgendiagnostik zeigt sich eine erhöhte Strahlentransparenz des Skeletts, die sich in einer Osteopenie begründet. Häufig sind alte Frakturen mit guter Kallusbildung neben frischen Frakturen auffällig. Es zeigen sich Deformitäten des Skeletts, z. B. eine Kyphoskoliose der Wirbelsäule und Schaltknochen im Bereich der Schädelkalotte.

Die Therapie der OI stützt sich im Wesentlichen auf zwei Pfeiler zur Verbesserung der Knochenstabilität:
- die physiotherapeutische Behandlung zur Stärkung der Muskulatur und
- die pharmakologische Behandlung mit Bisphosphonaten, um die Aktivität der Osteoklasten zu hemmen.

Die ersten klinischen Erfahrungen zur Pharmakotherapie wurden mit Pamidronat gesammelt, das intravenös verabreicht wird. In den vergangenen 10 Jahren wurden unterschiedliche Erfahrungen mit anderen Bisphosphonaten in der Therapie der OI gesammelt, wobei die intravenöse Gabe der oralen Therapie im Kindesalter überlegen scheint. Schwere Fehlstellungen der langen Röhrenknochen aufgrund rezidivierender Frakturen können von erfahrenen Kinderorthopäden mit Teleskopnägeln versorgt werden, die eine ausreichende Belastbarkeit des Skeletts in der physiotherapeutischen Behandlung ermöglichen.

> Ein Hauptziel der Therapie ist das Vermeiden von Phasen der Immobilisation, die zur Inaktivitätsosteoporose und zur Erhöhung der Frakturrisikos führen.

Bei Patienten ohne Steh- und Lauffähigkeit können innovative Methoden der Physiotherapie wie z. B. die seitenalternierende Ganzkörpervibrationstherapie mit dem Kölner Geh-und Stehtrainer Galileo im Rahmen eines integrativen physiotherapeutischen Behandlungskonzepts eingesetzt werden.

27.2.3 Osteopetrose (Albers-Schönberg-Krankheit)

Die Osteopetrose, die in vier Subtypen unterschieden werden kann, wird in die Gruppe der sklerosierenden Osteochondrodysplasien eingeordnet und wird sowohl autosomal-rezessiv (leichtere Formen) als auch autosomal-dominant (schwerere Formen) vererbt.

Die Pathogenese der Osteopetrose beruht auf einer funktionellen Störung der Osteoklastenaktivität. Osteoklasten und Osteoblasten sind in einer funktionellen Einheit für den Knochenturnover (»Remodeling«) verantwortlich, wobei die von den Osteoklasten abgebaute Knochensubstanz durch von Ostoblasten neu gebildeten Knochen ersetzt wird. Aufgrund der funktionellen Störung der Osteoklasten kommt es zur Bildung von Hyperostosen und zu einer Osteosklerose, die im Bereich des Schädels zur Kompression der Austrittsstellen der Hirnnerven führen kann. Zudem engt die Osteosklerose die Markhöhle ein und führt so zu einer verminderten Blutbildung. Patienten mit Osteosklerose zeigen zudem eine erhöhte Infektanfälligkeit, da auch die Funktion der mit den Osteoklasten verwandten Makrophagen gestört ist. Die Osteopetrosis tarda hat häufig einen asymptomatischen oder subklinischen Verlauf, sodass sie oft als Zufallsbefund in der radiologischen Diagnostik bzw. bei der Knochendichtemessung mit dem Befund einer erhöhten Knochendichte entdeckt wird. Etwa 1/3 der Patienten weisen eine Anämie auf, zudem kann eine erhöhte Knochenbrüchigkeit und eine verstärkte Kariesanfälligkeit auftreten. Seltener, aber schwerer im Verlauf, ist die maligne Osteopetrosis, die kongenital auftritt. Postnatal zeigt sich neben der Osteosklerose eine Hepatosplenomegalie, eine Panzytopenie, eine Lymphadenopathie und evtl. auch Hirnnervenausfälle und ein Hydrozephalus internus. Die Kinder zeigen eine charakteristische Facies mit Makrozephalie, Hypertelorismus, Ptosis und Strabismus. Weitere Formen sind eine intermediäre Variante und eine Form mit zusätzlicher renaler Beteiligung.

Die Therapie leicht verlaufender Formen der Osteopetrosis besteht in symptomatischen Maßnahmen wie z. B. Bluttransfusionen, antibiotischer Therapie und Osteosynthesen von Frakturen. Bei schweren Verlaufsformen, insbesondere der malignen Form, ist die frühzeitige Knochenmarktransplantation das Verfahren der ersten Wahl, da die Lebenserwartung ohne Transplantation in der Regel nicht die erste Lebensdekade überschreitet.

27.2.4 Idiopathische juvenile Osteoporose

Die idiopathische juvenile Osteoporose manifestiert sich vor allem zum Zeitpunkt der Frühpubertät, obgleich auch Fälle bei deutlich jüngeren Patienten beschrieben wurden. Es treten Knochenschmerzen, metaphysäre Frakturen der langen Röhrenknochen und Wirbelkörperfrakturen auf, die als Fischwirbelkörperbildung in der Röntgendiagnostik imponieren (◘ Abb. 27.3). Die Erkrankung heilt meist nach einem Verlauf von ca. 3–4 Jahren aus.

> Wichtig ist die präzise differenzialdiagnostische Einordnung der Symptome, die z. B. auch auf Leukämien oder eine milde verlaufende Osteogenesis imperfecta Typ I hinweisen können.

In der Knochenhistologie zeigt sich ein erniedrigter Mineraleinbau in den Knochen bei normaler Knochenresorption, sodass eine Imbalance zwischen Knochenformation und Resorption entsteht. Bei schweren Verläufen bietet sich eine Therapie mit Bisphosphonaten an, die im Wesentlichen den therapeutischen Empfehlungen für die Osteogenesis imperfecta folgt. Häufig ist neben physiotherapeutischer Behandlung keine medikamentöse Therapie notwendig, da die Erkrankung meist von alleine ausheilt.

27.2.5 Inaktivitätsosteoporose

Die durch körperliche Inaktivität vermittelte Osteoporose stellt nicht nur im Erwachsenenalter, sondern auch im Kindesalter die häufigste Form der Osteoporose dar. Es handelt sich um eine sekundäre Knochenerkrankung, da der Verlust an Knochensubstanz der verminderten körperlichen Aktivität folgt. Es sind vor allem Kinder- und Jugendliche betroffen, die aufgrund einer chronisch verlaufenden Grunderkrankung mit reduzierter Mobilität und Phasen der Immobilisation wie z. B. neuromuskuläre Erkrankungen eine Osteoporose ausbilden. Therapeutisches Ziel ist es, den durch mechanische Stimulation zu indu-

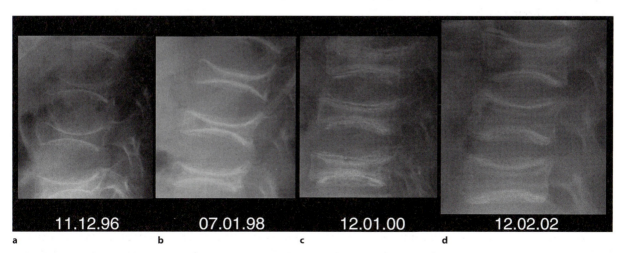

◘ **Abb. 27.3a–d.** Röntgenbilder der Wirbelsäule eines Patienten mit juveniler Osteoporose vor (**a**) und unter medikamentöser Therapie mit einem Bisphosphonat (**b–d**). Die Therapie mit einem Bisphosphonat hat zu einer Wiederaufrichtung der Wirbelkörper geführt

zierenden Knochenaufbau (»Modeling«) zu ermöglichen. Individuell ausgearbeitete physiotherapeutische Konzepte, die nach Möglichkeit integrativ gestaltet sind und verschiedene Formen der Physiotherapie kombinieren, ermöglichen eine Verbesserung der muskulären Aktivität und dadurch eine Stimulation des »Modeling« im Knochen.

27.3 Spezielle diagnostische Verfahren in der pädiatrischen Osteologie

Die Pädiatrie lebt von den Spezifika der Entwicklung des kindlichen Organismus. Dieser Aspekt nimmt auch in der pädiatrischen Osteologie eine führende Rolle ein, da die Entwicklung der Körpermaße ursächlich für entscheidende methodische Probleme in der osteodensitometrischen Diagnostik von Knochenerkrankungen im Kindes- und Jugendalter ist. Unter Osteodensitometrie wird die Untersuchung von knöchernen Skelettelementen durch Messung der Absorption ionisierender Strahlung verstanden. Das in der Erwachsenenosteologie am weitesten verbreitete Verfahren ist die »dual energy X-ray absorptiometry« (DXA), ein planimetrisches Messverfahren, mit dem die Absorption von Strahlung pro Fläche gemessen wird (◘ Abb. 27.4).

Die mit DXA ermittelte Knochendichte ist ein Surrogatparameter für die physikalische Definition von Dichte (Masse/Volumen), da zum einen über die Absorption der Strahlung auf die durchstrahlte Masse zurückgeschlossen wird und zum anderen die absorbierte Strahlung auf eine Fläche und nicht auf ein Volumen bezogen wird. Aus diesem Grund besteht für die Messung mit DXA eine starke Abhängigkeit von den Körpermaßen des Patienten. Ein großes Skelettelement mit niedriger physikalischer Dichte kann in der Messung mit DXA die gleiche Knochendichte wie ein kleines Skelettelement mit hoher physikalischer Dichte aufweisen. Die Messung der planimetrischen Dichte führt somit zu einer Überschätzung der physikalischen Dichte bei großen Individuen und zu einer Unterschätzung bei kleineren Individuen. Verschiedene methodische Ansätze sind in die DXA-Messung bei Kindern eingeführt worden, um diesem messtechnischen Problem Rechnung zu tragen. Zum einen werden die gemessenen Werte auf körpergrößenadaptierte Referenzen bezogen, zum anderen existieren geometrische Korrekturformeln, die näherungsweise aus der planimetrischen Messung einen Bezug auf das wahre Volumen des durchstrahlten Skelettelements möglich machen. Messgrößen der DXA-Messung sind planimetrische Dichtewerte unterschiedlicher Skelettelemente, meist vom Schenkelhals des Femurs und der Lumbalwirbelsäule, und die Messung des »bone mineral content« (BMC; g oder g/cm). Dieser Wert kann auch für das gesamte Skelett angegeben werden und ist ein Maß für die Knochenmasse des Skeletts. Eine Messung der absorbierten Strahlung in Bezug auf das durchstrahlte Volumen (volumetrische Messung) ist mit der quantitativen Computertomografie (QCT) möglich. Aufgrund des Bezugs der Absorption von Strahlung auf das Volumen des Skelettelements treten geringere Probleme mit der Abhängigkeit dieses Verfahrens von den Körpermaßen des Individuums auf.

> Zu beachten ist, dass bei sehr kleinen Skelettelementen mit hoher Krümmung im Querschnittsbild ein partieller Volumeneffekt auftreten kann, der zur Bestimmung von falsch niedrigen Werten führt, da im Randbereich des Skelettelements nicht jedes Voxel komplett vom gemessenen Skelettelement ausgefüllt wird.

Dieses methodische Problem ist jedoch im Vergleich zu den größenabhängigen Messproblemen der DXA als weitaus geringer einzuschätzen. Nachteilig ist die relativ hohe Strahlenbelastung bei der Untersuchung mit QCT, wenn sie im Bereich des Rumpfes, z. B. zur Messung an der Wirbelsäule, durchgeführt wird. Aus diesem Grund sind Messungen der Knochendichte und Masse mit QCT bei Erkrankungen, die das gesamte Skelettsystem betreffen, bei Kindern und Jugendlichen nach Möglichkeit an den Extremitäten durchzuführen. Diese Art der Messung wird als

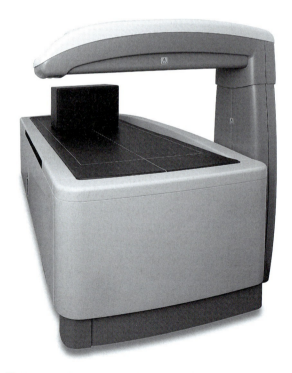

◘ **Abb. 27.4.** Fotografie eines Gerätes zur »dual energy X-ray absorptiometry« (DXA; GE Lunar Prodigy). Dieses Verfahren misst planimetrisch die Knochenflächendichte und kann auch zur Bestimmung der Körperzusammensetzung (»body composition«) eingesetzt werden

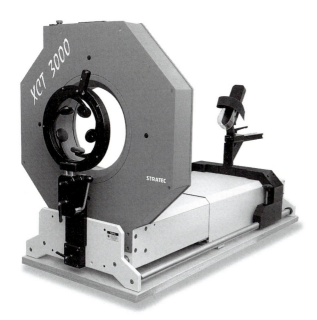

Abb. 27.5. Fotografie eines peripheren quantitativen Computertomografen (pQCT; Stratec GmbH Pforzheim) zur Messung der volumetrischen bzw. physikalischen Knochendichte

periphere quantitative Computertomografie (pQCT) bezeichnet (Abb. 27.5).

Gut etablierte Referenzwerte zu diesem Verfahren existieren für unterschiedliche Lokalisation im Bereich des Radius und der Tibia. Messergebnisse osteodensitometrischer Untersuchungen werden häufig als »standard deviation scores« (SDS), also als Differenz des Messwertes vom Mittelwert der Referenzpopulation mit Bezug auf die Standardabweichung (SD) angegeben. Unter dem Z-Score werden SDS mit Referenzbezug auf das Geschlecht, Alter und ggf. die Körpergröße, mit dem T-Score der Bezug auf eine altersentsprechende Referenzpopulation, die bereits die Spitzenknochenmasse (»peak bone mass«) erreicht hat, verstanden. Die Spitzenknochenmasse spielt in der Diagnostik der Osteoporose bei Kindern und Jugendlichen keine Rolle (Lewiecki et al. 2008), da Kinder und Jugendliche aufgrund ihrer noch nicht abgeschlossenen Skelettentwicklung noch gar keine Spitzenknochenmasse erreicht haben.

Langläufig wird der Z-Score als diagnostischer Wert benutzt, um die Diagnose einer Osteoporose (<-2,5 SD) zu stellen. Dieses Vorgehen ist aus Aspekten zur Messmethode, aber auch aus theoretischen Grundlagen zum Verständnis der Knochenentwicklung bei Kindern und Jugendlichen, als problematisch anzusehen. Untersuchungen der letzten 15 Jahre haben die allgemein verbreitete Auffassung, dass der Mensch eine Spitzenknochenmasse bis zum 30. Lebensjahr aufbaut, von der er für den weiteren Verlauf seines Lebens »zehrt«, infrage gestellt. Die Spitzenknochenmasse stellt einen Surrogatparameter für die Knochenfestigkeit dar, die jedoch nicht alleine von der Knochenmasse, sondern auch von der Geometrie des Knochens abhängig ist. Die Knochenfestigkeit ist die durch den Mechanostaten primär geregelte Größe und steht in direktem Zusammenhang zur Bruchfestigkeit des Knochens. Da im gesunden Skelett die Knochenfestigkeit an die auf den Knochen einwirkenden Kräfte, die vor allem durch die Aktivität der Skelettmuskulatur bedingt sind, adaptiert ist, ist die Spitzenknochenmasse wahrscheinlich das durch Adaptation bedingte Ergebnis der Entwicklung einer Spitzenmuskelmasse (»peak muscle mass«) bzw. Spitzenmuskelkraft. Untersuchungen, die eine vermutete Interaktion zwischen der Entwicklung einer Spitzenmuskel- und Spitzenknochenmasse im Längsschnitt beschreiben, fehlen aktuell genauso wie methodisch befriedigende Untersuchung zur Frakturprädiktion durch alleinige osteodensitometrische Untersuchungen im Kindes- und Jugendalter.

> Aus diesem Grund sind osteodensitometrische Untersuchungsbefunde bei der Diagnostik von Skeletterkrankungen immer vor dem Hintergrund des klinischen Befundes (Vorliegen von Frakturen bei Bagatelltraumata, Deformitäten von Skelettelementen, klinische Charakteristika einer diagnostischen Entität) zu sehen und dürfen nie als primäre Indikatoren für den Nachweis einer Skeletterkrankung oder als Indikation zur Therapie gewertet werden.

Die bereits oben beschriebene Einteilung der Knochenerkrankungen in primäre und sekundäre ermöglicht die Erstellung eines diagnostischen Algorithmus (Abb. 27.6). Dieser beruht auf der Untersuchung der Muskel-Knochen-Interaktion (»muscle-bone unit«) und somit auf der Beschreibung einer intakten oder unzureichenden Adaptation des Knochens auf seine mechanische Inanspruchnahme. Die Muskelquerschnittsfläche in der Messung mit pQCT dient dabei als Surrogatparameter für die Entwicklung der am Knochen angreifenden Maximalkräfte. Da die Maximalkraft eng mit dem maximalen Umfang des Skelettmuskels korrespondiert, werden an Arm und Bein Schnittebenen nahe dem maximalen Umfang zur Messung der Muskelquerschnittsfläche gewählt. Untersuchungen mit pQCT ermöglichen zudem, über Knochenmasse und Knochengeometrie ein Maß für die Knochenfestigkeit (»bone strength index«, BSI) zu bestimmen, das der durch den Mechanostaten geregelten Größe der Bruchfestigkeit noch näher kommt als die Knochenmasse (BMC). Analog können in Untersuchungen mit DXA die Parameter BMC und »fat free mass« zueinander in Verhältnis gesetzt werden.

Die Adaptation des Knochens an die muskuläre Aktivität rückt den Aspekt der muskulären Funktionsdiagnos-

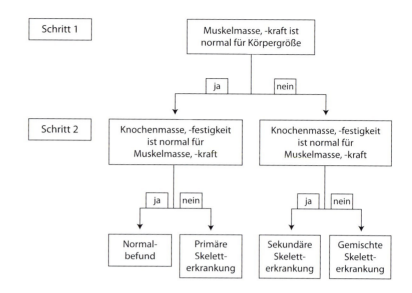

Abb. 27.6. Diagnostisches Diagramm zur Muskel-Knochen-Einheit

tik zunehmend ins Zentrum der osteologischen Diagnostik im Kindes- und Jugendalter. Dynanometrische Messungen zur maximalen isometrischen Griffstärke am nicht dominanten Arm geben ein genaueres Maß als die Muskelquerschnittsfläche für die durch physiologische Muskelaktivität vermittelten Kräfte auf Ulna und Radius des Unterarms. Mechanografische Untersuchungen mit Bestimmung der Spitzensprungkraft beim Einbeinsprung (»peak jump force«) ermöglichen ein analoges Vorgehen für die unteren Extremitäten.

In der osteologischen Diagnostik erwachsener Patienten ist die Untersuchung mit quantitativen Verfahren der Sonografie weit verbreitet. In der pädiatrischen Diagnostik ist der Einsatz dieser Untersuchungsmethoden nur unter konsequenter Berücksichtigung ihrer methodischen Probleme, wenn überhaupt, zu empfehlen. Der Parameter »speed of sound« (SOS) zeigt eine überwiegende Abhängigkeit von der Körpergröße des untersuchten Patienten und einen nur geringgradigen Zusammenhang zur Knochendichte. Die »broad ultrasound attenuation« (BUA) ist ein im Kindes- und Jugendalter in seinem Zusammenhang zur Knochenstruktur und Knochenmasse nur unzureichend untersuchter Parameter und aus diesem Grund ebenfalls nicht als belastbares diagnostisches Kriterium zu verwerten.

Mit methodischen Problemen kann auch die Bestimmung von Abbauprodukten des Knochenmetabolismus (sog. Knochenmarker, z. B. der mit der Osteoklastenaktivität korrespondierende Osteokalzinserumspiegel) in Serum und Urin der Patienten verbunden sein, da diese Stoffwechselprodukte in einem mindest so engen Zusammenhang zum Längenwachstum wie zur Entwicklung einer Osteoporose stehen. Aus diesem Grund sind Metaboliten der Knochenmatrix (z. B. Deoxypyridinolin, Galakto-sylhydroxylysin) gut einsetzbare Parameter in mathematischen Modellen zur Wachstumsprädiktion, z. B. nach Start einer Wachstumshormontherapie.

> **Zusammenfassend sind Anamnese und körperlicher Untersuchungsbefund die primären Eckpfeiler in der osteologischen Diagnostik. Osteodensitometrische Verfahren haben ihren Stellenwert in der Differenzialdiagnostik, vor allem weil sie bei Berücksichtigung der Muskel-Knochen-Interaktion die Unterscheidung in primäre und sekundäre Knochenerkrankungen ermöglichen.**

Die diagnostische Absicherung einer Knochenerkrankung durch die alleinige Beurteilung von T-Score und Z-Score osteodensitometrischer Untersuchungen ist unzureichend und führt oftmals zu schwerwiegenden Fehlentscheidungen in der Therapie (z. B. alleinige Behandlung einer sekundären Knochenerkrankung mit Bisphosphonaten). Der diagnostische Einsatz von quantitativem Ultraschall und der Bestimmung von Knochenmarkern spielt aufgrund methodischer Probleme in der pädiatrischen Osteologie eine nur untergeordnete Rolle und kann den Einsatz osteodensitometrischer Verfahren nicht ersetzen. Letztlich verhält es sich in der Osteologie nicht anders als in anderen Teilbereichen der Medizin, nur ein exaktes Verständnis über die Pathologie der Erkrankung (in diesem Fall mangelnde Knochenfestigkeit und nicht mangelnde Knochenmasse oder -dichte) führt zu einem adäquaten Einsatz diagnostischer Methoden und am Ende zu validen Diagnosen und brauchbaren therapeutischen Konzepten.

27.4 Therapie der Osteoporose

Ansatzpunkt der Osteoporosetherapie sollte das Angehen der primären Ursache der mangelnden Bruchfestigkeit des Knochens sein. Die Behandlungsindikation der Osteoporose gründet sich dabei auf einen klinischen Befund (z. B. Frakturen), aber nie alleine auf osteodensitometrische Untersuchungsergebnisse. Bei primären Knochenerkrankungen handelt es sich um eine unzureichende Adaptation an die Verformung des Knochens, sodass durch eine Verschiebung des Verhältnisses von Knochenauf- und -abbau hin zum Knochenaufbau durch eine Erhöhung der Knochenmasse eine verbesserte Bruchfestigkeit erreicht werden soll. Als brauchbares Prinzip zur Hemmung der Osteoklastenaktivität hat sich in der Erwachsenenosteologie die Wirkung von Substanzen aus der Gruppe der Bisphosphonate, Derivate des Pyrophosphats, erwiesen. Diese Substanzen haben auch eine zunehmende Bedeutung in der pädiatrischen Osteologie erlangt. Die meisten Erfahrungen in der pharmakologischen Therapie mit Bisphosphonaten liegen für die Behandlung der Osteogenesis imperfecta vor. In den 1990er Jahren wurden die ersten in Studien gewonnenen Resultate zur Therapie der Osteogenesis imperfecta mit Pamidronat, das intravenös appliziert wird, publiziert. Für Therapien mit oral verabreichten Bisphosphonaten konnte im Kindesalter nicht die gleiche Wirksamkeit wie für die intravenösen Therapieschemata gezeigt werden. Aus diesem Grund ist für das Kindesalter ein intravenös zu verabreichendes Therapieprotokoll zu empfehlen (◘ Tab. 27.2, Schema für Pamidronat und Neridronat). Für andere Formen der Osteoporose (z. B. juvenile Osteoporose) liegen bisher keine Daten für die Vergleichbarkeit einer intravenösen vs. einer oralen Therapie mit Bisphosphonaten vor. Im Zweifelsfall ist bei eher jüngeren Patienten im Säuglings- und Kleinkindalter ein eher intravenöses Therapieschema zu empfehlen. Insbesondere die intravenöse Gabe von Bisphosphonaten kann zu einer Erniedrigung des Serumspiegels von Kalzium führen, sodass ggf. eine Substitution von Kalzium erfolgen sollte. Aufgrund der erhöhten renalen Ausscheidung von Kalzium unter der Gabe von Bisphosphonaten ist besondere Vorsicht bei Patienten mit einem erhöhten Risiko der Bildung kalziumhaltiger Konkremente in den ableitenden Harnwege geboten. Unter intravenöser Gabe von Bisphosphonaten kann ein inflammatorisches Krankheitsbild mit grippeähnlicher Symptomatik auftreten. Dies ist vor allem bei der ersten Gabe eines Bisphosphonats zu beobachten.

Die physiotherapeutische Behandlung besitzt einen hohen Stellenwert in der Behandlung der Osteoporose, sowohl im Rahmen einer primären als auch sekundären Knochenerkrankung. Für die sekundäre Knochenerkrankung bedeutet die durch Muskelaktivität vermittelte Zunahme der Verformungsrate des Knochens bereits eine primäre kausale Behandlung der Erkrankung. Besonders zu betonen ist dieses für Osteoporosen, die im Rahmen neurologischer oder neuromuskulärer Erkrankungen auftreten und meist durch mangelnde muskuläre Aktivität begründet sind. Besonders empfehlenswert scheinen integrierte physiotherapeutische Therapieansätze zu sein, die unterschiedliche Formen der Physiotherapie (Bobath,

◘ **Tab. 27.2.** Therapie mit Bisphosphonaten im Kindes- und Jugendalter

Bisphosphonat	Alter	Dosis	Applikationsschema
Pamidronat (i.v.)	0–24 Monate	0,5 mg/kg/Tag an 3 aufeinanderfolgenden Tagen	Repetition der Gaben alle 2 Monate
	2–3 Jahre	0,75 mg/kg/Tag an 3 aufeinanderfolgenden Tagen	Repetition der Gaben alle 3 Monate
	>3 Jahre	1 mg/kg/Tag an 3 aufeinanderfolgenden Tagen	Repetition der Gaben alle 4 Monate
Neridronat (i.v.)	0–12 Monate	1. Zyklus: 1. Tag 0,5 mg/kg 2. Tag 1,0 mg/kg 2. Zyklus: 1. Tag 1,0 mg/kg 2. Tag 1,0 mg/kg	Repetition der Gaben alle 3 Monate
	>12 Monate	2 mg/kg als Einzeldosis	Repetition der Gabe alle 3 Monate (1. Gabe stationär, danach ambulant als Kurzinfusion über 30 min)
Alendronat (p.o.)		5–10 mg/kg/Tag	Tägliche Einnahme

Vojta, konduktive Therapie, medizinische Trainingstherapie, seitenalternierende Ganzkörpervibrationstherapie) miteinander kombinieren. Patienten mit Osteoporosen durch primäre Knochenerkrankungen profitieren ebenfalls erheblich von der physiotherapeutischen Behandlung. Dadurch kann die durch Immobilisation induzierte sekundäre Knochenerkrankung (mangelnde Verformung des Knochens) und Verstärkung der Osteoporose verhindert werden.

Die Gabe von Vitamin D oder Kalzium ist kein primärer therapeutischer Ansatz der Osteoporose, da pathophysiologisch anders als bei der Rachitis oder der Osteomalazie der Mangel an Kalzium und Vitamin D nicht im Vordergrund stehen. Weil die Mineralisation des Knochens länger dauert als der Knochenabbau, führt jeder hohe Knochenumsatz zu osteomalazischen Bezirken (noch nicht kalzifizierte Knochenmatrix), die nicht auf einem Mangel an Kalzium und Vitamin D beruhen. Bei Patienten mit einer Osteoporose im Rahmen einer sekundären Knochenerkrankung, die auf eine immobilisierende Grunderkrankung zurückzuführen ist, sollte jedoch auf eine adäquat altersentsprechende nutritive Versorgung mit Kalzium und Vitamin D geachtet werden. Denn bei diesen Patienten ist eine ausgewogene Ernährung oft schwierig zu gewährleisten, bedingt durch Ernährungsstörungen, die z. B. durch eine neurologische Grunderkrankung verursacht sein können.

> Zusammenfassend basiert die Therapie der Osteoporose auf den beiden Eckpfeilern der pharmakologischen Therapie mit Bisphosphonaten und der gezielten und intensiven physiotherapeutischen Behandlung. Kalzium und Vitamin D haben keinen Stellenwert in der Behandlung der Osteoporose im Kindes- und Jugendalter.

Literatur

Fricke O, Schoenau E (2007) Metabolic bone diseaeses: disorders of calcium and phosphate metabolism. In: Kelnar CJH, Savage OM, Saenger P, Cowell CT (eds) Growth disorders, 2nd edn. Hodder Arnold, London

Fricke O, Schoenau E (2007) The »Functional Muscle-Bone Unit«: probing the relevance of mechanical signals for bone development in children and adolescents. Growth Horm IGF Res 17(1): 1–9

Glorieux FH (2007) Experience with bisphosphonates in osteogenesis imperfecta. Pediatrics 119: 163–165

Glorieux FH, Petifor JM, Jüppner H (eds) (2003) Pediatric bone: biology and disease. Academic Press, London

Kruse K (2003) Vitamin D and parathyroid. In: Ranke M (ed) Diagnostics of endocrine function in children and adolescents, 3rd edn. Karger, Basel

Lewiecki et al. (2008) International Society for Clinical Densitometry 2007 Adult and Pediatric Official Positions. Bone 43: 1115–1121

Schoenau E, Rauch F (2003) Assessment of bone metabolism and biochemical markers. In: Ranke M (ed) Diagnostics of endocrine function in children and adolescents, 3rd edn. Karger, Basel

Schönau E, Fricke O (2006) Muskel und Knochen – eine funktionelle Einheit: Paradigmenwechsel bei Skelettuntersuchungen von Kindern und Jugendlichen. Dtsch Arztebl 103(50): A-3414/B-2970/C-2849

Semler O, Fricke O, Vezyroglou K, Stark C, Stabrey A, Schoenau E (2008) Results of a prospective pilot trial on mobility after whole body vibration in children and adolescents with osteogenesis imperfecta. Clin Rehabil 22(5): 387–394

Sillence D (1981) Osteogenesis imperfecta: An expanding panorama of variants. Clin Orthop 159: 11–25

Sillence D, Butler B, Latham M, Barlow K (1993) Natural history of blue sclerae in osteogenesis imperfecta. Am J Med Genet 45: 183–186

Referenzwerte

Martin Wabitsch

1 **Anthropometrische Parameter** – 435
1.1 Referenzwerte aus der Züricher Wachstumsstudie
  – Körperlänge, Körpergewicht und Kopfumfang
    von Neugeborenen – 436
  – Körperlänge, Körpergewicht und Kopfumfang von Säuglingen
    und Kleinkindern – 440
  – Körperhöhe, Körpergewicht und Kopfumfang von Kindern
    und Jugendlichen – 444
1.2 BMI sowie Körpergröße und -gewicht für deutsche Kinder
   und Jugendliche nach Kromeyer-Hauschild et al. – 448
1.3 Körpergröße und -gewicht nach Hesse et al. – 452
1.4 Körperhöhe und Körpergewicht
   (Saarländische Wachstumsstudie) – 454
1.5 Alters/Größen- und Größen/Gewichtsbeziehung nach Kunze – 458
1.6 Wachstums- und Gewichtskurven sowie Wachstumsgeschwindigkeit
   nach Brandt bzw. Brandt u. Reinken – 460
1.7 Körperlänge und Körpergewicht von Früh- und Neugeborenen
   nach Voigt et al. – 464
1.8 Wachstumsgeschwindigkeit nach Tanner – 468
1.9 Körperhöhe und Wachstumsgeschwindigkeit für Patientinnen
   mit Ullrich-Turner-Syndrom – 470
1.10 Taillenumfang von deutschen Kindern und Jugendlichen – 472

2 **Referenzwerte für das äußeres Genitale** – 474

3 **Referenzwerte für das inneres Genitale (Sonographie)** – 476

4 **Referenzwerte für das Schilddrüsenvolumen
   (Sonographie)** – 478

5 **Referenzwerte für den Blutdruck (alters- und körperhöhenabhängig)** – 479

6 **Endokrinologische Laborparameter** – 482

1 Anthropometrische Parameter

Im Folgenden werden Referenzwerte für verschiedene anthropometrische Parameter vorgestellt, wie sie in deutschsprachigen Zentren für pädiatrische Endokrinologie und Diabetologie verwendet werden. Die Referenzwerte sind durchaus unterschiedlich. Ursachen für die Unterschiede liegen in den unterschiedlichen Erhebungsjahren der Messdaten und den verschiedenen Kinderkohorten. Eine Bewertung der einzelnen Referenzwerte oder gar eine Empfehlung kann hier nicht ausgesprochen werden. Dies wäre ein Thema für die Weiterentwicklung der Leitlinien in diesem Bereich.

1.1 Referenzwerte aus der Züricher Wachstumsstudie

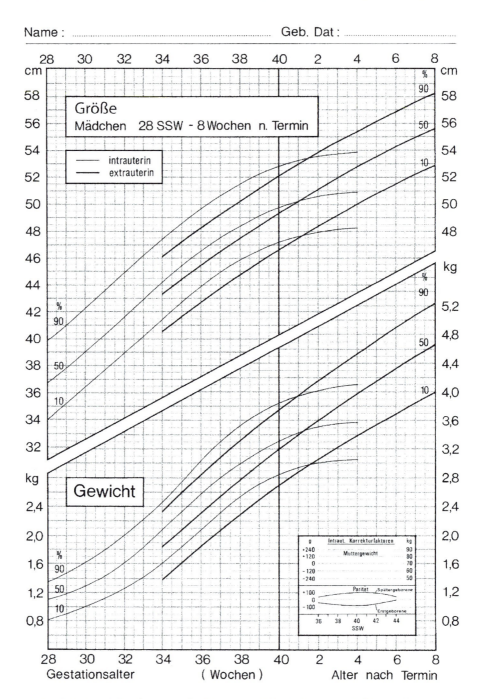

28 SSW–8 Wochen nach Termin; Mädchen: Größe und Gewicht

Quelle: Prader et al., Helv. Paediat. Acta Suppl. 45, 1982

1.1 · Referenzwerte aus der Züricher Wachstumsstudie

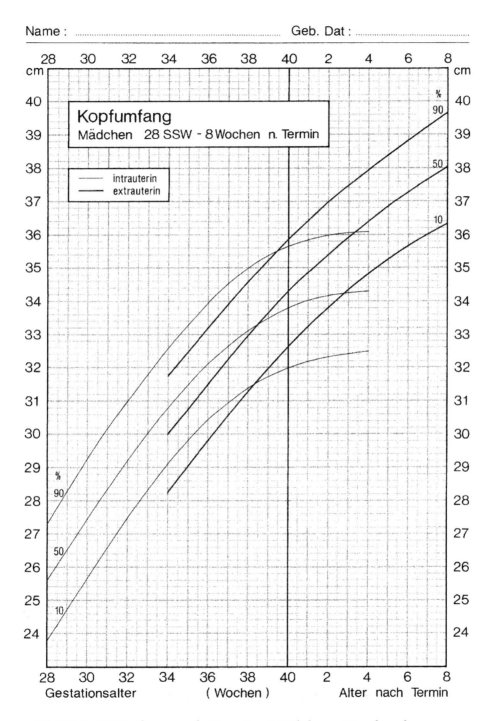

28 SSW–8 Wochen nach Termin; Mädchen: Kopfumfang

Quelle: Prader et al., Helv. Paediat. Acta Suppl. 45, 1982

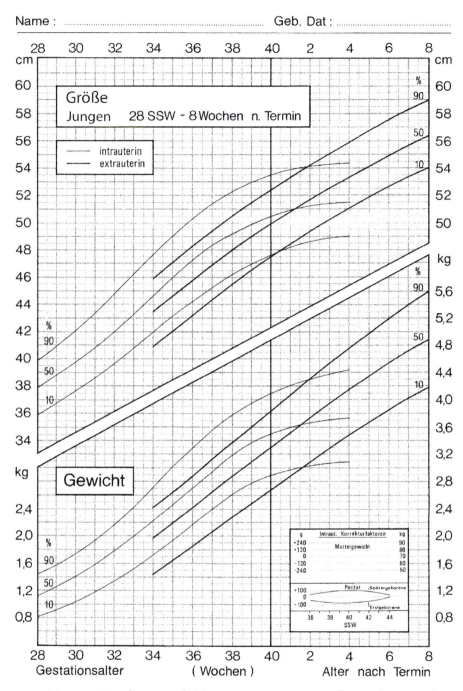

28 SSW–8 Wochen nach Termin; Jungen: Größe und Gewicht

Quelle: Prader et al., Helv. Paediat. Acta Suppl. 45, 1982

1.1 · Referenzwerte aus der Züricher Wachstumsstudie

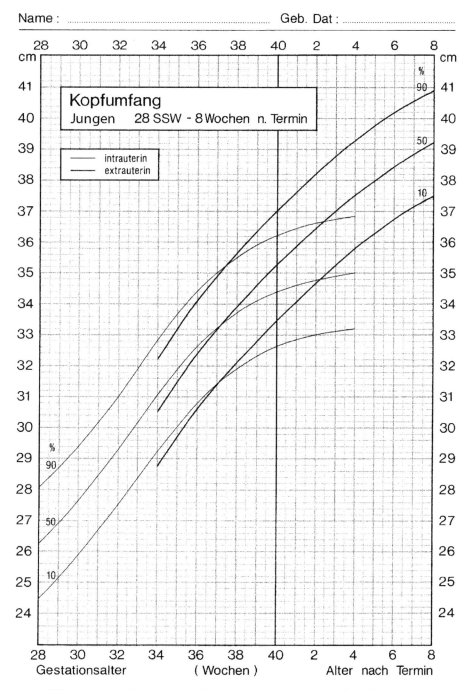

28 SSW–8 Wochen nach Termin; Jungen: Kopfumfang

Quelle: Prader et al., Helv. Paediat. Acta Suppl. 45, 1982

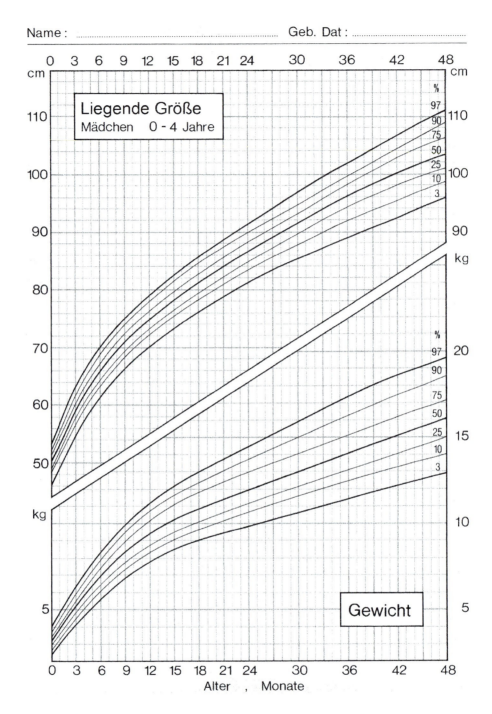

0–4 Jahre; Mädchen liegende Größe und Gewicht

Quelle: Prader et al., Helv. Paediat. Acta Suppl. 45, 1982

1.1 · Referenzwerte aus der Züricher Wachstumsstudie

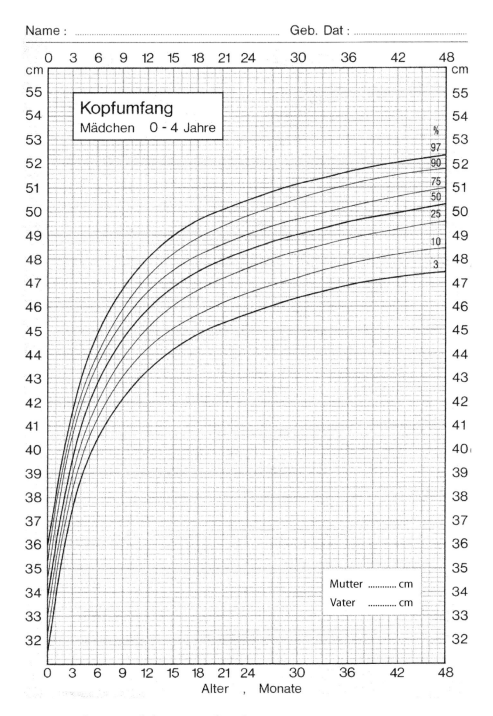

0–4 Jahre; Mädchen: Kopfumfang

Quelle: Prader et al., Helv. Paediat. Acta Suppl. 45, 1982

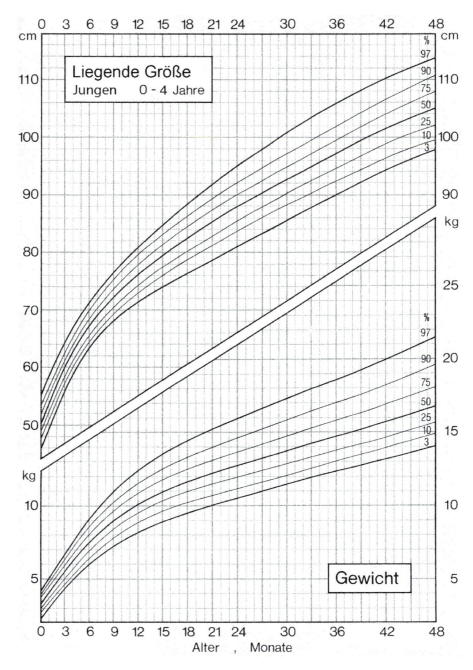

0–4 Jahre; Jungen liegende Größe und Gewicht

Quelle: Prader et al., Helv. Paediat. Acta Suppl. 45, 1982

1.1 · Referenzwerte aus der Züricher Wachstumsstudie

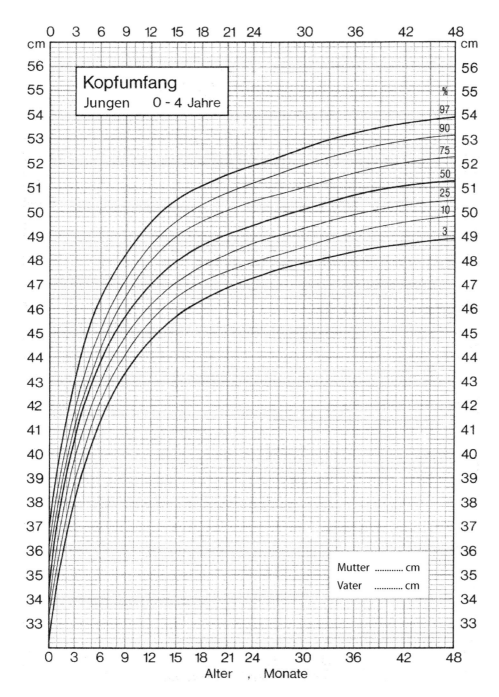

0–4 Jahre; Jungen: Kopfumfang

Quelle: Prader et al., Helv. Paediat. Acta Suppl. 45, 1982

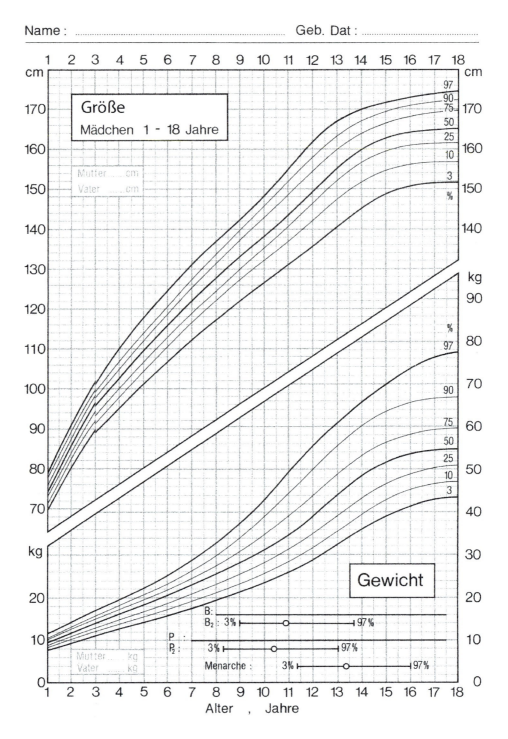

1–18 Jahre; Mädchen: Größe und Gewicht

Quelle: Prader et al., Helv. Paediat. Acta Suppl. 45, 1982

1.1 · Referenzwerte aus der Züricher Wachstumsstudie

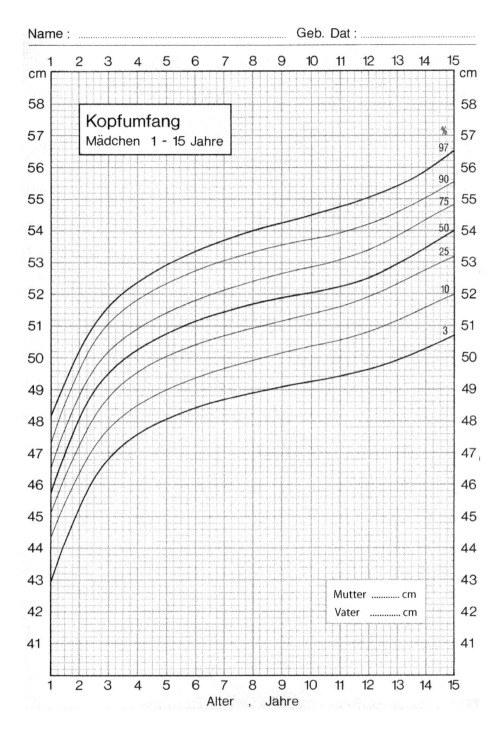

1–18 Jahre; Mädchen: Kopfumfang

Quelle: Prader et al., Helv. Paediat. Acta Suppl. 45, 1982

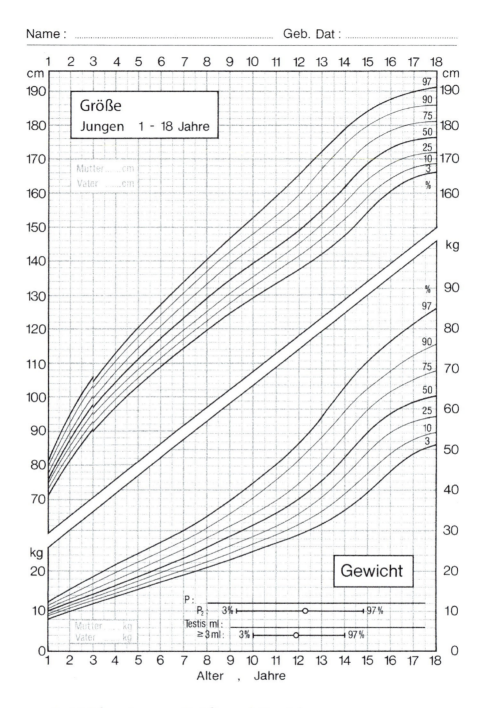

1–18 Jahre; Jungen: Größe und Gewicht

Quelle: Prader et al., Helv. Paediat. Acta Suppl. 45, 1982

1.1 · Referenzwerte aus der Züricher Wachstumsstudie

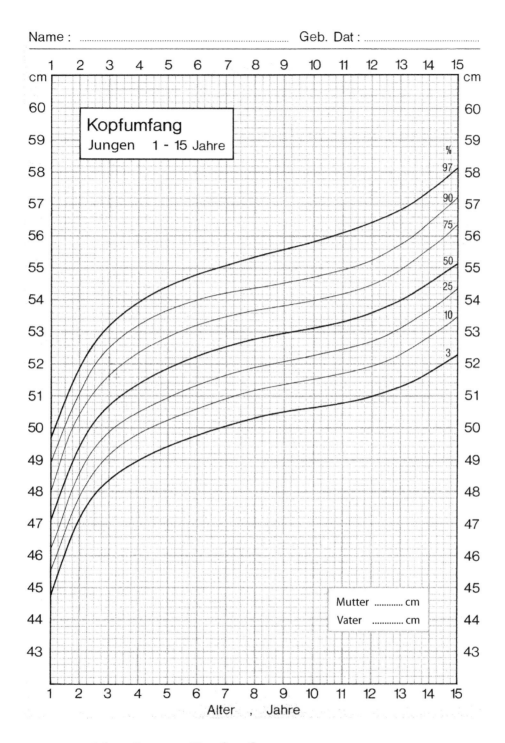

1–18 Jahre; Jungen: Kopfumfang

Quelle: Prader et al., Helv. Paediat. Acta Suppl. 45, 1982

1.2 BMI sowie Körpergröße und -gewicht für deutsche Kinder und Jugendliche nach Kromeyer-Hauschild et al.

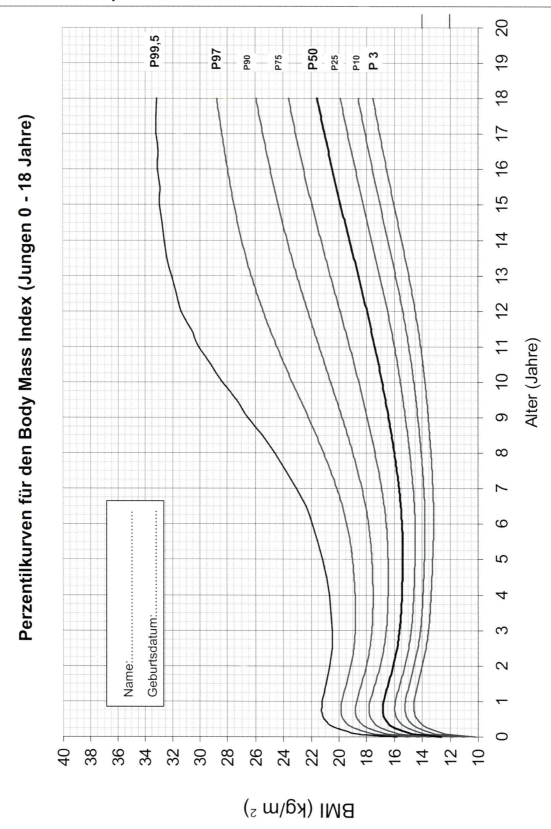

1.2 · BMI sowie Körpergröße und -gewicht für deutsche Kinder und Jugendliche

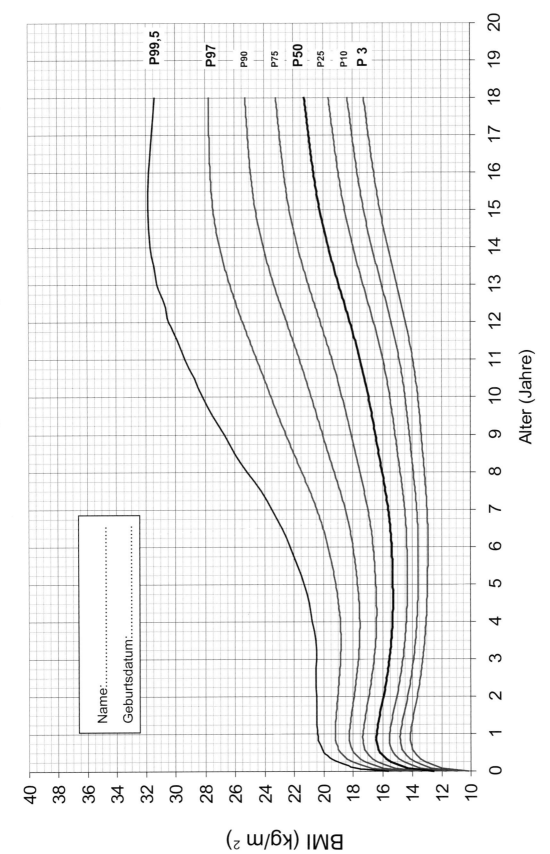

K. Kromeyer-Hauschild, M. Wabitsch, D. Kunze et al.: Monatsschr. Kinderheilk. 149 (2001) 807-818.

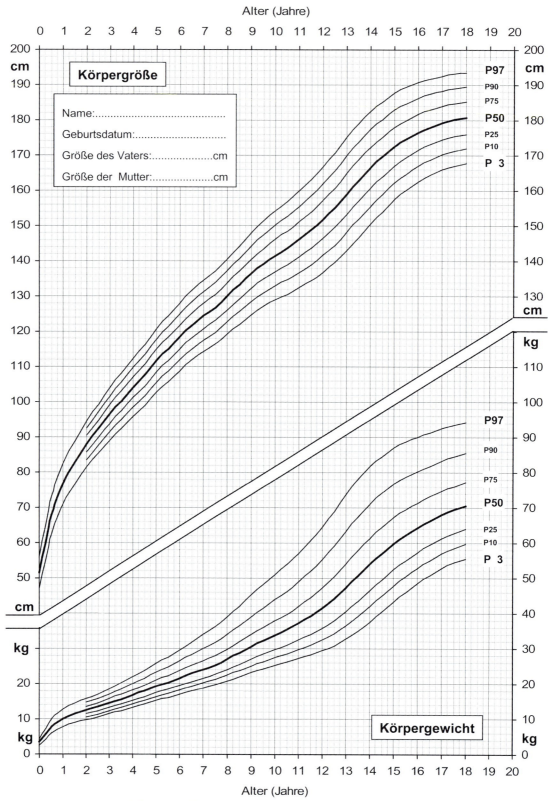

Kromeyer-Hauschild, K., M. Wabitsch, D. Kunze et al.: Monatsschr. Kinderheilk. 149 (2001) 807–818.

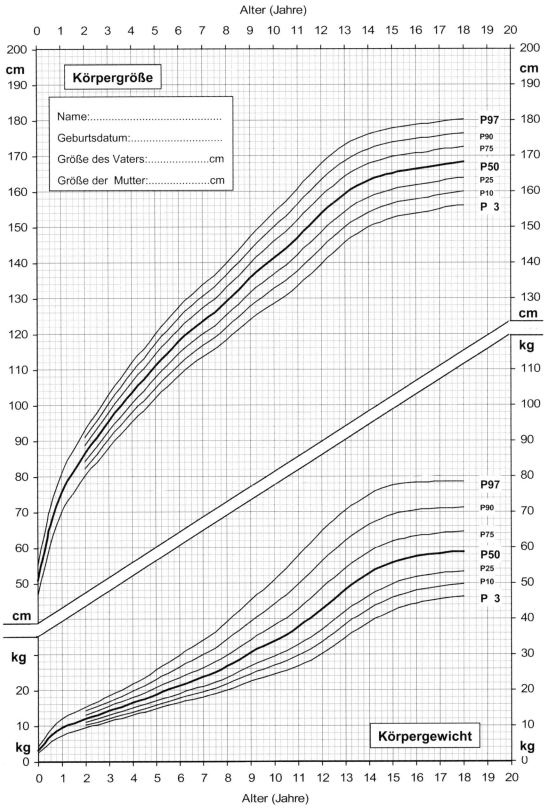

Kromeyer-Hauschild, K., M. Wabitsch, D. Kunze et al.: Monatsschr. Kinderheilk. 149 (2001) 807–818.

1.3 Körpergröße und -gewicht nach Hesse et al.

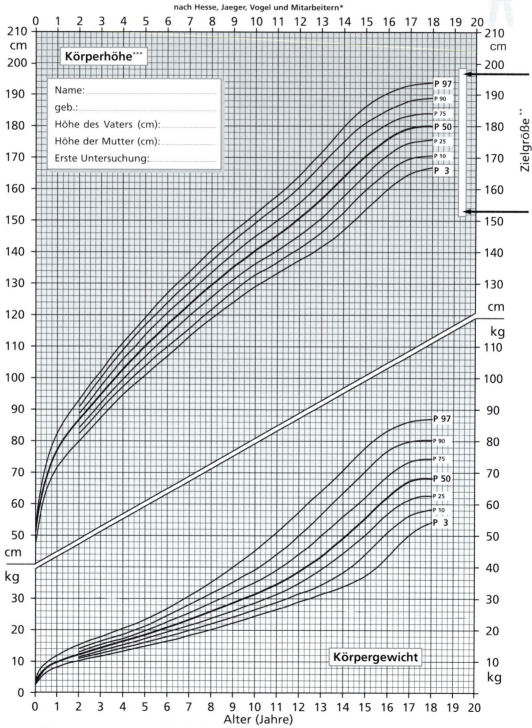

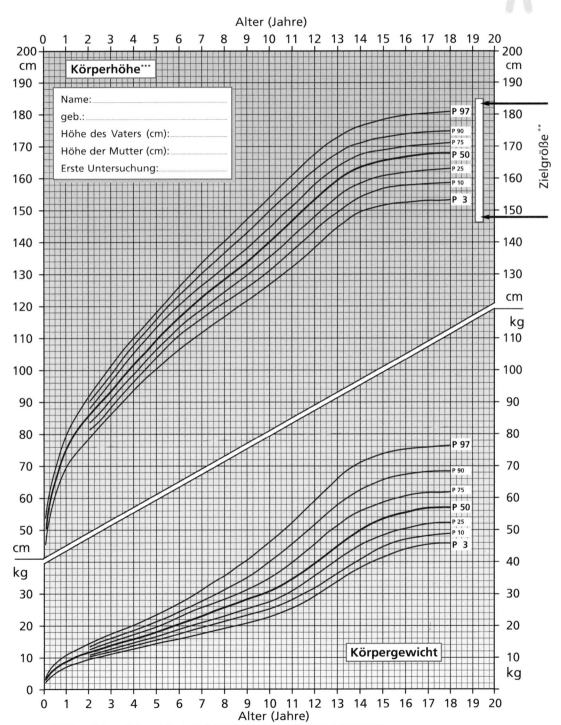

Größen- und Gewichtsperzentilen von Mädchen
nach Hesse, Jaeger, Vogel und Mitarbeitern*

*) V. Hesse, U. Jaeger, H. Vogel, I. Bernhardt, A. Deichl, A. Hofmann, K. Kromeyer, K. Zellner, 1997
**) Zielgröße = (Höhe des Vaters + Höhe der Mutter) : 2 - 6,5 cm
Die Zielgröße wird durch einen Querstrich an der entsprechenden Stelle des Balkens markiert.
***) Die Daten des ersten Lebensjahres entsprechen der Körperlänge (Messung im Liegen)

1.4 Körperhöhe und Körpergewicht (Saarländische Wachstumsstudie)

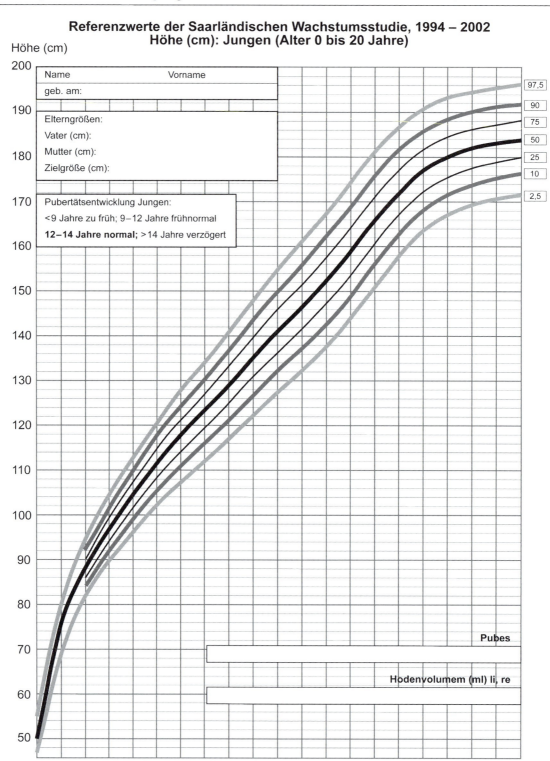

1.4 · Körperhöhe und Körpergewicht (Saarländische Wachstumsstudie)

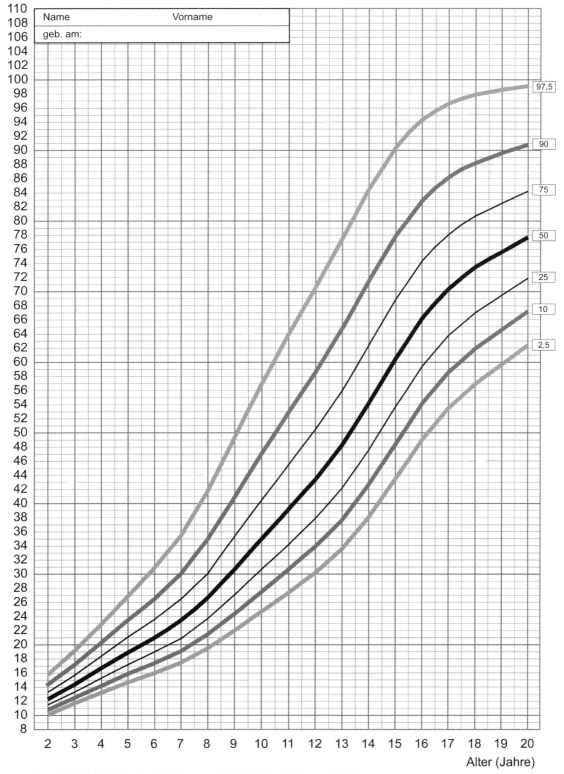

Querschnittsstudie. Probanden: 9184 Jungen und 8914 Mädchen im Alter von 1– 20 Jahren
© Prof. Dr. S. Zabransky, Im Fuchstal 8, D-66424 Homburg/Saar, Tel.: 06841-17 27 85
Nachdruck und Kopien nur mit Erlaubnis des Verfassers

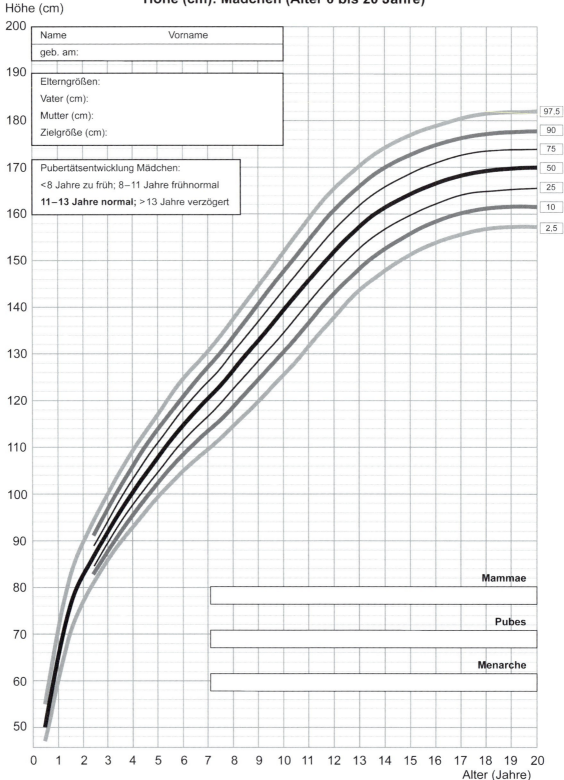

1.4 · Körperhöhe und Körpergewicht (Saarländische Wachstumsstudie)

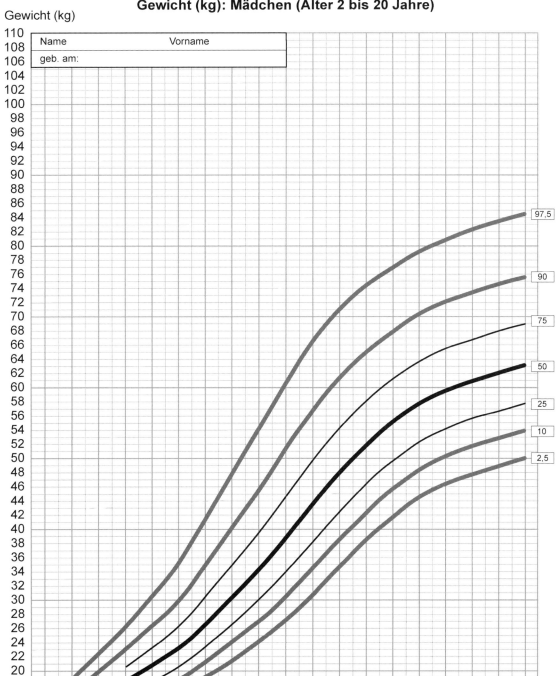

1.5 Alters/Größen- und Größen/Gewichtsbeziehung nach Kunze

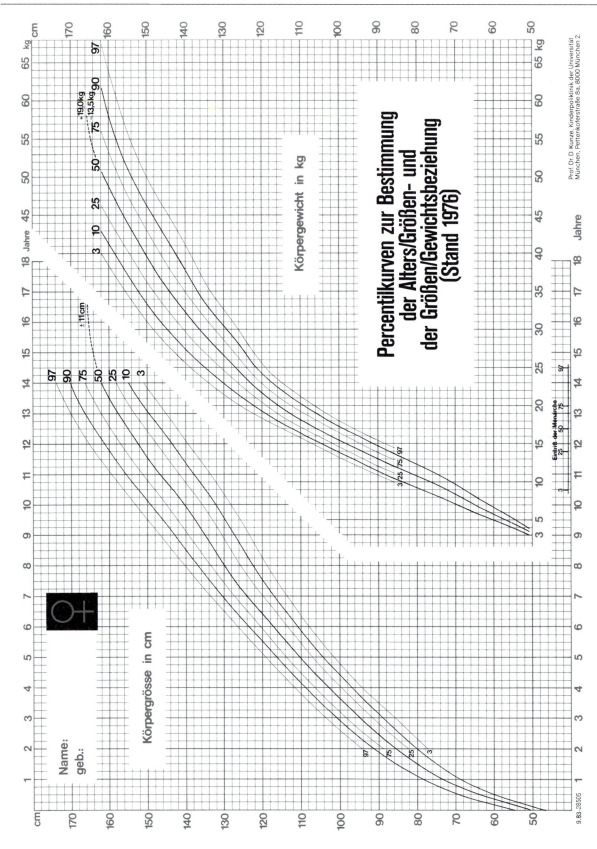

1.5 · Alters/Größen- und Größen/Gewichtsbeziehung nach Kunze

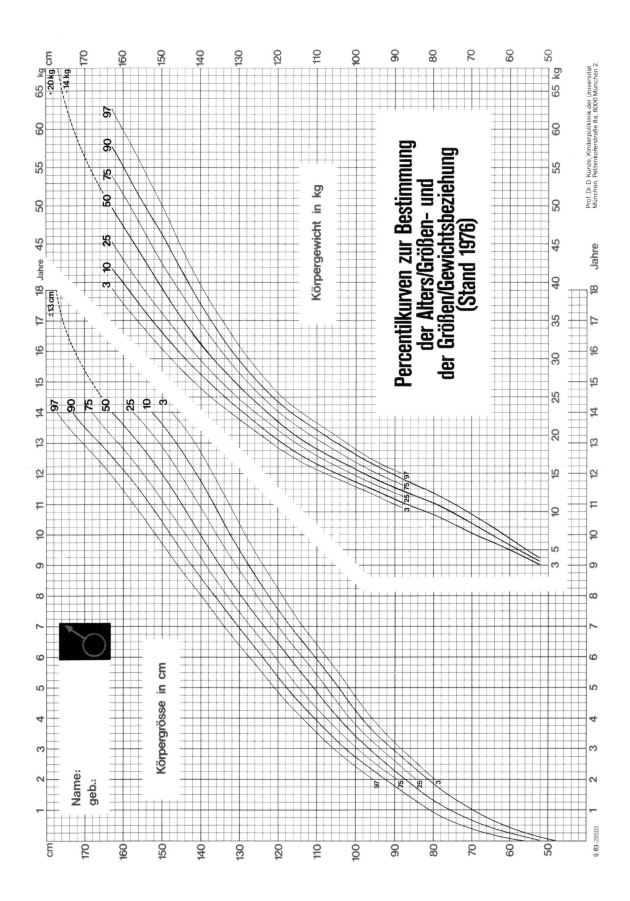

1.6 Wachstums- und Gewichtskurven sowie Wachstumsgeschwindigkeit nach Brandt bzw. Brandt u. Reinken

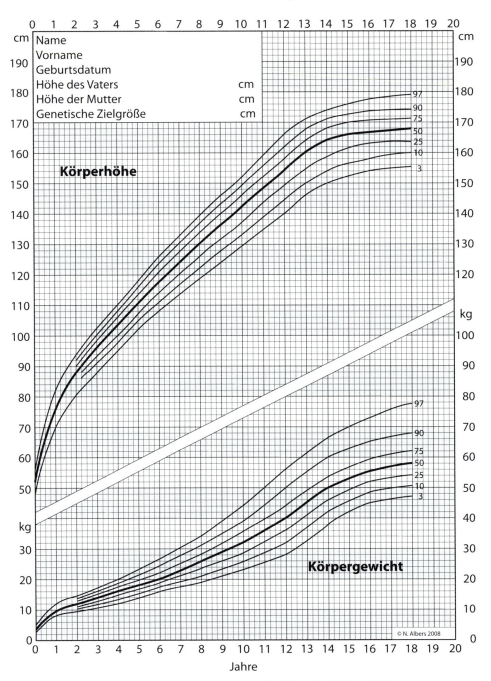

I. Brandt: Human Growth. A Comprehensive Treatise. 2nd Ed., Vol. 1. Eds: F. Falkner, J.M. Tanner. Plenum Press, New York (1986)
I. Brandt, L Reinken: Klin. Pädiatrie 200: 451-456 (1988)

1.6 · Wachstums- und Gewichtskurven sowie Wachstumsgeschwindigkeit nach Brandt bzw. Brandt u. Reinken

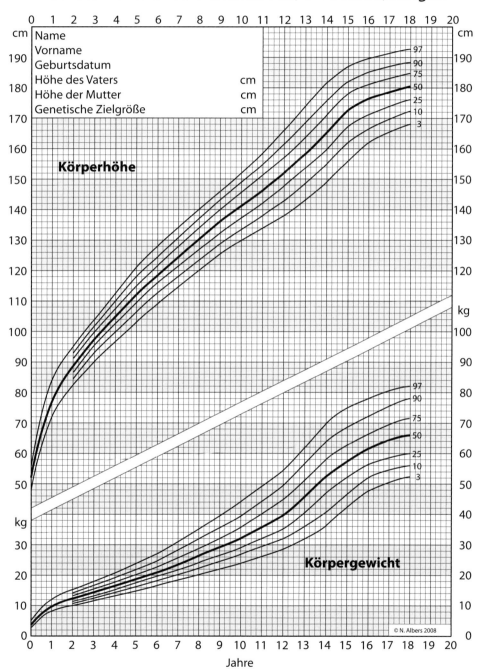

I. Brandt: Human Growth. A Comprehensive Treatise. 2nd Ed., Vol. 1. Eds: F. Falkner, J.M. Tanner. Plenum Press, New York (1986)
I. Brandt, L Reinken: Klin. Pädiatrie 200: 451-456 (1988)

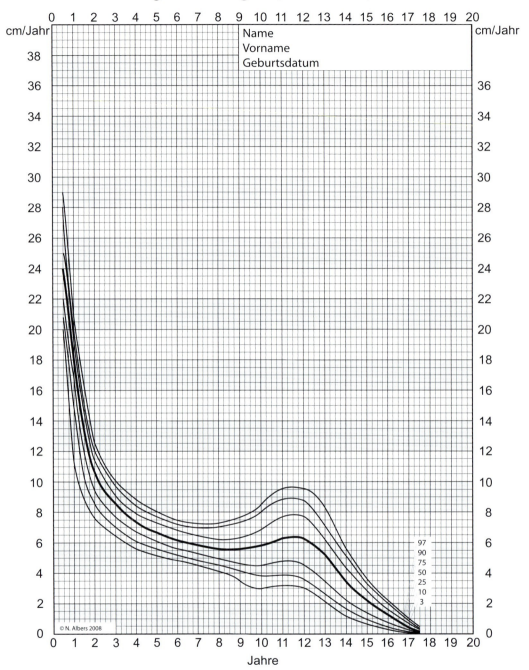

I. Brandt: Human Growth. A Comprehensive Treatise. 2nd Ed., Vol. 1. Eds: F. Falkner, J.M. Tanner. Plenum Press, New York (1986)
I. Brandt, L Reinken: Klin. Pädiatrie 200: 451-456 (1988)

1.6 · Wachstums- und Gewichtskurven sowie Wachstumsgeschwindigkeit nach Brandt bzw. Brandt u. Reinken

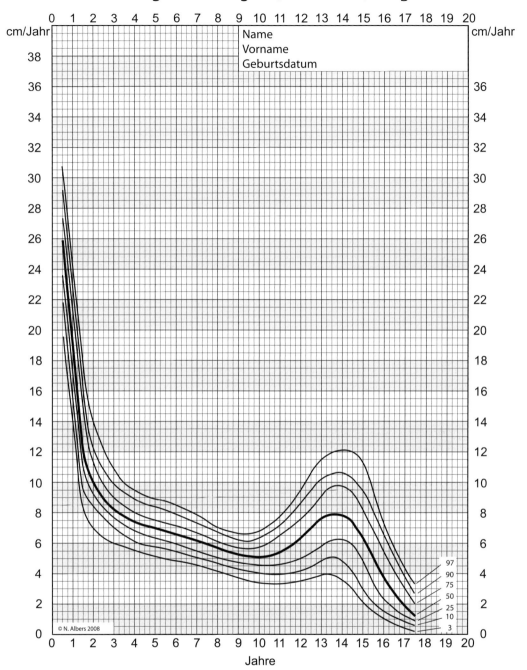

I. Brandt: Human Growth. A Comprehensive Treatise. 2nd Ed., Vol. 1. Eds: F. Falkner, J.M. Tanner. Plenum Press, New York (1986)
I. Brandt, L Reinken: Klin. Pädiatrie 200: 451-456 (1988)

1.7 Körperlänge und Körpergewicht von Früh- und Neugeborenen nach Voigt et al.

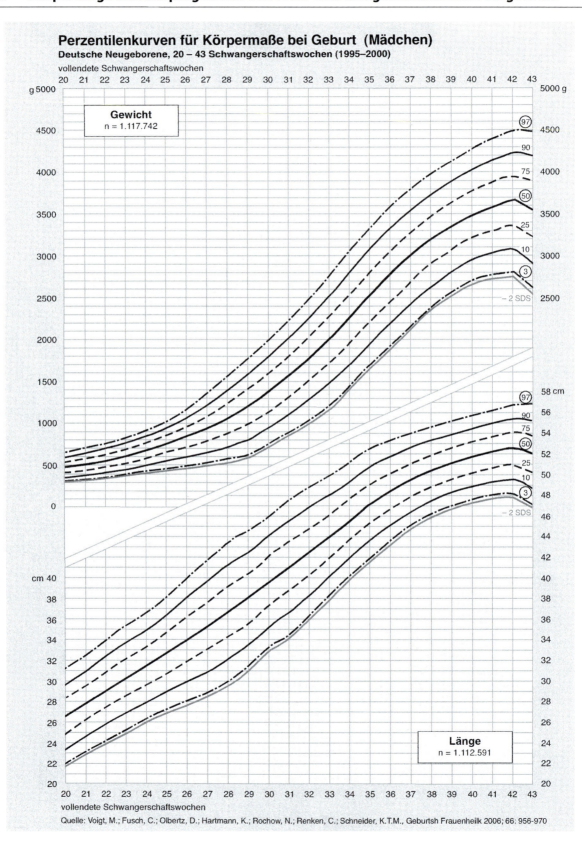

1.7 · Körperlänge und Körpergewicht von Früh- und Neugeborenen nach Voigt et al.

Perzentilenkurven für Körpermaße bei Geburt (Mädchen)
Deutsche Neugeborene, 20 – 43 Schwangerschaftswochen (1995–2000)

Längenbezogenes Gewicht
n = 1.111.377

Kopfumfang
n = 1.107.023

Quelle: Voigt, M.; Fusch, C.; Olbertz, D.; Hartmann, K.; Rochow, N.; Renken, C.; Schneider, K.T.M., Geburtsh Frauenheilk 2006; 66: 956-970

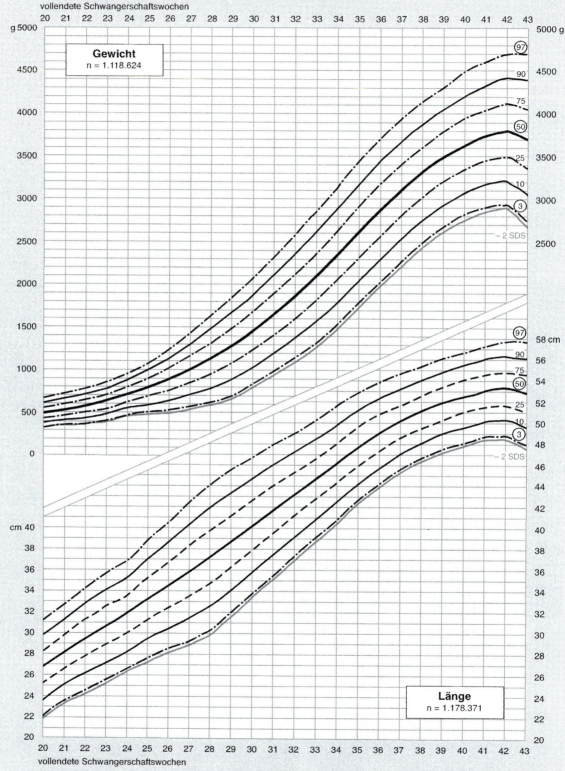

1.7 · Körperlänge und Körpergewicht von Früh- und Neugeborenen nach Voigt et al.

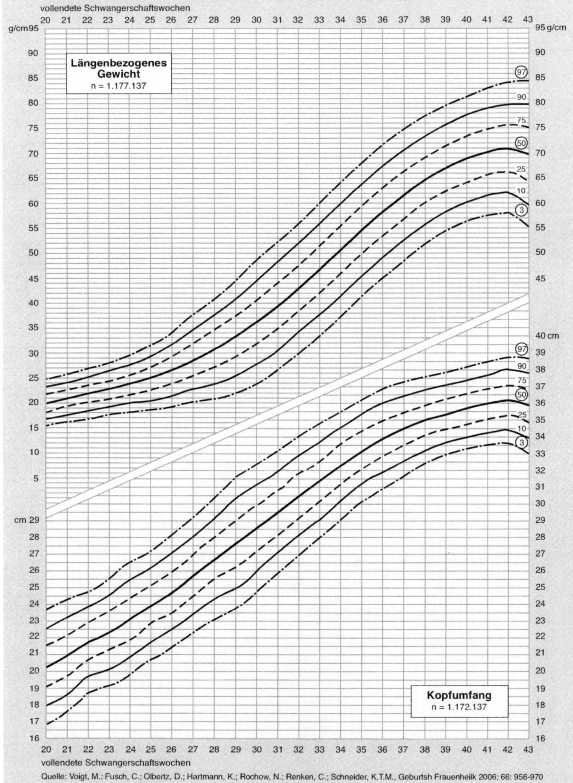

1.8 Wachstumsgeschwindigkeit nach Tanner

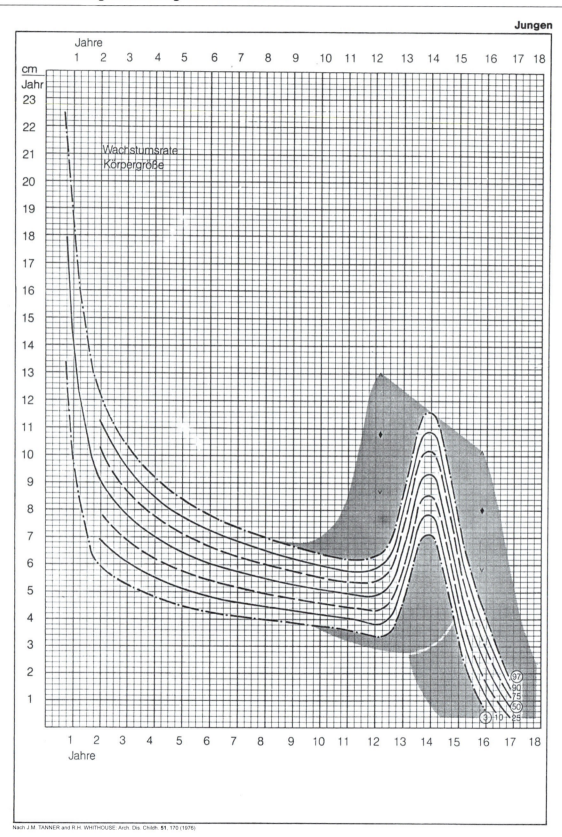

Nach J.M. TANNER and R.H. WHITHOUSE: Arch. Dis. Childh. **51**, 170 (1976)

1.8 · Wachstumsgeschwindigkeit nach Tanner

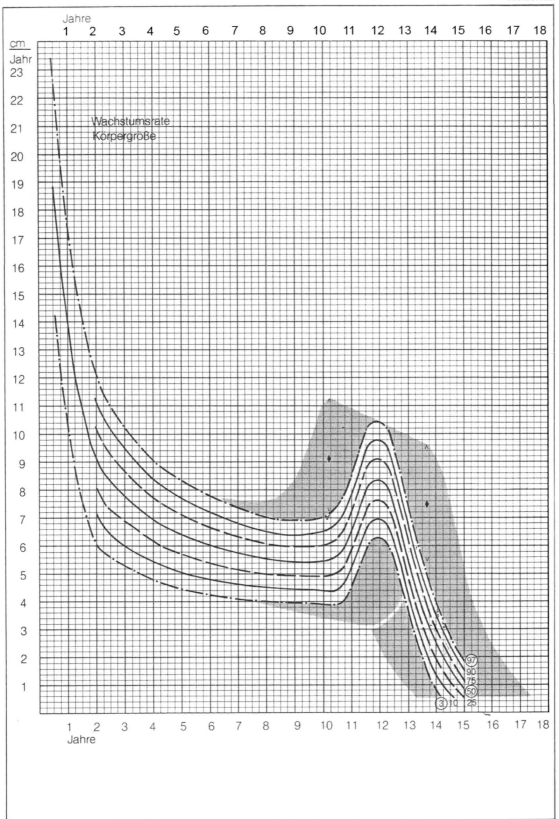

Mädchen

Nach J.M. TANNER and R.H. WHITHOUSE: Arch. Dis. Childh. **51**, 170 (1976)

1.9 Körperhöhe und Wachstumsgeschwindigkeit für Patientinnen mit Ullrich-Turner-Syndrom

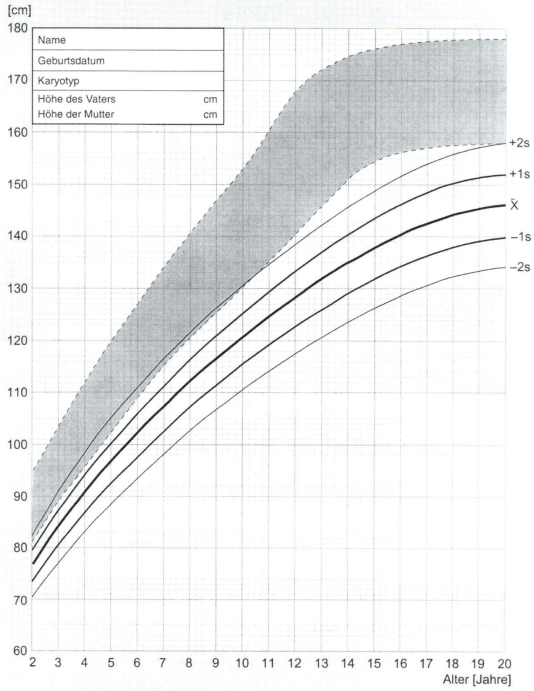

modif. nach Ranke et al., Eur. J. Pediatr. 141:81-88 (1983)
Grau schraffiert: Normbereich (± 2 Standardabweichungen) gesunder Kinder nach:
Ingeborg Brandt: Der Kinderarzt 11, 43-51 (1980).
Lothar Reinken et al.: Klin. Pädiatr. 192, 25-33 (1980) und unveröffentlichte Daten.
s = Standardabweichung

1.9 · Körperhöhe und Wachstumsgeschwindigkeit für Patientinnen mit Ullrich-Turner-Syndrom

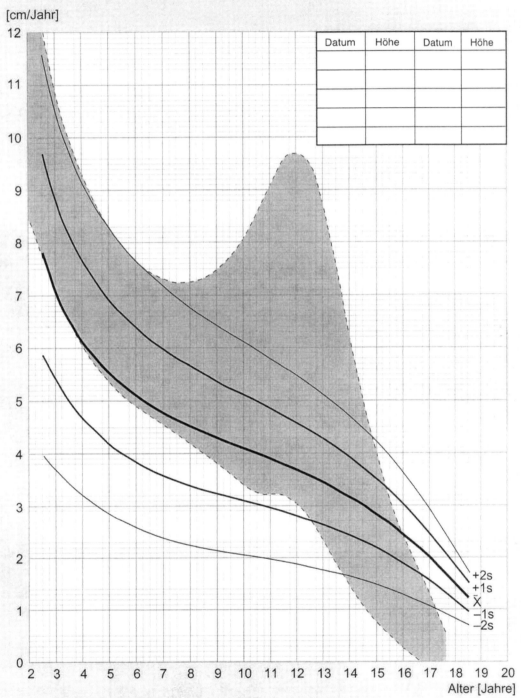

modif. nach Ranke et al., Eur. J. Pediatr. 141:81-88 (1983)
Grau schraffiert: Normbereich (± 2 Standardabweichungen) gesunder Kinder nach:
Ingeborg Brandt: Human Growth. A Comprehensive Treatise. 2. Ed. Vol. 1. Hrsg. F. Falkner and J. M. Tanner, Plenum Press. New York 1986 und unveröffentlichte Daten.
Lothar Reinken et al.: Klin. Pädiatr. 192, 25-33 (1980) und unveröffentlichte Daten.
s = Standardabweichung

1.10 Taillenumfang von deutschen Kindern und Jugendlichen

Tab. 1 Alters- und Geschlechtsverteilung der Probanden, die zur Perzentilberechnung des Taillenumfangs herangezogen wurden[1]

Alter (Jahre)	Jungen (n)	Mädchen (n)
6 – 6,999	112	102
7 – 7,999	193	170
8 – 8,999	148	153
9 – 9,999	124	156
10 – 10,999	144	125
11 – 11,999	131	122
12 – 12,999	124	91
13 – 13,999	114	98
14 – 14,999	62	52
15 – 15,999	43	54
16 – 16,999	44	58
17 – 17,999	29	46
18 – 18,999	20	29
gesamt	1288	1256

Tab. 2 Perzentile für den Taillenumfang (in cm) von Jungen im Alter von 6 bis 18 Jahren[1]

Alter (Jahre)	L	S	P3	P10	P25	P50(M)	P75	P90	P97
6 – 6,499	– 2,66	0,06	47,3	48,8	50,4	52,5	55,0	57,6	60,6
6,5 – 6,999	– 2,66	0,07	47,8	49,3	51,1	53,3	55,9	58,7	62,1
7 – 7,499	– 2,66	0,07	48,3	49,9	51,7	54,1	56,9	59,9	63,6
7,5 – 7,999	– 2,66	0,07	48,7	50,4	52,3	54,8	57,9	61,2	65,2
8 – 8,499	– 2,66	0,08	49,3	51,0	53,0	55,7	58,9	62,4	66,8
8,5 – 8,999	– 2,66	0,08	49,8	51,6	53,8	56,5	59,9	63,7	68,5
9 – 9,499	– 2,66	0,08	50,4	52,3	54,5	57,4	60,9	65,0	70,1
9,5 – 9,999	– 2,66	0,09	51,0	52,9	55,2	58,2	62,0	66,2	71,7
10 – 10,499	– 2,66	0,09	51,6	53,6	55,9	59,1	63,0	67,5	73,3
10,5 – 10,999	– 2,66	0,09	52,2	54,3	56,7	60,0	64,1	68,8	75,0
11 – 11,499	– 2,66	0,09	52,9	55,0	57,6	60,9	65,2	70,1	76,7
11,5 – 11,999	– 2,66	0,09	53,7	55,9	58,5	61,9	66,3	71,5	78,3
12 – 12,499	– 2,66	0,09	54,5	56,7	59,4	63,0	67,5	72,8	79,9
12,5 – 12,999	– 2,66	0,09	55,4	57,7	60,4	64,1	68,7	74,1	81,5
13 – 13,499	– 2,66	0,09	56,3	58,6	61,4	65,1	69,9	75,5	83,0
13,5 – 13,999	– 2,66	0,09	57,3	59,6	62,5	66,3	71,1	76,7	84,4
14 – 14,499	– 2,66	0,09	58,2	60,6	63,5	67,3	72,2	77,9	85,7
14,5 – 14,999	– 2,66	0,09	59,1	61,6	64,5	68,4	73,3	79,0	86,8
15 – 15,499	– 2,66	0,09	60,1	62,5	65,4	69,3	74,2	80,0	87,7
15,5 – 15,999	– 2,66	0,09	61,0	63,4	66,3	70,3	75,2	80,9	88,5
16 – 16,499	– 2,66	0,09	61,8	64,3	67,2	71,1	76,0	81,7	89,2
16,5 – 16,999	– 2,66	0,09	62,7	65,2	68,1	72,0	76,9	82,5	89,9
17 – 17,499	– 2,66	0,09	63,5	66,0	68,9	72,8	77,7	83,2	90,5
17,5 – 17,999	– 2,66	0,09	64,3	66,8	69,7	73,6	78,4	84,0	91,2
18 – 18,499	– 2,66	0,09	65,0	67,5	70,4	74,3	79,2	84,7	91,9

[1] Kromeyer-Hauschild K, Gläßer N, Zellner K (2008) Perzentile für den Taillenumfang von Jenaer Kindern und Jugendlichen im Alter von 6 bis 18 Jahren. Aktuel Ernaehr Med 33:116–122

1.10 · Taillenumfang von deutschen Kindern und Jugendlichen

Tab. 3 Perzentile für den Taillenumfang (in cm) von Mädchen im Alter von 6 bis 18 Jahren[1]

Alter (Jahre)	L	S	P3	P10	P25	P50(M)	P75	P90	P97
6–6,499	–2,52	0,07	45,4	46,9	48,5	50,6	53,0	55,6	58,6
6,5–6,999	–2,52	0,07	46,0	47,6	49,3	51,5	54,1	56,9	60,3
7–7,499	–2,52	0,07	46,6	48,2	50,0	52,3	55,2	58,2	61,9
7,5–7,999	–2,52	0,07	47,1	48,7	50,7	53,1	56,1	59,3	63,2
8–8,499	–2,52	0,08	47,6	49,3	51,3	53,8	56,9	60,2	64,3
8,5–8,999	–2,52	0,08	48,2	49,9	52,0	54,6	57,8	61,3	65,6
9–9,499	–2,52	0,08	48,7	50,5	52,6	55,3	58,6	62,3	66,9
9,5–9,999	–2,52	0,08	49,0	50,9	53,1	55,9	59,4	63,3	68,2
10–10,499	–2,52	0,09	49,6	51,5	53,8	56,7	60,4	64,5	69,7
10,5–10,999	–2,52	0,09	50,3	52,4	54,7	57,8	61,7	66,0	71,6
11–11,499	–2,52	0,09	51,4	53,5	55,9	59,2	63,2	67,8	73,8
11,5–11,999	–2,52	0,09	52,7	54,8	57,3	60,7	64,9	69,7	75,9
12–12,499	–2,52	0,09	53,8	56,0	58,6	62,0	66,3	71,2	77,6
12,5–12,999	–2,52	0,09	54,8	57,0	59,6	63,1	67,3	72,2	78,6
13–13,499	–2,52	0,09	55,5	57,7	60,3	63,7	68,0	72,8	79,1
13,5–13,999	–2,52	0,09	56,0	58,2	60,7	64,1	68,3	73,0	79,0
14–14,499	–2,52	0,08	56,2	58,4	60,9	64,3	68,3	72,9	78,7
14,5–14,999	–2,52	0,08	56,4	58,6	61,1	64,3	68,4	72,8	78,5
15–15,499	–2,52	0,08	56,7	58,8	61,3	64,6	68,5	72,9	78,5
15,5–15,999	–2,52	0,08	56,9	59,1	61,5	64,8	68,7	73,1	78,5
16–16,499	–2,52	0,08	57,3	59,5	61,9	65,2	69,1	73,4	78,9
16,5–16,999	–2,52	0,08	57,8	60,0	62,5	65,7	69,6	74,0	79,4
17–17,499	–2,52	0,08	58,3	60,5	63,0	66,3	70,2	74,6	80,1
17,5–17,999	–2,52	0,08	58,7	60,9	63,4	66,7	70,7	75,2	80,7
18–18,499	–2,52	0,08	59,0	61,2	63,8	67,1	71,1	75,6	81,1

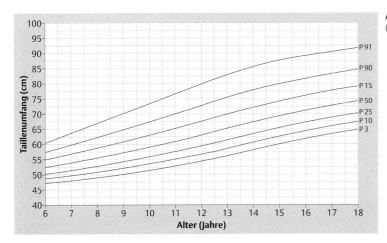

Abb. 1 Perzentilkurven für den Taillenumfang (Jungen 6–18 Jahre).[1]

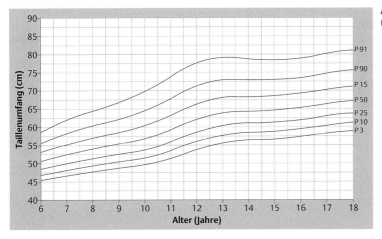

Abb. 2 Perzentilkurven für den Taillenumfang (Mädchen 6–18 Jahre).[1]

---

[1] Kromeyer-Hauschild K, Gläßer N, Zellner K (2008) Perzentile für den Taillenumfang von Jenaer Kindern und Jugendlichen im Alter von 6 bis 18 Jahren. Aktuel Ernaehr Med 33:116–122

2 Referenzwerte für das äußeres Genitale

Tab. 1. Anthropometrische Messwerte des äußeren Genitales

Geschlecht	Population	Alter	gestreckte Penislänge (PL)(cm)	Penis durchmesser (cm)	Mittleres Hoden volumen (ml)	Referenz
M	USA	30 SSW	2,5			1
M	USA	reif Geborenes	3,5 (0,4)	1,1 (0,1)	0,52 (median)	1, 2
M	Japan	Geburt bis 14 Jahre	2,9 (0,4) to 8,3 (0,8)			3
M	Australien	24-36 SSW	PL = 2,27 + (0,16 GA)			4
M	China	reife NG	3,1 (0,3)	1,07 (0,09)		5
M	Indien	reife NG	3,6 (0,4)	1,14 (0,07)		5
M	N Amerika	reife NG	3,4 (0,3)	1,13 (0,08)		5
M	Europa	10 Jahre	6,4 (0,4)		0,95 - 1,20	2, 6
M	Europa	Erwachsene	13,3 (1,6)		16,5 - 18,2	2, 6

Geschlecht	Population	Alter	Klitoris Länge (mm)	Klitoris durchmesser (cm)	Perineale Länge* (mm)	Referenz
F	USA	reife NG	4,0 (1,24)	3,32 (0,78)		7
F	USA	Erwachsene (ohne Geburt)15,4 (4,3)				8
F	UK	Erwachsene	19,1 (8,7)	5,5 (1,7)	31,3 (8,5)	9

Werte als Mittelwerte (SD) wenn nicht anders angegeben.
*Abstand von der hinteren Schamlippengabel zum vorderen Analrand.
GA, Gestationsalter; PL Penislänge

Referenz

1. **Feldman KW**, Smith DW. Fetal phallic growth and penile standards for newborn male infants. J Pediatr 1975;86:395-8.
2. **chonfiel WA**, Beebe GW. Normal growth and variation in the male genitalia from birth to maturity. J Urol 1942; 48:759-77.
3. **Fujieda K**, Matsuura N. Growth and maturation in the male genitalia from birth to adolescence. II Change of penile length. ACta Paediatr Japan 1987;29:220-3
4. **Tuladhar R**, Davis PG, Batch J, et al. Establishment of a normal range of penile length in preterm infants. J Paediatr Child Health 1998;34:471-3
5. **Cheng PK**, Chanoine JP. Should the definition of micropenis vary according to ethnicity? Horm Res 2001;55:278-81
6. **Zachmann M**, Prader A, Kind HP, et al. Testicular volume during adolescence: cross-sectional And longitudinal studies. Helv Paediatr Acta 1974;29:61-72.
7. **Oberfield SE**, Mondok A, Sharivar F, et al. Clitoral size in full-term infants. Am J Perinatol 1989;6:453-54.
8. **Verkauf BS,** Von Thron J, O´Brien WF. Clitoral size in normal women. Obstet Gynecol 1992;80:41-4.
9. **Lloyd J**, Crouch NS, Minto CL, et al. Female genital appearance: "normality" unfolds. BJOG 2005;112:643-6.

Tab. 2. Gestreckt gemessene Penislänge von gesunden Jungen und Männern. (Mod. nach Feldman u. Smith 1975; Flatau et al. 1975; Schonfeld u. Beebe 1942)

Alter	Mittelwert [cm]	1 SD	Mittelwert 2,5 SD [cm]
Frühgeborene (30 Wochen)	2,5	0,4	1,5
Frühgeborene (34 Wochen)	3,0	0,4	2,0
Reifgeborene	3,5	0,4	2,4
0–5 Monate	3,9	0,8	1,9
6–12 Monate	4,3	0,8	2,3
>1–2 Jahre	4,7	0,8	2,6
>2–3 Jahre	5,1	0,9	2,9
>3–4 Jahre	5,5	0,9	3,3
>4–5 Jahre	5,7	0,9	3,5
>5–6 Jahre	6,0	0,9	3,8
>6–7 Jahre	6,1	0,9	3,9
>7–8 Jahre	6,2	1,0	3,7
>8–10 Jahre	6,3	1,0	3,8
>10–11 Jahre	6,4	1,1	3,7
Erwachsene	13,3	1,6	9,3

SD Standardabweichung.

3 Referenzwerte für das innere Genitale (Sonographie)

Sonographisch bestimmte Uterus- und Ovarialvolumen in Abhängigkeit vom Pubertätsstadium

Tab. 1. Uterus- und Ovarialvolumen in Abhängigkeit vom Pubertätsstadium (B2 – B5)*

Pubertätsstadium (breast)	Uterusvolumen (ml) $x \pm s$ (L x B x T x 0,5)	Ovar-Volumen (ml) $x \pm s$ (L x B x T x 0,5)
B2	7,0 ± 4,0	2,5 ± 1,0
B3	8,3 ± 3,5	1,8 ± 0,5
B4	16,9 ± 7,5	4,6 ± 1,4
B5	22,0 ±	7,5 ±

Tab. 2. Uterus- und Ovarialvolumen in Abhängigkeit vom Alter*

Alter (Jahre)	Uterusvolumen (ml) $x \pm s$ (L x B x T x 0,5)	Ovar-Volumen (ml) $x \pm s$ (L x B x T x 0,5)
bis 2	2,0 ± 1,6	0,8 ± 0,4
3	1,6 ± 0,8	0,7 ± 0,2
4	2,1 ± 0,6	0,8 ± 0,4
5	2,4 ± 1,4	0,9 ± 0,1
6	1,8 ± 1,6	1,2 ± 0,4
7	2,3 ± 1,1	1,3 ± 0,6
8	3,1 ± 1,5	1,1 ± 0,5
9	3,7 ± 1,6	2,0 ± 0,8
10	6,5 ± 3,8	2,2 ± 0,7
11	6,7 ± 3,0	2,5 ± 1,3
12 - 13	14,8 ± 7,6	4,0 ± 1,7

Tab. 3. Uteruslänge und Volumen in Abhängigkeit vom Lebensalter**

Alter (Jahre)	Normbereich Länge (cm)	Volumen (ml)
< 2	1,8 – 3,0	
2 – 7	2,0 – 3,5	
8	2,0 – 4,0	< 1 – 2,5
9	2,0 – 4,5	
10	2,0 – 5,5	< 1 – 6,3
11	2,0 – 6,0	
12	2,5 – 7,5	
13	3,5 – 7,5	7 – 65
14	4,5 – 7,5	
15	5,0 – 8,0	
> 16	5,0 – 8,0	20 – 100

*SALARDI S., ORSINI L.F., CACCIARI E., BOVICELLI L., TASSONI P., REGGIANI A.: Pelvic ultrasonographie in premenarcheal girls: relation to puberty and sex hormone concentrations. Arch. Dis. Child. 60 (1985) 120 – 125
** ANDRE C., LE BIHAN B.: Echographie pelvienne. In: KALIFA G. (ed.): Echograpgie pediatrique. Vigot (1982) 242

Tab. 4. Normalwerte für die sonografische Darstellung der Ovarien im Verlauf der weiblichen Pubertät. (Mod. nach Salardi et al. 1985)

Ovarvolumen und -binnenstruktur					
Alter	Patientenzahl	Ovarvolumen [ml]		Ovarzysten <9 mm	Ovarzysten ≥9 mm
[Jahre]		[m]	[1 SD]	[%]	[%]
2	5	0,75	0,41	–	–
3	6	0,66	0,17	–	–
4	14	0,82	0,36	14,3	–
5	4	0,86	0,03	–	–
6	9	1,19	0,36	11,1	–
7	8	1,26	0,59	25,0	–
8	10	1,06	0,58	20,0	–
9	11	1,98	0,76	54,5	–
10	12	2,22	0,69	50,0	–
11	12	2,52	1,30	58,3	–
12–13	10	3,95	1,70	60,0	20

m Mittelwert, 1 SD einfache Standardabweichung.

4 Referenzwerte für das Schilddrüsenvolumen (Sonographie)

Tab. 1. Sonographisch bestimmte alters- und geschlechtsabhängige Schilddrüsenvolumina bei Berliner Kindern*

Alter	Thyroid volume (ml) mean ± SD			
	Jungen	Mädchen	gesamt	
< 6	1,2 ± 1,0	1,5 ± 1,4	1,4 ± 0,6	
6 – 7	2,1 ± 0,8	2,5 ± 1,0	2,3 ± 0,9	3,6 %
7 – 8	2,3 ± 0,8	2,5 ± 1,0	2,4 ± 0,9	
8 – 9	2,4 ± 0,7	2,5 ± 1,0	2,4 ± 0,9	
9 – 10	3,0 ± 0,7	2,7 ± 1,1	2,8 ± 0,9	4,5 %
10 – 11	3,8 ± 1,5	4,2 ± 1,4	4,0 ± 1,7	
11 – 12	3,9 ± 1,5	4,4 ± 2,1	4,2 ± 1,8	
12 – 13	4,1 ± 1,4	4,9 ± 2,3	4,5 ± 1,9	4,9 %
13 – 14	4,4 ± 1,9	4,6 ± 2,7	4,5 ± 2,3	
14 – 15	4,4 ± 1,4	4,9 ± 2,3	4,6 ± 2,7	

* Liesenkötter KP, Kiebler A, Stach B, Willgerodt H, Grüters A: Small thyroid volumes and normal iodine excretion in Berlin schoolchildren indicate full normalization of iodine supply. Exp Clin Endocrinol Diabetes (1997); 105 Suppl 4:46-50

5 Referenzwerte für den Blutdruck (alters- und körperhöhenabhängig)

Im Folgenden sind die Referenzwerte des Fourth Report NHB PEP 2004 (National High Blood Pressure Education Program) angegeben.

Referenzwerte für eine 24-h-Blutdruckmessung sind in ▶ Kap. 13 zu finden.

Altersbezogene Blutdruckwerte für Jungen unter Bezug auf die Längen-Perzentile

Age, y	BP Percentile	SBP, mm Hg							DBP, mm Hg						
		Percentile of Height							Percentile of Height						
		5th	10th	25th	50th	75th	90th	95th	5th	10th	25th	50th	75th	90th	95th
1	50th	80	81	83	85	87	88	89	34	35	36	37	38	39	39
	90th	94	95	97	99	100	102	103	49	50	51	52	53	53	54
	95th	98	99	101	103	104	106	106	54	54	55	56	57	58	58
	99th	105	106	108	110	112	113	114	61	62	63	64	65	66	66
2	50th	84	85	87	88	90	92	92	39	40	41	42	43	44	44
	90th	97	99	100	102	104	105	106	54	55	56	57	58	58	59
	95th	101	102	104	106	108	109	110	59	59	60	61	62	63	63
	99th	109	110	111	113	115	117	117	66	67	68	69	70	71	71
3	50th	86	87	89	91	93	94	95	44	44	45	46	47	48	48
	90th	100	101	103	105	107	108	109	59	59	60	61	62	63	63
	95th	104	105	107	109	110	112	113	63	63	64	65	66	67	67
	99th	111	112	114	116	118	119	120	71	71	72	73	74	75	75
4	50th	88	89	91	93	95	96	97	47	48	49	50	51	51	52
	90th	102	103	105	107	109	110	111	62	63	64	65	66	66	67
	95th	106	107	109	111	112	114	115	66	67	68	69	70	71	71
	99th	113	114	116	118	120	121	122	74	75	76	77	78	78	79
5	50th	90	91	93	95	96	98	98	50	51	52	53	54	55	55
	90th	104	105	106	108	110	111	112	65	66	67	68	69	69	70
	95th	108	109	110	112	114	115	116	69	70	71	72	73	74	74
	99th	115	116	118	120	121	123	123	77	78	79	80	81	81	82
6	50th	91	92	94	96	98	99	100	53	53	54	55	56	57	57
	90th	105	106	108	110	111	113	113	68	68	69	70	71	72	72
	95th	109	110	112	114	115	117	117	72	72	73	74	75	76	76
	99th	116	117	119	121	123	124	125	80	80	81	82	83	84	84
7	50th	92	94	95	97	99	100	101	55	55	56	57	58	59	59
	90th	106	107	109	111	113	114	115	70	70	71	72	73	74	74
	95th	110	111	113	115	117	118	119	74	74	75	76	77	78	78
	99th	117	118	120	122	124	125	126	82	82	83	84	85	86	86
8	50th	94	95	97	99	100	102	102	56	57	58	59	60	60	61
	90th	107	109	110	112	114	115	116	71	72	72	73	74	75	76
	95th	111	112	114	116	118	119	120	75	76	77	78	79	79	80
	99th	119	120	122	123	125	127	127	83	84	85	86	87	87	88
9	50th	95	96	98	100	102	103	104	57	58	59	60	61	61	62
	90th	109	110	112	114	115	117	118	72	73	74	75	76	76	77
	95th	113	114	116	118	119	121	121	76	77	78	79	80	81	81
	99th	120	121	123	125	127	128	129	84	85	86	87	88	88	89
10	50th	97	98	100	102	103	105	106	58	59	60	61	61	62	63
	90th	111	112	114	115	117	119	119	73	73	74	75	76	77	78
	95th	115	116	117	119	121	122	123	77	78	79	80	81	81	82
	99th	122	123	125	127	128	130	130	85	86	86	88	88	89	90
11	50th	99	100	102	104	105	107	107	59	59	60	61	62	63	63
	90th	113	114	115	117	119	120	121	74	74	75	76	77	78	78
	95th	117	118	119	121	123	124	125	78	78	79	80	81	82	82
	99th	124	125	127	129	130	132	132	86	86	87	88	89	90	90
12	50th	101	102	104	106	108	109	110	59	60	61	62	63	63	64
	90th	115	116	118	120	121	123	123	74	75	75	76	77	78	79
	95th	119	120	122	123	125	127	127	78	79	80	81	82	82	83
	99th	126	127	129	131	133	134	135	86	87	88	89	90	90	91
13	50th	104	105	106	108	110	111	112	60	60	61	62	63	64	64
	90th	117	118	120	122	124	125	126	75	75	76	77	78	79	79
	95th	121	122	124	126	128	129	130	79	79	80	81	82	83	83
	99th	128	130	131	133	135	136	137	87	87	88	89	90	91	91
14	50th	106	107	109	111	113	114	115	60	61	62	63	64	65	65
	90th	120	121	123	125	126	128	128	75	76	77	78	79	79	80
	95th	124	125	127	128	130	132	132	80	80	81	82	83	84	84
	99th	131	132	134	136	138	139	140	87	88	89	90	91	92	92
15	50th	109	110	112	113	115	117	117	61	62	63	64	65	66	66
	90th	122	124	125	127	129	130	131	76	77	78	79	80	80	81
	95th	126	127	129	131	133	134	135	81	81	82	83	84	85	85
	99th	134	135	136	138	140	142	142	88	89	90	91	92	93	93
16	50th	111	112	114	116	118	119	120	63	63	64	65	66	67	67
	90th	125	126	128	130	131	133	134	78	78	79	80	81	82	82
	95th	129	130	132	134	135	137	137	82	83	83	84	85	86	87
	99th	136	137	139	141	143	144	145	90	90	91	92	93	94	94
17	50th	114	115	116	118	120	121	122	65	66	66	67	68	69	70
	90th	127	128	130	132	134	135	136	80	80	81	82	83	84	84
	95th	131	132	134	136	138	139	140	84	85	86	87	87	88	89
	99th	139	140	141	143	145	146	147	92	93	93	94	95	96	97

Altersbezogene Blutdruckwerte für Mädchen unter Bezug auf die Längen-Perzentile

Age, y	BP Percentile	SBP, mm Hg							DBP, mm Hg						
		Percentile of Height							Percentile of Height						
		5th	10th	25th	50th	75th	90th	95th	5th	10th	25th	50th	75th	90th	95th
1	50th	83	84	85	86	88	89	90	38	39	39	40	41	41	42
	90th	97	97	98	100	101	102	103	52	53	53	54	55	55	56
	95th	100	101	102	104	105	106	107	56	57	57	58	59	59	60
	99th	108	108	109	111	112	113	114	64	64	65	65	66	67	67
2	50th	85	85	87	88	89	91	91	43	44	44	45	46	46	47
	90th	98	99	100	101	103	104	105	57	58	58	59	60	61	61
	95th	102	103	104	105	107	108	109	61	62	62	63	64	65	65
	99th	109	110	111	112	114	115	116	69	69	70	70	71	72	72
3	50th	86	87	88	89	91	92	93	47	48	48	49	50	50	51
	90th	100	100	102	103	104	106	106	61	62	62	63	64	64	65
	95th	104	104	105	107	108	109	110	65	66	66	67	68	68	69
	99th	111	111	113	114	115	116	117	73	73	74	74	75	76	76
4	50th	88	88	90	91	92	94	94	50	50	51	52	52	53	54
	90th	101	102	103	104	106	107	108	64	64	65	66	67	67	68
	95th	105	106	107	108	110	111	112	68	68	69	70	71	71	72
	99th	112	113	114	115	117	118	119	76	76	76	77	78	79	79
5	50th	89	90	91	93	94	95	96	52	53	53	54	55	55	56
	90th	103	103	105	106	107	109	109	66	67	67	68	69	69	70
	95th	107	107	108	110	111	112	113	70	71	71	72	73	73	74
	99th	114	114	116	117	118	120	120	78	78	79	79	80	81	81
6	50th	91	92	93	94	96	97	98	54	54	55	56	56	57	58
	90th	104	105	106	108	109	110	111	68	68	69	70	70	71	72
	95th	108	109	110	111	113	114	115	72	72	73	74	74	75	76
	99th	115	116	117	119	120	121	122	80	80	80	81	82	83	83
7	50th	93	93	95	96	97	99	99	55	56	56	57	58	58	59
	90th	106	107	108	109	111	112	113	69	70	70	71	72	72	73
	95th	110	111	112	113	115	116	116	73	74	74	75	76	76	77
	99th	117	118	119	120	122	123	124	81	81	82	82	83	84	84
8	50th	95	95	96	98	99	100	101	57	57	57	58	59	60	60
	90th	108	109	110	111	113	114	114	71	71	71	72	73	74	74
	95th	112	112	114	115	116	118	118	75	75	75	76	77	78	78
	99th	119	120	121	122	123	125	125	82	82	83	83	84	85	86
9	50th	96	97	98	100	101	102	103	58	58	58	59	60	61	61
	90th	110	110	112	113	114	116	116	72	72	72	73	74	75	75
	95th	114	114	115	117	118	119	120	76	76	76	77	78	79	79
	99th	121	121	123	124	125	127	127	83	83	84	84	85	86	87
10	50th	98	99	100	102	103	104	105	59	59	59	60	61	62	62
	90th	112	112	114	115	116	118	118	73	73	73	74	75	76	76
	95th	116	116	117	119	120	121	122	77	77	77	78	79	80	80
	99th	123	123	125	126	127	129	129	84	84	85	86	86	87	88
11	50th	100	101	102	103	105	106	107	60	60	60	61	62	63	63
	90th	114	114	116	117	118	119	120	74	74	74	75	76	77	77
	95th	118	118	119	121	122	123	124	78	78	78	79	80	81	81
	99th	125	125	126	128	129	130	131	85	85	86	87	87	88	89
12	50th	102	103	104	105	107	108	109	61	61	61	62	63	64	64
	90th	116	116	117	119	120	121	122	75	75	75	76	77	78	78
	95th	119	120	121	123	124	125	126	79	79	79	80	81	82	82
	99th	127	127	128	130	131	132	133	86	86	87	88	88	89	90
13	50th	104	105	106	107	109	110	110	62	62	62	63	64	65	65
	90th	117	118	119	121	122	123	124	76	76	76	77	78	79	79
	95th	121	122	123	124	126	127	128	80	80	80	81	82	83	83
	99th	128	129	130	132	133	134	135	87	87	88	89	89	90	91
14	50th	106	106	107	109	110	111	112	63	63	63	64	65	66	66
	90th	119	120	121	122	124	125	125	77	77	77	78	79	80	80
	95th	123	123	125	126	127	129	129	81	81	81	82	83	84	84
	99th	130	131	132	133	135	136	136	88	88	89	90	90	91	92
15	50th	107	108	109	110	111	113	113	64	64	64	65	66	67	67
	90th	120	121	122	123	125	126	127	78	78	78	79	80	81	81
	95th	124	125	126	127	129	130	131	82	82	82	83	84	85	85
	99th	131	132	133	134	136	137	138	89	89	90	91	91	92	93
16	50th	108	108	110	111	112	114	114	64	64	65	66	66	67	68
	90th	121	122	123	124	126	127	128	78	78	79	80	81	81	82
	95th	125	126	127	128	130	131	132	82	82	83	84	85	85	86
	99th	132	133	134	135	137	138	139	90	90	90	91	92	93	93
17	50th	108	109	110	111	113	114	115	64	65	65	66	67	67	68
	90th	122	122	123	125	126	127	128	78	79	79	80	81	81	82
	95th	125	126	127	129	130	131	132	82	83	83	84	85	85	86
	99th	133	133	134	136	137	138	139	90	90	91	91	92	93	93

6 Endokrinologische Laborparameter

Tab. 1

Parameter Synonym	Serum (S) / Plasma (P)	Methode	Referenz		Umrechnungsfaktor
ACTH Adreno-Corticotropes-Hormon	P	Immunoassay (ECLIA), Roche Analyseautomat Cobas 6000	7,2 - 63,3 pg/ml		pg/ml x 0,22 = pmol/l pmol/l x 4,55 = pg/ml
Aldosteron	S		Alter	liegend	stehend	ng/dl x 0,0277 = nmol/l nmol/l x 36 = ng/dl
			2 Tage bis 3 Monate	50 - 120 ng/dl	-	
			4 Monate bis 3 Jahre	20 - 50 ng/dl	20 - 90 ng/dl	
			4 bis 14 Jahre	3 - 20 ng/dl	17 - 50 ng/dl	
			> 15 Jahre	2 - 10 ng/dl	6 - 30 ng/dl	
Cortisol	S	Immunoassay (ECLIA), Roche Analyseautomat Cobas 6000	1. Tageshälfte	6,2 - 19,4 µg/dl		µg/dl x 27,6 = nmol/l nmol/l x 0,0362 = µg/dl
			2. Tageshälfte	2,3 - 11,9 µg/dl		
C-Peptid	S	Immunoassay (ECLIA), Roche Analyseautomat Cobas 6000		0,5 - 3,0 µg/l		
DHEA Dehydroepiandrosteron	S	Radioimmunoassay (RIA) Gamma Counter LKB Wallac 1277	Alter	weiblich	männlich	ng/dl x 0,0347 = nmol/l nmol/l x 28,8 = ng/dl
			0 bis 8 Jahre	0,3 - 2 µg/l	0,3 - 2,2 µg/l	
			9 bis 10 Jahre	0,5 - 3,5 µg/l	0,3 - 2,5 µg/l	
			11 bis 12 Jahre	0,5 - 5,5 µg/l	0,3 - 3,5 µg/l	
			13 bis 14 Jahre	0,6 - 9 µg/l	0,9 - 6 µg/l	
			15 bis 120 Jahre	1 - 8 µg/l	1,5 - 9 µg/l	

6 · Endokrinologische Laborparameter

Tab. 1 (Fortsetzung)

Parameter Synonym	Serum (S) / Plasma (P)	Methode	Referenz			Umrechnungsfaktor
			Alter	weiblich	männlich	
DHEA-S Dehydroepia-ndrosteron-Sulfat	S	Immunoassay (ECLIA), Roche Analyseautomat Cobas 6000	0 bis 7 Tage	108 - 607 µg/dl		µg/dl x 0,0256 = µmol/l µmol/l x 39 = µg/dl
			7 bis 31 Tage	31 - 431 µg/dl		
			1 bis 12 Monate	3,4 - 124 µg/dl		
			1 bis 4 Jahre	0,5 - 19,4 µg/dl		
			4 bis 10 Jahre	2,8 - 85,2 µg/dl		
			10 bis 14 Jahre	33,9 - 280 µg/dl	24,4 - 247 µg/dl	
			14 bis 19 Jahre	65,1 - 368 µg/dl		
			10 bis 19 Jahre		70,2 - 492 µg/dl	
			19 bis 24 Jahre	148 - 407 µg/dl	211 - 492 µg/dl	
			24 bis 34 Jahre	98,8 - 340 µg/dl	160 - 449 µg/dl	
			34 bis 44 Jahre	60,9 - 337 µg/dl	88,9 - 472 µg/dl	
			44 bis 54 Jahre	35,4 - 256 µg/dl	44,3 - 331 µg/dl	
			54 bis 64 Jahre	18,9 - 205 µg/dl	51,7 - 295 µg/dl	
			64 bis 74 Jahre	9,4 - 246 µg/dl	33,6 - 249 µg/dl	
			74 bis 120 Jahre	12 - 154 µg/dl	16,2 - 123 µg/dl	
DHT Dihydrotestosteron	S		Alter	weiblich	männlich	ng/dl x 0,0344 = nmol/l nmol/l x 29 = ng/dl
			1 bis 3 Monate	5 - 30 ng/dl	7 - 80 ng/dl	
			0,5 bis 8 Jahre	2 - 10 ng/dl	5 - 20 ng/dl	
			9 bis 12 Jahre	5 - 10 ng/dl	10 - 30 ng/dl	
			13 bis 14 Jahre	7 - 20 ng/dl	20 - 40 ng/dl	
			> 15 Jahre	4 - 22 ng/dl	30 - 90 ng/dl	

Tab. 1 (Fortsetzung)

Parameter Synonym	Serum (S) / Plasma (P)	Methode	Referenz		weiblich	männlich	Umrechnungsfaktor
FSH Follikel stimulierendes Hormon	S	Immunoassay (ECLIA), Roche Analyseautomat Cobas 6000	Alter				mIU/ml x (25 oder) 44 = ng/ml, mIU/ml = IU/l
			0 bis 6 Monate		0,1 - 13 mIU/ml	0,1 - 4 mIU/ml	
			0,5 bis 10 Jahre		0,1 - 6 mIU/ml	0,1 - 3 mIU/ml	
			11 bis 12 Jahre		0,1 - 7 mIU/ml	0,1 - 5 mIU/ml	
			13 bis 14 Jahre		1,0 - 9 mIU/ml	0,1 - 6 mIU/ml	
			15 bis 18 Jahre			1 - 10 mIU/ml	
			Erwachsene			1,5 - 12,4 IU/l	
			Follikelphase		3,5 - 12,5 IU/l		
			Ovulationsphase		4,7 - 21,5 IU/l		
			Lutealphase		1,7 - 7,7 IU/l		
			Postmenopause		25,8 - 134,8 IU/l		
Gastrin	S				< 100 pg/ml		pg/ml x 0,455 = pmol/l pmol/l x 2,2 = pg/ml
Glukagon	P				50 - 200 pg/ml		pg/ml x 0,287 = pmol/l pmol/l x 3,48 = pg/ml
IGF-1 Insulin-like Growth Factor-1, Somatomedin-C	S	Chemilumineszenz (DPC Biermann Immunoassay Analyseautomat Immulite 2500)	Seite 492				ng/ml x 0,007 = IU/ml IU/ml x 136 = ng/ml
IGFBP-3 Insulin-like Growth Factor Binding-Protein-3	S	Chemilumineszenz (DPC Biermann Immunoassay Analyseautomat Immulite 2500)	Seite 493				ng/ml x 0,131 = nmol/l nmol/l x 7,64 = ng/ml
Insulin	S	Immunoassay (ECLIA), Roche Analyseautomat Cobas 6000	Erwachsene		2,6 - 24,9 mU/l (nüchtern)		µIU/ml x 0,042 = ng/ml ng/ml x 24 = µIU/l µIU/ml x 7,17 = pmol/l pmol/l x 0,139 = µIU/ ng/ml x 172 = pmol/l pmol/l x 0,0058 = ng/ml (µIU/ml = mIU/l)

6 · Endokrinologische Laborparameter

Tab. 1 (Fortsetzung)

Parameter Synonym	Serum (S) / Plasma (P)	Methode	Referenz		weiblich	männlich	Umrechnungsfaktor
LH Luteinisierendes Hormon, Lutropin	S		Alter				mIU/ml x 7 (oder 15) = ng/ml mIU/ml = IU/l
			0 bis 6 Monate		4,0 - 10 mIU/ml	4,0 - 10 mIU/ml	
			0,5 bis 10 Jahre		0,1 - 4 mIU/ml	0,1 - 4 mIU/ml	
			11 bis 14 Jahre		0,1 - 5 mIU/ml	0,1 - 5 mIU/ml	
			15 bis 18 Jahre		1,0 - 4 mIU/ml	1,0 - 10 mIU/ml	
			Follikelphase		1,0 - 4 mIU/ml		
			Zyklusmitte		20,0 - 40 mIU/ml		
			Lutealphase		1,0 - 4 mIU/ml		
E2 Östradiol	S		Alter		weiblich	männlich	pg/ml x 3,67 =pmol/l pmol/l x 0,27 = pg/ml
			1 bis 12 Monate		7 - 40 pg/ml	1 - 30 pg/ml	
			1 bis 10 Jahre		4 - 20 pg/ml	3 - 12 pg/ml	
			11 bis 12 Jahre		5 - 60 pg/ml	7 - 14 pg/ml	
			13 bis 14 Jahre		6 - 100 pg/ml	10 - 25 pg/ml	
			> 15 Jahre			10 - 40 pg/ml	
			Follikelphase		20 - 240 pg/ml		
			Lutealphase		60 - 200 pg/ml		
E1 Östron	S		Alter		weiblich	männlich	pg/ml x 3,7 = pmol/l pmol/l x 0,27 = pg/ml
			1 bis 12 Monate		5 - 25 pg/ml	-	
			1 bis 10 Jahre		5 - 20 pg/ml	5 - 15 pg/ml	
			11 bis 12 Jahre		7 - 40 pg/ml	8 - 22 pg/ml	
			13 bis 14 Jahre		10 - 70 pg/ml	15 - 25 pg/ml	
			15 bis 18 Jahre		15 - 80 pg/ml	20 - 45 pg/ml	

Tab. 1 (Fortsetzung)

Parameter Synonym	Serum (S) / Plasma (P)	Methode	Referenz		Umrechnungsfaktor
PTH Parathormon, Parathyrin	P	Festphasengebundener Chemilumineszenz-Sandwich-Assay (DPC Biermann Analyseautomat Immulite 2500), Intaktes PTH Firma DPC, Kreuzreaktivität zu PTH 7-84 ca. 44%	16 - 87 pg/ml		pg/ml x 0,11 = pmol/l pmol/l x 9,1 = pg/ml 1 pg/ml = 0,1053 pmol/l
Progesteron Gelbkörperhormon	S	Immunoassay (ECLIA), Roche Analyseautomat Cobas 6000	Erwachsene	männlich	ng/dl x 0,0318 = nmol/l nmol/l x 31,4 = ng/dl
			Follikelphase	0,20 - 1,50 µg/l	0,20 - 1,40 µg/l
			Ovulationsphase	0,80 - 3,00 µg/l	
			Lutealphase	1,70 - 27,00 µg/l	
			Postmenopause	0,10 - 0,80 µg/l	
PRL Prolaktin	S		Alter und Zustand	männlich	ng/ml x 20 bzw. 32,5 = mIU/l (µIU/ml)
			1 Woche	30,0 - 150 ng/ml	
			nach 1 Woche	2,5 - 18 ng/ml	
			Gravidität, Laktation	> 100 ng/ml	
17-Hydroxy-pregnenolon	S		Alter	männlich	ng/ml x 3 = nmol/l nmol/l x 0,33 = ng/ml
			1 Woche	0,1 - 30 ng/ml	
			1 bis 12 Monate	0,1 - 3 ng/ml	
			2 bis 9 Jahre	0,1 - 2 ng/ml	
			10 bis 12 Jahre	0,3 - 3 ng/ml	
			> 13 Jahre	1,0 - 5,5 ng/ml	0,6 - 3 ng/ml

Tab. 1 (Fortsetzung)

Parameter Synonym	Serum (S) / Plasma (P)	Methode	Referenz			Umrechnungsfaktor
17-Alpha-Hydroxy-progesteron	S	ELISA (Firma Fa.IBL)	17-Alpha-Hydroxyprogesteron nicht extrahiert			ng/ml x 3 = nmol/l nmol/l x 0,33 = ng/ml
			Alter	weiblich	männlich	
			0 bis 31 Tage	> 20 µg/l		
			bis 6 Monate	0,24 - 3,19 µg/l		
			7 bis 12 Monate	0,03 - 1,35 µg/l		
			1 bis 8 Jahre	0 - 0,87 µg/l		
			8 bis 9 Jahre	0,2 - 0,4 µg/l	0,15 - 0,65 µg/l	
			10 bis 11 Jahre	0,2 - 0,7 µg/l	0,15 - 0,45 µg/l	
			12 bis 14 Jahre	0,25 - 1,9 µg/l	0,15 - 1,8 µg/l	
			15 bis 17 Jahre	0,35 - 3,75 µg/l	0,25 - 1,8 µg/l	
			18 bis 120 Jahre		0,05 - 1,60 µg/l	
			nach ACTH-Stimulation	< 3 µg/l	0,45 - 2,5 µg/l	
			Follikelphase	0,30 - 1 µg/l		
			Ovulationsphase	0,2 - 2,9 µg/l		
			Lutealphase	1,8 - 20,00 µg/l		
			Postmenopause	< 0,70 µg/l		
			17-Alpha-Hydroxyprogesteron extrahiert			
			0 bis 31 Tage	0,1 - 7,45 µg/l		
			bis 6 Monate	0,06 - 1,37 µg/l		
			6 bis 12 Monate	0,05 - 0,59 µg/l		
			ältere Kinder	keine Referenzwerte, da diese Proben in der Regel ohne Extraktion gemessen werden		
			Erwachsene			

Tab. 1 (Fortsetzung)

Parameter Synonym	Serum (S) / Plasma (P)	Methode	Referenz			Umrechnungsfaktor
Renin	P		Alter	weiblich	männlich	Plasma-Reninaktivität (PRA) ng/ml x Std. x 0,278 = ng/l x Sek. ng/l x Sek. x 3,6 = ng/ml x Std.
						liegend stehend
			0 bis 3 Monate	10 - 500 pg/ml		20,0 - 40 ng/ml x Std. -
			3 Monate bis 1 Jahr	10 - 60 pg/ml		6,0 - 13 ng/ml x Std. -
			1 bis 4 Jahre	5 - 100 pg/ml		2,0 - 10 ng/ml x Std. 4 - 12 ng/ml x Std.
			4 bis 9 Jahre	5 - 100 pg/ml		1,0 - 4 ng/ml x Std. 4 - 12 ng/ml x Std.
			> 10 Jahre	3 - 50 pg/ml		0,5 - 3 ng/ml x Std. 1 - 8 ng/ml x Std.
SHBG Sexualhormon-bindendes Globulin, Sex Hormone-binding Globulin	S	Immunoassay (ECLIA), Roche Analyseautomat Cobas 6000		weiblich	männlich	
			Erwachsene	26,10 - 110,00 nmol/l	14,50 - 48,40 nmol/l	
			Postmenopause	14,10 - 68,90 nmol/l		
Testosteron	S	Immunoassay (ECLIA), Roche Analyseautomat Cobas 6000	Alter	weiblich	männlich	ng/dl x 0,0347 = nmol/l nmol/l x 28,8 = ng/dl
			3 bis 14 Tage	0,5 - 20 ng/dl	10 - 50 ng/dl	
			2 bis 3 Monate	0,5 - 20 ng/dl	80 - 320 ng/dl	
			0,5 bis 8 Jahre	2,0 - 15 ng/dl	2 - 20 ng/dl	
			9 bis 12 Jahre	5,0 - 40 ng/dl	5 - 100 ng/dl	
			13 bis 14 Jahre	8,0 - 50 ng/dl	10 - 350 ng/dl	

Tab. 1 (Fortsetzung)

Parameter Synonym	Serum (S) / Plasma (P)	Methode	Referenz			Umrechnungsfaktor
			15 bis 16 Jahre	12,0 - 60 ng/dl	270 - 630 ng/dl	
			17 bis 20 Jahre	20,0 - 60 ng/dl	> 300 ng/dl	
			Erwachsene	0,06 - 0,82 µg/l	2,80 - 8,00 µg/l	
Thyreoglobulin - TG	S	Immunoassay (ECLIA), Roche Analyseautomat Cobas 6000	Alter	weiblich	männlich	
			0 - 6 Tage (Referenzkoll. GEL)*	≤ 307 µg/ml		
			> 6 Tage bis einschl. 3 Monate	≤ 228 µg/ml		
			> 3 Monate bis einschl. 12 Monate	≤ 125 µg/ml		
			> 1 Jahr bis einschl. 6 Jahre	≤ 67 µg/ml		
			> 6 Jahre bis einschl. 11 Jahre	≤ 43 µg/ml		
			> 11 Jahre bis einschl. 20 Jahre	≤ 36 µg/ml		
			Erwachsene	≤ 78 µg/l		
			1. Trimester (Referenzkoll. P)*	≤ 54 µg/ml		
			2. Trimester	≤ 46 µg/ml		
			3. Trimester	≤ 69 µg/ml		
TT3 Trijodthyronin, gesamt	S	Immunoassay (ECLIA), Roche Analyseautomat Cobas 6000	Alter	weiblich	männlich	ng/dl x 0,0154 = nmol/l nmol/l x 65,1 = ng/dl pg/ml x 1,54 = pmol/l pmol/l x 0,651 = pg/ml
			0 - 6 Tage (Referenzkoll. GEL)*	1,12 - 4,43 nmol/l		
			> 6 Tage bis einschl. 3 Monate	1,23 - 4,22 nmol/l		
			> 3 Monate bis einschl. 12 Monate	1,32 - 4,07 nmol/l		
			> 1 Jahr bis einschl. 6 Jahre	1,42 - 3,80 nmol/l		

■ Tab. 1 (Fortsetzung)

Parameter Synonym	Serum (S) / Plasma (P)	Methode	Referenz			Umrechnungsfaktor
TT4 Thyroxin, gesamt	S	Immunoassay (ECLIA), Roche Analyseautomat Cobas 6000	> 6 Jahre bis einschl. 11 Jahre		1,43 - 3,55 nmol/l	µg/dl x 12,9 = nmol/l
			> 11 Jahre bis einschl. 20 Jahre		1,40 - 3,34 nmol/l	nmol/l x 0,078 = µg/dl
			Erwachsene (Referenzkoll. GL3)*		1,26 - 2,75 nmol/l	ng/dl x 12,9 = pmol/l
			Alter	männlich	weiblich	pmol/l x 0,078 = ng/dl
			0 - 6 Tage (Referenzkoll. GEL)*		64,9 - 239 nmol/l	
			> 6 Tage bis einschl. 3 Monate		69,6 - 219 nmol/l	
			> 3 Monate bis einschl. 12 Monate		73,0 - 206 nmol/l	
			> 1 Jahr bis einschl. 6 Jahre		76,6 - 189 nmol/l	
			> 6 Jahre bis einschl. 11 Jahre		77,1 - 178 nmol/l	
			> 11 Jahre bis einschl. 20 Jahre		76,1 - 170 nmol/l	
			Erwachsene (Referenzkoll. GL3)*	68,4 - 125 nmol/l	71,4 - 166 nmol/l	
FT3 Freies Trijodthyronin	S	Immunoassay (ECLIA), Roche Analyseautomat Cobas 6000	Alter	männlich	weiblich	ng/dl x 0,0154 = nmol/l
			0 - 6 Tage (Referenzkoll. GEL)*		2,65 - 9,68 pmol/l	nmol/l x 65,1 = ng/dl
			> 6 Tage bis einschl. 3 Monate		3,00 - 9,28 pmol/l	pg/ml x 1,54 = pmol/l
			> 3 Monate bis einschl. 12 Monate		3,30 - 8,95 pmol/l	pmol/l x 0,651 = pg/ml
			> 1 Jahr bis einschl. 6 Jahre		3,69 - 8,46 pmol/l	
			> 6 Jahre bis einschl. 11 Jahre		3,88 - 8,02 pmol/l	
			> 11 Jahre bis einschl. 20 Jahre		3,93 - 7,70 pmol/l	

6 · Endokrinologische Laborparameter

Tab. 1 (Fortsetzung)

Parameter Synonym	Serum (S) / Plasma (P)	Methode	Referenz		Umrechnungsfaktor
FT4 Freies Tetrajodthyronin	S	Immunoassay (ECLIA), Roche Analyseautomat Cobas 6000	Erwachsene (Referenzkoll. GL3)*	3,92 - 6,74 pmol/l	µg/dl x 12,9 = nmol/l nmol/l x 0,078 = µg/dl ng/dl x 12,9 = pmol/l pmol/l x 0,078 = ng/dl
			Alter	weiblich / männlich	
			0 - 6 Tage (Referenzkoll. GEL)*	11,0 - 32,0 pmol/l	
			> 6 Tage bis einschl. 3 Monate	11,5 - 28,3 pmol/l	
			> 3 Monate bis einschl. 12 Monate	11,9 - 25,6 pmol/l	
			> 1 Jahr bis einschl. 6 Jahre	12,3 - 22,8 pmol/l	
			> 6 Jahre bis einschl. 11 Jahre	12,5 - 21,5 pmol/l	
			> 11 Jahre bis einschl. 20 Jahre	12,6 - 21,0 pmol/l	
			Erwachsene (Referenzkoll. GL3)*	12,8 - 20,4 pmol/l	
TSH Thyreoidea-stimulierendes Hormon	S	Immunoassay (ECLIA), Roche Analyseautomat Cobas 6000	Alter	weiblich / männlich	µIU/ml = mIU/l
			0 - 6 Tage (Referenzkoll. GEL)*	0,70 - 15,2 mIU/l	
			> 6 Tage bis einschl. 3 Monate	0,72 - 11,0 mIU/l	
			> 3 Monate bis einschl. 12 Monate	0,73 - 8,35 mIU/l	
			> 1 Jahr bis einschl. 6 Jahre	0,70 - 5,97 mIU/l	
			> 6 Jahre bis einschl. 11 Jahre	0,60 - 4,84 mIU/l	
			> 11 Jahre bis einschl. 20 Jahre	0,51 - 4,30 mIU/l	
			Erwachsene (Referenzkoll. GL3)*	0,44 - 3,77 mIU/l	

Tab. 1 (Fortsetzung)

Parameter Synonym	Serum (S) / Plasma (P)	Methode	Referenz			Umrechnungsfaktor
ADH Vasopressin, antidiuretisches Hormon	P	Funktionstest Stimulation: Durstversuch/ Suppression: erhöhte Flüssigkeitszufuhr	Zustand	weiblich	männlich	pg/ml x 0,922 = pmol/l pmol/l x 1,08 = pg/ml
			bei Serumosmolalität 285-290 mosm/kg	1,2 - 3,8 pg/ml		
			bei Serumosmolalität > 290 mosm/kg	2,0 - 12 pg/ml		
			bei Serumosmolalität < 285 mosm/kg	< 2 pg/ml		
Vitamin D 25-Hydroxyvitamin D (25OHD) und 1,25-Dihydroxyvitamin D (1,25(OH)2D)	S		Substanz/Alter	weiblich	männlich	25OHD ng/ml x 2,5 = nmol/l nmol/l x 0,4 = ng/ml; 1,25(OH)2D pg/ml x 2,4 = pmol/l pmol/l x 0,42 = pg/ml
			25OHD	10 - 50 ng/ml		
			1,25(OH)2D			
			Kinder	30 - 90 pg/ml		
			Erwachsene	20 - 70 pg/ml		
Wachstumshormon somatotropes Hormon (STH), growth hormone (GH)	S	Funktionstest Stimulation: Arginin, Insulin, Clonidin, Glykagon, L-Dopa, GH-RH /Suppression: Glukose		0,5 - 25 ng/ml		ng/ml x 2 = mIU/l mIU/l x 0,5 = ng/ml ng/ml x 0,0465 = nmol/l nmol/l x 21,5 = ng/ml
ECLIA		ElectroChemiLumineszenz Immuno-Assay				
ELISA		Enzyme-Linked Immunosorbent Assay				
*		Cobas ® (Roche) Referenzbereiche für Kinder und Erwachsene. Elecsys Schilddrüsentests. TSH, FT4, FT3, T4, T3, T-Uptake, Ft4-index, Anti-TPO, Anti-Tg, Tg; Elecsys systems 1010/2010, MODULAR ANALYTICS E170, cobas e 411 und cobas e 601 Analysegeräte				

Die Referenzbereiche sind alters- und geschlechtsabhängig. Quelle: Martin W. Elmlinger, Werner Kühner, Matthias M. Weber and Michael B. Ranke. Reference ranges for two automated chemiluminescent assays for serum insulin-like growth factor I (IGF-I) and IGF-Binding protein 3 (IGFBP-3). Clin Chem Lab Med 2004; 42(6):654-664.
Age-dependent reference ranges, 0.1st centile and 95% reference range, and means and **1 SD and **2 SD ranges for IMMULITE® (A) IGF-I and (B) IGFBP-3 concentrations and (C) the IGF-I/IGFBP-3 molar ratio.

Age	Sex	n	A: IGF-I, ng/ml									
			0.1 Perc.	2.5 Perc.	50 Perc.	95 Perc.	97.5 Perc.	−2 SD	−1 SD	Mean	+1 SD	−2 SD
1−7 d*	m/f	28/17	10	10	13	27	32	3	9	15	21	27
8−15 d*	m/f	20/20	10	11	25	35	41	7	16	25	34	43
0.5−6 mo*	m/f	13/12	39	48	155	272	313	6	81	156	231	306
6−12 mo	m/f	10/9	34	57	140	298	344	56	89	140	222	350
1.0−1.9 y	m/f	11/16	33	55	134	284	327	54	85	134	211	333
2.0−2.9 y	m/f	14/3	31	51	125	263	303	50	79	125	196	309
3.0−3.9 y	m/f	3/2	30	49	119	251	289	48	76	119	187	294
4.0−4.9 y	m/f	3/4	29	49	118	246	283	48	75	118	184	288
5.0−5.9 y	m/f	8/5	30	50	119	248	286	49	76	119	186	291
6.0−6.9 y	m/f	17/14	31	52	124	258	297	51	80	124	194	302
7.0−7.9 y	f	9	39	62	140	277	316	61	93	140	212	321
7.0−7.9 y	m	13	31	52	125	261	300	51	80	125	195	305
8.0−8.9 y	f	15	44	70	155	302	344	69	103	155	233	349
8.0−8.9 y	m	13	35	58	139	287	329	57	89	139	216	335
9.0−9.9 y	f	15	52	81	178	343	389	80	119	178	265	395
9.0−9.9 y	m	13	41	67	159	325	373	66	102	159	245	380
10.0−10.9 y	f	25	62	97	210	400	453	96	142	210	311	460
10.0−10.9 y	m	18	49	80	188	382	438	79	122	188	289	446
11.0−11.9 y	f	23	79	122	259	488	551	120	176	259	381	559
11.0−11.9 y	m	22	62	101	233	470	538	99	152	233	357	547
12.0−12.9 y	f	18	101	155	324	604	680	152	222	324	473	691
12.0−12.9 y	m	17	82	131	301	604	690	129	197	301	460	701
13.0−13.9 y	f	25	125	190	391	716	805	187	270	391	565	817
13.0−13.9 y	m	21	108	172	388	765	872	170	256	388	586	886
14.0−14.9 y	f	30	148	222	446	800	896	219	312	446	636	908
14.0−14.9 y	m	32	137	215	470	905	1026	212	316	470	700	1043
15.0−15.9 y	f	48	161	238	467	823	917	235	331	467	659	930
15.0−15.9 y	m	40	153	236	500	940	1060	232	341	500	734	1077
16.0−16.9 y	f	41	157	228	438	755	839	225	314	438	610	850
16.0−16.9 y	m	31	150	227	468	858	964	224	324	468	676	978
17.0−17.9 y	f	30	135	194	363	615	680	192	264	363	500	689
17.0−17.9 y	m	21	133	199	398	711	795	196	279	398	566	807
18.0−18.9 y	f	22	114	162	296	491	541	160	218	296	403	548
18.0−18.9 y	m	14	116	170	330	576	640	167	235	330	463	649
19.0−19.9 y	f	16	99	138	247	403	442	136	183	247	332	447
19.0−19.9 y	m	10	102	147	278	476	527	145	201	278	386	534
20.0−20.9 y	f	36	88	122	217	351	384	121	162	217	290	389
20.0−20.9 y	m	34	93	132	246	414	457	131	179	246	337	463
21.0−25.0 y	m/f	91/64	85	116	199	313	341	115	151	199	262	345
26.0−30.0 y	m/f	24/30	88	117	194	296	321	116	150	194	251	324
31.0−35.0 y	m/f	22/26	85	113	183	275	297	112	143	183	235	300
36.0−40.0 y	m/f	28/24	80	106	171	256	277	105	134	171	219	280
41.0−45.0 y	m/f	24/26	74	98	160	241	261	97	124	160	205	263
46.0−50.0 y	m/f	26/24	68	91	149	227	246	90	116	149	193	249
51.0−55.0 y	m/f	26/26	63	84	140	215	233	84	108	140	182	236
56.0−60.0 y	m/f	24/24	58	78	131	203	220	78	101	131	171	222
61.0−65.0 y	m/f	40/38	54	72	123	191	207	72	94	123	160	210
66.0−70.0 y	m/f	10/12	49	67	115	179	195	66	87	115	150	198
71.0−75.0 y	m/f	35/21	45	62	107	168	184	61	81	107	141	186
76.0−80.0 y	m/f	8/16	42	57	99	158	172	57	75	99	132	174
81.0−85.0 y	m/f	4/9	38	53	92	148	162	52	69	92	123	164

Die Referenzbereiche sind alters- und geschlechtsabhängig. Quelle: Martin W. Elmlinger, Werner Kühner, Matthias M. Weber and Michael B. Ranke. Reference ranges for two automated chemiluminescent assays for serum insulin-like growth factor I (IGF-I) and IGF-Binding protein 3 (IGFBP-3). Clin Chem Lab Med 2004; 42(6):654-664.
Age-dependent reference ranges, 0.1st centile and 95% reference range, and means and **1 SD and **2 SD ranges for IMMULITE® (A) IGF-I and (B) IGFBP-3 concentrations and (C) the IGF-I/IGFBP-3 molar ratio.

Age	Sex	n	B: IGFBP-3, ng/ml									
			2.5 Perc.	5 Perc.	50 Perc.	95 Perc.	97.5 Perc.	−2 SD	−1 SD	Mean	+ 1 SD	+ 2 SD
1−7 d*	m/f	28/17	0.5	0.5	0.5	0.7	0.9	0.3	0.4	0.5	0.6	0.7
8−15 d*	m/f	20/20	0.5	0.5	0.9	1.1	1.4	0.4	0.7	0.9	1.1	1.4
0.5−6 mo*	m/f	13/12	0.6	0.7	1.5	2.8	2.9	0.1	0.8	1.5	2.2	2.9
6−12 mo	m/f	10/9	0.7	0.8	1.5	3.0	3.5	0.7	1.0	1.5	2.3	3.5
1.0−1.9 y	m/f	11/16	0.7	0.8	1.6	3.2	3.6	0.7	1.1	1.6	2.4	3.7
2.0−2.9 y	m/f	14/3	0.8	0.9	1.8	3.5	3.9	0.8	1.2	1.8	2.7	4.0
3.0−3.9 y	m/f	3/2	0.9	1.0	2.0	3.8	4.3	0.9	1.3	2.0	2.9	4.4
4.0−4.9 y	m/f	3/4	1.0	1.2	2.2	4.2	4.7	1.0	1.5	2.2	3.2	4.8
5.0−5.9 y	m/f	8/5	1.1	1.3	2.4	4.6	5.2	1.1	1.6	2.4	3.6	5.2
6.0−6.9 y	m/f	17/14	1.3	1.4	2.7	5.0	5.6	1.2	1.8	2.7	3.9	5.7
7.0−7.9 y	f	9	1.7	1.9	3.3	5.7	6.3	1.7	2.4	3.3	4.6	6.4
7.0−7.9 y	m	13	1.3	1.5	2.7	5.0	5.6	1.3	1.9	2.7	3.9	5.7
8.0−8.9 y	f	15	1.9	2.1	3.6	6.0	6.7	1.9	2.6	3.5	4.9	6.7
8.0−8.9 y	m	13	1.5	1.7	3.1	5.6	6.3	1.5	2.2	3.1	4.4	6.4
9.0−9.9 y	f	15	2.1	2.3	3.8	6.4	7.1	2.1	2.8	3.8	5.2	7.2
9.0−9.9 y	m	13	1.8	2.0	3.5	6.3	7.0	1.7	2.5	3.5	5.0	7.1
10.0−10.9 y	f	25	2.3	2.6	4.2	6.9	7.6	2.3	3.1	4.2	5.7	7.6
10.0−10.9 y	m	18	2.0	2.3	3.9	6.9	7.7	2.0	2.8	3.9	5.5	7.8
11.0−11.9 y	f	23	2.6	2.9	4.6	7.4	8.1	2.6	3.4	4.6	6.1	8.2
11.0−11.9 y	m	22	2.3	2.5	4.3	7.4	8.2	2.2	3.1	4.3	6.0	8.3
12.0−12.9 y	f	18	2.9	3.2	5.0	7.9	8.6	2.9	3.8	5.0	6.6	8.7
12.0−12.9 y	m	17	2.6	2.8	4.8	8.1	8.9	2.5	3.5	4.8	6.6	9.0
13.0−13.9 y	f	25	3.2	3.5	5.4	8.4	9.2	3.2	4.1	5.4	7.1	9.2
13.0−13.9 y	m	21	2.9	3.2	5.3	8.8	9.7	2.9	3.9	5.3	7.2	9.8
14.0−14.9 y	f	30	3.4	3.7	5.8	8.8	9.6	3.4	4.4	5.7	7.5	9.7
14.0−14.9 y	m	32	3.2	3.6	5.8	9.3	10.3	3.2	4.3	5.8	7.7	10.4
15.0−15.9 y	f	48	3.6	3.9	5.8	8.9	9.6	3.5	4.5	5.8	7.5	9.7
15.0−15.9 y	m	40	3.4	3.7	5.9	9.4	10.2	3.3	4.4	5.9	7.8	10.4
16.0−16.9 y	f	41	3.5	3.8	5.7	8.5	9.2	3.5	4.4	5.7	7.3	9.3
16.0−16.9 y	m	31	3.3	3.6	5.7	8.8	9.6	3.3	4.3	5.6	7.4	9.7
17.0−17.9 y	f	30	3.4	3.7	5.4	8.1	8.7	3.4	4.3	5.4	6.9	8.8
17.0−17.9 y	m	21	3.1	3.4	5.2	8.0	8.7	3.1	4.0	5.2	6.7	8.7
18.0−18.9 y	f	22	3.2	3.5	5.1	7.4	8.0	3.2	4.0	5.1	6.4	8.0
18.0−18.9 y	m	14	2.9	3.2	4.8	7.2	7.8	2.9	3.7	4.8	6.2	7.9
19.0−19.9 y	f	16	3.0	3.3	4.7	6.8	7.3	3.0	3.8	4.7	5.9	7.4
19.0−19.9 y	m	10	2.9	3.1	4.6	6.8	7.3	2.8	3.6	4.6	5.8	7.4
20.0−20.9 y	f	36	2.9	3.2	4.5	6.5	7.0	2.9	3.6	4.5	5.7	7.1
20.0−20.9 y	m	34	2.9	3.1	4.6	6.8	7.3	2.9	3.6	4.6	5.8	7.3
21.0−25.0 y	m/f	91/64	3.5	3.7	5.3	7.4	7.9	3.5	4.3	5.3	6.5	7.9
26.0−30.0 y	m/f	24/30	3.5	3.7	5.1	6.9	7.4	3.5	4.2	5.1	6.1	7.4
31.0−35.0 y	m/f	22/26	3.4	3.6	4.9	6.5	6.9	3.4	4.1	4.9	5.8	6.9
36.0−40.0 y	m/f	28/24	3.4	3.6	4.7	6.3	6.6	3.3	4.0	4.7	5.6	6.7
41.0−45.0 y	m/f	24/26	3.3	3.5	4.7	6.2	6.6	3.3	3.9	4.7	5.6	6.6
46.0−50.0 y	m/f	26/24	3.4	3.6	4.8	6.4	6.7	3.3	4.0	4.8	5.7	6.8
51.0−55.0 y	m/f	26/26	3.4	3.6	4.9	6.5	6.9	3.4	4.1	4.8	5.8	6.9
56.0−60.0 y	m/f	24/24	3.4	3.5	4.8	6.4	6.8	3.3	4.0	4.8	5.7	6.8
61.0−65.0 y	m/f	40/38	3.2	3.3	4.5	6.1	6.4	3.1	3.8	4.5	5.4	6.5
66.0−70.0 y	m/f	10/12	2.9	3.1	4.2	5.7	6.0	2.9	3.5	4.2	5.0	6.0
71.0−75.0 y	m/f	35/21	2.6	2.8	3.8	5.2	5.5	2.6	3.2	3.8	4.6	5.5
76.0−80.0 y	m/f	8/16	2.3	2.5	3.4	4.6	4.9	2.3	2.8	3.4	4.1	4.9
81.0−85.0 y	m/f	4/9	2.0	2.1	2.9	4.0	4.2	2.0	2.4	2.9	3.5	4.3

Sachverzeichnis

A

Aarskog-Syndrom 268
Acanthosis nigricans 61, 233
Acesulfam K 191
Achondroplasie 268
Achselbehaarung 286
ACTH-Exzess 386
ACTH-Insensitivitätssyndrom 381
ACTH-Kurztest 96
ACTH-Mangel 319
ACTH-produzierende Adenome 324
ACTH-produzierendes Hypophysenadenome 386
ACTH-Synthese, ektope 386
ACTH-Test 406
ACTH-Überfunktion 321
ADAG1-Studie 198
Addison-Krise 373, 374, 385
– Hydrokortisontherapie 386
Adenohypophyse 15, 271, 312, 319
– kongenitale Fehlbildungen 319
Adenome, hypophysäre 324
ADH-Ausschüttung, inadäquate 323
Adipogenese 237
Adipokine 243
– chronische Inflammation 243
Adiponektin 218, 240
Adipositas 223, 225, 247, 253, 255
– Alsträm-Syndrom 225
– Bardet-Biedl-Syndrom 225
– Beckwith-Wiedemann-Syndrom 225
– Cohen-Syndrom 225
– Cushing-Syndrom 250
– dermatologische Störungen 256
– endokrine Störungen 230
– experimentelle 223
– Folgeerkrankungen 253
– gastroenterologische Komplikationen 255
– genetische Ursachen 224
– Grunderkrankungen 247
– nach hirnorganischen Erkrankungen 250
– Hirntumore 225
– Hypophysen-Schilddrüsen-Achse 230
– hypothalamische 223, 224

– hypothalamo-hypophysär-adrenale Achse 232
– Hypothyreose 247
– Insulinsekretion 230
– Nebennierenrindenfunktion 230
– als Nebenwirkung von Medikamenten 253
– nach Operationen im Bereich der Sella 250
– nach Operationen in der Hypothalamusregion 250
– orthopädische Störungen 255
– Prader-Labhart-Willi-Syndrom 225
– Pseudohypoparathyreoidismus 250
– psychische Erkrankungen 252
– Pubertätsentwicklung 232
– respiratorische Störungen 256
– Schilddrüse 231
– syndromale Grunderkrankungen 251
– Wachstumshormon-IGF-I-Achse 230
– Wachstumshormonmangel 249
– zentrale 254
Adipositasmutationen 224
Adipositasrate 216
Adipositastherapie 115
– Beratung 115
Adipozytenvolumen 237
Adipozytenzahl 237
Adipozytokine 218
Adrenarche, prämature 296
adrenogenitales Syndrom 279, 368, 419
– Diagnostik 370
– Genetik 370
– Klinik 370
– Therapie 370
Adrenokortikotropin (ACTH) 315
Adrenoleukodystrophie 382
– neonatale 382
Adrenomyeloneuropathie 382
agouti related peptide (AGRP) 217
aktivierende G-Proteinmutationen 338
aktivierende TSH-Rezeptormutationen 338
Akzeleration, konstitutionelle
– der Pubertät 278
– von Wachstum 278
Albers-Schönberg-Krankheit 426
Albright-Osteodystrophie 355

Aldosteron 368
Aldosteronsynthasemangel 380
Allan-Herndon-Dudley-Syndrom 345
Allele 35
Alltag 103
Alopezien 63
Alsträm-Syndrom 225
American Diabetes Association 141
AMH 407
Amylin 218
Anämie 412
– perniziöse 210
Anamnese 48
Androgenbildung 399
Androgene 368
– transplazentare 405
Androgenresistenz 402
– komplette 402
– partielle 402
Androgensensitivitätstest 86
Androgenwirkung 399, 401
– Störungen 401
Anorchie 301
anorexigenes System 221
antidiuretisches Hormon (ADH) 316
Antikörper-Exzessimmunoassay 72
Antizipation 31
Apoptose 12
Appetitkonditionierung 221
Appetitregulation 224
Area postrema 220
Argininfusionstest 88
Armspanne 58
Aromatasemangel, plazentarer 404
Aspartam 191
Aspartam-Acesulfam-Salz 191
Augenhintergrundsveränderungen 199
Autoantikörper, diabetesassoziierte 147
Autoimmunadrenalitis 383
Autoimmundiabetes des Erwachsenen, latenter (late onset autoimmune diabetes of the adult) 142
Autoimmunerkrankungen 206, 208
autoimmunes polyendokrines Syndrom (APS) Typ I 210 (▶ auch autoimmunes polyglanduläres Syndrom (APS) 334

Autoimmunhyperthyreose 208
Autoimmunpolyendokrinopathie Typ I (APECED) 383
Autoimmunpolyendokrinopathie Typ II (Schmidt-Syndrom) 384
Autoimmunregulatorgen (AIRE) 210
Autoimmunthyreoiditis 206, 231, 333
– mütterliche 345
Autozygotie 35
Auxologie 49, 50, 271
Azidoseausgleich 159
Azidosezeichen 156

B

Bajonett-Zeichen 269
Bardet-Biedl-Syndrom 225
Bartter-Syndrom 357, 419
Basalinsulin 175
Basalinsulindosis 177
– Dawn-Phänomen 177
– Dusk-Phänomen 177
– Pubertät 177
– Tagesbedarf 177
– Wirkungsdauer 177
– Wirkungsmaximum 177
Basalinsulinsubstitution 171
Basalrate 183
– Korrektur 183
Basalratentest 183
battered child syndrome 424
Beckwith-Wiedemann-Syndrom 133, 225, 279, 326
Behaarung 59
Belastung, psychosoziale 102
Beratung
– genetische 36
– psychosoziale 116
Beta-Ketonkörperkonzentration 147
Betazelldysfunktion 39
Bewegung, körperliche 191
Bikarbonat 156
Bikarbonatsubstitution 159
Bindungsprotein-Anomalien 333
Bioassays 71
Bioimpedanzanalyse 246
Bioinformatik 20
Blastemzeit 12
24-h-Blutdruckmessung 201
Blutglukoseeinzelwertmessung 193
Blutglukosekontrolle 172

Blutglukosemessgeräte 193
Blutglukosemessmethoden 193
Blutglukosesensoren 194
– klinischer Einsatz 195
– minimalinvasive Methode 194
– nichtinvasive Methode 194
Blutglukosewert 177
Bluthochdruck 254
BMI-Perzentile 246
Body Mass Index (BMI) 58, 230, 246
bone mineral content 428
Brachydaktylie 251
Brachymetacarpie 355
broad ultrasound attenuation (BUA) 430
Broteinheit 190
Brustdrüsenschwellung 296
Brustentwicklung 61, 286
Buserelintest 83

C

Café-au-lait-Flecken 61
Carney-Komplex 323, 326, 386
CATCH 22 357
Catch-down-Wachstum 264
Catch-up-Wachstum 264
CDG-Syndrom (congenital disorders of glycosylation) 133
CF-related diabetes (CFRD) 146
Chaperone 8
Chemolumineszenzassay (CIA) 72
Cherioarthropathie 189
Childhood-Komponente 262
Chimäre 397
Cholekalziferol 353
Cholezystokinin (CCK) 217
Chondrodysplasia punctata, rhizomele 382
chromaffines System 389
chromosome painting 26
Chromosomen 22, 26
– Analysemethoden 26
Chromosomenanalyse 406
Clonidintest 89
Code, genetischer 23
Cohen-Syndrom 225
complete androgen insensitivity syndrome (CAIS) 402
Conn-Syndrom 388
Contiguous-gene-Syndrom 31

Coping 102
Corpus pinealis 313
Costello-Syndrom 133
CRH-Test 92
CSII (Insulinpumpentherapie) 178
CTLA4-Region 142
Cushing-Syndrom 247, 250, 275
Cyclamat 191

D

Darmerkrankung, chronisch-entzündliche 360
Dawn-Phänomen 176, 177
DAX1 399
DAX-1-Mangel 380
DCCT/EDIC-Studie 198
Dehalogenasedefekt 344
Dehydratation 157
Dejodasemangel 344
Dejodasen 341
Denys-Drash-Syndrom 398
20,22-Desmolasemangel 368
Desmopressin-Kurztest 84
Determinierung, geschlechtliche 392
Dexamethasonsuppressionstest 93
Diabetes Control and Complications-(DCC-)Trial 170
Diabetes insipidus centralis 417
Diabetes insipidus neurohormonalis 320
Diabetes insipidus renalis 418
Diabetes mellitus 66, 102, 140, 141
– ätiologische Klassifikation 141
– Diagnostik 147
– Klassifikation 140
– Langzeitbehandlung 102
– medikamenteninduzierter 146
– mitochondrialer 145
– neonataler (NDM) 145
– permanenter neonataler (PNDM) 145
– bei zystischer Fibrose 146
Diabetes mellitus Typ 1 142, 143, 171, 188, 199, 206
– arterielle Hypertonie 201
– atrophische Gastritis 210
– autoimmune Polyendokrinopathien 210
– Autoimmunerkrankungen 206
– Autoimmunprozess 142

- Autoimmunthyreoiditis 206
- Begleiterkrankungen 144
- Differenzierung 143
- dominierender immunvermittelter Typ Ia 142
- Dyslipidämie 201
- Eiweiß 191
- Entwicklung 143
- Ernährung 189
- Ernährungsanamnese 190
- Ernährungsfaktoren 142
- Fett 190
- Folgeerkrankungen 199
- Gelenke 189
- Haut 188
- idiopathischer Typ Ib 142
- Insulinresistenz 188
- Insulintagesbedarf 188
- Kalorienbedarf 189
- Ketoazidose 142
- Kohlenhydrate 190
- Langzeitbehandlung 171
- Langzeitkomplikationen 200
- Lipodystrophien 188
- Morbus Basedow 208
- Nebennierenrindeninsuffizienz 209
- Necrobiosis lipoidica 188
- Nephropathie 200
- Neuropathie 202
- perinatale Determinanten 142
- perniziöse Anämie 210
- Retinopathie 200
- Risiko 143
- schematische Darstellung der Entstehung 143
- Subkutis 188
- Süßigkeiten 189
- Süßstoffe 191
- transienter (TNDM) 145
- Umweltfaktoren 142
- Verlaufskontrolle 199
- virale Infektionen 142
- Vitiligo 210
- Zöliakie 208
- Zucker 191
- Zuckeraustauschstoffe 191

Diabetes mellitus Typ 2 153, 160, 253
- Unterzuckerung 153

Diabetes-mellitus-(DEND-)Syndrom, neonales 145

Diabetikerlebensmittel 191

Diagnosebewältigung 102
Diagnoseeröffnung 111
Diagnostik
- pränatale 37
- psychologische 115
Diät, glutenfreie 209
Diazoxidtherapie 130
Differenzierung, geschlechtliche 392
DiGeorge-Syndrom 357
Dimorphismus, extragenitaler geschlechtlicher 394
disorders of sex development (DSD) 395
DNA, Struktur 22
Dokumentation 48
dual energy X-ray absorptiometry (DXA) 428
Dual-effector-Theorie 263
Dual-energy-X-ray-Absorptionsmetrie (DEXA) 246
Dünndarmbiopsie 209
Durstversuch mit Desmopressin-Kurztest (▶ Desmopressin-Kurztest) 94, 419
Dusk-Phänomen 176, 177
Dyschondrosteose 269
Dyslipidämie 201, 254

E

Eiweiß 191
Elektronenmikroskopie 30
2D-Elektrophorese 29
Elternhöhe 52
Embryologie 12
- Entwicklung 12
- Grundbegriffe 12
- Induktion 12
- Steuerung 12
Embryonalzeit 12
empty sella 320
Endocannabinoide (EC) 221
Energiebilanz 216
Energiehomöostase 216, 219, 231
- Mediatoren 221
- Regulatoren 219
- Strukturen 219
Enhancer 24
Entwicklung
- kognitive 108

- psychische 103
Entwicklungsbeschleunigung, konstitutionelle 287
Entwicklungspsychologie 104
Entwicklungsvrzögerung, konstitutionelle 299
Enzephalopathie, frühe infantile epileptische 314
Enzymdefekte, adrenale 369
- klinische Befunde 369
- laborchemische Befunde 369
enzymgebundener Assay (ELISA) 72
Enzymimmunoassay (EIA) 72
Epidemiology of Diabetes Interventions and Complications (EDIC) 170
Epilepsie 314
Epiphyseodese 278
Epiphyseolysis capitis femoris 274
Epithel-Mesenchym-Wechselwirkung 13
Ergokalziferol 353
Erkrankung, chronische 110
- Information 110
- Schulung 110
Erkrankungen, chromosomale, mit endokriner Manifestation 37
Erkrankungen, endokrine 31
- tabellarische Übersicht 38, 40
Erkrankungen, genetisch diagnostizierbare 37
- tabellarischer Überblick 37
Erkrankungen
- hypophysäre 37
- hypothalamische 37
- peroxisomale 382
Ernährung 189
- bei akuten Erkrankungen 192
- alkoholische Getränke 191
- Eiweiß 191
- Fett 190
- Kohlenhydrate 189
- Qualität 193
- Sport 191
- Süßstoffe 191
- vegane 360
- vegetarische 360
- Zucker 191
- Zuckeraustauschstoffe 191
Erythropoetin 412
Erythropoetinmangel 412
Euthyreose 336
Exercise-induced-Hyperinsulinismus 133

Expert Committee on the Diagnosis and Classification of Diabetes mellitus 140
Expressivität 35
Extrakohlenhydrateinheiten 192

F

Familienanamnese 49
Fanconi-Syndrom 357, 416
Fetalzeit 12
Fett 190
Fettgewebe 236
– Funktion 237
– Wachstum 236
Fettgewebshormone 217, 218
Fettleber 255
Fettsäureoxidationsstörung 135
Fettstoffwechsel 41
Fettverteilungsmuster 239
Fettverteilungstyp 237, 246
Fettzellprodukte 239
FGF-Familie 13, 14
Fibrobalsten-Wachstumsfaktor-23 354
FISH-Analyse 26
Flachwirbelbildung 268
Flammenionisationsdetektor 73
Fluoreszenz-in-situ-Hybridisierung (FISH) 26
Fluoroimmunoassay (FIA) 72
Folgeschulungen 114
follikelstimulierendes Hormon (FSH) 315
Food-Reward-System 220
Forschungsinstitut für Kinderernährung 191
Frakturhäufigkeite 425
Frakturrisiko 425
Frameshift-Mutation 32, 34
Frasier-Syndrom 398, 417
Fruktosamin 199
Fruktosaminhämoglobinwert 197

G

Gallensteine 255
Gaschromatografie (GC) 73
Gastritis, atrophische 210
Gastroenteritis 419

GC-MS-Kopplung 73
GC-MS-Multisteroidanalyse 73
Geburtsgewicht 48
Gelegenheitsblutdruckmessung 202
– Normwerte 202
Gelenkveränderungen 189
– diabetesassoziierte 189
Gendiagnostikgesetz 36
Genetik, Datenbanken 20
Genexpression 26, 29
Genfunktion 23, 29
Genitale
– äußeres 393
– inneres 393
Genitalhautbiopsie 407
Genitalstadium 286
Genklonierung 28
Genkonversion 31
Genom 20, 22
Genomik 20
Genotyp 34
Genstruktur 23
Gentranskription 25
– Kontrolle 25
Geschlecht, psychisches 394
Geschlechtsentwicklung 40, 395
– Einteilung 396
– gestörte 395
– ovotestikuläre Störung 397
Geschlechtsentwicklungsstörungen 405
– Anamnese 405
– bildgebende Diagnostik 405
– Chromosomenanalyse 406
– Diagnostik 405
– genitale Operationen 408
– Geschlechtszuweisung 407
– hormonelle Diagnostik 406
– hormonelle Therapie 408
– klinische Untersuchung 405
– medikamentöse Therapie 408
– molekulargenetische Diagnostik 407
– Therapie 407
– zytogenetische Diagnostik 406
Geschlechtshormonsynthese 40
Geschlechtsidentität 394
Geschlechtsmerkmale 284
Geschlechtsreife 284, 286
– vorzeitige 286
Geschlechtszuweisung 408
Gestagene, transplazentare 405
Gestagentest 86

Gestaltswandel 237
Gestationsalter 12
Gewicht 58
Gewichtsverlust 140
Ghrelin 217, 230
GHRH-Arginin-Test 88
GHRH-Test 87, 272
GH-Spontansekretion 91
GH-Suppressionstest 92
Gigantismus 326
Gitelmann-Syndrom 357
Glasknochenkrankheit 425
glucagon-like peptide 1 (GLP-1) 217
Glukagon-Propanolol-Test 89
Glukagonspritze 152
Glukagon-Test 90
Glukokinase-Hyperinsulinismus 132
Glukokortikoidbiosynthese, erhöhte, periphere 386
Glukokortikoide 367
Glukokortikoidexzess 386
– Diagnostik 387
– Klinik 386
– Therapie 388
Glukokortikoidmangel, familiärer (ACTH-Insensitivitätssyndrom) 280, 381
Glukokortikoidresistenz 379
Glukokortikoidsynthese 367
Gluconeogenese 124
Glukoseproduktion 124
Glukoseregulation 176
Glukosestoffwechsel 209
Glukosestoffwechselstörungen 253, 254
– Diabetes mellitus Typ 2 253
Glukosetoleranz 140
Glukosetoleranztest, oraler (oGTT) 97, 140, 254
Glutamat 224
Glutamatdehydrogenase-Hyperinsulinismus 132
Gluten 208
Glykogenolyse 124
Glykogenose 135
Glykohämoglobinwert 197
GnRH-abhängige Pubertas praecox 288
– Therapie 294
GnRH-Agonist-Test 83, 302
GnRH-Gabe, pulsatile 319
GnRH-Stimulationstest, pulsatiler 84
GnRH-Test 82

GnRH-unabhängige Pubertas praecox 288
– Therapie 295
Gonadektomie 400
Gonadenautonomie 279
Gonadendysgenesie 318, 395, 397
– durch Deletion des DMRT1-Genlokus 399
– gemischte 395
– komplette 397
– partielle 397
– durch SF1-Mutation 398
– durch SRY-Mutation 398
– durch WT1-Mutation 398
Gonadenentartung 409
Gonadenfunktionsstörung 299
Gonadotropin-releasing-Hormon (GnRH) 314
GPR54/KISS-1-Signalkomplex 318
G-Protein 353
G-Protein gekoppelte Rezeptoren (GPCR) 7
G-Proteinmutationen 338
Granulosazelltumore 291
Growth-hormone-releasing-Hormon (GHRH) 314
Gynäkomastie 232, 296, 298, 300
– medikamentöse Ursachen 298
– Therapie 298

H

Haare 61
Hamartom 288
Hand-foot-genital-Syndrom 393
Haploinsuffizienz 24, 34
Haplotyp 35
Hashimoto-Thyreoditits (HAT) 206, 231, 275, 333
Haut 61
Hautfaltendicke 58
Hautfaltendickemessung 246
Hautinfektionen 256
Hautpigmentierung 62
Hautreaktion, allergische 187
HbA1c-Wert 147, 195, 197, 198
– Augenhintergrundsveränderungen 199
– Extremwerte 198
– Fehlbestimmung 198
– IFCC-Referenzmethode 198

– Langzeit-HbA1c-Wert 199
– Standards 198
HCG-Test 84, 406
HCG-Therapie 318
Hedgehog-Familie 14
Hemizygotie 35
Hepatoblastome 290
Hepatome 290
Hermaphroditismus, echter 397
Hh-Familie (▶ Hedgehog-Familie) 13
High-turnover-Osteodystrophie 413
Hilfen, soziale 117
Hirndruck, idiopathischer 274
Hirnödem 158, 159
– Diagnosewert 159
– Therapie 159
Hirnsklerose, tuberöse 326
Hirsutismus 62, 233
Hitzeschockproteine (HSP) 8
HMG-Test 85, 407
HNF4A-Hyperinsulinismus 133
Hochfettdiät 242
Hochleistungsflüssigkeitschromatografie 73, 74
Hochwuchs 64, 276
– familiärer 277
Hochwuchsstörungen, sekundäre 279
Hochwuchssyndrome 278
Hodenhochstand 64
Hodentumor 297
Hodenvolumen 285, 286, 300
homeostasis model assessment (HOMA) 254
Homocystinurie 279
Homozygotie 35
hormonal imprinting 394
Hormonassays 75
– Interassaypräzision 75
– Sensitivität 75
– Spezifität 75
– Validierung 75
– Zuverlässigkeit 75
Hormonbestimmung 70, 75
– Besonderheiten 70
– endogene Einflussfaktoren 75
– exogene Einflussfaktoren 75
– Fehlbestimmungen 70
– postanalytische Aspekte 75
– präanalytische Aspekte 75
– systematische Fehler 78
– zufällige Fehler 78
Hormonbestimmungsmethoden 70

Hormonbindung 6
Hormone 4, 217
– appetithemmende 217
– Beispiele 7
– Bindung 6
– aus dem Darmtrakt 217
– aus dem endokrinen Pankreas 217
– aus dem Fettgewebe 217
– hypophysäre 224
– hypothalamische 313
– Regelkreis 5
– Rezeptor 6
– Rückkopplung 5
– Signalgebung 5
– Synthese 4
Hormonrezeptoren 6
Hormon-Rezeptor-Komplex 8
Hormonsensitivität 6
– Regulation 6
Hüftumfang 246
– Referenzwerte 248
HUGO Gene Nomenclature Committee (HGNC) 33
Humangenetik 36
Humaninsulin 165
Hunger 220
Hungerregulation 216
Hybridisierungstechnik 26
Hydrokortisontherapie, perioperative 385
1α-Hydroxylasemangel 360
11β-Hydroxylasemangel 376
– Diagnostik 377
– Genetik 377
– Häufigkeit 376
– klassischer 376
– Klinik 376
– nichtklassischer 377
– Pathophysiologie 376
17α-Hydroxylasemangel 377
21- oder 11-Hydroxylasemangel 291
21-Hydroxylasemangel 372
– Diagnostik 374
– Fertilität 376
– Genetik 374
– Häufigkeit 373
– klassischer 372
21-Hydroxylasemangel
– Klinik 372
– nichtklassischer 373
– Pathophysiologie 372
– pränatale Diagnostik 375

21-Hydroxylasemangel
- Prognose 376
- Psychologie 376
- Therapie 374

21-Hydroxylasemangel, klassischer 372
- pränatale Diagnostik 375
- Therapie 375

11β-Hydroxysteroiddehydrogenase Typ I 242

3β-Hydroxysteroid-Dehydrogenase-Defekt 297

3β-Hydroxysteroiddehydrogenasemangel 371
- Diagnostik 371
- Genetik 372
- Klinik 371
- Pathophysiologie 371
- Therapie 372

17β-Hydroxysteroiddehydrogenase-Typ-III-Defekt 400

Hyperaldosteronismus, primärer 388
Hyperandrogenämie 255
Hypercholesterinämie 201
Hyperglykämie 146, 156
- stressbedingte 146

hyperglykämisches hyperosmolares Syndrom (HHS) 160

Hyperinsulinismus 130, 135, 326
- Definition 130
- diffuser 135
- Entwicklung 130
- fokaler 135
- bei Syndromen 133
- transienter 130
- transienter neonataler 130

Hyperinsulinismus, kongenitaler (KHI) 130
- Ätiologie 130
- Dauertherapie 136
- Definition 130
- Diagnostik 134
- Epidemiologie 130
- Genetik 130
- Klassifikation 132
- Klinik 134
- Notfälle 137
- operative Therapie 136
- Pathogenese 130
- Prognose 137
- Therapie 135

Hyperkalzämie 355
- familiäre hypokalziurische (FHH) 356

Hyperkalziurie 356
Hyperkortisolismus 387
Hyperlipidämietherapie 201
Hyperparathyreoidismus 355
- primärer 355
- sekundärer 355, 413
- tertiärer 355

Hyperphosphatämie 356
Hyperphosphatasie 363
Hyperplasie, kongenitale adrenale 326

Hyperprolatkinämie 322
Hypertelorismus 267
Hypertonie, arterielle 201
Hypertonus, Glukokortikoid-supprimierbarer 389

Hyperthyreose 208, 279, 335
- angeborene 348
- autosomal-dominante nichtimmunogene 349
- fetale 348
- TSH-abhängige 337

Hyperthyrotropinemia 345
Hyperthyroxinämie, familiäre dysalbuminämische 349

Hypertrichose 62, 136
Hypertrophie 277
Hypoandrogenämie 232
Hypochondroplasie 268
Hypoglykämie 150, 209
- Definition 150
- Diabetes mellitus Typ 2 153
- Folgen 152
- Gehirn 151
- Häufigkeit 150
- hormonelle Gegenregulation 150
- leuzinsensitive 134
- Maßnahmen zur Vermeidung 153
- nächtliche 152
- neonatale 130
- Prävention 152
- Risikofaktoren 151
- Schwellenwerte 150
- Symptome 150
- Therapie 152
- Ursachen 151

Hypoglykämieneigung 136
Hypoglykämiephysiologie 150
Hypogonadismus 275, 278
- hypogonadotroper 291, 300, 317
- idiopathischer hypogonadotroper 317
- zentraler (hypogonadotroper) 299

Hypokaliämie 158
Hypokalzämie 355, 356
Hypoparathyreoidismus (HPT) 356, 357, 358
- erworbene Formen 358
- hereditäre Formen 357

Hypophosphatasie 363
Hypophyse 15, 312
Hypophysenadenom, familiär isoliertes 323
Hypophysenchirurgie 322
Hypophysenfehlbildung 271
Hypophysenfunktion 320
- genetische Störungen 320
Hypophysenhinterlappen 94, 312
- Durstversuch mit Desmopressin-Kurztest 94

Hypophysen-Schilddrüsen-Achse 230

Hypophysentraining 84
Hypophysentumore 324, 337
Hypophysenvorderlappen 92, 312
- CRH-Test 92
- Dexamethasonsuppressionstest 93
- TRH-Test 94

Hypospadie
- perineale 371
- perineoskrotale 371

hypothalamohypophysäre Einheit 316
- Unterfunktion 316

Hypothalamus 312
Hypothalamus-Hypophysen-Gonaden-Achse 284
Hypothalamus-Hypophysen-Nebennieren-Regelkreis 368

Hypothyreose 207, 231, 247, 275, 295, 334
- angeborene 332
- angeborene Fehlbildungen 342
- Diagnostik 334
- erworbene 333
- erworbene, exogene Ursachen 333
- bei Hämangiomen 335
- sekundäre 317
- tertiäre 317
- Therapie 334
- transiente 342
- transiente angeborene 345
- zentrale 334, 345

Hypothyroxinämie 340
- transiente 342

I

ICP-Modell 262
ICT (▶ intensivierte konventionelle Insulintherapie) 171
IFCC-Referenzmethode 198
IGF-1 (▶ insulin-like growth factor-1) 242
IMAGe-Syndrom 381
Immunfluoreszenzmikroskopie 30
Immunoassays 71
immunoradiometrischer Assay (IRMA) 72
Immunzytochemie 30
Imprinting, genomisches 26
Inaktivitätsosteoporose 426, 427
Induktionsvorgänge 13
– lösliche Faktoren 13
– molekulare Mechanismen 13
– stationäre Faktoren 13
Infancy-Komponente 262
In-frame-Deletion 32
Inhibin B 407
Initialschulung
– für Eltern 112
– für Jugendliche 114
– für Kinder 113
Injektionsareale 172
Innenohrschwerhörigkeit, sensoneuronale 145
In-situ-Hybridisierung 29
Insulin 123, 124, 127, 128, 167
– Absorption 167
– biologische Halbwertszeit 167
– Biosynthese 123
– Clearance 128
– Erythrozyten 124
– Fettgewebe 124
– intramuskuläre Injektion 167
– Leber 124
– metabolische Wirkung 127
– Nieren 124
– periphere Nerven 124
– Plasmahalbwertszeit 128
– Primärstruktur 123
– Sekretionswege 124
– tierisches 165
– Zentralnervensystem 124
Insulinallergie 187
– Soforttyp 187
– Spättyp 187
– Therapie 187

Insulinanaloga 165, 168
– mit langer Wirkungsdauer 168
– mit raschem Wirkungseintritt 168
Insulinanpassung 170
Insulinbedarf
– erhöhter 183
– verminderter 183
– zirkadianer 182
– zirkadianer, Verteilung der Basalrate 182
Insulinbehandlung 174
– Erfolg 174
Insulindegradierung 128
– Pathophysiologie 128
Insulin-Diät-Regime 170
Insulindosis 174
Insulinexpression 125
Insulinfertigspritzen 172
Insulinfreisetzung 125
– Desensibilisierungsphase 126
– länger andauernde und stärkere Phase 126
– schnelle Phase 126
Insulingen (INS) 125, 142
– Struktur 125
Insulin-Gen-Promoter-Sequenz 125
Insulingentranskription 125
Insulin-Hypoglykämie-Test 90
Insulininjektion 171
Insulininjektionsspritzen 172
Insulininjektionsstellen 172
Insulininjektionstherapie 173, 176, 199
– alterstypische Besonderheiten 176
– Folgeerkrankungen 199
– Langzeitkomplikationen 200
– Verlaufskontrolle 199
Insulininjektoren 172
Insulin-KE-Quotient 176
– Einflussgrößen 176
Insulinkoagulationen 167
Insulinkonzentration 179
insulin-like growth factor-1 (IGF-1) 242
Insulinome 130
– im Kindesalter 130
Insulinpräparate 165, 167, 170
– Mischbarkeit 170
– Normalinsulin 167
– Typisierung 167
Insulinpumpe 171, 179, 186
– vorübergehendes Ablegen 186
Insulinpumpenkatheter 180
– Auswahl 180
– Legen 180

Insulinpumpentherapie (CSII) 178, 184
– Indikationen 178
– Insulinbedarf 186
– Ketoazidose 184
– Ketoazidosevermeidungsschema 185
– Kontraindikationen 178
– köperliche Aktivität 186
– vorübergehendes Ablegen 186
– Zeitumstellung 186
Insulinpumpenumstellung 184
Insulinresistenz 127, 143, 187, 218, 254, 255, 274
Insulinrezeptor 125, 126, 127
– Pathophysiologie 127
– Signaltransduktionswege 125
Insulinsekretion 122, 124, 125, 128, 143, 230
– Grundlagen 122
– Hemmung 125
– Inhibitoren 122
– Pathophysiologie 128
– Physiologie 124
– Regulation 122
– Stimuli 122
Insulinsekretionsraten 174
Insulinsignal 126
Insulinspiegel 125
Insulinsubstitution 158
Insulinsynthese 122, 128
– Pathophysiologie 128
Insulintabelle 169
Insulintagesbedarf 181
– Basalrate 181
– Berechnung 181
– Übergang von ICT auf CSII 181
Insulintherapie 170, 171, 189, 211
– Ernährung 189
– Ernährungsempfehlungen 189
– Hautveränderungen 211
– Kalorienbedarf 189
– konventionelle 170
– Langzeitbehandlung 171
– Lipodystrophie 211
– lokale Reaktion vom Soforttyp 187
– lokale Reaktion vom Spättyp 187
– Necrobiosis lipoidica 211
– Ödeme 211
Insulintherapie, intensivierte 165, 170, 173, 174
– Ausnahmen 170
– Evidenz 170
– konventionelle (ICT) 171

Insulintherapie, intensivierte
– Prinzip 173
– Remissionsphase 170
– Richtwerte für die Durchführung 174
Insulinverdünnungen 166
Insulinwirkung 125, 127, 176
Insulinzubereitungen 166
Intersexualität 395
Intronmutation 34
Ionenkanäle, ligandenabhängige 7

J

Janusproteine (JAK) 7
Jodmangel 335
Jodmangelkrankheiten 333
Jodmetabolismus 340
Jodothyronin-Monodejodinasemangel 344
Jodotyrosin-Dejodinasedefekt 344

K

Kaliumabfall 157
Kaliumgabe 158
Kaliumspiegel 158
Kallmann-Syndrom 300, 317
Kalorienbedarf 189
Kalorienverbrauch 151
Kalzium 352
Kalzium- und Phosphatstoffwechsel 66
Kalziummangel, alimentärer 424
Kalzium-Phosphat-Stoffwechsel 352, 355
– Störungen 355
Kalzium-Sensing-Rezeptor 352
Kalziumstoffwechsel 353
Kapillarblutentnahme 194
Karzinogenese 242
Karzinome
– medulläre 338
– papillär-follikuläre 338
Katecholamine 389
K_{ATP}-Hyperinsulinismus 131
– diffuse Form 131
– fokale Form 131
Keimbahnmutationen 343
Keimzellapoptose 301
Keimzellmutation 32

Keimzelltumore 290, 297
Kerngebiete, hypothalamische 219
Ketoazidose 147, 184
– bei CSII 184
Ketoazidose, diabetische (DKA) 156
– Azidoseausgleich 159
– Definition 156
– Fehldiagnosen 156
– Häufigkeit 156
– klinisches Bild 156
– Management 157
– medikamentöse Behandlung 157
– Pathophysiologie 157
– Prävention 160
– Rehydratation 157
– Schweregrad 156
– Verlauf 156
Ketonämie 156
Ketonkörpernachweis 196
Ketonurie 147, 156
17-Ketosteroid-Reduktase-Defekt 297
Kindesmisshandlung 424
Kisspeptin 314
Klassifizierung nach Tanner 59
Kleinwuchs 64, 251, 263, 275
– nach Bestrahlung 276
– nach Chemotherapie 276
– durch Cushing-Syndrom 275
– familiärer 265
– durch Hypogonadismus 275
– durch Hypothyreose 275
– idiopathischer 265
– intrauteriner 269
– nach Knochenmarktransplantation 276
– laborchemische Routineuntersuchungen 276
– organischer 275
– ossärer 268
– psychosozialer 276
– syndromatischer Kleinwuchs 266
– Ursachen 264
Kleinwuchssyndrome 267
Klinefelter-Syndrom 278, 297, 298, 300, 318
Knochen, Erkrankungen 38
Knochendichte
– physikalische 429
– volumetrische 429
Knochendichtemessung 427, 428
Knochenerkrankungen 424
Knochenfestigkeit 429
Knochenmasse 428

Knochenmatrix 424
Koaktivator 24
Kodon 22
Kohlenhydrataustauschtabelle 190
Kohlenhydrate 190
Kohlenhydrateinheit (KHE) 190
Kombinationsinsuline 168
Konsanguinität 49
Konventionelle Einheiten – SI-Einheiten Umrechnungstabelle 76
Kopfumfang 59
Korepressor 24
Körperfettgehalt 236
Körperfettwaage 246
Körpergewicht 216
Körperhöhe 50, 230
Körperhöhenmessung 50
Körperlänge 50
Körperoberfläche 59
Korrekturinsulin 183
– Berechnung 183
Korrekturinsulindosis 177
Kortikotropin-releasing-Hormon (CRH) 314, 367
Kortisolmangel 209
Kortisonreduktasemangel 380
Krampfanfälle, zerebrale 355
Kraniopharyngeom 266, 271, 324, 325
Kraniopharyngeom-2000-Studie 223
Krankheit, chronische 102
Krankheitsbewältigung 104
– Grundschulkinder 106
– Jugendliche 108
– junge Erwachsene 108
– Kindergartenkinder 105
– Kleinkinder 105
– Säuglinge 104
– Vorschulkinder 105
Kurzdarmsyndrom 360
3-h-Kurztest 96
Kußmaul-Atmung 156

L

Langerhans-Inseln 142
Langzeitbetreuung 115
Langzeit-HbA1c 199
LDL-Cholesterinerhöhung 201
Lennox-Gastaut-Syndrom 313
Leptin 216, 218, 240
Leptindefizienz 224, 252

Leptinresistenz 219
Leptinrezeptordefizienz 224
Leri-Weill-Syndrom 269
Leukozytenantigene-(HLA-)Gene, humane
– Klasse 1 142
– Klasse 2 142
Leydig-Zell-Insuffizienz 301
Leydig-Zell-Tumor 291, 297
LH-Rezeptor-Defekt 399
LH-Rezeptor-Mutationen 295
Li-Fraumeni-Syndrom 386
limited joint mobility (LJM) 189
Lipodystrophie 62, 172, 211
Lipogenese 237
Lipoidhyperplasie, kongenitale 370
– Diagnostik 370
– Genetik 371
– Klinik 370
– Pathophysiologie 370
– Therapie 371
Lipolyse 238
Lipomakromastie 296
Lipostasetheorie 240
Liposystrophien 188
Low-turnover-Osteodystrophie 414
luteinisierendes Hormon (LH) 315
17,20-Lyasemangel 377
Lymphödeme 61

M

Madelung-Deformität 269
Magen-Bypass-Operation 219
Magenentleerungsstörungen 255
Magnesiumverlustsyndrom 357
Makroglossie 145
Makrosomie 277, 279
Mammakarzinome 300
Marfan-Syndrom 64
Massenspektrometer 73
Mayer-Rokitansky-Küster-Hauser-Syndrom 404
MC4R-Mutation 252
McCune-Albright-Syndrom 289, 295, 326
Mechanostaten 424
melaninkonzentrierendes Hormon (MCH) 221
Melanokortin-4-Rezeptor-Defekt (MC4R) 252

melanozytenstimulierendes Hormon (MSH) 315
MELAS-Syndrom 146, 357
Membranrezeptoren 6
– Unterteilung 7
MEN Typ 1 326
Menarche 286
Menarchealter 232
Messung, dynanometrische 430
metabolisches Syndrom 240, 254
– Definition 255
Metabolom 20
Metabolomik 20
Metformin 253
Metoclopramidtest 85
Metopirontest 96
Microarrays 27
Migrantenrachitis 360
Mikroalbuminurie 200, 253
Mineralkortikoide 368
Mineralkortikoidexzess 388
Mischinsuline 168
Mischkost, optimierte 191
Missense-Mutation 31
Modeling von Knochen 424
MODY (maturity onset diabetes of the young) 144
– Definition 144
– Diagnostik 144
MODY 1 144
MODY 2 (maturity onset diabetes of the young) 132, 144
MODY 3 144
MODY 4 145
MODY 5 145
MODY 6 145
MODY 8 145
MODY-Formen, seltene 145
Molekularbiologie, Datenbanken 20
Molekulargenetik, Datenbanken 20
Morbus Addison 209, 383
– bei Autoimmunpolyendokrinopathien 383
Morbus Basedow 208, 334, 335
– angeborener 348
Morbus Cushing 321, 386
Morbus Jansen 355
Morgenhyperglykämie 176
Mukoviszidose 146
Muscle-bone unit 429
Muskel-Knochen-Einheit 430
Muskel-Knochen-Interaktion 429
muskuloskelettales System 424

Mutation 33
– Nomenklatur 33
– somatische 32
Mutationen 31, 34
– aktivierende (gain-of-function) 34
– Allel 35
– Autozygotie 35
– Expressivität 35
– funktionelle Konsequenzen 34
– Haplotyp 35
– Heterozygotie 35
– Homozygotie 35
– inaktivierende (loss-of-function) 34
– Penetranz 35
– Wildtyp 35
Mutationsanalyse 26
Mutationstypen 31, 32
Myxödem 61, 335

N

Nachweismethoden
– chromatografische 73
– massenspektrometrische 73
Nahrungsmittelaustauschtabelle 190
Nahrungszufuhr 170
Natrium-Jod-Symporterdefekte 343
Nebenniere 15, 366
Nebennierenhypoplasie, kongenitale 380
– weitere Formen 381
– X-chromosomale Form 380
Nebennniereninsuffizienz 384
– exogene Ursachen 384
– Notfalltherapie 385
– Stressmedikation 385
– substitutive Therapie 384
– suppressive Therapie 385
– Therapie 384
Nebennniereninsuffizienz, primäre 368
– akute 368
– chronische 368
Nebennierenkrise 385
– bei Operationen 385
Nebennierenmark 15, 389
– Erkrankungen 389
Nebennierenmarkhormone 389
Nebennierenresttumore 291
Nebennierenrinde 15, 96
– ACTH-Kurztest 96
– Metopirontest 96

Nebennierenrindenfunktion 230, 231
Nebennierenrindenhormone 366
– Biosynthese 366
– Plasmatransport 367
– Regulation 367
– Wirkung 367
Nebennierenrindenhormonsynthese, Erkrankungen 39
Nebennierenrindenhyperplasie
– makronoduläre 386
– mikronoduläre 386
Nebennierenrindeninsuffizienz 209
Nebennierentumore 388
Nebennierenüberfunktion 386
Nebenschilddrüsen, Erkrankungen 38
Nebenschilddrüsenadenom 355
Necrobiosis lipoidica 188, 211
Nelson-Syndrom 324
Neohesperedin DC 191
Neoplasie, multiple
– endokrine, Typ I, II, III 338
– endokrine, Typ IIa 388
– Typ 1 (MEN Typ 1) 323
Nephrokalzinose 363
Nephrolithiasis 363
Nephropathie 200, 398
Neugeborenenscreening 342
neuroendokrine Einheit 313
Neurofibromatose 326
– Typ I 389
Neurohypophyse 16, 271, 312
Neuropathie 202
– autonome, hypoglykämieassoziierte 151
– diabetische 151
Neuropeptid Y 217, 221
Niere 412
Nierenerkrankungen 357
Niereninsuffizienz 412
– Anämie 413
– Knochenstoffwechsel 413
– Pubertätsstörungen 416
– resultierende endokrine Störungen 412
– Wachstumsstörungen 415
Nonsense-Mutation 31
Nonthyroidal-illness-Syndrom 333, 334
Noonan-Syndrom 267, 300, 301
Noradrenalin 222
Normalinsulin 167
– Wirkungsdauer 167
– Wirkungseintritt 167
– Wirkungsmaximum 167

Northern Blot 27
NPH-Insulin 165, 168
– Wirkungsdauer 168
– Wirkungseintritt 168
– Wirkungsmaximum 168
Nüchternglykämie 140
Nüchtern-Plasmaglukose 140
Nucleus tractus solitarii 220
Nukleinsäurehybridisierung 26
Nukleotidbasen 22
Nukleotide 33
– Nummerierung 33

Obestatin 217
Ödeme 211
Online Mendelian Inheritance in Man (ONIM) 35
Operationen, genitale 408
orexigenes System 221
Orexin A 221
Orexin B 221
Organe, zirkumventrikuläre 312
Orphanrezeptoren 8
Osteoblasten 426
Osteodysplasie 268
Osteodystrophie, renale 413
Osteogenesis imperfecta 424, 425
Osteoklasten 426
Osteomalazie 414
Osteopetrose 426
Osteopetrosis, maligne 427
Osteopetrosis tarda 427
Osteoporose 431
– Bisphosphonattherapie 431
– idiopathische juvenile 427
– Therapie 431
Osteosklerose 426, 427
Östradiolbiosynthese 301
Östrogenersatztherapie 306
Östrogen-Gestagen-Test 86
Östrogenpflaster 306
Östrogenrezeptormutation 326
Out-of-Frame-Deletion 32
Ovarialzysten 294
Ovarsyndrom, polyzystisches (PCOS) 233, 255
Overgrowth-Syndrome 279
Ovulationsalter 12
Oxidoreduktasemangel 378

– Diagnostik 379
– Genetik 379
– Klinik 379
– Pathophysiologie 378
– Therapie 379
Oxyntomodulin 217
Oxytozin 316

Panhypopituitarismus 135, 319, 326
– postoperative 322
Pankreas 97
– oraler Glukosetoleranztest (oGTT) 97
Pankreasentwicklung 39
Pankreatomie 136
Panniculus adiposus 256
Parathormon 352
Parathormonserumkonzentration 414
Patch-Pumpen 179
Peak bone mass 429
Pendred-Syndrom 344
Penetranz 35
Penisentwicklung 59
Pens 172
Peptid, kokainamphetaminreguliertes (CART) 221
Peptid YY3_36 217
Peptidhormone 4
– Grundlagen 4
Perinatalperiode 12
Peroxidase-Systemdefekte 343
persistierende Müller-Gänge 403
Persönlichkeitsentwicklung 106
Perzentilkurven 51
– Körperhöhe, Jungen 54
– Körperhöhe, Mädchen 53
– Wachstumsgeschwindigkeit, Jungen 57
– Wachstumsgeschwindigkeit, Mädchen 56
Peutz-Jeghers-Syndrom 291
Phänotyp 34
– adulter 284
Phäochromozytom 389
Phosphat 352
Phosphatase, alkalische 363
Phosphatausscheidung 354
Phosphatbinder 415
Phosphatonin 354

PHP
- Typ I 358
- Typ II 358
ph-Wert 166
Physiotherapie 432
Plasmaglukosekonzentration 140
2-h-Plasmaglukosewert 140
Plasmide 28
Plasminogenaktivatorinhibitor-1 241
Platyspondylie 268
Plazenta 16
Polydipsie 140
- habituelle 419
Polyendokrinopathien, autoimmune 210
Polymerase-Kettenreaktion 26, 27
Polymorphismus 31, 32
Polypeptid, pankreatisches (PP) 217
Polyurie 140
POMC-Gendefekt 225
Postnatalperiode 12
Postremissionsphase 175
Prader-Labhart-Willi-Syndrom 225
Prader-Willi-Syndrom 152
Prandialinsulin 173, 175, 183
- Berechnung 183
Prandialinsulinbedarf 173
Prandialinsulindosis 176
Prandialinsulingaben 171
Präproinsulinprozessierung 122
Prolaktin 315
Prolaktinom 322
Promotor 23
Proopiomelanokortin (POMC) 221, 315
Propiomelanokortigendefekt (POMC) 252
Proportionen 58
Protamin Hagedron, neutrales (NPH) 168
Proteinbindungsassays 72
Proteinkinasen, mitogenaktivierte (MAP-Kinase) 7
Proteom 20
Proteomik 20
Pseudogynäkomastie 296
Pseudohypoaldosteronismus Typ I 383
Pseudohypoparathyreoidismus (PHP) 247, 250, 358
Pseudopubertas praecox 279, 288
- heterosexuelle 372, 376
Pseudotumor cerebri 274
Psychotherapie 116

Pterygium colli 62
PTH-Sekretion 356
PTH-Wirkung 356
Pubarche 232, 284
Pubertas praecox 65, 279, 292, 326
- diagnostische Checkliste 292
- GnRH-abhängige 288
- GnRH-unabhängige 288
- idiopathische 288
- Therapie 293
- zentrale 288
Pubertas tarda 66, 299, 303, 416
- Diagnostik 302
- diagnostischer Algorithmus bei Jungen 303
- diagnostischer Algorithmus bei Mädchen 304
- Therapie 303
- Therapie bei ausbleibender Reifeentwicklung beim Jungen 304
- Therapie bei ausbleibender Reifeentwicklung beim Mädchen 305
Pubertät 82, 284
- Testverfahren 82
Pubertätsentwicklung 232
Pubertätsgynäkomastie 278, 296
Pubertätsstadien 59
- Jungen 59
- Mädchen 60
Pubertätswachstum 267
Pubertätszeichen 59
- nach Tanner 60
Puberty-Komponente 262
Pubesbehaarung 59
Pulmonalstenose 267
Pumpeninsuline 179
Pumpenkatheterwechsel 181
Punktmutationen 31
Pylorusstenose 419

Q

Qualitätsmanagement 48

R

Rachitiden, phosphopenische 362
Rachitis 355, 359
- autsomal dominante (ADHR) 363

- kalzipenische 359, 360
- phosphopenische 359
Rachitis, hypophosphatämische 362
- erworbene 362
- hereditäre 362
- X-chromosomal dominante 362
rachitischer Rosenkranz 360
Radioimmunoassays 71
Radiojodbehandlung 337
Radiorezeptorassays 71
Rathke-Tasche 15, 325
Ratio Oberlänge–Unterlänge 58
5α-Reduktase-Typ-II-Defekt 401
Reflektometer 193
Reflux, gastroösophagealer 255
Refsum-Syndrom 382
Regelblutungsanomalien 233
Rehydratation 157
Remissionsphase 170, 174
Renin-Angiotensin-Aldosteron-System 417
Renin-Angiotensin-System 242, 367
Reproduktion, Testverfahren 82
Resistin 219
Retinopathie 200, 253
Rewardkonditionierung 221
Rezeptoren 8
- Funktionsdomänen 8
- Transaktivierungsdomäne 8
Rezeptortyrosinkinasen 7
rhLH/rhFSH-Test 302
Ryrosinkinaserezeptoren 126

S

Saccharin 191
Salzhaushalt 40, 412
Salzverlustkrise 374, 385
Salzverlusttubulopathien 419
Sammelurin 70
Sättigung 220
Sättigungsregulation 216
Sättigungszentrum 219
SCHAD-Hyperinsulinismus 133
Schambehaarung 286
Schilddrüse 231, 334, 342
- Entwicklungsstörungen 334
- Neugeborenenscreening 342
- Störungen der Entwicklung 342
Schilddrüsenadenome 338
Schilddrüsenantikörper 206, 207

Schilddrüsenentwicklung 340
– Defekte der 37
Schilddrüsenerkrankungen 332, 345
– angeborene 339
– auffälliges Screeningergebnis 347
– Behandlung 347
Schilddrüsenfunktion bei Frühgeborenen 341
Schilddrüsenhormon 331
– Serumkonzentration 332
Schilddrüsenhormonbiosynthese 340, 343, 346
– angeborene Störungen 346
– Defekte 343
Schilddrüsenhormonmetabolismus 340
Schilddrüsenhormonresistenz 333, 337, 344, 348
Schilddrüsenhormonrezeptordefekte 344
Schilddrüsenhormonsynthese, Defekte der 37
Schilddrüsenhormontransport 349
– Störungen 349
Schilddrüsenhormontransporterdefekte 344
Schilddrüsenhormonwirkung 346
– angeborene Störungen 346
Schilddrüsenkarzinom 338
Schilddrüsenknoten 339
Schilddrüsenmalignom 339
Schilddrüsenneoplasien 332, 338
Schilddrüsenstörungen 63
– Anamnese 63
– Untersuchungen 63
Schlafapnoesyndrom 256
Schulungen 112–114
Selbsthilfeinitiativen 117
Sequenzierung 28
Serotonin 222
Sertoli-Zell-Tumor 297
Serumosmolalität 417
Sexualsteroide 279
Sexualsteroidtherapie 278
SGA-Kleinwuchs 270
short stature homeobox-containing gene (SHOX) 267
SI-Einheiten–Konventionelle Einheiten Umrechnungstabelle 76
Silencer 24
Silver-Russel-Syndrom 268
Sitzhöhe 58
Skelettalter 55, 271

Skelettdeformitäten 355
Skelettdisproportion 279
Skelettdysplasien 268
Smad-Proteine 7
small for gestation age (SGA) 48
Smith-Lemli-Opitz-Syndrom 382
Somatostatin (GHRIH) 314
Somatostatin-Analogon 278
Somatotropinom 326
Somogyi-Phänomen 176
Sotos-Syndrom 326
Southern Blot 26, 27
SOX9 399
Spitzenknochenmasse 429
Spleißmutation 32
Spontanurin 70
Sport 191
Spritz-Ess-Abstand 176
Spritzregion 172
standard deviation scores des BMI (BMI-SDS) 246
Standardmutationsnomenklatur 34
STAT-Proteine (signal transducers and activators of transcription) 7
Steroid-acute-regulatory-protein-Mangel 370
Steroidanalytik 73
Steroidbestimmung 74
Steroidhormone 4, 242, 368
– Grundlagen 4
– Katabolismus 368
– Synthese 5
– Wirkungsweise 9
Steroidtherapie
– substitutive 385
– suppressive 385
Stimmbruch 286
Stoffwechseleinstellung 196
Stoffwechselgesunder 167
Stoffwechsellage 197
– Fruktosamin 199
– HbA1c-Wert 197
Stoffwechselselbstkontrolle 193
– Blutglukoseeinzelwertmessung 193
– Fruktosamin 199
– Häufigkeit 197
– HbA1c 197
– Kapillarblutentnahme 194
– Ketonkörpernachweis 196
– kontinuierliche Blutglukosemessung 194
– Methoden 193
– Protokollierung der Ergebnisse 197

– Uringlukosemessung 196
Störungen
– dermatologische 256
– hypophysäre 318
– nicht-PTH-abhängige 356
– orthopädische 255
– parathormonabhängige 355
– respiratorische 256
Strahlenexpositioin 338
Striae distensae 256
Struma 247
– euthyreote 335
Sucralose 191
Sulfonylharnstoffrezeptor 126
Süßstoffe 191
sympathisches Nervensystem 222
Syndrom der inadäquaten ADH-Ausschüttung (SIADH) 323
– Therapie 324
Syndrom der inadäquaten ADH-Sekretion (SIADH) 420
Syndrom der persistierenden Müller-Gänge 403
Synzytiotrophoblast 16
Szintillationsassay 72

T

Taillenumfang 246
– Referenzwerte 248
Tandemmassenspektrometrie 74
TBG-Exzess 349
TBG-Mangel 349
Testosteronersatztherapie 305
Testosteronsubstitution 318
Tetanie 355
TGF-Beta-Superfamilie 13, 14
Thaumatin 191
Thelarche 285
– premature 296
Thermogenese 222
Thiazolindione 242
thyreoideastimulierendes Hormon (TSH) 315
Thyreoiditis
– infektiöse 333
– subakute 335
– suppurative 335
Thyreostatika 336
Thyreotropin-releasing-Hormon (TRH) 313

Thyroglobulinsynthese 344
Thyroxinsubstitution 207
Tiermodelle 30
Transformationsgesetz 424
Transgene 30
Transition 31
Transkription 20, 24
Transkriptionswiederholungen 31
Transkriptomik 20
Translation 24
Transthyretinvarianten 349
Transversion 31
TRH-Mangel 345
TRH-Test 94
Trinukleotidwiederholungen 31
Triple-A-(Allgrove-)Syndrom 381
T-Score 429
TSH-abhängige Hyperthyreose 337
TSH-Mangel 345
TSH-Rezeptormutationen 333, 338, 343
TSH-Sekretion 231
tuberöse Hirnsklerose 326
Tumore
– adrenale 386
– hCG-produzierende 290
– hypophysäre 322
– östrogenproduzierende 291
Tumorsyndrome 41
Tyrosinämie Typ I 133

U

U-40-Spritzen 172
U-100-Spritzen 172
überforderte Familien 103
Übergewicht 216
Über-Nacht-Test 96
Ullrich-Turner-Syndrom 266, 318
Umrechnungstabelle Konventionelle Einheiten–SI-Einheiten 76
Untergewicht 216
Untersuchung 48
– körperliche 50
– neurologische 50
Untersuchungsbefunde, osteodensitometrische 429
Unterzuckerung (Hypoglykämie) 150
– nächtliche 152
Uringlukosemessung 196
Usher-1c-Syndrom 133

V

Vagussystem 223
Vanishing-testis-Syndrom 404
Verhältnis Blutglukose-/interstitielle Glukosekonzentration 195
Verkalkungen, subkutane 62
very small for gestation age (VSGA) 48
Verzögerung, konstitutionelle
– der Pubertät 265
– von Wachstum 265
Verzögerungsinsulin 170
Virilisierung 376, 405
Visfatin 218
Vitamin D 353
Vitamin-D-abhängige Rachitis
– Typ I 361
– Typ II 361
Vitamin-D-Intoxikation 356
Vitamin-D-Mangel, alimentärer 424
Vitamin-D-Mangelrachitis 360
Vitamin-D-Resistenz 361
Vitamin-D-Rezeptor-Defekt 361
Vitamin-D-Stoffwechsel 360
Vitiligo 210
von-Hippel-Lindau-Syndrom 389
von-Willebrand-Faktor 418

W

Wachstum 230, 262
– endokrine Regulation 262
Wachstumsbeurteilung 55
Wachstumsfaktoren 13, 78
– Bestimmung 78
Wachstumsfuge 263
Wachstumsgeschwindigkeit 55, 251, 266
Wachstumshormon 87, 262
– Arginininfusionstest 88
– Clonidintest 89
– GHRH-Arginin-Test 88
– GHRH-Test 87
– GH-Spontansekretion 91
– GH-Suppressionstest 92
– Glukagon-Propanolol-Test 89
– Glukagon-Test 90
– Insulin-Hypoglykämie-Test (IHT) 90

Wachstumshormonausschüttung 272
Wachstumshormon-IGF-I-Achse 230, 262
Wachstumshormonmangel 247, 249, 270
– Ursachen 270
Wachstumshormonstimulationstest 271
Wachstumskurven 55, 266, 292
Wachstumsphysiologie 262
Wachstumsprädiktion 430
Wachstumsprognose 55
Wachstumsrestriktion 269
Wachstumssprechstunde 264
Wachstumsstörungen 263
Wachstumsverlauf 55
Wasserhaushalt 40, 412, 417
– Regulation 417
Wasserretention 418
Wasserverlust 418, 419
– nichtrenaler 419
– tubulär bedingter 419
Weaver-Syndrom 326
Wermer-Syndrom 323
Western Blot 29
West-Syndrom 313
Wiedemann-Beckwith-Syndrom 386
Wildtyp 35
Williams-Beuren-Syndrom 288, 356
Williams-Syndrom 268
Wilms-Tumor 279
Wilms-Tumor-Suppressor-1-Gen 398
WNT4 399
Wnt-Familie 13, 14
Wolff-Chaikoff-Effekt 332
Wolman-Syndrom 382

X

Xanthomatose, primäre (Wolman-Syndrom) 382
X-Syndrom, fragiles 326
46, XX-DSD 404
46, XY-DSD 397
XXY-Karyotyp 297
47,XXX-Syndrom 279
47,XYY-Syndrom 278

Z

Zeitumstellung bei Insulinpumpentherapie 186
Zellbiologie, Datenbanken 21
Zelltod 12
Zellweger-Formenkreis 382
Zellweger-Syndrom 382
Zielgröße, genetische 52
ZNS-Erkrankungen 288
ZNS-Tumore 288
Zöliakie 208
Z-Score 429
Zucker 191
Zuckeralkohole 191
Zuckeraustauschstoffe 191
Zwillingsstudien 225
– bei Adipositas 225
zystische Fibrose 146, 360
Zytogenetik 26
Zytokinrezeptor 7